PÓS-OPERATÓRIO DE CIRURGIA CARDÍACA NO ADULTO

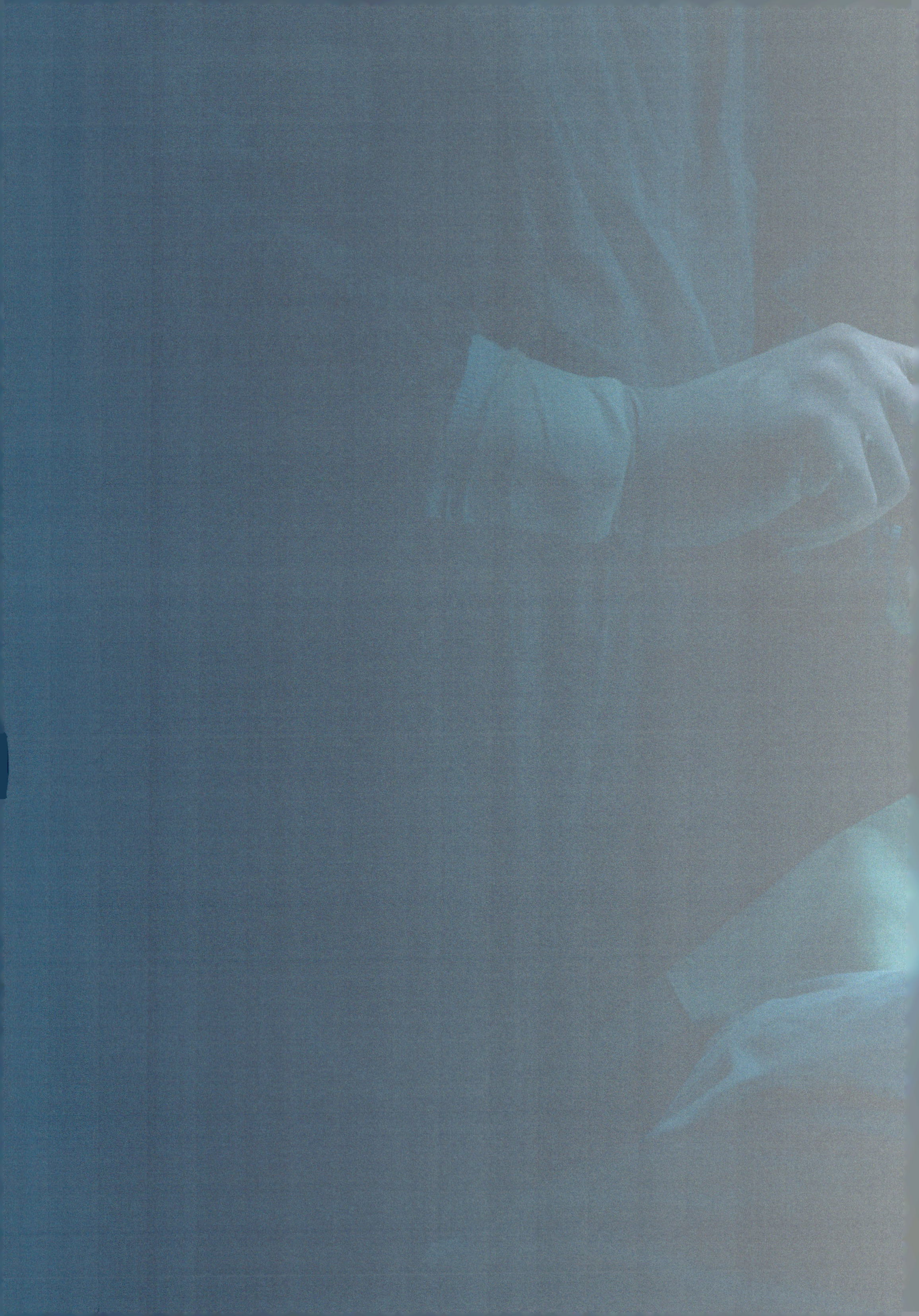

PÓS-OPERATÓRIO DE CIRURGIA CARDÍACA NO ADULTO

Jose Otavio Costa Auler Junior
Suely Pereira Zeferino
Filomena Regina Barbosa Gomes Galas

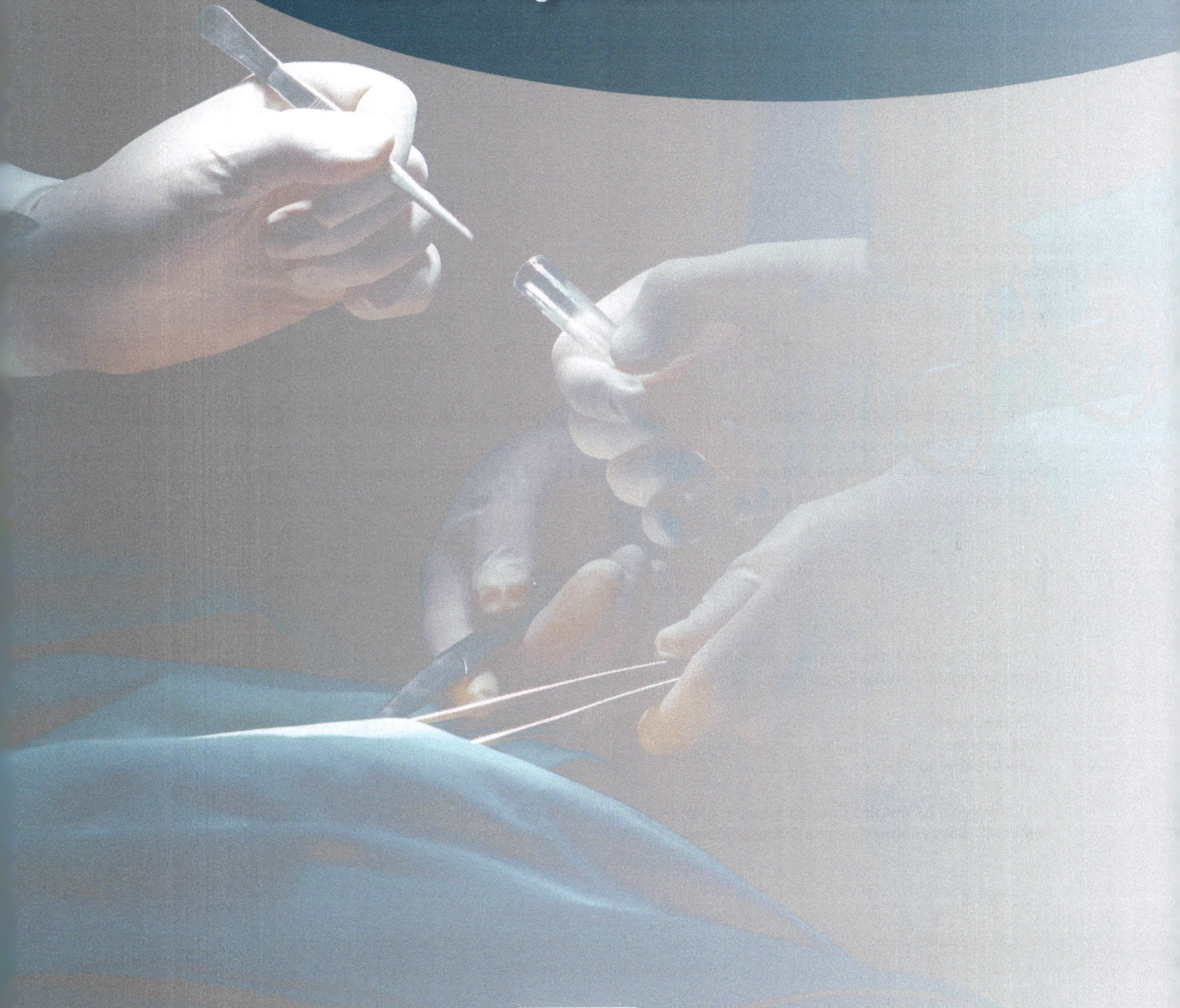

editora dos Editores

PÓS-OPERATÓRIO DE CIRURGIA CARDÍACA NO ADULTO

Jose Otavio Costa Auler Junior, Suely Pereira Zeferino e Filomena Regina Barbosa Gomes Galas

Capa, projeto gráfico, diagramação e produção editorial:
Futura *(rogerio@futuraeditoracao.com)*

Revisão: Isabel Goes

Impresso no Brasil
Printed in Brazil
1ª impressão – 2025

ISBN: 978-65-6103-110-3

Editora dos Editores
São Paulo: Rua Marquês de Itu, 408 – sala 104 – Centro. (11) 2538-3117

Rio de Janeiro: Rua Visconde de Pirajá, 547 – sala 1.121 – Ipanema
www.editoradoseditores.com.br

Atendimento Interativo (11) 98308-0227

Este livro foi criteriosamente selecionado e aprovado por um Editor científico da área em que se inclui. A Editora dos Editores assume o compromisso de delegar a decisão da publicação de seus livros a professores e formadores de opinião com notório saber em suas respectivas áreas de atuação profissional e acadêmica, sem a interferência de seus controladores e gestores, cujo objetivo é lhe entregar o melhor conteúdo para sua formação e atualização profissional. Desejamos-lhe uma boa leitura!

Dados Internacionais de Catalogação na Publicação (CIP)
(Câmara Brasileira do Livro, SP, Brasil)

Pós-operatório de cirurgia cardíaca no adulto/[organização] Jose Otavio Costa Auler Junior, Suely Pereira Zeferino, Filomena Regina Barbosa Gomes Galas. – São Paulo: Editora dos Editores, 2025.

Vários autores
Bibliografia
ISBN 978-65-6103-110-3

1. Cardiologia 2. Coração - Cirurgia 3. Cuidados pós-operatórios I. Junior, Jose Otavio Costa Auler. II. Zeferino, Suely Pereira. III. Galas, Filomena Regina Barbosa Gomes.

25-307209.0 CDD-616.12
NLM-WG-100

Índices para catálogo sistemático:

1. Cardiologia : Medicina 616.12
Eliete Marques da Silva - Bibliotecária - CRB-8/9380

Este livro é dedicado, antes de tudo, aos pacientes que confiaram a nós sua vida e esperança. Cada um deles, ao atravessar o período pós-operatório da cirurgia cardíaca, nos ensinou sobre coragem, resiliência e a importância de olhar além da técnica para enxergar o ser humano em sua totalidade.

Também dedicamos esta obra à equipe multiprofissional do Instituto do Coração da Faculdade de Medicina da Universidade de São Paulo, cuja história se confunde com a fundação do InCor há 48 anos. Com empenho, conhecimento e espírito de colaboração, médicos, enfermeiros, fisioterapeutas, nutricionistas, psicólogos e tantos outros profissionais construíram, dia após dia, a excelência da Unidade de Recuperação Pós-Operatória. Somos igualmente gratos à equipe cirúrgica, pela confiança constante em nosso trabalho e pela parceria que tornou possível a consolidação de um cuidado integrado e seguro aos pacientes.

Apresentação

O livro "Pós-Operatório em Cirurgia Cardíaca" foi concebido como uma obra de referência abrangente e prática, reunindo os principais temas que envolvem o cuidado do paciente após intervenções cardíacas. Organizado em capítulos escritos por especialistas de renome em anestesiologia, cirurgia cardíaca, terapia intensiva e nas mais variadas áreas de atuação da equipe multiprofissional, incluindo enfermagem, nutrição, fisioterapia, farmácia etc., o conteúdo abrange desde o manejo hemodinâmico e respiratório, analgesia e monitorização avançada, até aspectos de complicações infecciosas, distúrbios de coagulação, reabilitação precoce e estratégias de humanização do cuidado. A proposta é oferecer ao leitor uma visão integrada e atualizada, aliando evidências científicas a recomendações práticas aplicáveis à realidade clínica.

Além de contemplar os fundamentos tradicionais, o livro destaca os avanços recentes da área, incluindo protocolos de recuperação acelerada, uso de bloqueios regionais para analgesia multimodal, novas tecnologias de suporte circulatório e respiratório, e a incorporação de ferramentas de inteligência artificial na tomada de decisão clínica. Dessa forma, a obra destina-se não apenas a residentes e estudantes, mas também a profissionais experientes que buscam atualização e padronização de condutas. Trata-se de um guia indispensável para quem atua no desafiador cenário do pós-operatório em cirurgia cardíaca, oferecendo conhecimento sólido para melhorar desfechos e garantir maior segurança ao paciente.

Prefácio

A Unidade de Recuperação Pós-Operatória do Instituto do Coração do Hospital das Clínicas da Faculdade de Medicina da Universidade de São Paulo sempre representou um espaço singular de dedicação, aprendizado e inovação no cuidado dos pacientes submetidos à cirurgia cardíaca. Desde 1984, tive a honra de atuar nesse setor, acompanhando diariamente a complexa jornada de milhares de pacientes no período pós-operatório imediato, onde ciência, técnica e humanismo se encontram em favor da vida.

Durante mais de quatro décadas, este ambiente foi palco não apenas de atendimento clínico de excelência, mas também de intensa produção científica, elaboração de teses e formação de dezenas de profissionais de saúde — médicos, enfermeiros e fisioterapeutas — que hoje multiplicam este conhecimento em diferentes instituições do país e do exterior. Em 2023, ao encerrar meu ciclo como professor titular e me aposentar formalmente da USP, deixei a Unidade de Recuperação com a convicção de ter contribuído para sua consolidação como referência nacional e internacional. Permaneço, contudo, no Centro Cirúrgico do InCor como Professor Sênior da Universidade de São Paulo, mantendo meu compromisso com a formação acadêmica, o avanço científico e o cuidado seguro ao paciente cirúrgico.

Os autores

Jose Otavio Costa Auler Junior
Professor Senior - Faculdade de Medicina da Universidade de São Paulo

Filomena Regina Barbosa Gomes Galas
Professora Associada Departamento de Cirurgia da Faculdade de Medicina da Universidade de São Paulo

Suely Pereira Zeferino
Doutora em Ciências pela Faculdade de Medicina da Universidade de São Paulo. Pesquisadora e Gestora do Serviço de Anestesiologia do Instituto do Coração da Faculdade de Medicina da Universidade de São Paulo

Colaboradores

Adalberto Studart Neto
Adriano Rogério Baldacin Rodrigues
Alfredo Manoel da Silva Fernandes
Amanda Silveira Dimbarre
Ana Elisa Boreck Seki
Ana Maria Limeira de Godoi
Ana Paula do Nascimento Valente
Anna Carolina Di Creddo Alves
Aretusa Chediak Roquim
Arthur Angelo Zogheib Pinatto
Aurelino Fernandes Schmidt Junior
Bianca Fidelix Espindula
Bianca Stefanello
Bruna Araújo Silva
Bruno Azevedo Randi
Carolina Kassab Wroclawski
Cecília Helena Bueno Gonçalves
Cesar Higar Nomura
Claudia Regina Furquim de Andrade
Claudia Regina Ribeiro Ferreira
Cristiane Gonçalves
Cyntia A. Arrais
Cyrillo Cavalheiro Filho
Daniel Erwin Schmidt
Danielle Imamura Trondoli Tanaka
Danielly Roberta Penedo Rodrigues
Denise Aya Otsuki
Dhieizom Rodrigo de Souza
Diego Arley Gomes da Silva
Diego Augusto Medeiros Santos
Dirceu Carrara
Edson Eidi Ide
Eduardo Genaro Mutarelli
Eliana da Silva Franco
Elisandra Cristina Trevisan Calvo Arita
Emanoel Ribeiro Melo
Fabiana G. Marcondes-Braga
Fabian Martins
Fabrício José Dinato
Felipe Moreira Ferreira
Fernanda Chiarion Sassi
Fernanda Trani Ferreira
Fernanda Zacanini Lotitto
Fernando Bacal
Filomena Regina Barbosa Gomes Galas
Fábio Iuji Yamamoto
Gabriel Barros Aulicino
Gabriel Fialkovitz da Costa Leite
Gabrielle Barbosa Borgomoni
Giovanna Baptista Sapienza
Gisele Chagas de Medeiros
Graziela dos Santos Rocha Ferreira
Guilherme Moreira Pizetta
Hazem Adel Ashmawi
Helenice Moreira da Costa
Helio Minamoto

Hellen Cristina Cinesio
Heloisa Regina Fernandes
Henrique Jatene
Hélio Minamoto
Iana Verena Santana Albuquerque
Igor Chagas Unger
Isabella Marques de Assis
Ismara Portela de Aguiar Russo
Jaqueline Pilon de Meneses
Jaquelline Maria Jardim
Jose Otavio Costa Auler Jr
José de Arimateia Batista Araujo-Filho
José de Lima Oliveira Junior
João Alberto Pastor de Oliveira
João Gustavo Rocha Peixoto dos Santos
Julia Pereira Afonso dos Santos Tormin
Jurema da Silva Herbas Palomo
Karina dos Santos Rocha Ferreira
Kelly Cristina de Oliveira Abud
Larissa Bertacchini de Oliveira
Ligia Costa Battaini
Ligia Cristina Câmara Cunha
Liliane Kopel
Liliane Saraiva de Mello
Lucas Braga Mota
Lucas de Pádua Gomes de Farias
Luciana Sacilotto
Luiz Carlos da Silva
Luiz Fernando dos Santos Messias
Luiz Roberto Comerlatti
Luís F. B. C. Seguro
Luís Henrique Wolff Gowdak
Lécio Figueira Pinto
Manoel Jacobsen Teixeira
Maraína Pegorini
Marcelo Calderaro
Marcos Vinicius da Silva Konesuk Barboza
Maria Aparecida Batistão Gonçalves
Marila Eduarda Fátima Marcusso
Maristela Carvalho da Costa
Mateus Paquesse Pellegrino
Melina Erdens de Oliveira
Natalia Nasser Ximenes
Nathalia Neves Nunes
Noêmia Barreto
Orival de Freitas Filho
Pamela Camila Pordeus Juvencio
Paula Franco
Paula Prestes
Priscila de Carvalho Previde Nunes
Rafael de Moraes Ianotti
Rafael Pires de Sá Valeriano
Rafael Tomio Vicentini Otani
Raphael Ribeiro Spera
Raphael Tuma
Renata Lúcia da Silva
Renato Bauab Dauar
Ricardo Pires Alvim
Rinaldo Focaccia Siciliano
Roberto Costa
Roberto Vitor Almeida Torres
Robson Kiyoshi Ishida
Rodrigo Santana Tolentino
Rogerio Zeigler
Sandrigo Mangini
Suely P. Zeferino
Sérgio Shiguetoshi Ueda
Thais Natalia Todesco
Tânia Mara Varejão Strabelli
Vaneza Medeiros Manente
Vera Regina de Moraes Coimbra
Victor Barouki Kormann
Vitor Michelstaedter Brochado
Viviane Rossi Figueiredo
Wellingson Silva Paiva
Weriton Abreu Bernardi
Yago Russo Fava de Aguiar

Sumário

SEÇÃO 1 • ORGANIZAÇÃO E SEGURANÇA NA UTI

SEÇÃO 2 • HEMODINÂMICA

SEÇÃO 3 • VENTILAÇÃO INVASIVA E NÃO-INVASIVA

SEÇÃO 4 • VIAS AÉREAS

SEÇÃO 5 •LESÃO RENAL AGUDA

SEÇÃO 6 • ASSISTÊNCIA CIRCULATÓRIA

SEÇÃO 7 • TRANSPLANTE

SEÇÃO 8 • MANEJO EM SITUAÇÕES ESPECIAIS

SEÇÃO 9 • DISTÚRBIOS DE COAGUALAÇÃO SANGUÍNEA

SEÇÃO 10 • SUPORTE NUTRICIONAL

SEÇÃO 11 • ANALGESIA E SEDAÇÃO

SEÇÃO 12 • INFECÇÃO DE ÓRGÃOS E SISTEMAS

SEÇÃO 13 • ALTERAÇÕES NEUROLÓGICAS

SEÇÃO 14 • ALTERAÇÕES NEUROLÓGICAS

SEÇÃO 15 • EXAMES DE IMAGEM

SEÇÃO 16 • CUIDADOS MULTIPROFISSIONAIS

Seção **1**

Organização e Segurança na UTI

1

Estruturação das unidades de cuidados intensivos cirúrgicos: aspectos físicos e arquitetônicos

Henrique Jatene

INTRODUÇÃO

Tudo o que acontece, acontece em um espaço. Tudo que acontece numa UTI cirúrgica acontece no espaço da UTI cirúrgica. Espaço, ambiente, área física, são recursos essenciais, de alto custo e finitos, portanto estratégicos para qualquer atividade e organização.

A qualidade do espaço é um valor a ser perseguido porque gera valor. É um processo e requer ação em todas as etapas, da identificação da necessidade até a avaliação da operação, passando pelo planejamento, projeto, construção, implantação, equipamento e manutenção.

O espaço é desenhado por todos os agentes, elementos, processos e lógicas que o compõe. Arquitetura, inteligência aplicada no espaço, é o desenho da interação e integração de todos os desenhos.

Processos precedem o desenho do espaço. Não há espaço organizado sem processo organizado. Entender o processo, o espaço e a forma como se relacionam é a base para planejar, construir e gerir o espaço com qualidade, para qualquer atividade humana, entre elas, tratar pacientes em regime de terapia intensiva cirúrgica.

Há três estágios de qualidade do espaço. O primeiro, obrigação, é não atrapalhar a vida e seus processos. O segundo é adaptar-se a ela. E, o terceiro, contribuir para melhorá-la.

Esse capítulo não pretende ser um compilado de normas. Estas podem ser, a qualquer momento, acessadas nas suas edições mais atualizadas em vários canais de informação. O objetivo deste capítulo é apresentar conceitos e informações de aspectos relevantes do espaço de uma UTI, para contribuir para a sua discussão e aprimoramento de conceitos e soluções.

ESPAÇO DA UTI CIRÚRGICA

O espaço de uma UTI Cirúrgica, pós-operatória, cardíaca, é um espaço de saúde. É um espaço em um hospital que se relaciona com vários outros espaços. Um espaço de trabalho que reúne várias pessoas em equipes multidisciplinares para cuidar intensivamente de pacientes críticos, saídos de cirurgia cardíaca, usando o máximo de tecnologia disponível para monitorá-los, mantê-los vivos, protegê-los de infecções e recuperá-los. Um espaço de observação atenta, concentrada. Um espaço de procedimentos críticos, invasivos. Um espaço de emergência. De estresse. Um espaço com fluxos intensos, com equipamentos diversos, com muitas luzes, sons, cabos. Um espaço de interação, de aprendizado, de ensino, de pesquisa. Um espaço de pessoas, de pacientes, visitantes, acompanhantes, angustiados e esperançosos.

Um espaço de instalações de alto custo de implantação, manutenção e consumo de energia e de insumos variados. Espaço com parâmetros elevados de desempenho de instalações. Uma fonte de receita financeira e social, que não pode parar. Um espaço que convive com a dor e o alívio da dor. Um espaço de acolhimento, um espaço onde são geradas milhares de informações que comunicam, voluntária ou involuntariamente, inúmeras mensagens.

O espaço da UTI é tudo isso, mas não é só isso. Ele pode adquirir outros significados, conter outras necessidades específicas em cada hospital. Todas essas e quaisquer outras características geram problemas a serem solucionados. Problemas precedem soluções. Não há solução antes da definição do problema. O desenho, a arquitetura, é uma solução para um problema de espaço.

NORMAS

Todos os projetos, construção e instalações físicas de uma UTI cirúrgica, como de resto de todos os equipamentos de saúde, são normatizados pela ABNT e ANVISA e, aquelas, mais específicas, que não o são, seguem normas internacionais validadas. Todas as normas brasileiras são resultados de estudos e avaliações técnicas e são, permanentemente, discutidas e atualizadas, acompanhando a evolução da história, das necessidades humanas, dos processos de assistência e da tecnologia. O conhecimento, interpretação e aplicação da norma é matéria-prima básica para atender os requisitos mínimos de um espaço. O conhecimento das normas, no entanto, não é condição suficiente para garantir a qualidade do espaço. As normas e, principalmente, o conhecimento do espírito da norma, devem ser combinados com conceitos, propostas e visões de arquitetura para integrar no espaço pessoas, processo e tecnologia, como soluções específicas para problemas específicos.

No momento da edição deste livro, a norma que rege os projetos físicos de estabelecimentos assistenciais de saúde, na qual as UTI estão inseridas, é a RDC 50, editada em 2002, pela Agência Nacional de Vigilância de Saúde do Ministério da Saúde.

ZONEAMENTO

Há uma atração natural entre o espaço do Centro Cirúrgico e o da UTI, enquanto são processos complementares que exigem fluxos nos dois sentidos ágeis e desobstruídos. Sempre que possível, a contiguidade horizontal é desejável.

A UTI Cirúrgica também requer ligação direta com o Laboratório de Emergência, função da demanda constante e da necessidade de garantir tempos mínimos entre a coleta e o processamento da análise.

O destino dos pacientes saídos da UTI Cirúrgica Pós-operatória são as Unidades de Internação. A relação entre os dois programas não requer contiguidade horizontal, mas proximidade, reduzindo tempos e viagens de pacientes.

Desejável também garantir processos e fluxos ágeis e desobstruídos entre a UTI Cirúrgica e as centrais de abastecimento de suprimentos, considerando a criticidade da operação.

O posicionamento da UTI cirúrgica requer também atenção em relação à necessidade de evitar conflito de fluxos e circulação de pessoas e materiais com outras áreas do hospital.

PROGRAMA

Objetivos requerem processos para serem realizados. Processos se compõem de atividades. Atividades necessitam de espaços compatíveis para serem realizadas. Espaços precisam oferecer instalações, mobiliário e equipamentos específicos para atender. Esse é o fluxo de montagem de um programa, matéria-prima de qualquer projeto.

Um programa é um processo traduzido em ambientes necessários para que as atividades desse processo aconteçam. Cada atividade de um processo requer espaços com dimensões e características específicas de instalações para acontecer. Novamente, assim como os processos são normatizados, também são os programas. Há programas mínimos definidos pela ANVISA através da RDC 50. Além do mínimo, um estudo do processo com entendimento das características, especificidades e visões da organização vão gerar programas mais consistentes e detalhados. Programas, mais consistentes e detalhados, tendem a gerar espaços que respondem melhor às necessidades do processo.

Estudo detalhado de todos os componentes do espaço, mobiliários e equipamentos e da movimentação de pacientes e equipes de assistência é o que define as dimensões e necessidades do espaço. Assim, a área e a forma do espaço necessário por leito de UTI é a área que permita, com segurança e eficiência, em distâncias adequadas de paredes e demais obstáculos ou leitos, locar a maca ou cama, e todos os equipamentos e mobiliários, respiradores, bombas de infusão, balões, eco, máquina de hemodiálise, poltronas, mesas e carros auxiliares, de uso simultâneo em todos os possíveis procedimentos críticos e atividades naquele espaço, considerando ainda a quantidade de pessoas envolvidas e seu processo de trabalho. O mesmo vale para cada espaço da UTI.

Além do foco nos ambientes obrigatórios de todo programa de UTI, especial atenção deve ser dada a algumas áreas apresentadas como secundárias que podem ser subdimensionadas ou às vezes suprimidas diante do apelo de áreas de assistência direta, ou maior número de leitos. Entre estas, podemos citar as áreas de descompressão, conforto e apoio à equipe de trabalho, cujo grau de integridade e saúde mental interfere na qualidade do trabalho e, ambientes e espaços de apoio à família ou acompanhante, muitas vezes, incorporada ao processo de cuidado e cuja presença e suporte contribuem na recuperação do paciente.

A RDC 50 traz a seguinte lista de ambientes como Programa de uma UTI:

- Posto de Enfermagem.
- Área de Prescrição Médica.
- Quarto (isolamento ou não).
- Área coletiva de tratamento.
- Sala de higienização e preparo de equipamentos.
- Sala de Entrevistas.
- Sala de Utilidades.
- Quarto com banheiro de plantonista.

- Rouparia.
- Depósito de Equipamentos e materiais.
- Sanitários com vestiário para funcionários.
- Sanitário para pacientes.
- Sala de espera para acompanhantes e visitantes, com sanitário.
- Sala administrativa.
- Depósito de material de limpeza.
- Copa.
- Área de estar para a equipe.

LAYOUT

O layout ou o arranjo geral dos ambientes, mobiliários e equipamentos no espaço devem responder ao processo, ao programa e à forma como os procedimentos e atividades do processo são realizados dentro da UTI. De um modo geral, o ponto de partida de um layout de uma UTI cirúrgica é a necessidade de os leitos serem dispostos de forma que possam ser observados diretamente pela equipe de enfermagem. Essa disposição, considerando módulos de até 10 leitos, coloca o Posto como ponto focal em relação aos leitos, em desenhos mais alongados, numa linha única de leitos ou, mais condensada, com leitos em L, U ou mesmo em círculo, ou semicírculo. A escolha do desenho se completa com o cruzamento com os demais elementos de projeto, como áreas de acesso de pacientes, suprimentos, áreas de serviço e demais relações da UTI com o hospital.

Outra questão central do layout de uma UTI é desenhar o conflito entre as lógicas da observação máxima do paciente pela equipe de assistência e a privacidade e conforto do paciente e do acompanhante. Pode-se, assim, ir de um desenho totalmente aberto, com a máxima visão de todos os pacientes, o tempo todo, até um desenho tão fechado quanto possível, com quartos individualizados e monitorados, passando por várias alternativas de fechamentos parciais e controláveis.

O layout aberto, com leitos separados por elementos móveis, oferece maior observação direta e menos barreiras em caso de procedimentos de urgência e emergência. O layout em boxes ou quartos fechados reduz a exposição do paciente, aumenta o seu conforto e o da família/acompanhante, muitas vezes parte do processo de recuperação. Cada uma dessas alternativas pressupõe determinados materiais e sistemas construtivos e aportes de tecnologia de monitoramento e comunicação.

O posicionamento das áreas técnicas, casas de máquinas, salas de quadros, cavaletes de tubulações de hidráulica e de fluidos têm lógicas próprias de localização em função de menores custos e maior desempenho, mas sua operação é conflitante com os processos de assistência e, sempre que possível devem estar fora do perímetro da UTI ou, acessíveis pelo lado externo da UTI.

As áreas de apoio e serviço, como sala de materiais e medicamentos, depósitos de materiais e equipamentos e até copa, também têm lógicas de operação, sobretudo de abastecimento, que podem ser conflitantes com a lógica de assistência. Seu melhor posicionamento também é próximo dos corredores de acesso e afastado dos leitos.

O espaço de uma UTI cirúrgica não se resume apenas a resolver as questões centrais de observação dos pacientes e fluxos de materiais e pessoas. O layout deve tratar também de organização lógica e inteligível dos espaços, orientação e referências visuais, identidade e apropriação do espaço, aspectos sensoriais e psicológicos para quem trabalha, visita ou é tratado.

A escolha do layout deverá responder ao conceito de UTI, ao perfil de paciente e à disponibilidade de recursos e aporte tecnológico.

MATERIAIS E REVESTIMENTOS

Não há materiais hospitalares, não há materiais específicos para uma UTI Cirúrgica. Não há também, por definição, nenhum material proibido numa UTI.

Há materiais mais ou menos adequados, considerando-se requisitos de desempenho, características de orçamento e cronogramas de obra e manutenção, tecnologias disponíveis de aplicação e limpeza, definidos como premissas e restrições de projeto.

Alguns aspectos são importantes nessas diretrizes de projeto

UTIs cirúrgicas funcionam 24 horas, sete dias por semana, 365 dias ao ano.

Oportunidades de manutenção, reparos ou obras exigem procedimentos e aparatos de isolamento e segurança, envolvem risco à operação e geram impacto na receita operacional. Essa característica induz à escolha de materiais e sistemas de alta durabilidade, resistência e baixa manutenção e reposição.

Outra característica de operação destes ambientes é a intensidade de uso e assepsia constante dos materiais. As superfícies são submetidas à abrasão e cargas pontuais fixas e distribuídas em movimento. Movimentos, sobretudo em situações de estresse, tendem a gerar atrito, abrasão e colisão entre o que é móvel e o que é fixo no espaço.

Um terceiro aspecto importante é a resistência química dos materiais às várias substâncias envolvidas na assistência ao paciente, de sangue a medicamentos, e na assepsia de mãos, superfícies e equipamentos.

E, por fim, também considerando que em uma UTI cirúrgica os pacientes estão em condições imunológicas críticas, um direcionador de especificação fundamental é a necessidade de superfícies que não favoreçam o acúmulo e proliferação de microrganismos e que possam ser constantemente higienizadas de maneira eficaz. Materiais têm porosidades distintas, maiores porosidades implicam em maior capacidade de absorver substâncias e menor capacidade de remoção eficiente daquelas indesejáveis num ambiente crítico.

Além das características físicas e químicas, os materiais têm características sensoriais, cor, textura, temperatura e, também, processos de produção e instalação com diferentes níveis de sustentabilidade ambiental. Tem também custos diversos de produção, instalação e manutenção de curto, médio e longo prazo.

As escolhas de materiais de piso, parede, forro, esquadrias, bancadas e dos demais componentes do espaço físico no projeto de arquitetura e instalações de uma UTI cirúrgica, se dá nesse contexto, particularmente para cada item, mas também de forma integrada, formando um todo, um ambiente único que responda aos conceitos de espaço propostos e às diretrizes de todas as fases do processo de produção do espaço.

ACÚSTICA

A busca por materiais que respondam bem aos requisitos de resistência, durabilidade e assepsia tende a desenhar espaços com materiais duros, de baixa absorção ou muita reflexão de som. Juntem-se a isso espaços predominantemente abertos, com vários profissionais, carros e equipamentos de suprimentos e procedimentos circulando, alarmes eventualmente soando, e temos um espaço com um nível de ruído desconfortável para o paciente e, talvez num nível mais sensível e estressante a longo prazo, para a equipe assistencial.

As soluções para essas características do espaço da UTI cirúrgica vão desde a identificação de oportunidades para usar materiais com algum poder de absorção até arranjos que favoreçam a quebra ou redução de transmissão e reverberação do som, passando por equipamentos com menor produção de ruído, e rodízios de carros e mobiliário com banda de rodagem e lubrificação adequadas.

ILUMINAÇÃO

A luz, natural e artificial, tem poder de mudar a qualidade e a percepção de qualquer espaço, tanto mais em espaços que abrigam atividades críticas.

A luz natural tem efeitos demonstrados no humor das pessoas e na recuperação de pacientes, sobretudo ao preservar a conexão com o mundo e respeitar o ciclo circadiano. As primeiras UTIs evitavam janelas em função dos supostos riscos da entrada de ar que pudesse comprometer o controle de infecção. Evolução de sistemas de esquadrias e vidros, garantindo estanqueidade e controle dos níveis de iluminação e temperatura, liberou o desenho para buscar a luz natural como fator de qualidade do espaço não apenas de recuperação do paciente, mas também no bem-estar de suas equipes de trabalho.

A iluminação artificial, independente da quantidade de luz natural disponível, sendo a UTI cirúrgica um espaço que funciona dia e noite, tem um peso maior no desenho da luz. Há inúmeras atividades em uma UTI que demandam uma iluminação técnica. A luz é essencial para "enxergar" o paciente, a prescrição, a equipe, a aplicação, o procedimento, os detalhes de uma sutura ou curativo. Controle de sombras, intensidade e ofuscamento, escolha da temperatura de cor, direcionamento variável de algumas fontes são elementos de desenho para garantir a correta leitura e percepção do espaço e o correto exercício de atividades em que a acuidade visual é essencial.

CLIMATIZAÇÃO

O espaço de uma UTI cirúrgica pressupõe, considerando o estado crítico dos pacientes e os riscos de propagação de microrganismo pelo ar, especial atenção à qualidade do ar.

Todos os parâmetros do ar precisam ser controlados numa UTI cirúrgica. Pureza, quantidade de particulados, filtragem, temperatura, umidade, quantidade de trocas, fluxo, direção, vazão de insuflamento e exaustão, pressão, diferencial de pressão. Essa premissa descarta a possibilidade de se trabalhar com ventilação natural e/ou com sistemas mecânicos de baixa eficiência. É necessário um sistema de ar específico para a unidade no hospital. O número de máquinas será função do conceito, processo e layout (organização dos espaços e setores da unidade). Quanto maior o número de máquinas e sistemas, maiores são as possibilidades e especificidades de controle por atividade, por ambiente e, até, por leito. O limite inferior das possibilidades, garantindo os parâmetros mínimos, é um sistema único para todos os ambientes (exceto isolamentos) e, o superior, é um sistema por ambiente, considerando a possibilidade de que cada leito seria um ambiente.

Isolamentos respiratórios requerem sempre sistemas e controles individualizados para garantir que, com ares separados, não haja contaminação através do ar, comprometimento da prescrição.

O planejamento, desenho e implantação de qualquer tecnologia, sistema, material e equipamento numa UTI deve considerar seu custo de implantação, operação, manutenção e substituição.

ELÉTRICA

Uma das características do espaço de uma UTI cirúrgica é o uso intensivo e simultâneo de equipamentos eletroeletrônicos. O espaço, assim, precisa garantir a disponibilidade de carga elétrica e pontos de força necessários e suficientes, de forma segura e constante.

Esse número de pontos pode ser obtido avaliando o processo e mapeando todos os equipamentos por tensão e potência, envolvidos direta e indiretamente nos diversos procedimentos. Há indicações normatizadas de números mínimos de pontos por leito, esse número deve ser ponderado com base no processo e distribuído em função do layout. Além da distribuição dos pontos, o desenho do espaço deve considerar estratégias de minimização de impactos de manutenção preventiva, corretiva, reforma e ampliação. Uma delas, função da quantidade de leitos ou módulos, é a setorização.

Além da quantidade de pontos, o espaço da UTI necessita de qualidade, estabilidade e segurança de energia. UTIs cirúrgicas, espaço crítico no hospital, com uso de equipamentos de suporte à vida em contato direto com o paciente e com o coração, requerem redes protegidas do restante do hospital e protegidas por um sistema de isolamento específico que atua em caso de falhas ou curtos na rede, em equipamentos que poderiam gerar o desligamento dos circuitos ou de toda a rede, ou ainda gerando acidentes com as instalações, pacientes e equipe. Essa proteção é dada por sistema de transformadores isoladores (IT médico) com mecanismo de supervisão permanente e dispositivo de alarme para manutenção. Esses equipamentos têm o número normatizado em função da carga, e variam de um a cada quatro ou seis leitos. O importante é que requerem espaço específico e, assim como todos os quadros elétricos e demais componentes de supervisão e alarme de rede, têm fácil acesso e baixo impacto na operação da UTI, em caso de manutenção.

Também é necessário que os pontos de força estejam alimentados por circuitos ligados ao sistema de alimentação de emergência, geradores, para garantir que, em caso de interrupção do fornecimento de energia da concessionária, as cargas sejam assumidas por geradores em no máximo 15 segundos. Equipamentos de suporte direto à vida, luminárias e focos devem ter sistemas de fornecimento ininterruptos (*no breaks*) para suportar a interrupção até a entrada do gerador de emergência. Importante considerar também o atendimento em regime de emergência, os sistemas de iluminação geral, centrais de utilidades e climatização.

TECNOLOGIA DA INFORMAÇÃO

Tanto para os processos envolvidos nos procedimentos e terapia intensiva, quanto nos processos eventuais de ensino e pesquisa e, ainda, no planejamento e gestão de operação, é essencial a captura, tratamento, transmissão, integração de informações e dados. O número de pontos de dados (coleta e transmissão) é crescente. Todos os processos assistenciais estão informatizados e integrados, com ganhos significativos de precisão, segurança, produtividade e até de espaço.

Numa UTI cirúrgica, como espaço crítico, além dos dados assistenciais gerados no leito e nas estações de trabalho, mais "coisas" podem ser informatizadas e automatizadas. Todas as redes e sistemas de utilidades podem ser monitorados e operados remotamente, reduzindo falhas, operações de manutenção e consumos. Todos os ativos e materiais de consumo podem ser rastreados por meio de etiquetas e antenas, reduzindo perdas e extravios; acessos podem ser controlados, aumentando a segurança. Essa relação só aumenta, e seja como for, ela impacta o espaço e a arquitetura, ao entender suas lógicas, deve ser capaz de oferecer condições para o seu desenvolvimento e transformar o impacto em ganho de qualidade do espaço.

HIDRÁULICA

A água é essencial para vários procedimentos nas UTIs cirúrgicas. Sanitários, copas, lavatórios, bancadas para medicação e expurgo e pontos para máquinas de diálise. Esses pontos são dimensionados conforme a quantidade de leitos, se distribuem segundo o layout e a lógica de instalação e têm desenho e especificação com características específicas para cada atividade para contribuir no controle de infecção. Nesse aspecto, destaque para o correto dimensionamento e posicionamento de lavatórios para a equipe e o cuidado com a qualidade da água, sobretudo nos pontos destinados à hemodiálise.

GASES MEDICINAIS

O dimensionamento e instalação das redes e pontos são normatizados e deve ser ponderado segundo as características do processo e perfil dos pacientes. Considerando consumo e backup, são recomendados três pontos de oxigênio, dois de vácuo e dois de ar comprimido. Aspectos que merecem atenção especial são o planejamento e desenho da rede considerando a garantia de distribuição em caso de falha nas centrais ou na rede interna; a certificação do grau de pureza dos suprimentos gerados na central; a execução e identificação das redes conforme o projeto; certificação da estanqueidade e pressão na rede e nos pontos de consumo e um sistema de monitoramento e alarme de pressão e consumo.

UNIDADES DE SUPRIMENTOS DE UTILIDADES

Os pontos de energia, gases e dados necessários para o tratamento intensivo se concentram junto aos leitos, principalmente na cabeceira. A forma como os equipamentos se ligam aos pontos de utilidades e ao paciente pode assumir diversos desenhos que definem o layout do leito. Réguas e painéis fixos na parede são soluções com custo menor e menos mobilidade em caso de emergência. Estativas com carros móveis e braços articulados, de custos maiores, trazem maior flexibilidade e possibilidade de acesso livre atrás da cabeceira do leito, importante em alguns procedimentos e emergências.

PREVENÇÃO A INCÊNDIO

Deslocar emergencialmente pacientes de UTIs cirúrgicas sem comprometer sua vida é tarefa de alta complexidade e alto risco de falha. Nesse sentido, o espaço de uma UTI cirúrgica deve ser tratado de forma a ter risco de incêndio tendendo à zero, ter equipamentos pesados de detecção e alarme, estar devidamente compartimentado horizontal e verticalmente e, ter rotas de fuga e locais próximos protegidos e equipados para, em último caso, transferir pacientes.

CONSIDERAÇÕES FINAIS

Da observação impotente a procedimentos sofisticados e equipamentos inteligentes, evoluímos muito no conhecimento, tratamento e cuidado do paciente. Evoluímos muito, também, das cavernas até construções impressas tridimensionalmente. O Espaço da UTI evoluiu com e para a ciência e o cuidado.

Evoluiu resolvendo problemas. Observando, pensando, desenhando, materializando, aprendendo e redesenhando.

O espaço de uma UTI cirúrgica é um organismo vivo, dinâmico, em constante modificação, que precisa de cuidados permanentes, às vezes, também, em caráter intensivo. Surgem novas necessidades, novas tecnologias, novos protocolos de atendimento. Novos desenhos são necessários para novos espaços para que a vida aconteça da melhor forma possível e prevaleça.

2

Gestão de leitos Instituto do Coração HC-FMUSP

Alfredo Manoel da Silva Fernandes • Elisandra Cristina Trevisan Calvo Arita

INTRODUÇÃO

A necessidade de otimizar e racionalizar a utilização dos recursos físicos e humanos existentes nos equipamentos de saúde e particularmente nos hospitais tem sido nos últimos anos uma necessidade e um constante desafio. Pelo caráter sistêmico dos processos que se desenvolvem e se inter-relacionam a partir da investigação diagnóstica no âmbito do ambulatório, das unidades de internação e a de emergência, assim como do tratamento (clínico ou cirúrgico), fazer este gerenciamento de forma articulada e coordenada requer não só ferramentas apropriadas de apoio, bem como pessoas treinadas com visão sistêmica dos processos de trabalho desenvolvidos nestas unidades e se relacionando como facilitadoras em busca do sinergismo dos processos de trabalho onde estes ocorrem.

A Gestão de Leitos é uma atividade nuclear, para qualquer hospital. Leitos hospitalares são recursos escassos, de alto custo e um elemento central à geração de receitas do hospital. Aumentar o giro de leitos tem impacto direto nas receitas e custos operacionais de qualquer hospital, aumentando a capacidade de internações, o número de pacientes, por consequência, o aumento de receitas, a redução dos custos unitários por tratamento e a eliminação de desperdícios.[1]

Uma estrutura organizacional pode ser considerada tecnicamente eficiente se ela produzir a quantidade máxima de saídas (*outputs*) para um nível fixo de entradas (inputs), ou, alternativamente, utiliza o mínimo de recursos para produzir um dado nível de saídas.[2] A eficiência no atendimento à saúde em uma instituição complexa, como as do setor de saúde, requer a criação e implantação de instrumentos de gestão operacional e organizacional que permitam organizar e padronizar os processos de trabalho.[3]

Indicadores de produtividade na gestão de leitos são utilizados internacionalmente. Em sua forma mais simples, incluem a média de permanência, a taxa de ocupação e o intervalo de substituição.[4] Sendo a média de internação variável, bem como os diagnósticos, os gerentes precisam de previsões adequadas e informações atualizadas sobre internações de pacientes e saídas. Um fluxo de ocupação de leitos eficiente reduz o tempo de espera na fila, entre outros benefícios. E, embora a decisão de alta deva ser predominantemente uma decisão clínica, pode haver fatores não-clínicos que prorroguem a utilização do leito mesmo quando o paciente se encontra liberado pelo hospital, em algumas situações tais como: os familiares têm dificuldades para buscar o paciente, ou o paciente aguarda o laudo de um exame. Estes fatores influenciam a tomada de decisão, além de preferências das equipes médicas e preferências familiares.[5]

Com relação à gestão de leitos, segundo Jones, o ideal para um atendimento com qualidade e para uma adequada gestão financeira da organização, a ocupação média máxima não deve superar 85%, e a média de permanência deve ficar entre 3, 7 e 5 dias.[6]

Visando implementar a eficiência dos programas de assistência do Centro Cirúrgico, do Serviço de Hemodinâmica e dos demais Serviços de Apoio ao Diagnóstico e Tratamento e na utilização dos leitos do Instituto do Coração do HC-FMUSP, foi implementado o GOPA – Gerenciamento Operacional dos Programas de Assistência, em outubro de 2011.

Para se compreender o tipo de problema específico para o qual se requereu a realização deste projeto-piloto e suas dificuldades inerentes, há que se informar e contextualizar que Instituto do Coração do Hospital das Clínicas da FMUSP é um hospital terciário para tratamento de portadores de cardiopatias complexas predominantemente cirúrgicas e de doenças pulmonares, considerando também que realiza programas de ensino e pesquisa, que detém o paradigma no qual os pacientes são inicialmente cuidados pelos cardiologistas clínicos e então posteriormente liberados para intervenção dos cirurgiões cardíacos e após o ato operatório retornam aos cuidados dos intensivistas e cardiologistas.

O que será mostrado nesta oportunidade são os resultados de 8 anos de execução deste projeto.

DIAGNÓSTICO SITUACIONAL

- Inicialmente realizaram-se reuniões para conhecimento e diagnóstico dos processos, simulação de dados e nivelamento das informações com os chefes e agentes operacionais das Unidades Clínicas e Cirúrgicas de Coronariopatias Crônicas, de Valvopatias, de Cardiopatias Congênitas, Doenças da Aorta, UTIs cirúrgicas, Centro Cirúrgico, Serviço de Anestesia, Serviço de Hemodinâmica, Serviços de Perfusão, Coordenação de Enfermagem, Serviço de Informática, Controle do Programa Cirúrgico e Unidade de Informações Médico Hospitalares (UIMH).
- Análise da ferramenta do Sistema de Informações Integradas – SI3 para gerenciamento de acompanhamento dos pacientes nas filas de espera ambulatoriais, liberação clínica para cirurgia, liberação das cirurgias por cirurgião, programação cirúrgica, convocação dos pacientes, reserva de leitos e movimentação de pacientes nas diversas unidades de internação.
- Estabelecer metas para cirurgias eletivas e dias de permanência dos pacientes no pré e pós-operatório.
- Integrar a programação cirúrgica com as vagas e possibilidades de alta da UTI cirúrgica e unidades de internação (Prévia de Alta), visando minimizar as suspensões cirúrgicas por falta de leito.
- Otimizar a taxa de ocupação hospitalar e o giro de leitos.
- Visitas de *benchmarking* ao GILAC (Gerenciamento Interno de Leitos e Agenda Cirúrgica) do ICESP, para conhecer o acompanhamento do processo de trabalho, o qual tem características e necessidades semelhantes aos do InCor.

METODOLOGIA

Foi realizada uma análise retrospectiva dos dados institucionais através do sistema de informação SI3 com a proposta de estabelecer metas para redistribuição de leitos, permanência hospitalar por tipo de procedimento, horário de alta hospitalar, número de cirurgias eletivas por grupo.

O SI3 é um aplicativo tipo ERP (*Enterprise Resources Planning*) desenvolvido para ambiente Web e com capacidade para troca de informações com outros sistemas utilizando padrões internacionais como HL7 e DICOM, o qual integra informações assistenciais (prescrição, evolução, consultas, laudos, resultados de exames, etc.), de consumo de materiais e medicamentos e, em consequência da assistência prestada, o faturamento hospitalar. O PEP (Prontuário Eletrônico do Paciente) é um módulo do SI3, que agrega informações relativas à prescrição e evolução médica, resumo de alta, descrição de cirurgia, resultados de exames. A partir destes registros, são elaborados relatórios gerenciais para análise e tomada de decisões. Este aplicativo está certificado pela SBIS/CFM em seus respectivos níveis de segurança, inclusive da Certificação Digital de seus usuários, para que com isto possamos dispensar, do ponto de vista da legislação vigente, o uso do prontuário do paciente em papel.

Importante registrar que, o que inicialmente poderia ser suposto por alguns menos afeitos à natureza destes processos de trabalho, de que seria um gerenciamento limitado aos processos exclusivamente de internação de pacientes cirúrgicos eletivos nos leitos destinados para este fim, foi de fato uma ampla revisão de processos de trabalho e de instrumentos de suporte gerencial de forma sistêmica de praticamente todo o hospital, ainda que ligados num primeiro momento à cardiologia em particular, pois, o InCor também assiste pacientes portadores de pneumopatias clínicas e cirúrgicas.

Isto somente foi possível porque houve uma vontade institucional nesta direção, o que foi sinalizado por meio de uma determinação do Conselho Diretor. Esta vontade institucional tem a ver com o que propunha Rousseau sobre a celebração do Contrato Social, no qual "*transforma uma ideia instrumental num fenômeno expressivo por meio de regras que vão nos impor uma disciplina a qual exprime a vontade geral na qual precisamos uns dos outros*", e isto se materializa na prática de outro valor fundamental que é a solidariedade, "*esta capacidade natural que uma pessoa tem de participar (em sua imaginação) dos sentimentos dos outros*".

Outro conceito muito debatido pelos integrantes do grupo de trabalho foi o conceito de princípios, os quais nortearam a busca e definição de critérios para elencar a escolha do que era mais essencial para ser realizado.

Alguns dizem que o princípio é o ponto de partida da estruturação do conhecimento; outros, o ponto de chegada do conhecimento estruturado. Há quem diga que é a base sobre a qual se edifica o conhecimento; entretanto, há uma discussão não concluída do que são princípios e onde se localizam, talvez na fronteira do universo conhecimento-desconhecimento. A possibilidade mais acessível é a que se encontra no campo do conhecido. A Prof.ª Maria Sylvia Zanella Di Pietro enumera diversos princípios de administração pública: legalidade; supremacia do interesse público; impessoalidade; presunção da legitimidade ou da veracidade; especialidade; hierarquia; continuidade do serviço público; moralidade administrativa; publicidade; razoabilidade e proporcionalidade; motivação; eficiência, e por aí vai. Quantos são os princípios? "*Tantos quantos a sociedade julgar conveniente e necessário para a convivência social.*"

O gerenciamento dos leitos envolveu, por princípio, um projeto-piloto para se identificar as dificuldades de operação, inicialmente nas Unidades Clínicas de Coronariopatias Crônicas/Aterosclerose, de Valvopatias e de Cardiopatias Congênitas. Entretanto, desde o início, como era esperado pela coordenação e até pelo caráter sistêmico de todo processo, as demandas vieram dos 41 pacientes da REC II (Unidade de Recuperação Cardíaca), dos 30 pacientes internados na REC I, e dos demais leitos das Unidades Clínicas não inicialmente restritos ao projeto-piloto, como das outras Unidades Clínicas, tais como da Unidade de Emergência, das salas cirúrgicas e eventualmente dos pacientes das Divisões de Cirurgia Torácica e Pneumologia.

A partir da identificação dos problemas reais e as carências de instrumentos para apoio à gestão de forma articulada e integrada, ficou sinalizada a indicação das revisões de processos de trabalho nas áreas de preparação dos pacientes em seguimento ambulatorial, atualização e revitalização das filas de espera para internação, liberação para cirurgia e sua respectiva programação com data pré-definida, reserva de leitos, convocação dos pacientes, utilização e movimentação dos leitos de enfermaria em sintonia com as terapias intensivas cirúrgicas.

INDICADORES/INSTRUMENTOS DE GESTÃO

Permanência Hospitalar

Os dados foram extraídos pela UIMH – Unidade de Informações Médicos Hospitalares (http://uimh-server/mesa.asp.) – e apresentados em reuniões com os líderes dos núcleos das especialidades (equipe clínica, cirúrgica e intensivista), que possuem um movimento mais relevante na ocupação de leitos e número de cirurgias (Coronária, Válvula, Congênito). Baseado na série histórica, foram estabelecidas metas de permanência para o pré e pós-operatório, considerando a variável EuroSCORE para os grupos da Coronária e Válvula, para o de Congênito foi considerada a faixa etária. Os leitos foram direcionados segundo o número de cirurgias e média de permanência esperados por cada especialidade.

A equipe do GOPA, de gestão de leitos, para proceder ao atendimento das solicitações de transferências internas e externas, firmou junto às equipes médicas uma escala de prioridade para as respostas às solicitações de vagas:

1. Ordem de prioridade para o atendimento da regulação interna.
   1.1. Paciente grave na enfermaria que aguarda vaga de UTI.
   1.2. Paciente do PS com solicitação de vaga de UTI.
   1.3. Paciente da UTI cirúrgica com solicitação de vaga de enfermaria.
   1.4. Paciente das UTIs Clínica e Coronariana com solicitação de vaga de enfermaria.

Tabela 2.1. Metas de permanência dos Grupos Coronária e Válvula

MEDIANA	PRÉ OP			PÓS OP UTI		PÓS OP ENF.	
	Eletivo	Urgência	Emergência	EuroScore 1 - 5	EuroScore ≥ 6	EuroScore 1 - 5	EuroScore ≥ 6
META Coronária	≤ 1dia	< 5 dias	≤ 1dia	≤ 2 dias	≤ 4 dias	≤ 4 dias	≤ 5 dias
META Válvula	≤ 1dia	< 5 dias	≤ 1dia	≤ 3 dias	≤ 4 dias	≤ 4 dias	≤ 7 dias

Tabela 2.2. Metas de permanência do Grupo Congênito

Mediana congênito	Pré-OP			Pós-OP UTI			Pós-OP enf.		
	Eletivo	Urgência	Emergência	0-1 ano	1-17 anos	18 anos ou mais	0-1 ano	1-17 anos	18 anos ou mais
Meta	≤ 1 dia	≤ 4 dias	≤ 1 dia	≤ 10 dias	≤ 6 dias	≤ 3 dias	≤ 7 dias	≤6 dias	≤ 5 dias

   - 1.5. Paciente internação cirúrgica eletiva em enfermaria.
   - 1.6. Paciente do PS com solicitação de vaga de enfermaria.
   - 1.7. Paciente internação clínica eletiva em enfermaria.
2. Atendimento às solicitações da regulação externa.
   - 2.1. Paciente com necessidade de transferência para leito de UTI.
   - 2.2. Paciente com necessidade de transferência para leito de enfermaria.

Sala de alta e horário de alta hospitalar

O processo de desocupação dos leitos é um dos fatores que impactam na viabilização de transferência e admissão dos pacientes. Os problemas sociais são frequentes no processo de alta hospitalar, como, por exemplo:

- Dificuldade no horário da família em buscar o paciente.
- Dificuldade de leito em hospital de retaguarda.
- Paciente dialítico dependente de seguimento ambulatorial.
- Entre outros.

Há que se buscar alternativas para melhorar o processo de desocupação de leitos, que impactam diretamente no atendimento das altas da UTI cirúrgica para não haver suspensão no atendimento do programa cirúrgico bem como refletir na satisfação do paciente que aguarda no setor de internação a disponibilização do leito.

Em novembro de 2016, foi criada a sala de alta para acolher os pacientes que aguardam familiares ou transporte para outros municípios.

Visando contribuir com o processo de agilização de desocupação do leito, foram estabelecidas metas para liberação do resumo clínico de alta pelo médico responsável (meta = 9h da manhã) e para o horário de desocupação do leito (meta = 11h da manhã). Além desses indicadores, é analisado também o intervalo entre os registros da alta médica e a alta no sistema.

Projeto Kanban nas enfermarias

O estabelecimento de metas é fundamental, funciona como um orientador de ações. É importante estabelecer metas factíveis para não arriscar frustrar o time de cuidados. Para o alcance das metas, todos os agentes envolvidos no processo necessariamente precisam participar do desenvolvimento do plano de ação e da continuidade do plano assistencial.

Para melhorar a eficiência na gestão de leitos, também se faz necessário trabalhar com previsão de alta e integrar a comunicação entre a equipe multiprofissional.

Em maio de 2018, foi implementado o projeto Kanban com o apoio da Diretoria Executiva.

Kanban é uma palavra japonesa que significa literalmente registro, sinal visível ou placa visível. Kanban foi criado por Taiichi Ohno, em 1953, e faz parte do sistema Toyota de produção, onde tem um papel fundamental no sistema de produção puxada e no conceito Just-in-time. No Brasil, o método começou a ser usado na década de 1980, também é conhecido como "Gestão Visual", onde se controla o estoque e o fluxo de peças utilizando cartões ou estoques intermediários visuais. O sistema Kanban na gestão de leitos hospitalares pode ser entendido como uma ferramenta de qualificação do gerenciamento do cuidado. Dessa forma, através dessa ferramenta, podemos identificar o paciente, a equipe responsável, o tempo de permanência, fatores críticos para a alta.[7] O projeto foi iniciado no grupo da Válvula e em seguida nos grupos da Coronária e Congênito.

São visitas direcionadas aos aspectos críticos para alta hospitalar, com a participação da equipe multiprofissional e uma enfermeira gestora do GOPA. As visitas são realizadas 2 vezes por semana, visto que os pacientes são em sua maioria de perfil cirúrgico e a conduta não teria muita mudança a curto prazo, que justificasse aumentar o número de visitas com a equipe multiprofissional. A visita dura cerca de 20 minutos, para em média 25 pacientes; são pontuadas as situações clínicas de cada paciente, as respectivas previsões de alta e os fatores críticos que podem impactar no retardo da alta hospitalar. Os pacientes que estão dentro da meta do tempo de internação são sinalizados pela cor verde; os que já estão ultrapassando a meta, na cor amarelo; e os que estão acima da meta, na cor vermelho (**Figura 2.1.**). Cada profissional assume o compromisso de solucionar, na sua alçada, o aspecto crítico para alta:

- O serviço social faz busca de unidades básicas de saúde e/ou hospital dia próximos à residência do paciente para término de antibioticoterapia.
- A farmácia verifica com o setor de estoque se é possível a alta hospitalar com o uso do medicamento proposto e, em caso de indisponibilidade do medicamento, verifica junto à equipe médica a possibilidade de substituição por um medicamento similar.
- A psicologia faz a avaliação do paciente e familiares sobre as condições psicológicas e nível de entendimento e aceitação sobre a continuidade dos cuidados extra hospitalares.

Esse instrumento, como sinalizador em tempo real da alta hospitalar, auxilia bastante no planejamento e

Paciente	Leito	Especialidade	Diagnóstico	Estágio	EuroScore Logistico	Origem	Admissão Enfermaria	Dias	Kanban	Fator crítico para alta	Previsão de resolução do fator crítico + responsável
1				Pré	4	Efetivo	15/fev	1			
2				Pré	6	Urgência	19/fev	8			
3				Pré							
4				Pré							
5				Pré							
6				Pré							
7				Pré							
8				Pré							
9				Pré							
10											
11											
12											
13											
14											
15											
16											
17											

Legenda			
Permanência pré		Permanência pós	
Eletivo	Urgência	EuroScore 1-5	EuroScore ≥ 6
≤ 1	≤ 4 dias	≤ 4 dias	≤ 5
–	5 a 7 dias	5 a 6 dias	6 a 7 dias
≥ 2 dias	≥ 8 dias	≥ 7 dias	≥ 8 dias

Figura 2.1. Quadro Kanban

organização dos leitos para as convocações e atendimentos das demais demandas.

Central de vagas e Painel de leitos

Para auxiliar no controle da movimentação de leitos e melhorar a transparência das informações, foi desenvolvido no SI3 o módulo para solicitações de vagas internas e painel de leitos. Essas ferramentas permitem à gestão de leitos coordenar com maior clareza o atendimento segundo a ordem de prioridade já citada anteriormente, na tentativa de satisfazer todos os clientes, sejam os clientes médicos, equipe multiprofissional, equipe da higienização, setor de internação e o nosso principal cliente, os pacientes. Assim, se obtém uma previsão mais assertiva quanto à disponibilização do leito, visto que no painel é possível acompanhar se o leito está em processo de limpeza (sinalizado pela vassoura) e quando o leito já está pronto para ser utilizado, ou seja, já foi liberado pela equipe da hotelaria (sinalizado pela cor **verde**). A cor **vermelha** significa que o leito está ocupado e a cor **amarela** significa que está ocupado com um paciente com necessidade de isolamento. É possível também analisar indicadores como o aumento da permanência nas UTIs e das demandas de Pronto Socorro devido à indisponibilidade de leitos nas enfermarias ou os motivos clínicos que levam ao cancelamento de alta para a enfermaria dos pacientes das UTIs, e diante desses indicadores sugerir planos de ação de melhoria (**Figuras 2.2.** e **2.3.**).

Linha de cuidado Cardiopatia Valvares

A linha de cuidado é o estabelecimento dos percursos assistenciais projetados para cada paciente. É a oportunidade de traçar o planejamento terapêutico e acompanhar os desfechos clínicos.

No Instituto do Coração, o projeto Linha de Cuidado foi implementado no grupo de Cardiopatias Valvares em junho de 2018. É realizado o acompanhamento do paciente por toda a equipe envolvida no processo de cuidado assistencial (equipe cirúrgica, clínica, anestesiologista, enfermagem, assistente social, psicóloga, fisioterapeuta, nutricionista, farmacêutica, gestora responsável pelo setor ambulatorial, gestora do GOPA). Todos esses profissionais participam da consulta ambulatorial pré-cirúrgica, que ocorrem às quartas e sextas-feiras, onde são avaliados em média 10 pacientes por dia. Ao final das avaliações de todos os pacientes, a equipe se reúne e cada profissional faz os apontamentos pertinentes à decisão do tipo de tratamento a ser definido a cada paciente (o round tem uma duração média de 20min). A equipe multidisciplinar acompanha o

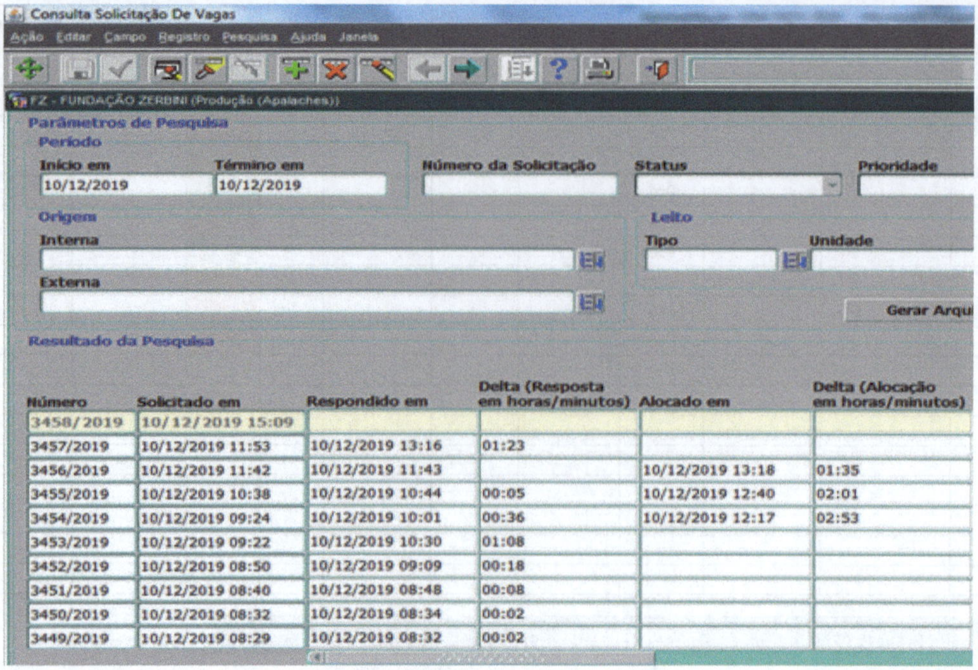

Figura 2.2. Central de vagas SI3

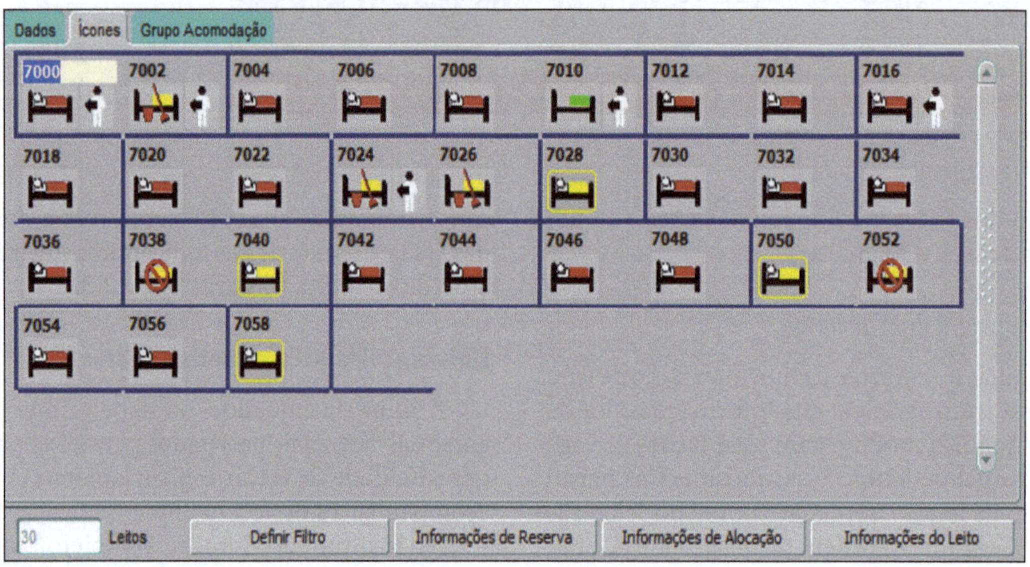

Figura 2.3. Painel de leitos

paciente desde a consulta pré-operatória até o pós-operatório (**Quadro 2.1.**).

RESULTADOS

Mortalidade na cirurgia cardíaca

Redução da mortalidade cirúrgica e óbitos até 30 dias:

- Foram considerados os mesmos meses para análise nos anos de 2015 a 2019 (meses de janeiro a outubro de todos os anos).
- Em 2015, a mortalidade observada era de 9,1% e em 2019 de 4,6%.
- Houve redução da mortalidade em todos os grupos cirúrgicos:
  - o Coronária (5,2% à 2,0%).
  - o Válvula (10,6% à 3,9%).
  - o Doenças Estruturais (23,1% à 6,9%).
  - o Congênito (8,8% à 6,9%).
  - o Doenças da Aorta (17,9% à 6,1%).

Quadro 2.1. Linha de Cuidado

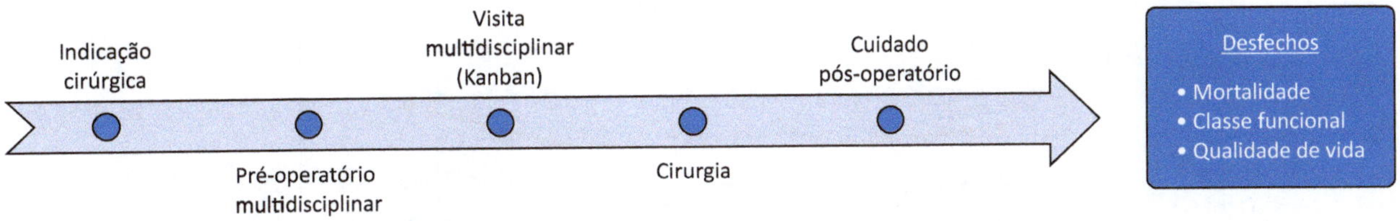

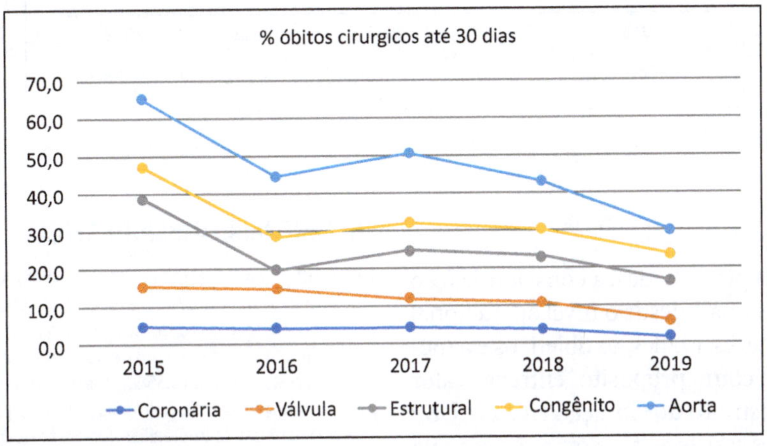

Figura 2.4. Óbitos em cirurgias cardíacas até 30 dias

Tempo de Permanência Hospitalar

Houve redução no tempo de permanência hospitalar em todos os grupos:

- Válvula, redução de 7,6 dias.
- Coronária, redução de 0,6 dias.
- Congênito, redução de 3,0 dias.
- Doenças da Aorta, redução de 1,8 dias (**Figura 2.5.**).

Número de cirurgias cardíacas

Foram considerados os mesmos meses para análise nos anos de 2015 a 2019 (meses de janeiro a outubro de todos os anos).

Houve um aumento de 19,7% na produção cirúrgica quando comparado ao mesmo período de 2015 a 2019:

- Coronária (543 à 638 cirurgias).
- Válvula (471 à 611 cirurgias).
- Congênito (560 à 577 cirurgias).
- Doenças estruturais (13 à 55 cirurgias).
- Doenças da Aorta (162 à 213 cirurgias) (**Figura 2.6.**).

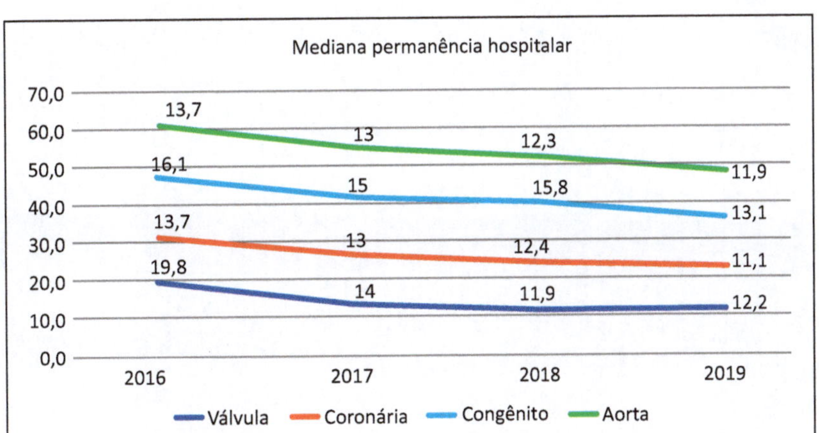

Figura 2.5. Permanência hospitalar dos pacientes cirúrgicos

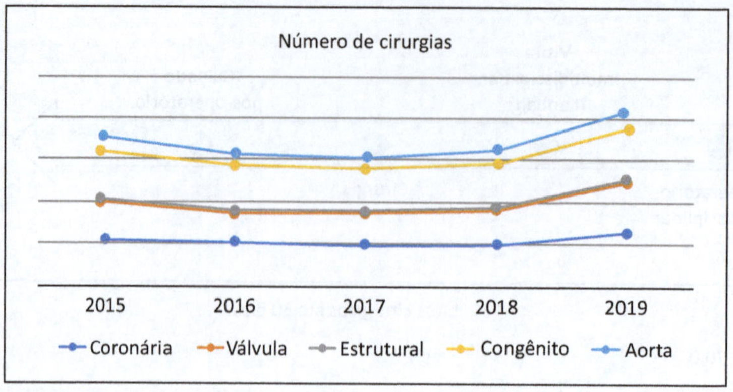

Figura 2.6. Número de cirurgias cardíacas

CONSIDERAÇÕES FINAIS

O conjunto de ações promovidas, a conscientização e a dedicação dos profissionais desde o nível operacional ao estratégico, sobre as necessidades, os objetivos e a meta institucional, que têm como propósito "entregar valor ao paciente", gerou ao Instituto do Coração HC-FMUSP melhora nos indicadores assistenciais, como redução na mortalidade cirúrgica, aumento na produção cirúrgica e redução do tempo de permanência hospitalar.

Embora fique demonstrado que a gestão de leitos com as ferramentas apontadas trouxeram melhorias de processo de trabalho e de desempenho quantitativo e qualitativo no hospital, há novas metodologias utilizadas, as quais ainda não utilizamos, que podem ser sugeridas como o suporte a decisão suportada em simulação, considerando as atividades desenvolvidas no hospital baseados em eventos discretos e sistemas dinâmicos.

REFERÊNCIAS BIBLIOGRÁFICAS

1. https://www.eaihealth.com.br/leitos.Acesso em: 08.01.2020.
2. Politelo, L.; Rigo, V. P.; Hein, N. (2014). Eficiência da aplicação de recursos no atendimento do Sistema Único de Saúde (SUS) nas Cidades de Santa Catarina. *Revista de Gestão em Sistemas de Saúde- RGSS*, vol. 3, n. 2, p. 45-60, doi: 10.5585/rgss.v3i2.105.
3. Araujo, C; Barros, C.; Wanke, P. (2014). Efficiency determinants and capacity issues in Brazilian for-profit hospitals. *Heath Care Management Science*, v. 17, n°6, 126-138.
4. Raffa C, Malik AM, Pinochet LHC. O desafio de mapear variáveis na gestão de leitos em organizações hospitalares privadas. Revista de Gestão em Sistemas de Saúde – RGSS. Vol. 6, N. 2. Maio/ Agosto. 2017.
5. Bryan. K; Gage H; Gilbert K. (2006). Late transfers of older people from hospital: causes and policy implications. *Health Policy*. Cross Ref Medline Web of Science Google Scholar, v.76 (2), p. 194 – 201.
6. Jones, R. (2009). Emergency admissions and hospital beds *British. Journal of Healthcare Management*. v.15 (6), p. 289-296. Disponível em: www.bjhcm.co.uk. Acesso em: 02.04.15.
7. Heisler PA, Santos MN. Aplicação da metodologia kanban como ferramenta adaptada para gestão de "leitos" na emergência. Tese de mestrado. Porto Alegre, 2012.

3

Principais legislações das unidades de cuidados intensivos no Brasil e dimensionamento de recursos humanos

Maria Aparecida Batistão Gonçalves • Cecília Helena Bueno Gonçalves • Adriano Rogério Baldacin Rodrigues • Larissa Bertacchini de Oliveira

INTRODUÇÃO

O Ministério da Saúde, no uso de suas atribuições legais, é quem regulamenta e estabelece as resoluções da diretoria colegiada (RDC) propostas pela Agência Nacional de Vigilância Sanitária (ANVISA), portarias, normas técnicas e leis que definem o atendimento ao paciente grave ou potencialmente grave, em relação aos serviços prestados nas Unidades de Terapia Intensiva (UTIs) no Brasil.

O Conselho Federal de Medicina (CFM) e a Associação de Medicina Intensiva Brasileira (AMIB) corroboram nos pareceres e providências quanto ao desenvolvimento de documentos para regulamentar e padronizar o atendimento ao paciente grave. No Brasil, a história da AMIB está interligada com a evolução da Terapia Intensiva, fortalecendo a especialidade e entregando aos profissionais que atuam nas UTIs informações que contribuem com a melhoria no atendimento aos pacientes críticos. Tendo como missão integrar e valorizar todos os profissionais de saúde que atuam em terapia intensiva.

Existem pareceres e resoluções que definem os aspectos relacionados ao quantitativo de recursos humanos, bem como a formação necessária ao profissional que atua nos ambientes de terapia intensiva. Além do Ministério da Saúde e da ANVISA, os Conselhos Federais e Regionais de Medicina (CFM e CRM), Enfermagem (COFEN/COREN) e de Fisioterapia (COFFITO e CREFITO) deliberam sobre os requisitos mínimos de quantitativo e de formação dos profissionais, responsáveis técnicos e coordenadores que atuam na assistência direta ao paciente.

Neste sentido, este capítulo irá abordar as principais legislações brasileiras que regem o funcionamento das Unidades de Terapia Intensiva no país, a evolução destas ao longo do tempo e os pareceres e resoluções que deliberam a respeito do dimensionamento dos profissionais de saúde que atuam em UTIs.

EVOLUÇÃO DAS LEGISLAÇÕES DE UTI NO BRASIL

Legislações em saúde nada mais são que conjuntos de regulamentos e leis que determinam as formas de cumprir o direito à saúde de qualquer cidadão, assegurado pela Constituição Federal (Seção II. Da Saúde. Artigos 196 a 200):

> *"Saúde é direito de todos e dever do Estado, garantido mediante políticas sociais econômicas que visem à redução do risco de doença e de outros agravos e ao acesso universal e igualitário às ações e serviços para sua promoção, proteção e recuperação."*[1]

No contexto citado, devido à importância da assistência nas unidades que realizavam tratamento intensivo em nosso país, em 1998 foi publicada a Portaria MS/GM 3.432, que determinava que todo hospital de nível terciário, com capacidade instalada igual ou superior a 100 leitos, deveria dispor de leitos de tratamento intensivo correspondente a, no mínimo, 6% dos leitos totais; e o hospital que prestava atendimento à gestante de alto risco, precisa dispor de leitos de tratamento intensivo adulto e neonatal. Estabeleceu, também, critérios de classificação entre as diferentes UTIs, como tipos I, II e III, de acordo com a incorporação tecnológica, especialização de recursos humanos e a área física disponível, dentre outros requisitos.[2]

Considerando as oportunidades de melhorias e segurança nos processos de assistência ofertados nos serviços de saúde, o Ministério da Saúde e a ANVISA, por meio da RDC/Anvisa n.º 7, de 24 de fevereiro de 2010, definiu os requisitos mínimos para funcionamento de Unidade de Terapia Intensiva e outras providências relacionadas a esta área de cuidados especializados. Visando estabelecer padrões mínimos para o funcionamento das UTIs (públicas, privadas ou filantrópicas, civis ou militares), recursos humanos e materiais necessários, de modo a oferecer mais segurança e redução de riscos aos pacientes, visitantes, profissionais de saúde e meio ambiente.[3]

Dentre as disposições gerais, comuns a todas UTIs, indica que deve estar localizada em hospital regularizado junto ao órgão de vigilância sanitária municipal ou estadual, com Cadastro Nacional de Estabelecimentos de Saúde (CNES) atualizado e credenciamento aprovado no Ministério da Saúde, de acordo com o tipo de assistência prestada e perfil dos pacientes por faixa etária. Definições quanto à infraestrutura física em consonância com a RDC/Anvisa nº50 de 2002, RDC/Anvisa n.º 307 de 2002 e RDC/189 de 2003, sendo alterados apenas os itens de dimensionamento, quantificação e instalações prediais dos ambientes.[3-6]

Com estas, são adotadas as seguintes terminologias:

- **Unidade de Terapia Intensiva Adulto:** UTI destinada à assistência de pacientes com idade igual ou superior a 18 anos (entretanto, pode admitir pacientes de 15 a 17 anos, se definidos nas normas da instituição).
- **Unidade de Terapia Intensiva Neonatal:** destinada à assistência de pacientes admitidos com idade entre 0 a 28 dias.
- **Unidade de Terapia Intensiva Pediátrica:** destinada à assistência de pacientes com idade de 29 dias a 18 anos (limite definido nas normas da instituição).
- **Unidade de Terapia Intensiva Pediátrica Mista:** destinada à assistência de pacientes recém-nascidos e pediátricos na mesma área física, porém, deve ter uma separação física entre os ambientes de UTI Pediátrica e UTI Neonatal.
- **Unidade de Terapia Intensiva Especializada:** destinada à assistência de pacientes selecionados por tipo de doença ou intervenção.

Importante relatar que as UTIs Adulto, Pediátrica e Neonatal devem ocupar ambientes físicos distintos e, caso sejam contíguas, as áreas de apoio podem ser compartilhadas entre si. Nas UTIs Pediátricas Mistas, faz-se necessário a separação física entre os ambientes Pediátrico e Neonatal. A infraestrutura deve contribuir para a manutenção da privacidade do paciente, sem interferir na sua monitoração e cumprir os requisitos estabelecidos na RDC/Anvisa n.º 50.[3,4]

Outros critérios para sua instalação em ambiente hospitalar, são o de assegurar, por meio próprio ou terceirizados, o acesso formalizado aos seguintes recursos assistenciais: serviços à beira leito (por exemplo, terapia nutricional; assistência farmacêutica; psicologia; fonoaudiologia; dentre outros); serviços diagnósticos e terapêuticos (por exemplo, cirurgias vasculares; tomografia computadorizada e anatomia patológica; dentre outros); e serviços de diagnósticos e terapêuticos na própria estrutura hospitalar como centro cirúrgico, radiologia convencional e ecodopplercardiografia.[3]

Os equipamentos e materiais de consumo devem estar disponíveis na unidade para uso exclusivo, segundo a faixa etária e peso do paciente, com a complexidade do serviço e recursos tecnológicos necessários ao atendimento de sua demanda. Além disso, são estipulados alguns quantitativos mínimos para equipamentos de suporte à vida, regularização junto à ANVISA e registro das manutenções preventivas e corretivas.

Nos seus capítulos, artigos e seções, a resolução também discorre sobre outros requisitos obrigatórios para atender com qualidade e segurança os pacientes que necessitam de cuidados especializados, tais como:

- Assistência integral e interdisciplinar.
- Normas e rotinas para os processos de trabalho.
- Prevenção e controle de infecções relacionadas à assistência em saúde.
- Avaliação do desempenho global da UTI e processos de melhoria contínua da qualidade assistencial.
- Sistema de classificação da severidade da doença, que possibilita auxiliar na identificação do risco de morbimortalidade dos pacientes por meio do cálculo de índices de gravidade (SAPS 3).[7]
- Sistema de classificação das necessidades de cuidados de enfermagem, por meio da mensuração da avaliação quanti e qualitativa da carga de trabalho e dos recursos humanos de Enfermagem necessários (*Nursing Activities Score* - NAS).8
- Gerenciamento de Eventos Adversos (EA) inerentes às atividades realizadas na UTI, notificação, análise e implementação de ciclos de melhorias e ações de farmacovigilância, tecnovigilância e hemovigilância.
- Transporte intra e inter-hospitalar de pacientes graves com acompanhamento contínuo e realizado no mínimo por um médico e um enfermeiro com habilidade para atendimento de urgências e emergências.[3,9]
- Ações de humanização.

- Plano de Gerenciamento de Resíduos de Serviços de Saúde (PGRSS), com a implantação de ações para descarte de resíduos.[10]
- Caso a UTI realize processamento de produtos médico-hospitalares, estas devem atender às regulamentações específicas determinadas pela ANVISA:
  - RE/Anvisa n.º 2.605, de 2006 - estabelece a lista de produtos médicos enquadrados como de uso único, proibidos de serem reprocessados.[11]
  - RE/Anvisa n.º 2.606, de 2006 - dispõe sobre as diretrizes para elaboração, validação e implantação de protocolos de reprocessamento de produtos médicos.[12]
  - RDC/Anvisa n.º 156 de 2006 – registro, rotulagem e reprocessamento de produtos médicos.[13]
- Biossegurança: condutas de segurança biológica, química, física, ocupacional e ambiental.
- Cumprimento da Norma Regulamentadora NR-32, que visa garantir segurança e bem-estar dos trabalhadores que atuam em serviços que envolvem riscos químicos, físicos, biológicos, ergonômicos e psicológicos.[14]
- Testes Laboratoriais Remotos (TLR), os quais são equipamentos destinados à realização de exames em qualquer local, não necessariamente dentro das dependências de um laboratório de análises clínicas convencional, que devem estar conforme a RDC n.º 302, de 2005.[15]

Nesta linha temporal de exigências legais, em 2016, o Conselho Federal de Medicina (CFM), estabelece os critérios de admissão e alta em UTI[16] e em 2020, um evento importante da Câmara Técnica do CFM, deliberou definições sobre a resolução n.º 2.271/2020 que regulamenta os critérios para funcionamento de UTIs e Unidade de Cuidados Intermediários (UCI), com objetivo de prevenir distorções éticas do funcionamento e garantir a qualidade e segurança no tratamento intensivo aos pacientes críticos.[17]

Pacientes graves cursam com instabilidade clínica, necessitam de assistência especializada em UTI, infraestrutura hospitalar com suporte tecnológico avançado e equipe multiprofissional qualificada. Na Resolução n.º 2.271/2020 "definem as UTI e UCI conforme sua complexidade e nível de cuidado, indicam a responsabilidade técnica médica, sendo que o médico diarista deve ser especialista em medicina intensiva e as responsabilidades éticas, habilitações e atribuições da equipe de plantonistas para seu funcionamento adequado".[18]

Relacionado ao nível de cuidados e características da UTI, o CFM a classifica em dois níveis de atenção:

- **Nível de Atenção II:** atendimento a pacientes que requerem nível de atenção muito alto.
- **Perfil dos pacientes** – múltiplas falências agudas de órgãos vitais ou em risco de desenvolvê-las, com caráter de ameaça imediata à vida.
- **Perfil tecnológico** – monitorização e suporte hemodinâmico, fármacos vasoativos em infusão contínua e/ou assistência cardiopulmonar e/ou terapia de substituição renal.
- **Nível de Atenção III**: atendimento a pacientes que requerem nível de atenção alto.
- **Perfil dos pacientes** – falência aguda de órgãos vitais ou em risco de desenvolvê-la, com caráter de ameaça imediata à vida.
- **Perfil tecnológico** – monitorização e/ou suporte hemodinâmico de menor complexidade, como fármacos vasoativos em infusão contínua ou assistência respiratória ou terapia de substituição renal.

Quanto a Unidade de Cuidados Intermediários (UCI) ou a Unidade Semi-Intensiva, o ambiente hospitalar deve ter capacidade de oferecer suporte vital de média-baixa complexidade, porém, com monitorização frequente, de modo a detectar precocemente sinais de deterioração clínica do paciente e promover estabilização vital.

- **Nível de Atenção I (médio – baixo):** atendimento a pacientes que necessitam de monitorização por risco de desenvolver uma ou mais falências orgânicas agudas de órgãos, ou que estão se recuperando de condições críticas.

Importante ressaltar que, para o credenciamento das UTIs a serem implantadas ou renovação do alvará de funcionamento, a legislação vigente é a RDC ANVISA n.º 07/2010, sendo que reformulações foram realizadas em alguns parágrafos do artigo de recursos humanos.[3,18,19]

DIMENSIONAMENTO DE RECURSOS HUMANOS

A instituição de saúde onde a UTI está inserida deve garantir o provimento de recursos humanos quali-quantitativamente necessários ao funcionamento e à continuidade da assistência ao paciente crítico.

O atendimento multiprofissional envolve obrigatoriamente médicos, equipe de Enfermagem, composta por enfermeiros e técnicos de enfermagem, e fisioterapeutas, com atuação exclusiva na UTI, além de outros profissionais, como nutricionista, psicólogo, fonoaudiólogo, assistente social, terapeuta ocupacional e farmacêutico, acessíveis como parte do corpo clínico do hospital, sendo solicitados conforme a necessidade clínica do paciente.

Pela legislação vigente, faz-se necessário designar um responsável técnico médico, um enfermeiro – coordenador da equipe de enfermagem – e um fisioterapeuta – coordenador da equipe de fisioterapia, assim como seus substitutos. A responsabilidade pela definição do título de especialista destes fica atribuída aos respectivos conselhos de classe e associações profissionais reconhecidas para este fim. [7,18]

Segundo o CFM, o médico responsável técnico deve ser especialista em medicina intensiva com Registro de Qualificação de Especialista (RQE) no Conselho Regional de Medicina (CRM) de sua jurisdição, acatando as especificidades das áreas adulto, pediátrica e neonatal.[18]

- **UTI Adulto:** o médico responsável técnico (RT) deve ter título de especialista em medicina intensiva adulto.
- **UTI Pediátrica:** o médico RT deve ter título de especialista em medicina intensiva pediátrica.
- **UTI Neonatal:** o médico RT deve ter título de especialista em medicina intensiva pediátrica com área de atuação em neonatologia.

O dimensionamento mínimo obrigatório de recursos propostos para o funcionamento da UTI abrange:[3,19]

- **Médico diarista:** 1 para cada 10 leitos ou fração nos turnos de trabalho manhã e tarde.
- **Médico plantonista:** 1 para cada 10 leitos ou fração em cada turno de trabalho.
- **Enfermeiros assistenciais:** 1 para cada 10 leitos ou fração em cada turno de trabalho.[19]
- **Fisioterapeutas:** 1 para cada 10 leitos ou fração nos turnos de trabalho (matutino, vespertino e noturno, totalizando 18 horas diárias).
- **Técnicos de enfermagem:** 1 para cada 2 leitos em cada turno de trabalho.[19]
- **Auxiliares administrativos:** 1 exclusivo da unidade.
- **Serviço de Higienização e Limpeza:** funcionários exclusivos para limpeza da unidade.

Com relação às recomendações dos conselhos de classe, o Conselho Federal de Enfermagem (COFEN), na sua resolução n.º 543/2017,[20] recomenda que para se realizar o dimensionamento de profissionais de Enfermagem em pacientes com cuidado intensivo, devem ser consideradas 18 horas de enfermagem por paciente, com distribuição percentual do total de profissionais de enfermagem de 52% de enfermeiros e os demais técnicos de Enfermagem, sendo um profissional de Enfermagem para 1,33 paciente. Já o Conselho Federal de Fisioterapia e Terapia Ocupacional, em sua resolução n.º 444, de 26 de abril de 2014, recomenda que nas UTIs, em um turno de trabalho de seis horas, o quantitativo de pacientes assistidos seja de 6 a 10 pacientes e dependerá do nível de complexidade do atendimento, sendo definido pelo coordenador da unidade.

Conceitualmente, o dimensionamento de recursos humanos para serviços de saúde é distribuir os profissionais por turno de trabalho para prestar assistência com qualidade e segurança. Sendo assim, não se pode realizar dimensionamento orientado apenas pelas premissas da legislação vigente, mas sim, com base na organização do processo de trabalho, considerando o perfil e complexidade do paciente, demanda de cuidados, carga de trabalho, realização de procedimentos invasivos e de suporte extracorpóreo de vida e disponibilização de recursos da instituição.

Compete ao hospital descrever formalmente as atribuições, responsabilidades e perfil dos profissionais para atuar nessa unidade; descrever as políticas de atendimento, protocolos clínicos e procedimentos operacionais; e elaborar e implantar programa de educação continuada e treinamento admissional. Todas as atividades de capacitação e treinamento em serviço para a equipe que atua em UTI devem conter registro com data, carga horária, lista de participantes/assinatura do profissional de saúde e conteúdo do programa. Os conteúdos básicos para serem abordados envolvem normas e rotinas da unidade e da instituição, incorporação de novas tecnologias (equipamentos e materiais), gerenciamento de riscos e metas de segurança para pacientes e profissionais, bem como estratégias de prevenção e controle de infecções relacionadas a assistências à saúde.

DESTAQUES

Legislações em Unidades de Terapia Intensiva visam garantir o melhor tratamento e desfecho clínico para os pacientes críticos ou semicríticos.

Paciente Grave: paciente com comprometimento de um ou mais dos principais sistemas fisiológicos, com perda de sua autorregulação, necessitando de assistência contínua.

Unidade de Terapia Intensiva (UTI): área crítica destinada à internação de pacientes graves ou de risco, que requerem atenção de profissional especializada de forma contínua, materiais específicos e tecnologias de suporte ao diagnóstico, monitorização e terapêutica.

Centro de Terapia Intensiva (CTI): agrupamento em uma mesma área física de mais de uma Unidade de Terapia Intensiva.

Dimensionamento de Recursos Humanos: Processo organizacional que visa garantir o tipo e número adequado de funcionários às suas necessidades, por meio da previsão, planejamento e controle.

PONTOS-CHAVE

- É de suma importância que as instituições cumpram as exigências legais de requisitos de recursos materiais e humanos, para o bom funcionamento das Unidades de Terapia Intensiva, de modo que estas forneçam a base para o desenvolvimento e implementação de estratégias que corroborem com a oferta de uma assistência à saúde com qualidade e segurança.

- O cumprimento dos requisitos mínimos de quantitativos de profissionais de saúde e a formação destes é essencial para a segurança do paciente, profissional e organização.
- A padronização de índices de avaliação de risco de morbimortalidade, como o SAPS 3, é importante para se conhecer o perfil de gravidade, níveis de atenção e predição de risco de morte na UTI.
- A relação entre a mortalidade observada e predita dos pacientes admitidos na UTI (razão de mortalidade padronizada) é um indicador importante do desempenho da unidade.
- A avaliação da carga de trabalho do profissional de Enfermagem, por meio do *Nursing Activities Score* (NAS), por exemplo, auxilia no dimensionamento dos recursos humanos de Enfermagem com base na demanda de horas de cuidado.

REFERÊNCIAS BIBLIOGRÁFICAS

1. BRASIL. Constituição (1988). Constituição da República Federativa do Brasil. Brasília, DF: Senado Federal: Centro Gráfico, 1988.
2. Ministério da Saúde. Portaria n.º 3432, de 12 de agosto de 1998. Estabelece critérios de classificação para as Unidades de Tratamento Intensivo – UTI [citado em 2023 Ago 30]. Disponível em: https://bvsms.saude.gov.br/bvs/saudelegis/gm/1998/prt3432_12_08_1998.html
3. Ministério da Saúde e Agência Nacional de Vigilância Sanitária. Resolução-RDC ANVISA n.º 07, de 24 de fevereiro de 2010. Dispõe sobre os requisitos mínimos para funcionamento de Unidades de Terapia Intensiva e dá outras providências [citado em 2023 Ago 30]. Disponível em: https://bvsms.saude.gov.br/bvs/saudelegis/anvisa/2010/res0007_24_02_2010.html#
4. Ministério da Saúde e Agência Nacional de Vigilância Sanitária. Resolução-RDC, n.º 50, de 21 de fevereiro de 2002. Dispõe sobre o Regulamento Técnico para planejamento, programação, elaboração e avaliação de projetos físicos de estabelecimentos assistenciais de saúde [citado em 2023 Ago 30]. Disponível em: https://bvsms.saude.gov.br/bvs/saudelegis/anvisa/2002/rdc0050_21_02_2002.html.
5. Ministério da Saúde e Agência Nacional de Vigilância Sanitária. Resolução-RDC/ANVISA n.º 307, de 14 de novembro de 2002. Altera a Resolução - RDC n.º 50 de 21 de fevereiro de 2002 [citado em 2023 Ago 30]. Disponível em: https://cevs.rs.gov.br/upload/arquivos/201612/15140404-vigilncia-sanitria-rdc-307-02.pdf
6. Ministério da Saúde e Agência Nacional de Vigilância Sanitária. Resolução-RDC n.º 189, de 18 de julho de 2003. Dispõe sobre a regulamentação dos procedimentos de análise, avaliação e aprovação dos projetos físicos de estabelecimentos de saúde no Sistema Nacional de Vigilância Sanitária, altera o Regulamento Técnico aprovado pela RDC n.º 50, de 21 de fevereiro de 2002 e dá outras providências [citado em 2023 Ago 30]. Disponível em: https://bvsms.saude.gov.br/bvs/saudelegis/anvisa/2003/res0189_18_07_2003.html.
7. Moreno RP, Metnitz PG, Almeida E, Jordan B, Bauer P, Campos RA, et al. SAPS 3–From evaluation of the patient to evaluation of the intensive care unit. Part 2: Development of a prognostic model for hospital mortality at ICU admission. Intensive Care Med. 2005;31(10):1345-55. DOI: 10.1007/s00134-005-2763-5.
8. Queijo AF, Padilha KG. Nursing Activities Score (NAS): adaptação transcultural e validação para a língua portuguesa. Rev Esc Enferm USP [Internet]. 2009;43(spe):1018–25.
9. Ministério da Saúde. Portaria GM/MS n.º 2.048, de 05 de novembro de 2002. Regulamenta os serviços estaduais de urgência e emergência [citado em 2023 Ago 30]. Disponível em: https://bvsms.saude.gov.br/bvs/saudelegis/gm/2002/prt2048_05_11_2002.html
10. Ministério da Saúde e Agência Nacional de Vigilância Sanitária. RDC ANVISA n.º 222, de 28 de março de 2018. Regulamenta as Boas Práticas de Gerenciamento dos Resíduos de Serviços de Saúde e dá outras providências [citado em 2023 Ago 30]. Disponível em: https://bvsms.saude.gov.br/bvs/saudelegis/anvisa/2018/rdc0222_28_03_2018.pdf
11. Ministério da Saúde e Agência Nacional de Vigilância Sanitária. Resolução RE/ANVISA n.º 2.605, de 2006. Estabelece a lista de produtos médicos enquadrados como de uso único proibidos de ser reprocessados [citado em 2023 Ago 30]. Disponível em: https://bvsms.saude.gov.br/bvs/saudelegis/anvisa/2006/res2605_11_08_2006.html
12. Ministério da Saúde e Agência Nacional de Vigilância Sanitária. Resolução RE/Anvisa n.º 2.606, de 2006. Dispõe sobre as diretrizes para elaboração, validação e implantação de protocolos de reprocessamento de produtos médicos e dá outras providências [citado em 2023 Ago 30]. Disponível em: https://bvsms.saude.gov.br/bvs/saudelegis/anvisa/2006/res2606_11_08_2006.html
13. Ministério da Saúde e Agência Nacional de Vigilância Sanitária. RDC/Anvisa n.º 156 de 2006. Dispõe sobre as diretrizes para elaboração, validação e implantação de protocolos de reprocessamento de produtos médicos e dá outras providências [citado em 2023 Ago 30]. Disponível em: https://bvsms.saude.gov.br/bvs/saudelegis/anvisa/2006/res2606_11_08_2006.html
14. Ministério do Trabalho e emprego. Portaria n.º 485, de 11 de novembro de 2005. Aprova a Norma Regulamentadora n.º 32 (Segurança e Saúde no Trabalho em Estabelecimentos de Saúde) [citado em 2023 Ago 30]. Disponível em: https://www.camara.leg.br/proposicoesWeb/prop_mostrarintegra?codteor=726447&filename=LegislacaoCitada%20PL%206626/2009
15. Ministério da Saúde e Agência Nacional de Vigilância Sanitária. RDC n.º 302, de 13 de outubro de 2005. Dispõe sobre Regulamento Técnico para funcionamento de Laboratórios Clínicos [citado em 2023 Ago 30]. Disponível em: https://bvsms.saude.gov.br/bvs/saudelegis/anvisa/2005/res0302_13_10_2005.html
16. Conselho Federal de Medicina. Resolução CFM n.º 2.271, de 14 de fevereiro de 2020. Estabelece os critérios de admissão e alta em unidade de terapia intensiva [citado em 2023 Ago 30]. Disponível em: https://portal.cfm.org.br/noticias/resolucao-cfm-no-2-156-2016-conselho-define-criterios-para-melhorar-fluxo-de-atendimento-medico-em-utis/
17. Conselho Federal de Medicina. Resolução CFM n.º 2.271, de 14 de fevereiro de 2020. Define as unidades de terapia intensiva e unidades de cuidado intermediário conforme sua complexidade e nível de cuidado, determinando a responsabilidade técnica médica, as responsabilidades éticas, habilitações e atribuições da equipe médica necessária para seu adequado funcionamento [citado em 2023 Ago 30]. Disponível em: https://sistemas.cfm.org.br/normas/arquivos/resolucoes/BR/2020/2271_2020.pdf
18. Ministério da Saúde e Agência Nacional de Vigilância Sanitária. RDC n.º 137 de 08 de fevereiro de 2017. Altera a Resolução da Diretoria Colegiada – RDC n.º 7, de 24 de fevereiro de 2010. [citado em 2023 Ago 30]. Disponível em: https://bvsms.saude.gov.br/bvs/saudelegis/anvisa/2017/rdc0137_08_02_2017.pdf
19. Ministério da Saúde e Agência Nacional de Vigilância Sanitária. RDC ANVISA n.º 26, de 11 de maio de 2012. Altera a Resolução RDC n.º 07, de 24 de fevereiro de 2010, que dispõe sobre os requisitos mínimos para funcionamento de Unidades de Terapia Intensiva e dá outras providências [citado em 2023 Ago 30]. Disponível em: https://bvsms.saude.gov.br/bvs/saudelegis/anvisa/2012/rdc0026_11_05_2012.html
20. Conselho Federal de Enfermagem. Resolução COFEN 543/2017. Estabelece os parâmetros mínimos para dimensionar o quantitativo de profissionais das diversas categorias de enfermagem para os serviços/locais em que são realizadas atividades de enfermagem [citado em 2023 Ago 30]. Disponível em: http://www.cofen.gov.br/resolucao-cofen-5432017_51440.html
21. Conselho Federal de Fisioterapia e Terapia Ocupacional. Resolução n.º 444, de 26 de abril de 2014. Altera a Resolução COFFITO n.º 387/2011, que fixa e estabelece os Parâmetros Assistenciais Fisioterapêuticos nas diversas modalidades prestadas pelo fisioterapeuta [citado em 2023 Ago 30]. Disponível em: https://www.coffito.gov.br/nsite/?p=3208

4

Qualidade e Segurança em Unidade de Terapia Intensiva

Maria Aparecida Batistão Gonçalves • Adriano Rogério Baldacin Rodrigues • Luiz Fernando dos Santos Messias • Larissa Bertacchini de Oliveira

INTRODUÇÃO

Segundo a **Organização Mundial de Saúde** (OMS), a segurança do paciente corresponde à redução, ao mínimo aceitável, do risco de dano desnecessário associado ao cuidado à saúde e que prestar cuidados seguros em ambientes complexos, como nas **Unidades de Terapia Intensiva** (UTI), é um dos maiores desafios na atualidade.[1]

Os eventos adversos são os incidentes que resultam em dano ao paciente, aumentam o tempo de permanência hospitalar e o risco de óbito, além de elevar os custos da internação. Estes têm um impacto pessoal, social e econômico muito alto, resultam em perda de produtividade e custam trilhões de dólares no mundo anualmente.[1]

O investimento na melhoria da qualidade dos serviços de saúde e na segurança do paciente pode levar a uma significativa economia de recursos, já que o custo da prevenção é muito inferior ao tratamento. Para isso, a OMS priorizou a segurança do paciente como prioridade global de saúde, a partir de ações que envolvam pacientes, profissionais de saúde e formuladores de políticas do setor.[2]

No Brasil, o **Programa Nacional de Segurança do Paciente** objetiva contribuir para a qualificação do cuidado em saúde de todos os estabelecimentos de saúde do território nacional, a partir de normativas que regulamentam aspectos relacionados à segurança, notificação de eventos adversos e protocolos de ações seguras.[3]

A UTI é uma área crítica destinada à internação de pacientes graves, que requerem atendimento multiprofissional especializado e monitoramento contínuo, além de recursos tecnológicos de diagnóstico e terapêutica. Os processos de trabalho abarcam desde a estabilização de pacientes em estados críticos até a utilização de terapias de alta complexidade e modalidades de suporte extracorpóreo de vida (ECLS). Essas unidades demandam respostas imediatas em urgências e emergências, e necessidade constante de agilidade e proficiência na prestação de cuidados aos pacientes, sendo imprescindível evitar erros, danos e mitigar complicações decorrentes do cuidado, com a finalidade de otimizar desfechos clínicos favoráveis e preservar vidas.

Neste sentido, este capítulo irá abordar aspectos chaves relacionados à qualidade e a segurança dos pacientes em UTI que incluem: cultura de segurança, comunicação efetiva, cuidado centrado no paciente e na família, protocolos clínicos e diretrizes, indicadores e ferramentas de qualidade, gerenciamento de riscos e perspectivas futuras para essa área.

Na **Figura 4.1.** estão destacados os princípios de qualidade e segurança do paciente, que visam garantir que os pacientes críticos recebam tratamento adequado, minimizando riscos e maximizando os benefícios.

CULTURA DE SEGURANÇA

Cultura de segurança é definida como um conjunto de valores, atitudes, competências e comportamentos que determinam o comprometimento com a gestão da saúde e da segurança, substituindo a culpa e a punição pela oportunidade de aprender com as falhas e melhorar a assistência na saúde.[4]

Compete às instituições de saúde implementar as políticas de cultura de segurança do paciente a partir de boas práticas, como, por exemplo, com a criação de um Núcleo de Segurança do Paciente (NSP),[5] desenvolvi-

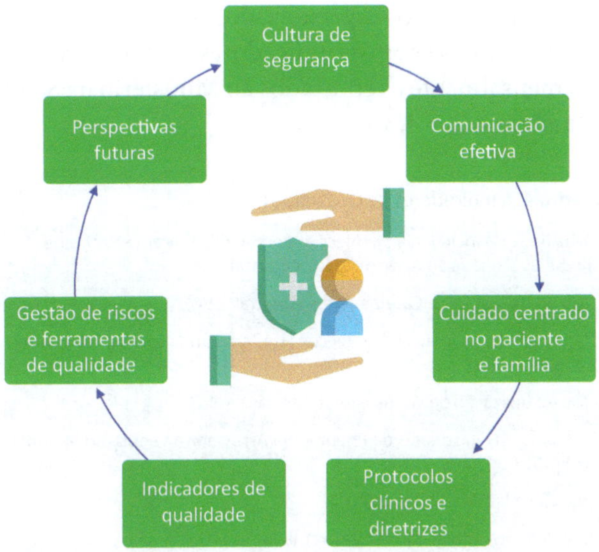

Figura 4.1. Princípios da qualidade e segurança do paciente. Fonte: autores

mento de protocolos clínicos e diretrizes, notificação de incidentes (identificar as ocorrências e propor medidas para prevenir) e envolvimento do paciente e família.

A cultura de segurança deve ser fortalecida pelas seguintes ações: construir mapa dos riscos para cada processo assistencial; liderança ativa; engajamento dos profissionais e dos pacientes na prevenção de incidentes; treinamento e desenvolvimento da equipe multiprofissional; campanhas de conscientização com envolvimento dos profissionais de saúde, com ênfase no aprendizado e aprimoramento organizacional.[6]

COMUNICAÇÃO EFETIVA

A comunicação efetiva desempenha um papel de extrema importância em todas as áreas da saúde, devido às suas implicações diretas na qualidade dos cuidados prestados, na segurança do paciente e na eficiência dos sistemas de saúde.[7] Ela possibilita compartilhar com precisão informações cruciais entre profissionais de saúde sobre a condição de um paciente, histórico médico, tratamentos, medicamentos, passagem de plantão por turno de trabalho, e na transição de cuidados nas transferências intra e extra-hospitalar. Nesse contexto de UTI especializada de pós-operatório de cirurgia cardíaca, considerar toda a jornada do paciente desde sua admissão.

CUIDADO CENTRADO NO PACIENTE E FAMÍLIA

O modelo de Cuidado Centrado no Paciente e na Família é definido como uma abordagem para o planejamento, a prestação e a avaliação dos cuidados em saúde, que se baseia em parcerias mutuamente benéficas entre os prestadores de cuidados em saúde, pacientes e famílias, visando não apenas tratar as condições médicas, mas também promover o bem-estar geral do paciente e sua satisfação com o atendimento. Ele reconhece a importância de abordar aspectos físicos, emocionais, sociais e psicológicos da saúde. Isso não apenas enriquece a experiência do paciente e de seus familiares, mas também desempenha um papel significativo na prevenção de erros e na promoção de uma cultura de segurança.[8,9]

Quando pacientes e suas famílias são envolvidos nas decisões relacionadas ao tratamento, eles se tornam parceiros ativos no processo de cuidado. Essa colaboração resulta em escolhas mais bem fundamentadas e, consequentemente, na adesão mais eficaz ao tratamento, elevando, assim, a qualidade da assistência prestada.

Este conceito visa conciliar os valores e preocupações de cada paciente com as evidências disponíveis sobre os benefícios, riscos e incertezas associados a diferentes abordagens de tratamento. Suas preferências desempenham um papel fundamental na colaboração com os profissionais de saúde, garantindo que o plano de tratamento seja adaptado às suas necessidades individuais, devendo ser considerado as possíveis dificuldades de comunicação que o paciente poderá apresentar durante uma internação na UTI.[9]

Pacientes e familiares bem informados não apenas se sentem mais seguros ao saberem o que esperar durante a estadia na UTI, mas também desempenham um papel crucial como "verificadores" adicionais, auxiliando na identificação de possíveis erros no tratamento, como, por exemplo, a administração incorreta de medicamentos, favorecendo a segurança do paciente.

PROTOCOLOS CLÍNICOS E DIRETRIZES

Os protocolos e diretrizes clínicas, também conhecidos como **recomendações ou orientações de conduta**, são fundamentados em evidências científicas e têm a finalidade de guiar diversas práticas profissionais, decisões terapêuticas e políticas tanto no âmbito público quanto privado da área de saúde.[10]

Nesse contexto, a Política Nacional de Segurança do Paciente (PNSP) contribuiu para a qualificação do cuidado em saúde, e em conjunto com outras resoluções da Agência Nacional de Vigilância Sanitária (ANVISA), instituíram metas para a segurança do paciente e aprovaram diversos protocolos básicos de segurança do paciente.[11,12]

Considerando a legislação vigente para o credenciamento e funcionamento das UTIs, os protocolos de prevenção e controle de infecções relacionadas à assistência em saúde (IRAS) devem ser definidos pelo Programa de Controle de Infecção do Hospital. As ações de prevenção e controle de IRAS devem ser baseadas na avaliação dos indicadores da UTI.[13]

Quadro 4.1. Protocolos Básicos de Segurança do Paciente12

Protocolos	Objetivos
Identificação de Pacientes	Garantir que o paciente esteja identificado corretamente na intenção de reduzir incidentes.
Prática de Higienização das Mãos em Serviços de Saúde	Prevenir a transmissão de microrganismos, controlando infecções cruzadas relacionadas à equipe, visando à segurança do paciente e dos profissionais envolvidos no cuidado.
Prevenção de Lesão por Pressão	Prevenir a ocorrência de lesão por pressão – lesão na pele e tecido, geralmente sobre uma proeminência óssea, causada pela pressão e/ou cisalhamento, e outras lesões de pele.
Prevenção de Quedas	Finalidade: diminuir a ocorrência de quedas de pacientes e os danos resultantes por meio de implementação de medidas que avaliem esse risco.
Segurança na Prescrição, Uso e Administração de Medicamentos	Garantir e promover práticas seguras no uso de medicamentos em todos os estabelecimentos prestadores de cuidados à saúde.
Cirurgia Segura	Implantar medidas para diminuir incidentes, eventos adversos e mortalidade cirúrgica.

Especificamente para UTI especializadas, como a de pós-operatório de cirurgia cardíaca, é importante implantar protocolos de reoperação por sangramento, prevenção de extubação acidental, controle de analgesia e sedação, manejo do delirium, controle glicêmico, sepse, prevenção de tromboembolismo venoso, retirada de drenos torácicos, dentre outros que se fizerem necessários à especialidade de atenção.

INDICADORES DE QUALIDADE

Os indicadores de qualidade desempenham papel essencial ao medir e avaliar as intervenções de cuidados de saúde. São considerados instrumentos de gestão que apontam o caminho rumo à excelência no cuidado, representando a maneira pela qual os profissionais de saúde examinam ações, monitoram aspectos de uma realidade específica e avaliam a evolução dos pacientes. Esses indicadores revelam a eficiência e eficácia dos processos, fornecendo *insights* sobre os resultados alcançados.[13,14]

Os registros desses indicadores e sua análise crítica permitem avaliar o desempenho e o padrão de funcionamento da UTI, assim como os eventos adversos podem indicar necessidade de melhoria da qualidade da assistência, por meio de medidas de controle ou redução.

A RDC/Anvisa n.° 7, de 24 de fevereiro de 2010,[13] que aprova os requisitos mínimos para funcionamento da UTIs e dá outras providências relacionadas a esta área de cuidados especializados, vigente até os dias atuais, delibera sobre os indicadores a serem mensurados mensalmente e reportados ao Ministério da Saúde (**Quadros 4.2.** e **4.3.**).

Quadro 4.2. Indicadores de Qualidade13

Indicadores
Densidade de Incidência de Infecção Primária da Corrente Sanguínea (IPCS) relacionada ao Acesso Vascular Central.
Taxa de Utilização de Cateter Venoso Central (CVC).
Densidade de Incidência de Infecções do Trato Urinário (ITU) relacionada a cateter vesical.
Taxa de utilização de Ventilação Mecânica (VM).
Densidade de Incidência de Pneumonia Associada à Ventilação Mecânica (PAV).
Infecção relacionada à assistência.
Taxa de mortalidade absoluta e estimada.
Taxa de ocupação.
Tempo médio de permanência na UTI.
Taxa de reinternação em 24 Horas.
Uso precoce da nutrição enteral e nutrição parenteral.

Quadro 4.3. Indicadores de Qualidade resultantes do monitoramento de eventos adversos13

Indicadores
Índice de queda.
Índice de lesão por pressão.
Índice de perda de sonda nasoenteral para aporte nutricional.
Extubação acidental.
Erro de medicação ocasionando agravamento do quadro ou óbito.
Índice de Tromboembolismo Venoso.
Infecção Relacionada à Assistência.
Evento adverso devido a equipamentos e/ou materiais.
Reação transfusional por contaminação bacteriana no hemocomponente.
Risco relacionado a procedimentos invasivos.

Entretanto, compete às instituições de saúde acrescentar outros que se fizerem necessários segundo o perfil assistencial inerente aos pacientes críticos. Dentre esses, podemos considerar para o pós-operatório de cirurgia cardíaca:

- Taxa de Sangramento no pós-operatório.
- Taxa de Exploração Cirúrgica por sangramento.
- Taxa de infecção em ferida operatória.
- Taxa de extubação precoce.
- Taxa de Uso de Sedativos e Analgésicos.
- Taxa de Sepse no pós-operatório.
- Taxa de complicações da anestesia e/ou circulação extracorpórea.
- Taxa de Adesão a Protocolos Clínicos.
- Satisfação do paciente e família.

GESTÃO DE RISCOS E FERRAMENTAS DA QUALIDADE

Gerenciamento de risco consiste em medidas de controle e prevenção para evitar e reduzir a probabilidade de uma situação de perigo ou erro acontecer. As principais etapas para uma gestão eficiente são: identificação e avaliação dos riscos, análise quanti-qualitativa do evento adverso, desenvolvimento de estratégias de prevenção e correção e monitoramento.

No processo de identificação e avaliação dos riscos utilizamos o HFMEA (*Healthcare Failure Mode and Effect Analysis*), um método utilizado para mapear, avaliar e propor o controle de falhas relacionadas à assistência à saúde antes que ocorram, visando identificar e reduzir os problemas potenciais relacionados à segurança no ambiente hospitalar. Permite classificar a severidade das consequências potenciais das falhas e a probabilidade de ocorrência, oportunizando priorizar os riscos a serem controlados por meio de ações preventivas e corretivas.[15]

Conceitualmente, os **eventos adversos** (EA) são classificados como incidentes que resultam em danos não intencionais, decorrentes da assistência e não relacionados à evolução natural da doença já existente do paciente. Podem ser classificados como preveníveis, passíveis de aprimoramento e resultantes de negligência. Na análise do EA buscamos as possíveis causas para sua ocorrência, sendo que dispomos de diversas ferramentas de qualidade, que são utilizadas para medir, analisar e solucionar problemas que impactam diretamente nos resultados e agregam valor aos processos. Dentre elas podemos citar: Diagrama Ishikawa (Causa e Efeito); 5 Porquês; fluxograma; diagrama de Pareto; histograma; diagrama de dispersão e cartas de controle. Outro aspecto importante é classificar o EA segundo as consequências que ele ocasionou, podendo o evento ser classificado com leve, moderado ou grave.[3]

No desenvolvimento das estratégias de prevenção e correção dos eventos adversos, bem como no seu monitoramento, também dispomos de ferramentas utilizadas para gestão do processo, como:

- 5W2H.
- Análise SWOT (*Strenghts* - Forças, *Weaknesses* - Fraquezas, *Opportunities* - Oportunidades e *Threats* - Ameaças).
- PDSA (*Plan* - Planejamento; *Do* - colocar em prática; *Study* - estudar; e *Act* - agir).

As UTIs são unidades complexas e dinâmicas e tornam-se locais propícios para ocorrência de EA, por isso, toda a equipe precisa estar envolvida e capacitada nos processos de avaliação dos riscos, análise de eventos adversos e em ações de mitigação destes e dos seus efeitos.

PERSPECTIVAS FUTURAS

Similar à indústria automobilística, o setor de saúde passou por diversas gerações e hoje estamos na era da Saúde 4.0. A transformação digital, emprego intensivo da tecnologia, internet das coisas (IoT), inteligência artificial (IA), computação em nuvem, dispositivos médicos vestíveis (*wearables*), sensores inteligentes e robôs são alguns dos exemplos de recursos, que integrados, sustentam os sistemas de Saúde 4.0, que tem como principal característica a introdução de sistemas de automação, gestão e processamento de informações, gerando cuidados de saúde personalizados e em tempo real.[16]

A mudança no paradigma do cuidado impulsionou um sistema de cuidados preditivos, com abordagem centrada no paciente e com foco no uso da tecnologia para fornecer cuidados de alta qualidade e com segurança. O monitoramento de sinais fisiológicos e patológicos, a partir da integração dos equipamentos conectados ao paciente e a sensores, permitem a gestão e o monitoramento contínuo de respostas dos pacientes, que podem auxiliar na predição de eventos desfavoráveis e de eventos adversos relacionados à assistência à saúde. Além disso, o grande volume de dados captados propicia o desenvolvimento de modelos de aprendizagem de máquina, que podem retroalimentar o sistema, sendo um aliado para os profissionais de saúde que trabalham, em especial nas unidades de cuidados intensivos.[16]

A mineração dos dados também é uma aplicação da IA, que pode identificar *insights* valiosos e relevantes na análise de EA, podendo compreender de forma ampla o que levou ao evento e trazendo informações importantes de como prever e prevenir que o mesmo ocorra, fornecendo inclusive sistemas de alerta, desenvolvidos a partir de padrões já fornecidos pela IA.

Além disso, os pacientes ficarão cada vez mais envolvidos nos seus cuidados de saúde, a medida que, quanto mais acesso têm a informação, mais aprenderão sobre a sua situação de saúde e a assistência prestada, e mais poderão decidir a respeito de como devem ser tratados, sendo um aliado importante também na mitigação de eventos adversos relacionados a assistência à saúde.[17]

Como o avanço desse processo, hoje está sendo discutido o próximo estágio da evolução, a Saúde 5.0, que incorpora o fluxo contínuo de dados atualizados e analisados em tempo real, diminuindo a probabilidade de erros e atrasos no tratamento, além de progredir na interconectividade e interoperabilidade de sistemas, que promete trazer uma transformação cultural no universo de cuidados à saúde, permitindo que os profissionais de saúde passem mais tempo com os seus pacientes, incluindo um atendimento personalizado, uso da telemedicina, maior capacidade na captação e análise de dados e maior acessibilidade à informação.[18]

Destarte, as soluções digitais para a área da saúde trazem diversos benefícios para a área de qualidade e segurança do paciente na UTI, em especial com a predição e análise de eventos, monitoramento contínuo de processos e redução de erros relacionados à assistência à saúde, tornando os processos mais rápidos, seguros e eficientes.

PONTOS-CHAVE

- **Segurança do paciente:** é um dos seis atributos da qualidade do cuidado, entende-se como redução, a um mínimo aceitável, do risco de dano desnecessário associado ao cuidado de saúde.
- **Dano:** comprometimento da estrutura ou função do corpo e/ou qualquer efeito dele oriundo. Os danos podem ser de vários tipos, incluindo-se doenças, lesão, sofrimento, incapacidade e morte.
- **Evento Adverso:** incidentes que resultam em danos não intencionais decorrentes da assistência e não relacionados à evolução natural da doença de base do paciente.
- **Metas da Segurança do Paciente:** ações que objetivam promover melhorias específicas na segurança do paciente por meio de estratégias que abordam aspectos problemáticos na assistência à saúde, apresentando soluções baseadas em evidências para esses problemas.
- **Gerenciamento de Risco:** tomada de decisões relativas aos riscos ou a ação para a redução das consequências ou probabilidade de ocorrência.

REFERÊNCIAS BIBLIOGRÁFICAS

1. World Health Organization. World Alliance for Patient Safety: forward programme. Geneva: World Health Organization; 2005.
2. World Health Organization. Global Patient Safety Action Plan 2021-2030: towards eliminating avoidable harm in health care. Geneva: World Health Organization; 2021.
3. Brasil. Ministério da Saúde. Agência Nacional de Vigilância Sanitária. Documento Referência para o Programa Nacional de Segurança do Paciente. Brasília: Ministério da Saúde; 2014.
4. Ministério da Saúde e Agência Nacional de Vigilância Sanitária. RDC/ Anvisa n° 36 de 25 de julho de 2013. Institui ações para a segurança do paciente em serviços de saúde e dá outras providências [citado em 2023 Set 30]. Disponível em: https://bvsms.saude.gov.br/bvs/saudelegis/anvisa/2013/rdc0036_25_07_2013.html
5. Ministério da Saúde. Portaria GM/MS n° 529 de 01 de abril de 2013. Institui o Programa Nacional de Segurança do Paciente (PNSP) [citado em 2023 Set 30]. Disponível em: https://bvsms.saude.gov.br/bvs/saudelegis/gm/2013/prt0529_01_04_2013.html
6. Santiago TH, Turrini RN. Organizational culture and climate for patient safety in Intensive Care Units. Rev Esc Enferm USP. 2015;49(Spec):123-30. DOI: 10.1590/S0080-623420150000700018.
7. Hemesath MP, Kovalski AV, Echer IC, Lucena AF, Rosa NG. Comunicação eficaz nas transferências temporárias do cuidado de pacientes hospitalizados. Rev Gaúcha Enferm. 2019;40(esp):e20180325. DOI: 10.1590/1983-1447.2019.20180325.
8. Cruz AC, Pedreira MLG. Patient-and Family-Centered Care and Patient Safety: Reflections upon Emerging Proximity. Rev Bras Enferm. 2020;73(6):e20190672. DOI: 10.1590/0034-7167-2019-0672.
9. Park M, Giap TT, Lee M, Jeong H, Jeong M, Go Y. Patient- and family--centered care interventions for improving the quality of health care: A review of systematic reviews. Int J Nurs Stud. 2018 Nov;87:69-83. DOI: 10.1016/j.ijnurstu.2018.07.006.
10. Brasil. Ministério da Saúde. Secretaria de Ciência, Tecnologia e Insumos Estratégicos. Departamento de Gestão e Incorporação de Tecnologias em Saúde. Guia de elaboração de protocolos clínicos e diretrizes terapêuticas: delimitação do escopo. 2ª Ed. Brasília: Ministério da Saúde, 2019.
11. Ministério da Saúde. Portaria GM/MS nº 1.377, de 9 de julho de 2013. Aprova os protocolos de segurança do paciente [citado em 2023 Set 30]. Disponível em: https://bvsms.saude.gov.br/bvs/saudelegis/gm/2013/prt1377_09_07_2013.h
12. Ministério da Saúde. Portaria nº 2.095, de 24 de setembro de 2013. Aprova os protocolos básicos de segurança do paciente [citado em 2023 Set 30]. Disponível em: https://bvsms.saude.gov.br/bvs/saudelegis/gm/2013/prt2095_24_09_2013.html
13. Ministério da Saúde e Agência Nacional de Vigilância Sanitária. RDC ANVISA n° 07, de 24 de fevereiro de 2010. Dispõe sobre os requisitos mínimos para funcionamento de Unidades de Terapia Intensiva e dá outras providências [citado em 2023 Set 30]. Disponível em: https://bvsms.saude.gov.br/bvs/saudelegis/anvisa/2010/res0007_24_02_2010.html#
14. Chrusch CA, Martin CM, Project TQ. Quality Improvement in Critical Care: Selection and Development of Quality Indicators. Can Respir J. 2016;2016:2516765. DOIi: 10.1155/2016/2516765.
15. Abi AXDCF, Cruz EDA, Pontes L, Santos TD, Felix JVC. The Healthcare Failure Mode and Effect Analysis as a tool to evaluate care protocols. Rev Bras Enferm. 2022;75(3):e20210153. DOI: 10.1590/0034-7167-2021-0153.
16. Gupta A, Singh A. Healthcare 4.0: recent advancements and futuristic research directions. Wireless Pers Commun. 2023;129:933–952. DOI:10.1007/s11277-022-10164-8.
17. Haleem A, Javaid M, Singh RP, Suman R. Medical 4.0 technologies for healthcare: features, capabilities and applications. Internet of Things and Cyber-Physical Systems. 2022;(2)12–30. DOI:10.1016/j.iotcps.2022.04.001.
18. Zatti R. Saúde 5.0: entenda a Era da Medicina Inteligente e Personalizada. 2023 [acesso em 01 de outubro de 2023]. Disponível em: https://www.gestaods.com.br/saude-5-0-entenda-a-era-da-medicina-personalizada/.

Seção **2**

Hemodinâmica

5

Acessos vasculares

José de Lima Oliveira Júnior • Renato Bauab Dauar • Marcos Vinicius da Silva Konesuk Barboza

INTRODUÇÃO

Os **acessos vasculares** são procedimentos médicos essenciais para fornecer acesso ao sistema vascular arterial ou venoso do paciente, permitindo a administração de medicamentos, infusão de fluidos, coleta de amostras sanguíneas e monitoramento hemodinâmico. Esses acessos são cruciais em várias situações clínicas, desde procedimentos médicos de rotina até casos de emergência.

Existem diferentes tipos de acessos vasculares, cada um adequado para diferentes finalidades e necessidades clínicas:

1. **Cateter Intravenoso Periférico:**[1-4] O cateter intravenoso periférico é um dispositivo de acesso curto e temporário, inserido em uma veia periférica, geralmente no braço ou mão. Ele é utilizado para a administração de medicamentos, hidratação, transfusões sanguíneas e coleta de amostras sanguíneas para análises laboratoriais. Esse tipo de acesso é amplamente utilizado em hospitais e ambulatórios para tratamentos de curto prazo.
2. **Cateter Venoso Central:**[2-4] O cateter venoso central é um dispositivo de acesso longo e permanente, inserido em veias centrais maiores, como a veia cava superior, veias jugulares, subclávias ou femorais. Existem diferentes tipos, como cateteres de duplo lúmen, de triplo lúmen, *Permcath*, *Portocath*, Cateter de *Hickman*, etc. São indicados para tratamentos de longo prazo, administração de quimioterapia, nutrição parenteral, administração de drogas vasoativas e monitoramento hemodinâmico.
3. **Fístula Arteriovenosa e Enxerto Vascular:**[4-6] É uma conexão cirúrgica direta entre uma artéria e uma veia periférica, geralmente criada no braço, para uso em pacientes com insuficiência renal crônica que necessitam de hemodiálise. O enxerto é uma opção alternativa quando as veias do paciente não são adequadas para a criação da fístula arteriovenosa. Ambos os procedimentos criam um acesso vascular duradouro para facilitar a hemodiálise.
4. **Cateter de *Swan-Ganz*:**[4,5] É um cateter de cateterização cardíaca avançada, frequentemente utilizado em unidades de terapia intensiva e salas de cirurgia. É inserido através da veia jugular ou femoral e avançado até o coração, permitindo a medição de parâmetros hemodinâmicos como pressão arterial pulmonar, pressão capilar pulmonar e débito cardíaco. Esse tipo de acesso é especialmente útil no monitoramento de pacientes com insuficiência cardíaca grave ou outras condições críticas.
5. **Cateter de PICC (*Peripherally Inserted Central Catheter*):**[4-6] É um tipo especial de cateter, inserido em uma veia periférica (como a veia cefálica ou basílica) e avançado até uma veia central de maior calibre, geralmente na região superior do tórax. É indicado para terapias de longo prazo que requerem administração central, como quimioterapia, antibióticos, nutrição parenteral, entre outros. Oferece uma alternativa segura e menos invasiva aos cateteres venosos centrais tradicionais.

É importante destacar que a inserção de qualquer tipo de acesso vascular apresenta riscos, como infecção local, trombose venosa, lesão vascular, entre outros. Portanto, é fundamental que esses procedimentos sejam realizados por profissionais de saúde qualificados e experientes, seguindo protocolos adequados para minimizar as complicações associadas.

ACESSOS VASCULARES VENOSOS PERIFÉRICOS

Indicações de implante de acessos vasculares venosos periféricos

Os acessos vasculares venosos periféricos são frequentemente indicados para pacientes que necessitam de tratamento intravenoso de curto prazo, como a administração de medicamentos, fluidos, hemoderivados ou coleta de amostras sanguíneas para exames laboratoriais.

Esses acessos são geralmente utilizados em pacientes hospitalizados ou ambulatoriais que apresentam veias periféricas adequadas para punção venosa.[7]

Tipos de acessos vasculares venosos periféricos

1. **Cateter Intravenoso Periférico Convencional:** É o tipo mais comum de acesso vascular periférico. Consiste em um tubo plástico (cateter) o qual é inserido em uma veia periférica, como as veias dos membros superiores (por exemplo, veias cefálica, basílica ou radial). Esse tipo de cateter é indicado para tratamentos de curto prazo, como administração de medicamentos e fluidos em pacientes hospitalizados.
2. **Cateter Intravenoso de Inserção Periférica, Guiado por Ultrassom:** Os cateteres venosos de inserção periférica, guiados por ultrassom, são inseridos utilizando tecnologia de ultrassom para guiar a punção venosa. Essa técnica pode aumentar as taxas de sucesso na inserção, especialmente em pacientes com veias difíceis de encontrar ou em situações emergenciais.

Locais de implante de acessos vasculares venosos periféricos

Os acessos vasculares periféricos podem ser implantados em diversas veias periféricas do corpo, sendo as mais comuns localizadas nos membros superiores (braços). Os locais de implante mais frequentemente utilizados incluem:

1. **Veia Cefálica:** Localizada no braço, na região do antebraço e cotovelo.
2. **Veia Basílica:** Também localizada no braço, na face medial do antebraço.
3. **Veia Radial:** Localizada no antebraço, ao longo do polegar.
4. **Veia Mediana Cubital:** Localizada na dobra do cotovelo, é comumente utilizada para coleta de sangue.

Técnica de implante de acessos vasculares venosos periféricos

O implante do cateter intravenoso periférico deve ser realizado por profissionais de saúde treinados, como técnicos de enfermagem, enfermeiros ou médicos. O procedimento envolve as seguintes etapas:

1. **Assepsia e Preparação:** O profissional realiza a higienização adequada das mãos e prepara a área de inserção com antisséptico.
2. **Escolha do Local:** O local adequado para inserção é escolhido, considerando a disponibilidade de veias e a finalidade do acesso.
3. **Técnica de Inserção:** O cateter é inserido na veia por meio de uma agulha, e após a punção bem-sucedida, a agulha é retirada, deixando o cateter no lugar.
4. **Fixação:** O cateter é fixado à pele com um adesivo apropriado para evitar deslocamentos acidentais.

Complicações dos acessos vasculares venosos periféricos e tratamentos

As complicações associadas aos acessos vasculares periféricos incluem:

1. **Infiltração:** Quando o cateter sai da veia, levando a uma infusão incorreta de medicamentos ou fluidos. O tratamento envolve a retirada do cateter e aplicação de compressas quentes.
2. **Flebite:** Inflamação da veia devido à irritação do cateter. O tratamento inclui a retirada do cateter e aplicação de compressas quentes.
3. **Tromboflebite:** Formação de um coágulo sanguíneo na veia afetada. O tratamento pode incluir a remoção do cateter e uso de anticoagulantes, conforme necessário.
4. **Infecção Local:** Pode ocorrer se a técnica asséptica não for adequadamente seguida. O tratamento pode envolver a retirada do cateter e antibioticoterapia, conforme indicado.
5. **Celulite:** Infecção mais disseminada ao redor do local de inserção. O tratamento requer a remoção do cateter e uso de antibióticos sistêmicos.
6. **Embolia Gasosa:** Rara, mas grave, pode ocorrer quando ar entra na corrente sanguínea. O

tratamento requer atenção imediata e medidas para evitar a progressão do quadro.

É importante salientar que a prevenção é fundamental para reduzir as complicações dos acessos vasculares periféricos. A correta técnica de inserção, o cuidado adequado com o cateter e a observação frequente do paciente são essenciais para minimizar riscos e melhorar os resultados clínicos.[7-10]

ACESSOS VASCULARES VENOSOS CENTRAIS

Indicações de implante de acessos vasculares venosos centrais

O implante de acessos vasculares venosos centrais é um procedimento médico amplamente utilizado para proporcionar uma via de acesso segura e estável para a administração de medicamentos, fluidos e para a realização de procedimentos diagnósticos em pacientes que necessitam de tratamento prolongado, quimioterapia, nutrição parenteral, hemodiálise ou administração de fluidos em grande volume.

Esses acessos vasculares centrais são especialmente indicados quando não é possível utilizar veias periféricas ou quando a terapia intravenosa é necessária por um período extenso.

As indicações específicas para cada tipo de acesso vascular central são determinadas pela necessidade clínica do paciente e pela duração esperada do tratamento.[4]

Neste texto, iremos abordar as principais indicações para o implante de acessos vasculares venosos centrais, bem como suas vantagens e algumas referências médicas relevantes.

Indicações para o implante de acessos vasculares venosos centrais:[11-13]

1. **Terapia intravenosa prolongada:** Quando o paciente requer tratamento intravenoso a longo prazo, como na administração de medicamentos citotóxicos em pacientes com câncer.
2. **Quimioterapia:** Pacientes que precisam receber quimioterapia podem se beneficiar do implante de um acesso venoso central para evitar danos às veias periféricas e permitir a administração de medicamentos cáusticos com maior segurança.
3. **Nutrição parenteral:** Em pacientes que não podem ser alimentados por via oral ou enteral, o acesso venoso central, de inserção central ou periférica, é utilizado para a infusão de nutrição parenteral total ou parcial.
4. **Diálise:** Pacientes que necessitam de diálise regular, como aqueles com insuficiência renal crônica, crônica agudizada ou aguda, podem requerer a colocação de um acesso venoso central para facilitar o procedimento.
5. **Monitorização hemodinâmica:** Em algumas situações clínicas, é necessário monitorar a pressão venosa central, a pressão ventricular direita, a pressão arterial pulmonar, a pressão de oclusão arterial pulmonar, etc. para obter informações sobre o estado hemodinâmico do paciente.

Vantagens do implante de acessos vasculares venosos centrais:[12,13]

1. **Acesso vascular estável:** Os acessos centrais fornecem uma via vascular de maior calibre e maior estabilidade, tornando a administração de medicamentos e fluidos mais eficiente e segura.
2. **Menor desconforto para o paciente:** O acesso venoso central reduz a necessidade de punções frequentes em veias periféricas, minimizando o desconforto e o risco de danos vasculares.
3. **Maior compatibilidade com medicações irritantes:** Algumas medicações podem causar danos às veias periféricas, mas podem ser administradas de forma mais segura por meio de acessos vasculares centrais.
4. **Facilitação de exames diagnósticos:** Procedimentos diagnósticos que requerem acesso venoso, como angiografias e monitorização hemodinâmica, podem ser realizados com maior facilidade e precisão.

É importante ressaltar que a indicação do implante de acessos vasculares venosos centrais deve ser feita por um profissional médico qualificado, considerando cuidadosamente o estado clínico do paciente, suas necessidades terapêuticas e as potenciais complicações associadas ao procedimento. Cada caso é único e o tratamento deve ser personalizado para garantir o melhor resultado clínico possível.

Tipos de acessos vasculares venosos centrais

Existem vários tipos de acessos vasculares venosos centrais utilizados na prática médica, cada um com suas características e indicações específicas.

Esses acessos permitem administrar medicamentos, fluidos e realização de procedimentos diagnósticos em pacientes que requerem tratamento prolongado ou em que haja dificuldades para acessar veias periféricas.

Abaixo, apresentamos uma descrição detalhada dos principais tipos de acessos vasculares venosos centrais:

1. **Cateter Venoso Central de Inserção Periférica (PICC)**[14]

É um cateter flexível, inserido em uma veia periférica, geralmente na fossa antecubital do braço, e avança até alcançar veias centrais, como a veia cava superior, ou o átrio direito. É indicado em pacientes que necessitam de terapia intravenosa de médio a longo prazo e não apresentam veias periféricas adequadas para o procedimento. Oferece uma opção menos invasiva em comparação com outras técnicas de acesso venoso central, com taxas de infecções mais baixas.[14]

2. **Cateter Venoso Central de Curto Prazo**[15]

O cateter venoso central de curto prazo é frequentemente utilizado em situações emergenciais ou para terapia intravenosa de curto prazo em pacientes críticos. Esses cateteres são inseridos por via percutânea, geralmente na veia jugular interna ou na veia subclávia (técnica de Seldinger), e podem ser usados por alguns dias a algumas semanas. Pode ter uma, duas ou três vias. Quanto maior o número de vias, maior a funcionalidade, mas maior a taxa de infecção de corrente sanguínea associada.[14,15]

3. **Cateter Venoso Central de Longo Prazo**[16]

O cateter venoso central de longo prazo é destinado a pacientes que necessitam de tratamento intravenoso por um período prolongado, como quimioterapia ou nutrição parenteral. Esses cateteres são geralmente implantados cirurgicamente ou por meio de técnica percutânea (técnica de Seldinger) na veia jugular interna, veia subclávia ou veia femoral. Eles podem permanecer no local por meses ou até anos.

4. ***Porth-a-Cath* ou *Portocath* (Cateter totalmente implantado)**[17]

O *Port-a-Cath* é um tipo de acesso venoso central totalmente implantado, composto por um reservatório colocado sob a pele e conectado a um cateter inserido em uma veia central. Esse sistema permite acesso venoso por meio de uma agulha especial sem que o cateter seja visível externamente. É indicado em pacientes que requerem terapias intravenosas a longo prazo, minimizando o risco de infecções e proporcionando maior conforto estético.

5. ***PermCath* (Cateter de diálise de longo prazo)**[18]

O *PermCath* é um tipo de cateter venoso central de longo prazo especialmente projetado para permitir a diálise em pacientes com insuficiência renal crônica. É implantado cirurgicamente ou por meio de técnica percutânea, de preferência com utilização do ultrassom, na veia jugular interna, veia subclávia ou veia femoral. O *PermCath* possui duas saídas: uma para a entrada de sangue, onde o sangue é retirado do paciente para a diálise, e outra para a saída do sangue após ser filtrado pelo sistema de diálise.

Esse tipo de cateter é valioso para pacientes que necessitam de diálise regular, mas não são candidatos imediatos para um acesso vascular permanente, como o acesso arteriovenoso (fístula arteriovenosa) ou acesso venoso protético (enxerto), devido a várias razões, incluindo dificuldades técnicas ou condições clínicas desfavoráveis.

O *PermCath* desempenha um papel essencial na terapia renal substitutiva, proporcionando um acesso confiável e duradouro para a realização de sessões de hemodiálise. Assim como com outros tipos de acessos vasculares venosos centrais, o *PermCath* requer cuidados adequados e manutenção para minimizar o risco de complicações, como infecções e trombose.

É fundamental que a seleção do tipo de acesso vascular seja cuidadosamente avaliada por uma equipe médica especializada, considerando a condição clínica do paciente, a duração do tratamento necessário e as características das veias disponíveis para o procedimento. Dessa forma, o acesso vascular mais apropriado será escolhido, garantindo a eficácia e a segurança do tratamento.

Locais de implante de acessos vasculares venosos centrais

Existem diferentes tipos de acessos vasculares venosos centrais, e a escolha do tipo e do local de implante é feita com base nas necessidades clínicas do paciente, nas características anatômicas individuais e na duração do tratamento intravenoso necessário. Os principais locais de implante incluem:

1. **Veia Jugular Interna:** A veia jugular interna é uma das principais vias de acesso para a colocação de cateteres venosos centrais, como cateteres de curto prazo e cateteres totalmente implantados. Essa veia está localizada no pescoço, lateralmente ao músculo esternocleidomastoideo, e oferece um acesso direto às veias centrais, como a veia cava superior. O implante do cateter nesse local pode ser guiado por meio de ultrassom ou fluoroscopia para maior precisão.[19]
2. **Veia Subclávia:** A veia subclávia é outro local comum para o implante de acessos vasculares venosos centrais, especialmente para cateteres de longo prazo, como cateteres totalmente implantados e cateteres de diálise de longo prazo. Essa veia está localizada abaixo da clavícula e

é abordada pela inserção do cateter por meio de uma punção, preferencialmente guiada por ultrassom, ou incisão cirúrgica.[20]

3. **Veia Femoral:** A veia femoral é menos frequentemente utilizada como local de implante para acessos vasculares venosos profundos, sendo geralmente reservada para cateteres de curto prazo, especialmente em situações emergenciais ou quando outras opções não estão disponíveis. O acesso femoral pode ser utilizado em pacientes críticos ou em situações em que a veia jugular interna ou a veia subclávia não podem ser acessadas.

É importante ressaltar que a seleção do tipo e do local de implante para acessos vasculares venosos centrais deve ser feita por profissionais de saúde experientes, considerando cuidadosamente a condição clínica do paciente, suas necessidades terapêuticas específicas e as características vasculares individuais. O uso de técnicas assépticas durante o procedimento de implante é fundamental para minimizar o risco de infecções e complicações associadas ao acesso vascular. Além disso, é importante realizar uma monitorização adequada do acesso durante todo o período de utilização, para garantir sua eficácia e segurança ao longo do tratamento.

Técnica de implante de acessos vasculares venosos centrais

Cada local de implante de acessos vasculares venosos centrais possui técnicas específicas de inserção, reparos anatômicos relevantes, vantagens e desvantagens. Abaixo, descrevemos essas informações para cada um dos locais comuns de punção: veia jugular interna, veia subclávia e veia femoral.[19-21]

1. **Veia Jugular Interna:**

- **Técnica de Implante:** A veia jugular interna é frequentemente abordada por meio de uma técnica percutânea, preferencialmente guiada por ultrassom, em que o cateter é inserido mediante uma agulha na pele e avançado em direção à veia central (técnica de Seldinger). A utilização do ultrassom para guiar a punção da veia jugular interna pode ser vantajosa para aumentar a precisão e minimizar o risco de complicações.
- **Reparos Anatômicos:** O acesso à veia jugular interna é realizado cerca de 2 centímetros abaixo do ângulo superior entre as duas bordas do músculo esternocleidomastoideo, e a punção deve ser feita em uma posição ligeiramente anterior, em direção ao meio da clavícula homolateral, em um ângulo de 45° em relação à pele. Em geral, atinge-se a veia jugular interna a cerca de 2 a 4 centímetros de profundidade abaixo da pele.
- **Vantagens:**
  - o A veia jugular interna oferece um caminho direto para a veia cava superior, facilitando a colocação do cateter em uma posição centralizada no sistema venoso.
  - o A técnica percutânea é menos invasiva em comparação com a cirúrgica, resultando em menor tempo de recuperação e menor risco de complicações cirúrgicas.
- **Desvantagens:**
  - o O risco de pneumotórax, acidente vascular cerebral, por punção inadvertida da artéria carótida interna, e de infecções é maior em comparação com a via de acesso subclávia ou central de inserção periférica, especialmente em punções altas e em pacientes com distorções anatômicas.
  - o O desconforto associado à punção da veia jugular interna pode ser maior do que em outros locais.

2. **Veia Subclávia:**

- **Técnica de Implante:** O acesso à veia subclávia é geralmente obtido por meio de uma técnica percutânea (técnica de Seldinger), preferencialmente guiada por ultrassom, ou cirúrgica. A abordagem percutânea envolve a inserção do cateter por meio de uma agulha, enquanto a cirúrgica requer uma incisão na pele para acessar a veia subclávia.
- **Reparos Anatômicos:** O acesso à veia subclávia é realizado abaixo da clavícula, cerca de 1 centímetro abaixo da junção do seu terço medial com o terço médio, em direção à fúrcula esternal, em um ângulo de 45° em relação à pele. Em geral, atinge-se a veia jugular interna a cerca de 1 a 3 centímetros de profundidade abaixo da pele.
- **Vantagens:**
  - o A veia subclávia oferece uma via de acesso direta às veias centrais, permitindo a colocação do cateter em uma posição mais centralizada no sistema venoso.
  - o O risco de infecção é menor em comparação com o acesso da veia jugular interna.
- **Desvantagens:**
  - o A abordagem cirúrgica pode resultar em maior tempo de recuperação e maior risco de complicações cirúrgicas.
  - o Os riscos de lesão arterial na artéria subclávia, com potencial de ocorrência de hemotórax e pneumotórax, são maiores em comparação com outras vias de acesso.

3. **Veia Femoral:**

- **Técnica de Implante:** A veia femoral é geralmente abordada por meio de uma técnica percutânea, preferencialmente com uso do ultrassom, em que o cateter é inserido através de uma agulha na pele (técnica de Seldinger) e avançado em direção à veia femoral.
- **Reparos Anatômicos:** O acesso à veia femoral é realizado na região inguinal, abaixo do ligamento inguinal, medialmente em relação ao pulso palpado da artéria femoral. Cerca de 1 centímetro abaixo da junção do seu terço medial com o terço médio, em direção à fúrcula esternal, em um ângulo de 45° em relação à pele. Em geral, atinge-se a veia jugular interna a cerca de 1 a 3 centímetros de profundidade abaixo da pele.
- **Vantagens:**
  - o A veia femoral é mais facilmente acessível em situações emergenciais ou quando outras opções não estão disponíveis.
  - o A punção da veia femoral pode ser menos desconfortável para alguns pacientes.
- **Desvantagens:**
  - o O risco de infecção é maior devido à proximidade da região inguinal à área genital.
  - o A veia femoral pode ser mais suscetível a danos e trombose devido à movimentação constante da região.

Em conclusão, cada local de implante para acessos vasculares venosos centrais possui vantagens e desvantagens específicas. A escolha do local de implante deve ser feita com base nas características anatômicas do paciente, nas necessidades clínicas e na experiência do profissional de saúde. O uso do ultrassom para guiar a punção pode aumentar a precisão e minimizar as complicações em todos os locais de implante. Cuidados adequados e técnicas assépticas são fundamentais para garantir a eficácia e a segurança do acesso vascular ao longo do tratamento do paciente. É importante que a equipe médica responsável pela inserção do cateter tenha treinamento e experiência adequados para reduzir o risco de complicações e garantir o melhor resultado possível para o paciente.

COMPLICAÇÕES DOS ACESSOS VASCULARES VENOSOS CENTRAIS E RESPECTIVOS TRATAMENTOS

As complicações dos acessos vasculares venosos centrais são eventos adversos que podem ocorrer durante ou imediatamente após o procedimento de implante, ou durante o período de uso contínuo do cateter. Essas complicações podem variar em gravidade e podem incluir infecções, trombose, extravasamento, migração do cateter e lesões vasculares, pneumotórax, hemotórax, entre outras.

1. ***Infecção:***

A infecção é uma das complicações mais comuns associadas aos acessos vasculares venosos centrais. Pode ocorrer na pele ao redor do local de inserção do cateter (infecção local) ou no trajeto do cateter, levando à infecção da corrente sanguínea. As infecções podem ser causadas por bactérias, fungos ou outros micro-organismos.

Tratamento: O tratamento das infecções em acessos vasculares centrais pode envolver a administração de antibióticos específicos conforme o micro-organismo causador. Em casos mais graves, pode ser necessário remover o cateter e substituí-lo por um novo.[22]

2. ***Trombose:***

Trombose é a formação de coágulos sanguíneos no interior do cateter ou nas veias próximas, sendo outra complicação potencial dos acessos vasculares centrais. Ela pode obstruir o cateter, interferir no fluxo sanguíneo e aumentar o risco de embolia pulmonar.

Tratamento: O tratamento da trombose pode envolver a administração de anticoagulantes, como heparina, para dissolver os coágulos e restaurar o fluxo sanguíneo normal.[23]

3. ***Extravasamento:***

O extravasamento ocorre quando a solução intravenosa ou o medicamento administrado através do cateter infiltra-se nos tecidos circundantes em vez de entrar na corrente sanguínea. Isso pode causar danos nos tecidos e levar a complicações locais.

Tratamento: O tratamento para extravasamento pode variar dependendo do medicamento administrado. Em alguns casos, pode ser necessário interromper a infusão, aplicar medidas locais de resfriamento ou calor, ou administrar um antídoto específico.[24]

4. ***Migração do Cateter:***

A migração do cateter ocorre quando ele se move de sua posição original, o que pode levar a problemas de funcionalidade ou complicações vasculares.

Tratamento: A migração do cateter pode requerer seu reajuste ou reposicionamento por meio de técnicas de imagem, como fluoroscopia ou ultrassom, e eventualmente retirada do cateter na hemodinâmica.[25]

5. ***Lesões Vasculares:***

As lesões vasculares podem ocorrer durante o procedimento de implante do cateter ou devido à irritação contínua da parede vascular pelo cateter.

Tratamento: O tratamento das lesões vasculares pode envolver a aplicação de medidas de compressão local, interrupção temporária do uso do cateter e, em casos graves, reparo cirúrgico.[26]

6. ***Pneumotórax:***

O pneumotórax é uma complicação que pode ocorrer como resultado de uma punção inadvertida da pleura durante o procedimento de inserção do cateter, especialmente em acessos vasculares venosos centrais inseridos em locais próximos à cavidade torácica, como a veia subclávia ou a veia jugular interna.

Tratamento: O tratamento do pneumotórax pode envolver o uso de um dreno torácico para drenar o ar.[27]

7. ***Hemotórax:***

O hemotórax é uma complicação que geralmente resulta de lesões vasculares durante o procedimento de implante do cateter ou por ruptura de vasos sanguíneos próximos ao local de inserção.

Tratamento: O tratamento do hemotórax pode incluir a drenagem do sangue acumulado através de um dreno torácico e, em casos graves, pode ser necessário procedimento cirúrgico para controlar a hemorragia.[28]

8. ***Acidente Vascular Cerebral:***

Embora sua ocorrência seja menos comum, o acidente vascular cerebral pode ser uma complicação grave relacionada aos acessos vasculares venosos centrais. Isso pode acontecer quando ocorre uma dissecção da artéria carótida interna ou do tronco braquio cefálico, ou embolia de coágulos sanguíneos formados no cateter, ou nas artérias centrais, bloqueando o fluxo sanguíneo e causando um acidente vascular cerebral isquêmico.

Tratamento: O tratamento depende do tipo e da gravidade do acidente vascular cerebral, podendo incluir medidas como administração de medicamentos para dissolver o coágulo (trombólise), cirurgia, controle da pressão arterial e fisioterapia para reabilitação.[29]

É fundamental que a equipe médica esteja ciente das potenciais complicações relacionadas aos acessos vasculares centrais e adote medidas preventivas, como o uso de técnicas assépticas, o monitoramento cuidadoso do paciente e a adoção de protocolos adequados para minimizar o risco desses eventos adversos. Além disso, a equipe de saúde deve estar preparada para reconhecer e tratar prontamente qualquer complicação que possa surgir para garantir a segurança e a qualidade do cuidado ao paciente.

É importante ressaltar que a prevenção é fundamental para reduzir a incidência de complicações relacionadas a acessos vasculares centrais. Medidas como higienização adequada das mãos, utilização de técnicas assépticas durante o procedimento de implante, fixação adequada do cateter e monitoramento contínuo do acesso são cruciais para garantir a segurança e a eficácia do tratamento intravenoso.

Além disso, a equipe de saúde responsável pelo cuidado do paciente com acesso vascular central deve estar atenta aos sinais precoces de complicações e realizar intervenções oportunas para minimizar o impacto negativo desses eventos adversos. O acompanhamento regular do paciente e a educação adequada sobre o acesso vascular também são fundamentais para garantir um tratamento seguro.

PONTOS-CHAVE

Acessos vasculares referem-se a técnicas ou procedimentos médicos que permitem o acesso ao sistema vascular, geralmente para administrar medicamentos, fluidos ou realizar exames diagnósticos. Esses acessos são importantes em várias situações clínicas, como em pacientes hospitalizados, em tratamentos de longo prazo ou em emergências médicas. Existem diferentes tipos de acessos vasculares, sendo os mais comuns:

1. **Cateter intravenoso periférico:** É o tipo mais simples de acesso vascular e envolve a inserção de uma agulha em uma veia periférica (geralmente no braço ou na mão), para a administração de medicamentos e fluidos intravenosos. Esses cateteres são frequentemente utilizados em pacientes hospitalizados por curtos períodos.
2. **Cateter venoso central:** São cateteres inseridos em veias maiores, como a veia cava superior, para permitir o acesso a longo prazo. Esses cateteres podem ser colocados através das veias jugulares, subclávias. São usados em situações como tratamentos prolongados, administração de quimioterapia, drogas vasoativas, nutrição parenteral ou monitoramento hemodinâmico.
3. **Cateter arterial:** Utilizado para monitorar a pressão arterial contínua e colher amostras de sangue arterial para análises. Os locais de inserção comuns incluem a artéria radial e a artéria femoral.
4. **Fístula arteriovenosa e/ou enxertos vasculares:** São acessos cirúrgicos criados para pacientes com insuficiência renal crônica que necessitam de hemodiálise. É uma conexão direta entre uma artéria e uma veia, geralmente no braço. O enxerto é uma conexão criada utilizando um tubo de material sintético.
5. **Cateter de *Swan-Ganz*:** É um cateter de cateterização cardíaca que é inserido através da veia jugular ou da veia femoral e avançado até o coração para medir as pressões intracavitárias cardíacas e o débito cardíaco, além de monitorar a oxigenação.

6. **Cateter de PICC (*Peripherally Inserted Central Catheter*):** É um cateter longo, inserido em uma veia periférica (como a veia cefálica ou basílica) e avançado até uma veia central de maior calibre, geralmente na região superior do tórax. É utilizado para terapias de longo prazo que requerem administração central, como quimioterapia ou antibióticos.

É importante que os acessos vasculares sejam realizados por profissionais de saúde qualificados para minimizar os riscos de complicações, como infecções, trombose ou lesões vasculares. A escolha do tipo de acesso vascular depende da finalidade do procedimento, da duração do tratamento e das condições clínicas do paciente.

REFERÊNCIAS BIBLIOGRÁFICAS

1. Infusion Nurses Society. Infusion nursing standards of practice. J Infus Nurs. 2021;44(Suppl 1):S1-S224.
2. Chopra V, Flanders SA, Saint S, et al. The Michigan Appropriateness Guide for Intravenous Catheters (MAGIC): Results From a Multispecialty Panel Using the RAND/UCLA Appropriateness Method. Ann Intern Med. 2015;163(6 Suppl):S1-S40.
3. Merrer J, De Jonghe B, Golliot F, et al. Complications of femoral and subclavian venous catheterization in critically ill patients: a randomized controlled trial. JAMA. 2001;286(6):700-707.
4. Lok CE, Huber TS, Lee T, et al. KDOQI Clinical Practice Guideline for Vascular Access: 2019 Update. Am J Kidney Dis. 2020;75(4 Suppl 2):S1-S164.
5. Biffi R, de Braud F, Orsi F, et al. Totally implantable central venous access ports for long-term chemotherapy. A prospective study analyzing complications and costs of 333 devices with a minimum follow-up of 180 days. Ann Oncol. 1998;9(7):767-773.
6. Mermel LA, Allon M, Bouza E, et al. Clinical practice guidelines for the diagnosis and management of intravascular catheter-related infection: 2009 Update by the Infectious Diseases Society of America. Clin Infect Dis. 2009;49(1):1-45.
7. Infusion Nurses Society. Infusion nursing standards of practice. J Infus Nurs. 2021;44(Suppl 1):S1-S224.
8. Kearns CF, Sehdev RS, Mathews JE. Ultrasound-guided peripheral intravenous catheter survival in critically ill patients: a randomized controlled trial. J Vasc Interv Radiol. 2018;29(5):631-636.
9. Singh R, Jain V, Sharma S. Post Infusion Phlebitis and Risk Factors. J Clin Diagn Res. 2016;10(11):OC09-OC12.
10. Alexandrou E, Ray-Barruel G, Carr PJ, et al. Use of short peripheral intravenous catheters: characteristics, management, and outcomes worldwide. J Hosp Med. 2018;13(5):E1-E7.
11. Periard D, Monney P, Waeber G, Hayoz D. Prospective evaluation of ultrasound-guided permanent central venous access devices in cancer patients. Support Care Cancer. 2003 Sep;11(9):596-601. doi: 10.1007/s00520-003-0523-4. PMID: 12861491.
12. Fragola V, Conti M, Zicchinella A, et al. Totally implantable venous access devices: retrospective analysis of different insertion techniques and predictors of complications in 796 devices implanted in a single institution. BMC Surg. 2019;19(Suppl 1):118. Published 2019 Dec 16. doi:10.1186/s12893-019-0593-6.
13. Puech-Leão P. Central venous catheters: general characteristics, indications, techniques and complications. Einstein (Sao Paulo). 2018;16(4):eRW4354. doi:10.31744/einstein_journal/2018RW4354.
14. Drews BB, Rodrigues SM, Vieira D, Salomão MA. Complications Related to the Use of Peripherally Inserted Central Venous Catheters (PICC) in Cancer Patients. Rev Lat Am Enfermagem. 2016 Mar-Apr;24:e2682. doi: 10.1590/1518-8345.0488.2682. PMID: 27462905.
15. Polderman KH, Girbes AJ. Central venous catheter use. Part 1: mechanical complications. Intensive Care Med. 2002 Jun;28(6):1-17. doi: 10.1007/s00134-002-1292-z. PMID: 12107668.
16. Moureau NL, Flynn J, Karcz DA. A multisite study of clinical decision making for venipuncture site selection: patient and family caregiver perceptions. J Vasc Access. 2019 Jan;20(1):19-27. doi: 10.1177/1129729818781450. PMID: 29962281.
17. Kempen PM, Kuipers GM, van Delden OM, van Lienden KP, van Delden JJ, Hoksbergen AW. Totally implantable central venous access devices for pediatric oncology patients: a single-center experience. J Vasc Access. 2019 Nov;20(6):690-695. doi: 10.1177/1129729819868913. PMID: 31373233.
18. Moist LM, Lee TC, Lok CE. Vascular access for hemodialysis. Nat Rev Nephrol. 2010 Mar;6(3):163-72. doi: 10.1038/nrneph.2010.2. PMID: 20142822.
19. Moureau NL, Flynn J, Karcz DA. A multisite study of clinical decision making for venipuncture site selection: patient and family caregiver perceptions. J Vasc Access. 2019 Jan;20(1):19-27. doi: 10.1177/1129729818781450. PMID: 29962281.
20. Yildizeli B, Ersoy YE, Tokur M, Gursoy S, Ugur M. Comparison of the effects of subclavian and internal jugular vein catheterization on central venous pressure and venous blood gases in coronary surgery. Heart Surg Forum. 2006;9(5):E749-53. doi: 10.1532/HSF98.20051101. PMID: 17060678.
21. Aissaoui N, Guédé P, Barbarot N, Lacroix G, Lebel D, Le Guyader A, Boichut N, Auquier P, Tchirikov M. A Randomized Controlled Trial of Intra-Femoral Administration of Tranexamic Acid in Open Cardiac Surgery. J Cardiothorac Vasc Anesth. 2019 Mar;33(3):679-685. doi: 10.1053/j.jvca.2018.07.041. PMID: 30293859.
22. Timsit JF, Rupp M, Bouza E, Chopra V, Kärpänen T, Laupland K, Lisboa T, Mermel L, Mimoz O, Parienti JJ, Poulakou G, Souweine B, Zingg W, Harbarth S; European Society of Clinical Microbiology and Infectious Diseases Study Group for Infections in Critically Ill Patients (ESGCIP) and the European Society of Intensive Care Medicine (ESICM) Study Group for Nosocomial Infections (ESGNI). A state of the art review on optimal practices to prevent, recognize, and manage complications associated with intravascular devices in the critically ill. Intensive Care Med. 2018 Apr;44(4):437-449. doi: 10.1007/s00134-018-5089-z. PMID: 29520492.
23. Karnik R, Valji K, Roberts AC, Oglevie S, Perkins A, O'Rear G, Ensminger W. Central venous access: a primer for the diagnostic radiologist. Radiographics. 2002 May-Jun;22(3):527-41. doi: 10.1148/radiographics.22.3.g02ma07527. PMID: 12006688.
24. Rozentsveig V, Baumann M, Mian R, Gault D, Laussen P, Koka R, Williams W, Van Arsdell G, Bohn D. The risk of extravasation injury with peripheral and central intravenous catheters in a pediatric population. Anesth Analg. 2004 Nov;99(5):1489-93, table of contents. doi: 10.1213/01.ANE.0000135632.81200.68. PMID: 15502051.
25. Karnik R, Valji K, Roberts AC, Oglevie S, Perkins A, O'Rear G, Ensminger W. Central venous access: a primer for the diagnostic radiologist. Radiographics. 2002 May-Jun;22(3):527-41. doi: 10.1148/radiographics.22.3.g02ma07527. PMID: 12006688.
26. DeLia S, Lawner BJ, Killeen KL. Percutaneous ultrasound-guided subclavian vein catheterization in a patient with vascular grafts. J Emerg Med. 2012 Jul;43(1):e17-9. doi: 10.1016/j.jemermed.2011.03.026. Epub 2011 Jun 24. PMID: 21703607.
27. Galbois A, Ait-Oufella H, Baudel JL, Kofman T, Bottero J, Viennot S, Rabate C, Jaby D, Offenstadt G, Maury E. Pleural procedures in critically ill patients with severe thrombocytopenia. Intensive Care Med. 2011 Nov;37(11):1850-6. doi: 10.1007/s00134-011-2366-4. Epub 2011 Aug 24. PMID: 21863394.
28. Karnik R, Valji K, Roberts AC, Oglevie S, Perkins A, O'Rear G, Ensminger W. Central venous access: a primer for the diagnostic radiologist. Radiographics. 2002 May-Jun;22(3):527-41. doi: 10.1148/radiographics.22.3.g02ma07527. PMID: 12006688.
29. Steiner T, Al-Shahi Salman R, Beer R, Christensen H, Cordonnier C, Csiba L, Forsting M, Harnof S, Klijn CJM, Krieger D, Mendelow AD, Molina C, Montaner J, Overgaard K, Petersson J, Roine RO, Schmutzhard E, Schwerdtfeger K, Stapf C, Tatlisumak T, Thomas BM, Toni D, Unterberg A, Wagner M; European Stroke Organisation (ESO) guidelines for the management of spontaneous intracerebral hemorrhage. Int J Stroke. 2014 Oct;9(7):840-55. doi: 10.1111/ijs.12309. Epub 2014 Aug 7. PMID: 25086649.

6

Preditores de fluido-responsividade

Danielly Roberta Penedo Rodrigues • Denise Aya Otsuki • Jose Otavio Costa Auler Jr

INTRODUÇÃO

O uso de fluidoterapia como tratamento para pacientes com instabilidade hemodinâmica ou prejuízo na perfusão tecidual é uma técnica rotineira no tratamento perioperatório. Contudo, há uma variabilidade individual na curva de relação pré-carga e débito cardíaco resultante do estado da contratilidade ventricular (**Figura 6.1.**). Em condições fisiológicas normais, ambos os ventrículos operam na parte ascendente da curva de Frank-Starling, portanto respondem ao volume aumentando o débito cardíaco. Entretanto, em pacientes críticos em UTI, 50% situam-se na parte superior da curva, ou seja, após o bolus de fluido, não há aumento do débito cardíaco, e apenas 50% dos pacientes são responsivos a esse tratamento, apresentando aumento de débito cardíaco.[1] No pós-operatório de cirurgias cardíacas, a avaliação do estado volêmico e da responsividade a fluidos se torna mais crítica por inúmeros fatores como arritmias, atordoamento miocárdico, sangramento, deslocamento dos fluidos entre compartimentos, utilização de fármacos vasoativos e inotrópicos, alterações na resistência vascular pelo reaquecimento e desmame de sedação.[2]

Tendo em vista que o excesso de fluidos está associado a um aumento de mortalidade e complicações em pacientes cirúrgicos e em terapia intensiva,[3] a administração de fluido deve ser criteriosa e baseada em diversos parâmetros que demonstram a responsividade do paciente frente ao desafio hídrico.[4,5]

A quantidade correta de volume infundido é uma recomendação importante e está relacionada à melhoria dos desfechos pós-operatórios e clínicos. A interpretação correta do volume intravascular e sua correção se fazem necessárias em diferentes cenários perioperatórios, sendo complexa e muito debatida na literatura. Inicialmente, empregaram-se métodos tradicionais, como pressão venosa central (PCV), pressão arterial (PA) e cateter de artéria pulmonar (PAC), como índices de pré-carga e para tentar predizer a resposta aos fluidos antes de sua administração. Estas variáveis, denominadas estáticas, pois não avaliam a resposta do coração à administração de volume, têm sido questionadas quanto à sua previsibilidade na reposição do fluido intravascular.[7,8]

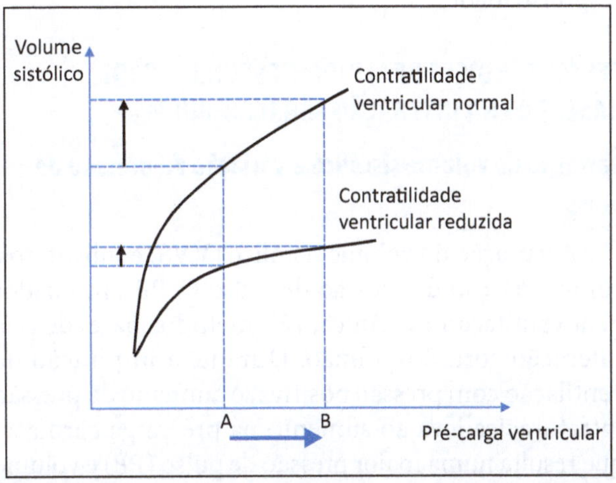

Figura 6.1. Diferentes respostas no volume sistólico induzidas por aumento de pré-carga resultante de diferentes inclinações da curva Frank-Starling. Adaptado de Guerin L *et al.* 2013.[6]

Por outro lado, o conceito de responsividade aos fluidos, com métodos dinâmicos, foi amplamente difundido nas últimas duas décadas, utilizando-se testes e índices que apresentam maior acurácia em prever, com segurança, se o paciente é fluido-responsivo. Nessa abordagem dinâmica, a pré-carga cardíaca é alterada por manobras transitórias, ao mesmo tempo, em que seu efeito no débito cardíaco ou volume sistólico é avaliado. Dessa maneira, assegura-se que apenas os pacientes que de fato necessitem de fluido para o tratamento da instabilidade, irão recebê-lo. Esses índices vêm sendo adotados de maneira crescente em protocolos de avaliação hemodinâmica em centro cirúrgico e UTI.[9]

O primeiro método dinâmico foi a variação da pressão arterial sistólica com a respiração, e seus componentes Δup e Δdown, desenvolvidos ainda na década de 1980, empregada como um índice de pré-carga e preditor de resposta a fluido em diversos estudos experimentais.[10] Foi somente em 2000, que Michard *et al.* demonstraram que a variação da pressão de pulso (VPP) durante a ventilação mecânica poderia ser usada como índice de predição de fluido-responsividade em pacientes sépticos com falência circulatória aguda.[11] Desde então, diversos estudos demonstraram a eficácia de diferentes métodos e índices para predição de fluido responsividade.

TESTES E ÍNDICES DE FLUIDO-RESPONSIVIDADE BASEADOS NA INTERAÇÃO CORAÇÃO-PULMÃO

Variação do volume sistólico e variação da pressão de pulso

A variação do volume sistólico (VVS) e substitutos, como variação de pressão de pulso (VPP), induzidos pela ventilação mecânica, são métodos baseados na interação coração-pulmão. Durante a inspiração na ventilação com pressão positiva, o aumento da pressão intratorácica leva ao aumento na pré-carga cardíaca, que resulta numa maior pressão de pulso (PP) e volume sistólico no final da inspiração. Durante a expiração, a pressão intratorácica diminui, resultando em diminuição da pressão de pulso e do volume sistólico. Diversos estudos demonstram a acurácia e confiabilidade do VPP e VVS como preditor de responsividade ao fluido. Esses índices vêm sendo amplamente utilizados para guiar a fluidoterapia em pacientes críticos e em salas cirúrgicas, com o limiar diagnóstico de 12% e zona cinzenta entre 9 e 13%. Ambos os índices são bem validados, medidos automaticamente e não requerem nenhuma manobra específica. A VPP é amplamente disponível em diversos monitores multiparâmetros, necessitando somente de uma curva de pressão arterial.[12] A VVS, por outro lado, requer um equipamento com tecnologia de análise de contorno de pulso. A sensibilidade e especificidade desses índices como preditores de fluido-responsividade são limitadas em diversas condições, como respiração espontânea, presença de arritmias cardíacas, ventilação com volume corrente baixo, baixa complacência pulmonar, tórax aberto, aumento de pressão intra-abdominal, frequência respiratória muito alta e falência de ventrículo direito.[13] A pressão positiva ao final da expiração (PEEP) não é um impeditivo, mas como interfere com o retorno venoso e o débito cardíaco, pode elevar o valor da VPP ou da VVS.[14]

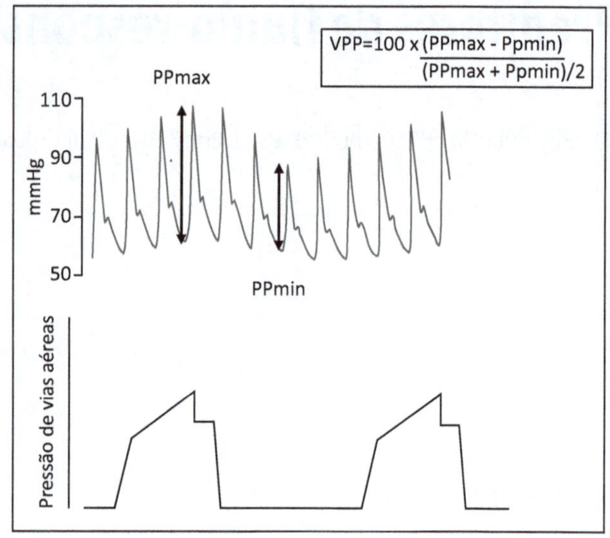

Figura 6.2. PPmax, pressão pulso máximo na inspiração; PPmin, pressão de pulso mínimo na expiração. Adaptado de Teboul JL et al. 2019.[15]

Variações no diâmetro da veia cava

Alterações na distensibilidade e colapsabilidade da veia cava superior e inferior também podem predizer a resposta ao fluido, mas têm sua confiabilidade questionada.

a. Distensibilidade e colapsabilidade da veia cava inferior.

Os trabalhos iniciais com ecocardiografia em fluido-responsividade referem-se a pacientes críticos em UTI, utilizando-se principalmente os parâmetros de distensão ou colapso da veia cava inferior, quer seja em ventilação controlada ou espontânea.[16]

A veia cava inferior é examinada na região subcostal, na via longitudinal, pelo modo M, imediatamente acima da veia hepática. O diâmetro máximo e mínimo (Dmax VC e Dmin VC, respectivamente) são obtidos em um único ciclo ventilatório, sendo que o valor delta, ou índice de distensibilidade, reflete o diâmetro durante o ciclo inspiratório, calculando-se (Dmax VC - Dmin VC/Dmin VC) e expresso em percentagem. Uma metanálise mostrou que a variação da veia cava inferior, em pacientes mecanicamente ventilados, apresentou uma variação entre os estudos nos valores limiares para fluido-responsividade (8 a 21%). Diversos fatores podem contribuir para essas discrepâncias, tais como pressão intra-abdominal, local de medida da veia cava e estado volêmico.[17]

Já o índice de colapsabilidade da veia cava inferior pode ser obtido em pacientes respirando espontaneamente, com alta especificidade, mas com menor sensibilidade. Em pacientes não ventilados mecanicamente ou com esforço respiratório a pressão transpulmonar negativa induz um grau variável de colapsabilidade devido à complacência da veia cava, logo pacientes normovolêmicos tem a complacência limitada e colapsa de forma restrita; o oposto acontece em pacientes hipovolêmicos, a complacência está elevada colapsando de maneira acentuada durante a inspiração.[18] Alguns procedimentos, como inspiração profunda ou manobra de Valsalva, podem aumentar as alterações nas pressões intratorácica e transpulmonar, melhorando a acurácia do índice de colapsabilidade da veia cava inferior, durante respiração espontânea.[19]

b. Colapsabilidade da veia cava superior

As medidas de responsividade na veia cava superior são mais sensíveis e específicas que na cava inferior. Porém, essas medidas são realizadas através de ecocardiograma transesofágico, o que requer maior experiência. O grau de colapsabilidade é avaliado durante o ciclo respiratório, sendo que na fase da inspiração, em pacientes ventilados e hipovolêmicos, a pressão da veia cava diminui ao ponto de não conseguir manter-se aberta, colapsando mais quanto maior for a hipovolemia. O índice de colapsabilidade é calculado: (Diâmetro máximo na expiração - diâmetro mínimo na inspiração/Diâmetro mínimo na expiração), e expresso em porcentagem. O limiar diagnóstico é de 12-36% para prever fluido-responsividade. Diferente da VPP, as variações da veia cava podem ser utilizadas quando o paciente apresentar arritmias cardíacas. Entretanto, as outras limitações da VPP (atividade respiratória espontânea, volume corrente baixo, complacência pulmonar baixa, disfunção ventrículo direito) também são válidas para a veia cava superior.[5,20,21]

c. Teste de oclusão no final da expiração

Outro teste que pode demonstrar a fluido-responsividade decorrente da interação coração-pulmão é o teste de oclusão ao final da expiração (EEOT). Em pacientes submetidos à ventilação mecânica, a insuflação aumenta a pressão intratorácica e impede o retorno venoso, diminuindo a pré-carga do coração direito. Com a interrupção da ventilação mecânica por alguns segundos (15-30s) durante a expiração, cessa-se esse impedimento cíclico do retorno venoso, e a pré-carga do coração direito aumenta transitoriamente. Com um tempo de pausa suficiente, o aumento da pré-carga direita é transmitido ao coração esquerdo. Se o débito cardíaco aumenta (aumento >5%) em resposta à pausa no final da expiração, isso indica responsividade a pré-carga de ambos os ventrículos.[22]

Como o teste de oclusão demanda um período mínimo de 15 segundos, pacientes com certo grau de atividade respiratória, baixo volume corrente e arritmias, podem ser submetidos ao teste, diferente da necessidade de outros índices de fluido-responsividade, onde a ventilação controlada com alto volume corrente, a ausência de movimentos respiratórios e a ausência de arritmias são obrigatórias. Esse período de 15 segundos é o tempo necessário para ocorrer a circulação pulmonar.[23]

A limitação do teste são pacientes com atividade respiratória acentuada e que não permitem o tempo mínimo de 12-15 segundos de oclusão e a necessidade de monitores que mensurem o débito cardíaco em tempo real e de maneira rápida e precisa, devido à curta duração do teste e seu efeito.[5] A monitorização do débito cardíaco por análise de contorno de pulso arterial tem se mostrado adequado por ser extremamente precisa. Por outro lado, ecocardiografia ou doppler esofágico são considerados menos precisos e a menor diferença significante, obtida de 10%, seria insuficiente para o limiar diagnóstico baixo deste teste.[24]

A associação da oclusão no final da expiração (15s) com uma oclusão no final da inspiração (15s), separados por alguns segundos de estabilização, mostrou aumentar a precisão da ecocardiografia para identificar fluido responsividade. Neste caso, a soma dos valores absolutos das alterações no VTI durante as oclusões expiratória e inspiratória permite a obtenção de um limiar diagnóstico de 13%, compatível com a precisão da ecocardiografia.[24]

d. Desafio de volume corrente

Outro teste de fluido-responsividade com base na interação coração-pulmão é o desafio de volume corrente. Em pacientes ventilados com volume corrente baixo (<8mL/kg), a VPP pode apresentar falsos negativos. No desafio de volume corrente, simplesmente aumenta-se temporariamente o volume corrente e avalia-se a alteração no valor de VPP, sendo um aumento de 1 a 3,5% considerado positivo para fluido-responsividade. Entre as limitações, podemos citar as mesmas do VPP. Além disso, são relatados diferentes valores limiares para diagnóstico de fluido-responsividade, sendo necessários mais estudos de validação.[5]

Testes de fluido-responsividade simulando aumento de pré-carga

O método amplamente utilizado no passado para determinar a fluido-responsividade é o desafio volêmico, com infusão rápida de 300 a 500mL de fluido e avaliação do aumento do débito cardíaco (sendo aumento ≥15% considerado responsivo). Obviamente, a repetição desse teste em pacientes não responsivos aumenta o risco de sobrecarga volêmica e seus efeitos deletérios. Dessa forma, desenvolveram-se métodos que minimizam a infusão de fluidos ou mesmo induzem um aumento transitório de pré-carga, mimetizando um desafio volêmico.

- *Minidesafio volêmico*

Uma vez que o desafio volêmico tradicional pode resultar em sobrecarga volêmica, uma alternativa é a infusão de volumes menores (100 a 150mL) em 1 a 2 minutos e a mensuração da resposta do débito cardíaco. O método requer mensuração direta e precisa do débito cardíaco, uma vez que o limiar diagnóstico é relativamente baixo (aumento do débito cardíaco ≥5%). Os estudos normalmente utilizam a mensuração do débito cardíaco pela análise do contorno de curva de pressão arterial. No caso de utilização da ecocardiografia para mensuração do débito cardíaco/VTI, o transdutor deve ser mantido na posição da via de saída do ventrículo esquerdo durante todo o processo de infusão de fluido. A diminuição da VPP induzida pelo minidesafio também pode demonstrar fluido responsividade. O uso repetido mesmo de minidesafios pode levar à sobrecarga volêmica.[25]

- *Passive leg raising*

A elevação passiva das pernas (**Figura 6.3.**), modificando a posição do paciente de semi-reclinado para horizontal, com elevação dos membros inferiores em 30-45°, induz um aumento significativo e reversível de pré-carga cardíaca ("autotransfusão" de cerca de 300mL de sangue), sem a administração de fluido. Sua utilização como indicador de fluido-responsividade é bem validada, sendo necessário um método direto, contínuo e rápido de mensuração do débito cardíaco ou volume sistólico, uma vez que os efeitos hemodinâmicos da elevação das pernas atingem o pico em um minuto, diminuindo depois desse tempo em muitos pacientes. São considerados responsivos quando apresentam aumento de ≥10% no débito cardíaco. Pode ser empregado em pacientes em ventilação espontânea, baixo volume corrente, alterações de complacência pulmonar e com presença de arritmias cardíacas. Sua acurácia pode ser limitada em quadros de hipertensão abdominal e utilização de meias compressivas. Sua utilização é contraindicada em casos de hipertensão craniana e durante procedimentos cirúrgicos, e inviável em pacientes em posição prona.[25,26]

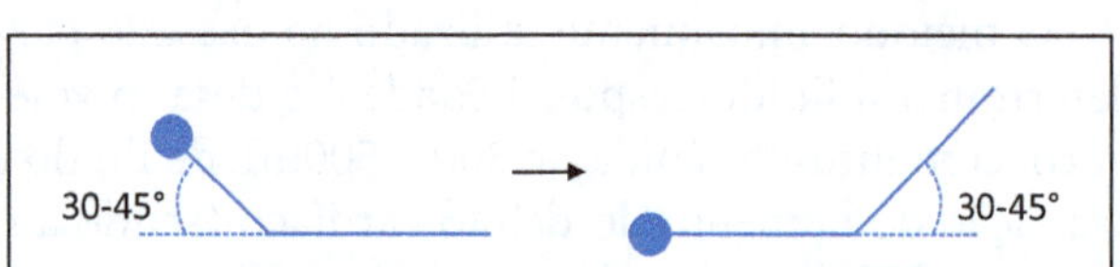

Figura 6.3. Elevação passiva das pernas.

- *Manobra de Trendelenburg*

A manobra de Trendelenburg também induz uma transferência reversível de sangue venoso das partes inferiores do corpo para o coração. O aumento do débito cardíaco (≥8 a 10%) durante a manobra pode detectar fluido responsividade. A manobra pode ser realizada em pacientes em posição prona, durante intervenção cirúrgica ou com suporte circulatório externo.[27]

REFERÊNCIAS BIBLIOGRÁFICAS

1. Malbrain MLNG, Van Regenmortel N, Saugel B, De Tavernier B, Van Gaal PJ, Joannes-Boyau O, Teboul JL, Rice TW, Mythen M, Monnet X. Principles of fluid management and stewardship in septic shock: it is time to consider the four D's and the four phases of fluid therapy. Ann Intensive Care. 2018 May 22;8(1):66.
2. Schulz L, Geri G, Vieillard-Baron A, Vignon P, Parkin G, Aneman A. Volume status and volume responsiveness in postoperative cardiac surgical patients: An observational, multicentre cohort study. Acta Anaesthesiol Scand. 2021 Mar;65(3):320-328.
3. de Oliveira FS, Freitas FG, Ferreira EM, de Castro I, Bafi AT, de Azevedo LC, Machado FR. Positive fluid balance as a prognostic factor for mortality and acute kidney injury in severe sepsis and septic shock. J Crit Care. 2015 Feb;30(1):97-101.
4. Messina A, Robba C, Calabrò L, Zambelli D, Iannuzzi F, Molinari E, Scarano S, Battaglini D, Baggiani M, De Mattei G, Saderi L, Sotgiu G, Pelosi P, Cecconi M. Perioperative liberal versus restrictive fluid strategies and postoperative outcomes: a systematic review and metanalysis on randomised-controlled trials in major abdominal elective surgery. Crit Care. 2021 Jun 11;25(1):205.
5. Monnet X, Shi R, Teboul JL. Prediction of fluid responsiveness. What's new? Ann Intensive Care. 2022 May 28;12(1):46.
6. Guerin L, Monnet X, Teboul JL. Monitoring volume and fluid responsiveness: from static to dynamic indicators. Best Pract Res Clin Anaesthesiol. 2013 Jun;27(2):177-85.
7. Heijmans JH, Ganushak YM, Theunissen MS, Maessen JG, Roekaerts PJ. Predictors of cardiac responsiveness to fluid therapy after cardiac surgery. Acta Anaesthesiol Belg. 2010;61(3):151-8.
8. Marik PE, Cavallazzi R. Does the central venous pressure predict fluid responsiveness? An updated meta-analysis and a plea for some common sense. Crit Care Med. 2013 Jul;41(7):1774-81.
9. Monnet X, Teboul JL. Invasive measures of left ventricular preload. Curr Opin Crit Care. 2006 Jun;12(3):235-40.
10. Perel A, Pizov R, Cotev S. Respiratory variations in the arterial pressure during mechanical ventilation reflect volume status and fluid responsiveness. Intensive Care Med. 2014 Jun;40(6):798-807.
11. Michard F, Boussat S, Chemla D, Anguel N, Mercat A, Lecarpentier Y, Richard C, Pinsky MR, Teboul JL. Relation between respiratory changes in arterial pulse pressure and fluid responsiveness in septic patients with acute circulatory failure. Am J Respir Crit Care Med. 2000 Jul;162(1):134-8.
12. Auler JO Jr, Galas F, Hajjar L, Santos L, Carvalho T, Michard F. Online monitoring of pulse pressure variation to guide fluid therapy after cardiac surgery. Anesth Analg. 2008 Apr;106(4):1201-6, table of contents.
13. Monnet X, Marik PE, Teboul JL. Prediction of fluid responsiveness: an update. Ann Intensive Care. 2016 Dec;6(1):111.
14. Michard F, Chemla D, Richard C, Wysocki M, Pinsky MR, Lecarpentier Y, Teboul JL. Clinical use of respiratory changes in arterial pulse pressure to monitor the hemodynamic effects of PEEP. Am J Respir Crit Care Med. 1999 Mar;159(3):935-9.
15. Teboul JL, Monnet X, Chemla D, Michard F. Arterial Pulse Pressure Variation with Mechanical Ventilation. Am J Respir Crit Care Med. 2019 Jan 1;199(1):22-31.
16. Feissel M, Michard F, Faller JP, Teboul JL. The respiratory variation in inferior vena cava diameter as a guide to fluid therapy. Intensive Care Med. 2004 Sep;30(9):1834-7.
17. Huang H, Shen Q, Liu Y, Xu H, Fang Y. Value of variation index of inferior vena cava diameter in predicting fluid responsiveness in patients with

circulatory shock receiving mechanical ventilation: a systematic review and meta-analysis. Crit Care. 2018 Aug 21;22(1):204.
18. Barbier C, Loubières Y, Schmit C, Hayon J, Ricôme JL, Jardin F, Vieillard-Baron A. Respiratory changes in inferior vena cava diameter are helpful in predicting fluid responsiveness in ventilated septic patients. Intensive Care Med. 2004 Sep;30(9):1740-6.
19. Caplan M, Durand A, Bortolotti P, Colling D, Goutay J, Duburcq T, Drumez E, Rouze A, Nseir S, Howsam M, Onimus T, Favory R, Preau S. Measurement site of inferior vena cava diameter affects the accuracy with which fluid responsiveness can be predicted in spontaneously breathing patients: a post hoc analysis of two prospective cohorts. Ann Intensive Care. 2020 Dec 11;10(1):168.
20. Vieillard-Baron A, Chergui K, Rabiller A, Peyrouset O, Page B, Beauchet A, Jardin F. Superior vena caval collapsibility as a gauge of volume status in ventilated septic patients. Intensive Care Med. 2004 Sep;30(9):1734-9.
21. Charbonneau H, Riu B, Faron M, Mari A, Kurrek MM, Ruiz J, Geeraerts T, Fourcade O, Genestal M, Silva S. Predicting preload responsiveness using simultaneous recordings of inferior and superior vena cavae diameters. Crit Care. 2014 Sep 5;18(5):473.
22. Gavelli F, Teboul JL, Monnet X. The end-expiratory occlusion test: please, let me hold your breath! Crit Care. 2019 Aug 7;23(1):274.
23. Monnet X, Osman D, Ridel C, Lamia B, Richard C, Teboul JL. Predicting volume responsiveness by using the end-expiratory occlusion in mechanically ventilated intensive care unit patients. Crit Care Med. 2009 Mar;37(3):951-6.
24. Jozwiak M, Depret F, Teboul JL, Alphonsine JE, Lai C, Richard C, Monnet X. Predicting Fluid Responsiveness in Critically Ill Patients by Using Combined End-Expiratory and End-Inspiratory Occlusions With Echocardiography. Crit Care Med. 2017 Nov;45(11):e1131- e1138.
25. Monnet X, Teboul JL. Prediction of fluid responsiveness in spontaneously breathing patients. Ann Transl Med. 2020 Jun;8(12):790.
26. Messina A, Uryga A, Giardina A, Ciliberti P, Battaglini D, Patroniti N, Czosnyka M, Monnet X, Cecconi M, Robba C. The effect of passive leg raising test on intracranial pressure and cerebral autoregulation in brain injured patients: a physiological observational study. Crit Care. 2024 Jan 16;28(1):23.
27. Yonis H, Bitker L, Aublanc M, Perinel Ragey S, Riad Z, Lissonde F, Louf-Durier A, Debord S, Gobert F, Tapponnier R, Guérin C, Richard JC. Change in cardiac output during Trendelenburg maneuver is a reliable predictor of fluid responsiveness in patients with acute respiratory distress syndrome in the prone position under protective ventilation. Crit Care. 2017 Dec 5;21(1):295.

7

Reposição volêmica em perioperatório de cirurgia cardíaca

Amanda Silveira Dimbarre • Daniel Erwin Schmidt

INTRODUÇÃO

Os primeiros experimentos com **fluidoterapia intravenosa** datam de 1656, mas os avanços significativos ocorreram, mesmo, durante a década de 1960, concomitantemente a grandes progressos na Cirurgia Cardíaca. Atualmente, há forte evidência científica suportando que a administração de fluidos nas diversas fases do perioperatório está intimamente ligada aos desfechos clínicos.

Se antes as estratégias de fluidoterapia eram liberais, com o uso de fórmulas para estimativa de perdas e que resultaram em grandes volumes infundidos, hoje há evidências científicas dos efeitos deletérios decorrentes da hiper hidratação. A reposição volêmica deve ser individualizada, principalmente em pacientes submetidos à cirurgia cardíaca com circulação extracorpórea, onde há intenso *shift* de volume entre compartimentos.

A otimização do status do volume intravascular do paciente guarda particularidades em cada fase perioperatória e uma estratégia bem sucedida deve ser individualizada, baseando-se no conhecimento das características clínicas de cada paciente, soluções empregadas e métricas que possibilitem constantemente reavaliar e ajustar a estratégia utilizada.

Tabela 7.1. Das perdas e tipos de reposição

Perdas relacionadas ao período perioperatório	
Perdas pré-operatórias	Perdas insensíveis (40-800mL/dia), perdas em eliminações fisiológicas.
Perdas intraoperatórias	Evaporação de cavidade aberta e pele (1mL/kg/h), sangramentos, diurese.
Perdas pós-operatórias	Perdas insensíveis, eliminações fisiológicas e drenos.

Tipos de reposição

1. **Fluidos de manutenção:** normalmente administrados para pacientes em jejum pré-operatório, com ou sem adição de glicose, caso não haja distúrbio eletrolítico associado. O aporte de líquidos por outras vias deve ser considerado e subtraído da necessidade básica de água de manutenção (1ml/kg/h). A adição de glicose em soluções de manutenção pode ser considerada em casos de jejum prolongado - superior a 12-14h - para evitar cetogênese.

Tabela 7.2. Necessidades diárias usuais de manutenção

Água	1mL/kg/h
Potássio	39mg/kg/dia
Sódio	25-35mg/kg/dia
Glicose	1-1,5g/kg/dia

2. **Fluidos de reposição:** devem repor perdas, tais como perdas insensíveis, principalmente decorrentes da exposição de cavidades ao meio externo e evaporação pela pele, da ordem de 1mL/kg/hora, drenos, diurese, evacuação e perdas sanguíneas de pequena e média monta. Durante o período intraoperatório, além de correção das perdas, há como objetivo balanço hídrico ligeiramente positivo, relacionado a melhores desfechos.
3. **Fluidos para ressuscitação:** em casos de grandes perdas sanguíneas ou para terceiro espaço, associadas à instabilidade hemodinâmica ou choque, a administração de cristaloides e ocasionalmente de hemoderivados tem como ob-

Tabela 7.3. Soluções cristaloides

Composição/ Propriedades	Plasma Humano	Cloreto de Sódio 0,9%	Ringer Simples	Ringer Lactato	Ringer Acetato	PlasmaLyte®	Plasmafundin®
pH	7,35 - 7,45	5,5	6	6,5	6,7	7,4	7,4
Osmolaridade (mOsm/L)	291	308	310	273	270	294	294
Sódio (mmol/L)	135 - 145	154	147	130	130	140	140
Potássio (mmol/L)	4,5	-	4	4	4	5	5
Cálcio (mmol/L)	2,2 - 2,6	-	2,2	1,5	2	-	-
Magnésio (mmol/L)	0,8 - 1,0	-	-	-	1	1,5	3
Cloreto (mmol/L)	94 - 111	154	156	109	110	98	98
Bicarbonato (mmol/L)	23 - 27	-	-	-	-	-	-
Lactato (mmol/L)	1,0 - 2,0	-	-	28	-	-	-
Acetato (mmol/L)	-	-	-	-	-	27	27
Gluconato (mmol/L)	-	-	-	-	30	23	23

jetivo restaurar volume intravascular e otimizar a oferta de oxigênio na microcirculação (DO2), associados a sangue.

DAS SOLUÇÕES DISPONÍVEIS

Soluções cristaloides balanceadas e não balanceadas

As soluções ditas não-balanceadas são principalmente representadas em nossa prática pelo Cloreto de Sódio 0,9%, com concentração elevada de íon Cloreto (154mEq/L) e diferença de íons fortes (SID) nula. Em contrapartida, soluções balanceadas, tanto cristaloides quanto coloides, objetivam reduzir ao máximo perturbações na homeostase do compartimento extracelular, principalmente no equilíbrio ácido-base e nas concentrações de eletrólitos. Existem duas principais categorias de soluções balanceadas:

Soluções com impacto mínimo no equilíbrio ácido-base, e conteúdo de eletrólitos com uma diferença de íons fortes (SID) in vivo, ou seja, o SID após o metabolismo do ânion orgânico (acetato, lactato ou gluconato), próximo a 24-29mEq/L.

Soluções com teor de Cl- normal ou subnormal (Cl- ≤ 110mEq/L).

Segundo a abordagem quantitativa do equilíbrio ácido-base há três variáveis que regulam independentemente o pH dos fluidos biológicos: pressão parcial de dióxido de carbono ($PaCO_2$), concentração de ácidos fracos não voláteis, e diferença de íons fortes (SID ou *strong ion difference* em inglês) : definida como diferença entre a soma de todos os cátions fortes e a soma de todos os ânions fortes. Portanto, cristaloides administrados por via endovenosa podem afetar o pH sanguíneo de acordo com sua composição específica, dado que seus eletrólitos alteram a SID do compartimento extracelular e também devido à hemodiluição, reduzindo a concentração de ATOT. Idealmente, a solução capaz de manter o pH plasmático inalterado após sua administração, desde que mantida constante a $PaCO_2$, deve equilibrar essas variações. Caso o SID da solução infundida seja maior do que a concentração plasmática de bicarbonato, o pH plasmático tenderá à alcalose; se o SID da solução infundida for menor do que o HCO_3- plasmático, o pH plasmático tenderá à acidose, como caso do "Soro fisiológico" (NaCl 0,9%) com SID = 0.

A definição de solução "balanceada" também inclui uma categoria de soluções isotônicas e quase isotônicas, com baixo teor de Cl- (igual ou inferior a 110mEq/L). Soluções balanceadas isotônicas que mantêm o equilíbrio ácido-base inalterado com SID em torno de 24mEq/L, invariavelmente terão teor de Cl- > 110mEq/L. Em contrapartida, soluções com um SID de 24mEq/L e um teor de Cl- mais baixo serão ligeiramente hipotônicas (como no caso do Ringer Lactato). E, finalmente, soluções isotônicas com baixo teor de Cl- necessariamente terão um SID mais alto (como no caso do PlasmaLyte®) sendo, portanto, alcalinizantes.

Soluções Coloides

Coloides incluem dextranos, Hidroxietilamida (HES-VOLUVEN®), gelatinas(GELAFUNDIN®) e albumina humana. São compostos de micromoléculas insolúveis na solução e com meia-vida superior aos cristaloides. Em termos práticos, a equivalência na reposição entre cristaloides e coloides é de cerca de 1:1,2.[1]

O uso de Albumina é rotina em alguns serviços de cirurgia cardíaca. No entanto, as evidências favorecendo desfechos melhores são escassas e ainda carecem de estudos maiores e ensaios clínicos randomizados. Há benefícios teóricos acerca do uso de albumina, com possível proteção do glicocálix endotelial e sequestro de radicais livres, o que reduziria a permeabilidade capilar e perdas para terceiro espaço, bem como seu maior poder osmótico, aumentando a pressão oncótica intravascular. Em pacientes sob estresse metabólico intenso, lesões no glicocálix aumentam a permeabilidade vascular também a Albumina e neste caso, a perda de Albumina para terceiro espaço pode ter efeito contrário ao objetivo inicial de sua administração, pois aumentará a pressão oncótica extravascular, espoliando volume intravascular.

O uso de Hidroxietilamido (HES) em cirurgia cardíaca é controverso: há tanto estudos associando seu uso a maior risco de lesão renal aguda, sangramento e mortalidade, bem como estudos sugerindo bom perfil de segurança. Não há nível de evidência suficiente para recomendar seu uso.

As gelatinas são macromoléculas derivadas do colágeno bovino e ainda é escassa a evidência acerca de seu uso em perioperatório. Quando comparada à albumina e cristaloides, as gelatinas prejudicam a estabilidade do coágulo e também apresentam maior risco de anafilaxia. No entanto, a inibição ex vivo da formação de coágulos não está associada a sangramento perioperatório excessivo. Dados agregados de seis ensaios clínicos (com um total de 305 pacientes) comparando gelatinas com albumina ou cristaloides em pacientes cirúrgicos eletivos não encontraram diferença significativa na mortalidade entre os grupos (RR 0,97, IC de 95% 0,21 a 4,38; P = 0,14).

QUANTO ÀS ABORDAGENS

A fluidoterapia desempenha um papel fundamental nos cuidados perioperatórios de pacientes cirúrgicos. Isso porque há necessidade de manter um volume circulatório efetivo adequado, garantir o equilíbrio hidroeletrolítico, preservar a integridade do glicocálix endotelial e promover a entrega adequada de oxigênio aos tecidos (DO_2). Este último conceito é diretamente proporcional ao débito cardíaco (DC), concentração da hemoglobina e seu nível de saturação de oxigênio e pressão parcial de oxigênio no sangue arterial (PaO_2). No entanto, a quantidade exata de fluidos a ser administrada para atingir esses objetivos e os parâmetros a serem utilizados para monitorar essa adequação ainda são temas de debate.

Existem duas abordagens principais para estimar a quantidade de fluidos a ser administrada: abordagens tradicionais, que levam em consideração o peso do paciente, a fase cirúrgica e cálculos de perdas, e terapia guiada por metas, baseada na medição de variáveis fisiológicas.

Abordagens tradicionais

As abordagens tradicionais não são consensuais quanto à quantidade exata e ao tipo de fluido a ser administrado, pois os estudos nessa área utilizam protocolos heterogêneos. (Brandstrup, 2006) Dadas essas divergências, as abordagens tradicionais são subdivididas em liberais ou restritivas, com os cálculos de reposição podendo variar de 5 a 18mL/kg/h de cristaloides intraoperatórios, a depender da estratégia. Isso significa que um paciente de 80kg, submetido a uma cirurgia de 6 horas, poderia receber entre 2400mL e 8640mL de fluidos. Nesse cenário, para abordagens mais liberais, é comum ocorrer sobrecarga volêmica, especialmente em cirurgias extensas, o que pode resultar em complicações como: disfunção cardiorrespiratória, dificuldades de cicatrização, íleo paralítico, disfunção renal, aumento do tempo de ventilação mecânica, lesão do glicocálix endotelial levando a perdas para terceiro espaço de albumina e água livre, além de maior tempo de internação hospitalar.[2]

Por outro lado, abordagens restritivas podem causar déficit circulatório, o que prejudica o suprimento de oxigênio aos órgãos e tecidos, levando à disfunção orgânica. Isso ocorre porque, no paciente cirúrgico, a depleção do volume intravascular possui várias causas, como jejum, sangramento, perdas insensíveis, redistribuição (vasodilatação por anestésicos ou inflamação). O estresse cirúrgico desencadeia respostas conservadoras destinadas a redistribuir o sangue dos tecidos periféricos para os órgãos vitais, mantendo o volume circulante por meio da retenção de sódio e água pelo hormônio antidiurético (ADH) e ativação do sistema renina-angiotensina-aldosterona (RAA). Tudo isso leva à hipoperfusão periférica, a qual pode acarretar piores desfechos renais. O estudo **RELIEF** (*Restrictive versus Liberal Fluid Therapy in Major Abdominal Surgery*) demonstrou essa associação em pacientes submetidos a

1 (Nicholson JP, Wolmarans MR, Park GR. The role of albumin in critical illness. Br J Anaesth. (2000) 85:599–610. doi: 10.1093/bja/85.4.599)

2 (Brandstrup, 2006; Nisanevich, 2005; Rahbari, 2009).

cirurgias abdominais de grande porte. Nesse estudo, a terapia restritiva resultou em um maior número de casos de lesão renal aguda quando comparada à terapia liberal de fluidos.

Terapia guiada por metas

A terapia guiada por metas é uma abordagem individualizada e promissora na redução da morbimortalidade pós-operatória, conforme evidenciado por estudos randomizados controlados das últimas duas décadas. Essa abordagem se baseia na monitorização hemodinâmica para orientar a reposição volêmica e o uso de agentes inotrópicos, visando a otimização do débito cardíaco.

Os parâmetros tradicionalmente utilizados para guiar a reposição volêmica: pressão arterial média (PAM), frequência cardíaca (FC) e diurese são influenciados por variáveis não relacionadas ao *status* circulatório, como vasodilatação causada por anestésicos, alterações na temperatura corporal, dor e estresse. Além disso, esses parâmetros mostram-se pouco sensíveis, pois é necessária uma redução de aproximadamente 20% no volume circulatório antes de sofrerem alterações. Outro exemplo disse é o fato de que, em pacientes com função cardíaca normal, o excesso de fluidos não causa alterações significativas na FC e PAM. Portanto, na terapia guiada por metas, são utilizadas outras variáveis, dependendo do risco do paciente e do tipo de cirurgia. Tais parâmetros hemodinâmicos podem ser classificados em:

- **Macro-hemodinâmicos:** débito cardíaco, índice cardíaco, pressão arterial sistêmica e seus derivados, como pressão arterial média, pressão de pulso, pressão de perfusão, labilidade da pressão, pressão venosa central, saturação venosa de oxigênio, débito urinário.
- **Micro-hemodinâmicos:** oferta de oxigênio aos tecidos (DO_2), consumo de oxigênio pelos tecidos, clearance de lactato, diferença da pressão parcial de CO_2 no sangue arterial e venoso central, *base excess*, de biomarcadores inflamatórios e de lesão renal aguda.

Tendo essas variáveis em vista, a terapia guiada por metas busca prover ao anestesiologista um guia para ressuscitação volêmica baseada no entendimento fisiopatológico do estresse cirúrgico e das necessidades individuais do paciente, considerando suas comorbidades. Isso está relacionado a melhores desfechos em diversos estudos.

Uma metanálise, conduzida por Hamilton *et al.*, incluiu 29 estudos e 4.805 pacientes, que apresentaram uma mortalidade global de 7,6%. O uso de intervenção hemodinâmica preventiva orientada por terapia guiada por metas reduziu significativamente a mortalidade e as complicações cirúrgicas. Análises adicionais comprovaram, também, reduções significativas na mortalidade em investigações que utilizaram cateter de artéria pulmonar, metas de ressuscitação supra-normais e estudos que utilizaram o índice cardíaco ou a entrega de oxigênio como metas na terapia guiada por metas, além do uso combinado de fluidos e inotrópicos em comparação com apenas fluidos.

Em relação à cirurgia cardíaca com Circulação Extracorpórea (CEC), embora pesquisas tenham demonstrado a utilidade da terapia guiada por metas (GDT) há mais de 25 anos, sua aplicação generalizada ainda é limitada (Mythen and Webb, 1995). Estudos mostram a utilidade tanto da GDT intraoperatória (Smetkin *et al.*, 2009; Kapoor *et al.*, 2008) quanto da GDT pós-operatória (McKendry *et al.*, 2004; Polonen *et al.*, 2000) em cirurgia cardíaca.

Um estudo publicado no *Annals of Cardiac Anesthesia*, conduzido por Kapoor *et al.*, investigou o efeito da terapia precoce direcionada a metas em pacientes submetidos à cirurgia de revascularização do miocárdio. Observou-se uma redução na duração da ventilação, no uso de medicamentos inotrópicos, no tempo de internação na UTI e no tempo de internação hospitalar no grupo submetido à terapia precoce direcionada a metas (EGDT) em comparação com o grupo controle. Além disso, Polonen *et al.* estudaram 403 pacientes submetidos à cirurgia cardíaca eletiva e concluíram que manter a saturação venosa mista de oxigênio (SvO_2) acima de 70% no período pós-operatório reduz a duração da internação na UTI e no hospital.

Metanálises que integram esses estudos têm demonstrado melhorias na GDT em relação ao tratamento padrão para complicações gerais e tempo de internação hospitalar (Kapoor *et al.*, 2008; McKendry *et al.*, 2004). Esses estudos apoiam a inclusão da GDT nas recentes diretrizes da *Enhanced Recovery After Surgery Society* para Cuidados Perioperatórios em Cirurgia Cardíaca como uma recomendação Classe I, Nível B-R (Kapoor *et al.*, 2008).

À medida que as evidências e recomendações continuam a apoiar a aplicação da GDT para cirurgia cardíaca, é importante enfatizar a implementação da assistência com GDT como um padrão de cuidado. Além disso, essa estratégia deve integrar a protocolização da GDT ao longo do período intraoperatório e pós-operatório na unidade de terapia intensiva (UTI). Também é crucial considerar a maior variabilidade nos parâmetros hemodinâmicos-alvo para pacientes submetidos à cirurgia cardíaca no design dos protocolos de GDT (Smetkin *et al.*, 2009; Kapoor *et al.*, 2008).

BALANÇO HÍDRICO E FLUIDOTERAPIA GUIADA POR METAS

Um balanço hídrico (BH) ligeiramente positivo é necessário no intraoperatório para amenizar os efeitos vasodilatadores e cardiodepressores associados à anestesia. Fica cada vez mais claro que BHs extremamente positivos ou negativos estão igualmente associados a um aumento na morbidade, tempo de internação hospitalar e mortalidade. A menor incidência de efeitos desfavoráveis ocorre possivelmente com BHs positivos em 1500-2000mL.

É importante frisar que o BH intraoperatório fornece uma ideia bastante imprecisa acerca do *status* do volume intravascular do paciente. Comorbidades, hidratação pré-cirúrgica, perdas sanguíneas, náuseas, vômitos, por exemplo, podem afetar o *status* da volemia do paciente, sendo fundamental o julgamento clínico para estabelecer se o paciente se beneficiará de uma estratégia de fluidoterapia mais restritiva ou mais liberal.

Durante o período pós-operatório de administração de fluidos, muitas vezes o ajuste volêmico dependerá da retirada de fluidos, portanto, estratégias para espoliar ou retirar volume infundido devem ser empregadas, caso necessário. Neste período, normalmente objetivamos um BH próximo de zero, com ajustes na volemia orientados por exame físico e marcadores micro-hemodinâmicos e macro-hemodinâmicos.

A terapia guiada por metas (GDT) deve ter seu uso restrito não somente ao intraoperatório, como também no pós-operatório em terapia intensiva, dado a crescente evidência na melhora de desfechos. É imprescindível para tal o uso de monitores de débito cardíaco minimamente invasivos, como FloTrac™ (Edwards Lifesciences). O racional da GDT está na otimização da DO_2 através de algoritmos e protocolos que devem ser individualizados e guiados pela monitorização e marcadores laboratoriais.

CONSIDERAÇÕES FINAIS

A reposição volêmica durante o perioperatório de cirurgias complexas e extensas, como a cardíaca, é de fundamental importância na redução de morbimortalidade. Não só o desenvolvimento de novas tecnologias de monitorização permitiu um avanço nesta área, como também o desenvolvimento de soluções com características fisiológicas mais próximas do corpo humano, levando a menores perturbações de equilíbrio ácido-base e hidroeletrolíticos.

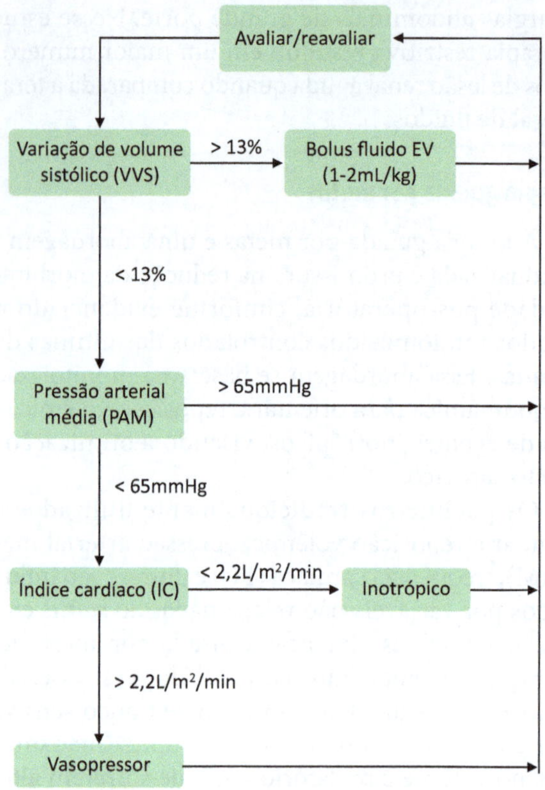

Figura 7.1. Exemplo de algoritmo de terapia guiada por metas utilizando marcadores macro hemodinâmicos.

Nesta importante etapa, se faz necessário um grande juízo clínico que trace estratégias de reposição adequadas e individualizadas, com a solução adequada, administrada na quantidade correta no momento adequado, promovendo a redução de insultos ao paciente cirúrgico.

PONTOS-CHAVE

- Desfechos clínicos de pacientes submetidos à cirurgia cardíaca estão associados à administração de fluidos durante o período perioperatório.
- A individualização no tratamento deve levar em conta características clínicas do paciente na escolha de cristaloides e/ou coloides administrados.
- Balanços hídricos ligeiramente positivos no intraoperatório são desejáveis e estão associados à menor taxa de complicações pós-operatórias.
- O emprego da terapia guiada por metas deve ser empregado sempre que possível, pois está associado a melhores desfechos clínicos. Abordagens baseadas em fórmulas prontas devem ser evitadas.

8

Síndrome Vasoplégica

Arthur Angelo Zogheib Pinatto • Jose Otavio Costa Auler Jr • Filomena Regina Barbosa Gomes Galas

INTRODUÇÃO

A **síndrome vasoplégica** (VS) é uma condição que acarreta choque distributivo em pacientes submetidos a cirurgias cardíacas com circulação extracorpórea (CEC), aparecendo em 5% a 25% das vezes. É caracterizada por hipotensão significativa, débito cardíaco alto ou normal e baixa resistência vascular sistêmica (RVS) – *vasodilatação severa* –, além de maior necessidade de líquidos e vasopressores durante ou após a circulação extracorpórea.[1,2] O prognóstico dos pacientes é proporcionalmente pior quando há dependência de altas doses de drogas vasoativas para manter a perfusão de múltiplos órgãos.

Neste capítulo falaremos do entendimento fisiopatológico da síndrome vasoplégica, quanto aos fatores de risco associados ao desenvolvimento desta complicação, possíveis prevenções e também do manejo adequado no cenário de terapia intensiva.

FISIOPATOLOGIA DA SÍNDROME VASOPLÉGICA

Quadro 8.1. Conceito de síndrome vasoplégica

1. Pressão arterial média, menor ou igual a 70mmHg, resistência vascular sistêmica indexada, abaixo de 1.400 dynes x cm/m^2, índice cardíaco acima ou igual a 2,5L/min/m e, por fim, pressão venosa central maior ou igual a 10mmHg.
2. Baixa resistência vascular sistêmica persistente, mesmo a despeito do uso de vasopressores em altas doses de 6 a 48 horas após a cirurgia.

A fisiopatologia envolve vários mecanismos que basicamente levam a uma extensa resposta inflamatória sistêmica (SIRS) e disfunção vascular, provocando vasodilatação e resistência aos vasopressores. Tecnicamente, a síndrome vasoplégica foi conceituada por Sun *et al.*[3] como exposto no **Quadro 8.1**. Já Patarroyo *et al.*,[4] de uma maneira mais simplista, conceituaram como vasoplegia a baixa RVS persistente mesmo a despeito do uso de vasopressores em altas doses de 6 a 48 horas após a cirurgia.

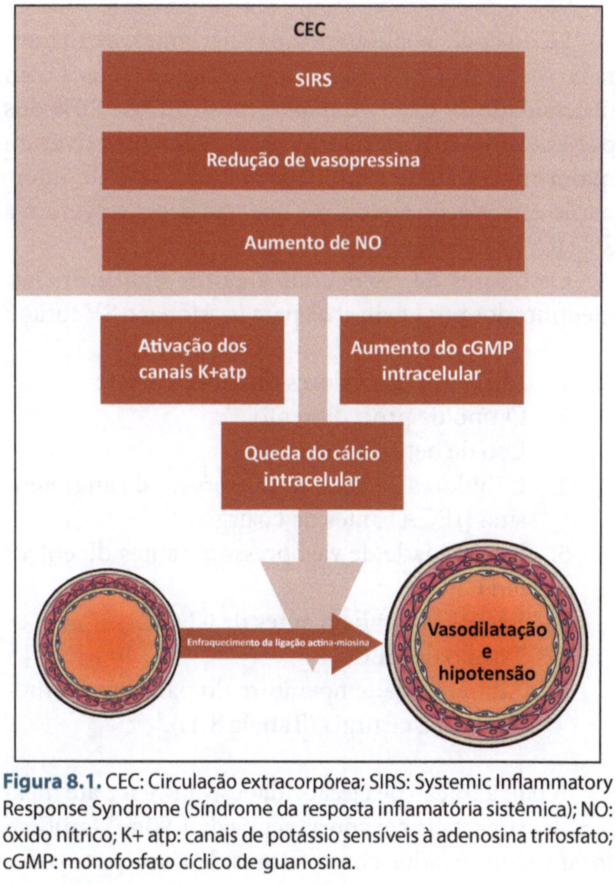

Figura 8.1. CEC: Circulação extracorpórea; SIRS: Systemic Inflammatory Response Syndrome (Síndrome da resposta inflamatória sistêmica); NO: óxido nítrico; K+ atp: canais de potássio sensíveis à adenosina trifosfato; cGMP: monofosfato cíclico de guanosina.

A vasoplegia ocorre principalmente por 3 pilares fisiopatológicos, a ativação de adenosina trifosfato, sensível a canais de potássio (K+atp) na membrana plasmática do músculo liso vascular; ativação da forma indutível de óxido nítrico (NO) e deficiência de vasopressina.[1] Há outras condições que, associadas às descritas acima, ajudam com a vasoplegia, na sua grande maioria também associada à CEC, como a ativação do sistema complemento, das interleucinas 6 e 8, elevação da troponina (agressão miocárdica) e disfunção endotelial, em suma, desenvolvendo uma SIRS.[2]

A vasoplegia é causada pelo desequilíbrio entre a diminuição da concentração sérica de vasopressina e o excesso de NO, o que, por sua vez, provoca a ativação de receptores K+atp na membrana plasmática das células do músculo liso vasculares, resultando na diminuição da entrada de cálcio através dos canais de Ca_2+ dependentes de voltagem, o que resulta em vasodilatação. Em paralelo, porém contribuindo também com a vasoplegia, o excesso de hormônios vasodilatadores como NO e o peptídeo natriurético atrial (BNP) causam a síntese do monofosfato cíclico de guanosina (cGMP) por essas mesmas membranas. As consequências dessas duas ações - redução do influxo celular de cálcio e a síntese de cGMP - levam ao enfraquecimento da ligação actina-miosina, o que leva à vasodilatação.[2]

FATORES DE RISCO

Levin *et al.*[5] analisaram 2.823 pacientes, de maneira retrospectiva, que realizaram cirurgia cardíaca com necessidade de CEC. A análise mostrou que 20% dos pacientes desenvolveram SV. Estes pacientes tiveram maior mortalidade e também maior tempo de internação em relação aos outros que não desenvolveram a SV (IC: 1,44–7,57; P<0,005).[2]

Os fatores de risco, com maiores significâncias, identificados por Levin *et al.* para ocasionar a SV foram:

1. Aumento nos valores do EuroSCORE.
2. O tipo de procedimento.
3. Uso de beta-bloqueadores.
4. Inibidores da enzima conversora de angiotensina (IECA) antes da cirurgia.
5. Necessidade de vasopressores antes de entrar em CEC.
6. Sua PAM também antes de CEC.
7. Tempo de CEC.
8. Aumento da temperatura do paciente no momento da cirurgia (**Tabela 8.1.**).[2]

A baixa fração de ejeção, idade avançada e até mesmo alta superfície corpórea (acima de 1,90m^2) também foram identificados como fatores de risco para o desenvolvimento de SV, porém com menor significância estatística.

Os tipos de procedimentos com maiores chances para SV foram a revascularização miocárdica, as cirurgias valvares e as cirurgias relacionadas ao tratamento de insuficiência cardíaca (transplante cardíaco, dispositivos de assistência ventricular e ventriculotomia). Em contrapartida, enxertos e reparos aórticos conferem proteção ao desenvolvimento de SV (IC: 0,29-0,78; P<0,003). Este efeito protetivo pode estar relacionado à hipotermia grave (temperatura central, 13 °C a 16 °C) usado para neuroproteção durante períodos de parada circulatória induzida desde o início da cirurgia.[6]

Patarroyo *et al.*[4] mostraram, em seu estudo com pacientes transplantados cardíacos, que 11% destes pacientes desenvolveram SV. Neste grupo, história de doença tireoidiana (IC: 1,0-7,0; P<0,04) e uso de DVA antes do transplante cardíaco (IC: 1,07-7,4; P 5 0,03) se mostraram como altos fatores de risco independentes para desenvolver SV.

Saber identificar os fatores de risco ajuda a prevenir o desenvolvimento de SV nos pacientes sujeitos a cirurgias cardíacas com CEC, o que também induz ao manejo diferente do paciente no pós-operatório. Um bom exemplo de melhor prevenção no pré-operatório é suspender beta-bloqueadores e IECA a pelo menos 12 horas antes da cirurgia.

Tabela 8.1. IECA: inibidor da enzima conversora da angiotensina; CEC: cirurgia extracorpórea; IC: insuficiência cardíaca.

Fatores de risco (Levin *et al.*)	OR (95% CI)	P
EuroSCORE. Aumento a cada 1 ponto.	1,15 (1,11-1,19)	<0,001
Uso de beta-bloqueadores antes da cirurgia.	1,31 (1,03-1,67)	0,028
Uso de IECA antes da cirurgia.	1,37 (1,04-1,80)	0,026
Tipo de Procedimento.		
Valvar *vs* Revascularização	1,52 (1,16-1,99)	0,002
Reparo e enxerto Aórtico *vs* Revascularização	0,48 (0,29-0,78)	0,003
Tratamento de IC *vs* Revascularização	2,04 (1,07-3,90)	0,031
Uso de vasopressores antes de CEC	3,59 (2,39-5,40)	<0,001
Pressão Arterial Média antes de CEC. Queda de 5mmHg	1,21 (1,13-1,29)	<0.001
Temperatura na CEC. Aumento de 1 °C	1,11 (1,08-1,14)	<0,001
Tempo de CEC. Aumento de 30min	1,38 (1,30-1,46)	<0,001

MANEJO DA VASOPLEGIA

Entender o conceito de vasoplegia - hipotensão, baixa RVS e débito cardíaco (DC) normal ou aumentado - é de suma importância para que ela seja brevemente reconhecida e então iniciado o tratamento. Visando isto, nos cuidados pós-operatórios, devemos saber o tempo exposto à CEC e à anóxia, a complexidade do procedimento e o paciente deve estar com monitorização invasiva de pressão arterial.[7]

Falaremos detalhadamente de cada condição aplicada ao manejo da vasoplegia, que se resume em:

1. Prevenção.
2. Ressuscitação volêmica com fluidos e/ou hemoderivados.
3. Drogas vasoativas.
4. Azul de Metileno.
5. Corticoesteroides.
6. Futuras estratégias.

1. Prevenção

A prevenção é pautada principalmente na possibilidade de mudar os fatores de risco factíveis para isso, como suspender ou reduzir a dose de beta-bloqueadores e IECA pelo menos 12 horas antes da cirurgia. Alguns fatores de risco não são passíveis de mudanças, como, por exemplo, o tipo de cirurgia.[7]

Em segundo, podemos agir com medida preventiva sobre a cadeia fisiopatológica que envolve o desenvolvimento da vasoplegia, como, por exemplo, evitar a queda dos valores séricos de vasopressina com a oferta da medicação em baixas doses (0,03UI/min) durante o procedimento até 4 horas após, como sugeriram Papadopoulos G *et al.* Seu estudo foi pequeno, com apenas 50 pacientes, duplo-cego e randomizado entre os que receberam e os que não receberam a vasopressina. Mostrou redução significativa na incidência de choque vasoplégico (CV) (p=0,042) e também influenciando na menor necessidade de outras drogas vasoativas (DVA) no pós-operatório (noradrenalina e adrenalina).[8] Ainda não há grandes estudos, com poder estatístico, que indiquem prescrever a administração de vasopressina como medida preventiva ao CV.

2. Ressuscitação volêmica intravascular com fluidos e/ou hemoderivados

O reconhecimento precoce de pacientes que respondem bem à reposição de fluidos e hemoderivados é de grande importância na fase inicial do choque, uma vez que a vasoplegia pode vir acompanhada de outras possíveis causas de choque, como o hipovolêmico e hemorrágico.[7]

Tratando-se de maneira isolada de choques distributivos – ou seja, com vasoplegia – a reposição agressiva de fluidos (cerca de 20 a 30mL/kg) esteve ligada a maior índice de mortalidade, possivelmente relacionado ao extravasamento de volume para o terceiro espaço, uma vez que há um maior estresse da parede vascular, aumentando sua permeabilidade e então causando edemas teciduais.[8]

Portanto, a reposição volêmica num choque estritamente vasoplégico deve objetivar a reposição das perdas, evitar acúmulo líquido com reposições agressivas de fluidos.

Quadro 8.2. Valores que podem significar hipovolemia

1. **Pressão venosa central:** abaixo de 5cmH_2O em ventilação espontânea e abaixo de 12cmH_2O em ventilação mecânica.
2. **VVS (Variação de Volume de Sistólico):** Variação acima de 13%.
3. **Delta PP (Variação de Pressão de Pulso):** Variação acima de 13%.*
4. **Colapsibilidade da veia cava inferior:** Variação acima de 15%
5. **Elevação passiva das pernas:** Quando aumenta 10% no débito cardíaco.

3. Drogas Vasoativas

Após a ressuscitação volêmica adequada, as drogas vasoativas são as principais medicações para o tratamento de choque vasoplégico. Existem diversos receptores (alfa adrenérgicos (α); beta adrenérgicos (β); receptores de vasopressina e os receptores de angiotensina) que promovem aumento da RVS e aumento da PAM. Os receptores adrenérgicos são divididos nos tipos α e β. Os receptores α produzem vasoconstrição, os β1 aumentam a frequência cardíaca e a contratilidade do miocárdio e os do tipo β2 promovem vasodilatação. Os agonistas adrenérgicos incluem a noradrenalina, adrenalina, dopamina, fenilefrina e dobutamina. Enquanto a noradrenalina e fenilefrina são predominantemente agonistas α, a dobutamina é β e a adrenalina e dopamina são agonistas α e β. Contudo, quando essas drogas são usadas em altas doses, provocam vasoconstrição periférica severa e, com isso, uma injúria orgânica. Portanto, quando necessário o uso de altas doses de catecolaminas, orienta-se a associação com outras drogas para diminuir os efeitos colaterais inerentes a elas.[9]

- Receptores adrenérgicos – alfa adrenérgicos (α); beta adrenérgicos (β):
  - **Noradrenalina:** Age predominantemente em receptores alfa adrenérgicos, exercendo de maneira significativa um efeito vasopressor. Também apresenta efeito inotrópico positivo, por aumento na duração da contração miocárdica, não provocando efeito cronotrópico. Promove aumento da pressão arterial e do índice cardíaco. A dose sugerida nos casos de CV é de 0,01mcg/kg/min a 0,3mcg/kg/min.
  - A noradrenalina é a droga de primeira escolha nos casos que apresentam choque com vasoplegia, contudo as principais definições do seu benefício quanto à redução de mortalidade são provenientes de estudos em pacientes com choque séptico,[10] que também apresentam vasodilatação. O uso concomitante da noradrenalina com outras catecolaminas não mostrou benefí-

cio com grandes significâncias estatísticas quanto à redução de mortalidade, porém se mostrou com bom efeito de segurança, não tendo efeitos adversos letais. Já o uso da Dopamina mostrou um aumento no índice de arritmia e até mesmo maior risco de mortalidade quando comparado com a noradrenalina.[9]

- **Adrenalina:** Tem maior afinidade a receptores beta1-adrenérgico e moderada afinidade em beta 2 e alfa 1 adrenérgico. Altas doses de adrenalina estimulam predominantemente os receptores alfa-adrenérgicos, promovendo vasoconstrição e aumento do DC. O seu uso no CV era o segundo na linha de indicação quando a noradrenalina se torna insuficiente para manter uma boa PAM e perfusão orgânica. Atualmente, a Vasopressina se torna a medicação de segunda escolha para agir em conjunto com noradrenalina. A dose indicada de Adrenalina no CV é de 0,01 a 0,5mcg/kg/min.[7,9]
- **Dopamina:** Seu efeito nos receptores adrenérgicos são dose-dependentes e tem sua ação no receptor beta1-adrenérgico quando administrados na dose de 5 a 10mcg/kg/min, aumentando o volume sistólico ejetado e a frequência cardíaca. Contudo, De Backer *et al.* demonstraram que a dopamina acarreta um risco aumentado de arritmia e mortalidade em comparação com a noradrenalina e não deve ser como DVA nos pacientes com CV.[11]

Quadro 8.2. Vantagens da Noradrenalina em comparação a outros vasopressores

- Efeito vasopressor equivalente à adrenalina e mais potente do que a dopamina.
- Não age nos receptores 2 β adrenérgicos, consequentemente não aumenta o índice de lactato.
- Ao contrário da adrenalina e da dopamina, a noradrenalina aumenta o índice cardíaco sem aumentar a frequência cardíaca e sem aumentar o consumo excessivo de oxigênio.
- Medicação de primeira escolha entre as drogas vasoativas, com dosagem limitada a 0,3mcg/kg/min quando usada de maneira isolada, tendo, portanto, indicação de associação a outras quando acima dessa dosagem. A segunda escolha tem sido a vasopressina, porém, essa também pode ser usada como primeira linha, conforme os atuais estudos têm demonstrado.

- **Fenilefrina:** Tem efeito apenas aos receptores alfa1-adrenérgico. Os dados de estudos que comprovem o benefício desta medicação são baixos, limitando a nossa indicação para os casos de CV. Além disto, num experimento em ratos, a fenilefrina apresentou depressão da função miocárdica.[12] Devido ao baixo número de estudos que relacionam o uso de Fenilefrina com benefício aos pacientes com CV, a medicação não está indicada como droga de primeira linha. Apesar da baixa evidência de indicação, a dose sugerida é de 0,5 – 5mcg/kg/min.
- Receptores não adrenérgicos (vasopressina e os de angiotensina).

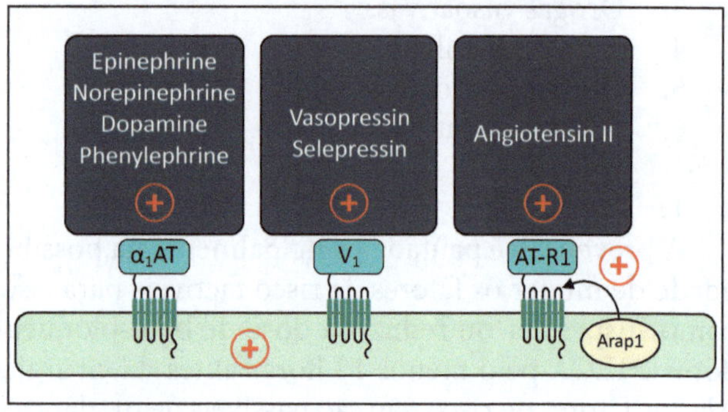

Figura 8.2. Drogas vasoativas

- **Vasopressina:** Seu efeito vasopressor é sobre receptores não adrenérgicos, V1a e V2, porém, principalmente no V1a.
- A indicação para o uso de vasopressina no CV vem do entendimento fisiopatológico da doença, entendendo que existe uma depleção na quantidade deste hormônio. A administração exógena da vasopressina tem por finalidade agir sobre o tônus vascular, aumentando a pressão arterial, auxiliando a noradrenalina nesta função, ocasionando menores efeitos adversos das catecolaminas por ter sua dose reduzida quando usada em conjunto com a vasopressina.
- O estudo VASST, feito em pacientes em choque séptico, adicionou a vasopressina (dose <0,04UI/min) noradrenalina. Não houve diferença no índice de mortalidade em 28 dias, porém se mostrou uma redução significante na necessidade de altas doses de noradrenalina, reduzindo assim os efeitos adversos das catecolaminas.[13]
- O estudo VANCS comparou a noradrenalina com vasopressina no tratamento da síndrome de vasoplegia após cirurgia cardíaca. O desfecho primário era mortalidade ou complicações graves (acidente vascular encefálico, necessidade de ventilação mecânica por mais de 48h, infecção de ferida esternal, re-operação ou insuficiência renal aguda) dentro de 30 dias. O desfecho primário ocorreu em 32% dos pacientes no grupo da vasopressina em

comparação com 49% da noradrenalina (IC95%, 0,38 a 0,80; p = 0,0014). Já os eventos adversos, encontraram menor ocorrência de fibrilação atrial no grupo da vasopressina (63,8 vs 82,1%; p = 0,0004).[14]

- Os estudos reforçam a indicação do uso da vasopressina como agente de segunda linha no choque no CV, usado ocasionalmente para reduzir a dose de noradrenalina - medicação de primeira linha - e, então, reduzir os seus efeitos colaterais. Após o estudo VANCS a vasopressina pode até ser indicada como medicação de primeira linha no tratamento da vasoplegia nos pacientes pós-operatórios de cirurgia cardiovascular com uso de circulação extracorpórea, embora acreditasse haver necessidade de maiores estudos para comprovar essa indicação como medicação de primeira linha.

A dose indicada no CV é de até 0,04UI/min, como segunda linha.

4. **Azul de Metileno**

Alguns componentes endógenos promovem a vasodilatação, o óxido nítrico (NO) é o mais conhecido e estudado dentro da fisiopatologia que envolve a síndrome vasoplégica. Ele promove a vasodilatação através da ativação do segundo mensageiro cGMP, a partir do receptor guanosina trifosfato (GTP) na membrana celular e, quanto maior a sua exposição na membrana celular do músculo liso vascular, maiores as chances de vasodilatação. O azul de metileno exerce a função antagonista à ligação do NO ao GTP, prevenindo então a vasodilatação.[7,9]

Os efeitos colaterais do azul de metileno são raros, porém conferem alta morbidade aos pacientes. Ocorre, por exemplo: síndrome serotoninérgica; vasoconstrição coronária; queda no fluxo sanguíneo esplênico; aumento na resistência vascular pulmonar; anemia hemolítica urêmica, principalmente nos pacientes com deficiência da G6PD e também por piora das enzimas hepáticas.

Levin RL *et al.* mostraram que dentre 638 cirurgias cardíacas, a incidência de síndrome vasoplégica é de 8,8% (56 pacientes) e que dentre este percentual, 10,7% vão a óbito. Naqueles que não desenvolvem vasoplegia, a mortalidade foi de apenas 3,6%. O azul de metileno foi usado como parte do tratamento em metade dos pacientes que tiveram o CV e não obteve óbito no grupo em que usou a medicação, contra 21,4% de óbitos destes 28 pacientes randomizados para o grupo controle (p = 0,01). Também foi visto que a síndrome vasoplégica perdurou por menos tempo - menos 6h - nos pacientes que usaram o azul de metileno como parte da terapia para a síndrome vasoplégica.[5]

O azul de metileno mostrou eficácia no tratamento da vasoplegia, contudo, o número de pacientes estudados ainda é pequeno para conseguir indicar como medicações de primeira linha no CV.

A dose indicada na SV é de uma única aplicação de 1,5mg/kg a 2mg/kg em bolus.

5. **Corticoesteroides**

Não existem grandes estudos direcionados ao benefício de reduzir a mortalidade nos pacientes que fizeram uso de corticoesteroides com CV. Contudo, a teoria mais aceita é que eles aumentam a eficácia dos vasopressores com maior expressão de receptores vasculares adrenérgicos.[7,10]

O estudo CORTICUS, publicado em 2008, avaliou por 5 anos o uso de 50mg a cada seis horas de hidrocortisona nos pacientes com choque séptico. Os autores não encontraram significância estatística de mortalidade entre o grupo que usou a medicação e o que recebeu apenas o placebo, porém, a reversão do choque ocorreu mais rapidamente naqueles que usaram a hidrocortisona.[15]

Portanto, os corticoesteroides fazem parte das medicações da estratégia terapêutica do CV. A hidrocortisona é a medicação indicada, na dose de 50mg a cada 6 horas.

6. **Futuras estratégias no tratamento**

Várias terapias em potencial ainda não fazem parte da estratégia atual para a síndrome vasoplégica, porém inúmeros estudos estão sendo feitos para que elas sejam adotadas num futuro próximo.

- **Angiotensina II:** Hormônio endógeno que tem seu efeito vasopressor e regulação da pressão arterial na cascata de ativação hormonal do sistema renina-angiotensina-aldosterona. Seu efeito vasopressor é sobre receptores não adrenérgicos, AT1. No estudo ATHOS-3, os pacientes foram divididos em dois grupos, os que receberam angiotensina II e os que receberam o placebo. Os pacientes incluídos no estudo foram aqueles que estavam em uso de pelo menos 0,2mcg/kg/min de noradrenalina, ou outro vasopressor com dose equivalente. O desfecho primário foi definido como aumento de 10mmHg da pressão arterial ou se atingisse uma pressão arterial média de 75mmHg. O grupo de pacientes que recebeu a angiotensina II teve uma diferença estatística importante em relação ao placebo quanto ao desfecho primário ($p<0,001$). Entretanto, apesar de demonstrar efeito satisfatório quanto ao aumento da PAM, o estudo não demonstrou relevância na redução de mortalidade entre os grupos ($p=0,12$).[16]

A angiotensina II ainda não demonstrou benefício em grandes estudos quanto à mudança de desfechos para o tratamento de CV, com isto, não entra como medicação na linha de tratamento da vasoplegia.

A dose de angiotensina II usada no estudo foi de 20ng/kg/min.

- **Vitamina C:** é reconhecido, com efeito anti-inflamatório e dentre suas características farmacológicas, sugere-se que ele também tenha um efeito parecido com os corticoesteroides, aumentando a eficácia dos vasopressores e requerindo menor dose destes medicamentos. O uso diário da combinação de vitamina C 6g por dia, 50mg de hidrocortisona a cada 6 horas e 200mg de tiamina a cada 12 horas sugeriu menor necessidade de vasopressores nos pacientes estudados em choque séptico.[17] O efeito destes agentes de maneira insolada não foram estudados.
- **Terlipressina:** análogo à vasopressina, porém com meia-vida mais longa (4-6h, contra 6 minutos da vasopressina), podendo ser administrada até mesmo de maneira intermitente. É ainda mais seletivo que a vasopressina ao receptor V1a, promovendo então aumento da resistência vascular pulmonar e da RVS, por conseguinte da PAM. Com essa maior seletividade por um único receptor, a RVS se torna muito alta, sem aumentar em conjunto os efeitos dos outros receptores, como, por exemplo, os beta-adrenérgicos e V2. Isto pode ser prejudicial. Outro problema da terlipressina está relacionado ao seu tempo de meia-vida, que causa o aumento excessivo da RVS, diminuindo o débito cardíaco e necessitando de inotrópicos.

Quando se comparou o uso de vasopressina *versus* terlipressina, não se viu diferença entre a performance das duas medicações, sendo, portanto, a vasopressina mais segura.

Desta forma, não há indicações robustas para a terlipressina no CV.[7,9]

Tabela 8.2.

Medicação	Dose indicada	Vantagens	Desvantagens	Indicação
Noradrenalina	0,01-0,3mcg/kg/min. Infusão contínua.	Aumento da PAM preferencialmente por aumento da RVS. Também tem efeito inotrópico.	Vasoconstrição periférica severa quando usada em altas doses.	Primeira linha de indicação no CV.
Vasopressina	Até 0,04UI/min. Infusão contínua.	Redução das doses de catecolaminas para aumentar a PAM.	Não há grandes estudos que comprovem sua redução de mortalidade.	Segunda linha de indicação no CV. VANCS mostra benefício como primeira linha.
Adrenalina	0,01-0,5mcg/kg/min. Infusão contínua.	Vasoconstrição e aumento do inotropismo cardíaco.	Aumento do lactato e taquicardia. Pouca evidência cientifica.	Adjuvante às medicações de primeira linha e às de segunda linha.
Azul de Metileno	1,5mg/kg a 2mg/kg. Em bolus.	Aumento da PAM na vasoplegia severa.	Causa síndrome serotoninérgica, anemia hemolítica e interfere na oximetria de pulso.	Apesar do pequeno número de pacientes estudados, tem indicação absoluta na vasoplegia severa.
Vitamina C	6g por dia.	Aumenta a eficácia dos vasopressores.	Pouca evidência científica.	Indicado somente em conjunto com Hidrocortisona e Tiamina.
Corticosteroides	50mg a cada 6h.	Ajuda na resolução do choque.	Não mostrou benefício na redução de mortalidade.	Faz parte do arsenal terapêutico para reduzir o tempo do CV.
Fenilefrina	0,5-5mcg/kg/min. Infusão contínua.	Aumento da PAM por aumento da RVS.	Depressão miocárdica. Pouca evidência científica.	Não há indicações robustas para a o uso da medicação.
Angiotensina II	20ng/kg/min. Infusão contínua.	Aumento da PAM e necessidade de menos dose dos outros vasopressores.	Pode interferir na síntese da vasopressina endógena.	Pouco disponível no Brasil.
Dopamina	0-20mcg/kg/min. Infusão contínua.	Aumento da PAM. Dose-dependente.	Mostrou maiores índices de arritmia e também aumenta da mortalidade.	Não faz parte das indicações no CV.
Terlipressina	1,3mcg/kg/min. Infusão contínua.	Meia-vida maior em relação à vasopressina.	Seletivo ao receptor V1a, aumentando exageradamente a vasoconstrição periférica.	Não faz parte das indicações no CV.

Verde: Indicação de primeira linha no tratamento do CV, com redução de mortalidade.
Amarelo: Auxiliam as drogas de primeira linha no CV.
Laranja: Poucos estudos comprovam seus benefícios.
Vermelho: Não são indicados no CV.

PAM: pressão arterial média; RVS: resistência vascular sistêmica.; CV: choque vasoplégico.

CONSIDERAÇÕES FINAIS

A síndrome vasoplégica – choque vasoplégico – relacionado ao pós-operatório de cirúrgica cardiovascular e ao uso de circulação extracorpórea corresponde a quase 25% dos casos, altos índices e, se mal prevenida, não reconhecida de imediato e realizado um tratamento inadequado, pode levar a um índice de 10% de mortalidade.

A cadeia de salvamento da síndrome vasoplégica começa no pré-operatório, quando identificamos os possíveis fatores de risco passíveis de mudanças. Depois da cirurgia, é de extrema importância entender o conceito da síndrome vasoplégica – baixa resistência vascular sistêmica com débito cardíaco normal ou aumentado – para que se possa identificar o problema de imediato, abrir outros diagnósticos diferenciais de choque – tratar conforme necessidade – e então, tão breve possível o tratamento adequado. De uma forma rápida e até mesmo simultânea, seguimos a ordem de:

1) Reposição volêmica conforme necessidade e tolerância.
2) Início de noradrenalina.
3) Associação com vasopressina quando a dose da noradrenalina estiver acima de 0,3mcg/kg/min e até mesmo associação com adrenalina quando a vasopressina não é suficiente – até 0,04UI/min.

Novas estratégias terapêuticas tem sido usadas e, até o momento, as mais validadas pelos estudos são:

1) Azul de metileno.
2) Corticoesteroides.
3) Conjunto de vitamina C com hidrocortisona mais a tiamina.

A abordagem e manejo da síndrome vasoplégica deve ser rápida e a cadeia de salvamento deve ocorrer de maneira simultânea entre identificação, exclusão de diagnósticos diferenciais e início do tratamento.

REFERÊNCIAS BIBLIOGRÁFICAS

1. Fischer GW, Levin MA. Vasoplegia during cardiac surgery: current concepts and management. Semin Thorac Cardiovasc Surg 2010;22:140-4
2. Omar S, Zedan A, Nugent K. Cardiac vasoplegia syndrome: pathophysiology, risk factors and treatment. Am J Med Sci. 2015;349:80-88.
3. Sun X, Zhang L, Hill PC, et al. Is incidence of postoperative vasoplegic syndrome different between off-pump and on-pump coronary artery bypass grafting surgery. Eur J Cardiothorac Surg 2008;34:820-5.
4. Patarroyo M, Simbaqueba C, Shrestha K, et al. Pre-operative risk factors and clinical outcomes associated with vasoplegia in recipients of orthotopic heart transplantation in the contemporary era. J Heart Lung Transpl 2012;31:282-7.
5. Levin RL, Degrange MA, Bruno GF, et al. Methylene blue reduces mortality and morbidity in vasoplegic patient safter cardiac surgery. Ann Thorac Surg 2004; 77: 496-9.
6. Etz CD, Plestis KA, Kari FA, Luehr M, Bodian CA, Spielvogel D, Griepp RB. Staged repair of thoracic and thoracoabdominal aortic aneurysms using the elephant trunk technique: a consecutive series of 215 first stage and 120 complete repairs. Eur J Cardiothorac Surg. 2008;34: 605- 614.
7. Shaefi, S, Mittel, A, Klick, J et al, Vasoplegia after cardiovascular procedures—Pathophysiology and targeted therapy. J Cardiothorac Vasc Anesth. 2018;32:1013-1022.
8. Boyd JH, ForbesJ, NakadaTA, et al. Fluid resuscitation in septic shock: A positive fluid balance and elevated central venous pressure are associated with increased mortality. CriticalCareMed2011;39:259-65.
9. Levy B, Fritz C, Tahon E, et al. Vasoplegia treatments: the past, the present, and the future. Crit Care Lond Engl. 2018;22:52.
10. Rhodes A, Evans LE, Alhazzani W,et al. Surviving Sepsis Campaign: International Guidelines for management of sepsis and septic shock: 2016. Critical Care Med 2015; 45:486-552.
11. De Backer D, Aldecoa C, Njimi H,et al. Dopamine versus norepinephrine in the treatment of septic shock: A meta-analysis. Crit Care Med 2012;40: 725-30.).
12. Ducrocq N, Kimmoun A, Furmaniuk A, Hekalo Z, Maskali F, Poussier S, et al. Comparison of equipressor doses of norepinephrine, epinephrine, and phenylephrine on septic myocardial dysfunction. Anesthesiology. 2012;116: 1083-91.
13. Asfar P, Bracht H, Radermacher P. Impact of vasopressin analogues on the gut mucosal microcirculation. Best Pract Res Clin Anaesthesiol. 2008;22:351-8.
14. Hajjar LA, Vincent JL, Barbosa Gomes Galas FR, Rhodes A, Landoni G, Osawa EA, et al. Vasopressin versus norepinephrine in patients with vasoplegic shock after cardiac surgery: the VANCS randomized controlled trial. Anesthesiology. 2017;126:85-93.
15. (Sprung CL, Annane D, Keh D, et al. Hydrocortisone therapy for patients with septic shock. N Engl J Med 2008; 358:111-24).
16. Khanna A, English SW, Wang XS, Ham K, Tumlin J, Szerlip H, et al. Angiotensin II for the treatment of vasodilatory shock. N Engl J Med. 2017; 377:419430.
17. Marik PE, Khangoora V, Rivera R,et al. Hydrocortisone, vitaminC and thiamine for the treatment of severe sepsis and septic shock: A retrospective before-after study. Chest 2017; 151:1229-38.

Bibliografia sugerida

1. Papadopoulos G, Sintou E, Siminelakis S, et al. Perioperative infusion of low- dose of vasopressin for prevention and management of vasodilatory vasoplegic syndrome in patients undergoing coronary artery bypass grafting: A double-blind randomized study. J Cardiothorac Surg 2010;5:17.

9

Hipertensão pulmonar

Priscila de Carvalho Previde Nunes

CLASSIFICAÇÃO

Grupo I – Hipertensão pulmonar primária – doenças pulmonares vasculares

- Idiopática.
- Hereditária – mutações no BMPR2 e outras mutações.
- Induzida por drogas ou toxinas.
- Associada a doenças do tecido conectivo (esclerose sistêmica, doença mista do tecido conectivo, etc.).
- Associada à infecção pelo HIV, hipertensão portal, doença cardíaca congênita e esquistossomose.

Apresentam cateterismo padrão de HP pré-capilar (POAP menor ou igual a 15mmHg) e não apresentam doença pulmonar significativa ou tromboembolismo pulmonar crônico. Os achados histológicos são:

1. Vasoconstrição.
2. Remodelamento vascular com lesões plexiformes.
3. Microtrombose da vasculatura pulmonar.

Respondem aos vasodilatadores.[1]

Grupo II – Hipertensão pulmonar secundária à doença cardíaca esquerda

- Disfunção ventricular esquerda sistólica.
- Disfunção ventricular esquerda diastólica.
- Doenças valvares esquerdas.

Apresentam padrão hemodinâmico de hipertensão pós-capilar. (POAP > 15 mmHg).

É a forma mais prevalente de HP no mundo.

Pode haver HP combinada pré e pós-capilar – esse perfil hemodinâmico ocorre em pacientes com doença de câmaras esquerdas associado a remodelamento vascular pulmonar secundário à congestão crônica. (A POAP é menor ou igual a 15 e maior que 12 mmHg).[1]

Grupo III – Hipertensão pulmonar secundária à doença pulmonar/hipóxia

- Doença pulmonar obstrutiva crônica.
- Doenças intersticiais pulmonares.
- Distúrbios de hipoventilação.

Padrão hemodinâmico de hipertensão pulmonar pré-capilar.[1]

Grupo IV – Hipertensão pulmonar por tromboembolismo crônico ou obstrução das artérias pulmonares

- Tromboembolismo.
- Obstrução das artérias pulmonares por arterites, tumores ou estenose congênita de artéria pulmonar.

Padrão hemodinâmico de HP pré-capilar. O alvo terapêutico é a restauração de fluxo sanguíneo aos territórios vasculares obstruídos – tromboendarterectomia pulmonar.[1]

Grupo V – Hipertensão pulmonar sem causas conhecidas com etiologia multifatorial

- Anemia hemolítica crônica.
- Sarcoidose.
- Neurofibromatose.
- Insuficiência renal.
- Doenças mieloproliferativas.

Diagnóstico:

- Pressão de artéria pulmonar maior que 25mmHg.
- Suspeita clínica por meio de sintomas inespecíficos: dispneia aos esforços e/ou síncope.

A investigação deve começar pela pesquisa de fatores causais de maior prevalência: doenças das câmaras cardíacas esquerdas, doença pulmonar ou tromboembolismo pulmonar. Deve-se considerar HP primária apenas após a exclusão dessas causas.[1]

Exames:

Pesquisa de TEP crônico, doença cardíaca ou pulmonar:

- Radiografia de tórax.
- Eletrocardiograma.
- Espirometria completa com capacidade de difusão do monóxido de carbono.
- Tomografia computadorizada de alta resolução.
- Cintilografia de ventilação-perfusão.
- Ecodopplercardiograma transtorácico.
  - o **Radiografia de tórax:** evidenciam alterações em fases avançadas de doença: aumento do diâmetro do tronco da artéria pulmonar e de seus ramos, aumento de câmaras direitas.[1]
  - o **Eletrocardiograma:** alterações aparecem em fases avançadas; sinais de sobrecarga de câmaras direitas; desvio do eixo para a direita e onda P pulmonale (amplitude de onda p maior ou igual a 2,5 mm em DII).[1]
  - o **Tomografia de tórax:** auxilia na investigação de doenças que acometem o parênquima pulmonar e de doença tromboembólica e de doenças veno-oclusivas. O aumento do diâmetro da artéria pulmonar tem alta especificidade para HP, quando o diâmetro é maior que 33,2mm.[1]
  - o **Cintilografia ventilação-perfusão:** alta sensibilidade (96%-97%) e alta especificidade (90%-95%) para o diagnóstico de tromboembolismo pulmonar. A angiotomografia convencional apresenta sensibilidade de até 50%.[1]
  - o **Ecocardiograma:** melhor exame não invasivo para o rastreamento de HP. Não estabelece diagnóstico definitivo e não diferencia os tipos de HP. Estima a pressão sistólica da artéria pulmonar com base na medida direta da velocidade do jato de regurgitação tricúspide e da estimativa da pressão do átrio direito, além de avaliar as funções ventriculares direita e esquerda.[1] Achados ecográficos de pacientes com hipertensão pulmonar terminal:
    - ▪ Ventrículo direito aumentado, com regurgitação tricúspide.
    - ▪ Ventrículo esquerdo pequeno, com parede hipertrófica assimétrica.
    - ▪ Desvio septal em direção ao VE.
    - ▪ Rigidez ventricular associada à insuficiência diastólica e a relação da velocidade da onda A tecidual (a') e da onda A do Doppler pulsado diminuída.

Exames direcionados segundo a suspeita clínica:

A realização de cateterismo direito é mais específica do que ecocardiograma (que pode apresentar 20% de erro). O cateter de Swan-Ganz mede a Pressão Arterial Pulmonar (PAP) e a Pressão de Oclusão da Artéria Pulmonar (POAP).

- POAP > que 15mmHg – doença cardíaca de câmaras esquerdas.
- POAP ≤ a 15mmHg – pesquisar doenças do grupo 1 ou do grupo 5:
  - o Pesquisa de autoanticorpos, sorologias – colagenases e HIV.
  - o Ultrassom de abdome superior (avaliar hipertensão portopulmonar, fibrose periportal – esquistossomose).
  - o HAP idiopática ou familiar – rever história familiar, considerar estudo genético.
  - o Inquérito de drogas – HP induzida por drogas.
  - o Cateterismo cardíaco esquerdo – teste de microbolhas – doenças cardíacas congênitas.

Tratamento:

Grupo 1:

- Tratar quando a PAPm for igual ou superior a 25mmHg.
- Tratar a doença de base já é o suficiente para tratar HP:
  - ▪ HIV;
  - ▪ Lúpus eritematoso sistêmico;

- Doença mista do tecido conjuntivo.
- **Medidas gerais:**
  - Recuperação física;
  - Evitar atividade extenuante;
  - Evitar gravidez;
  - Vacina para influenza e pneumococo.
- **Terapia de suporte:** diuréticos, oxigênio e digoxina. A anticoagulação deve ser considerada na HAP idiopática, hereditária ou relacionada a anorexígenos.
- 10% dos pacientes com hipertensão pulmonar grave se beneficiam do uso de 5 classes de drogas: inibidores da fosfodiesterase 5 (sidenafil), guanilato ciclase solúvel, antagonistas dos receptores da endotelina e dos prostanoides e bloqueadores de canais de cálcio.[1]
  - **Os prostanoides:** Prostaciclinas, análogos da prostaciclinas, agonistas seletivos do receptor IP da prostaciclina. Atuam na via das prostaglandinas: epoprostenol, iloprost, treprostinil, beraprost, selexipag. São os fármacos de primeira linha e utilizados, inicialmente, como monoterapia. Conforme a doença progride, terapia combinada e que atue em vias distintas deve ser considerada.
  - **Bloqueadores de canais de cálcio**
    Antagonistas dos receptores de endotelina 1: ambrisentana, bosentana, macitentana.
    Inibidores de fosfodiesterase 5: atuam produzindo NO – sildenafil, tadalafil, verdenafil.
    Estimuladores da guanilil ciclase solúvel: atuam produzindo NO – riociguate.

É realizado um teste de vasorreatividade ao NO, para verificar se a hipertensão pulmonar melhora com vasodilatadores. O paciente inala NO 10ppm, durante 10 minutos, o teste é considerado positivo quando há redução de no mínimo 20% na resistência vascular pulmonar, com aumento no índice cardíaco ou redução da pressão arterial média pulmonar de pelo menos 10mmHg, sendo o valor final inferior a 40mmHg.[2]

Grupo 2:

A congestão pulmonar, decorrente da transmissão retrógrada das pressões de enchimento elevadas em câmaras esquerdas, determina diretamente elevação da pressão da circulação arterial pulmonar. Além disso, há ativação de mecanismos neuro-hormonais que cursam com o remodelamento vascular. Dessa forma, pode surgir o componente pré-capilar somado ao componente pós-capilar. Apesar da melhora do aumento do índice cardíaco e da redução da pressão capilar pulmonar e da redução das resistências vasculares pulmonares, também houve redução da resistência sistêmica e não houve melhora da mortalidade ou da hospitalização, com maior descompensação clínica com o uso de doses mais elevadas. Portanto, o uso de medicações específicas para HP é contraindicado nesse grupo de pacientes.[1]

Grupo 3:

É considerada a segunda causa mais comum de HP; apenas uma minoria desse grupo apresenta HP grave (PAPm > 35mmHg). Não há evidências de que as medicações específicas utilizadas na HP sejam benéficas para esse grupo.[1]

Grupo 4:

Ocorre remodelamento vascular decorrente de tromboembolismo pulmonar. É a única causa potencialmente curável de HP, sendo a tromboendartectomia pulmonar o tratamento. Por conta disso, deve-se pesquisar sempre essa etiologia em pacientes com HP. A anticoagulação plena é recomendada sempre, mesmo após a cirurgia. Diuréticos e oxigênio estão indicados em caso de IC e hipoxemia, respectivamente.[1]

Grupo 5:

Tratamento voltado para doença de base.[1]

ANESTESIA EM PACIENTES COM HP: CONSIDERAÇÕES GERAIS

Implicações nas doenças pulmonares restritivas: incluem as doenças pulmonares intersticiais que cursam com fibrose pulmonar. Entre elas temos a sarcoidose, a asbestose, a fibrose pulmonar idiopática e a pneumonite por hipersensibilidade.[3]

Esses pacientes apresentam múltiplas comorbidades: 85% possuem hipertensão pulmonar; 4 a 25% são coronariopatas, 50 a 85% apresentam refluxo gastrointestinal. Screening e intervenção pré-operatória dessas comorbidades melhoram o desfecho pós-operatório, sendo por isso recomendado.[4]

A complacência pulmonar é mínima. Quando acompanhado de hipertensão pulmonar secundária, é necessário muito cuidado para equilibrar a pressão inspiratória elevada a fim de alcançar um volume minuto adequado e minimizar um aumento da pressão na artéria pulmonar, evitando, assim, perturbações na pré-carga e na pós-carga do ventrículo direito. Aumento da PEEP pode ser usado para recrutar alvéolos, contudo, ficar atento para não haver aumento na pós-carga do ventrículo direito, que ocasionará hipotensão.[5]

Avaliar o uso de medicações anti-fibrosantes, como a tirosina quinase derivada do fator de crescimento plaquetário, e o inibidor do fator de crescimento endotelial, como o nintedanib. Essa medicação pode aumentar o sangramento perioperatório e deve ser suspensa no período pré-operatório. Contudo, estudos recentes não demonstraram aumento da transfusão sanguínea com o uso desse medicamento.[6]

Implicações da hipertensão pulmonar: conforme descrito anteriormente, pode ser primária ou secundária. A insuficiência de VD é comum nesses pacientes. Os anestesiologistas devem estar cientes dos fatores pré-operatórios que predizem a morbidade, a mortalidade e ter um plano de cuidado para intraoperatório.[3]

Pacientes com hipertensão pulmonar severa e falência de ventrículo direito precisam ter a hemodinâmica otimizada antes da indução. Fazer NO inalatório, deixar bomba de infusão com alfa ou beta-agonistas preparadas. É importante ressaltar que tipo de paciente vem ao centro cirúrgico com a pré-carga reduzida devido ao uso crônico de diuréticos a fim de otimizar a função pulmonar e que apresentam o sintoma devido ao jejum. Hidratar esse paciente antes da anestesia permite o uso de drogas vasoativas com maior parcimônia, uma vez que o efeito dessas drogas é sistêmico, atuando também na circulação pulmonar, com potencial de piorar a disfunção do ventrículo direito.[7]

Existe uma ressalva, entretanto, pacientes com hipertensão pulmonar e índice cardíaco baixo não apresentam bons resultados clínicos após hidratação endovenosa, mesmo se a pré-carga estiver reduzida conforme demonstrado por estudos prévios.[8]

Fatores associados à elevada mortalidade perioperatória: síncope, hiponatremia, índice cardíaco diminuído, diminuição do diâmetro do ventrículo esquerdo no final da diástole.[9]

Implicações nas doenças obstrutivas crônicas: deficiência de alfa-1 antitripsina, DPOC.

Esses doentes apresentam risco aumentado para doença cardiovascular e câncer de pulmão.

Esses doentes sofrem hiperinsuflação pulmonar, com aumento da pressão intratorácica, podendo até comprimir o coração. Também apresentam hipercapnia crônica, o que pode resultar em hipotensão na indução anestésica.[7]

O aprisionamento aéreo aumenta, reduz o volume corrente e provoca instabilidade hemodinâmica. As estratégias que diminuem a hiperinsuflação, como diminuição da frequência respiratória e do volume corrente, aumento do tempo expiratório, causam aumento da resistência vascular pulmonar e queda do pH, piorando a função do ventrículo direito. A hiperinsuflação pode ocasionar hipotensão associada ao aumento da pressão nas vias aéreas. O ventilador deve ser desconectado para permitir a exalação de ar e melhora da hipotensão associada. Usar broncodilatadores e aspiração das vias aéreas para melhorar o aprisionamento de ar.[10]

A ventilação monopulmonar aumenta o shunt direita para esquerda, se existir, e o espaço morto no paciente com DPOC. A dexmedetomidina tem se mostrado promissora em diminuir o espaço morto e melhorar a hipoxemia em pacientes com DPOC e ventilação monopulmonar.[11]

Medicação pré-anestésica

Uso de sedativos pré-operatórios com moderação – pouco ou nenhum sedativo: benzodiazepínicos e narcóticos podem exacerbar a hipercarbia e a hipoxemia, principalmente em pacientes com DPOC.[12] Em contrapartida, a ansiedade pré-operatória pode liberar catecolaminas que pioram a função de VD em pacientes com hipertensão pulmonar. Em pacientes muito ansiosos, dar na sala de operação 0,5 a 1mg e fentanil 25 a 50mcg intravenoso, antes de procedimentos potencialmente dolorosos como cateterização arterial para monitorização invasiva.[13] O paciente deve estar com cateter nasal de 1 a 2 litros por minuto e monitorizado, seu padrão respiratório deve ser constantemente observado, pois esses pacientes com hipercapnia dependem do drive de hipóxia para respirarem.[14]

Monitorização

- Sondagem vesical de demora.
- Acesso venoso: periférico 14 G e acesso venoso central 8,5 a 9 Fr.
- Débito cardíaco contínuo.
- Saturação venosa mista.
- Pressão arterial pulmonar contínua após indução pelo cateter de artéria pulmonar.
  - o A monitorização da pressão da artéria pulmonar é mais útil em pacientes com hipertensão pulmonar, especialmente durante a indução e, se for necessário, ventilação monopulmonar inicial ou o pinçamento da artéria pulmonar. A posição do cateter deve ser verificada por ETE para garantir que esteja residindo na artéria pulmonar principal.[15]
- BIS
  - o **Justificativa:** esses pacientes estão sob maior risco de ter *awake* intraoperatório, seja porque a captação de halogenado pelo pulmão em estado de doença terminal é menor, seja pela aderência do fentanil às cânulas da circulação extracorpórea, seja porque o fentanil tem um efeito de primeira passagem nos pulmões, os quais retem com 40 a 60% do fentanil administrado, ocorrendo o mesmo com o órgão enxertado.[7]
- Oximetria de pulso
  - o Há diferenças importantes na exatidão da SpO_2 entre os fabricantes, para usar um valor específico de SpO_2 como corte para

diretriz de tratamento de hipoxemia, a exatidão do oxímetro deve ser verificada com medição de gasometria arterial.[7]

- Eletrocardiograma
- Pressão arterial não invasiva.
- Pressão arterial invasiva antes da indução:
  - **Justificativa:** além de zelar pela estabilidade hemodinâmica do paciente, a pressão arterial invasiva permite a medição da PaO_2 por gasometria intermitente. A PaO_2 oferece estimativa mais útil da margem de segurança do que a SpO_2.
- Após intubação do paciente, monitorizar com capnografia e ecocardiografia transesofágica. [7]
- **Justificativa:** a indução anestésica pode provocar hipotensão severa e depressão ventricular, o ecocardiograma permite a visualização direta do VD e do movimento e função da parede do VE e auxilia o anestesista a tomar as devidas medidas como otimizar fluidos, utilizar agentes inotrópicos e vasodilatadores pulmonares conforme necessário.
- Também auxilia na avaliação da eliminação do ar intracardíaco que ocorre na saída de CEC.
- Avaliar a função ventricular intraoperatória, além de permitir o cálculo da pressão na artéria pulmonar através da medida por velocidade com Doppler de fluxo colorido.
- Termômetro nasofaríngeo
  - **Justificativa:** evitar hipotermia, que piora a hipertensão pulmonar, provoca distúrbio de coagulação, atrasa a extubação do paciente, aumenta a incidência de infecção pós-operatória e aumenta o consumo de oxigênio se a cirurgia for feita sem CEC. Usar colchão térmico e infusão de líquidos aquecidos.[8]

Objetivos hemodinâmicos:

- PAM >70mmHg.
- Pressão venosa central menor que 10mmHg.
- Pressão de oclusão da artéria pulmonar menor que 12mmHg.
- Ventilação: menor FiO_2 para manter a PaO_2 maior que 100mmHg. PEEP < 10.

A insuficiência severa do ventrículo direito, associada a elevadas pressões de artéria pulmonar e necessidade de grande quantidade de oxigênio em repouso, são preditores da necessidade de suporte de circulação extracorpórea no intraoperatório.[15]

Deve haver comunicação entre a equipe cirúrgica, da perfusão e da enfermagem sobre o potencial de instabilidade hemodinâmica durante a indução a fim de estarem preparados para entrar em circulação extracorpórea por CEC ou ECMO em qualquer momento da cirurgia.[15]

Indução anestésica

- São preferidos agentes que promovem estabilidade hemodinâmica: etomidato 0,2 a 0,3mg/kg.
- Bloqueadores neuromusculares despolarizantes: rocurônio pode ser utilizado na sequência rápida.
- Bloqueadores neuromusculares adespolarizantes: succinilcolina, utilizado na sequência rápida.
- Quantidade modesta de fentanil: 5 a 10mcg/kg.

Pacientes com disfunção grave do VD podem apresentar instabilidade hemodinâmica profunda ou colapso cardiovascular em resposta ao esquema de indução descrito acima. A hipertensão pulmonar, mesmo em baixo grau, ocasiona risco elevado de aumento súbito na resistência vascular pulmonar causada por estímulo à intubação e falência cardíaca direita durante e após a indução anestésica, por estímulo cirúrgico.[8] Para esses pacientes, recomenda-se uma indução mais gradual, com maior dependência de altas doses de narcóticos e ventilação com aplicação contínua de pressão cricoide se tratar-se de sequência rápida.[8]

Cetamina

Pacientes com hipertensão pulmonar e/ou pacientes com severa disfunção de VD são uma população de risco para PCR na indução. Drogas sem ação inotrópica negativa devem ser escolhidas. A cetamina é contraindicada em pacientes com hipertensão pulmonar de causa não trombótica por possuir ação inotrópica negativa. O efeito estimulador hemodinâmico da cetamina depende da presença de um miocárdio robusto e da reserva simpática do paciente.[16] Na ausência de qualquer um dos dois, a hipotensão pode seguir-se por depressão miocárdica após o uso de cetamina na indução anestésica. Contudo, estudos recentes demonstram o potencial da cetamina em melhorar o equilíbrio entre o suporte e a demanda de oxigênio no miocárdio do ventrículo direito (importante na hipertrofia de ventrículo direito).[17] Evidências mais recentes demonstraram que o aumento da RVP é consequência de vários fatores relacionados à ventilação mecânica e não da cetamina. Essa droga pode ser utilizada na indução anestésica de forma equilibrada com opioide e benzodiazepínico. O benzodiazepínico contrabalanceia o efeito adrenérgico da cetamina.[18]

Benefícios do uso da cetamina no tromboembolismo pulmonar: não resulta em perturbação significante da pressão arterial, frequência cardíaca ou resistência vascular. No caso do tromboembolismo pulmonar, o paciente deve manter-se o mais estável possível, pois alterações mínimas dessas variáveis podem deslocar o trombo do seu leito de origem.

Manejo da hipertensão pulmonar e da insuficiência de VD

Insuficiência de VD:

- Comum em pacientes com hipertensão pulmonar.
- O volume sistólico do VD diminui, consequentemente, do VE diminui também.

Causas de instabilidade hemodinâmica em pacientes com disfunção de VD:

- Ventilação artificial.
- Aumento da pressão parcial de CO_2 relacionado à apneia temporária.
- Efeitos vasodilatadores e cardiodepressores dos anestésicos.

Se pressões elevadas na AP exacerbarem a insuficiência cardíaca, usar vasodilatadores e inotrópicos para melhorar a hemodinâmica sistêmica.

> **Atenção**: Vasodilatadores como o nitroprussiato ou a prostaglandina E1 podem ser eficazes na diminuição da RVP e na melhora da disfunção do VD no início do processo da doença, quando a hipertensão pulmonar leve a moderada está presente. Eles são de valor limitado na presença de hipertensão pulmonar grave terminal. A vasodilatação sistêmica e a exacerbação do desvio frequentemente limitam seu uso.[8]

O NO inalado resulta em vasodilatação **local**, sendo promissor como meio de diminuir agudamente a RVP sem alterar a hemodinâmica sistêmica antes e durante a fase de explanação, assim como após o transplante pulmonar. O óxido nítrico diminui tanto a pressão da AP como o desvio intrapulmonar.[7]

A hipotensão sistêmica é pouco tolerada, porque o aumento da pressão diastólica final do VD diminuirá a rede de pressão de perfusão coronariana do VD. A combinação de NO e prostaciclina em aerossol teve efeito sinérgico, sem causar efeitos deletérios na pressão sistêmica de perfusão.[12]

Os pacientes também podem estar sob infusão de prostaglandina no pré-operatório, o que deve ser mantido durante o procedimento cirúrgico.

Atenção nos pacientes com enfisema bolhoso: o NO pode fazer as bolhas expandirem-se e comprimir o parênquima pulmonar normal residual, exacerbando o desequilíbrio V/Q e pode ocorrer, também, pneumotórax oculto.

- Administração cautelosa de vasodilatadores pulmonares (evitar efeitos sistêmicos e gasosos).
  - o Óxido nítrico inalatório 20 a 40ppm.
  - o Prostaglandina E1 (0,05 - 0,15mcg/kg/min).

O VD hipertrófico tem uma demanda metabólica maior e com menor pressão de perfusão coronariana do que o normal, o desempenho do VD pode ser aumentado pela melhora da pressão de perfusão coronariana do VD com agentes alfa adrenérgicos **desde que esses vasoconstritores não aumentem desproporcionalmente a RVP.** O uso de norepinefrina revelou melhorar a relação entre as pressões sistêmicas e pulmonares.[19]

- Manter a pressão de perfusão coronariana do ventrículo direito com agonistas alfa-adrenérgicos (norepinefrina 0,05 a 0,2mcg/kg/min).

A vasopressina é uma boa escolha para alcançar esse resultado e pode ser uma escolha melhor do que aumentar a pressão de perfusão com agentes beta adrenérgicos, pois o suprimento de oxigênio é aumentado sem grande aumento na demanda de oxigênio.[20]

- Volume intravascular.
  - o Aumentar a pré-carga se a resistência vascular pulmonar for normal.
  - o Confiar nos inotrópicos (dobutamina ou milrinona 0,375 a 0,5mcg/kg/min) se a resistência vascular pulmonar estiver aumentada.

Embora a expansão do volume intravascular na presença de resistência vascular pulmonar normal aumente o débito cardíaco, a infusão, mesmo com excesso de zelo, em pacientes com RVP aumentada, aumentará a pressão diastólica final do VD e o estresse da parede do VD, diminuindo o débito cardíaco. Inotrópicos com propriedades vasodilatadoras, como dobutamina ou milrinona, são uma escolha melhor do que volume para aumentar o débito cardíaco em caso de RVP aumentada.[15]

É importante lembrar que esses pacientes utilizam diuréticos como furosemida e espironolactona para controle da congestão sistêmica e que as drogas de manutenção anestésica são vasodilatadoras, como o propofol e o sevoflurano.[21] Deve-se ter o cuidado de avaliar se a redução de pré-carga causada pelos agentes anestésicos não está reduzindo o débito cardíaco num paciente previamente hipovolêmico. Nesse caso, a hidratação corrige a hipotensão.[19]

A ecocardiografia é um importante monitor, nos ajuda a avaliar qual a melhor conduta no momento.

Evitar depressão miocárdica e aumentos da pós-carga do VD em pacientes com disfunção do VD

A função do VD pode ser prejudicada durante a indução por:

- Depressão miocárdica induzida por fármacos.

- Aumento da pós-carga.
- Isquemia secundária à dilatação aguda do VD.

Agentes que atuam como depressores do miocárdio devem ser evitados nesses pacientes.

Pode ser considerada a possibilidade de iniciar um inotrópico ou indicador antes da indução para possibilitar suporte do VD.

- Na hipertensão pulmonar, evitar grandes aumentos na pressão intratorácica provenientes de:
  - PEEP positiva.
  - Volumes correntes grandes.
  - Tempo expiratório inadequado.

Aumentos da pressão intratorácica podem aumentar acentuadamente a resistência vascular pulmonar, levando a falha franca de VD em pacientes com disfunção crônica de VD. Alterações na função do VD podem ocorrer imediatamente após a adição de PEEP, aumento do volume corrente ou diminuição do tempo expiratório, com consequências devastadoras.[8]

- Prevenir vasoconstrição pulmonar: FiO_2 100%, evitar hipercapnia e acidose, evitar anestesia superficial e evitar aumento da pressão intratorácica em razão da ventilação com pressão positiva.[7]

Observação: a hiperinsuflação pode ser melhorada com hipoventilação deliberada (diminuindo tanto o volume corrente como a frequência respiratória). Embora isso possa resultar em hipercarbia profunda, tensões elevadas de CO_2 são geralmente bem toleradas **na ausência de hipoxemia.**[15]

DPOC: hiperatividade brônquica – Prevenção de broncoespasmo

- Broncocath constitui gatilho para broncoconstrição.
- Evitar manipulação da via aérea em paciente anestesiado superficialmente.
- Usar anestésicos broncodilatadores e evitar drogas que liberem histamina.
- Indução: Proprofol e cetamina diminuem o broncoespasmo.
- Manutenção: propofol ou anestésico volátil diminuem a reatividade brônquica.
- Sevoflurano é o mais potente broncodilatador dos anestésicos inalatórios.

Em relação à PEEP:

A PEEP pode ser utilizada para diminuir o aprisionamento de ar, pois diminui a resistência expiratória durante a ventilação mecânica controlada. No entanto, a aplicação da PEEP requer uma monitorização rigorosa, pois, se o nível de PEEP extrínseca aplicado exceder o nível de auto-PEEP, pode haver aprisionamento aéreo adicional.[22]

Na ventilação monopulmonar: PEEP 0cmH_2O. Exceção: usar PEEP de 5cmH_2O em pacientes com mecânica pulmonar normal ou doenças restritivas. Em pacientes com doença obstrutiva, a PEEP aplicada combina-se com auto-PEEP de maneira imprevisível. O desenvolvimento de auto-PEEP faz a PaO_2 cair durante a VUP e está relacionado com o grau de doença pulmonar obstrutiva.[13]

Pacientes com doença bolhosa ou pulmões fibróticos que necessitem de altas pressões de insuflação podem desenvolver pneumotórax durante o início da ventilação de pressão positiva. Reduções agudas na SaO_2, acompanhadas de dificuldade na ventilação dos pulmões e hipotensão refratária, devem gerar fortes suspeitas de desenvolvimento de pneumotórax de tensão.[8]

Manutenção anestésica

O sevoflurano possui efeitos hemodinâmicos modestos de depressão miocárdica, contudo, em pacientes com miocárdio comprometido, faixas estreitas de concentrações anestésicas podem ser toleradas. Pacientes com disfunção grave do VD que não conseguem tolerar mesmo baixas concentrações de anestésicos inalatórios podem exigir uma técnica narcótica pura (fentanil 20 a 75mcg/kg). A infusão contínua de precedex 0,3 a 0,7mcg/kg/h é capaz de diminuir a CAM do sevoflurano, sendo uma boa opção para manutenção anestésica nesses pacientes.[18]

O propofol induz venodilatação com acúmulo periférico de sangue; diminui o tônus simpático e a resistência vascular sistêmica; deprime a contratilidade cardíaca. Há reduções importantes na resistência vascular sistêmica, índice cardíaco, volume sistólico e índice de trabalho sistólico do VE. Uma vez que tem efeitos depressores miocárdicos diretos e induz facilmente à hipotensão, deve ser usado com cautela em pacientes hemodinamicamente instáveis e com disfunção ventricular.[19]

Utilizar propofol na ventilação monopulmonar, pois ele diminui o distúrbio ventilação-perfusão no pulmão dependente, melhorando a hipoxemia.

Hidratação

A hidratação EV é usada apenas para repor déficits e para manutenção, não é dado volume para perdas teóricas em terceiro espaço, pois, quando excessiva, a hidratação EV pode causar shunt aumentado e levar a edema no pulmão dependente.[8]

O balanço hídrico nas primeiras 24 horas, incluindo o perioperatório não deve exceder 20mL/kg.

A administração de cristaloide deve ser limitada a menos de 3 litros nas primeiras 24 horas.

O débito urinário maior que 0,5mL/kg/h é desnecessário.

Se o aumento pós-operatório da perfusão tecidual for necessário, é preferível usar droga inotrópica em vez de causar sobrecarga hídrica.[14]

Parâmetros para ventilação mecânica

- ***DPOC:*** VC 8 a 10mL/kg; FR 8 a 10 rpm, sem PEEP, relação I:E até 1:4.
- ***Fibrose pulmonar:*** aceita volumes correntes menores, frequências ventilatórias maiores e relação I:E 1-1,5.
- ***Hipertensão pulmonar:*** evitar hipoventilação, pressão de pico e PEEP elevadas.

REFERÊNCIAS BIBLIOGRÁFICAS

1. Hipertensão pulmonar na prática do cardiologista; Alves Junior J. L.; Fernandes C. J. C. S.; Souza R.; Arq. Bras. Cardiol 113 (3); set 2019; https://doi.org/10.5935/abc20190188
2. Teste de vasorreatividade pulmonar; Oliveira E. C.; Amaral C. F. S; Moura M. A.; Campos F. T. A. F.; Pauperio H. M.; J. bras. Pneumol. 34 (10); Out 2008 https://doi.org/10.1590/S1806-37132008001000013
3. Anesthesia for lung transplantation, MIRANDA A.; ZINK R.; MC SWEENEY M.; seminars in cardiothoracic and vascular anesthesia, V 9, N 3 (september); p 205-212 (2005)
4. Anesthesic management of lung transplantation: impact of presenting disease; MARTIN A. K.; FRITZ A. V.; WILKEYB. J.; Current opinion in anesthesiology – 33: 43-49 (2020)
5. Anesthetic implications for lung transplantation; ROSEMBERG A. L.; RAO M.; BENEDICT P. E.; Elsevier; Anesthesiology clinics of north américa – 22, p 767-788 (2004).
6. Anesthesic concerns in lung transplantation for severe pulmonary hypertension; FELTRACO P.; SERRA E.; BARBIERI S.;SALVATERRA F.; RIZZI S.; FURNARI M.; BREZZI M.; REA F.; ORI C.; Elsevier; Transplantation proceedings, 39, 1976-1980 (2007).
7. Anestesia cardíaca, quarta edição; GRAVLEE, G. P; Revinter, 694-740
8. Manual de anestesia cardíaca, segunda edição; Elsevier, KAPLAN J. A.; CRONIN B. C.; MAUS T.; 483-500.
9. Tratado de anestesiologia SAESP, oitava edição; vários autores; Ahteneu, 3377- 3388
10. Anesthesic management for lung transplantation; CASTILLO M.; Current opinion in anesthesiology – 24: 32-36 (2011).
11. Impacto do transplante de pulmão bilateral versus único na sobrevida em receptores de 60 anos de idade ou mais: análise do banco de dados da United Network for Organ Shaing, SIMPKINS C E, WILLIAMS J A, CHANG D C, BORJA M C, CONTE J V, SHAH A S; Thorac Cardiovasc Surg; NWAKANMA L U; fevereiro 2007; 133(2): 541-7.
12. The Evolution of anestesia for lung transplantation, Sellers D, Cassar-Demajo W; Keshavjee S; Slinger P; Journal of Cardiothoracic and vascular anestesia 31 (2017) 1071-1079
13. Antioxidant effect of gamma-tocoferol supplied by propofol preparations (Diprivan) durin isquemia-reperfusão in experimental lung transplantation, Alvarez-Ayso L, et al. Transpl Int. 2004
14. Anaesthesia for lung transplantation, Buckell, E; Vickery B; Sidebotham D, BJA Education,20 (11): 368-376 (2020)
15. Circulação extracorpórea X ECMO em transplante pulmonar, MACHUCA, T. N.; www.sbct.org.br
16. Continuous intravenous infusion of ketamine for maintenance sedation; Minerva Anestesiologica 2011, auguste; 77(8): 812-20
17. Efeitos protetores do propofol e do sevoflurano em cirurgia torácica; Seiberlich E; Maselli P; Andrade V. M.
18. Lung Transplantation: perioperative pharmacology and anesthetic considerations, Rodrigues E S, Ramadrishna H; Pajaro O E; reprints@benthamscience.ae; current clinical pharmacology, 2015, 10, 22-34
19. Estudo da fração inspirada de oxigênio na isquemia-reperfusão pulmonar em ratos; Silveira R.J. Siva F.M.; Filho D.W.; Cardoso J.J.D.;.Leão L.E.V.; Universidade Federal de Santa Catarina (UFSC)
20. The effectrs of volatile anesthesics on lung ischemia-reperfusion injury: Basic to clinical Studiess; Shima Y.; Otsuki A.; Endo R.; Nakasone M.; Harada T.; Takahashi S.; Inagaki Y.; jornal of surgical research
21. Como deve ser tratada a hipertensão arterial pulmonar?; Barreto A. B.; Lopes A. A.; Ver. Assoc. Med. Brs. 50 (3); set 2004; https://dpo.org/101590/S0104-42302004000300014
22. Tópicos de atualização em cirurgia torácica, vários autores; sbct.org.br/livro-virtual/

Bibliografia sugerida

Anesthesia for lung transplantation, NICOARA A.; ANDERSON DAM J.; Anesthesiology.theclinics.com

Anesthesic consideration for lung transplantation; BAEZ B.; CASTILLO M.; seminars in cardiothoracic and vascular anesthesia, V 12, N 2 (june); p 122-127 (2008).

10

Controle Glicêmico no Pós-Operatório

Julia Pereira Afonso dos Santos Tormin • Luís Henrique Wolff Gowdak

DESTAQUES

- Manejo pré-operatório.
- Correção da glicemia no intra e no pós-operatório.
- Antidiabéticos com benefícios cardiovasculares.

INTRODUÇÃO

A hiperglicemia é muito comum durante e após uma cirurgia cardíaca com uso de circulação extracorpórea (CEC), especialmente nos pacientes diabéticos. Mesmo os não diabéticos podem desenvolver hiperglicemia com necessidade de insulina pela resposta orgânica ao trauma cirúrgico.

Um controle glicêmico ruim associa-se ao aumento de morbidade e mortalidade após cirurgia cardíaca, resultado da maior incidência de prejuízo na cicatrização, aumento dos riscos de infecção do esterno, fibrilação atrial e complicações cardíacas, respiratórias e renais.[1-5] Ao mesmo tempo, um controle muito rígido da glicemia com alvos mais baixos pode ser danoso pelo risco de hipoglicemia.[6]

DIAGNÓSTICO

A hiperglicemia não controlada é confirmada pelo achado de glicemia capilar ≥ a 180mg/dL. Diurese osmótica e aumento do débito urinário podem ser manifestações observáveis à beira do leito. A hipoglicemia é incomum após cirurgia cardíaca, e quando ocorre está relacionada, na maioria das vezes, ao excesso de insulina exógena.

TRATAMENTO

Em primeiro lugar, o tratamento do paciente diabético deve ser otimizado ainda no período pré-operatório. A Sociedade Americana de Cirurgiões Torácicos recomenda suspender antidiabéticos orais 24 horas antes da cirurgia e não aplicar insulina após a última refeição na noite anterior ao procedimento.[7,8]

Durante e após a cirurgia, é recomendado o uso de insulina para manter a glicemia abaixo de 180 mg/dL diante das evidências de redução nos desfechos clínicos, incluindo morte e infecção de ferida operatória.[5] Os benefícios são vistos em diabéticos e em não diabéticos, mas parecem menores naqueles previamente insulinodependentes.[9] Em geral, protocolos institucionais específicos são usados para o manejo (**Tabela 10.1.**) e são iniciados quando a glicemia capilar está acima de 150mg/dL. Um controle mais rigoroso da glicemia para níveis inferiores a 130mg/dL parece não oferecer redução de desfechos clínicos e tem maior potencial de causar hipoglicemia.[10]

No pós-operatório, todos os pacientes diabéticos devem realizar glicemia capilar antes das refeições e às 22h, uma vez que a dieta oral é reiniciada. Os antidiabéticos orais podem ser reconciliados quando o paciente estiver se alimentando normalmente.

- **Pacientes com diabetes tipo I**

As doses de insulina desses pacientes devem ser lentamente aumentadas para os níveis pré-operatórios conforme a glicemia. Recomenda-se reconciliar metade da dose de insulina de intermediária ou longa duração e realizar as correções da glicemia com insulina de ação rápida, se necessário (**Tabela 10.2.**). Casos de cetoacidose diabética no pós-operatório são raros e o tratamento não difere daquele realizado em pacientes clínicos.

- **Antidiabéticos com efeitos cardioprotetores (iSGLT-2 e anGLP-1)**

Tabela 10.1.1. Protocolo sugerido para uso de insulina em bomba de infusão contínua após cirurgia cardíaca[11]

Glicemia capilar	Bolus de insulina regular	Taxa de infusão
151-200mg/dL	-	2 unidades/ h.
201-240mg/dL	4 unidades.	2 unidades/ h.
241-280mg/dL	6 unidades.	4 unidades/ h.
281-320mg/dL	10 unidades.	6 unidades/ h.

Tabela 10.1.2 – Protocolo de ajuste de insulina EV. Avaliar a glicemia a cada 1h[11]

Glicemia capilar	Bolus e/ou taxa de infusão contínua
< 90mg/dL	Bolus EV 20mL de glicose 50% e pausar a infusão.
91-110mg/dL	Pausar a infusão, reiniciar a 50% da dose prévia quando glicemia > 150mg/dL.
111-150mg/dL	Manter.
151-200mg/dL	Aumentar em 2UI/h.
201-240mg/dL	Bolus de 4UI e aumentar a infusão em 2UI/h.
241-280mg/dL	Bolus de 6UI e aumentar a infusão em 2UI/h.
281-320mg/dL	Bolus de 10UI e aumentar a infusão em 4UI/h.
>320mg/dL	Avaliação médica.

Tabela 10.2. – Insulinas mais utilizadas no pós-operatório[11]

Produto	Nome comercial	Início de ação	Pico de ação	Duração
Ação ultrarrápida (15 minutos antes das refeições)				
Lispro	Humalog	< 15min	30-90min	2-4h.
Aspart	Novolog	5-10min	1-3h	3-5h.
Ação rápida				
Regular	-	30-60min	2-5h	5-8h.
Ação intermediária				
NPH	-	60-90min	4-12h	16-24h.
Longa ação				
Glargina	Lantus	60min	Não tem	24h.

Os inibidores do cotransportador sódio-glicose 2 (iSGLT-2) e os análogos do peptídeo semelhante a glucagon 1 (anGLP-1) são drogas cardioprotetoras nos contextos de insuficiência cardíaca crônica e doença arterial coronariana crônica.[12,13]

Em relação ao uso dessas medicações em pacientes submetidos à cirurgia cardíaca, cada uma das classes está relacionada a um tipo de complicação. Os iSGLT-2 podem causar cetoacidose euglicêmica (iSGLT-2) e os anGLP-1 lentificam o esvaziamento do conteúdo gástrico, podendo precipitar regurgitação e broncoaspiração intraoperatória.[14,15]

Por outro lado, questiona-se se os benefícios vistos nos cenários crônicos não estariam também presentes de alguma forma no perioperatório. Essa questão está atualmente em investigação.[16,17]

A incidência da cetoacidose euglicêmica entre os pacientes que usam iSGLT-2 no perioperatório é incerta.[18-20] Atualmente, recomenda-se suspender a medicação 3 dias antes da cirurgia e monitorizar a presença de acidose e cetonemia (especialmente beta-hidroxibutirato). Em relação aos anGLP-1, a evidência está sendo construída e ainda é baseada em relatos de caso. A Sociedade Americana de Anestesiologia recomenda suspender a medicação uma semana antes naqueles pacientes que recebem dose semanal ou no dia da cirurgia para aqueles que usam diariamente.[21] As recomendações das Sociedades Brasileiras de Diabetes e Anestesiologia, no entanto, são mais conservadoras e recomendam a suspensão da liraglutida, recomendando a suspensão de uso, 2 dias antes da cirurgia e da semaglutida, 21 dias antes, com base nos tempos de meia-vida das drogas.[22]

PONTOS-CHAVE

- Suspender a maioria dos antidiabéticos orais 24 horas antes da cirurgia. Suspender iSGLT-2 pelo menos 48 horas antes.
- O tempo de suspensão dos anGLP-1 varia entre 1 e 21 dias antes da cirurgia, havendo muitos estudos em andamento para melhor definição dessa recomendação.
- No perioperatório, realizar o controle glicêmico dos pacientes com insulina EV conforme protocolo.

CONSIDERAÇÕES FINAIS

Idealmente, a glicemia dos pacientes em pós-operatório de cirurgia cardíaca deve ser mantida entre 140 e 180mg/dL com o uso de insulina em bomba de infusão contínua se necessário. Titular a dose conforme as medidas de glicemia realizadas a cada hora conforme normograma, semelhante ao que é feito em outros cenários de pacientes críticos.[7]

REFERÊNCIAS BIBLIOGRÁFICAS

1. Järvelä KM, Khan NK, Loisa EL, Sutinen JA, Laurikka JO, Khan JA. Hyperglycemic Episodes Are Associated With Postoperative Infections After Cardiac Surgery. Scand J Surg [Internet]. 2018 Jun 1 [cited 2023 Oct 3];107(2):138–44. Available from: https://pubmed.ncbi.nlm.nih.gov/28934890/
2. Swenne CL, Lindholm C, Borowiec J, Schnell AE, Carlsson M. Peri-operative glucose control and development of surgical wound infections in patients undergoing coronary artery bypass graft. J Hosp Infect [Internet]. 2005 Nov [cited 2023 Oct 3];61(3):201–12. Available from: https://pubmed.ncbi.nlm.nih.gov/16039014/
3. Lazar HL. How important is glycemic control during coronary artery bypass? Adv Surg [Internet]. 2012 Sep [cited 2023 Oct 2];46(1):219–35. Available from: https://pubmed.ncbi.nlm.nih.gov/22873042/
4. Golden SH, Peart-Vigilance C, Kao WHL, Brancati FL. Perioperative glycemic control and the risk of infectious complications in a cohort of adults with diabetes. Diabetes Care [Internet]. 1999 Sep [cited 2023 Oct 2];22(9):1408–14. Available from: https://pubmed.ncbi.nlm.nih.gov/10480501/
5. Ascione R, Rogers CA, Rajakaruna C, Angelini GD. Inadequate blood glucose control is associated with in-hospital mortality and morbidity in diabetic and nondiabetic patients undergoing cardiac surgery. Circulation [Internet]. 2008 Jul 8 [cited 2023 Oct 3];118(2):113–23. Available from: https://pubmed.ncbi.nlm.nih.gov/18591441/
6. S F, DR C, SY S, D B, D F, V D, et al. Intensive versus conventional glucose control in critically ill patients. N Engl J Med [Internet]. 2009 Mar 26 [cited 2023 Oct 3];360(13):1283–97. Available from: https://pubmed.ncbi.nlm.nih.gov/19318384/
7. Lazar HL, McDonnell M, Chipkin SR, Furnary AP, Engelman RM, Sadhu AR, et al. The Society of Thoracic Surgeons practice guideline series: Blood glucose management during adult cardiac surgery. Ann Thorac Surg [Internet]. 2009 Feb [cited 2023 Oct 2];87(2):663–9. Available from: https://pubmed.ncbi.nlm.nih.gov/19161815/
8. P R, B D, J B. Blood glucose management in the patient undergoing cardiac surgery: A review. World J Cardiol [Internet]. 2014 [cited 2023 Oct 3];6(11):1209. Available from: https://pubmed.ncbi.nlm.nih.gov/25429332/
9. Greco G, Ferket BS, D'Alessandro DA, Shi W, Horvath KA, Rosen A, et al. Diabetes and the Association of Postoperative Hyperglycemia With Clinical and Economic Outcomes in Cardiac Surgery. Diabetes Care [Internet]. 2016 Mar 1 [cited 2023 Oct 3];39(3):408–17. Available from: https://pubmed.ncbi.nlm.nih.gov/26786574/
10. Gandhi GY, Nuttall GA, Abel MD, Mullany CJ, Schaff H V., O'Brien PC, et al. Intensive intraoperative insulin therapy versus conventional glucose management during cardiac surgery: a randomized trial. Ann Intern Med [Internet]. 2007 Feb 20 [cited 2023 Oct 8];146(4):233–43. Available from: https://pubmed.ncbi.nlm.nih.gov/17310047/
11. Bojar RM. Manual of Perioperative Care in Adult Cardiac Surgery. 6th ed. John Wiley & Sons, 2021; 2021. 857–858 p.
12. Giugliano D, Scappaticcio L, Longo M, Caruso P, Maiorino MI, Bellastella G, et al. GLP-1 receptor agonists and cardiorenal outcomes in type 2 diabetes: an updated meta-analysis of eight CVOTs. Cardiovasc Diabetol [Internet]. 2021 Dec 1 [cited 2023 Oct 29];20(1). Available from: https://pubmed.ncbi.nlm.nih.gov/34526024/
13. Giugliano D, Longo M, Scappaticcio L, Bellastella G, Maiorino MI, Esposito K. SGLT-2 inhibitors and cardiorenal outcomes in patients with or without type 2 diabetes: a meta-analysis of 11 CVOTs. Cardiovasc Diabetol [Internet]. 2021 Dec 1 [cited 2023 Oct 29];20(1). Available from: https://pubmed.ncbi.nlm.nih.gov/34915880/
14. Silveira SQ, da Silva LM, de Campos Vieira Abib A, de Moura DTH, de Moura EGH, Santos LB, et al. Relationship between perioperative semaglutide use and residual gastric content: A retrospective analysis of patients undergoing elective upper endoscopy. J Clin Anesth [Internet]. 2023 Aug 1 [cited 2023 Oct 29];87. Available from: https://pubmed.ncbi.nlm.nih.gov/36870274/
15. Klein SR, Hobai IA. Semaglutide, delayed gastric emptying, and intraoperative pulmonary aspiration: a case report. Can J Anaesth [Internet]. 2023 Aug 1 [cited 2023 Oct 29];70(8):1394–6. Available from: https://pubmed.ncbi.nlm.nih.gov/36977934/
16. Study Details | Dapagliflozin Therapy In Cardiac Surgery | ClinicalTrials.gov [Internet]. [cited 2023 Oct 29]. Available from: https://clinicaltrials.gov/study/NCT05621551?cond=Diabetes&term=Heart%20Surgery&intr=Medication&rank=3
17. Study Details | iSGLT2 in Prevention of Acute Kidney Injury in Patients With Diabetes Mellitus Undergoing CABG Extracorporeal On-Pump | ClinicalTrials.gov [Internet]. [cited 2023 Oct 29]. Available from: https://clinicaltrials.gov/study/NCT04523064?cond=Diabetes&term=Heart%20Surgery&intr=Medication&locStr=Brazil&country=Brazil&distance=50&rank=1#study-plan
18. Thiruvenkatarajan V, Nanjappa N, Jesudason D, Meyer EJ, Van Wijk RM, Dharmalingam A. Perioperative DKA Linked to SGLT2i Therapy: The Enigmas of Preprocedural Handling, Diagnosis, and Event Rate Estimation. Ann Card Anaesth [Internet]. 2023 Jul 1 [cited 2023 Nov 3];26(3):361. Available from: /pmc/articles/PMC10451129/
19. Murugesan K, Balakrishnan S, Arul A, Ramalingam S, Srinivasan M. A retrospective analysis of the incidence, outcome and factors associated with the occurrence of euglycemic ketoacidosis in diabetic patients on sodium glucose co-transporter - 2 inhibitors undergoing cardiac surgery. Ann Card Anaesth [Internet]. 2022 Oct 1 [cited 2023 Nov 3];25(4):460–5. Available from: https://pubmed.ncbi.nlm.nih.gov/36254911/
20. Chaudhry A, Roels C, Lee J. Sodium-Glucose Cotransporter-2 Inhibitor-associated Euglycemic Diabetic Ketoacidosis: Lessons From a Case Series of 4 Patients Undergoing Coronary Artery Bypass Grafting Surgery. Can J Diabetes [Internet]. 2022 Dec 1 [cited 2023 Nov 3];46(8):843–50. Available from: https://pubmed.ncbi.nlm.nih.gov/36068154/
21. American Society of Anesthesiologists Consensus-Based Guidance on Preoperative Management of Patients (Adults and Children) on Glucagon-Like Peptide-1 (GLP-1) Receptor Agonists | American Society of Anesthesiologists (ASA) [Internet]. [cited 2023 Nov 5]. Available from: https://www.asahq.org/about-asa/newsroom/news-releases/2023/06/american-society-of-anesthesiologists-consensus-based-guidance-on-preoperative
22. Marino EC, Negretto L, Ribeiro RS, Momesso D, Feitosa ACR, Bertoluci M. Rastreio e Controle da Hiperglicemia no Perioperatório. Diretriz da Sociedade Brasileira de Diabetes. 2023;

Seção **3**

Ventilação Invasiva e Não-invasiva

11

Ventilação mecânica: modos básicos de assistência

Luiz Carlos da Silva

INTRODUÇÃO E DEFINIÇÕES

Dados recentes promovem a utilização de ventilação protetora profilática mesmo em pacientes sem síndrome do desconforto respiratório agudo (SDRA)[1,2] e, principalmente, após cirurgia cardíaca.

A implementação de estratégias ventilatórias perioperatórias específicas em pacientes submetidos à cirurgia cardíaca pode melhorar os resultados respiratórios e extrapulmonares. A ventilação protetora não se limita à redução do volume corrente.

Os principais componentes do manejo ventilatório incluem ventilação mecânica assistida controlada com baixos volumes correntes (6-8mL/kg de peso corporal predito) associada a pressão expiratória final positiva (PEEP) mais alta; limitação da fração inspirada de oxigênio (FiO_2); manutenção da ventilação durante a circulação extracorpórea e, finalmente, manobras de recrutamento. Para que estas estratégias sejam totalmente eficazes, devem ser integradas a uma abordagem multimodal, começando desde a indução e continuando no pós-operatório na Unidade de Terapia Intensiva.

Apesar dos avanços tecnológicos benéficos, a cirurgia cardíaca com ou sem circulação extracorpórea (CEC) ainda causa substancial morbidade respiratória, levando a cuidados intensivos prolongados e tempo de internação hospitalar aumentado. Vários mecanismos estão potencialmente envolvidos e incluem fenômenos de isquemia-reperfusão, distúrbios ventilatórios ou lesão pulmonar relacionada à sobrecarga devido à transfusão, ou mecânica respiratória precoce deficiente. Inflamação sistêmica devido à CEC e alto volume corrente podem causar edema pulmonar não cardiogênico ou falência de outros órgãos. A morbidade pulmonar perioperatória relacionada a essas disfunções pode se manifestar em diferentes formas, desde simples atelectasias até Síndrome do Desconforto Respiratório Agudo. Para, efetivamente, serem contidas, as lesões de isquemia-reperfusão não necessitam de fluxo sanguíneo da artéria pulmonar, já que pode ser obtido fluxo oxigenado com métodos específicos da CEC. Por outro lado, estratégias ventilatórias adequadas poderiam prevenir o aparecimento de várias lesões pulmonares, como atelectasias, que levam a shunt intrapulmonar e são a principal causa de hipoxemia pós-operatória. A implementação de ventilação perioperatória protetora, especialmente com redução de volumes e FiO_2, bem como aumento da frequência respiratória e níveis de PEEP, podem melhorar a evolução dos pacientes após cirurgia cardíaca com circulação extracorpórea.

Embora a perfusão pulmonar tenha sido tradicionalmente categorizada em circulações, com regiões funcionais e alimentares, respectivamente, já está bem descrito que *shunts* intrapulmonares podem interferir marcadamente em suas respectivas contribuições para cada um destes dois papéis. Além disso, o oxigênio presente nos alvéolos pode se difundir passivamente e contribuir para a oxigenação do tecido pulmonar, sem definir exatamente a proporção envolvida nesta função. Durante a circulação extracorpórea, a derivação do fluxo sanguíneo pulmonar por drenagem está associada a uma redução de 50% no fluxo sanguíneo brônquico e leva a lesões isquêmicas.

Fenômenos de isquemia-reperfusão pulmonar que ocorrem durante o bypass da cirurgia cardíaca causam reação inflamatória local, mas também inflamação sistêmica, que contribui para a lesão pulmonar pós-operatória. Na ausência de ventilação durante o período de CEC, o pulmão provavelmente entrará em colapso e, portanto, o pulmão hipotético acima mencionado não terá oxigenação por difusão passiva do oxigênio alveolar. Este colapso agrava adicionalmente uma arquitetura de circulação brônquica já prejudicada, aumenta fenômenos de isquemia e exposição a atelectasias. Estes últimos aparecem no próprio início do procedimento cirúrgico. Por isso, seguem considerações sobre VMI no pós-operatório de cirurgia cardíaca:

- Estratégias de ventilação mecânica protetora e redução do volume corrente devem ser aplicadas em pacientes imediatamente após cirurgia cardíaca.
- Mulheres, pacientes obesos e pequenos correm o risco de receber altos volumes correntes.
- O peso corporal predito, em vez do peso real, deve ser usado.
- Devem ser usados volumes correntes de 6 a 9mL/kg de peso corporal predito.
- A ventilação mecânica protetora não é apenas redução do volume corrente. Pressão expiratória final positiva elevada, frequência respiratória mais alta e FiO_2 titulada (com alvo de SpO_2 adequados) devem ser usados em associação com o volume corrente reduzido.

ETIOLOGIA E FISIOPATOLOGIA

Tradicionalmente dividida em Insuficiência Respiratória Aguda hipoxêmica, ou tipo I (PaO_2 <60mmHg) ou tipo II, hipercápnica ($_{PaCO2}$ >45mmHg), o distúrbio ventilatório no contexto do pós-operatório tem sua causa iniciada por medicações da sedação, depressoras do SNC, do uso de Bloqueadores Neuromusculares, sedativos da classe dos Opioides e Benzodiazepínicos. Os efeitos inflamatórios da CEC, o trauma direto sobre o tórax aberto (esternotomia), a sobrecarga volêmica, áreas de shunt intracardíaco ou pulmonar, a SDRA, levam a alterações agudas de mecânica respiratória e de trocas gasosas que influenciam no desmame ventilatório do pós-operatório. O tipo de procedimento realizado, as intercorrências no intra e no pós-operatório, podem influenciar na escolha do modo ventilatório a ser utilizado na Unidade de Terapia Intensiva.

Discussão sobre suporte ventilatório no pós-operatório de cirurgia cardíaca

O resultado de diversas pesquisas mostra a falta de uma abordagem única entre os centros de cirurgia cardíaca, de acordo com as evidências mais recentes sobre qual é a melhor estratégia de proteção pulmonar em cirurgia cardíaca. A abordagem por meio de protocolos estruturados mostra-se uma nova diretriz para melhorar e padronizar condutas neste cenário. A recuperação aprimorada após a cirurgia (ERAS) é uma abordagem multimodal e multidisciplinar para o cuidado do paciente durante toda a sua estadia perioperatória usando pacotes de melhores práticas baseadas em evidências.[3] Os protocolos ERAS têm sido associados às s reduções nas complicações, tempo de permanência menor em até 50% do tempo de internação, maior satisfação do paciente e melhor custo-benefício. Técnicas aprimoradas de recuperação em anestesia cardíaca têm sido desenvolvidas desde o início da década de 1990.[4] Rotulado como "**Cirurgia cardíaca de via rápida**", estas técnicas incluíam o uso de drogas hipnóticas de ação curta, doses reduzidas de opioides ou o uso de opioides de ação ultracurta, o uso de antifibrinolíticos e medicamentos para prevenir fibrilação atrial e extubação precoce.

Reyes, em 1997, demonstrou novamente a viabilidade e os benefícios do tratamento anestésico cardíaco acelerado. Alcançando sucesso nessas metas-chave de resultado do Processo de Gerenciamento ERAS. Isso levou ao desenvolvimento de novos paradigmas da filosofia de anestesiologia cardíaca na década de 1990, como novos agentes anestésicos endovenosos de curta duração e opiáceos, que se tornaram comercialmente disponíveis, o que permitiu uma recuperação mais rápida. Outros benefícios que impulsionaram essa trajetória foram novos tipos de ventiladores e modos que promoveram o retorno precoce ao processo fisiológico de respiração e a análise de custo/benefício que a acompanha de recuperação rápida e tempo reduzido de permanência na UTI.

Revisões sistemáticas de anestesia cardíaca acelerada[5] demonstraram consistentemente que a metodologia é segura e eficaz.[6,7] As revisões de Cochrane, em 2016, demonstraram que a anestesia geral à base de opioides de baixa dose e protocolos de extubação direcionada no tempo para intervenções rápidas têm riscos de mortalidade e complicações pós-operatórias importantes, semelhantes aos cuidados convencionais (não *fasttrack*) em pacientes considerados de baixo a moderado risco de morte após a cirurgia.

BENEFÍCIOS E RISCOS DA EXTUBAÇÃO PRECOCE

Benefícios da extubação precoce

1. Duração e doses reduzidas de agente sedativo com incidência reduzida de delirium e recuperação cognitiva e redução da depressão cardiovascular.
2. Mobilização precoce.
3. Melhora da hemodinâmica com risco diminuído de assincronias e esforço no ventilador.
4. Retorno mais cedo à alimentação oral normal.

5. Risco reduzido de pneumonia associada ao ventilador.
6. Menor necessidade de permanência na UTI.

Riscos da extubação precoce

1. Aumento do trabalho respiratório com aumento da demanda de oxigênio.
2. Aumento da demanda no sistema cardiovascular.
3. Perda de PEEP extrínseca com atelectasia resultante.
4. Capacidade reduzida de sucção e limpeza de secreções.
5. Risco de aspiração.
6. Risco de reintubação.

De fato, sabe-se que a maioria dos dados sobre ventilação protetora advém de experiências de grandes centros cirúrgicos e UTIs mistas, sugerindo o uso de VC baixo, PEEP e, de modo geral, redução da lesão pulmonar induzida pelo ventilador. Também é importante calcular o VC no peso ideal e não no real, especialmente em casos de pacientes com sobrepeso e obesidade grave, onde o uso do peso real aumentado para calcular as metas de VC superestimará o VC alvo e exporá esses pacientes ao volutrauma e barotrauma prejudiciais.

Duas metanálises recentes mostraram como as estratégias ventilatórias protetoras podem ajudar a reduzir as Complicações Pulmonares Pós-operatórias durante a anestesia geral, bem como possivelmente encurtar o tempo de internação hospitalar.[8,9] No entanto, ainda não há evidências significativas na literatura sobre a estratégia ventilatória mais adequada para uso em cirurgia cardíaca.

No entanto, o dano pulmonar em cirurgia cardíaca parece seguir as principais vias de barotrauma (pressão transpulmonar alta), atelectasia (falta de recrutamento pulmonar adequado, principalmente se a ventilação for interrompida durante a CEC) e inflamação (induzida pela ventilação e devido à própria CEC).[10-12] Altas pressões de platô e pressões de condução (gerando altas pressões transpulmonares) são susceptíveis para dano ao parênquima pulmonar em cirurgia cardíaca, bem como em cirurgia geral. A cirurgia cardíaca pode apresentar outras possíveis fontes de lesão pulmonar, como a resposta inflamatória induzida pela CEC,[13] colapso completo do parênquima pulmonar causado pela interrupção da ventilação durante a CEC,[10-12] lesão induzida por transfusão sanguínea,[14] produção de citocinas pró-inflamatórias ligadas ao dano miocárdico relacionado à CEC e produção de radicais livres após reperfusão do tecido miocárdico após CEC.[15,16]

Nesse contexto, as estratégias de Ventilação de Protetora Pulmonar – incluindo o uso de Volumes Correntes baixos, Manobras de Recrutamento, FiO_2 adequada, evitando hiperóxia (ou seja, atelectasia de absorção) e VNI ou CPAP durante a permanência na UTI pós-operatória, quando indicado – desempenham papéis fundamentais na proteção do pulmão. No entanto, não há evidências de alta qualidade disponíveis no contexto de cirurgia cardíaca e UTI cardíaca. Dessa forma, a falta de consenso na prática atual não surpreende. Novas pesquisas no campo da ventilação mecânica em cirurgia cardíaca são necessárias.

CONTROLE DA FRAÇÃO INSPIRADA DE OXIGÊNIO

Em relação ao manejo da FiO_2, uma revisão recente investigou os efeitos da fração de oxigênio, concluindo que a hiperóxia moderada (50-80% FiO_2) é potencialmente benéfica devido à incidência reduzida de infecções do sítio cirúrgico e à ausência de inconvenientes clínicos demonstrados.[17] No entanto, opiniões conflitantes ainda estão presentes na literatura.[18,19] Do ponto de vista fisiopatológico, podemos dizer que a saturação da hemoglobina superior a 100% não é possível, e a fração de oxigênio não ligada à hemoglobina carrega uma porcentagem insignificante de oferta de oxigênio a 1 atm. Portanto, é questionável manter a pressão parcial de oxigênio acima do necessário para saturar a hemoglobina.

Um estudo recente comparou alvos hiperóxicos moderados com alvos de oxigênio quase fisiológicos durante e após a cirurgia de revascularização do miocárdio, com dano miocárdico como desfecho primário.[20] O uso de uma estratégia normoxêmica não afetou a incidência de dano miocárdico, nem influenciou desfechos secundários (como índice cardíaco, índice de resistência vascular sistêmica, creatinina sérica e lactato). Uma metanálise recente baseada em 12 ensaios clínicos randomizados (ECRs) mostraram o efeito mínimo da hiperóxia na disfunção orgânica, tempo de internação e mortalidade em cirurgia cardíaca de adultos.[21] Um estudo em andamento está comparando o aumento da creatinina sérica em pacientes hiperoxigenados (FiO_2 de 100%) e aqueles submetidos à oxigenação.[22]

Altas concentrações de oxigênio estão associadas ao desenvolvimento de atelectasias de absorção,[23] o que pode levar ao aparecimento de PPC. Atualmente, não há fortes evidências de como uma alta FiO_2 pode prevenir a infecção no sítio cirúrgico e promover o desenvolvimento de atelectasias induzidas por hiperóxia, predispondo a infecções pulmonares pós-operatórias. Atualmente, não há fortes evidências sobre o que pode ser considerado o melhor tratamento, sendo necessários mais estudos.

O uso de Manobras de Recrutamento e PEEP poderiam reduzir a incidência de atelectasias. Embora muitos estudos concordem sobre a utilidade das Manobras de Recrutamento, ainda não foi definido o melhor método, assim como a pressão ideal a ser alcançada durante a manobra.[23] Um estudo recente realizado no pós-operatório investigou se uma estratégia de recrutamento alveolar intensivo produz melhores resultados do que uma estratégia moderada. Todos os pacientes foram ventilados com volume corrente baixo a moderado. A estratégia intensiva, envolvendo três ciclos de insuflação pulmonar (60 segundos cada), consiste em PEEP de 3cmH_2O, ventilação controlada por pressão, *Driving Pressure* de 15cmH_2O, frequência respiratória de 15minutos, tempo inspiratório de 1,5 segundos e FiO_2 de 40% foi melhor na prevenção de Complicações Pulmonares Pós-operatórias e capaz de reduzir a incidência de complicações pulmonares graves.[24]

VENTILAÇÃO DURANTE A CEC

Embora não exista um consenso inequívoco atualmente, existem três opções para o manejo da ventilação durante a CEC:

- **CPAP:** vários estudos utilizaram CPAP com pressões entre 5-15cmH_2O e mostraram resultados diferentes.
- **Ventilação mecânica:** a ventilação de baixa frequência de volume corrente como oxigenação pós-operatória mostrou efeito positivo nos desfechos secundários.
- **Repouso pulmonar:** esta parece a melhor opção para o cirurgião. Entretanto, os estudos investigados em duas revisões sistemáticas não mostraram diferenças significativas nos tempos cirúrgicos em relação aos braços experimentais.[22,25]

Nenhum dos estudos, investigados nas duas revisões, mostrou danos causados pela ventilação intra-CEC, nem pela ventilação protetora pré ou pós-CEC.[16,26,27] No entanto, nem todos os estudos envolveram seres humanos ou cirurgia cardíaca.[27]

Não há evidências definitivas na literatura mostrando a superioridade de um método específico de ventilação; mais estudos são necessários.

VNI PÓS-OPERATÓRIA

A VNI pode ser usada tanto para prevenir quanto para tratar PPCs. Um estudo recente de Olper *et al.*,[28] promove a eficácia de aplicações precoces de VNI na enfermaria de cirurgia cardíaca, com melhora da oxigenação em pacientes que desenvolvem insuficiência respiratória aguda hipoxêmica após alta da UTI. Parece que mesmo o oxigênio nasal de alto fluxo dá resultados comparáveis à VNI clássica.[29]

Desmame ventilatório

- Extubação em sala ou desmame ventilatório breve (idealmente em até 8 horas) se parâmetros hemodinâmicos permanecerem estáveis; se raio-x de tórax sem anormalidades; se débito dos drenos pleurais e mediastinais dentro de valores esperados para a hora de pós-operatório; nível de consciência adequado.
- Seguir a rotina institucional de desmame ventilatório e extubação da UTI cirúrgica.
- Assistência ativa do serviço de Fisioterapia nas diversas fases do processo de desmame e extubação.
- Considerar assistência com VNI no pós-extubação.[30]

MODOS VENTILATÓRIOS UTILIZADOS NESTE SERVIÇO.

VCV: Ventilação controlada a volume

Parâmetros ajustados nesta modalidade

- Volume corrente.
- Fluxo inspiratório.
- Frequência respiratória.
- Sensibilidade.
- Disparo: Tempo/Pressão/Fluxo.
- Ciclagem: volume.
- Limitado a fluxo.
- Monitorar a pressão de via aérea pelo risco de barotrauma nesta modalidade e pelo aumento do trabalho respiratório.

Considerações:

- O pico de pressão será consequência destes ajustes.
- Tempo Inspiratório é alterado por: volume corrente (se aumentarmos o VT, o Tempo Inspiratório aumenta; se diminuímos o VT o Tempo Inspiratório diminui; se aumentarmos o fluxo, o Tempo Inspiratório diminui; se diminuirmos o fluxo, o Tempo Inspiratório aumenta. Dar pausa ou aumentar a pausa inspiratória aumenta o Tempo Inspiratório; o tipo de curva também influencia no Tempo Inspiratório > Curva Quadrada diminui o Tempo Inspiratório). Com estes ajustes, corrigem-se assincronias de ciclagem precoce e ciclagem tardia.
- VCV garante o volume-minuto.

PCV: VENTILAÇÃO CONTROLADA A PRESSÃO

Parâmetros ajustados nesta modalidade

- Delta de Pressão.
- Tempo inspiratório, que gera a relação Ti:Te.
- Frequência respiratória.

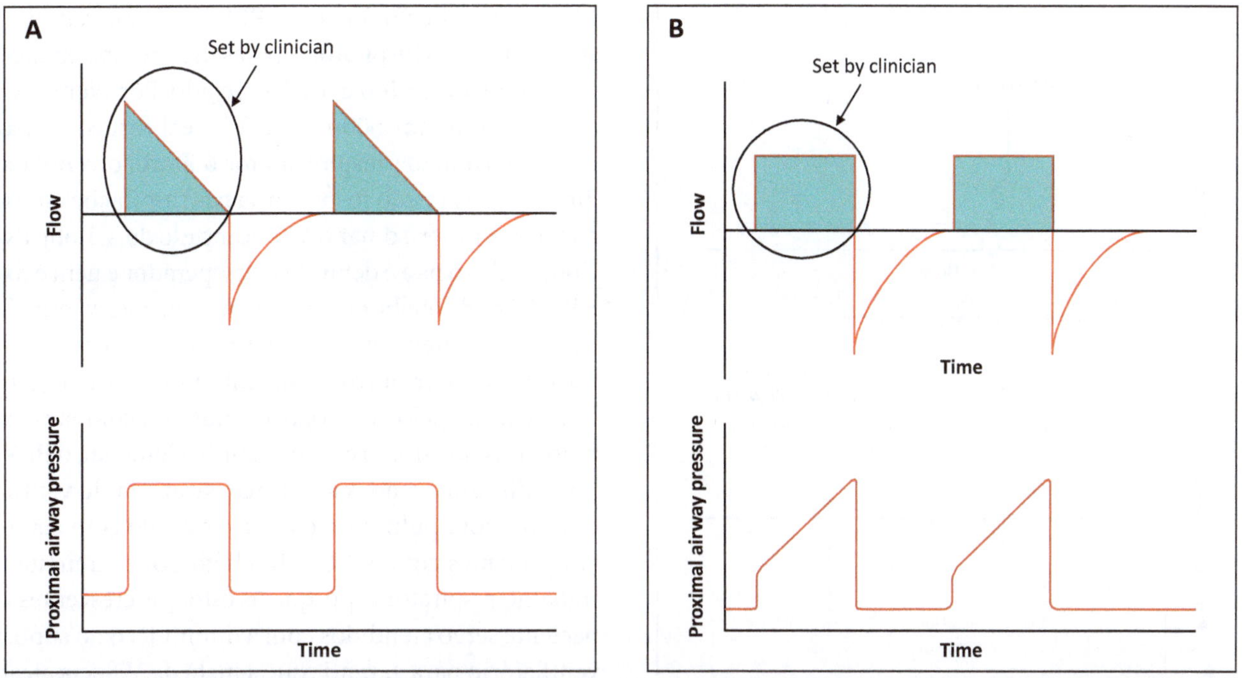

Gráfico 11.1. Fluxo e Formas de onda de fluxo e pressão em VCV. A variável de disparo para VCV é fluxo. Tanto a rampa de desaceleração (a) quanto as formas de onda de pressão de fluxo constante em VCV. (b) as formas de onda são demonstradas. A variável de ciclo para VCV é o volume, que é igual à área sob a curva da forma de onda de fluxo (região sombreada). A forma de onda do fluxo inspiratório é definida pelo médico. A forma de onda de pressão é resultado da interação entre as variáveis definidas (direcionadas ao fluxo e cicladas a volume) e o sistema respiratório. Modo Ventilação controlada por volume VCV

- Sensibilidade.
- Disparo: tempo/pressão/fluxo.
- Ciclagem: tempo.
- Limitado: pressão.
- Monitorar o Volume Corrente.
- O fluxo é livre e dependente do Tempo Inspiratório.
- O Volume Corrente será consequência destes ajustes.

O Tempo Inspiratório é ajustado pela Constante de Tempo. Pode-se ajustá-la pela curva de Fluxo x Tempo. Previne-se, assim, assincronias de ciclagem.

Fórmula: Fluxo=Volume/Tempo

- **Desvantagens e cuidados do modo PCV:** Não controla o volume e o paciente pode perder abruptamente volume e hipoventilar; não controla o volume minuto, podendo, assim, gerar oscilações na $PaCO_2$. Não interessante para o paciente neurológico.

Pode gerar grandes volumes correntes após a reversão de BE. Nos casos de aumento de resistência por asma ou broncoespasmo, em VCV garantimos a segurança do volume entregue durante e após a reversão.

PSV: VENTILAÇÃO EM PRESSÃO DE SUPORTE31

Parâmetros ajustados nesta modalidade

- Modo de ventilação espontânea.
- Não há controle do volume corrente.
- Fluxo inspiratório livre e descendente.
- Ciclado a fluxo, por exemplo, a 25% do pico de fluxo ou x% do pico de fluxo.
- Disparo: pressão ou fluxo.
- Ciclagem: fluxo.
- Limitado: pressão.
- Monitorar o VT/Tempo Inspiratório/FR.
- Pressão de Suporte Alta pode causar disparo ineficaz (PS Alta deprime o comando neural; diminui a P01; aumenta o Tempo Inspiratório. São condições associadas a disparo ineficaz).

Se diminuirmos o Rise Time:

- Diminui-se o Tempo Inspiratório.
- Ganha-se fluxo e perde-se em tempo.

Se aumentarmos o Rise Time

- Aumenta o Tempo Inspiratório.
- Perde-se fluxo e ganha-se tempo.
- Se aumentarmos a % de ciclagem, diminuiremos o Tempo Inspiratório.
- Se diminuirmos o Rise Time, diminuiremos o Tempo Inspiratório.

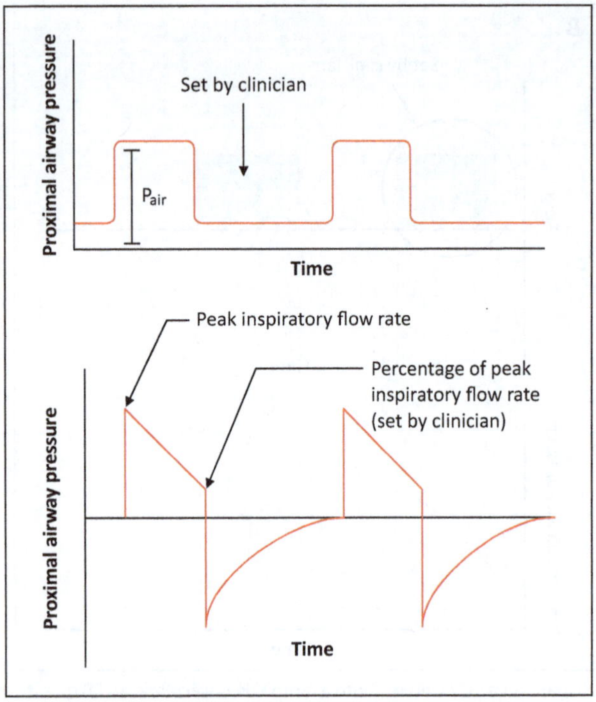

Gráfico 11.2. Formas de onda de fluxo e pressão em PSV. A variável alvo para PSV é a pressão. A variável de ciclo para PSV é o fluxo

PRVC: CONTROLE DE VOLUME REGULADO POR PRESSÃO

- Modo adaptativo.
- O fluxo é livre.
- Ajusta-se a pressão para atingir o Volume Corrente programado.
- Se o paciente fizer esforços inspiratórios, o VT e o fluxo aumentam (volumes grandes).
- Ventilador pode cortar o VT.
- Mais lesão?
- Deve ser usado com cautela em pacientes com SDRA.
- Embora um VT objetivo seja definido pelo operador, o VT flutuará com base nas mudanças no esforço e na mecânica.
- PMI é calculada em PSV>$P_{Platô}$-Pico; normal 2 a 6.
- Se <2 indica super assistência; se >6 pode indicar sub assistência.

PRVC

Muitos ventiladores incluem um modo AC denominado PRVC, também conhecido como VC+ ou ventilação por pressão adaptativa em alguns modelos. Neste modo, Ti e VT são definidos pelo operador. O ventilador fornece uma pressão inspiratória constante com fluxo em desaceleração durante o Ti, após o qual a fase inspiratória é desligada. Este modo é, portanto, acionado pelo paciente ou pelo tempo, disparado à pressão e ciclado por tempo como em AC-PC (**Gráfico 11.1C.**). O aspecto único do PRVC é que o ventilador ajusta a pressão inspiratória para corrigir discrepâncias entre o VT fornecido e o VT desejado. Por exemplo, se o VT definido for 500mL e o VT real fornecido para uma determinada respiração for 600mL, o ventilador diminuirá a pressão inspiratória nas respirações subsequentes para aproximar o VT alcançado do VT objetivo. Como o fluxo não é definido pelo operador e nem é fixo, o PRVC pode melhorar a sincronia paciente-ventilador e reduzir o potencial de configurações inadequadas de fluxo baixo. Por outro lado, embora um VT objetivo seja definido pelo clínico, o VT flutuará com base nas mudanças no esforço e na mecânica. Como tal, o PRVC pode diminuir a adesão a uma estratégia de ventilação protetora pulmonar e deve ser usado com cautela em pacientes com SDRA. Também pode aumentar o trabalho respiratório porque os esforços crescentes do paciente serão atendidos com a diminuição do suporte ventilatório para garantir que a meta de VT seja alcançada. Como tal, este modo pode ser mais apropriado para pacientes que estão melhorando clinicamente e caminhando para a retirada do suporte ventilatório mecânico.

AIRWAY PRESSURE RELEASE VENTILATION *(APRV)*

O modo de ventilação mecânica com liberação de pressão nas vias aéreas (APRV) é um nível elevado de CPAP com liberações de pressão temporizadas. Este modo permite a respiração espontânea. Essas respirações podem ser sem suporte, com suporte de pressão ou com suporte de compensação automática do tubo. A chave é uma válvula expiratória dinâmica no circuito que permite a respiração espontânea em volumes pulmonares elevados. Embora qualquer paciente possa receber suporte adequado usando APRV, geralmente é usado para pacientes que requerem recrutamento de alvéolos para manter a oxigenação, como na SDRA (juntamente com outros tratamentos, como prostaciclina inalatória, bloqueio neuromuscular, PEEP e posição prona).

Baseado no Open Lung Approach To Ventilation descrito pela primeira vez por Stock *et al.*, em 1987.

Modo ventilatório disponível no Ventilador Galileo®, em nosso serviço.

Indicações para ventilação APRV

- Lesão pulmonar aguda (LPA/SDRA).
- Pneumonia difusa.
- Atelectasia exigindo mais de 50% de FiO_2.
- Fístula tráqueo-esofágica.

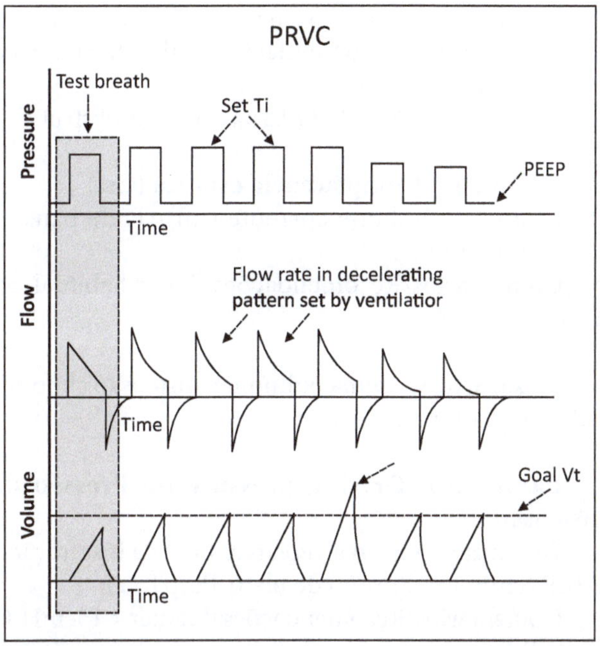

Gráfico 11.3.

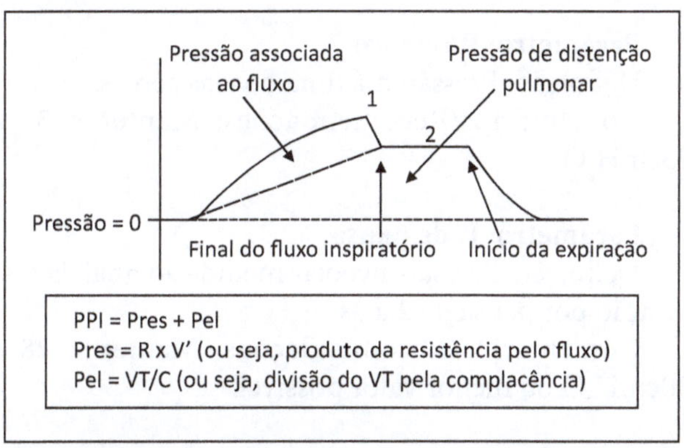

Gráfico 11.4. Gráficos e cálculos de mecânica respiratória.

Descrição do modo APRV

- Dois níveis de PEEP: alto (P-alto) e baixo (P-baixo).
- Paciente respira espontaneamente durante P-alto e P-baixo.
- O tempo em P-alto (T-alto) é maior que P-baixo (T-baixo) para manter o recrutamento (85-95%).
- Resulta em um grau de autoPEEP devido ao curto tempo de liberação (T-low).

Método de uso

Configurações iniciais

- P-high= $P_{\text{platô}}$ até um máximo de $30cmH_20$.
- P-baixo = $0cmH_20$.
- T-alto = 4,5-6,0 segundos.
- T-baixo = 0,5-0,8 segundos.
- A compensação automática do tubo está ativada para permitir a respiração espontânea.

Ajustar a oxigenação:

- FiO_2.
- Pressão média das vias aéreas (dependente principalmente de P-alto e T-alto).

Ajuste a ventilação:

- Gradiente de pressão (P-alto menos P-baixo).
- Tempo de liberação da pressão nas vias aéreas (T-low): na prática, isso é definido em cerca de 1 constante de tempo, de modo que a liberação de pressão termine quando o fluxo expiratório atingir aproximadamente 40% do pico de fluxo expiratório (veja a curva de tempo de fluxo).
- Frequência de liberação de pressão nas vias aéreas.
- Respiração espontânea (titular a sedação para permitir que isso represente cerca de 10-30% da ventilação minuto).

Desmame:

- Diminuir a altura P em 2 a 3cm H_2O de cada vez e aumentar a altura T em incrementos de 0,5 a 2,0 segundos.
- Uma vez que P-alto é ~16cmH_2O e T-alto está em 12-15 segundos, pode mudar para CPAP.

Prós e contras

Vantagens

- Recrutamento alveolar e melhor oxigenação.
- Preservação da respiração espontânea.
- Redução da pressão transmural do ventrículo esquerdo e, portanto, redução da pós-carga do ventrículo esquerdo.
- Potencial efeito protetor pulmonar.
- Melhor ventilação das áreas dependentes.
- Requisitos de sedação mais baixos para permitir a respiração espontânea.

Desvantagens

- Riscos de volutrauma de aumento da pressão transpulmonar.
- Aumento do trabalho respiratório devido à respiração espontânea.
- Aumento do gasto de energia devido à respiração espontânea.
- Agravamento das fugas de ar (fístula broncopleural).
- Aumento da pós-carga do ventrículo direito, piora da hipertensão pulmonar.
- Redução do retorno venoso do ventrículo direito: pode piorar a hipertensão intracraniana, pode piorar o débito cardíaco na hipovolemia.
- Risco de hiperinflação dinâmica.

Evidência

- Nenhuma evidência de que o APRV melhore desfechos clinicamente significativos, como mortalidade.
- Melhoria de variáveis fisiológicas em animais e humanos.

Constante de Tempo no APRV

- Constante de tempo (*t*) é o tempo necessário para esvaziar 63% do volume pulmonar; t = C × R (conformidade × resistência).
- Uma regra prática é que o esvaziamento completo requer 4x constante de tempo (isso não é alcançado no APRV, portanto, pode resultar no auto-PEEP).

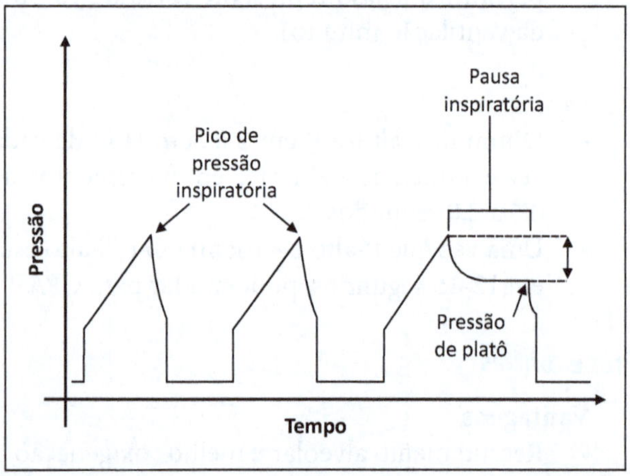

Gráfico 11.5. Representação esquemática do formato de onda de pressão das vias aéreas ao longo do tempo durante a ventilação com volume controlado. A diferença entre o pico de pressão e a pressão de platô (seta dupla) é obtida após uma pausa inspiratória, comparando-se o pico de pressão e a pressão de platô medida.

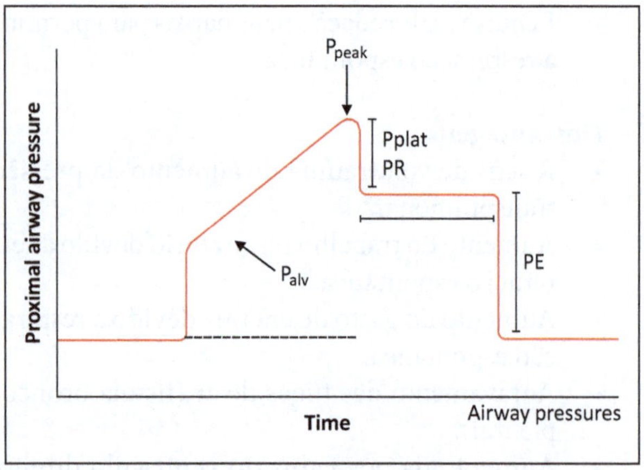

Gráfico 11.6. Pressão de Pico e Pressão de Platô normais.

CÁLCULOS DE MECÂNICA RESPIRATÓRIA

Parâmetro: Resistência de vias Aéreas (Rva)

Definição: P. de pico - Ppausa (cmH_2O)/Fluxo (l/s).

Requer fluxo quadrado em modo VCV para cálculo.

Comentários/Recomendações: Valor Normal: 4 a 10cmH_2O/l.s.

Manter Rva < 20cmH_2O/l.s nas doenças obstrutivas.

Parâmetro: Complacência estática (Cst)

Definição: Volume corrente (ml)/(P. de pausa - PEEP) (cmH_2O).

Comentários/Recomendações: Valor habitual: 50 a 80mL/cmH_2O.

Alta: Enfisema.

Baixa: SARA, edema pulmonar, distensão abdominal, pneumotórax.

Parâmetro: Driving pressure ou Pressão de distensão

Definição: Pressão alveolar ao final da inspiração - PEEP (cmH_2O). Pressão de platô-PeepTotal

Comentários/Recomendações: Manter < 15cmH_2O na SARA.

Parâmetro: P. de pico

Definição: Pressão máxima de vias aéreas.

Comentários/Recomendações: Manter < 35 a 45cmH_2O.

Parâmetro: P. de pausa

Definição: Pressão alveolar medida ao final da inspiração por pausa de 2 a 3s.

Comentários/Recomendações: Manter < 28 a 30cmH_2O ou menor valor possível.

Parâmetro: auto-PEEP ou PEEP intrínseca

Definição: Pressão alveolar medida ao final da expiração por pausa de 3s.

Comentários/Recomendações: Valor normal: zero.

Manter < 10cmH_2O nas doenças obstrutivas.

A magnitude da Auto-PEEP pode ser avaliada com a manobra de pausa expiratória

Parâmetro: Rel I:E

Comentários/Recomendações: 1: T.Exp./ T.Inspiratório. (por exemplo, T.Inspiratório: 0,5s e T.Exp: 3s - Rel I:E = 1:[(3/0,5) ou 1:6].

Parâmetro: Constante de tempo (s)

Comentários/Recomendações: Rva (cmH_2O/l.s) × Cst (l/cmH_2O)

Ex.: Rva de 10 × Cst de 0,06 = 0,6s.

Parâmetro: P0.1

Comentários/Recomendações: Pressão na via aérea medida aos 100ms ou 0,1s. Normal até 4cmH_2O

Estima o comando neural ou drive respiratório. Pode definir sub ou superassistência.

Peso Ideal

Gênero: Masculino
Fórmula: 50 + 0,91 × (Altura - 152,4cm).
Comentários/Recomendações: VC: 6 a 8mL/kg – Início da VM.

Gênero: Feminino
Fórmula: 45, 5 + 0,91 × (Altura - 152,4cm).
Comentários/Recomendações: VC < 6mL/kg – SARA.

ASSINCRONIAS PACIENTE-VENTILADOR

As assincronias paciente-ventilador são uma incompatibilidade entre os tempos inspiratório e expiratório do paciente e do ventilador. Uma maneira comum de detectar assincronias é examinando as formas de onda do ventilador. Existem diferentes tipos de assincronias, cada uma com um conjunto de características que podem ser reconhecidas visualmente. O olho bem treinado pode detectar assincronias analisando a forma de onda de fluxo ou pressão.

Assincronias paciente-ventilador são comuns, ocorrendo durante toda a duração da ventilação mecânica e em pacientes aparentemente apneicos. Elas podem resultar em dispneia; piora das trocas gasosas; ansiedade; delírio; alterações cognitivas e lesão pulmonar autoinfligida. Induzir esforços inspiratórios vigorosos, levando a alto estresse (isto é, pressão transpulmonar elevada), hiperdistensão pulmonar global ou regional e, consequentemente, lesão do diafragma e do pulmão. Assincronias também estão associadas à maior duração da ventilação mecânica, aumento do uso de sedação, aumento do uso de bloqueio neuromuscular e aumento da mortalidade.

Um estudo mostrou que uma diminuição do IA – de 3,36% durante a PSV para 1,73% durante a assistência ventilatória ajustada neuralmente (NAVA) – foi associada a um aumento na relação PaO_2/FiO_2 (254mmHg vs. 203mmHg).[32] Tanto o suporte ventilatório excessivo quanto o insuficiente podem causar danos aos músculos respiratórios. Nos casos do primeiro, o dano inclui atrofia, ou apoptose da fibra muscular e, nos casos do último, o dano inclui aumento do trabalho respiratório e, eventualmente, fadiga. Uma ótima interação paciente-ventilador, sem assincronia, seria teoricamente ideal para os músculos respiratórios. Também é possível que certos tipos de assincronia, como o esforço ineficaz, principalmente quando ocorre na fase mediana expiratória, causem danos às fibras musculares do diafragma ao gerar contrações excêntricas ou pliométricas durante o alongamento dessas fibras nesta fase do ciclo respiratório.[33]

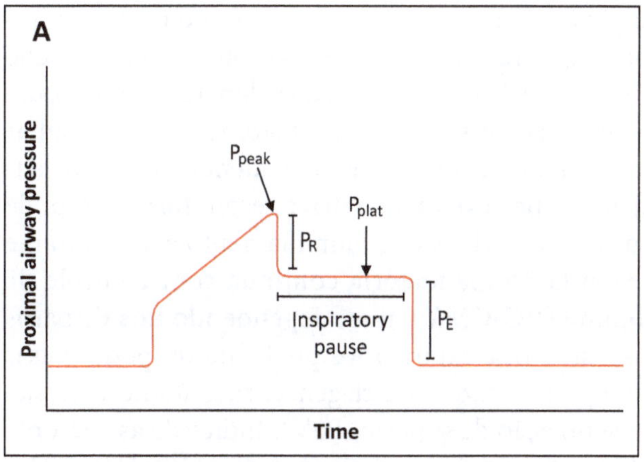

Gráfico 11.7. Pressão de Pico e Platô normais

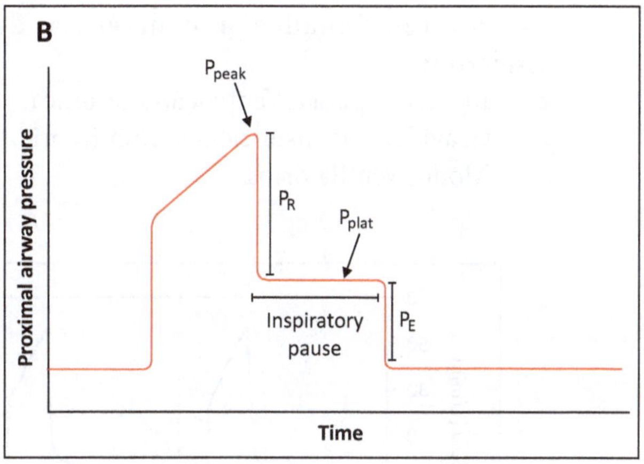

Gráfico 11.8. Pressão de pico elevada, mas pressão de platô normal

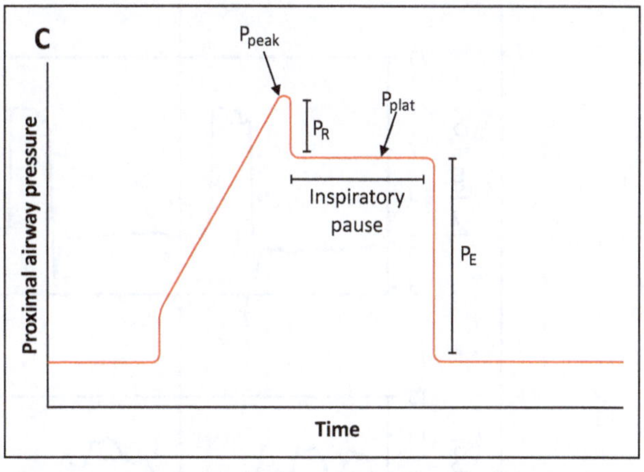

Gráfico 11.9. Pressão de pico elevada e pressão de platô elevada

A classificação tradicional das assincronias com base na fase do ciclo respiratório em que ocorrem (por exemplo, inspiratória na fase de pressurização, ciclagem na fase expiratória e fase expiratória) não corresponde bem aos mecanismos clínicos e fisiopatológicos envolvidos. É importante lembrar de duas coisas. Primeiro, uma determinada assincronia pode refletir diferentes condições clínicas (por exemplo, o duplo disparo pode surgir de uma assincronia de fluxo, alto drive respiratório, disparo reverso ou mesmo dobra parcial do tubo endotraqueal, ou vazamento do balonete). Segundo, um determinado mecanismo fisiopatológico pode resultar em diferentes assincronias dependendo do modo ventilatório; por exemplo, o drive respiratório alto pode causar duplo disparo e empilhamento aéreo durante a ventilação mandatória contínua com controle de volume (VC-CMV), mas, dependendo dos disparos inspiratórios e expiratórios predefinidos, pode causar esforços ineficazes ou ciclagem curta durante a pressão de ventilação de suporte (PSV). Índice de assincronia >10% está associado a maior tempo de Ventilação Mecânica e à necessidade de traqueostomias.

1. **Fatores relacionados à ocorrência de assincronia:**
   - Indicação para a Ventilação Mecânica.
   - Gravidade da insuficiência respiratória.
   - Modos ventilatórios.
   - Configurações do ventilador.
   - Nível de sedação.
2. **Fatores relacionados à detecção de assincronia**
   - Duração dos períodos de observação.
   - Tempo de observação durante a VM (por exemplo, primeiros dias e fase de desmame).
   - Método de detecção (por exemplo, avaliação clínica, monitorização da forma de onda, medidas do balão esofágico e detecção da atividade elétrica do diafragma).
   - Definição de assincronia e de seu significado.
3. **Classificação e Tipos de Assincronias:**
   - Disparo.
   - Ciclagem.
   - Fluxo.
   - Esforço ineficaz.
   - Duplo disparo.

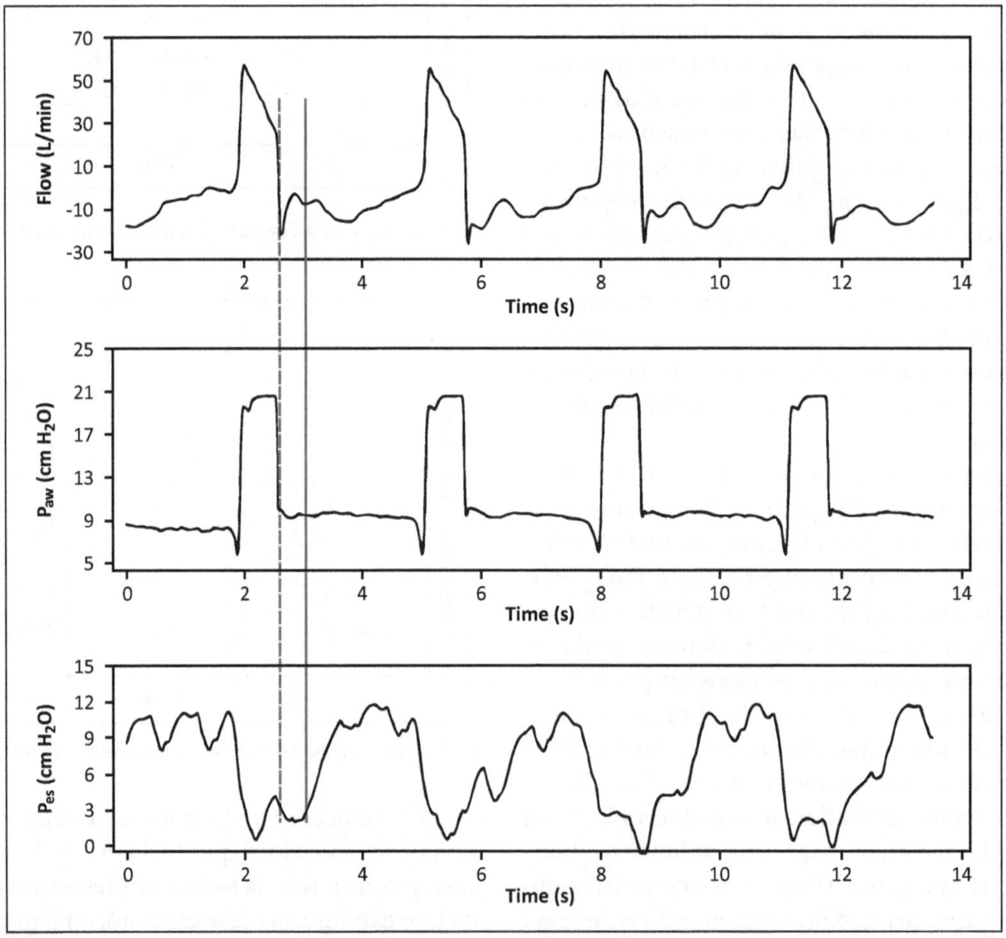

Gráfico 11.10. Ciclagem curta, ou prematura, observada em traçados de fluxo de ar, pressão das vias aéreas (P aw) e pressão esofágica (P es) em um paciente ventilado mecanicamente em ventilação mandatória contínua com controle de pressão. Cada respiração fornecida é acionada pelo paciente (ou seja, ventilação assistida) com uma diminuição no fluxo, P aw e P es; ela se desenvolve quando o tempo inspiratório neural é maior que o tempo inspiratório mecânico. Neste exemplo, o esforço inspiratório (linha sólida) continua após o término da insuflação mecânica (linha tracejada), com a deflexão negativa do P es persistindo após o término da inflação mecânica. Esse padrão se desenvolve nas 4 respirações ilustrativas.

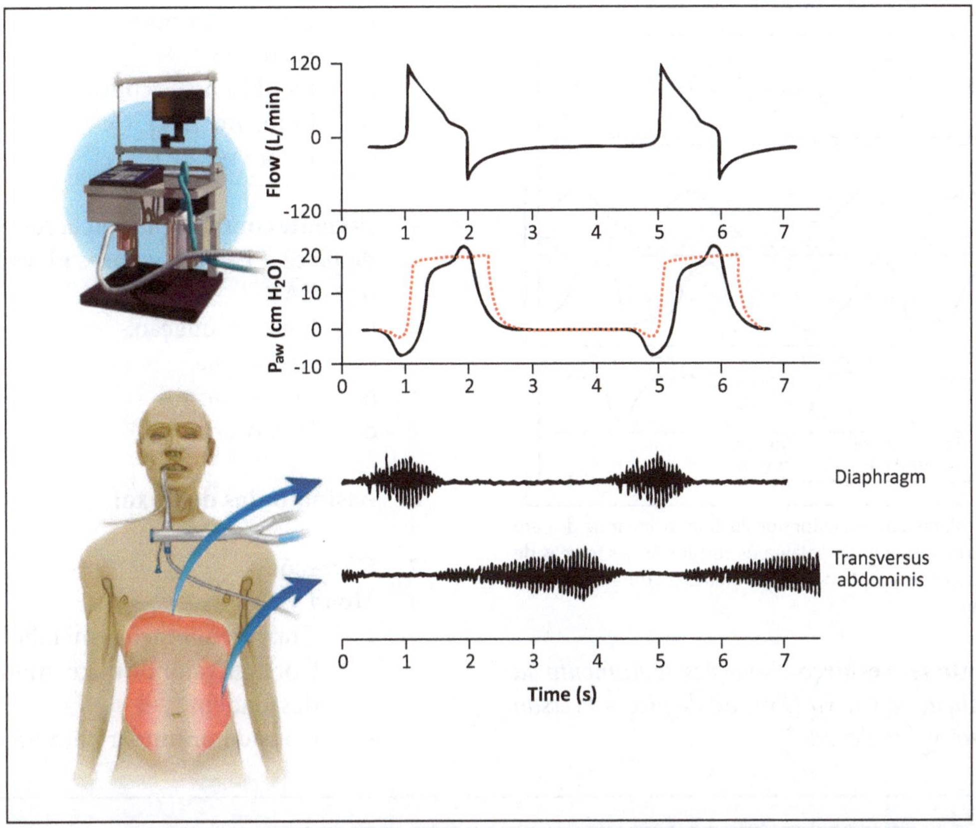

Gráfico 11.11. Fluxo, pressão das vias aéreas (P aw) e atividade muscular inspiratória e expiratória em um paciente com DPOC que recebeu ventilação com pressão de suporte com ciclagem retardada ou prolongada. Os eletromiogramas na parte inferior da figura mostram a atividade muscular inspiratória no diafragma do paciente e a atividade muscular expiratória no transverso do abdome. O aumento do esforço inspiratório do paciente fez com que P aw caísse abaixo do limiar de disparo definido, e a entrega inadequada de fluxo pelo ventilador resultou em um contorno escavado na curva P aw durante a inspiração. Embora o ventilador ainda estivesse bombeando gás para o paciente, seus músculos expiratórios foram recrutados, causando um inchaço na P aw curva. Observe que o tempo inspiratório neural não está acoplado ao tempo inspiratório da máquina; após o término da inspiração neural, o ventilador ainda fornece fluxo de ar enquanto a expiração do paciente começa. A linha pontilhada mostra P aw em outro paciente que gerou esforço apenas o suficiente para acionar o ventilador e no qual houve liberação adequada de gás pelo ventilador.

   - Disparo reverso.
   - Auto-disparo.
   - Ciclagem precoce.
   - Ciclagem tardia.
   - Fluxo insuficiente.
   - Fluxo excessivo.

- **Assincronias de Ciclagem**
   - Atraso de ciclagem.
   - Ciclagem precoce e duplo disparo.
   - Ciclagem tardia.

4. **Como tratar:**
   - Auto-disparo:
      - o Corrigir presença de água ou vazamentos no circuito.
      - o Ajustar a sensibilidade.
   - Limiar de disparo muito alto → risco aumentado de disparo ineficaz (ajustes do Bias Flow → pode gerar delay de disparo; se ajustes com parâmetros baixos; esforço ineficaz se Bias Flow muito elevado).
   - Limiar de disparo muito baixo → risco aumentado de acionamento automático.
   - Avaliar presença de oscilações cardíacas.
   - Esforços perdidos:
      - o Fatores de risco para esforços perdidos.
      - o DPOC/Pressão de Suporte alta/Volume Corrente alto/Alcalose/Sensibilidade baixa.

5. **Tratamento:**
   - Tratar a PEEP intrínseca.
   - Reduzir a assistência (Pressão de Suporte).
   - Reduzir o Tempo Inspiratório (critério de ciclagem).
   - Tratar a obstrução do paciente.
   - Se Tempo Inspiratório for maior que o tempo neural do paciente, reduza o Tempo Inspiratório.
   - Fatores de risco para esforços perdidos.

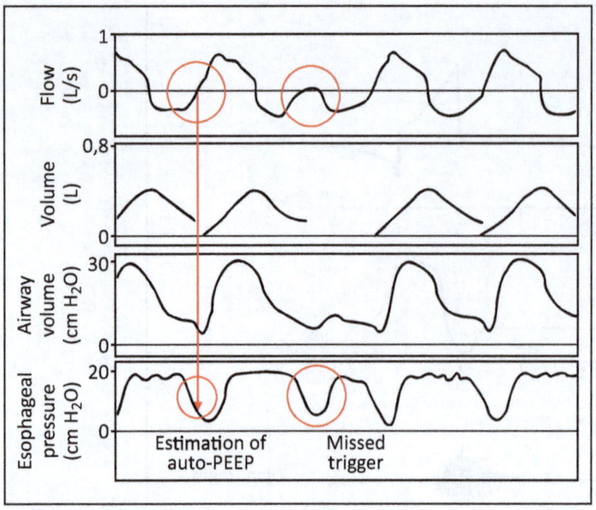

Gráfico 11.12. Escalares do ventilador que ilustram o limiar de disparo excessivo, causando aumento da palavra de respiração. As formas de onda da pressão esofágica captam esforços ineficazes durante a inspiração e a expiração.

- **Paciente sem esforço:** *Situações de Aumento da resistência na Curva (Pressão de pico - Pressão de platô valor elevado):*
  - o Broncoespasmo.
  - o Secreção.
  - o Líquido no circuito.
  - o Rolha no TET.
  - o Dobra no TET.
- **Paciente com complacência reduzida (Pressão de platô-PEEP de valores elevados):**
  - o EAP.
  - o Hiperinsuflação.
  - o Atelectasia.
  - o Pneumotórax.
  - o Hemotórax.

6. **Assincronias de fluxo:**

7. **Correções:**

o ***Modo VCV***

- Corrigir alterações metabólicas.
- Corrigir valor de fluxo, mudar para curva descendente.
- Considerar mudar para PSV.

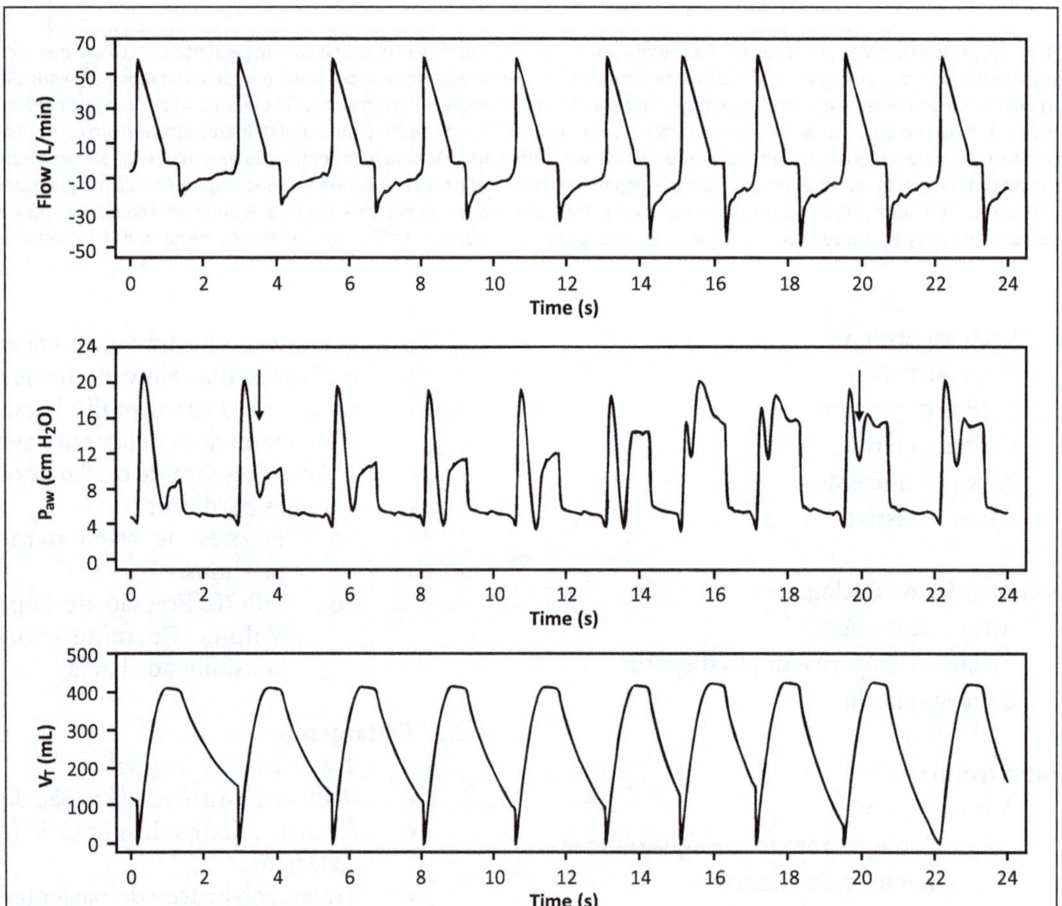

Gráfico 11.13. Falta de fluxo observada em traçados de fluxo de ar, pressão das vias aéreas (P aw) e volume corrente (V T) em um paciente ventilado mecanicamente em ventilação mandatória contínua com controle de volume com fluxo desacelerado. A falta de fluxo (ou seja, incompatibilidade de fluxo inspiratório) ocorre quando o ventilador não atende à demanda de fluxo do paciente. O esforço inspiratório continua durante a insuflação mecânica em cada respiração. Observe uma deflexão negativa na forma de onda P aw (seta) com uma magnitude diferente em cada respiração.

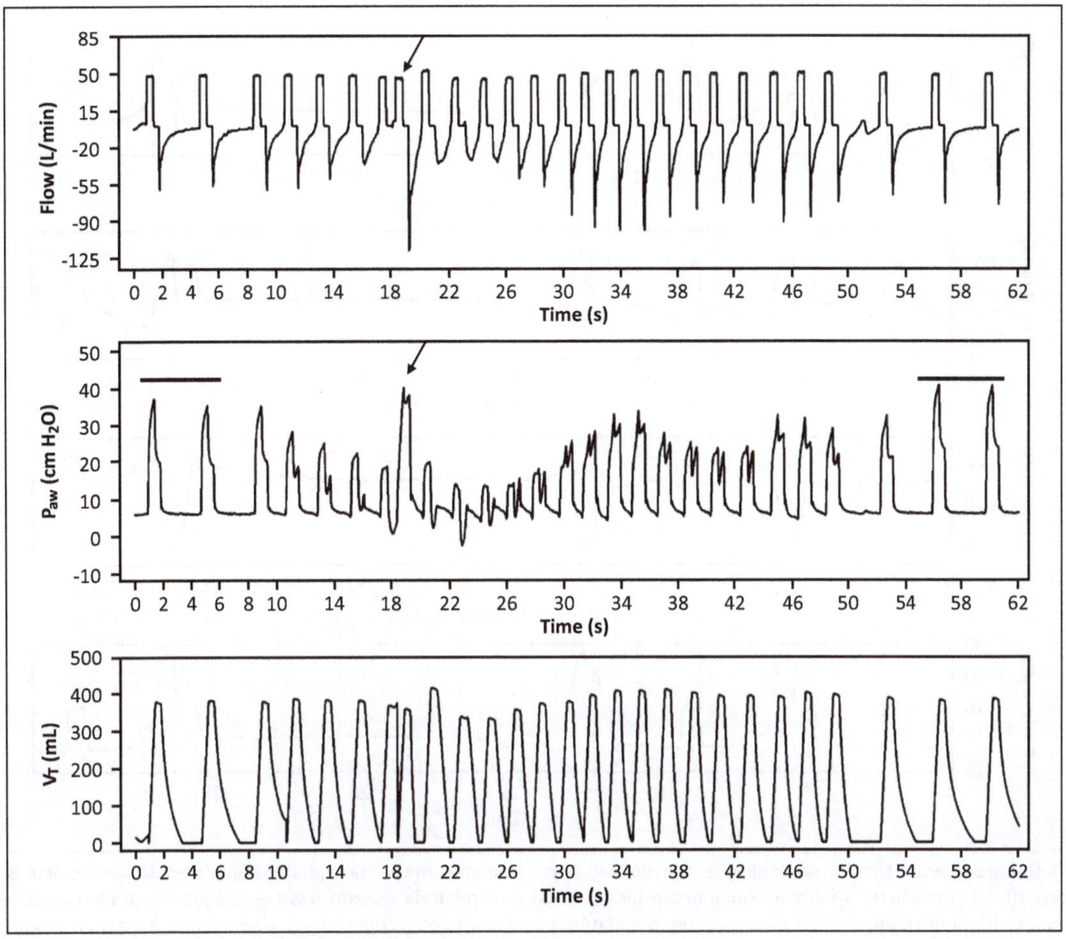

Gráfico 11.14. Falta de fluxo observada em traçados de fluxo de ar, pressão das vias aéreas (P aw) e volume corrente (V T) em um paciente ventilado mecanicamente em ventilação mandatória contínua com controle de volume. A falta de fluxo (ou seja, incompatibilidade de fluxo inspiratório) ocorre quando o ventilador não atende à demanda de fluxo do paciente. Neste caso, o fluxo de ar do ventilador é ajustado inadequadamente para baixo em 40L/min. O esforço inspiratório começa após um período de sincronia (linha) durante a insuflação mecânica manifestada por uma diminuição progressiva da P aw, juntamente com o encurtamento do tempo expiratório e o empilhamento aéreo (seta). Observe um retorno progressivo à sincronia (linha).

o *Modo PCV e PSV*
- Ajustar suporte Inspiratório.
- Ajustar a rampa (*Rise Time*).

8. ***Ciclagem precoce: (É observada no ramo expiratório da curva PxV)***
- Aumentar o Tempo Inspiratório.
- Em PCV deve-se aumentar o Tempo Inspiratório.
- Em VCV deve-se aumentar o Volume Corrente ou reduzir o Fluxo+pausa curta.
- Em PSV pode-se reduzir a porcentagem do critério de ciclagem (aumentar o Tempo Inspiratório).

9. ***Ciclagem tardia: (Observado spike no final da curva PxT)***
- Em PCV deve-se reduzir o Tempo Inspiratório.
- Em VCV pode-se reduzir o Volume corrente ou aumentar o Fluxo.
- Em PSV pode-se aumentar a porcentagem do critério de ciclagem.

Disparo reverso: receptores de estiramento do diafragma podem desencadear disparo reflexo do ventilador que se apresenta de múltiplas formas. Como consequência, gera empilhamento de ar. Reconhecida pelo primeiro disparo (ciclo controlado) realizado pelo ventilador e o segundo disparo realizado pelo reflexo do ventilador sobre o diafragma e sem esforço muscular na monitorização ou na pausa expiratória.

Duplo disparo convencional: dois ciclos consecutivos disparados pelo mesmo esforço inspiratório do paciente.
- Causado pelo Tempo Inspiratório menor do que o tempo neural do paciente.
- Assincronia por fluxo insuficiente e com Drive exacerbado.
- Pode resultar em empilhamento de volume e VILI.

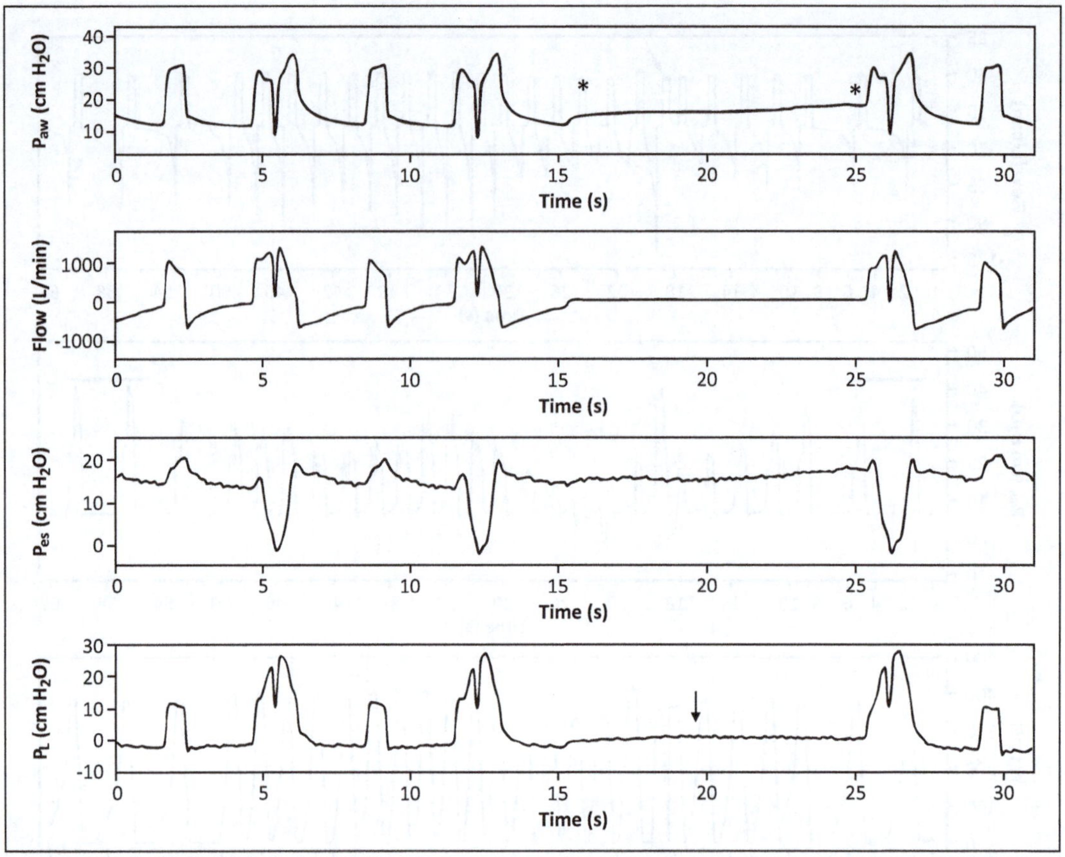

Gráfico 11.15. Disparo reverso e término de respirações com disparo reverso durante uma pausa expiratória final: pressão das vias aéreas (P aw), fluxo, pressão esofágica (P es) e pressão transpulmonar durante 6 respirações e pausa expiratória. As primeiras 4 respirações mostram sinais de arrastamento respiratório; parece haver um padrão de 2:1 de respirações mandatórias para respirações com disparo reverso que começam como uma insuflação passiva, mas são rapidamente seguidas pelo esforço do paciente, como pode ser concluído pela queda na P es (ou seja, as insuflações mandatórias provocam uma insuflação neural). Resposta que leva ao esforço do paciente. Quedas maiores em P es do que em P aw acionam o ventilador antes da expiração da respiração anterior, levando ao empilhamento aéreo com volumes correntes elevados. Essas respirações com esforço do paciente provavelmente são acionadas de forma reversa. Uma pausa expiratória foi administrada no primeiro asterisco e continuou até o próximo asterisco, que aboliu a atividade muscular respiratória por > 12s. A seta na curva de pressão transpulmonar (P L) marca o momento em que o esforço inspiratório era esperado se o esforço do paciente fosse gerado espontaneamente. Após a parada expiratória, outra insuflação mandatória foi administrada pelo ventilador; o esforço do paciente segue imediatamente. Isso é sugestivo de disparo reverso, pois o esforço do paciente parece depender do estímulo externo fornecido pela insuflação obrigatória do ventilador.

- Diferencia-se do disparo reverso pela análise da pausa expiratória, pela presença de ponto de inflexão.

Como tratar:

- Aumentar o Tempo Inspiratório.
- Corrigir fatores geradores de drive exacerbado.
  - Dor/Febre/Acidose/Hipoxemia/Hipercapnia/Delirium/Baixa complacência em modos espontâneos.

Como a assincronia paciente-ventilador é um fenômeno comum e está associada a desfechos clínicos negativos em pacientes em VM, é essencial que a equipe da UTI busque ativamente o diagnóstico e a pronta resolução desse problema. Novos modos ventilatórios, como NAVA e PAV+, bem como software para detecção e quantificação automatizada de assincronias,[34] mostraram-se promissores, mas ainda precisam ser mais acessíveis. Programas de treinamento sobre assincronia paciente-ventilador em VM devem ser estimulados e divulgados em larga escala.[35-38]

DOENÇAS OBSTRUTIVAS INSPIRATÓRIAS

- Promover o descanso da musculatura respiratória por 24-48 horas.
- Sedação, VM modo controlado, BNM.
- Evitar Baro e Volutrauma.
- Ventilar com 5-8mL/kg.
- Pressão de pico <50cmH_2O e Pressão de platô<30cmH_2O.
- Reduzir a Hiperinsuflação e Auto-PEEP.
- FR baixa (8-12/min),
- Tempo Inspiratório curto, fluxo alto (60-100L/min) → personalizar e individualizar a FR; con-

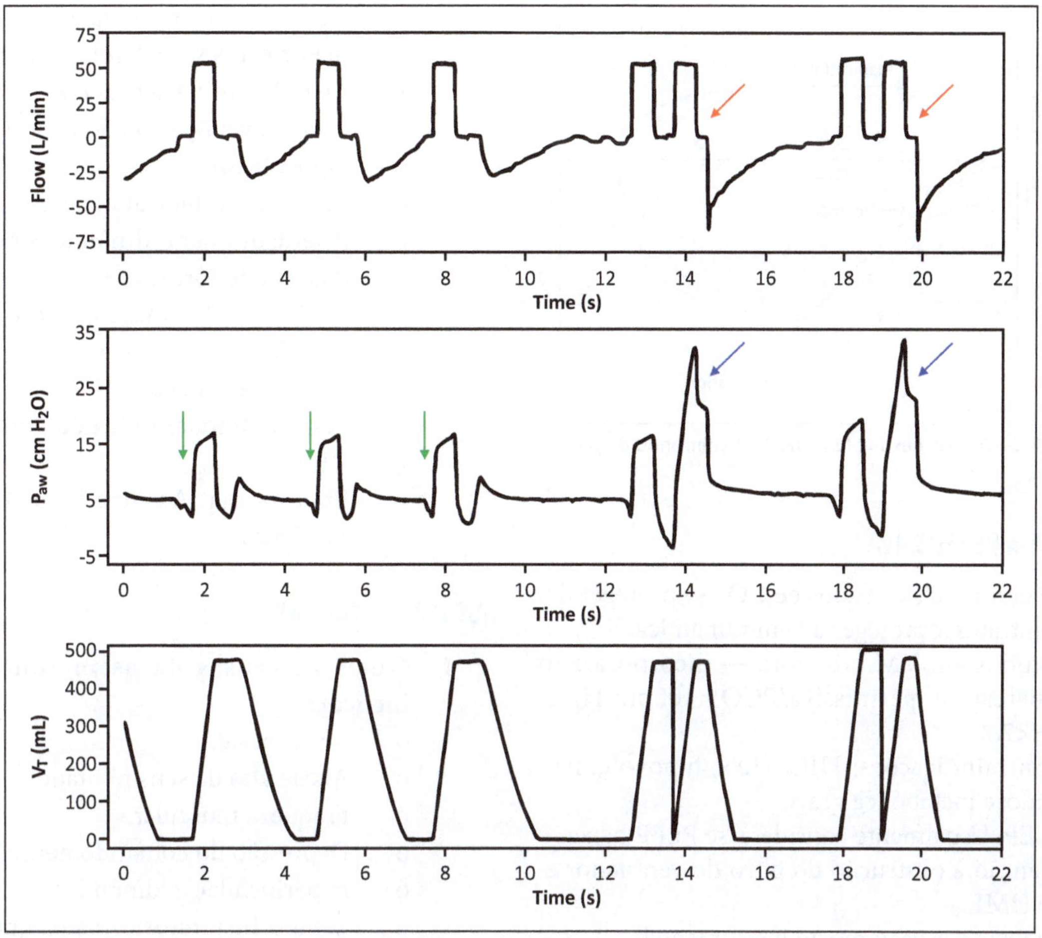

Gráfico 11.16. Falta de fluxo com duplo disparo visto em traçados de fluxo de ar, pressão das vias aéreas (P aw) e volume corrente (V T) em um paciente ventilado mecanicamente em ventilação mandatória contínua com controle de volume. A falta de fluxo (ou seja, incompatibilidade de fluxo inspiratório) ocorre quando o ventilador não atende à demanda de fluxo do paciente. O esforço inspiratório continua durante a insuflação mecânica (seta verde na forma de onda P aw) em cada respiração; às vezes é forte o suficiente para desencadear uma segunda insuflação mecânica (seta vermelha) sem expiração (ou seja, duplo disparo) e consequente respiração ofegante (setas azuis). Observe que o V T no breath stacking é quase o dobro com a P aw elevada associada.

siderar a hemodinâmica, parâmetros de segurança da VMI, gasometria arterial.

- o Trigger sensível, critério de ciclagem elevado, evitar PSV elevada.
- o PSV: % de ciclagem elevado (>40%) e rampa acelerada.

Auto-PEEP

- ***Mecanismos:***
  - o Resistência das vias aéreas aumentadas/ Colapso de via aérea distal.
  - o Redução do tempo expiratório por aumento de demanda do Volume-minuto.
  - o Novo ciclo antes da expiração completa.
  - o O volume aprisionado gera pressão intratorácica (auto-PEEP).

Diagnóstico:

- o Curva Fluxo-Tempo/loop da curva Fluxo-volume.
- o Sinal da raiz quadrada.
- o Hiperinsuflação dinâmica.
- o Quantificada na pausa expiratória de 2 segundos, ao avaliar a curva P × T (ver a PEEP total).
- o Pode-se fazer o PEEP teste para avaliar o pico de fluxo.

Consequências da auto-PEEP

- Hiperinsuflação e retificação do diafragma + colapso distal (sinal da raiz quadrada).
- Aumento do trabalho respiratório.
- Aumento do espaço morto.
- Aumento da pressão média de vias aéreas.
- Aumento da pressão de platô.
- Redução do retorno venoso e sobrecarga na circulação pulmonar.
- Assincronias.

Como tratar:

- Aumentar o Tempo expiratório nos pacientes obstruídos.
- Se drive exacerbado, considerar sedação.

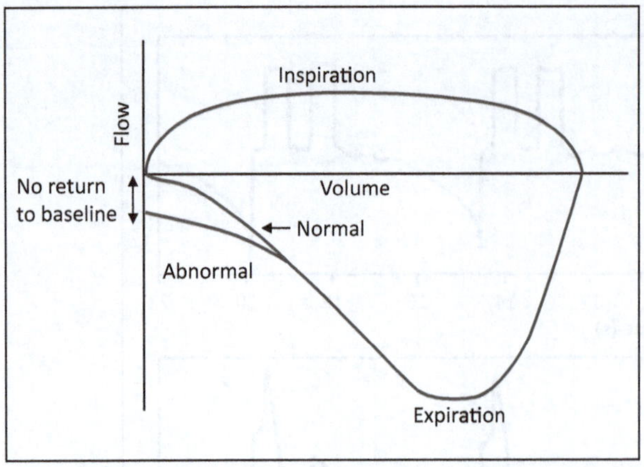

Gráfico 11.17. Gráfico de fluxo-volume (F/V) identificando o aprisionamento de ar.

HIPERCAPNIA PERMISSIVA

- Tolerar níveis elevados de CO_2 → proteger de volutrauma/proteger a hemodinâmica.
- Estudos em VM protetora → incorporaram hipercapnia permissiva/PCO_2<100mmHg e PH<7,2.
- Contraindicações: HIC, HAP, hipovolemia, acidose metabólica grave.
- PEEP: Usualmente considera-se PEEP baixa.
- Atenção à obstrução do filtro do ventilador e do HME.
- Reduzir o espaço morto instrumental.
- Tratar a obstrução (corticoide/broncodilatador, antibióticos).

COMPLICAÇÕES DA VENTILAÇÃO MECÂNICA INVASIVA

- o P-SILI
  - **Definições:** Pressão pleural elevada → Pressão transvascular elevada → aumento do volume do fluido intersticial → edema → diminuição da troca gasosa → aumento do drive respiratório → aumento do trabalho respiratório → aumento do delta de pressão esofágica/pendeluft → piora do desfecho.
  - Pressão transpulmonar = Palv - Ppl (pressão alveolar - pressão pleural).

- o **Para evitar P-SILI, monitorar:**
  - Delta-POCC.
  - Pmusc>10.
  - P 0,1 → se elevada maior que 3,5, ajustar a assistência.
  - Observar negativação exacerbada na curva P × T.
  - VTE>10mL/kg → PSV pode gerar volume corrente alto.
  - Otimizar sedoanalgesia/ajustar modo ventilatório/BNM/controle do drive.
  - Atenção aos pacientes com drive exacerbado na ventilação não invasiva e modos espontâneos.
  - Volutrauma/Biotrauma/Barotrauma.
  - Alterações hemodinâmicas por pressão positiva no tórax.
  - Lesões pulmonares induzidas por grandes volumes e pressões em áreas hiperdistendidas.
  - Lesão pulmonar induzida por Oxigênio.
  - VILI.
  - Pneumonia Associada à Ventilação Mecânica.

QUESTÕES PRÁTICAS

1. **Quais as causas da assincronia esforço ineficaz?**
   - o Multicausal.
   - o Ajuste alto da sensibilidade.
   - o Fraqueza muscular.
   - o Depressão do comando neural.
   - o Hiperinsuflação dinâmica.
   - o Tempo Inspiratório maior que o tempo neural do paciente.
2. **Como proceder à correção do esforço ineficaz?**
   - o Deixe a sensibilidade mais sensível (sem causar auto-disparo).
   - o No caso de fraqueza muscular, considerar TMI.
   - o No caso de depressão do comando neural, avaliar a causa (Sedação? Causa metabólica?).
   - o Nos casos de hiperinsuflação dinâmica, individualize a PEEP, reduza o Tempo Inspiratório.
   - o Se o Tempo Inspiratório for maior que o tempo neural do paciente, reduza o Tempo Inspiratório.
3. **Como reduzir o tempo Inspiratório em VCV??**
   - o Pode-se reduzir o VC, aumentar o fluxo, reduzir ou retirar a pausa, deixar a onda de fluxo quadrada.
4. **Como reduzir o Tempo Inspiratório em PSV?**
   - o Pode-se reduzir a PS, aumentar a % de ciclagem, reduzir o Rise Time.

Ventilação no Paciente Obeso

- o Manter Vt 6mL/kg MRA, Posição da Beach Chair: "2018, Protocolo elaborado pelo Dr. Paolo Pelosi (ISTR)".

MANEJO VENTILATÓRIO NA COVID-19

Início de VMI

- o Modo VCV.
- o FiO_2 100%.
- o Volume Corrente de 6mL/kg/min.
- o Frequência Respiratória de 24 irpm (20-28/min) → PH e PCO_2 adequados.
- o Hipercapnia permissiva.
- o Fluxo Inspiratório de 60L/min (40-60L/min I:E 1:2 a 1:4).
- o PEEP 10 – Minititulação.
- o Monitorar Pressão arterial/Ritmo Cardíaco.
- o SpO_2 (Meta 90-94%)/Reduzir FiO_2 se SpO_2>94%.

Parâmetros de relevância:

- o Volume corrente/fluxo/FR/FiO_2/PEEP/PPico/$P_{Platô}$.
- o Trigger pelo paciente (sensibilidade) ou pelo ventilador (tempo), limitado a fluxo e ciclado a volume.
- o Obter dados de mecânica respiratória com a pausa inspiratória ($P_{platô}$ Cst=Vt/Platô-PEEP).
- o Adotar estratégia ventilatória protetora:
  - Vt 4-8mL/kg-Peso Predito (idealmente 6mL/kg/peso).
  - Pressão de Platô menor do que 30cmH_2O.
  - Pressão de distensão menor 15cmH_2O (DP = Vt/Cst ou DP = PPlatô-PEEP).
- o Considerar Tabela PEEP X FiO_2(ARDSNet),[39] ou individualizar.
- o Considerar Manobra de Titulação da PEEP (Melhor Peep/Cst).
- o Se PF <150mmHg ou SpO_2 <90%, considerar estratégia de PRONA por 16-20 horas.
- o Alternativa é retitular a PEEP.
- o Ajustar Volume-Minuto de for necessário baixar o Volume corrente.
- o Oxido Nítrico inalatório?
- o Se refratariedade, considerar ECMO-VV como ponte para melhora.

Observações relativas à Covid-19

A experiência do grupo italiano[40] com a insuficiência respiratória hipoxêmica da Covid-19 observou que a doença se manifesta de forma heterogênea, compreendendo 2 fenótipos:

- **Fenótipo L (70 a 80% dos casos)**
  - o TC tórax com pneumonia focal ou vidro fosco difuso.
  - o Complacência pulmonar normal, próxima de 50mL/cmH_2O.
  - o Baixa relação ventilação/perfusão (vasoconstrição hipóxica e trombose "in situ").
  - o Baixa recrutabilidade pulmonar (já bem aerados e leves).
  - o Uso de VNI pode provocar P-SILI (Injúria pulmonar induzida pelo paciente).
- **Fenótipo H (20 a 30% casos)**
  - o TC tórax com padrão de edema e colapso alveolar, padrão semelhante a SARA.
  - o Complacência pulmonar reduzida.
  - o "Shunt" elevado.
  - o Alta recrutabilidade pulmonar (pouco aerados e pesados > 1,5 kg).

Patogênese da Covid-19

Os perfis H e L têm complacências diferentes, sendo assim o uso da titulação pela *PEEP Table*.

O perfil L tem complacência próximo da normalidade e elastância baixa e o uso da PEEP pode cursar com hiperdistensão alveolar. O perfil H tem comportamento de SARA grave, sendo mais recrutável por possuir complacência baixa e elastância alta, é mais recrutável e necessita de altos valores de PEEP. A hiperdistensão alveolar pode ser medida pelo Stress ín-

Tabela 11.1. FiO2 × PEEP Serviço de Pneumologia HC

← Saturação acima do alvo (andar para esquerda)

Alvo saturação O_2 entre 90% ↔ 95%											Alvo saturação O_2 entre 90% ↔ 93%					
30%	30%	40%	40%	50%	50%	50%	60%	70%	70%	80%	80%	90%	90%	100%	100%	FIO_2
6	7	7	8	8	9	0	10	10	11	11	12	12	13	14	14-24*	PEEP (cmH_2O)
							Ajuste inicial									

Saturação abaixo do alvo (andar para direita) →

dex ou pelo ponto de inflexão superior na curva P × V. Considerar titular pela melhor *Driving Pressure*, ou Tomografia de Impedância Elétrica.

SÍNDROME DO DESCONFORTO RESPIRATÓRIO AGUDO – SDRA

A Síndrome do Desconforto Respiratório Agudo (SDRA)[39] é uma lesão pulmonar aguda difusa, inflamatória, que leva ao aumento da permeabilidade vascular pulmonar, aumento do peso pulmonar e perda de tecido pulmonar aerado com hipoxemia e opacidades radiográficas bilaterais, associada ao aumento da mistura venosa, aumento do espaço morto fisiológico e diminuição da complacência pulmonar.

O termo lesão pulmonar aguda (LPA) foi descartado.

Definição

A definição de Berlim (2013) inclui:

- Insulto agudo, com início em 1 semana ou menos.
- Opacidades bilaterais compatíveis com edema pulmonar devem estar presentes; eles podem ser detectados na TC ou radiografia de tórax.
- Índice de FP <300mmHg com mínimo de 5cm$H_2$0 PEEP.
- Não deve ser totalmente explicada por insuficiência cardíaca ou sobrecarga hídrica, na melhor estimativa do médico usando as informações disponíveis – uma "avaliação objetiva" (por exemplo, ecocardiograma) deve ser realizada na maioria dos casos se não houver uma causa clara, como trauma ou sepse.

Gravidade

A SDRA é categorizada como leve, moderada ou grave:

Tabela 11.2. *em PEEP 5+; **observado em coorte.

Gravidade da SDRA	PaO_2/FiO_2*	Mortalidade**
Leve	200 - 300	27%
Moderado	100 - 200	32%
Forte	< 100	45%

Fatores de risco

Direto:

- Pneumonia (46%).
- Aspiração do conteúdo gástrico (29%).
- Contusão pulmonar (34%).
- Embolia gordurosa.
- Perto de afogamento.
- Lesão inalatória.
- Lesão de reperfusão.

Indireto

- Sepse não pulmonar (25%).
- Politraumatismo (41%).
- Transfusão maciça (34%).
- Pancreatite (25%).
- Circulação extracorpórea.

Fisiopatologia

Fases clássicas

- Injúria/Fator desencadeante.
- Exsudativa – ruptura da membrana capilar alveolar com infiltrado de células inflamatórias e exsudato de alta proteína para formar membranas hialinas.
- Proliferativa – proliferação de células anormais de alvéolos tipo II e células inflamatórias.
- Fibrótica – infiltração com fibroblastos que substituem alvéolos e ductos alveolares com fibrose.
- Resolução – reparo e restauração lentos e incompletos da arquitetura.

Interação complexa

- Edema pulmonar por dano à barreira alveolocapilar.
- Infiltrados inflamatórios.
- Disfunção do surfactante.

A barreira alveolocapilar

- Danos com fluxo bidirecional (proteínas e fluido para os alvéolos, surfactante e citocinas alveolares para o plasma).
- Disfunção do surfactante.
- Proliferação de células do tipo II → o equilíbrio entre reparação e alveolite fibrosante.

Infiltrados inflamatórios

- Migração de neutrófilos para os alvéolos com ativação → liberação de espécies de oxigênio, citocinas, eicosanoides, proteases → dano tecidual.
- Células endoteliais pulmonares, plaquetas, macrófagos intersticiais e alveolares também desempenham papéis importantes na inflamação alveolar.

Disfunção do surfactante

- Diminuição da atividade → diminuição da complacência pulmonar.

- Causada pelo aumento da ligação das proteínas plasmáticas e diminuição da produção.

Efeitos

- Hipoxemia (incompatibilidade V/Q, vasoconstrição pulmonar hipóxica prejudicada).
- Aumento das densidades dependentes (disfunção do surfactante, instabilidades alveolares).
- Complacência diminuída (disfunção do surfactante, volume pulmonar diminuído, fibrose).
- Colapso/consolidação (compressão aumentada do pulmão dependente).
- Aumento da ventilação minuto (aumento do espaço morto alveolar).
- Aumento do trabalho respiratório (aumento da elastância, aumento da necessidade de volume minuto).
- Hipertensão pulmonar (vasoconstrição, trombos microvasculares, fibrose, PEEP).

CONDUTAS NA SDRA

Em geral

- Diagnóstico e tratamento adequado para minimizar o impacto fisiológico da causa (coleta de amostras de coleções, antibióticos, ressuscitação).
- Alimentação.
- Profilaxia padrão de UTI.

Ventilação mecânica

- Estratégia de ventilação pulmonar protetora da ARDS Network (do estudo ARMA).
- Ventilação controlada.
- VT 6mL/kg PWB.
- Evitar estiramento excessivo (volutrauma) e recrutamento inadequado (atelectrauma).
- PEEP ajustada.
- Pressão de platô <30cm$H_2$0 (mais do que isso contribui para VILI devido ao alongamento excessivo e hiperinsuflação do "pulmão do bebê" funcional).[42]
- **Modo de ventilação:** geralmente não há diferença - PCV tende a ser usado com pressão de platô se aproxima da pressão de pico, com VC a pressão de platô precisa ser medida - não há função para ventilação de razão inversa (relação I:E > 1) → via aérea média aumentada pressão + instabilidade hemodinâmica + hiperinsuflação regional.
- Alvo de oxigenação: SpO_2 >90%, PaO_2 >60mmHg.
- Alvo de dióxido de carbono: ARDSnet[39] visa um CO_2 normal → mas o pulmão é exposto a estiramento de maré repetido, idealmente a hipercapnia deve ser minimizada, mas não há dados convincentes para sugerir que é prejudicial, a menos que haja uma razão óbvia (PIC aumentada, gravidez).

Outras técnicas para melhorar a oxigenação

- **Posição prona:** melhora a oxigenação e mortalidade na SDRA grave.
- Manobras de recrutamento (por exemplo, PEEP 30-40cmH_2O mantida por 30 segundos ou manobra de recrutamento em escada) → pode melhorar a oxigenação, mas controversa, nem todos respondem.
- **NO inalatório:** otimização da incompatibilidade de V/Q, 1-60ppm, em 40-70% responderá, monitore para metahemoglobina.
- **Prostaciclina inalatória (PGI2):** otimização da incompatibilidade V/Q, 1-50ng/kg/min, tão eficaz quanto Noi(Óxido Nítrico Inalatório).

Terapia farmacológica

- **Terapia de reposição de surfactante:** teoricamente boa, melhora a oxigenação, mas não melhora a mortalidade, problemas de distribuição para os alvéolos.
- **Glicocorticoides:** melhora nos dias livres de ventilador e choque, sem melhora na mortalidade e aumento na fraqueza.
- **Cetoconazol:** antifúngico que inibe a tromboxano sintase e a 5-lipooxigenase → dados iniciais, mas não confirmados.
- **Outros:** antagonismo de citocinas, AINEs, sequestradores de radicais O2, lisofilina → sem sucesso, APC na sepse.
- Procure e trate as causas e complicações subjacentes.

Prognóstico

- Função pulmonar retorna ao normal em 6-12 meses em sobreviventes.
- Ocasionalmente o paciente tem doença pulmonar restritiva grave.
- Embora este seja o caso, muitos pacientes têm uma redução severa e QV pulmonar → depressão, ansiedade e TEPT são comuns.
- Paciente muitas vezes tem comprometimento cognitivo → estes se correlacionam com o período e a gravidade da hipóxia.

FORMAL GUIDELINES: MANAGEMENT OF ACUTE DISTRESS RESPIRATORY SYNDROME

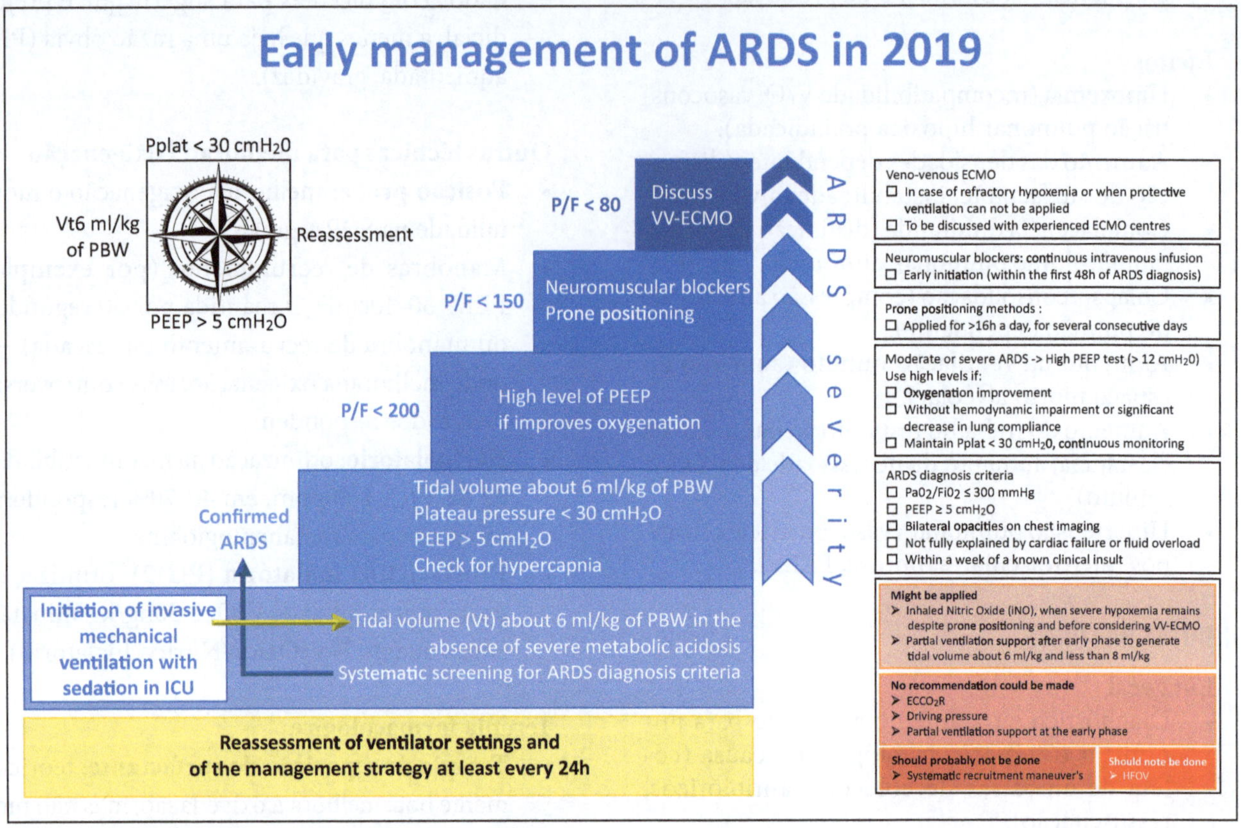

AJUSTES DE PARÂMETROS DA VENTILAÇÃO MECÂNICA

- Monitorização adequada do Ritmo/ECG/SpO_2/$EtCO_2$/FC/FR/PAM.
- Ajustar Fração inspirada de O_2 para manter SpO_2 maior que 94%.
- Ajustar o Volume Corrente para 6mL/kg peso predito.
- Manter o Volume Minuto entre 6-8L/min.
- Ajustar o Volume Corrente para evitar PPI elevados.
- Observar sinais de escape aéreo nos drenos torácicos e pleurais/atenção ao VTi:VTe.
- Individualizar as condutas e evitar apenas parâmetros de Gasometria arterial do paciente.

Os seis passos na análise gráfica da Ventilação Mecânica:

Passo	Descrição/Aplicação
Identificar o Modo ventilatório	Se ventilado a pressão ou a volume
Diferenciar medidas de Capacidade Pulmonar	A avaliação da mecânica respiratória desempenha um papel central no manejo de pacientes críticos em VMI.
Interpretação das curvas do ventilador	Ventilação protetora,evitando VILI através da monitorização das curvas de Pressão-volume,Fluxo--Volume.
Saber identificar as imagens comuns aos variáveis de controle:	Todos os modos se dividem em 3 modos de ventilação mecânica Pressão, Volume,ou tempo;a maioria das modalidades de VMI ciclam a Pressão ou a Volume
Interpretar as curvas de ins e expiratórias	Estas curvas fornecem informações sobre a adequabilidade do suporte programado
Identificar assincronias nos gráficos do Monitor de VMI	Assincronias na interação paciente-ventilador pode gerar efeitos deletérios para o paciente; o operador deve saber reconhecer estas assincronias e como tratá-las.

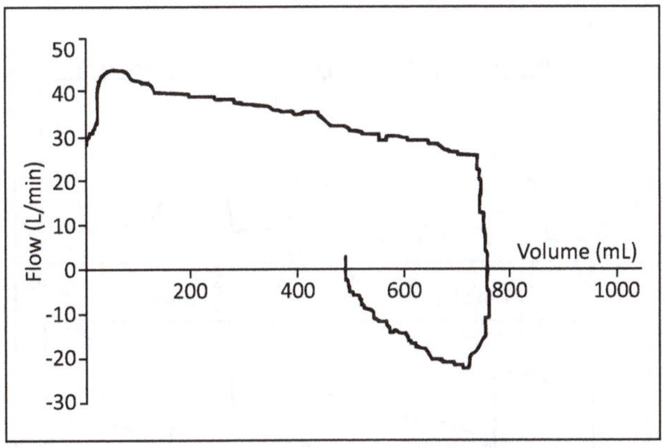

Gráfico 11.18. Vazamento de ar em um gráfico de fluxo-volume

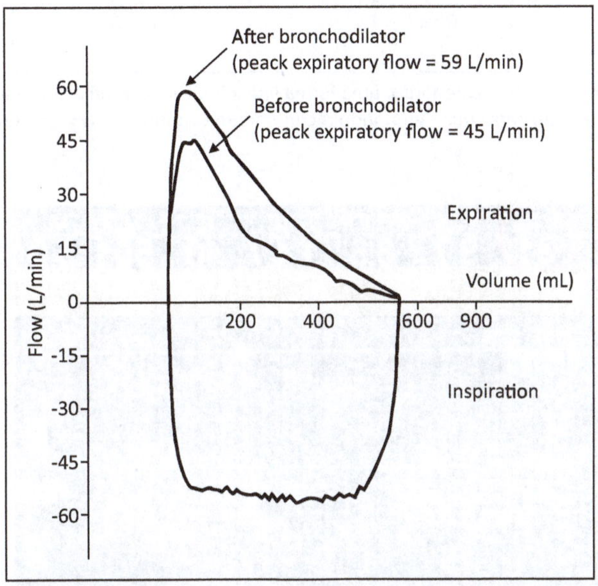

Gráfico 11.19. Gráfico de fluxo-volume mostrando o aumento da resistência das vias aéreas.

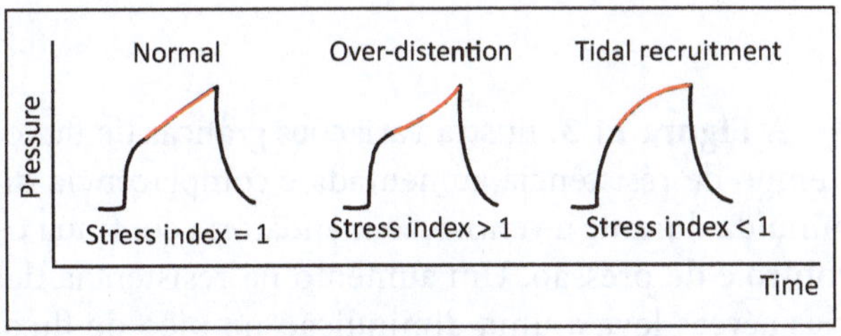

Gráfico 11.20. Curvas pressão-tempo apresentando vários índices de estresse: estresse mínimo (índice de estresse = 1) indica ventilação ótima (normal); estresse de alto volume (índice de estresse > 1) especifica a hiperdistensão alveolar; estresse de baixo volume (índice de estresse < 1) mostra recrutamento contínuo.

Mecânica Respiratória

A avaliação da mecânica respiratória básica é fundamental para monitorar os gráficos do ventilador durante a ventilação mecânica. À beira do leito, as mudanças nessa mecânica podem ocorrer rapidamente, merecendo uma resposta rápida, ou podem ocorrer como tendências lentas nas condições pulmonares, levando a ajustes no plano de cuidados. Esta avaliação requer a medição de V_T, fluxo inspiratório de pico e 4 pressões: pressão de pico nas vias aéreas, $P_{\text{platô inspiratório final}}$, pressão expiratória final no circuito e, se houver suspeita de PEEP intrínseca, pressão expiratória final medida durante uma manobra de pausa expiratória final. As medidas estáticas da mecânica respiratória dependem de oclusões do circuito, enquanto as medidas dinâmicas avaliam as propriedades mecânicas do sistema respiratório continuamente durante a ventilação mecânica. A partir dessas variáveis medidas, a complacência e a resistência do sistema respiratório podem ser determinadas e são úteis no manejo de pacientes ventilados mecanicamente.

A complacência é a razão de mudança de volume por mudança de pressão. A complacência é uma medida da propriedade elástica do sistema respiratório, incluindo o pulmão e a parede torácica. A medição da complacência requer o uso de uma retenção inspiratória final. A complacência diminuída pode ocorrer no caso de SDRA, atelectasia, pneumotórax, fibrose pulmonar ou rigidez da parede torácica. Um aumento na complacência ocorre em pacientes com doença pulmonar obstrutiva. O monitoramento da complacência em pacientes com SDRA pode fornecer informações úteis sobre o volume do pulmão aerado.

Anormalidades na complacência e resistência em pacientes são dependentes tanto da causa quanto da gravidade da doença. A **Figura 11.1.** exibe os efeitos da complacência nos gráficos do ventilador. Ao avaliar a pressão na via aérea, diante da diminuição da complacência, a pressão de pico e a $P_{\text{platô}}$ aumentarão. Pouca ou nenhuma mudança na pressão na via aérea é observada com mudanças na complacência estática. Agora, observe o gráfico de pico de fluxo expiratório: à medida que a complacência diminui, o pico de fluxo expiratório aumenta. Em contraste, à medida que a complacência aumenta, o pico de fluxo expiratório diminui.

A resistência do sistema respiratório durante a inspiração é a razão entre a diferença entre $P_{\text{platô}}$, PEEP e a taxa de fluxo inspiratório. Descreve a oposição ao fluxo através do trato respiratório durante a inspiração, incluindo forças de atrito. A resistência depende do fluxo porque a diferença na PEEP e $P_{\text{platô}}$ necessária para superar a resistência aumenta desproporcionalmente às mudanças no pico de fluxo expiratório. A resistência do sistema respiratório só pode ser determinada com precisão com um padrão de fluxo inspiratório constante (ou seja, uma onda quadrada). O nível de resistência depende particularmente do diâmetro das vias aéreas e se o fluxo de ar é laminar ou turbulento. O fluxo turbulento está comumente presente nas grandes vias aéreas e bifurcações principais, enquanto o fluxo laminar está presente nas vias aéreas de condução inferior. O aumento da resistência pode ocorrer no caso

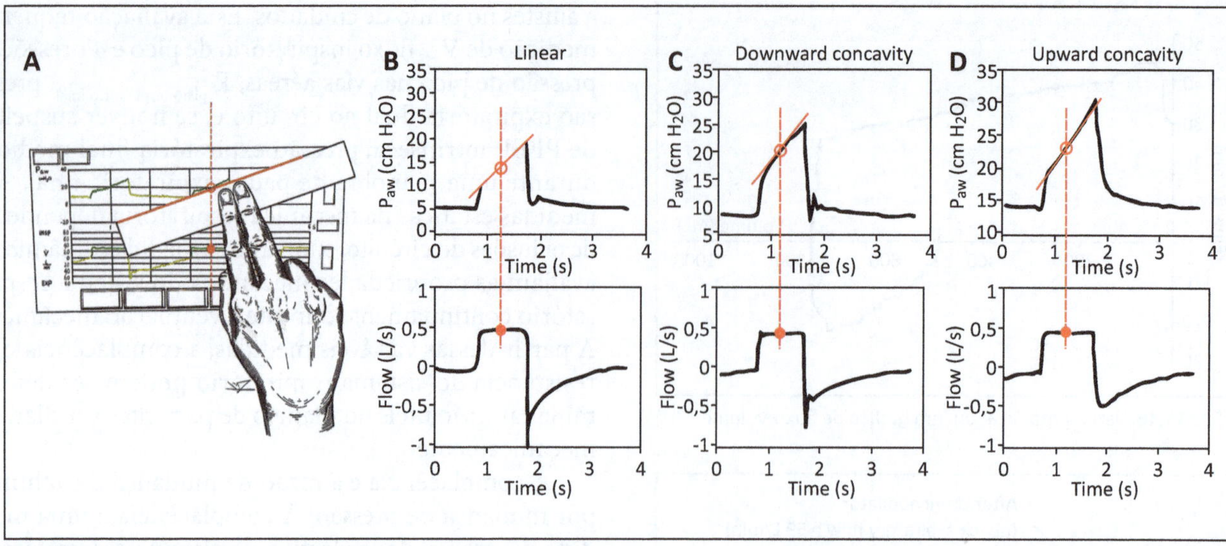

Gráfico 11.22. A a D. Inspeção visual do escalar pressão-tempo e índice de estresse em 3 categorias: uma forma linear indicando ventilação ideal, uma concavidade para baixo mostrando hiperdistensão alveolar e uma convexidade para cima denotando recrutamento contínuo. P aw = pressão das vias aéreas.

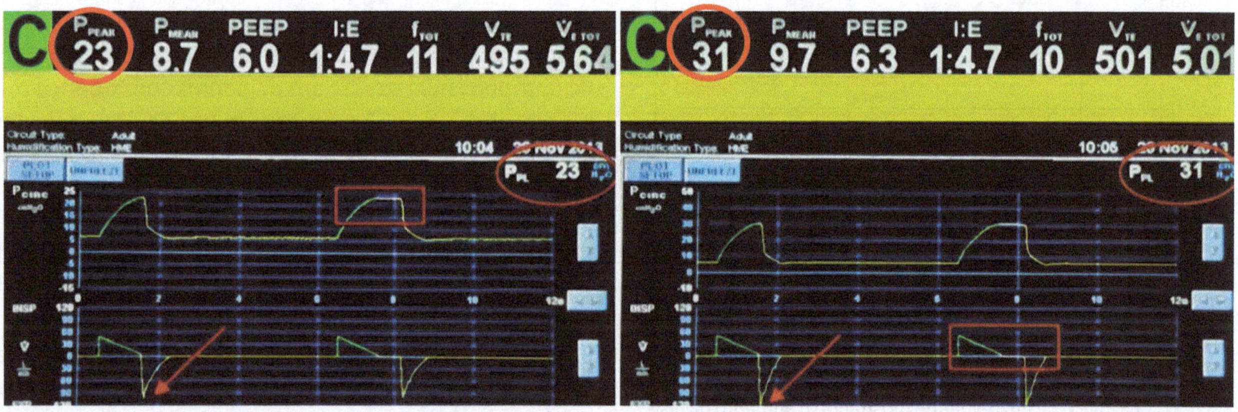

Figura 11.1. Efeitos da complacência nos gráficos do ventilador A monitorização dos gráficos do ventilador VC-CMV diminuiu a complacência pulmonar; não há alteração na pressão nas vias aéreas (ou seja, PIP-P platô) (P PEAK = pico de pressão inspiratória, P PL = pressão de platô) (círculos vermelhos) e o pico de fluxo expiratório aumenta (V = fluxo ao longo do tempo) (setas vermelhas)

de DPOC ou asma, tubo endotraqueal estreito, excesso de secreções, uso de trocador de calor e umidade, bem como posicionamento incorreto ou dobramento do tubo endotraqueal.

A **Figura 11.2.** descreve os efeitos da resistência das vias aéreas nos gráficos do ventilador. Durante a fase inspiratória, o aumento da resistência origina um aumento da diferença entre a pressão alveolar e a pressão das vias aéreas. Na fase expiratória, o aumento da resistência das vias aéreas reduz o pico de fluxo expiratório e aumenta o tempo necessário para o sistema respiratório atingir a capacidade residual funcional. Olhe novamente para a pressão de via aérea. Quanto maior essa diferença, maior a resistência esperada das vias aéreas. Observe o gráfico de pico de fluxo expiratório: à medida que a resistência aumenta, o pico de fluxo expiratório diminui. Em contraste, à medida que a resistência diminui, o pico de fluxo expiratório aumenta.

A **Figura 11.3.** ilustra variações gráficas de fluxo-tempo de resistência aumentada e complacência diminuída durante a ventilação mandatória contínua de controle de pressão. Um aumento na resistência das vias aéreas leva a uma diminuição no pico de fluxo inspiratório e expiratório. Além disso, à medida que a resistência das vias aéreas aumenta, o tempo necessário para o equilíbrio do fluxo (= 0) aumenta enquanto os valores de V_T diminuem.

O QUE MONITORIZAR NA VENTILAÇÃO MECÂNICA INVASIVA E COMO FAZÊ-LO

Três questões devem ser consideradas:

1. Por que estamos monitorando, quão boas são as ferramentas que usamos para monitorar e essa

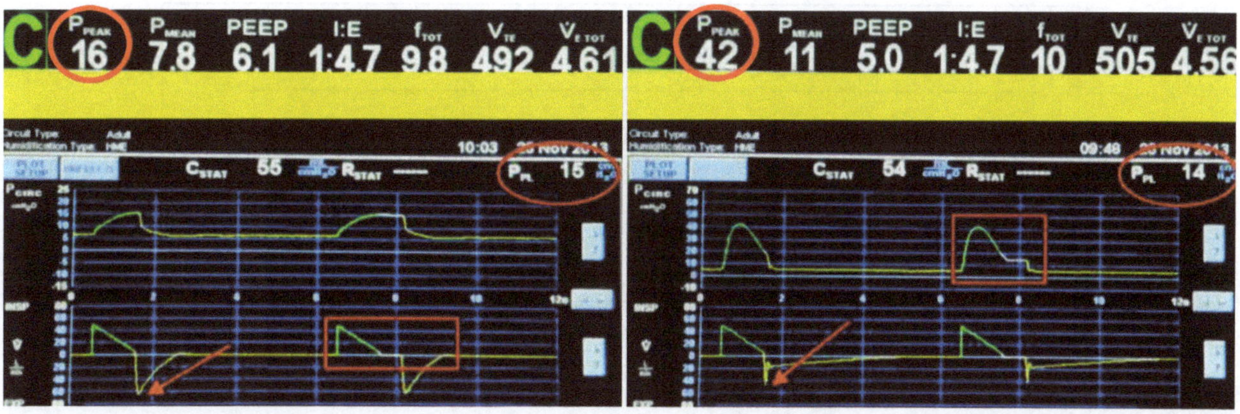

Figura 11.2. Efeitos da resistência das vias aéreas. O monitorização dos gráficos do ventilador VC-CMV aumentou a resistência das vias aéreas; quanto maior a resistência das vias aéreas, maior a diferença na pressão de via aérea (ou seja, PIP-P platô) (P PEAK = pico de pressão inspiratória, P PL = pressão de platô) (círculos vermelhos). Além disso, à medida que a resistência das vias aéreas aumenta, a taxa de fluxo expiratório de pico diminui (V = taxa de fluxo ao longo do tempo) (setas vermelhas)

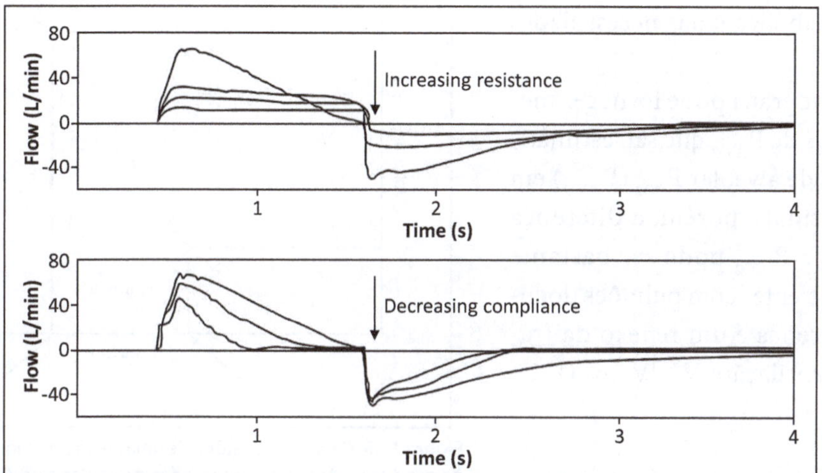

Figura 11.3. Variações gráficas de fluxo-tempo de aumento da resistência das vias aéreas e diminuição da complacência durante a ventilação mandatória contínua com controle de pressão.

monitorização leva a mudanças que impactam nos resultados?

2. Identificar anormalidades ou sinais de alerta precoces e mitigar os danos ao paciente.
3. Oximetria de pulso; capnografia; pressão motriz; pressão transpulmonar; curvas de pressão-volume e pressões do manguito das vias aéreas.

- **Oximetria de Pulso**
  - o Fornece um meio preciso e não invasivo de monitorar pacientes que podem ter condições clínicas rapidamente alteradas devido à insuficiência respiratória.
  - o Alvos de SpO_2 entre 94-98% para a maioria dos pacientes que necessitam de ventilação mecânica, pode equilibrar melhor os riscos de hipoxemia e hiperóxia.
  - o A análise da pletismografia pode fornecer algumas informações sobre o estado cardiovascular e pode ser considerada como um ponto de dados adicional no manejo de pacientes críticos.

- **Capnografia**
  - o A medida mais comumente usada é a pressão expirada de CO_2 (P_{ETCO2}), que é frequentemente usada para confirmar a colocação adequada do tubo endotraqueal (TET) e para monitorar a adequação da ventilação.
  - o O uso da capnografia tem sido descrito para avaliar o grau de incompatibilidade ventilação/perfusão, para medir o espaço morto (V_D), para quantificar a obstrução do fluxo aéreo na asma e na DPOC, para diagnosticar embolia pulmonar e distingui-la das exacerbações da DPOC, para julgar a adequação das compressões torácicas na parada cardíaca e detectar o retorno da circulação espontânea, esti-

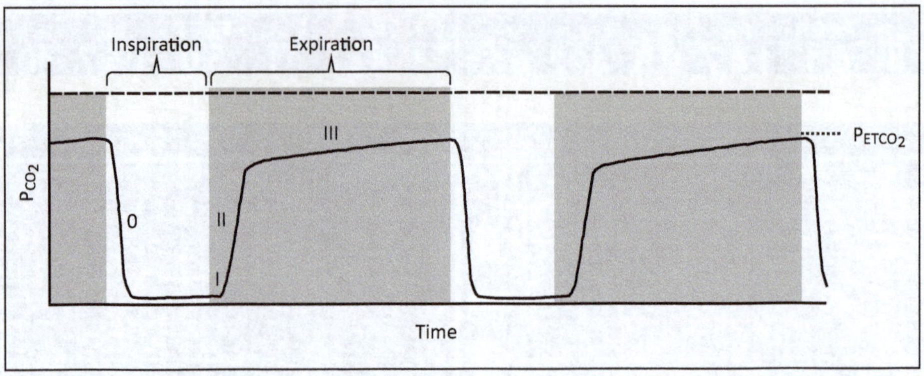

Figura 11.4.

mar alterações no débito cardíaco, prever a responsividade hídrica e auxiliar na avaliação metabólica e nas necessidades nutricionais.

- O uso de capnografia pode fornecer medições precisas de P_{eCO2} que são estimativas aceitáveis de alveolar P_{CO2} (P_{aCO2}) em pacientes normais; porém, a diferença entre o P_{eCO2} e P_{aCO2} pode ser bastante grande em pacientes com pulmões doentes. Essa diferença é um reflexo da fração V_D da ventilação: $V_D/V_T = (P_{aCO2} - P_{eCO2})/P_{aCO2}$.

A capnografia contínua representa a concentração de CO_2 no ar que passa pela extremidade do tubo endotraqueal durante os ciclos de ventilação. As fases de ventilação incluem 0 (representando P_{CO2}), I (representando vias aéreas P_{CO2}), II (representando a interface via aérea-alveolar P_{CO2}), e III (representando P_{CO2}). A pressão expiratória de dióxido de carbono (P_{ETCO2}) representa P_{CO2} no final do traçado.

- **Driving Pressure**
  - A pressão de condução pode ser considerada como a pressão necessária para conduzir um determinado V_T nos pulmões de um paciente.
  - A relação do V_T com a complacência estática do sistema respiratório (C_{RS}) é a pressão motriz: $\Delta P = V_T/C_{RS}$, que também é a diferença entre a pressão de platô ($P_{platô}$) e a PEEP.
  - Na SDRA, manter a ($\Delta P = V_T/C_{RS}$) menor que 15cmH_2O.

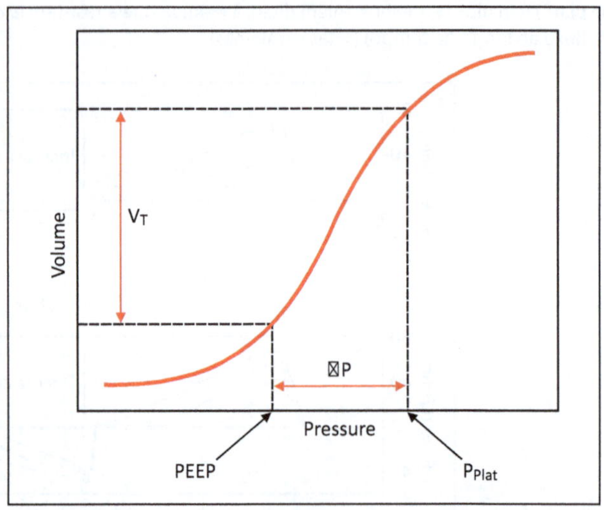

Figura 11.5. O ramo inspiratório de uma curva pressão-volume. A pressão de condução (ΔP) representa a diferença entre a pressão de platô inspiratório (P plat) e a PEEP. A complacência estática dos pulmões é representada pelo volume corrente (V T) alcançado por um determinado ΔP.

- **Pressão transpulmonar**
  - A pressão de distensão através do pulmão durante a inspiração corrente é a pressão transpulmonar (P_L).
  - P_L incorpora a diferença de pressão nos pulmões (tanto nas vias aéreas quanto nos alvéolos) na presença de fluxo.
  - Na ausência de fluxo (por exemplo, durante uma manobra de oclusão inspiratória ou expiratória final), a P_{aw} medida pelo ventilador é igual à pressão dentro dos alvéolos.
  - P_L é calculado como a diferença entre a P_{aw} e a pressão pleural.
  - P_L nos permite distinguir a pressão entregue ao pulmão daquela que atua simplesmente para mover a parede torácica e o abdome.
  - P_{es} é uma aproximação da pressão pleural e as medidas de $P_{esofágica}$ permitem a aproximação das mudanças na pressão pleural

($P_L = P_{aw}$ – pressão pleural, ou $P_L = P_{aw} - P_{es}$).

- Embora os resultados de estudos (EP-Vent-2) não suportarem o uso rotineiro da titulação da PEEP guiada por P_{es}, pode haver algum benefício nessa estratégia em pacientes que são persistentemente hipóxicos apesar dos níveis de PEEP de 24cmH_2O.
- O aumento da estimulação do diafragma com esforços vigorosos, especialmente na presença de assincronia paciente-ventilador, pode levar à fadiga e lesão dos músculos respiratórios a lesão pulmonar autoinduzida.
- Estimar a pressão pleural medindo P_{es} pode permitir o cálculo de P_L. Compreender a P_L pode potencialmente permitir que um clínico $_{titule}$ a PEEP apropriadamente em pacientes com SDRA para prevenir o colapso alveolar e também para auxiliar na identificação de assincronia paciente-ventilador e excesso de trabalho respiratório do paciente. Embora esses benefícios potenciais sejam teoricamente atraentes, as evidências disponíveis não suportam o uso rotineiro da medição de P_{es} para orientar os cuidados clínicos.

- **Curva PV**
  - A curva PV é medida em um estado quase estático durante curtos períodos de apneia ou durante fluxo muito lento para permitir o equilíbrio de pressão e volume.
  - O ponto na curva PV do sistema respiratório no qual a complacência pulmonar começa a aumentar é conhecido como ponto de inflexão inferior. Acredita-se que direcionar uma PEEP no ponto de inflexão inferior ou ligeiramente acima impedirá o colapso alveolar cíclico e a reabertura.
  - O ponto de insuflação pulmonar no qual a complacência pulmonar começa a diminuir é conhecido como ponto de inflexão superior. O ponto de inflexão superior pode ser usado para determinar o volume pulmonar e a P_{aw} estática correspondente que indica hiperdistensão do pulmão.
  - A curva PV quase estática pode fornecer informações significativas sobre a mecânica do pulmão e da parede torácica em diferentes pressões e volumes de insuflação.
  - Idealmente, a curva PV permitiria a identificação da PEEP necessária para o recrutamento pulmonar ideal e o volume pulmonar acima do qual ocorre a hiperdistensão pulmonar, levando a uma ventilação mais segura.
  - A falta de aquisição padronizada das curvas PV, dificuldades em medir o volume pulmonar absoluto, baixa concordância entre os intérpretes e uma escassez de dados mostrando um benefício na morbidade e mortalidade com o uso de curvas PV limitaram a utilidade clínica do quase-estático curva PV.

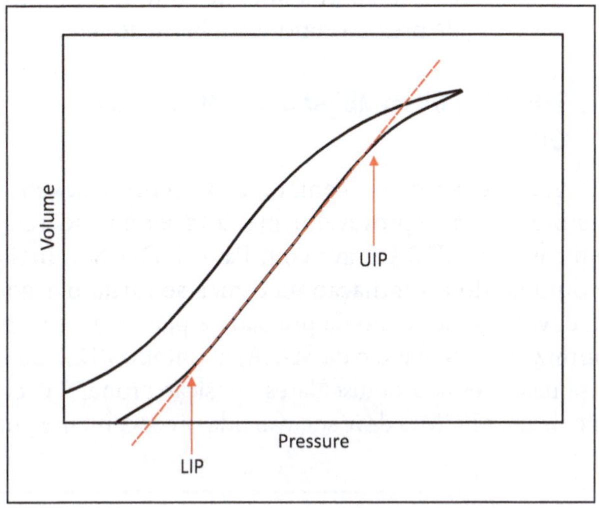

Figura 11.6. A Curva Pressão Volume do Sistema Respiratório.

O ponto de inflexão inferior (LIP) representa o ponto na curva pressão-volume em que a complacência pulmonar começa a aumentar. O ponto de inflexão superior (PIU) representa o ponto durante a insuflação pulmonar em que a complacência pulmonar começa a diminuir. A linha tracejada é o segmento da curva pressão-volume que representa a máxima complacência do sistema respiratório.

- **Medida da pressão do Cuff do TET**
  - O balonete das vias aéreas em um TET ou tubo de traqueostomia serve a 2 propósitos principais: manter a P_{aw} durante a ventilação mecânica e evitar o vazamento de secreções para os pulmões.
  - Um dos principais determinantes da lesão das vias aéreas seja a pressão focal exercida sobre a mucosa traqueal, que pode impedir o fluxo sanguíneo capilar e levar à isquemia do tecido.
  - Vazamentos de ar ao redor do manguito do ETT podem ser normalmente eliminados com pressões do manguito em, ou ligeiramente, acima de P_{aw}.

- o A prevenção da drenagem de secreções não é alcançada apenas pelo aumento das pressões do balonete das vias aéreas.
- o Prevenção de taxas de microaspiração e de lesão mucosa, deve-se atingir uma pressão de 20 a 30cm de H_2O no manguito das vias aéreas.
- o Para garantir que a pressão do manguito do TET esteja dentro de uma faixa apropriada, ela pode ser monitorada periodicamente usando um manômetro portátil pela equipe de enfermagem ou respiratória, ou continuamente com um monitor de pressão contínuo à beira do leito.

OXIGENAÇÃO POR MEMBRANA EXTRACORPÓREA VENOVENOSA

A oxigenação por membrana extracorpórea venovenosa (ECMO) provavelmente deve ser considerada em casos de SDRA grave com $PaO_2/FiO_2 < 80mmHg$ e/ou quando a ventilação mecânica se torna perigosa devido ao aumento da pressão de platô e apesar da otimização do manejo da SDRA, incluindo PEEP alta, bloqueadores neuromusculares e posição prona. A decisão de usar ECMO deve ser avaliada precocemente por meio de contato com um centro especializado. Nível de evidência 2A, Grau de recomendação Forte.

SUGESTÕES DE VENTILAÇÃO MECÂNICA NO CHOQUE CARDIOGÊNICO

O melhor momento para a intubação endotraqueal não foi abordado de forma consistente. No entanto, um subestudo recente do estudo TRIUMPH, randomizando pacientes com IAM-CS refratário a um inibidor da óxido nítrico sintase ou placebo, demonstrou que cada atraso de 1 hora no início da ventilação mecânica a partir do início do IAM foi independentemente associado à mortalidade em ambas as análises multivariadas e univariadas. OR, 1,03; IC 95%, 1,00–1,06) e análise de sensibilidade (OR, 1,04; IC 95%, 1,01–1,06). Há falta de dados também sobre agente específico para induzir (para intubação) e manutenção da sedação. Considerando o alto risco de colapso hemodinâmico durante a intubação, agentes com ação depressora cardiovascular devem ser evitados. Também são sugeridos a redução da sedação contínua(tanto em termos de dosagem quanto tempo de administração) para minimizar a soma de eventos associados ao ventilador e sedação.

Um subestudo do estudo IABP-SHOCK[42] para avaliação da falência de múltiplos órgãos relatou uma

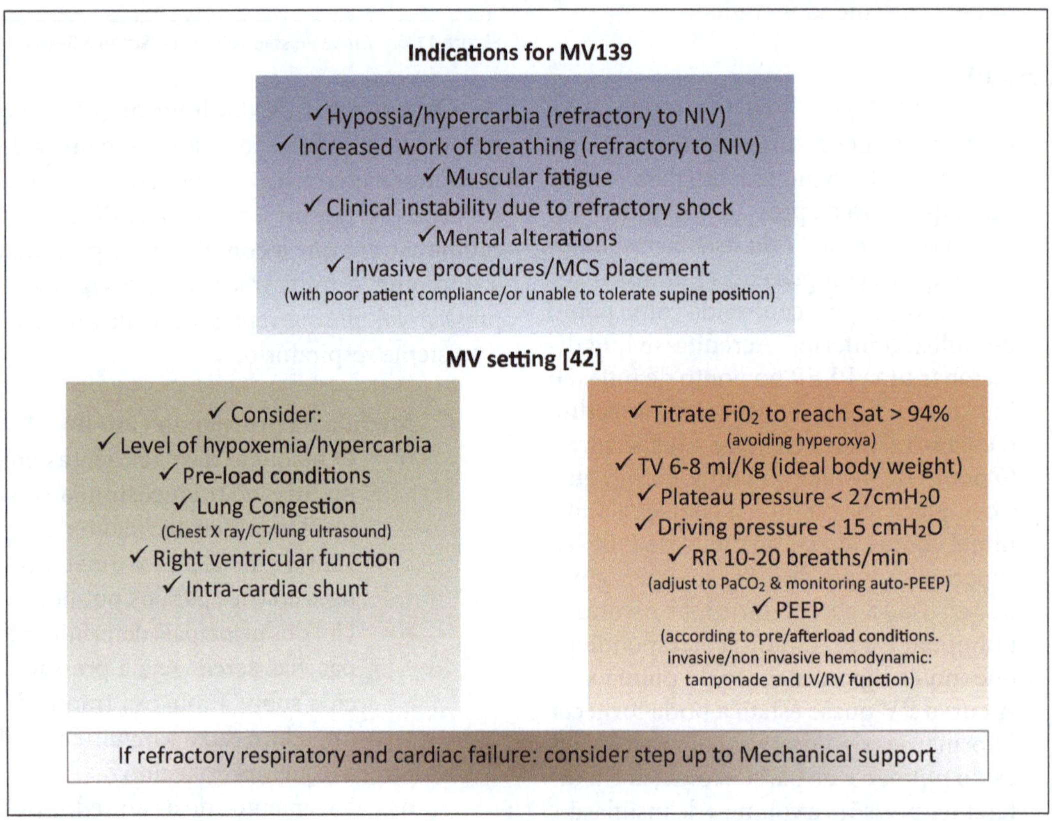

Figura 11.7. Decisão de iniciar suporte ventilatório mecânico é multifatorial, incluindo nível de hipoxemia(PaO2/FiO2) e hipercapnia, estado neurológico, estado hemodinâmico, capacidade de proteger as vias aéreas, Disfunção do VD e eventuais procedimentos invasivos necessários. Alguns dados sugerem que a exigência de ventilação mecânica em pacientes com síndromes coronarianas agudas, como sinais de maior gravidade, implica em maior mortalidade.

maior incidência de ventilação mecânica entre os pacientes sem balão intra-aórtico (66,7 vs. 33,8%), embora não tenha atingido a significância estatística. Além disso, um estudo com pacientes internados em UTI por IAM-CC divididos para receber, além do tratamento convencional, IABP isolado ou IABP com ventilação mecânica mostrou melhora dos parâmetros hemodinâmicos no último grupo levando a maior taxa de desmame de assistência mecânica (P 0,04) e alta(P 0,01).

Estratégia e monitorização ventilatória

Não há dados sobre a melhor estratégia ventilatória em pacientes com choque cardiogênico. A Ventilação protetora em pacientes sem SDRA num estudo que avaliou 961 pacientes intubados sem SDRA, dos quais 3-6% dos pacientes tiveram insuficiência cardíaca, não demonstrou diferença na mortalidade, duração da permanência na UTI, ou complicações do ventilador quando comparando baixo volume corrente (VC) (4-6mL/kg) vs. VT intermediário (10mL/kg).

Nenhuma estratégia da 'melhor PEEP' foi descrita ainda. Uma avaliação cautelosa da causa subjacente do choque cardiogênico deve ser realizada, se possível, antes da aplicação da ventilação com pressão positiva. Em pacientes com disfunção do VD (ou perfil hemodinâmico dependente da pré-carga, como tamponamento, hipovolemia, constrição), a titulação precisa da PEEP deve ser realizada para evitar piora hemodinâmica adicional relacionada à redução excessiva do retorno venoso ou aumento da pós-carga do VD. O nível mínimo de PEEP eficaz (a partir de 3 a 5 cmH_2O) deve ser preferido visando a manutenção da saturação adequada de O_2 e prevenção de atelectasias. Em vez disso, em pacientes com disfunção sistólica predominante do VE, particularmente quando associada à pressão de átrio esquerdo consistentemente elevada, o nível de PEEP pode ser iniciado em 5-10cmH_2O e ser titulado conforme necessário com monitoramento rigoroso das trocas gasosas, hemodinâmica (DC e PA arterial média) e ultrassonografia à beira do leito para monitorar o recrutamento pulmonar e evitar a hiperinsuflação.

Monitorização da função respiratória em pacientes ventilados mecanicamente com recuperação, o choque cardiogênico deve incluir a avaliação e controle da atividade espontânea especialmente durante a sedação, titulação descendente/mantida para evitar oscilações negativas excessivas de pressão intratorácica. Um passo crucial é a retirada da pressão positiva durante o desmame. Um estudo de Lemaire *et al.*, sobre a compreensão do mecanismo fisiopatológico na interação coração-pulmão foram inferidas e demonstrou que pacientes com doenças cardíacas preexistentes, acompanhados durante a retirada do VPP com pressão esofágica e cateter de Swan-Ganz, foram mais propensos a falhas no desmame de ventilação relacionada ao aumento súbito da pressão de átrio esquerdo e alteração da função sistólico-diastólica. O desmame é acompanhado de alterações importantes na interação cardiovascular e cardiopulmonar. A descontinuação da VMI com pressão positiva leva a um aumento súbito de retorno venoso, hiperativação simpática com pico de catecolaminas, levando ao aumento da frequência cardíaca (FC) e hipertensão, redução da oferta de O_2 e aumento do trabalho respiratório. Por essas razões, o teste de respiração espontânea em pacientes, principalmente aqueles com comorbidades cardiorrespiratórias, deve ser realizado e o tratamento adequado, incluindo ajuste pré/pós-carga e titulação da FC, em pacientes demonstrando fator prognóstico para falha de desmame, deve ser titulado.

Ventilação mecânica em pacientes em assistência circulatória mecânica

Em caso de choque cardiogênico refratário, o suporte circulatório mecânico (SCM) tem sido cada vez mais utilizado nas últimas décadas. Em uma análise de amostra nacional de pacientes internados nos Estados Unidos, um aumento exponencial da utilização de SCM entre 2004 e 2011 e o choque cardiogênico sendo o primeiro indicação para oxigenação por membrana extracorpórea veno-arterial (VA-ECMO) no registro ELSO. No entanto, não existem dados relatados sobre a melhor estratégia ventilatória nesta coorte de pacientes, com a maioria das indicações decorrentes da experiência em pacientes com insuficiência respiratória primária.

Geralmente, a estratégia de proteção pulmonar é aplicada. Como os pulmões contribuem em menor grau para as trocas gasosas quando o paciente está em ECMO-VA (que fornece a assistência completa). Portanto, volume corrente e ventilação minuto devem ser reduzidos e a PEEP titulada para reduzir o risco de atelectasia. Além disso, a presença de um pulmão, permite manter baixo platô e as pressões que reduzem a pós-carga do VD relacionada ao aumento da Pressão Transtorácica "iatrogênica". O aumento da pós-carga do VE na ECMO-VA pode levar a hiperdistensão do VE, com aumento do Pressão Diastólica Final do VE/Pressão de átrio esquerdo e o ciclo vicioso de edema agudo de pulmão. Portanto, além das estratégias de redução da pós-carga do VE, titulação da PEEP, visando PaO_2 arterial adequada para perfusão de órgãos, deve ser feito. Deve-se considerar que a drenagem do lado venoso e a redução do débito do VD pode predispor às condições de derivação pulmonar e aumento do espaço morto. Em pacientes com ventilação alveolar mantida, mas com baixo fluxo em toda a árvore vascular pulmonar, há risco de hipocapnia local, com consequente reabsorção do líquido alveolar e potencialmente broncoconstrição. Deste modo, o monitoramento rigoroso das trocas gasosas em pacientes que realizam ECMO-VA considerando que análise de gases no sangue pode não ser representativa da função pulmonar, especialmente quando o suporte total é aplicado.

MANOBRAS DE RECRUTAMENTO NO PÓS-OPERATÓRIO DE CIRURGIA CARDÍACA

As manobras de recrutamento são aumentos transitórios e sustentados da pressão transpulmonar projetados para abrir alvéolos sem ar colapsados.[43]

- Usado principalmente na Síndrome do Desconforto Respiratório Agudo Grave (SDRA).[41]
- Eles podem ser usados como parte de uma abordagem de pulmão aberto (OLA) para ventilação mecânica.
- Seu papel e como devem ser realizados permanece controverso e não deve ser considerado parte da prática rotineira.

A abordagem de pulmão aberto (*Open Lung Aproach*)[44] à ventilação envolve o aumento do nível de Pressão Expiratória Final Positiva (PEEP) em combinação com ventilação pulmonar protetora.[45]

- Ventilação pulmonar protetora com baixos volumes correntes (4-8mL/kg PBW) e pressões de platô limitadas (Pplat <30cmH_20) é agora amplamente considerada o padrão de atendimento na síndrome do desconforto respiratório agudo (SDRA).
- O "conceito de pulmão aberto" foi uma proposta de usar manobras de recrutamento seguidas de PEEP mais alta para reduzir atelectrauma e estresse de cisalhamento (Lachman, 1992).
- Não existe um protocolo universalmente aceito para ventilação OLA.[44]

O uso da PEEP – em que nível e como deve ser otimizado – permanece controverso.

Manobras de recrutamento em SDRA[46] e novos modos de ventilação (por exemplo, Ventilação de Liberação de Pressão nas Vias Aéreas (APRV)) também podem ser usadas como parte da ventilação OLA.[44]

Justificativa

O desrecrutamento alveolar pode ocorrer devido a:

- Ventilação de baixo volume corrente (TV).
- Pressão expiratória final positiva inadequada (PEEP).
- Ou uso de alta FiO_2 (atelectasia de absorção)

Durante a ventilação corrente, são produzidas 3 zonas pulmonares distintas, associadas a diferentes tipos de lesão pulmonar induzida pelo ventilador (VILI):

1. Dependente
   - Entrou em colapso durante a ventilação corrente, apesar dos altos níveis de PEEP.
   - Causa lesão por colapso crônico.
2. Intermediário
   - Colapso cíclico e reexpansão a cada respiração.
   - Causa lesão induzida por cisalhamento (atelectrauma).
3. Menos dependente
   - Regiões que permanecem infladas durante a ventilação corrente e podem ser superinfladas por VT > 6mL/kg e pressões de platô superiores a > 30-35cmH_2O.
   - Causa volutrauma e barotrauma.

Todos esses mecanismos:

Podem aumentar a liberação de citocinas (biotrauma), e contribuem para o risco de falência de múltiplos órgãos e mortalidade.

As manobras de recrutamento[47] são usadas para abrir o pulmão colapsado e a PEEP é usada para prevenir o colapso cíclico como parte de uma abordagem de pulmão aberto44 para ventilação para:

- Maximizar o recrutamento de alvéolos (prevenindo o desrecrutamento).
- Minimizar atelectasia cíclica e atelectrauma.
- Diminuir o biotrauma do colapso alveolar (por exemplo, liberação de mediadores inflamatórios).
- Minimizar a atelectasia de desnitrogenação e a toxicidade do oxigênio (permitindo menor FiO_2).

Determinando a PEEP ótima

O nível ideal de PEEP representa, em última análise, um equilíbrio entre áreas regionais de hiperdistensão e desrecrutamento regional para prevenir VILI, enquanto alcança a oxigenação ideal e minimiza os efeitos nocivos, como comprometimento hemodinâmico (Schmidt, 2012; Miller *et al.*, 2012). Nenhum método ideal de determinação acordado:

- PEEP ideal pode:
  - o Mudar ao longo do tempo em um paciente individual (por exemplo, progressão da doença, posicionamento).
  - o Ser independente da oxigenação (por exemplo, devido à lesão por hiperinsuflação), pois o aumento da oxigenação não se

correlaciona com a melhora da estabilidade alveolar (Nieman *et al.*, 2019; Schmidt, 2012).

- o Ser independente da mecânica respiratória.
- Certos grupos de pacientes podem ter diferentes requisitos de PEEP:

Por exemplo, na obesidade, os pacientes normalmente precisam de PEEP mais alta do que os pacientes não obesos para manter o recrutamento alveolar.

- o Por exemplo, na asma, pode usar ZEEP (PEEP = 0) ou 2/3 da auto-PEEP medida (sem evidência de alto nível para qualquer uma das abordagens, mas a PEEP é preferida em modos de ventilação espontânea para reduzir o trabalho respiratório).

Há vários métodos sugeridos para determinar a configuração ideal de PEEP, todos com prós e contras:

Ajuste de acordo com uma escala móvel de requisitos de FiO_2 (por exemplo, conforme Estratégia de Ventilação ARDSNet[39] para ventilação pulmonar protetora).

- o Uma abordagem simples e pragmática que se concentra na otimização da oxigenação e as configurações de PEEP em baixa FiO_2 normalmente são mais baixas do que aquelas sugeridas por estratégias de otimização de PEEP com base no recrutamento pulmonar (por exemplo, no *Open Lung Aproach*).[44]
  - Execute a manobra de recrutamento e ajuste para SpO_2 ideal, complacência estática ou outro parâmetro listado abaixo.
- o As manobras de recrutamento em escalonado geralmente são evitadas devido ao aumento da mortalidade observado no braço de intervenção do estudo ART[48] (investigadores do estudo ART, 2017).
- o Ajuste a PEEP para maximizar a complacência estática (Cstat) (aumento do risco de estiramento alveolar acima disso).
- o Cstat = TV/(Pplat - PEEP).
- o Tende a subestimar o recrutamento alveolar.
- o Ajuste a PEEP para otimizar a pressão de condução (implica complacência ideal, mas também afetada pelo volume corrente/pressão de platô).
- o Ajuste a PEEP para minimizar o gradiente $PaCO_2$-$ETCO_2$ (substituto para espaço morto).
- o Guiado por tomografia computadorizada pulmonar (TC).
- o Muitas vezes impraticável.
- o Pode ser usado para estimar a tensão pulmonar (relação entre o volume inspiratório final e a capacidade residual funcional).
- o A PEEP derivada de CT não se correlaciona bem com outros indicadores de recrutamento (Cressoni *et al.*, 2014).
- o Menor shunt intrapulmonar (maior SvO_2).

Estimativa dirigida por balão esofágico das pressões pleurais para calcular as pressões transpulmonares (PTP) e guiar a titulação da PEEP.

Tomografia por Impedância Elétrica (TIE).[41]

- Defina a PEEP de acordo com a análise do circuito pressão-volume. Várias abordagens foram propostas, incluindo o estabelecimento de PEEP com base em:
  - o Ponto de inflexão inferior do membro de inflação (Pflex).
  - o Deflação do membro superior Pflex.
  - o Conformidade máxima.
  - o Verdadeiro ponto de inflexão do membro de deflação.
  - o O grau de histerese, ou
  - o Índice de estresse (um parâmetro derivado do loop PV, uma linha reta (0,95 > SI <1,05) é indicativa de ventilação menos prejudicial).
  - o Curva P-V em desuso devido a várias discordâncias entre avaliação do formato da curva e interobservadores.

Métodos

Vários métodos foram descritos, incluindo:

- 40cm$H_2$0 por 30 segundos (Arnal *et al.*, 2011).[49]
- Usar ventilação controlada por pressão.
- Defina a frequência respiratória para zero e desligue o alarme de apneia.
- Aumentar a PEEP para 40cm$H_2$0 por 40 segundos.
- A maior parte do recrutamento ocorre nos primeiros 10 segundos, com comprometimento hemodinâmico ocorrendo mais tarde.
- 3 incursões consecutivas/min com pressão de platô de 45cmH_2O.
- 2 minutos de pico de pressão de 50cmH_2O e PEEP acima do ponto de inflexão superior (pacientes obesos/traumatizados podem necessitar >60-70cmH_2O).
- Longo e lento aumento da pressão inspiratória até 40cmH_2O (RAMP).
- Aumento gradual na pressão (por exemplo, Manobra de Recrutamento de Escalonado (MRE) a seguir).

Outra informação a ser considerada é que seguindo o MRE, existem vários métodos para determinar a PEEP ideal. Por exemplo, defina a PEEP em 25cmH_20, depois diminua em incrementos de 2cm, verificando a conformidade e/ou SpO_2 em cada configuração para determinar a "PEEP ideal".

Os pacientes devem ser monitorados quanto a efeitos adversos (por exemplo, instabilidade hemodinâmica, barotrauma) durante a realização de MRE. Os MREs repetidos podem ser realizados para desrecrutamento subsequente.[46] O recrutamento também pode ser alcançado sem a realização de uma manobra de recrutamento *per se*, por exemplo:

- Remoção de tampões de muco (sucção, broncoscopia).
- Fisioterapia torácica.
- Deitada.

Vantagens e desvantagens das manobras de recrutamento

Vantagens:
- Troca gasosa melhorada.
- Conformidade aprimorada.
- Barato.
- Rápido.
- Fácil.
- Pode reduzir a conversão para adjuntos: iNO, prostaciclina, ECMO, oscilação (por exemplo, ensaio PHHARLAP).

Desvantagens:
- Pode exigir sedação pesada ou paralisia.
- Benefício pode ser transitório.
- Instabilidade hemodinâmica (diminuição na pré-carga).
- Apenas alguns estados de doença respondem.
- Hipercapnia.
- Pode piorar a oxigenação ao desviar o sangue para regiões pouco aeradas.
- Pode contribuir para lesão pulmonar induzida pelo ventilador (VILI) devido à hiperdistensão e abertura repetida do pulmão.
- Risco de barotrauma incluindo pneumotórax.
- Manobras de recrutamento em escalonado (MRE) podem aumentar a mortalidade em pacientes com SDRA grave (ensaio ART).[48,50]

Manobra de recrutamento escalonado

Esta é a abordagem descrita por Hodgson *et al.* (2011).[51] Outras abordagens para MRE incluem direcionar a conformidade estática ideal em vez de SpO_2 ideal (por exemplo, ensaio ART).[48,52]

Indicações:
- SDRA grave com duração < 1 semana.
- Outros pacientes considerados de forma individualizada.

Contraindicações:
- Instabilidade circulatória – garantir ressuscitação com fluidos e inotrópicos completa com PA estável acima do alvo.
- Pneumotórax ou outros vazamentos de ar (pneumomediastino, etc.) presentes ou recentes.
- Alto risco de pneumotórax (por exemplo, infecção pulmonar necrosante, cistos pulmonares, etc.).
- SDRA em ventilação presente maior que 1 semana (respostas ruins) são uma contraindicação relativa.

Procedimento:
- Usando ventilação controlada por pressão, ajuste a FiO_2 para atingir a SaO_2 90-92%.
- Defina Pi para 15cmH_2O acima da PEEP e mantenha essa diferença.
- Aumentar a PEEP gradualmente para 20, depois 30 e depois 40cmH_2O com ajustes feitos a cada dois minutos (ou seja, Pi atingirá 55cmH_20).
- Reduzir a PEEP para 25, depois 22,5, depois 20, depois 17,5 ou então um mínimo absoluto de 15cmH_2O a cada três minutos até que seja observada uma diminuição na $SaO_2 \geq 1\%$ da SaO_2 máxima (o ponto de desrecrutamento).[46]
- Aumentar a PEEP para 40cmH_2O por um minuto e depois retornar a um nível de PEEP 2,5cmH_2O acima do ponto de desrecrutamento (a PEEP ideal).
- Então ajuste para volume corrente ≤ 6mL/kg IBW e uma pressão de platô ≤ 30cmH_2O, tolerar hipercapnia permissiva se pH > 7,15, pode aumentar RR até 38/min (máx.).

O MRE deve ser interrompido se:
- FC <60 ou >140/min.
- Arritmias.
- PAS <80mmHg.
- SaO_2 <85% (dessaturação leve durante o procedimento não indica falha na resposta ao MRE).

Evidência:
- A base de evidências para manobras de recrutamento é conflitante.
- Dados de estudos em animais: disparidade no efeito da mecânica pulmonar e troca gasosa.
- SDRA extrapulmonar pode ser mais passível de recrutamento do que SDRA pulmonar.[43]
- benefícios de oxigenação encontrados para ser de curta duração e de significado incerto a longo prazo.[53]

- Nenhum estudo mostrando benefícios de resultados orientados para o paciente.
- Estudos confundidos pela presença ou ausência de ventilação pulmonar protetora.
- Como diferenciar respondedores de não respondedores é incerto.
- Controvérsias: quem, quando, com que frequência e por quanto tempo!
- O estudo ART[48] publicado em 2017 usou uma manobra de recrutamento escalonado (MRE) para atingir a complacência estática ideal como parte de uma abordagem de pulmão aberto[44] para ventilação pulmonar e descobriu que a mortalidade foi aumentada.
- O ensaio PHARDAP (2019) foi interrompido precocemente devido à perda de equilíbrio após o ensaio ART.[50] Embora de baixa potência, a intervenção (que inclui MRE) foi associada a menor uso de terapias de resgate para hipoxemia (ECMO, NOi e ventilação prona) ao custo de aumento de arritmias.
- Duas revisões sistemáticas de manobras de recrutamento (Pensier *et al.*,[53] 2019; Cui *et al.*,[47] 2020), que incluíram dados dos ensaios ART[48] e PHHARLAP,[54] encontraram:
  - o Sem melhora na mortalidade.[53]
  - o Melhora na oxigenação.
  - o Uso reduzido de terapias de resgate para hipoxemia.
  - o Aumento das taxas de comprometimento hemodinâmico.
  - o Alta heterogeneidade entre os ensaios, o que limita os pontos fortes de três estudos principais avaliaram PEEP alta versus baixa em combinação com ventilação pulmonar protetora em volumes correntes baixos para SDRA.
  - o Estudo ALVEOLI (2004)[49] – sem diferença entre PEEP alta e baixa.
  - o Ensaio LOVS. (2008)[55] – melhor oxigenação e menos necessidade de intervenções de resgate (por exemplo, ECMO), sem diferença na mortalidade.
  - o Estudo EXPRESS (2008)[45] – mais dias sem ventilador e mais dias sem falência de órgãos, sem diferença na mortalidade.
- Briel *et al.* (2010)[56] em revisão sistemática e metanálise usaram dados de pacientes independentes dos 3 estudos acima (2.299 pacientes) e mostraram que níveis mais altos de PEEP foram associados a uma melhor sobrevida entre pacientes com SDRA moderada e grave, mas não pacientes com LPA (ou seja, se as razões de PF <200 houve 34,1% versus 39,1% de mortalidade com RR ajustado, 0,90; IC 95%, 0,81-1,00; P = 0,049).
- Laffey *et al.* (2016) em um estudo observacional que envolveu 2.377 pacientes, de 459 UTIs, de 50 países e descobriram que para SDRA moderada, pacientes com PEEP menor (<12cmH_2O) tinham um risco de mortalidade hospitalar 26% maior do que aqueles observada em pacientes com PEEP mais alta [RR 1,26 (IC 95% 1,00–1,58)]. Isso não foi observado na SDRA leve ou grave.
- Ensaio OLA (2016)[44] em uma abordagem de pulmão aberto, usando PEEP mais alta melhorou a oxigenação e a pressão motriz, sem efeito na mortalidade, dias sem ventilador ou barotrauma.
- Ensaio ART (2017)[48] mostrou que a ventilação OLA, usando manobras de recrutamento em escada (MRE), em pacientes com SDRA moderada a grave *aumentou* a mortalidade em comparação com a ventilação pulmonar protetora (veja **Tabela 11.3.**).
- Ensaio PHARLAP (2019) mostrou que a ventilação OLA, usando manobras de recrutamento em escada (MRE), em pacientes com SDRA de moderada a grave, não melhorou as VFDs ou a mortalidade em comparação com a ventilação pulmonar protetora. A intervenção foi associada ao aumento de eventos cardiovasculares, mas ao uso reduzido de terapias de resgate para hipoxemia (ver **Tabela 11.3.**)

Ensaio ART, 2017

É um ensaio Controlado Randomizado Multicêntrico Internacional (RCT), com 1.013 pacientes randomizados, de 120 unidades de terapia intensiva, de 9 países (principalmente América do Sul). Os pacientes incluídos receberam ventilação mecânica invasiva com SDRA moderada a grave (relação PF <200) com duração inferior a 72 horas.

Intervenção:

Alta PEEP e manobra de recrutamento em escada (MRE) otimizando a complacência pulmonar estática usando uma abordagem protocolizada (uma abordagem de pulmão aberto (OLA) para ventilação mecânica). Para o controle, uma estratégia de PEEP baixa e volume corrente baixo Acute Respiratory Distress Syndrome Network (ARDSNet).[39] Tem como resultado primário, a intervenção (abordagem OLA)[44] aumentou a mortalidade por todas as causas em 28 dias (55,3% vs. 49,3%). No geral, um ensaio bem desenhado, com o braço de controle do estudo ART teve PEEP maior (média 2-3cmH_2O maior) do que a maioria dos estu-

Tabela 11.3. Resumo dos principais dados do estudo antes do PHARLAP[54,57]

	ALVEOLI	LOVS	EXPRESS	OLA	ART
Pacientes (n=)	549	985	768	200	1010
Recrutamento	± 40/30	40/40	-	SRM 60	SRM60
PEEP	8,3 → 13,2	9 → 14	7 → 14	11 → 15	12 → 16
Pplat	24 → 27	24 → 28	21 → 28	25 → 27	25 → 27
Pdrv	16 → 13	16 → 16	18 → 13	14 → 12	13 → 12
Mort (EH, 60D)	28 → 25%	40 → 36%	39 → 35%	33 → 29%	59 → 64%
P	NS	NS	NS	NS	NS
					(28D P<0,04)

	Quatro ensaios pré-ART	ART
Pacientes (n=)	2502	1010
Recrutamento	±	SRM 60
ΔPEEP	5,2	3,8
ΔPplat	2,7	2,3
ΔPdrv	-2,5	-1,6
ΔMort (EH, 60D)	-3,5%	+4,5%

dos usando a estratégia de ventilação ARDSNet.[39] Já as preocupações incluem:

- Generalização para o ambiente de UTI da Australásia, onde o estudo PHARTLAP foi realizado, mas ainda não foi publicado.
- Uma taxa de mortalidade relativamente alta nos braços de intervenção e controle do estudo.
- A morbidade e mortalidade que foi temporariamente associada ao SRM não foi aparente em outros estudos.
- A otimização da conformidade estática é a melhor maneira de definir a PEEP?
- A identificação de subgrupos de pacientes "responsivos à PEEP" antes da intervenção permitiria que apenas aqueles que poderiam se beneficiar recebessem a intervenção e evitassem danos aos "não respondedores"?
- os achados são generalizáveis para outras estratégias de ventilação OLA?[44] (por exemplo, PEEP alta versus PEEP alta + SRM versus PEEP alta + outras manobras de recrutamento versus PEEP alta + manobras de recrutamento visando a PEEP ideal com base em outros parâmetros além da melhor conformidade estática).[58]

Ensaio PHARLAP, 2019

O Ensaio PHARLAP (*Pragmatic, Multicenter, Randomized, Stratified, Open-Label Trial*) é um estudo clínico multicêntrico que avaliou a eficácia da ventilação de pulmão aberto (OLA), realizado em 2019, com 1.013 pacientes randomizados de 35 unidades de terapia intensiva (UTIs), em 5 países (Austrália, Irlanda, Reino da Arábia Saudita, Nova Zelândia e Reino Unido). Os pacientes incluídos receberam ventilação mecânica invasiva ≤ 72 horas para diagnóstico de SDRA moderada a grave, conforme definido pelos critérios da conferência de Berlim.

Intervenção:

- Ventilação controlada por pressão (P_{insp} 15 +/- 3cmH_2O para atingir uma meta de V_T 4-6mL/Kg PBW) e procedimento pulmonar aberto combinado diário (COLP) consistindo em:

Manobra de recrutamento em escalonado (MRE) (descrita em Manobras de recrutamento pulmonar na SDRA).

- Titulação da PEEP[46] até a "PEEP de desrecrutamento" identificada por uma diminuição de 2% na SpO_2 (ou uma PEEP mínima de 15cm$H_2$0).
- Breve manobra de recrutamento (RM de 2 minutos com PEEP definida na PEEP máxima tolerada alcançada durante SRM) e então PEEP reduzida para configuração ideal (2,5cm$H_2$0 acima da "PEEP de desrecrutamento").

- No grupo controle:

  - o Ventilação controlada por volume usando a estratégia de baixa PEEP e volume corrente baixo *Acute Respiratory Distress Syndrome Network* (ARDSNet).[39]
- Resultado primário:
  - o Nenhuma diferença entre os braços de intervenção e controle em dias sem ventilação no dia 28 (16 (IQR 0-21) vs. 14,5 (0-21,5), p = 0,95).
- Resultados secundários:
  - o Sem diferença estatisticamente significativa na mortalidade (até 6 meses), duração da ventilação, UTI ou tempo de internação hospitalar.
  - o A intervenção teve maiores taxas de nova arritmia cardíaca (30% vs. 12,5%, p = 0,03), mas não hipotensão grave: (34,5% vs. 21,4%, p = 0,12), ou barotrauma (5,2% vs. 10,7%, p = 0,32).
  - o A intervenção teve taxas mais baixas de terapias de resgate para hipoxemia: ECMO (1,7% vs. 12,5%, p = 0,03), posicionamento prono (6,9% vs. 12,5% (P = 0,02) e óxido nítrico inalado (10,3% vs. 28,6%, p = 0,03).
  - ▪ Comentários e críticas:
- Ensaio bem desenhado, com baixo risco de viés sistemático, exceto pela falta de cegamento (análise de intenção de tratar, bom equilíbrio basal, alta adesão ao protocolo, sem perda de acompanhamento).
- O ensaio foi interrompido precocemente devido à perda de equilíbrio após a publicação do ensaio de ART e foi insuficiente.
- Alto envolvimento do consultor, que realizou as COLPs (90% das vezes).
- Baixo uso de ventilação prona no braço de intervenção.
- Generalizável para o cenário ANZ, com mortalidade ~25% em ambos os braços.
- Questões semelhantes ao ART: qual é a melhor estratégia de otimização PEEP, existem PEEP "respondedores" e "não respondedores"?
- É possível que, se as COLPs forem realizadas por equipe sênior, em pacientes sem contraindicações, possam ser seguras e reduzir a necessidade de outras terapias de resgate.

O efeito da ventilação de baixo VT com níveis mais altos de PEEP em pacientes sem SDRA é incerto

CONSIDERAÇÕES FINAIS

O protocolo de ventilação pulmonar protetora ARDSNet[39] continua sendo o padrão de atendimento para a ventilação mecânica de pacientes com SDRA. No entanto, as diretrizes da ATS/ESICM/SCCM recomendam o uso de PEEP mais alta, em vez de mais baixa, no manejo da SDRA (Fan *et al.*, 2017).

O uso de PEEP mais alto do que o tradicionalmente prescrito pelo protocolo de ventilação pulmonar protetora ARDSNet[39] é razoável se adaptado às necessidades individuais do paciente, mas a ventilação *Open Lung Aproach*[44] com manobras de recrutamento não deve ser usada rotineiramente no tratamento da SDRA.

- PEEP mais alta (>15cm$H_2$0) é uma abordagem razoável em pacientes com maior capacidade de recrutamento pulmonar e nos pacientes mais hipoxêmicos.
  - o Uma metanálise (ensaio pré-ART) sugere um possível benefício de mortalidade da ventilação pulmonar protetora com PEEP alta em pacientes com SDRA moderada a grave (razão PF <200).
  - o Mesmo o braço de controle do estudo ART[48] teve PEEP mais alta (média 2-3 cmH2O mais alta) do que a maioria dos estudos usando a estratégia de ventilação ARDSNet.[39]
  - o O método de determinação da PEEP ideal é controverso.

Subgrupos específicos de pacientes com SDRA podem se beneficiar da ventilação *Open Lung Aproach*[44] com manobras de recrutamento, mas a identificação desses subgrupos é incerta, as evidências são fracas e há risco de danos aos pacientes (conforme encontrado no estudo ART). Se forem realizadas manobras de recrutamento, as manobras de recrutamento em escada (MREs) podem ser evitadas devido ao risco potencial de danos e aumento da mortalidade

A tomografia de impedância elétrica (TIE) é uma ferramenta de monitoramento não invasiva e livre de radiação que permite imagens em tempo real da ventilação.[59,60] A TIE tem resolução espacial média e uma resolução temporal muito alta e pode ser realizada como:

- EIT relativo ou diferencial (mais comumente usado) (também conhecido como EIT funcional ou f-EIT), ou
- impedância absoluta EIT (aka a-EIT)

Usos:
- Descrever a distribuição da ventilação alveolar.
- Detectar colapso pulmonar.
- Avaliar a hiperexpansão pulmonar.
- Monitorar o recrutamento pulmonar.
- Diagnosticar pneumotórax.
- Detectar intubação endobrônquica.

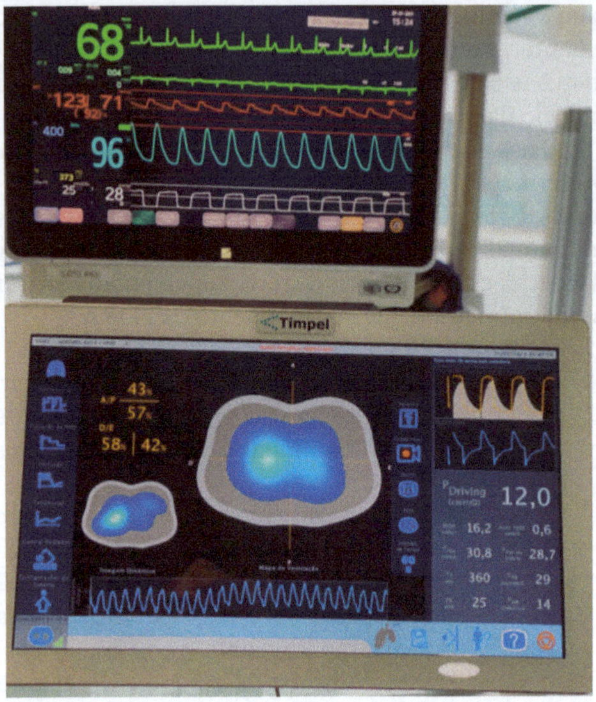

Figura 11.8. Monitor da TIE em paciente sob monitorização multiparamétrica na UTI.

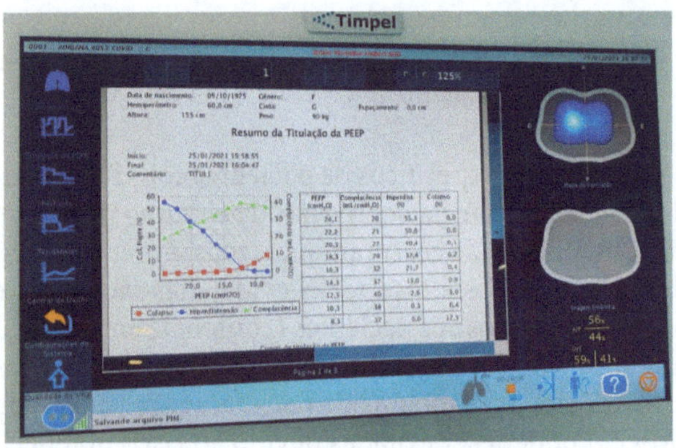

Figura 11.9. Resumo da Titulação da PEEP pela TIE.

- Estimar as distribuições de ventilação/perfusão (usando solução salina hipertônica como 'contraste').
- Determinação da PEEP ideal (pode detectar a presença simultânea de compartimentos pulmonares hiperdistendidos e colapsados).

Descrição:

- Tomógrafo (um dispositivo transportável).
- Um computador para controle e amostragem de dados.
- Uma árvore de cabos com 16 cabos (+1 neutro) e 16 ou 32 eletrodos (+1 eletrodo = neutro) ligados ao tórax.

Princípios:[59,60]

Impedância

A impedância é uma variável física abstrata que descreve as características de resistividade (ou o valor recíproco: condutividade) de um circuito elétrico na presença de uma corrente alternada (AC). Os diferentes tecidos biológicos têm características de impedância distintas (bioimpedância). O aumento do ar nos pulmões causa aumento da impedância e a perfusão causa uma alteração na bioimpedância torácica da diástole para a sístole em uma faixa de 3%, devido:

- Ao deslocamento pulmonar durante a sístole.
- Ao alinhamento de hemácias durante a sístole e posicionamento aleatório durante a diástole.
- A alterações localizadas na fossa cardíaca devido à contração cardíaca,

Tomografia de impedância

As imagens transversais dos pulmões são criadas pela administração de correntes elétricas alternadas de alta frequência (50-80 Hz), baixa amplitude (5mA pico a pico), tipicamente através de 16 ou 32 eletrodos, e as vias seguidas pelas correntes administradas variam de acordo com a forma da parede torácica e as diferenças na impedância torácica (por exemplo, devido a variações no volume pulmonar durante a ventilação).

Os potenciais elétricos resultantes na superfície da parede torácica são medidos. Havendo uma distribuição de impedância elétrica dentro do tórax é criada usando um algoritmo de reconstrução. A injeção intravenosa de solução salina hipertônica pode ser usada como agente de contraste para imagens de TIE devido à sua impeditividade extremamente baixa. Quando combinado com uma manobra de apneia, permite a medição da perfusão pulmonar

A extensão do recrutamento pulmonar pode ser medida pelo centro de gravidade das imagens de ventilação move-se dorsalmente durante o recrutamento pulmonar e ventralmente durante o colapso pulmonar ou pela variação no tempo de atraso entre o início da inspiração e o início da insuflação regional (índice de atraso da ventilação).

Limitantes:

Os processos patológicos que afetam a impedância pulmonar incluem:

- Água pulmonar extravascular, por exemplo, edema pulmonar.
- Volume sanguíneo intratorácico.
- Líquido nas cavidades (por exemplo, derrame pleural, derrame pericárdico, líquido brônquico e alveolar).
- Corpos estranhos (dreno pleural).
- Fibrose pulmonar.

Determinantes da resolução espacial

- Precisão e ruído das medições.

- Número de eletrodos.
- A "regularização" utilizada.

Prós e contras

As principais vantagens são:

- Barato.
- Não invasivo.
- Permite que a ventilação seja monitorada continuamente à beira do leito.
- Sem radiação.
- A TIE relativa ou diferencial cancela erros causados por suposições feitas sobre a forma torácica.
- A resolução é melhor com o aumento do número de eletrodos (por exemplo, 6-10% do diâmetro torácico (1,5 a 3 cm) com 32 eletrodos versus 12-20% para 16 eletrodos).
- Alta resolução temporal (por exemplo, 50 imagens/segundo).
- O uso de breves períodos de apneia ou filtrando a ventilação permite o monitoramento da perfusão.

Enquanto podemos afirmar que as desvantagens são:

- Pouca disponibilidade.
- Não é amplamente aceito.
- Pequenos erros nas medições de tensão podem levar à criação de distribuições de impedância marcadamente diferentes, exigindo o uso de 'regularizações' (suposições) nos algoritmos de estimativa, que sacrificam a resolução espacial e atenuam perturbações extremas.
- A determinação de distribuições de impedância absoluta requer a caracterização da forma do tórax.
- A TIE diferencial não fornece informações sobre impedância de linha de base ou medições absolutas (por exemplo, uma mudança na impedância pulmonar de 5 para 10ohms produz a mesma imagem relativa que uma mudança de 10 para 20ohms) (isso não parece ter ramificações clínicas adversas).
- As imagens diferenciais de TIE mostram apenas regiões do tórax que mudam sua impedância ao longo do tempo, portanto, áreas preexistentes de consolidação pulmonar, derrames pleurais ou grandes bolhas não são representadas.
- O EIT absoluto tende a ter imagens de qualidade inferior.
- A resolução espacial varia entre os dispositivos EIT e dentro de um único dispositivo, dependendo das configurações usadas.
- A resolução espacial na direção craniocaudal é menor (fatias de ~ 7-10 cm).
- Menor resolução espacial do que TC ou RM.
- A medição de linha de base é necessária para a detecção de pneumotórax.

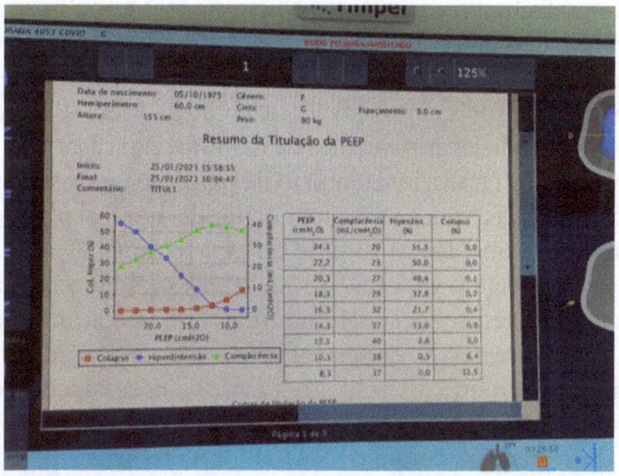

Figura 11.10. Titulação da PEEP por Tomografia de Impedância Elétrica, avaliando a relação entre áreas de colapso e hiperdistensão com a PEEP/ Melhor complacência.[59,60]

PERSPECTIVAS PARA O MANEJO VENTILATÓRIO NO CURTO E MÉDIO PRAZOS: VNI COM CNAF, MODO NAVA E PAV PLUS

O manejo respiratório eficaz é uma das principais prioridades após a cirurgia cardíaca. A atelectasia pós-operatória tem sido associada à duração da oxigenoterapia e atraso na retomada das atividades de vida diária após a cirurgia. Além disso, a atelectasia compromete a recuperação bem-sucedida após a cirurgia e pode prolongar o tempo de internação. Em nossa instituição, um número crescente de cirurgias de revascularização do miocárdio é realizada sem CEC, na crença de que esse tipo de cirurgia é menos invasiva do que o mesmo procedimento com CEC e que o padrão respiratório após cirurgia de revascularização do miocárdio sem CEC seria melhor do que este mesmo procedimento realizado com Circulação Extracorpórea. No entanto, a perda de volume pulmonar observada em radiografias de tórax pós-operatórias e tomografias computadorizadas foi maior doque o previsto.Nos últimos anos, a terapia CNAF foi introduzida nos cuidados respiratórios pós-operatórios e sua eficácia foi bem descrita.A terapia CNAF fornece um alto fluxo de gás umidificado em um nível próximo ao fluxo inspiratório necessário do paciente mantendo uma concentração constante de oxigênio e inalação umidificada por meio de uma interface nasal especializada.

A terapia CNAF consiste em um misturador de oxigênio/ar, um umidificador aquecido, um único circuito aquecido e uma cânula nasal. O fluxo pode ser titulado até 60L/min, e a concentração de oxigênio pode ser titulada entre 21% e 100%. A PEEP gerada com a terapia CNAF foi relatada para alcançar um aumento no volume residual funcional, reduzir o aprisionamento de ar e uma redução na carga do limiar inspiratório. Portanto, a terapia CNAF melhora a oxigenação, reduz o trabalho expiratório e inspiratório e melhora a ventilação alveolar. Embora esses efeitos também sejam alcançados com o uso de uma máscara de CPAP, o CNAF é mais confortável que o CPAP. Além disso, a CNAF pode lavar o dióxido de carbono expiratório intraoral e criar um reservatório de oxigênio na cavidade nasofaríngea, porque o suprimento de alto fluxo pode liberar e substituir o volume do espaço morto.

A lavagem do espaço morto nasofaríngeo reduz a taxa de reintubação. Hernández *et al.* relataram que a terapia com CNAF não foi inferior à ventilação não invasiva no que diz respeito a evitar a necessidade de reintubação pós-operatória. Assim, levantamos a hipótese de que a terapia CNAF poderia reduzir a perda de volume pulmonar e encurtar a duração necessária da oxigenoterapia, e introduzimos a terapia CNAF para suporte pós-operatório de indivíduos submetidos à cirurgia de revascularização do miocárdio sem circulação extracorpórea.O objetivo deste estudo foi investigar a eficácia da terapia CNAF em indivíduos submetidos à cirurgia de revascularização do miocárdio em termos de atelectasia pós-operatória e duração da oxigenoterapia.

PAV+ e NAVA são dois novos modos ventilatórios que foram desenvolvidos para reduzir a ocorrência de assincronia paciente-ventilador.[61-63] Ambos são atualmente classificados como modos proporcionais, pois exigem que o paciente faça algum esforço inspiratório e forneçam suporte parcial proporcional ao esforço do paciente. Isso é o que diferencia principalmente esses dois modos de outros modos de pressão de suporte, como o PSV, em que a pressão das vias aéreas é definida e ajustada no ventilador e não é alterada pelo esforço do paciente. No NAVA e no PAV, embora por meio de algoritmos diferentes, a pressão das vias aéreas varia proporcionalmente ao esforço do paciente: quanto maior o esforço, maior a assistência inspiratória, o que se traduz em aumento da pressão nas vias aéreas.[64]

No modo NAVA, o suporte inspiratório é proporcional ao Edi, que é estimado por um cateter esofágico inserido pelo nariz do paciente especificamente para a aplicação do NAVA. No modo PAV+, o suporte inspiratório é fornecido proporcionalmente ao trabalho respiratório realizado pelo paciente, estimado pela aplicação de micropausas inspiratórias finais que permitem estimar a resistência e a elastância estática do sistema respiratório usando a equação do movimento.[65]

A sensibilidade de residentes e intensivistas para detectar assincronia pela observação das formas de onda do ventilador geralmente é baixa e é afetada pelo seu nível de treinamento.[65] Um estudo com profissionais de saúde constatou que o treinamento específico em Ventilação Mecânica melhora a capacidade desses profissionais de detectar assincronia com base na observação de formas de onda no display do ventilador mecânico; no entanto, essa capacidade de detecção não foi afetada pelo tempo de experiência ou pelo tipo de profissional de saúde (enfermeiro, médico ou fisioterapeuta).[66] Portanto, o desenvolvimento de métodos de detecção automática pode melhorar o diagnóstico de assincronia, informar os profissionais de saúde e potencialmente ser usado no futuro para sugerir ajustes do ventilador ou mesmo fornecer a base para automação dos ajustes do ventilador.[67]

REFERÊNCIAS BIBLIOGRÁFICAS

1. Futier E, Constantin JM, Paugam-Burtz C, Pascal J, Eurin M, Neuschwander A, Marret E, Beaussier M, Gutton C, Lefrant JY, Allaouchiche B, Verzilli D, Leone M, De Jong A, Bazin JE, Pereira B, Jaber S; IMPROVE Study Group. A trial of intraoperative low-tidal-volume ventilation in abdominal surgery. N Engl J Med. 2013 Aug 1;369(5):428-37.
2. Serpa Neto A, Cardoso SO, Manetta JA, Pereira VG, Espósito DC, Pasqualucci Mde O, Damasceno MC, Schultz MJ. Association between use of lung-protective ventilation with lower tidal volumes and clinical outcomes among patients without acute respiratory distress syndrome: a meta-analysis. JAMA. 2012 Oct 24;308(16):1651-9.
3. Ljungqvist O. The enhanced recovery after surgery in cardiac surgery revolution. JAMA Surg 2019;154(8):767.
4. Engelman RM, Rousou JA, Flack JE 3rd, et al. Fast-track recovery of the coronary bypass patient. Ann Thorac Surg 1994;58(6):1742–6.
5. Marmelo F, Rocha V, Moreira-Gonc¸alves D. The impact of prehabilitation on postsurgical complications in patients undergoing non-urgent cardiovascular surgical intervention: systematic review and meta-analysis. Eur J Prev Cardiol 2018;25(4): 404–17.
6. Myles PS, Daly DJ, Djaiani G, et al. A systematic review of the safety and effectiveness of fast-track cardiac anesthesia. Anesthesiology 2003;99(4):982–7.
7. Zhu F, Lee A, Chee YE. Fast-track cardiac care for adult cardiac surgical patients. Cochrane Database Syst Rev 2012;(10):CD003587.
8. Yang D, Grant MC, Stone A, et al. A meta-analysis of intraoperative ventilation strategies to prevent pulmonary complications: is low tidal volume alone sufficient to protect healthy lungs? *Ann Surg* 2016;263:881-7. 10.1097/SLA.0000000000001443
9. Hemmes SN, Serpa Neto A, Schultz MJ. Intraoperative ventilatory strategies to prevent postoperative pulmonary complications: a meta-analysis. *Curr Opin Anaesthesiol* 2013;26:126-33. 10.1097/ACO.0b013e32835e1242.
10. Apostolakis E, Filos KS, Koletsis E, et al. Lung dysfunction following cardiopulmonary bypass. *J Card Surg* 2010;25:47-55. 10.1111/j.1540-8191.2009.00823.
11. Babik B, Asztalos T, Peták F, et al. Changes in respiratory mechanics during cardiac surgery. *Anesth Analg* 2003;96:1280-7. 10.1213/01.ANE.0000055363.23715.40.
12. Wynne R, Botti M. Postoperative pulmonary dysfunction in adults after cardiac surgery with cardiopulmonary bypass: clinical significance and implications for practice. *Am J Crit Care* 2004;13:384-93.
13. Bignami E, Guarnieri M, Saglietti F, et al. mechanical ventilation during cardiopulmonary bypass. *J Cardiothorac Vasc Anesth* 2016;30:1668-75. 10.1053/j.jvca.2016.03.015.
14. Fransen E, Maessen J, Dentener M, et al. Impact of blood transfusions on inflammatory mediator release in patients undergoing cardiac surgery. *Chest* 1999;116:1233-9. 10.1378/chest.116.5.1233.
15. Romagnoli S, Becatti M, Bonicolini E, et al. Protective ventilation with low fraction of inspired oxygen and radicals of oxygen production

during general anaesthesia. *Br J Anaesth* 2015;115:143-4. 10.1093/bja/aev180.

16. Corral-Velez V, Lopez-Delgado JC, Betancur-Zambrano NL, et al. The inflammatory response in cardiac surgery: an overview of the pathophysiology and clinical implications. *Inflamm Allergy Drug Targets* 2015;13:367-70. 10.2174/1871528114666150529120801.
17. Kallet RH, Matthay MA. Hyperoxic acute lung injury. *Respir Care* 2013;58:123-41. 10.4187/respcare.01963.
18. Wetterslev J, Meyhoff CS, Jørgensen LN et al. The effects of high perioperative inspiratory oxygen fraction for adult surgical patients. In: Cochrane Database of Systematic Reviews. Chichester, UK: John Wiley & Sons, Ltd.; 1996:991.
19. Bignami E, Saglietti F, Girombelli A, et al. Preoxygenation during induction of anesthesia in non-critically ill patients: a systematic review. *J Clin Anesth* 2019;52:85-90. 10.1016/j.jclinane.2018.09.008
20. Smit B, Smulders YM, de Waard MC, et al. Moderate hyperoxic versus near-physiological oxygen targets during and after coronary artery bypass surgery: a randomised controlled trial. *Crit Care* 2016;20:55. 10.1186/s13054-016-1240-6
21. Heinrichs J, Lodewyks C, Neilson C, et al. The impact of hyperoxia on outcomes after cardiac surgery: a systematic review and narrative synthesis. *Can J Anaesth* 2018;65:923-35. 10.1007/s12630-018-1143-x
22. Lopez MG, Pretorius M, Shotwell MS, et al. The risk of oxygen during cardiac surgery (ROCS) trial: study protocol for a randomized clinical trial. *Trials* 2017;18:295. 10.1186/s13063-017-2021
23. Hartland BL, Newell TJ, Damico N. Alveolar recruitment maneuvers under general anesthesia: a systematic review of the literature. Respir Care 2015;60:609-20. 10.4187/respcare.03488.
24. Costa Leme A, Hajjar LA, Volpe MS, et al. Effect of intensive vs. moderate alveolar recruitment strategies added to lung-protective ventilation on postoperative pulmonary complications: a randomized clinical trial. *JAMA* 2017;317:1422-32. 10.1001/jama.2017.2297
25. O'Brien J. Absorption atelectasis: incidence and clinical implications. *AANA J* 2013;81:205-8.
26. Chi D, Chen C, Shi Y, et al. Ventilation during cardiopulmonary bypass for prevention of respiratory insufficiency: a meta-analysis of randomized controlled trials. *Medicine (Baltimore)* 2017;96:e6454. 10.1097/MD.0000000000006454
27. Ferrando C, Soro M, Belda FJ. Protection strategies during cardiopulmonary bypass: ventilation, anesthetics and oxygen. *Curr Opin Anaesthesiol* 2015;28:73-80. 10.1097/ACO.0000000000000143
28. Olper L, Bignami E, Di Prima AL, et al. continuous positive airway pressure versus oxygen therapy in the cardiac surgical ward: a randomized trial. *J Cardiothorac Vasc Anesth* 2017;31:115-21. 10.1053/j.jvca.2016.08.007
29. Stéphan F, Barrucand B, Petit P, et al. High-flow nasal oxygen vs. noninvasive positive airway pressure in hypoxemic patients after cardiothoracic surgery: a randomized clinical trial. *JAMA* 2015;313:2331-9. 10.1001/jama.2015.5213.
30. Engelman DT, Ben Ali W, Williams JB, Perrault LP, Reddy VS, Arora RC, et al. Guidelines for Perioperative Care in Cardiac Surgery. JAMA Surgery. 2019 Aug 1;154(8):755.
31. A Taxonomy for Patient-Ventilator Interactions and a Method to Read Ventilator Waveforms Eduardo Mireles-Cabodevila, Matthew T Siuba and Robert L Chatburn Respiratory Care January 2022, 67 (1) 129-148;
32. Yonis H, Crognier L, Conil JM, Serres I, Rouget A, Virtos M. Patient-ventilator synchrony in Neurally Adjusted Ventilatory Assist (NAVA) and Pressure Support Ventilation (PSV) a prospective observational study. *BMC Anesthesiol.* 2015;15:117–117. doi: 10.1186/s12871-015-0091-z.
33. Sieck GC, Ferreira LF, Reid MB, Mantilla CB. Mechanical properties of respiratory muscles. *Compr Physiol.* 2013;3(4):1553–1567. doi: 10.1002/cphy.c130003.
34. Vasconcelos RS, Sales RP, Melo LHP, Marinho LS, Bastos VP, Nogueira ADN. Influences of Duration of Inspiratory Effort, Respiratory Mechanics, and Ventilator Type on Asynchrony With Pressure Support and Proportional Assist Ventilation. *Respir Care.* 2017;62(5):550–557. doi: 10.4187/respcare.05025.
35. Murias G, Lucangelo U, Blanch L. Patient-ventilator asynchrony. *Curr Opin Crit Care.* 2016;22(1):53–59. doi: 10.1097/MCC.0000000000000270.
36. Mellott KG, Grap MJ, Munro CL, Sessler CN, Wetzel PA, Nilsestuen JO. Patient ventilator asynchrony in critically ill adults frequency and types. *Heart Lung.* 2014;43(3):231–243. doi: 10.1016/j.hrtlng.2014.02.002.
37. Vaschetto R, Cammarota G, Colombo D, Longhini F, Grossi F, Giovanniello A. Effects of propofol on patient-ventilator synchrony and interaction during pressure support ventilation and neurally adjusted ventilatory assist. *Crit Care Med.* 2014;42(1):74–82. doi: 10.1097/CCM.0b013e31829e53dc
38. de Wit M, Miller KB, Green DA, Ostman HE, Gennings C, Epstein SK. Ineffective triggering predicts increased duration of mechanical ventilation. *Crit Care Med.* 2009;37(10):2740
39. ARDSNet. Ventilation with lower tidal volumes as compared with traditional tidal volumes for acute lung injury and the acute respiratory distress syndrome. The Acute Respiratory Distress Syndrome Network. N Engl J Med. 2000 May 4;342(18):1301-8.
40. Gattinoni L, Gattarello S, Steinberg I, Busana M, Palermo P, Lazzari S, Romitti F, Quintel M, Meissner K, Marini JJ, Chiumello D, Camporota L. COVID-19 pneumonia: pathophysiology and management. European Respiratory Review [Internet]. 20 out 2021 [citado 10 maio 2022];30(162):210138.
41. Gattinoni L, Chiumello D, Cressoni M, Valenza F. Pulmonary computed tomography and adult respiratory distress syndrome. Swiss medical weekly. 135(11-12):169-74. 2005.
42. Thiele H, Zeymer U, Neumann FJ, Ferenc M, Olbrich HG, Hausleiter J, Richardt G, Hennersdorf M, Empen K, Fuernau G, Desch S, Eitel I, Hambrecht R, Fuhrmann J, Böhm M, Ebelt H, Schneider S, Schuler G, Werdan K. Intraaortic Balloon Support for Myocardial Infarction with Cardiogenic Shock. New England Journal of Medicine [Internet]. 4 out 2012 [citado 10 maio 2022];367(14):1287-96.
43. Pelosi P, Gama de Abreu M, Rocco PR. New and conventional strategies for lung recruitment in acute respiratory distress syndrome. Crit Care. 2010;14(2):210.
44. Kacmarek RM, Villar J, Sulemanji D, et al. Open Lung Approach for the Acute Respiratory Distress Syndrome: A Pilot, Randomized Controlled Trial. Critical care medicine. 2016; 44(1):32-42. (OLA).
45. Mercat A, Richard JC, Vielle B, et al; Expiratory Pressure (Express) Study Group. Positive end-expiratory pressure setting in adults with acute lung injury and acute respiratory distress syndrome: a randomized controlled trial. JAMA. 2008 Feb 13;299(6):646-55. (EXPRESS).
46. Hess DR. Recruitment Maneuvers and PEEP Titration. *Respir Care.* 2015;60(11):1688–1704.
47. Cui Y, Cao R, Wang Y, Li G. Lung Recruitment Maneuvers for ARDS Patients[20]: A Systematic Review and Meta-Analysis. *Respiration.* 2020;99(3):264–276.
48. ART investigators writing group. Effect of Lung Recruitment and Titrated Positive End-Expiratory Pressure (PEEP) vs. Low PEEP on Mortality in Patients With Acute Respiratory Distress Syndrome: A Randomized Clinical Trial. JAMA. 2017; 318(14):1335-1345.
49. Brower RG, Lanken PN, MacIntyre N, et al; National Heart, Lung, and Blood Institute ARDS Clinical Trials Network. Higher versus lower positive end-expiratory pressures in patients with the acute respiratory distress syndrome. N Engl J Med. 2004 Jul 22;351(4):327-36. **(ALVEOLI)**
50. Amato MB, Barbas CS, Medeiros DM, Magaldi RB, Schettino GP, Lorenzi--Filho G, et al. Effect of a protective-ventilation strategy on mortality in the acute respiratory distress syndrome. N Engl J Med 1998;338(6):347–354.
51. Hodgson C, Keating JL, Holland AE, Davies AR, Smirneos L, Bradley SJ, Tuxen D. Recruitment manoeuvres for adults with acute lung injury receiving mechanical ventilation. Cochrane Database Syst Rev. 2009 Apr 15;(2):CD006667.
52. ART investigators writing group. Effect of Lung Recruitment and Titrated Positive End-Expiratory Pressure (PEEP) vs. Low PEEP on Mortality in Patients With Acute Respiratory Distress Syndrome: A Randomized Clinical Trial. JAMA. 2017; 318(14):1335-1345.
53. Pensier J, de Jong A, Hajjej Z, et al. Effect of lung recruitment maneuver on oxygenation, physiological parameters and mortality in acute respiratory distress syndrome patients: a systematic review and meta-analysis. *Intensive Care Med.* 2019;45(12):1691–1702.
54. Hodgson CL et al. for the PHARLAP Study investigators. AJRCCM July 2019.
55. Meade MO, Cook DJ, Guyatt GH, et al; Lung Open Ventilation Study Investigators. Ventilation strategy using low tidal volumes, recruitment maneuvers, and high positive end-expiratory pressure for acute lung injury and acute respiratory distress syndrome: a randomized controlled trial. JAMA. 2008 Feb 13;299(6):637-45. **(**LOVS)

56. Briel M, Meade M, Mercat A, et al. Higher vs. lower positive end-expiratory pressure in patients with acute lung injury and acute respiratory distress syndrome: systematic review and meta-analysis. JAMA. 2010 Mar 3;303(9):865-73.
57. Hodgson CL, Tuxen DV, Davies AR, Bailey MJ, Higgins AM, Holland AE, Keating JL, Pilcher DV, Westbrook AJ, Cooper DJ, Nichol AD. A randomised controlled trial of an open lung strategy with staircase recruitment, titrated PEEP and targeted low airway pressures in patients with acute respiratory distress syndrome. Crit Care. 2011;15(3):R133.
58. Fan E, Del Sorbo L, Goligher EC, et al. An Official American Thoracic Society/European Society of Intensive Care Medicine/Society of Critical Care Medicine Clinical Practice Guideline: Mechanical Ventilation in Adult Patients with Acute Respiratory Distress Syndrome [published correction appears in Am J Respir Crit Care Med. 2017 Jun 1;195(11):1540]. *Am J Respir Crit Care Med*. 2017;195(9):1253–1263.
59. Costa EL, Lima RG, Amato MB. Electrical impedance tomography. Curr Opin Crit Care. 2009 Feb;15(1):18-24. Review.
60. Frerichs I, Becher T, Weiler N. Electrical impedance tomography imaging of the cardiopulmonary system. Curr Opin Crit Care. 2014 Jun;20(3):323-32.
61. Barbas CS, Isola AM, Farias AM, Cavalcanti AB, Gama AM, Duarte AC. Brazilian recommendations of mechanical ventilation 2013 Part I. *Rev Bras Ter Intensiva*. 2014;26(2):89–121. doi: 10.5935/0103-507X.20140017.
62. Gilstrap D, Davies J. Patient-Ventilator Interactions. Clin Chest Med. 2016;37(4):669–681. doi: 10.1016/j.ccm.2016.07.007.
63. Kacmarek RM. Proportional assist ventilation and neurally adjusted ventilatory assist. Respir Care. 2011;56(2):140–148.
64. Dres M, Rittayamai N, Brochard L. Monitoring patient-ventilator asynchrony. *Curr Opin Crit Care*. 2016;22(3):246–253. doi: 10.1097/MCC.0000000000000307.
65. Colombo D, Cammarota G, Alemani M, Carenzo L, Barra FL, Vaschetto R. Efficacy of ventilator waveforms observation in detecting patient-ventilator asynchrony. *Crit Care Med*. 2011;39(11):2452–2457. doi: 10.1097/CCM.0b013e318225753c.
66. Kondili E, Prinianakis G, Alexopoulou C, Vakouti E, Klimathianaki M, Georgopoulos D. Respiratory load compensation during mechanical ventilation--proportional assist ventilation with loadadjustable gain factors versus pressure support. *Intensive Care Med*. 2006;32(5):692–699
67. 41.Ware LB, Matthay MA. The acute respiratory distress syndrome. The New England journal of medicine. 342(18):1334-49. 2000.

Bibliografia sugerida

1. Tobin M. Principles and practice of mechanical ventilation. 3rd ed. Beijing: McGraw-Hill; 2013.
2. Basics of Mechanical Ventilation. Authors Hooman Poor DOIhttps://doi.org/10.1007/978-3-319-89981-7
3. Laghi F, Tobin MJ. Indications for mechanical ventilation. In: Tobin MJ, editor. Principles and practice of mechanical ventilation, 3rd ed. New York, NY: McGraw-Hill; 2012. pp. 129–162.
4. Monitoring Asynchrony During Invasive Mechanical Ventilation, José Aquino Esperanza, Leonardo Sarlabous, Candelaria de Haro, Rudys Magrans, Josefina Lopez-Aguilar and Lluis Blanch Respiratory Care June 2020, 65 (6) 847-869;
5. Mechanical ventilation in cardiogenic shock Tavazzi, Guido[a,b] Author Information Current Opinion in Critical Care.August 2021-Volume27-Issue 4-p 447-453
6. Ramirez II, Arellano DH, Adasme RS, Landeros JM, Salinas FA, Vargas AG. Ability of ICU Health-Care Professionals to Identify Patient-Ventilator Asynchrony Using Waveform Analysis. ***Respir Care.*** 2017;62(2):144–149.
7. Arnal JM, Paquet J, Wysocki M, et al. Optimal duration of a sustained inflation recruitment maneuver in ARDS patients. ***Intensive Care Med***. 2011;37(10):1588–1594. doi:10.1007/s00134-011-2323-0
8. Rouby JJ, Ferrari F, Bouhemad B, Lu Q. Positive end-expiratory pressure in acute respiratory distress syndrome: should the 'open lung strategy' be replaced by a 'protective lung strategy'? Crit Care. 2007;11(6):180. Review.
9. Gattinoni L, Pesenti A. The concept of "baby lung". Intensive care medicine. 31(6):776-84. 2005.
10. Malhotra A. Low-tidal-volume ventilation in the acute respiratory distress syndrome. The New England journal of medicine. 357(11):1113-20. 2007.
11. Lellouche F, Delorme M, Bussières J, et al. Perioperative ventilatory strategies in cardiac surgery. ***Best Pract Res Clin Anaesthesiol*** 2015;29:381-95. 10.1016/j.bpa.2015.08.006

Seção **4**

Vias Aéreas

12

Indicações de traqueostomia

Helio Minamoto

INTRODUÇÃO

Após cirurgia cardíaca, uma parte dos pacientes com complicações pulmonares necessita da traqueostomia como suporte respiratório.

As complicações pulmonares, como pneumonia e insuficiência respiratória aguda, estão associadas com o aumento da morbidade e mortalidade. Deste modo, a traqueostomia no pós-operatório é considerada um marcador de desfecho grave.

As indicações para traqueostomia incluem:[1]

- Ventilação mecânica prolongada com intubação orotraqueal (quando a extubação é improvável entre 10 a 14 dias após a intubação orotraqueal).
- Falhas na tentativa de extubação.
- Reintubação difícil prevista.
- Obstrução das vias aéreas superiores e
- Necessidade de remoção de secreções pulmonares (aspiração e limpeza da traqueia, brônquios e pulmão).

A traqueostomia é realizada para evitar lesões de laringe ou das vias aéreas superiores causadas pela intubação orotraqueal prolongada. A intubação orotraqueal prolongada está associada a complicações como edema e lesão de mucosa de laringe e cordas vocais, lesão cicatricial com estenose de laringe e traqueia, e lesão do nervo laríngeo recorrente. Também pode ser realizada em pacientes para proteger as vias aéreas inferiores da possibilidade de aspiração e estabelecer uma via aérea estável para suporte ventilatório. No entanto, a conduta deve ser individualizada para cada paciente, e deve ser considerada a autorização do paciente ou família, o prognóstico e a avaliação dos riscos da permanência do tubo orotraqueal. Ainda não há consenso sobre qual seria o momento ideal para a realização da traqueostomia.[2]

A incidência de traqueostomia na população de pacientes submetidas à cirurgia cárdica é de 2,0% a 3,5%.[3,4] A cirurgia cardíaca e o procedimento de circulação extracorpórea podem causar inflamação e lesão de isquemia-reperfusão pulmonar, levando a edema pulmonar e permeabilidade, causando insuficiência respiratória e consequente intubação orotraqueal prolongada e traqueostomia.[5]

Estes pacientes que necessitam de traqueostomia no pós-operatório têm uma maior frequência de reinternação em unidade de terapia intensiva (UTI), um tempo de permanência hospitalar maior e uma maior mortalidade.[6] A mortalidade intra-hospitalar destes pacientes submetidos à traqueostomia no pós-operatório de cirurgia cardíaca é de 36 a 49%.[7,8]

DEFINIÇÃO DE TRAQUEOSTOMIA

A traqueostomia é um procedimento cirúrgico no qual se realiza uma incisão com abertura na parede anterior da traqueia cervical e colocação de um tubo de traqueostomia. Com a abertura, é criado um estoma, localizado abaixo da laringe, na segunda cartilagem traqueal. Desta maneira, se cria uma via artificial ou desvio para estabelecer uma comunicação com o meio externo através da cânula de traqueostomia.

Este procedimento foi utilizado em pacientes com obstrução das vias aéreas altas (laringe) para permitir a passagem do ar para os pulmões. Atualmente, a traqueostomia é realizada em unidades de terapia intensiva (UTI) para pacientes em ventilação mecânica e intubação orotraqueal prolongada. Nestes pacientes, facilita a aspiração de secreções traqueobrônquicas, diminui a incidência de pneumonia, facilita o desmame ventilatório e facilita a respiração por diminuir o espaço morto e a resistência ao fluxo aéreo. Para os pacientes, a traqueostomia é necessária quando há uma obstrução das vias aéreas superiores, ou em doenças respiratórias crônicas, ou em lesões obstrutivas de traqueia, ou traqueia, ou laringe. Além disso, permite a aspiração e limpeza de secreções das vias aéreas.

FISIOLOGIA

A traqueostomia altera a fisiologia da respiração com vantagens e desvantagens.

As vantagens de um tubo de traqueostomia são que reduzem o espaço morto da via aérea superior em até 150mL (representa 50% do total). Isto significa um esforço respiratório significativamente reduzido em comparação com a via naso ou orofaríngea.[9,10] Como consequência, ocorre uma redução da resistência das vias aéreas e um aumento da ventilação alveolar.[11]

Para o paciente, as cânulas de traqueostomia são mais confortáveis que as cânulas endotraqueais, portanto mais bem toleradas, e como consequência, requerem menos sedação. Os pacientes também têm a possibilidade de comer e falar com a cânula de traqueostomia.

As desvantagens da traqueostomia são causadas pelo desvio do fluxo de ar inspirado, que não passa pelas vias aéreas superiores. Desta forma, o aquecimento, a umidificação e a filtragem do ar não ocorrem antes que o ar inspirado chegue à traqueia e aos pulmões. Isto leva a um epitélio traqueal e brônquico sem a umidificação adequada, e a resposta é o aumento da produção de muco. O aumento da quantidade, junto ao aumento da viscosidade do muco, pode resultar em rolhas de secreção ou crostas de muco à medida que o muco seca, e pode levar à obstrução das vias aéreas e/ou do tubo de traqueostomia. O mecanismo de depuração do muco ciliar normal também é interrompido. Pela presença do tubo de traqueostomia impedindo o movimento ascendente do muco, e pela mudança metaplásica do epitélio ciliado para epitélio escamoso. A presença do tubo de traqueostomia causa alteração do mecanismo normal de deglutição, devido à diminuição da mobilidade da laringe e impedindo o movimento ascendente normal da laringe durante a deglutição. O balonete também pode comprimir o esôfago, que fica atrás da traqueia.[12] Deste modo, a eficácia da deglutição do paciente pode ser reduzida.

TÉCNICAS DE TRAQUEOSTOMIA

A traqueostomia pode ser realizada pela técnica por cirurgia aberta convencional, ou pela técnica por punção percutânea.

A traqueostomia por cirurgia aberta convencional é realizada numa sala de operações. Envolve os seguintes passos: anestesia geral e posicionamento do paciente com extensão do pescoço e coxim. Incisão da pele e dissecção dos tecidos para expor a traqueia. Secção e sutura do istmo da tireoide. Identificação dos anéis cartilaginosos da traqueia e contagem até a segunda cartilagem. Abertura longitudinal da parede anterior da traqueia, abaixo da segunda cartilagem traqueal e do tamanho do tubo de traqueostomia. Sutura pele-traqueia e criação do orifício de traqueostomia. Colocação do tubo de traqueostomia com guia. Fixação com cadarço e curativo.

A traqueostomia por punção percutânea é realizada no leito do paciente, sem necessidade de sala de cirurgia, por ser um procedimento menos invasivo. Os principais passos são: anestesia local e sedação. Broncoscopia flexível e marcação do local da traqueostomia na segunda cartilagem traqueal. Punção com agulha no local marcado, através da pele e tecidos moles do pescoço. Inserção do fio guia e dilatadores para aumentar o tamanho da abertura até o diâmetro da cânula de traqueostomia. Em seguida, inserção do tubo de traqueostomia. Fixação com cadarço e curativo.

COMPLICAÇÕES APÓS TRAQUEOSTOMIA

A traqueostomia é um procedimento comum e seguro. Embora as complicações sejam pouco frequentes, estas podem requerer atendimento imediato e de alta complexidade.

A incidência de complicações varia de 5 a 40%.[13,14] A traqueostomia de emergência acarreta um aumento de 2 a 5 vezes na incidência de complicações em comparação com um procedimento eletivo.

As complicações podem ser no período intraoperatório:

- **Sangramento local:**
  Hemostasia cuidadosa e boa exposição minimizam os riscos de sangramento e lesões de estruturas.
- **Enfisema subcutâneo:**
  Os pacientes em ventilação com pressão positiva com tubo de traqueostomia de tamanho inadequado que permite o escape de ar para o subcutâneo podem apresentar enfisema subcutâneo. Verificar se o tubo de traqueostomia é do tamanho correto para o paciente.
- **Pneumotórax e pneumomediastino:**
  Ocorrem com a dissecção baixa no pescoço e lesão da cúpula pleural. Na suspeita de pneu-

motórax, deve ser realizada uma radiografia de tórax. Esta condição requer drenagem pleural com dreno tubular.

- **Lesão de estruturas para traqueias:** Ocorre na incisão transversa com lesão dos nervos laríngeos recorrentes à direita e à esquerda, artéria carótida, veia jugular e nervo vago.

As complicações no pós-operatório:

- **Deslocamento da cânula de traqueostomia:** Decanulação durante a troca da cânula ou posicionamento do circuito do ventilador mecânico. O fator a considerar para evitar esta complicação é o tamanho do tubo de traqueostomia. Verificar e escolher o tamanho adequado da cânula de traqueostomia, quanto ao diâmetro interno, diâmetro externo e comprimento do tubo. A cânula de traqueostomia deve ser fixada no local, pode ser com sutura por pontos separados ou amarrada com cadarços no pescoço flexionado.
  A maneira de verificar o deslocamento do tubo num paciente com falta de ar é utilizar uma broncoscopia flexível ou nanoendoscópio pelo lúmen do tubo de traqueostomia. Isso permite que se reposicione o tubo de volta ao lúmen da traqueia.
- **Obstrução do tubo de traqueostomia por secreção ou crostas secas:** O aumento da viscosidade e quantidade do muco pode resultar no bloqueio do tubo. A falta de umidificação do ar inspirado leva ao muco seco e à formação de crostas com obstrução do tubo.
- **Infecção de ferida:** A ferida da traqueostomia desenvolve uma infecção com organismos da pele e do trato respiratório. Se houver algum tecido com secreção e necrose por pressão do tubo, pode ocorrer uma infecção de ferida e devem ser tratados com curativos estéreis com trocas para evitar o contato de curativos úmidos e contaminados com a pele.
- **Ulceração e necrose de mucosa da traqueia:** Isto é causado pelo balonete hiperinsuflado ou pela extremidade distal da cânula de traqueostomia de tamanho inadequado. A pressão contra a parede traqueal pode levar à necrose de mucosa e ulceração, portanto sempre verificar a posição da extremidade distal do tubo e monitorar a pressão do balonete.
- **Estenose de traqueia:** A ulceração e necrose de mucosa podem, a longo prazo, evoluir para fibrose e cicatrização, o que pode levar à estenose de traqueia.
- **Fistula traqueoesofágica e fistula arterial traqueo-inominada:** A necrose por pressão predispõe à infecção (pericondrite) e pode haver erosão da parede da traqueia para o esôfago adjacente (fistula traqueo-esofágica) ou um vaso (fistula arterial traqueo-inominada). A erosão de um tubo de traqueostomia em um grande vaso é fatal. Pela anatomia, o vaso envolvido é o tronco braquiocefálico direito.

PARTES DE UM TUBO DE TRAQUEOSTOMIA

1. **Cânula externa:** É o corpo principal do tubo de traqueostomia que passa para o interior da traqueia.
2. **Cânula interna:** Uma cânula interna é um tubo removível que passa por dentro da cânula externa. Pode ser removido para promover uma via aérea desobstruída. Com o diâmetro

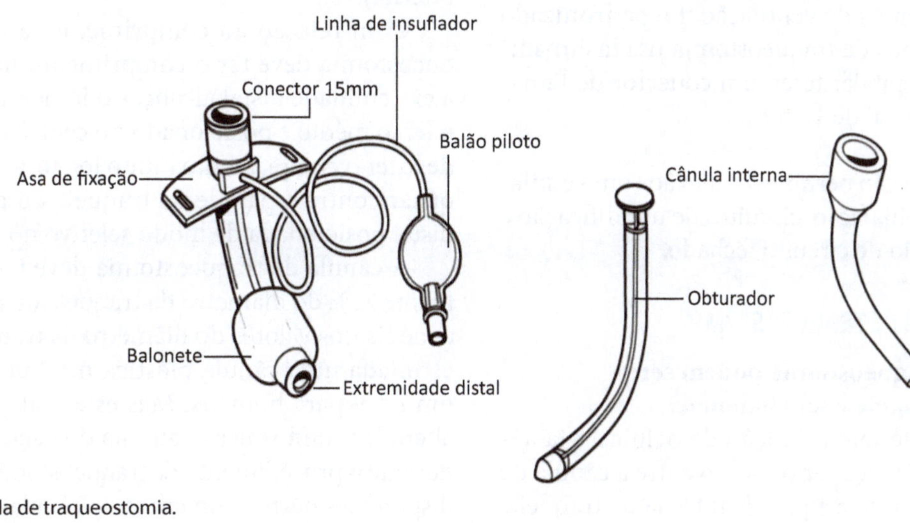

Figura 12.1. Cânula de traqueostomia.

mais estreito e comprimento mais longo em comparação com a cânula externa, evitando o acúmulo de secreção na extremidade distal da cânula externa. São fixados na cânula externa, girando o conector até que esteja travado.

3. **Balonete:** Um balão na extremidade distal da cânula externa, quando insuflado, proporciona uma vedação entre o tubo e a parede traqueal. O balonete pode ser esvaziado ou insuflado para permitir a ventilação com pressão positiva e proteger contra aspiração.
4. **Balão piloto e linha do insuflador:** Um balão externo conectado por uma linha de insuflação ao balonete interno. Quando o balonete interno é inflado, o balão piloto também é inflado e vice-versa.
5. **Asa de fixação ou flange:** Uma placa de pescoço suporta a estrutura principal do tubo de traqueostomia e permite que o tubo seja fixado com cadarço ou fita. O código, tamanho, diâmetro interno, diâmetro externo e tipo de tubo são demonstrados na placa do pescoço.
6. **Obturador:** Uma haste com ponta arredondada, colocada na cânula externa durante a inserção da cânula de traqueostomia, e deve ser removida imediatamente após a inserção, para permitir a entrada e saída de ar e a avaliação da posição correta do tubo.

Outra maneira de inserir a cânula externa de traqueostomia é realizada utilizando um tubo endotraqueal de diâmetro menor que o diâmetro interno do tubo. Passar este tubo por dentro da cânula de traqueostomia, ultrapassando a extremidade distal e inserir na traqueia, deste modo, o tubo endotraqueal serve como guia para o interior da traqueia e, ao mesmo tempo, permite a ventilação do paciente.

7. **Conector 15mm ou adaptador universal de 15mm:** Visando permitir a conexão com os equipamentos de ventilação, foi padronizado que os tubos de traqueostomia usada em ambiente hospitalar terão um conector de tamanho universal de 15 mm.

Esta padronização permite a conexão com ventiladores, bolsas de reinalação, circuitos de umidificação e unidades de sucção de circuito fechado.

TIPOS DE CÂNULAS DE TRAQUEOSTOMIA

As cânulas de traqueostomia podem ser:

- **Com balonete e sem balonete:**
  O balonete tem a função de ocluir a via aérea, ou seja, ocupar o espaço entre a cânula de traqueostomia e a parede interna da traqueia. Permite a ventilação mecânica do paciente com pressão positiva.
  A cânula sem balonete deve ser utilizada após o desmame do ventilador, quando o paciente não precisa de ventilação com pressão positiva e não tem risco significativo de aspiração.
- **Com cânula interna e sem cânula interna:**
  A inserção da cânula interna é importante para manter o lúmen desobstruído e para aspiração. Evita a necessidade da troca da cânula externa da traqueostomia em caso de obstrução do lúmen.

As cânulas de traqueostomia podem ser feitas de plástico (PVC) ou silicone. Cânulas metálicas não são utilizadas.

O desenvolvimento de plásticos e silicones de grau médico permitiu a fabricação de cânulas de traqueostomia para atender à necessidade dos pacientes traqueostomizados. Os materiais mais utilizados são os plásticos leves de grau médico, estes também são mais econômicos para uso a curto prazo. Este material permite que o tubo seja flexível, mas mantém a forma, e ainda é termossensível para se ajustar à temperatura corporal.[15] O plástico é propenso à retenção de bactérias com a formação de biofilme, deste modo o tubo de traqueostomia deve ser descartável e de uso único.

O diâmetro interno das cânulas de traqueostomia pode ser de 3,0mm até 10,0mm. Esta medida do diâmetro interno foi estabelecida como sendo o diâmetro nominal da cânula de traqueostomia de plástico (PVC).

O diâmetro externo das cânulas de traqueostomia depende da espessura da parede do tubo de traqueostomia, e muda conforme o fabricante e o modelo (por exemplo, das cânulas de traqueostomia com cânula interna e sem cânula interna, para o mesmo diâmetro interno, o modelo com cânula interna tem o diâmetro externo maior em relação ao modelo sem cânula interna).

Com relação ao comprimento, a cânula de traqueostomia deve ter o comprimento necessário para a extremidade distal alcançar o lúmen da traqueia até o terço médio e posicionado no centro do lúmen. Não deve ter o comprimento muito longo, ao ponto de bloquear contra a parede da traqueia ou a extremidade distal posicionada de modo seletivo no brônquio.

A cânula de traqueostomia deve ter aproximadamente 75% do diâmetro da traqueia do paciente. Com a média dos valores do diâmetro da traqueia, pode ser estimada uma cânula plástica n.º 8 para mulheres e um n.º 9 para homens. Mas estes valores podem ser alterados conforme a anatomia do paciente, e por isto, durante o procedimento de traqueostomia, devem estar disponíveis outros tamanhos de cânulas.

A forma e curvatura do tubo de traqueostomia são desenhadas para permitir um ângulo de entrada correto na traqueia para facilitar a ventilação e a eliminação de secreções. Quando ocorre um tubo com entrada em ângulo incorreto, pode comprometer o posicionamento para uma ventilação segura através da traqueostomia, e também pode causar lesão na mucosa traqueal.

REFERÊNCIAS BIBLIOGRÁFICAS

1. Mallick A, Bodenham AR. Tracheostomy in critically ill patients. Eur J Anaesthesiol. (2010) 27: 676–82. doi: 10.1097/EJA.0b013e32833b1ba0
2. Andriolo BNG, Andriolo RB, Saconato H, et al. Early versus late tracheostomy for critically ill patients (Review). Cochrane Database of Systematic Reviews 2015, Issue 1.
3. Affronti A, Casali F, Eusebi P, Todisco C, Volpi F, Beato V, et al. Early versus late tracheostomy in cardiac surgical patients: a 12-year single center experience. J Cardiothorac Vasc Anesth. (2019) 33:82–90. doi: 10.1053/j.jvca.2018.05.041
4. Ben-Avi R, Ben-Nun A, Levin S, Simansky D, Zeitlin N, Sternik L, et al. Tracheostomy after cardiac surgery: timing of tracheostomy as a risk factor for mortality. J Cardiothorac Vasc Anesth. (2014) 28:493–6. doi: 10.1053/j.jvca.2013.10.031
5. Hornik C, Meliones J. Pulmonary edema and hypoxic respiratory failure. Pediatric Crit Care Med. (2016) 17(8 Suppl 1):S178–81. doi: 10.1097/PCC.0000000000000823
6. Wang D, Wang S, Du Y, Song Y, Le S, Wang H, et al. A predictive scoring model for postoperative tracheostomy in patients who underwent cardiac surgery. Front Cardiovasc Med. (2022) Jan 28; 8: 799605.doi: 10.3389/fcvm.2021.799605. eCollection 2021
7. Walts PA, Murthy SC, Arroliga AC, Yared JP, Rajeswaran J, Rice TW, et al. Tracheostomy after cardiovascular surgery: an assessment of long-term outcome. J Thorac Cardiovasc Surg. (2006)
8. Ballotta A, Kandil H, Generali T, Menicanti L, Pelissero G, Ranucci M. Tracheostomy after cardiac operations: in-hospital and long-term survival. Ann Thorac Surg. (2011) 92:528–33. doi: 10.1016/j.athoracsur.2011.02.002
9. Bradley PJ. Management of the obstructed airway and tracheostomy. In: Hibbert J (ed.). Laryngology and Head & Neck Surgery. In: Kerr AG, Booth JB (eds). Scott-Brown's Otolaryngology, 6th edn. Oxford: Butterworth-Heinemann, 1997; 5(7): 1–20
10. Howard DJ. Emergency and elective airway procedures: Tracheostomy, cricothyroidotomy and their variants. In: McGregor IA, Howard DJ (eds). Rob & Smith's Operative Surgery Head and Neck, Part 1, 4th edn. Oxford: ButterworthHeinemann, 1992; 1: 27–44
11. Pritchard AP, Mallet J. Tracheostomy Care. The Royal Marsden Manual of Clinical & Nursing Procedures, 3rd edn. London: Blackwell Scientific Publications, 1994
12. Flanagan K, Miller R, Laws-Chapman C. Bedside Evaluation of Swallowing, Eating and Drinking. In: Laws-Chapman C, Rushmer F, Miller R, Flanagan K, Prigmore S, Chabane C. Guidelines for the Care of Patients with Tracheostomy Tubes. St George's Healthcare NHS Trust, London, August 2000; 41
13. Bradley PJ. Management of the obstructed airway and tracheostomy. In: Kerr AG, Booth JB (eds). Scott-Brown's Otolaryngology, 6th edn. London: Butterworth-Heinemann, 1997; 5(7): 1–19
14. Hoffman LA. Timing of tracheostomy: What is the best approach? Resp Care 1994; 39: 378–385
15. Tippett DC. Tracheostomy and Ventilator Dependency. New York; Thieme, 2000.

13

Complicações de vias aéreas

Hélio Minamoto

INTRODUÇÃO

As **complicações de laringe e vias aéreas** após operações cardíacas contribuem para o aumento da morbidade, e os pacientes apresentam falta de ar, voz ruim e alteração da deglutição.[1-3]

A incidência de complicações de laringe e vias aéreas entre pacientes após cirurgia cardíaca varia de 7 a 16%.[4-6]

Estas complicações pós-operatórias são causadas pela lesão direta nas estruturas laríngeas, lesão dos nervos laríngeos recorrentes ou vagos, e ainda pela intubação endotraqueal, o uso da sonda de ecocardiografia transesofágica durante o intra-operatório e ainda o impacto direto da dissecção cirúrgica do mediastino.[7,8]

A aspiração de saliva e secreção esôfago-gástrica para o trato respiratório aumenta o risco de pneumonia, insuficiência respiratória e consequente doença sistêmica.[9-11]

Após cirurgia cardíaca, a disfagia tem sido associada a taxas mais altas de pneumonia por aspiração, complicações cardiovasculares, traqueostomia no pós-operatório e utilização de tubo de alimentação.[12,13]

FISIOPATOLOGIA DAS LESÕES DE LARINGE E TRAQUEIA

A intubação orotraqueal prolongada pode levar a lesões de laringe e traqueia, devido à presença do tubo e do balonete contra a parede interna da traqueia. As primeiras alterações são a hemorragia e a ulceração da mucosa, que progridem para ulcerações profundas com exposição de porções dos anéis cartilaginosos. A seguir, essas ulcerações aumentam de extensão e resultam em fragmentação dos anéis cartilaginosos subjacentes. Após a lesão em toda a espessura da parede da traqueia, segue a evolução para infecção e fibrose com retração cicatricial, resultando em estenose de traqueia.

No local da traqueostomia, com a perda da porção anterior do arco cartilaginoso e a abertura da traqueostomia, ocorre o desabamento látero-lateral da parede traqueal e causa o colapso interno da parede da traqueia.

MECANISMO DE LESÃO PÓS-INTUBAÇÃO OROTRAQUEAL

A lesão pós-intubação orotraqueal prolongada tornou-se um problema significativo com o advento do suporte ventilatório mecânico utilizando tubos endotraqueais com balonete.[14]

A estenose de traqueia pós-intubação foi reconhecida como uma complicação da ventilação artificial usando tubos com balonete. A incidência chega a 17,5% dos pacientes sobreviventes submetidos à ventilação mecânica com tubos de traqueostomia com balonete.[15]

LESÃO NO LOCAL DO BALONETE

A lesão no local do balonete é uma úlcera de mucosa resultante da compressão entre o balonete e a cartilagem traqueal. A forma e o tamanho da úlcera podem ser variáveis, e pode expor toda a extensão da cartilagem. Uma vez que o pericôndrio sofre lesão e exposição de cartilagem, ocorre fragmentação da cartilagem. Com a evolução da lesão para as cartilagens acima e abaixo, ocorre o colapso do lúmen e se desenvolve uma cicatriz da mucosa. A inflamação da mucosa evolui para ulceração, ocorre a fragmentação da cartilagem e cicatrização da parede traqueal. Após a extubação, ocorre a formação de uma cicatriz fibrosa e, com a retração, que tem como resultado uma estenose de traqueia no local da lesão causada pelo balonete.

O comprimento da lesão e a gravidade da estenose estão relacionados ao tamanho do balonete, à pressão do balonete, à duração da intubação e ao pico de pressão inspiratória.

As pressões do balonete são medidas por um manômetro conectado ao balão piloto. Para diminuir as lesões relacionadas ao balonete, a pressão deve ser mantida abaixo de 20mmHg, e são necessárias verificações repetidas.

LESÃO NO LOCAL DA TRAQUEOSTOMIA

A estenose no local da traqueostomia foi identificada como complicação de tubos de traqueostomia[16] e ocorre em 12% dos pacientes sobreviventes após ventilação mecânica com tubos de traqueostomia com balonete. A incidência aumenta com o uso de cânulas de maior diâmetro, portanto, é recomendado a seleção e escolha do menor tubo possível para uma ventilação adequada e higiene traqueal satisfatória.

A obstrução da via aérea pode ser pelo tecido de granulação nas margens do estoma ou adjacente à lesão, que podem resultar em obstrução após a decanulação. O tratamento é a remoção endoscópica do tecido obstrutivo.

Para prevenir a lesão do local da traqueostomia, a cânula de traqueostomia deve ser introduzida ao nível da segunda e terceira cartilagem e nenhuma quantidade de cartilagem deve ser removida da parede anterior da traqueia.

LESÃO DE LARINGE E TRAQUEIA SUBGLÓTICA

Após a intubação translaríngea, o local mais comum de lesão é a laringe (glote) e a subglote. Na anatomia das vias aéreas, a laringe (glote) é a parte mais estreita da via aérea superior, e o segmento subglótico é envolvido pela cartilagem cricoide, que tem como característica o anel circunferencial completo e não possibilita a dilatação. A cartilagem cricoide, que é a segunda cartilagem ímpar da laringe, diferente das outras cartilagens da via aérea, não apresenta a parede posterior membranácea.

A lesão ao nível da glote, no plano das cordas vocais, causada pelo tubo orotraqueal, ocorre na parede posterior. Na comissura posterior, começa com uma ulceração de mucosa interaritenoidea, seguido por necrose e exposição de cartilagem da parede posterior da cricoide. Evolui para aderência e estenose glótica posterior com retração e fibrose. Pode envolver uma ou ambas as articulações cricoaritenoideas e o resultado é a limitação da abertura (abdução) das cordas vocais.

A lesão da subglote ocorre ao nível da cartilagem cricoide, que apresenta um anel cartilaginoso circunferencial completo. A ulceração e necrose de mucosa ocorre na forma de anel circunferencial e o resultado da retração e fibrose produz uma estenose concêntrica, e não uma lesão de parede posterior isolada.

Existe uma incidência de estenose da comissura posterior em 12% dos pacientes intubados por mais de 11 dias.[17]

A lesão subglótica pode ocorrer quando a traqueostomia é realizada na altura da primeira cartilagem traqueal ou na cartilagem cricoide anterior e o tubo de traqueostomia pressiona contra o lúmen da subglote.

Pode ocorrer após a cricotireoidostomia, com o tubo colocado através da membrana cricotireoidea. Nessa circunstância, a cartilagem cricoide anterior apresenta uma lesão, e o tubo deve ser substituído por uma cânula de traqueostomia colocada abaixo da segunda cartilagem traqueal.

APRESENTAÇÃO CLÍNICA

A dispneia aos esforços ou em repouso é o sintoma primário nos pacientes com obstrução ao fluxo aéreo. Dependendo do grau de estenose, a dispneia pode ser aos grandes esforços até uma falta de ar mesmo durante atividades mínimas, como falar.[18]

Na maioria dos pacientes, a diminuição do lúmen para menos de 50% da área transversal normal, que representa um diâmetro de 7 a 8mm, apresenta como resultado uma dispneia aos grandes esforços. Ao estreitamento do lúmen para menos de 6mm de diâmetro, apresenta um paciente com dispneia e estridor em repouso. Estes pacientes correm o risco de asfixia, quando as secreções traqueobrônquicas obstruem o lúmen residual da traqueia.

O estridor é acentuado durante a inspiração. Entretanto, se a lesão obstrutiva da via aérea estiver localizada na traqueia intratorácica, o estridor aumenta com a expiração.

Outros sintomas clínicos inespecíficos de estreitamento das vias aéreas são: tosse, dificuldade em eliminar secreções e pneumonia de repetição. Não raramente, estes sintomas levam a um diagnóstico incorreto de asma ou bronquite, e com frequência, o diagnóstico correto é retardado.

Alterações na função vocal ocorrem em lesões envolvendo a glote, e pacientes com lesão pós-intubação e estenose de laringe apresentam rouquidão e perda da voz.

DIAGNÓSTICOS

Radiologia

A avaliação radiológica com uma radiografia simples de tórax póstero-anterior e lateral. A traqueia cervical, a traqueia intratorácica e os brônquios são visíveis, mas as anormalidades das vias aéreas no tórax são obscurecidas por estruturas mediastinais sobrejacentes.

As radiografias torácicas oblíquas bilaterais podem melhorar a avaliação da traqueia, ao girar a coluna vertebral e as estruturas mediastinais para longe da traqueia.[19]

A tomografia computadorizada usando corte fino de 1 a 3mm e reconstrução mutiplanar fornece informações precisas sobre localização, comprimento e extensão da lesão traqueobrônquica.

A tomografia computadorizada também demonstra alterações na parede traqueal e nos tecidos moles adjacentes, que contribuem para a compreensão das vias aéreas.

Broncoscopia

A broncoscopia flexível com o paciente acordado pode avaliar a função das cordas vocais e a dinâmica das vias aéreas distais durante a inspiração, expiração, expiração forçada e tosse.

A broncoscopia rígida, ao contrário, é realizada sob anestesia geral, e permite ao examinador o controle sobre a via aérea e a aspiração de secreções traqueobrônquicas. Este exame identifica a localização anatômica da lesão e a gravidade da estenose, incluindo a posição em relação à laringe e à carina. Avalia a rigidez da lesão.

Durante a broncoscopia rígida, deve ser avaliado o estado da mucosa no segmento com lesão, para evitar a realização de anastomose de traqueia com mucosa inflamada. A dilatação da estenose pode ser realizada de forma segura.

REFERÊNCIAS BIBLIOGRÁFICAS

1. Al-Khtoum N, Shawakfeh N, Al-Safadi E, Al-Momani O, Hamasha K. Acquired unilateral vocal fold paralysis: retrospective analysis of a single institutional experience. N Am J Med Sci. 2013;5(12):699–702. https://doi.org/10.4103/1947-2714.123254.
2. Altman KW, Yu GP, Schaefer SD. Consequence of dysphagia in the hospitalized patient: impact on prognosis and hospital resources. Arch Otolaryngol Head Neck Surg. 2010;136(8):784–9. https://doi.org/10.1001/archoto.2010.129.
3. Bailey KL, Downey P, Sanaiha Y, Aguayo E, Seo YJ, Shemin RJ, Benharash P. National trends in volume–outcome relationships for extracorporeal membrane oxygenation. J Surg Res. 2018; 231:421–7. https://doi.org/10.1016/j.jss.2018.07.012.
4. Chen YY, Chia YY, Wang PC, Lin HY, Tsai CL, Hou SM. Vocal cord paralysis and laryngeal trauma in cardiac surgery. Acta Cardiol Sin. 2017; 33(6):624–9. https://doi.org/10.6515/ACS2017082 2A.
5. Crowson MG, Tong BC, Lee HJ, Song Y, Misono S, Jones HN, Cohen S. Vocal fold paralysis/paresis as a marker for poor swallowing outcomes after thoracic surgery procedures. Dysphagia. 2019;34(6):904–15. https://doi.org/10.1007/s00455-019-09987-8.
6. Nguyen S, Zhu A, Toppen W, Ashfaq A, Davis J, Shemin R, Mendelsohn AH, Benharash P. Dysphagia after cardiac operations is associated with increased length of stay and costs. Am Surg. 2016;82(10):890–3. https://doi.org/10.1177/000313481608201 006.
7. Crowson MG, Tong BC, Lee H-J, Song Y, Harpole DH, Jones HN, Cohen S. Prevalence and resource utilization for vocal fold paralysis/paresis after esophagectomy. Laryngoscope. 2018;128(12):2815–22. https://doi.org/10.1002/lary.27252.
8. Crowson MG, Tong BC, Lee HJ, Song Y, Misono S, Jones HN, Cohen S. Vocal fold paralysis/paresis as a marker for poor swallowing outcomes after thoracic surgery procedures. Dysphagia. 2019;34(6):904–15. https://doi.org/10.1007/s00455-019-09987-8.
9. Bhattacharyya N, Kotz T, Shapiro J. Dysphagia and aspiration with unilateral vocal cord immobility: incidence, characterization, and response to surgical treatment. Ann Otol Rhinol Laryngol. 2002;111(8):672–9. https://doi.org/10.1177/000348940211100 803.
10. Cuzick J. A Wilcoxon-type test for trend. Stat Med. 1985;4(1):87– 90. https://doi.org/10.1002/sim.4780040112.
11. Dimarakis I, Protopapas AD. Vocal cord palsy as a complication of adult cardiac surgery: surgical correlations and analysis. Eur J Cardio-thorac Surg. 2004;26(4):773–5. https://doi.org/10.1016/j. ejcts.2004.06.003.
12. Dobaria V, Kwon OJ, Hadaya J, Sanaiha Y, Sareh S, Aguayo E, Seo YJ, Benharash P. Impact of center volume on outcomes of surgical repair for type A acute aortic dissections. Surgery (US). 2020;168(1):185–92. https://doi.org/10.1016/j.surg.2020.04.007.
13. Donzelli J, Brady S, Wesling M, Craney M. Simultaneous modified Evans blue dye procedure and video nasal endoscopic evaluation of the swallow. Laryngoscope. 2001;111(10):1746–50. https://doi.org/10.1097/00005537-200110000-00015.
14. Pearson FG, Goldberg M, da Silva AJ. A prospective study of tracheal injury complicating tracheostomy with a cuffed tube. Ann Otol Rhinol Laryngol. 1968;77(5):867-82. [PMID:5680937]
15. Pearson FG, Andrews MJ. Detection and management of tracheal stenosis following cuffed tube tracheostomy. Ann Thorac Surg. 1971;12(4):359-74. [PMID:4939117]
16. Cooper JD, Grillo HC. The evolution of tracheal injury due to ventilatory assistance through cuffed tubes: a pathologic study. Ann Surg. 1969;169(3):334-48. [PMID:5266019]
17. Whited RE. A study of endotracheal tube injury to the subglottis. Laryngoscope. 1985;95(10):1216-9. [PMID:4046708]
18. Couraud L, Hafez A: Acquired and non-neoplastic subglottic stenoses. In Grillo HC, Eschapasse H(eds): International Trends in General Thoracic Surgery. Philadelphia, WB Saunders, 1987, vol 2.
19. Shepard JO, Flores EJ, Abbott GF. Imaging of the trachea. Ann Cardiothorac Surg. 2018;7(2):197-209. [PMID:29707497]

Seção 5

Lesão Renal Aguda

14

Injúria Renal Aguda

Lucas Braga Mota • Maristela Carvalho da Costa

QUESTIONAMENTOS NORTEADORES

1. Como fazer o diagnóstico e estadiamento de injúria renal aguda (IRA)?
2. Quais as principais causas de IRA e como abordar a disfunção renal?

INTRODUÇÃO

A **injúria renal aguda** (IRA) é uma doença caracterizada pela perda da capacidade de filtração glomerular de forma aguda, possuindo como critérios diagnósticos alteração nos exames laboratoriais (creatinina) ou redução no débito urinário. Essa patologia pode ser ocasionada por uma série de causas, possuindo como complicações frequentes o aumento de morbidade, mortalidade e dos custos médicos.[1-3]

A incidência de IRA em pacientes internados em enfermarias fica em torno de 21% (19,3 - 24,1%) e em leitos de terapia intensiva corresponde a 32%.[4] A condução desses pacientes envolve tratamento específico das causas, manejo de volemia, distúrbios eletrolíticos e uremia, assim como suporte e prevenção de complicações, já a mortalidade pode chegar até 50%.

DEFINIÇÃO

A ocorrência de lesão renal leva à redução no funcionamento de néfrons, tipicamente ocorrendo aumento de creatinina e alterações urinárias. Esses dois fatores são usados para o diagnóstico de IRA, de acordo com a comparação dos resultados de creatinina atuais com exames anteriores disponíveis daquele paciente.

Quadro 14.1. Critérios diagnósticos para injúria renal aguda

- Creatinina (Cr) em pelo menos 50% nos últimos 7 dias (1,5x valor basal ou prévio).
- Cr em pelo menos 0,3mg/dL nas últimas 48 horas.
- Diurese para < 0,5mL/kg/h por 6 - 12 horas.

O preenchimento de qualquer um dos critérios acima já indica o diagnóstico de IRA. Se exames anteriores do paciente não estiverem disponíveis, deve-se considerar que o paciente tinha exames de função renal normais previamente, de acordo com os valores de normalidade de cada laboratório. A história de doença renal prévia deve ser pesquisada, assim como fatores de risco para doença renal, além de solicitar que o paciente ou familiares tragam exames antigos para comparação e diagnóstico correto.

Em 2020, os conceitos de IRA, doença renal aguda (DRA) e doença renal crônica (DRC) foram melhor estabelecidos temporalmente. IRA possui duração de até 7 dias, enquanto DRA possui duração de até 3 meses. Neste cenário, pode haver marcadores de dano renal, como alteração no sedimento urinário ou na excreção de proteínas (albuminúria, hematúria ou piúria). Pacientes com DRC possuem alterações funcionais ou estruturais nos rins com duração de pelo menos três meses. Dessa forma, as entidades clínicas IRA e DRA poderiam representar um espectro de manifestações clínicas comuns, sendo os marcadores temporais formas de evidenciar um pior prognóstico, maiores chances de complicações e de evolução para DRC.

ESTADIAMENTO

Após um paciente ser diagnosticado como tendo IRA, essa disfunção pode atingir níveis progressivamente maiores de perda de função renal, levando à classificação em estágios, conforme a **Tabela 14.1**.

Tabela 14.1. Estadiamento da injúria renal aguda

ESTÁGIO	CRITÉRIO CREATININA	CRITÉRIO DÉBITO URINÁRIO
1	1,5 – 1,9x valor basal (prévio) nos últimos 7 dias. 0,3mg/dL valor basal nas últimas 48 horas.	< 0,5mL/kg/h por 6 – 12 horas.
2	2 – 2,9x valor basal (prévio).	< 0,5mL/kg/h por ≥ 12 horas.
3	3x valor basal (prévio). Creatinina ≥ 4mg/dL. Início de terapia substitutiva renal (TSR). Em pacientes < 18 anos, redução TFGe < 35mL/min/1,73m².	< 0,3mL/kg/h por ≥ 24 horas. Anúria por ≥ 12 horas.

COMPLICAÇÕES

É importante ressaltar que mesmo estágios leves de disfunção renal (IRA estágio 1) implicam em aumento de mortalidade e morbidade. Pacientes com lesão renal têm maior tempo de internação hospitalar e em leitos de terapia intensiva, maior risco de infecções associadas por impacto no sistema imune e em mecanismos de defesa contra patógenos.

Distúrbios eletrolíticos e uremia podem causar complicações cardíacas, neurológicas, respiratórias, musculares e óbito, entre outras. Estima-se que o risco de sobrecarga de volume aumentou de 41% para 58% após o diagnóstico de IRA estágio 1, enquanto a progressão para estágios 2 e 3 teve esse risco aumentado para 77% e 83% respectivamente.[5]

A ocorrência de IRA nos Estados Unidos associa-se à elevação nos custos relacionados à hospitalização para valores entre 5,4 e 24,0 bilhões de dólares. Estima-se que o diagnóstico dessa condição aumenta em média 3,2 dias no tempo total de internação.

O reconhecimento precoce, a implementação de estratégias de prevenção e monitorização, assim como a instituição de medidas terapêuticas direcionadas, são maneiras efetivas para abordagem dos desfechos negativos.

Os marcadores ureia (Ur) e creatinina (Cr), muito utilizados na prática clínica, são substâncias filtradas nos glomérulos e, em menor parte, reabsorvidas ou secretadas nos túbulos. Nos pacientes com diagnóstico de IRA, ocorre rápida variação na função renal. Como consequência, os valores de ureia e creatinina ficam defasados, por conta do tempo necessário para aumentar os níveis séricos desses marcadores em decorrência do seu acúmulo no sangue. De forma semelhante, quando há recuperação da função renal, a redução da ureia e da creatinina só é evidenciada depois de um certo período de depuração dessas moléculas pelos néfrons em recuperação. Além disso, em pacientes desnutridos, com perda muscular acentuada ou com hipervolemia importante, há considerável interferência nos valores medidos de ureia e creatinina, em virtude desses fatores mencionados.

Nesse sentido, marcadores mais precoces e sensíveis de função ou de lesão renal poderiam identificar a disfunção renal ainda com pouca expressão clínica, assim como reconhecer pacientes ou situações de maior risco, tais como Cistatina C, NGAL (lipocalina associada à gelatinase de neutrófilos), KIM 1 (*kidney injury molecule* 1), Interleucina 18, entre outros. Vários estudos têm sido desenvolvidos com essas moléculas, buscando relacionar a dosagem sérica ou urinária com a possibilidade de prever IRA em estágios precoces em alguns contextos clínicos, como sepse, doença cardíaca ou hepática e procedimentos cirúrgicos.

CAUSAS

A grande quantidade de etiologias de IRA pode ser classificada em causas pré-renais, renais (intrínsecas) ou pós-renais (obstrutivas). Essa classificação auxilia a entender os principais mecanismos de lesão renal e também a pensar em possíveis causas, mas, na prática, frequentemente há agrupamento de vários fatores causais em um mesmo paciente ou em outros casos não se consegue estabelecer uma causa específica.

IRA pré-renal é causada por redução no fluxo sanguíneo nos rins ou no volume arterial efetivo, por exemplo, desidratação, diarreia, vômitos, sangramento, hipovolemia, insuficiência cardíaca, entre outras patologias. O mecanismo principal consiste em redução na perfusão renal com queda na taxa de filtração glomerular (TFG). A história clínica e o exame físico na maior parte das vezes conseguem estabelecer um nexo causal nesse grupo de doenças.

Tabela 14.2. Causas da injúria renal aguda

PRÉ-RENAIS	Desidratação, vômitos, hipovolemia. Insuficiência cardíaca. Cirrose hepática. Sangramento, choque hipovolêmico. Vasculite de grandes/médios vasos. Obstrução arterial renal.
RENAIS (INTRÍNSECAS)	Sepse, choque séptico. Nefrotoxicidade (medicamentos). Uso de contraste. Glomerulonefrites. Vasculites de pequenos vasos. Doenças autoimunes ou hematológicas. Nefrite intersticial. Necrose tubular aguda. Rabdomiólise.
PÓS-RENAIS	Obstrução da próstata, bexiga, útero, ureter ou uretra. Fibrose peritoneal. Câncer abdominal ou pélvico.

As principais causas de IRA no mundo são as causas pré-renais (desidratação, hipovolemia, sangramento e baixo débito sanguíneo renal com hipoperfusão). Para pacientes internados em leito de terapia intensiva, as principais causas passam a ser as lesões renais, como sepse e nefrotoxicidade.

Pacientes internados, especialmente aqueles em leitos de terapia intensiva, podem ter a necessidade de tratamentos cirúrgicos, procedimentos invasivos, risco aumentado de infecção e complicações, uso de contrastes para exames diagnósticos, levando a quadros complexos de IRA. As cirurgias mais associadas com IRA são cardíacas, abdominais e vasculares, espacialmente de tempo prolongado ou de grande porte. Cirurgias de pequeno porte (como dermatológicas e oftalmológicas) ou as cirurgias neurológicas e pulmonares têm baixa incidência de lesão renal no contexto peri-operatório.

Nefrotoxicidade é uma causa frequente de disfunção renal, existindo várias drogas com potencial lesivo por mecanismos de inibição ou alteração de processos fisiológicos, como redução da filtração glomerular, obstrução tubular, processo inflamatório e morte celular (apoptose e necrose), por exemplo. A **Quadro 14.2.** lista algumas medicações usualmente associadas à IRA.

Quadro 14.2. Substâncias associadas ao desenvolvimento da injúria renal aguda

Contraste iodado.
AINE (anti-inflamatórios não esteroidais).
Aminoglicosídeos.
Anfotericina B.
Beta lactâmicos.
Sulfonamidas.
Vancomicina.
Aciclovir.
Tenofovir.
Metotrexate.
Cisplatina, carboplatina.
Inibidores VEGF (*vascular endotelial growth factor*).
Inibidores calcineurina.
Inibidores bomba prótons.
Inibidores ECA (enzima conversão angiotensina).

RASTREAMENTO

Nos pacientes hospitalizados, é importante monitorar tanto os pacientes quanto as situações de maior risco em relação à dosagem de creatinina e quantificação da diurese, especialmente em setores que têm maior incidência de IRA, em virtude desta condição ser frequentemente assintomática. No ambulatório, exames de função renal são necessários para acompanhar pacientes que têm risco aumentado de desenvolver IRA ou doença renal crônica (DRC).

Os fatores de susceptibilidade mais associados à IRA são idade e DRC, principalmente quando há perda de proteínas na urina (proteinúria) e redução da taxa de filtração glomerular (TFG). Outros fatores de risco relacionados ao paciente estão listados na **Tabela 14.5**.

Quadro 14.3.

IRA acontece em pacientes de risco, sendo causada por determinadas situações de maior risco (causas), nesse sentido a prevenção e o rastreamento são fundamentais!
Dosar a creatinina e medir a diurese são as únicas formas de diagnóstico de IRA.
A melhor forma de prevenção é estratificar o risco de cada paciente, traçando estratégias de prevenção e redução de complicações.

Situações de maior risco, como cirurgia de grande porte, sepse, doença grave, choque circulatório, queimaduras, trauma, uso de contraste, uso de medicações nefrotóxicas, necessitam de maior atenção, pois estão implicadas como causas de IRA, especialmente em pacientes de maior risco. Não há recomendações protocolares sobre periodicidade de testagem da função renal nas várias situações de risco, mas acompanhamento diário de creatinina e diurese tem sido usado na maioria dos serviços.

O valor prévio de exames é fundamental para o diagnóstico e estratificação, devendo sempre ser comparado com valores obtidos durante a internação ou em consultas anteriores.

Quadro 14.4. Fatores de risco IRA/DRA

Idade.
Doença renal crônica.
Desidratação, hipovolemia.
Sexo feminino.
Raça negra.
Diabetes mellitus.
Câncer.
Doenças crônicas (cardíacas, pulmonares ou hepáticas).

Quadro 14.5. Abordagem diagnóstica e terapêutica de IRA

Avaliação completa de história atual, comorbidades, uso de medicações e contraste, cirurgias e procedimentos recentes, presença de infecções, viagens recentes, entre outros.
Realização de exame físico minucioso.
Avaliação da volemia.
Avaliar necessidade de terapia substitutiva renal de urgência (hipervolemia grave, uremia, distúrbios eletrolíticos graves ou refratários, intoxicação exógena).
Realizar análise de urina.
Considerar avaliação laboratorial complementar ou exames de imagem.

ABORDAGEM GERAL

O tratamento de pacientes com lesão renal (IRA e DRA) deve envolver uma série de aspectos gerais e específicos para cada condição clínica. Usualmente, esses pacientes têm mais de uma etiologia ou fator de risco para desenvolvimento de IRA.

O médico nefrologista pode ser chamado para diagnosticar e avaliar pacientes com IRA, principalmente nos estágios 2 e 3 ou quando há necessidade de auxílio no manejo clínico, como distúrbios eletrolíticos, alterações de volemia, histórico de transplante renal ou doença renal crônica, ou para avaliar a necessidade de início de terapia substitutiva renal (TSR).

A história clínica é importante para obter dados, como quadro clínico, causas possíveis, presença de fatores de risco, uso de medicações e histórico de doença renal crônica, entre outros aspectos. No exame físico, a avaliação da volemia e do estado de hidratação são fundamentais para determinação de possíveis causas e para direcionar o tratamento desse paciente. Os sinais vitais, exame cardiopulmonar, abdome e extremidades podem trazer alguns achados adicionais, sendo frequentemente realizados de forma direcionada. Durante o exame físico, deve ser direcionada atenção especial à hidratação das mucosas, aspecto do pulso, presença de edema periférico, dispneia, distensão jugular, ascite ou outros sinais de hipervolemia e hipovolemia.

Formas mais precisas e invasivas de avaliação do paciente podem ser utilizadas, como o monitor cardíaco, cateter de artéria pulmonar e exames de imagem como ecocardiograma. Importante ressaltar que essa avaliação deve ser direcionada para determinados grupos de pacientes em leitos de terapia intensiva. A avaliação dinâmica desses parâmetros também pode trazer informações, como a resposta à infusão de volume, ao uso de diuréticos, à elevação passiva das pernas, entre outros testes descritos na literatura.

O acompanhamento laboratorial desses pacientes deve envolver a monitorização periódica da função renal (ureia e creatinina), pois pode haver variação desses itens em poucas horas ou dias. A maioria dos hospitais realiza dosagem diária desses marcadores. Eletrólitos e gasometria venosa trazem informações adicionais quanto às complicações de IRA e necessidade de correção de distúrbios que possam existir.

A análise da urina (Urina tipo I ou EAS) é um recurso utilizado em vários centros, elucidando aspectos etiológicos, sobre a gravidade do comprometimento renal e sobre a recuperação da função renal. Esse exame possui parâmetros como densidade, pH, presença e quantificação de proteínas e elementos celulares, para adicionar mais informações para diagnóstico e tomada de decisão.

Exames de imagem (ultrassonografia, tomografia e ressonância) podem mostrar obstrução do trato urinário e avaliar aspectos sugestivos de DRC como redução do tamanho dos rins, aumento de ecogenicidade do córtex renal e perda da diferenciação cortical e medular. Esses recursos devem ser indicados de forma criteriosa e adequada, baseados no quadro clínico, no grau de suspeição e considerando a possibilidade de informação adequada do paciente durante a coleta da história clínica.

A abordagem inicial envolve suspender drogas (agentes) nefrotóxicas sempre que possível, garantir volume adequado e pressão de perfusão sistêmica, considerar monitorização hemodinâmica, medir de forma seriada os níveis de creatinina e débito urinário, evitar hiperglicemia e considerar não utilizar contraste radiológico, sempre que possível. Recomenda-se utilizar essa abordagem para todos os níveis de IRA (estágios 1, 2 e 3) e para pacientes de alto risco para lesão renal, de acordo com avaliação especializada.

A garantia de volemia adequada é um aspecto imprescindível para pacientes que estão com hipovolemia (desidratação) ou hipervolemia (edema, congestão), apresentando-se como forma de auxílio diagnóstico e como recurso terapêutico. O uso de soluções cristaloides e coloides para ressuscitação volêmica deve contemplar a estimativa de perda hídrica ou sanguínea, baseando-se em recomendações e diretrizes já descritas em literatura e envolver reavaliações frequentes. O uso de diuréticos para pacientes internados e com sinais clínicos de hipervolemia, inicialmente, deve ser feito de forma endovenosa (EV) com fármacos de meia-vida rápida (diuréticos de alça), como Furosemida, Bumetanida e Torsemida, disponíveis no Brasil com distribuição de forma variada.

O uso de antibióticos é uma causa frequente de IRA, geralmente agravado pelo quadro infeccioso de base (sepse ou choque séptico). Nos casos de associação do agente antimicrobiano com piora da função renal, a equipe de saúde deve procurar corrigir a dose dessas medicações segundo o grau de disfunção renal ou eventualmente substituir essa medicação por outro agente com menor toxicidade. Importante ressaltar que determinadas infecções ou microrganismos podem ter a necessidade de uso de um agente específico para melhor controle da doença, sendo prioritário garantir o melhor tratamento infeccioso possível, dentro das limitações de funcionamento renal.

Tratamento medicamentoso está indicado conforme a causa predisponente, usualmente buscando corrigir a doença de base. No caso de insuficiência cardíaca, agentes inotrópicos e vasodilatadores têm muito benefício quando há redução no débito cardíaco e aumento dos valores de pré-carga e pós-carga, respectivamente. Casos de IRA relacionada à sepse são manejados com o tratamento apropriado do processo infeccioso utilizando antibióticos em dose corrigida e expansão volêmica conforme as diretrizes de tratamento de sepse e baseada no estado volêmico do paciente.

Casos de nefrotoxicidade por drogas devem ter a medicação suspensa, sempre que possível. Nos casos de suspeita de nefrite intersticial, o paciente pode apresentar-se com leucocitúria, tendo exame de urocultura negativo para bactérias. Achados como rash cutâneo, eosinofilia e eosinofilúria são muito infrequentes, não se devendo basear na presença desses achados para esse diagnóstico. O uso de corticoide nos casos de nefrite intersticial é muito controverso, mas utilizado em alguns locais.

Os pacientes com IRA sempre devem ser avaliados quanto à possibilidade de glomerulonefrite (GN) aguda. História, exame físico e achados no exame de urina (hematúria, leucocitúria e proteinúria) podem sugerir esse diagnóstico. No caso de glomerulonefrite relacionada com disfunção renal (GN rapidamente progressiva), deve ser indicada terapia imunossupressora o mais rápido possível, tentando sempre excluir primeiro causas infecciosas ou piora rápida de doenças crônicas (como doença renal do diabetes, mieloma múltiplo, entre outras).

REFERÊNCIAS BIBLIOGRÁFICAS

1. Kellum JA, Lameire N. Kidney Disease: Improving Global Outcomes (KDIGO) Acute Kidney Injury Work Group. KDIGO clinical practice guideline for acute kidney injury. Kidney Int Suppl 2012; 2:1-138
2. Lamiere N, Levin A, Kellum JA, Cheung M, Jadoul M, Winkelmayer WC. Harmonizing acute and chronic kidney disease definition and classification: report of a kidney disease: improving global outcomes (KDIGO) consensus conference. Kidney Int 2021 100, 516-526
3. Levey AS, James MT (2017). Acute Kidney Injury. Annals of Internal Medicine, 167(9), ITC66
4. Susantitaphong P, Cruz DN, Cerda J, et al. Acute Kidney Injury Advisory Group of the American Society of Nephrology. World Incidence of AKI: a meta-analysis. Clin J Am Soc Nephrol 2013;8:1482-93.

Bibliografia sugerida

Silver SA, Chertow GM. The Economic Consequences of Acute Kidney Injury. Nephron 2017, 137(4), 297-301. 6. Silver SA, Long J, Yuanchao Zheng MS, Chertow GM. Cost of acute kidney injury in hospitalized patients. J. Hosp. Med. 2017 February; 12(2)70-76

Hoste EAJ, Kellum JA, Selby NM, Zarbock A, Palevsky PM, Bagshaw SM, Chawla LS, et al. Global epidemiology and outcomes of acute kidney injury. Nature Reviews Nephrology 2018

Chawla LS, Eggers PW, Star RA, Kimmel PL. Acute Kidney Injury and Chronic Kidney Disease as Interconnected Syndromes. New England Journal of Medicine 2014, 371(1), 58-66

Uchino S, Bellomo R, Bagshaw SM, Goldsmith D. Transient azotaemia is associated with a high risk of death in hospitalized patients. Nephrology Dialysis Transplantation 2010, 25(6), 1833-1839

Hoste EAJ, Kellum JA, Selby NM, Zarbock A, Palevsky PM, Bagshaw SM, Chawla LS. Global epidemiology and outcomes of acute kidney injury. Nature Reviews Nephrology 2018.

Hoste EAJ, Bagshaw SM, Bellomo R, Cely CM, Colman R, Cruz DN, Kellum JA. Epidemiology of acute kidney injury in critically ill patients: the multinational AKI-EPI study. Intensive Care Medicine 2015, 41(8), 1411–1423.

Villa G, Neri M, Bellomo R, Cerda J, De Gaudio AR, Ronco C. Nomenclature for renal replacement therapy and blood purification techniques in critically ill patients: practical applications. Critical Care 2016, 20(1).

Flythe JE, Kimmel SE, Brunelli SM. Rapid fluid removal during dialysis is associated with cardiovascular morbidity and mortality. Kidney Int. 2011; 79(2):250–257. [PubMed: 20927040]

Zhang, L., Yang, J., Eastwood, G. M., Zhu, G., Tanaka, A., & Bellomo, R. (2015). Extended Daily Dialysis Versus Continuous Renal Replacement Therapy for Acute Kidney Injury: A Meta-analysis. American Journal of Kidney Diseases, 66(2), 322–330

Kielstein JT, Kretschmer U, Ernst T, Hafer C, Bahr MJ, Haller H, Fliser D. Efficacy and cardiovascular tolerability of extended dialysis in critically ill patients: a randomized controlled study. Am J Kid Dis 2004: pp 342-349

Kron J, Kron S, Wenkel R, Schuhmacher HU, Thieme U, Leimbach T, Kern H, Neumayer HH, Slowinski T. Extended dialy on-line high-colume haemodiafiltration in septic multiple organ failure: a well tolerated and feasible procedure. Nephrol Dial Transplant 2012 27:146-152

Caires RA, Abdulkader RCRM, Costa e Silva VT, Ferreira GS, Burdmann EA, Yu L, Macedo E. Sustained low-efficiency extended dialysis with single--pass batch system in critically-ill patients with acute kidney injury. J Nephrol 2016 29:401-409

Costa e Silva VT, Costalonga EC, Oliveira APL, Hung J, Caires RA, Hajjar LA, Fukushima JT, Soares CM, Bezerra JS, Oikawa L, Yu L, Burdmann E. Evaluation of intermittent hemodialysis in critically ill cancer patients with acute kidney injury using single-pass batch equipment. PLoS ONE 2016 11(3):e0149706

Libório AB, Leite TT, Neves FM, Teles F, Bezerra CT. AKI compications in critically ill patients: association with mortality rates and RRT. Clin J Am Soc Nephrol 2015;10:21-8

15

Diuréticos: mecanismos de ação e uso clínico

Noêmia Barreto • Ligia Costa Battaini

INTRODUÇÃO

Os diuréticos estão entre as drogas mais usadas na prática clínica, seja para controle pressórico ou manejo volêmico. Eles agem diminuindo a reabsorção de sódio em diferentes locais do néfron, aumentando a excreção urinária de sódio e, consequentemente, de água. São classificados de acordo com seu local de ação ao longo do néfron:

- Glomérulo e túbulo proximal: manitol, acetazolamida.
- Alça de Henle: furosemida.
- Túbulos distal e coletor:
    - Espoliadores de potássio: tiazídicos.
    - Poupadores de potássio: amilorida, espironolactona e finerinona.

MECANISMOS DE AÇÃO

1. **Glomérulo e túbulo proximal**

Constituem um grupo heterogêneo de substâncias, com mecanismos de ação e potência distintos. Os principais, usados na prática clínica, são o manitol e a acetazolamida.

Manitol: é um diurético osmótico, age no túbulo proximal e principalmente na alça de Henle. Eleva de 5 a 10% a excreção urinária de sódio ao aumentar o fluxo tubular e a filtração glomerular. Seu uso hoje é restrito, sendo mais utilizado em pacientes com hipertensão intracraniana e glaucoma.

- **Perfil de efeitos colaterais:**
    - Por levar a maior eliminação de água do que de sódio, pode causar desidratação e hipernatremia, seu principal efeito colateral.
    - Pacientes com disfunção renal podem acumular manitol aumentando a osmolalidade sérica e levando à hiponatremia dilucional.
    - Seu uso é restrito em estados edematosos, pois, por ser uma substância hipertônica, pode levar a uma expansão volêmica inicial precipitando edema agudo de pulmão em pacientes com disfunção cardíaca.

Acetazolamida: inibe a reabsorção de bicarbonato e consequentemente de sódio e água através da inibição da anidrase carbônica. Tem efeito diurético modesto e a sua principal indicação é o controle da alcalose em pacientes hipervolêmicos. Em 2022, foi publicado o ADVOR *Study* que mostra o papel da acetazolamida no controle da hipervolemia em pacientes com disfunção cardíaca.

- **Perfil de efeitos colaterais:**
    - A bicarbonatúria, com diminuição do bicarbonato sérico e acidose metabólica, é o seu principal efeito colateral.
    - Dose: Até 1g/dia, comprimido disponível de 250mg.

2. **Diuréticos de alça**

Furosemida: Os diuréticos que atuam na alça de Henle são os mais potentes e de mais rápido início de ação, podendo levar à excreção de 20 a 25% do sódio filtrado. A furosemida é o representante dessa classe, mais usado na prática clínica no Brasil e atua diminuindo a reabsorção de sódio através de ligação e inibição da ação do cotransportador Na-K-2CL na porção espessa da alça de Henle. Uma menor reabsorção de sódio na alça de Henle acarreta redução de concentração de solutos na medula renal (diminuição do gradiente osmótico medular) e menor reabsorção de água no ducto coletor, levando a maior excreção de água e aumentado o volume urinário.

Os diuréticos de alça também têm papel importante no manejo renal de cálcio, uma vez que a sua reabsorção se dá de modo passivo pela diferença de gradiente gerada pelo sódio. Inibindo a reabsorção de sódio, ocorre consequentemente uma redução da reabsorção de cálcio, podendo levar à hipocalcemia.

- **Perfil de efeitos colaterais:**
  - Depleção volêmica.
  - Alcalose metabólica.
  - Hipocalemia.
  - Hipocalcemia.
  - Hiper/Hiponatremia.
  - Ototoxicidade.

Dose: O efeito dos diuréticos de alça é dose dependente. Para que ocorra uma natriurese adequada, deve-se atingir uma concentração mínima no seu local de ação, a luz tubular. Um aumento progressivo da diurese é visto com doses maiores até que se atinja um platô, "dose teto", a partir do qual o aumento da dose não leva a um aumento concomitante da diurese.

A dose necessária tanto para início de ação quanto para atingir sua concentração máxima varia entre pacientes, sendo influenciada pela função renal, função cardíaca, estados hipervolêmicos e situações que levem à baixa perfusão renal, com consequente redução da biodisponibilidade da droga. Neste contexto, doses maiores podem ser necessárias, entretanto, não se deve ultrapassar a dose máxima recomendada pelo risco de toxicidade, particularmente ototoxicidade, muitas vezes irreversível. A ototoxicidade está relacionada a doses altas de diurético e pode ser potencializada pelo uso concomitante de antibióticos aminoglicosídeos.

A via de administração é fator relevante principalmente em pacientes hipervolêmicos. A absorção oral da furosemida fica reduzida na presença de edema do trato gastrointestinal, fazendo com que haja necessidade de aumento da dose ou de mudança de via oral (VO) para via endovenosa (EV) para que se atinja uma natriurese adequada. No momento da transição de VO para IV, outra dúvida comum é o uso em bolus versus infusão contínua. O DOSE trial, publicado em 2011 no New England, não mostrou diferença entre os dois usos, mas parece plausível que a infusão contínua cause menos efeitos colaterais por manter uma concentração constante com menor pico.

3. Túbulos distal e coletor

Tiazídicos: Os tiazídicos (hidroclorotiazida e clortalidona) são os principais representantes dos diuréticos ditos espoliadores de potássio. São diuréticos com duração mais prolongada. Atuam por competição na ligação nos cotransportadores (Na-Cl, Na-H e Cl-H-CO) no néfron distal, como consequência aumentam a excreção de sódio e potássio. Por agir num local com papel modesto na reabsorção de sódio, os tiazídicos causam uma menor natriurese quando comparados aos diuréticos de alça. Usados em doses máximas, são responsáveis por inibir a reabsorção de 3 a 5% da carga filtrada de sódio. Estas características fazem com que sejam menos utilizados no tratamento de estados edematosos, sendo, geralmente, associados aos diuréticos de alça numa tentativa de potencializar natriurese ou corrigir hipernatremia. Por outro lado, podem ser muito úteis no manejo de pacientes hipertensos onde não há sobrecarga volêmica expressiva. Em 2023, foi publicado o CLOROTIC Trial que avaliou o uso de hidroclorotiazida combinado a furosemida para o manejo de pacientes com disfunção cardíaca que procuravam o pronto-socorro por hipervolemia. Este estudo mostrou que houve benefício da associação de hidroclorotiazida a furosemida para manejo da hipervolemia, entretanto não houve impacto na mortalidade nem nas taxas de rehospitalização.

Assim como os diuréticos de alça, esta classe também influencia o balanço de cálcio. O túbulo distal é o maior sítio de reabsorção ativa de cálcio, ação que

Tabela 15.1. Dose de furosemida em diferentes situações

	Dose Inicial	Dose Máxima Efetiva	Dose Máxima Recomenda por dia
Insuficiência Cardíaca	20mg 1 a 2xdia	80mg 3xdia	600mg
Cirrose Hepática	40mg 1 a 2xdia	40mg 3xdia	160mg
Síndrome Nefrótica	40mg 1 a 2xdia	120mg 3xdia	600mg
Doença Renal Crônica	Varia de acordo com estadio da DRC.	200mg 3xdia	600mg
Injúria Renal Aguda	80mg 1 a 2xdia	1 a 1,5mg/kg 1xdia	600mg

depende do transporte de sódio neste segmento. Ao inibir a reabsorção de sódio, os tiazídicos aumentam a reabsorção de cálcio. A queda na fração de excreção de cálcio pode ser útil no tratamento da nefrolitíase causada por hipercalciúria, mas, por outro lado, pode causar hipercalcemia.

Os diuréticos tiazídicos afetam o manejo da água e podem causar hiponatremia. O túbulo contorcido distal faz parte do segmento de diluição e, portanto, o bloqueio da reabsorção de sódio prejudicará a diluição urinária. Mais importante ainda, estes fármacos provocam uma ligeira depleção do volume de líquido extracelular que, ao reduzir o fluxo para a alça de Henle, também limitará a excreção de água livre. Estimulam o mecanismo de feedback túbulo glomerular, reduzindo assim a taxa de filtração glomerular, e também parecem ter efeitos diretos na abundância do canal de água ao longo do túbulo de ligação e do ducto coletor.

- Perfil de efeitos colaterais:
  - Hiponatremia.
  - Hipocalemia.
  - Hipomagnesemia.
  - Hiperuricemia.
  - Hipercalcemia.

Dose:

- **Hidroclorotiazida:** 12,5mg até 25mg/dia para tratamento de hipertensão; de 25 a 100mg dia, dividido em duas tomadas para tratamento de hipercalciúria; até 200mg/dia divididos em 2 doses, para tratamento de hipervolemia.
- **Clortalidona:** 12,5mg até 25mg/dia para tratamento de hipertensão; até 100mg uma vez ao dia para tratamento de hipercalciúria ou hipervolemia.

Diuréticos poupadores de potássio: Agem nas células do túbulo coletor cortical, inibindo a reabsorção de íons de sódio e mantendo a absorção de potássio e hidrogênio. A capacidade natriurética é moderada, levam à excreção de somente 1 a 2% da carga filtrada de sódio, pode levar ao desenvolvimento de hipercalemia e acidose metabólica. Os principais representantes dessa classe disponíveis no Brasil são: espironolactona, amilorida e, mais recentemente, finerinona.

Amilorida reduz a reabsorção de sódio por bloquear diretamente os canais de sódio sem afetar o receptor mineralocorticoide. Já a espironolactona inibe de forma competitiva o receptor mineralocorticoide, isto pode levar à hipercalemia e efeitos colaterais como ginecomastia, alterações de ciclo menstrual, impotência e redução de libido. Por outro lado, tem efeito benéfico para o coração e rins por reduzir a liberação de aldosterona com consequente redução de fibrose. Finerinona, um antagonista não esteroidal do receptor de mineralocorticoide, tem mostrado efeitos benéficos na prevenção da perda de função renal em pacientes com doença renal associada ao diabetes. A incidência de hipercalemia parece ser menor com esta droga quando comparada a outros diuréticos desta classe.

- **Perfil de efeitos colaterais:**
  - Hipercalemia.
  - Acidose metabólica.

Dose:

- **Amilorida:** 5 a 10mg ao dia divido em 2 doses para tratamento de hipertensão; até 40mg ao dia para controle de ascite.
- **Espironolactona:** até 50mg, em dose única ou dividida em duas vezes ao dia para tratamento de hipertensão e insuficiência cardíaca; de 100 a 400mg ao dia para controle de ascite.
- **Finerinona:** 20mg ao dia, tem papel na diminuição da progressão da doença renal associada ao diabetes, sem efeito diurético significativo.

BIBLIOGRAFIA SUGERIDA

1. Novak JE, Ellison DH. Diuretics in States of Volume Overload: Core Curriculum 2022. Am J Kidney Dis. 2022 Aug;80(2):264-276. doi: 10.1053/j.ajkd.2021.09.029. Epub 2022 Feb 19. PMID: 35190215.Brater DC. Update in diuretic therapy: clinical phar- macology. Semin Nephrol. 2011;31(6):483-494
2. Brater DC, Elisson DH. Mechanism of action of diuretics. *UpToDate*. Retrieved August 29, 2023, from https://www.uptodate.com/contents/mechanism-of-action-of-diuretics
3. Mullens W, Dauw J, Martens P, Meekers E, Nijst P, Verbrugge FH, Chenot F, Moubayed S, Dierckx R, Blouard P, Derthoo D, Smolders W, Ector B, Hulselmans M, Lochy S, Raes D, Van Craenenbroeck E, Vandekerckhove H, Hofkens PJ, Goossens K, Pouleur AC, De Ceuninck M, Gabriel L, Timmermans P, Prihadi EA, Van Durme F, Depauw M, Vervloet D, Viaene E, Vachiery JL, Tartaglia K, Ter Maaten JM, Bruckers L, Droogne W, Troisfontaines P, Damman K, Lassus J, Mebazaa A, Filippatos G, Ruschitzka F, Dupont M. Acetazolamide in Decompensated Heart Failure with Volume Overload trial (ADVOR): baseline characteristics. Eur J Heart Fail. 2022 Sep;24(9):1601-1610.
4. Shankar SS, Brater DC. Loop diuretics: from the Na-K- 2Cl transporter to clinical use. Am J Physiol Renal Physiol. 2003;284(1):F11-F21.
5. Felker GM, Lee KL, Bull DA, Redfield MM, Stevenson LW, Goldsmith SR, LeWinter MM, Deswal A, Rouleau JL, Ofili EO, Anstrom KJ, Hernandez AF, McNulty SE, Velazquez EJ, Kfoury AG, Chen HH, Givertz MM, Semigran MJ, Bart BA, Mascette AM, Braunwald E, O'Connor CM; NHLBI Heart Failure Clinical Research Network. Diuretic strategies in patients with acute decompensated heart failure. N Engl J Med. 2011 Mar 3;364(9):797-805.
6. Alexander RT, Dimke H. Effect of diuretics on renal tubular transport of calcium and magnesium. Am J Physiol Renal Physiol. 2017;312(6):F998-F1015.
7. Trulls JC, Morales-Rull JL, Casado J, Carrera-Izquierdo M, Snchez-Marteles M, Conde-Martel A, Dvila-Ramos MF, Llcer P, Salamanca-Bautista P, Prez-Silvestre J, Plasn MN, Cerqueiro JM, Gil P, Formiga F, Manzano L; CLOROTIC trial investigators. Combining loop with thiazide diuretics for decompensated heart failure: the CLOROTIC trial. Eur Heart J. 2023 Feb 1;44(5):411-421.
8. Filippone EJ, Ruzieh M, Foy A. Thiazide-associated hyponatremia: clinical manifestations and pathophysi- ology. Am J Kidney Dis. 2020;75(2): 256-264.
9. Patel V, Joharapurkar A, Jain M. Role of mineralocorticoid receptor antagonists in kidney diseases. Drug Dev Res. 2021;82(3):341-363
10. Bakris GL, Agarwal R, Anker SD, et al. Effect of finerenone on chronic kidney disease outcomes in type 2 diabetes. N Engl J Med. 2020;383(23):2219-2229

16.1

Diálise peritoneal na injúria renal aguda

Fernanda Trani Ferreira

INTRODUÇÃO

Com os primeiros experimentos da lavagem peritoneal datados de 1877, a **diálise peritoneal** (DP) é uma modalidade que usa a membrana peritoneal do paciente para realizar trocas entre o sangue e a solução de diálise.[1] Proporcionalmente, a criança possui o peritônio maior que o do adulto, sendo a modalidade preferida na injúria renal aguda em pediatria.

São usados os princípios da ultrafiltração (retirada de excesso de volume), difusão e convecção (retirada de solutos), realizada através dos poros (ultra pequenos, pequenos e grandes).[2] A elevada concentração de glicose é a responsável pela ultrafiltração.[1]

Pela facilidade técnica e de custo, pode ser excelente opção, principalmente em países em desenvolvimento, para pacientes instáveis hemodinamicamente, aqueles com dificuldade de acesso vascular, hipotermia ou hipertermia, insuficiência cardíaca refratária ao tratamento clínico, pacientes com distúrbios da coagulação.[3,4]

Um estudo de 2021 avaliou a diálise peritoneal de início urgente (<14 dias) versus início tardio e não foi visto maior disfunção de cateter ou complicação da terapia independente do tempo de início da mesma.[5]

Vantagens:

- Baixo custo.
- Necessidade de pouca infraestrutura.
- Facilidade no treinamento da equipe multidisciplinar.
- Maior tolerabilidade hemodinâmica.
- Menor risco de desequilíbrio hidroeletrolítico.
- Não necessita de anticoagulação (menor sangramento).
- Dispensa acesso vascular.
- Sem necessidade de circulação extracorpórea.

Desvantagens:

- Peritônio dependente (necessidade de integridade peritoneal).
- Possível preocupação em pacientes catabólicos.
- Pode agravar a hiperglicemia.
- Pode comprometer a mecânica respiratória (aumento da pressão intra-abdominal).
- Perda de proteínas pela diálise.
- Risco de peritonite.
- Eficiência global do método diminuída em relação à hemodiálise.
- Dor na infusão pelo agente osmótico (dextrose).
- Dificuldade na intervenção eletrolítica e hídrica.

Contraindicações:

- Hérnia diafragmática.
- Cirurgias abdominais recentes.
- Derivação ventrículo-peritoneal.
- Íleo paralítico.
- Fibrose peritoneal.
- Peritonite.
- Edema agudo de pulmão.
- Hipercalemia potencialmente fatal.
- Doença intestinal inflamatória ou isquêmica.
- Infecção de pele ou parede abdominal.
- Desnutridos severos.

Indicação absoluta:

- Paciente sem outro método dialítico possível pela impossibilidade de acesso vascular.

Aspectos técnicos:

1. Acesso

Implante de cateter flexível de Tenckhoff (TCK) com *cuff*, realizado pela técnica de Seldinger modificada com fio guia à beira do leito ou em centro cirúrgico (ambas com similar funcionalidade quando avaliada em estudos). O TCK possui orifícios laterais que garantem melhor fluxo do dialisato e menor obstrução, além da menor taxa de peritonite. O cateter rígido está em desuso.

O implante do cateter com locação adequada é essencial para o bom funcionamento desta modalidade de terapia dialítica. Deve estar localizado caudal e profundamente na pelve, próximo à região retrouterina ou retrovesical.

- **Complicações:** obstrução do cateter, deslocamento do cateter, hemoperitônio, perfuração de alça intestinal, hematoma de parede abdominal, edema genital, hematoma subcutâneo, extrusão de cuff ou do cateter, infecção, peritonite.

2. Soluções

As soluções prontas de DP contêm sódio, cloro, cálcio, magnésio, lactato (ou bicarbonato, porém não é compatível com cálcio na mesma bolsa) e o agente osmótico (dextrose 1,5%, dextrose 5%, dextrose 4,25% ou mesmo icodextrina 7,5%).

Nos locais sem solução pronta, pode ser formulada, sob condição estéril, adicionando glicose, bicarbonato e outros eletrólitos a líquidos fisiológicos destinados ao uso intravenoso.

Atentar que as soluções prontas possuem lactato como tampão, que em caso de disfunção hepática grave, má perfusão tecidual e choque não levam à conversão para bicarbonato, podendo agravar a acidose metabólica. Nesses casos, preferir solução preparada.

Aditivos possíveis para as soluções: insulina, heparina, antibióticos e eletrólitos (principalmente potássio).

3. Modalidades da DP

A maneira mais prática e mais eficaz é por meio de uma cicladora, a fim de diminuir a necessidade de manejo pela equipe multidisciplinar.

Na injúria renal aguda, os métodos contínuos são preferíveis. A seguir, tabela adaptada de Ansari exemplificando as modalidades de DP:[6,7]

- **Tidal DP:**
  - o Trocas rápidas (20 min em média).
  - o Mantendo volume residual de 20% do soluto.
  - o Realizada automaticamente.
  - o *Clearance de ureia esperado: 15mL/min.*
- **Continua:** Menor número de trocas com maior tempo de permanência do dialisato na cavidade peritoneal, realizada manualmente ou automático.
  - o *Clearance de Ureia esperado: 12-15mL/min.*
- **Fluxo contínuo (DPFC):**
  - o 2 cateteres, por uma infusão contínua de dialisato e por outra drenagem contínua do fluido.
  - o *Clearance de ureia estimado: 30-50mL/min.*
  - o Técnica com maior eficiência no clareamento de solutos.
- **Intermitente (DPI):** manual, trocas rápidas, período curto de permanência do dialisato na cavidade peritoneal (aproximadamente 30 minutos). *Clearance de Ureia estimado: 8-12mL/min.*
- **DP de alto volume (DPAV):** Não demonstrado no gráfico, mas parecido com a DPI, porém necessita uso de cicladora. É utilizado grandes volumes de dialisato, trocas rápidas e períodos curtos de permanência. Mais utilizada atualmente, com diversos estudos comprovando mortalidade semelhante em pacientes em hemodiálise estendida e DP de alto volume.

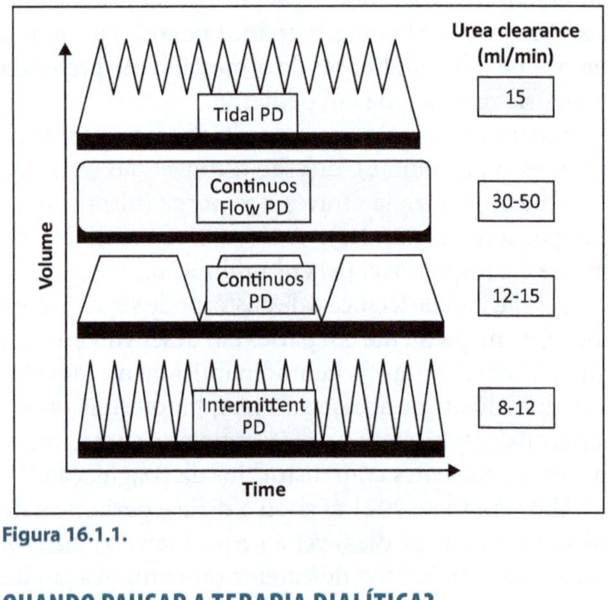

Figura 16.1.1.

QUANDO PAUSAR A TERAPIA DIALÍTICA?

A interrupção da diálise deve ser considerada quando o paciente estiver eliminando >1L de urina/24h e houver uma redução espontânea da creatinina (ponto prático).[8]

DP NA INSUFICIÊNCIA CARDÍACA CONGESTIVA (ICC)

Frequentemente, os nefrologistas estão envolvidos na terapia de pacientes hiper-hidratados, hiponatrêmicos, oligoanúricos e ortopnéicos com ICC, que já receberam diversas estratégias terapêuticas, incluindo drogas inotrópicas por via venosa, diuréticos, betabloqueadores, inibidores da enzima de conversão da angiotensina, antagonistas dos receptores de angiotensina, inibidor de SGLT2 e que não podem se submeter a transplante de coração ou que estão aguardando por tal procedimento.[9,10]

Sabe-se, principalmente após o estudo de Canaud *et al.*[11] que a hemofiltração e hemodiálise são efetivas em situações agudas, mas pouco eficientes como terapia de longo prazo em pacientes com ICC refratária, assim como outro estudo de 2007, que mostra que a DP é segura, porém, com limitações pela ausência de controle de UF a longo prazo. Apenas estudos pequenos demonstraram melhora da sobrevida na DP a longo prazo nos pacientes portadores de insuficiência cardíaca. Por exemplo, um estudo brasileiro,[10] de 2009, com apenas 2 casos relatados, demonstrou diminuição na internação anual dos pacientes que iniciaram programa de DP para hipervolemia com IC de fração de ejeção reduzida. Outro estudo,[12] com apenas 6 idosos, também demonstrou diminuição da internação e melhora da qualidade de vida, resolução da hiponatremia, em pacientes que realizaram hemofiltração durante a internação e receberam alta hospitalar em terapia dialítica peritoneal.

Em estudo tailandês de agosto de 2021,[13] notou-se mortalidade elevada em paciente com síndrome cardiorrenal ocasionadas por infarto agudo do miocárdio e choque cardiogênico, 78% de mortalidade, porém 27% daqueles que iniciaram ultrafiltração em DP sobreviveram no tempo do estudo, com menor balanço hídrico acumulado, logo, a DP pode, sim, ser uma alternativa na refratariedade diurética e a depender do recurso hospitalar.

Na mesma linha do estudo tailandês, um estudo indiano, de 2018, avaliou 30 pacientes para DP. 64% dos portadores de insuficiência cardíaca que iniciaram o tratamento dialítico tiveram melhora da classe funcional da IC.[14]

Outra medida eficaz para redução de internação foi a suplementação de ferro nos pacientes portadores de IC em hemodiálise. Além da melhora dos sintomas, altas doses de ferro reduziram as hospitalizações por insuficiência cardíaca em 44% em pacientes em diálise.[14]

CONSIDERAÇÕES FINAIS

Após a pandemia por Covid-19, a diálise peritoneal voltou a ser tema para injúria renal aguda.

A Sociedade Internacional de Diálise Peritoneal emitiu suas últimas diretrizes para o uso de diálise peritoneal na lesão renal aguda (LRA) em 2020, concluindo que a diálise peritoneal é adequada para o tratamento de LRA em todos os ambientes de saúde.[14] A prescrição de DP deve ser avaliada e registrada diariamente porque a condição do paciente muda rapidamente e a reavaliação regular é prudente.[15] Quando a remoção de solutos ou a ultrafiltração for inadequada, devem ser feitos ajustes no regime de DP.

Um estudo de revisão recente, de 2023,[16] avaliou o início de DP urgente e não viu pior prognóstico em relação à HD por injúria renal aguda por todas as causas (principalmente sepse), inclusive avaliado com maior custo-benefício e menos complicações infecciosas. Já um grande estudo observacional mostrou que pacientes com DRC que iniciam programa de diálise e, ao mesmo tempo, são portadores de algum grau de ICC apresentam melhores resultados em hemodiálise comparado à DP.[17]

Estudos de 2022 iniciaram a discussão do uso da DP em intoxicações exógenas naqueles pacientes que não têm boa tolerabilidade hemodinâmica, como cirróticos e pediátricos, ainda aguardando maiores estudos.[18]

Para o manejo da insuficiência cardíaca, a DP segue uma boa alternativa na impossibilidade de hemofiltração, com estudos pequenos demonstrando sempre melhora da classe funcional da IC com a ultrafiltração.[16,18]

REFERÊNCIAS BIBLIOGRÁFICAS

1. Diálise Peritoneal. Segunda edição (Manual prático). Cap2: Princípios da diálise peritoneal. Pgs 11-15. Editora Balieiro.
2. Diálise Peritoneal. Segunda edição (Manual prático). Cap12: Diálise peritoneal na lesão renal aguda. Pgs 112-132. Editora Balieiro.
3. Curso de IRA: Dialise Peritoneal na Injúria Renal Aguda. Daniela Ponce e Andre Balbi. https://redemc.net/campus/wp-content/uploads/2015/09/M4-Di%C3%A1lise-Peritoneal-na-IRA-A-Balbi-y-D-Ponce-POR.pdf, 2015.
4. Manual de diálise, 5ª edição. Daugirdas et al. Capítulo 24. Páginas 363-372. Editora Guanabara.
5. Banerjee D, Rosano G, Herzog CA. Management of Heart Failure Patient with CKD. Clin J Am Soc Nephrol. 2021 Jul;16(7):1131-1139. doi: 10.2215/CJN.14180920. Epub 2021 Jan 25. PMID: 33495289; PMCID: PMC8425606.
6. Ansari N (2011) Peritoneal dialysis in renal replacement therapy for patients with acute kidney injury. Int J Nephrol 739794. doi: 10.4061/2011/739794
7. Vasudevan, A., Phadke, K. & Yap, HK. Peritoneal dialysis for the management of pediatric patients with acute kidney injury. ***Pediatr Nephrol* 32**, 1145–1156 (2017). https://doi.org/10.1007/s00467-016-3482-6
8. Yaxley J, Scott T. Urgent-start peritoneal dialysis. Nefrologia (Engl Ed). 2022 Dec 12:S2013-2514(22)00166-3. doi: 10.1016/j.nefroe.2022.05.010. Epub ahead of print. PMID: 36517362.
9. Abrantes ARM, Gonçalves H, Ferrer FAD, Lobos AMV. Urgent start peritoneal dialysis: Is there room for more? Nefrologia (Engl Ed). 2021 Sep-Oct;41(5):573-577. doi: 10.1016/j.nefroe.2021.11.010. PMID: 36165140.
10. Abensur, H. Uso da diálise peritoneal em pacientes com insuficiência cardíaca congestiva. Rev Bras Hipertens vol.15(3):162-165, 2008.
11. Canaud B, Leblanc M, Leray-Moragues H, et al. Slow continuous and daily ultrafiltration for refractory congestive heart failure. Nephrol Dial Transplant 1998;13(Suppl 4):S51-5.
12. Ruhi Ç, Koçak H, Yavuz A, Süleymanlar G, Ersoy FF. Use of peritoneal ultrafiltration in the elderly refractory congestive heart failure patients. Int Urol Nephrol. 2012 Jun;44(3):963-9. doi: 10.1007/s11255-012-0147-7. Epub 2012 Mar 3. PMID: 22388751.
13. Parapiboon W, Kingjun T, Wongluechai L, Leawnoraset W. Outcomes after Acute Peritoneal Dialysis for Critical Cardiorenal Syndrome Type

1. Cardiorenal Med. 2021;11(4):184-192. doi: 10.1159/000517362. Epub 2021 Jul 27. PMID: 34315169.

14. Cullis B, Al-Hwiesh A, Kilonzo K, McCulloch M, Niang A, Nourse P, Parapiboon W, Ponce D, Finkelstein FO. ISPD guidelines for peritoneal dialysis in acute kidney injury: 2020 update (adults). Perit Dial Int. 2021 Jan;41(1):15-31. doi: 10.1177/0896860820970834. Epub 2020 Dec 3. PMID: 33267747.
15. Prompt CA, Almeida R de, Clausel N, Biolo A, Bercht F, Oliveira JDC, et al.. Diálise peritoneal (DP) como tratamento da insuficiência cardíaca congestiva (ICC) em pacientes com doença renal crônica estágio IV. Braz J Nephrol [Internet]. 2009Jul;31(3):220–2. https://doi.org/10.1590/S0101-28002009000300008
16. Cholerzyńska H, Zasada W, Michalak H, Miedziaszczyk M, Oko A, Idasiak-Piechocka I. Urgent Implantation of Peritoneal Dialysis Catheter in Chronic Kidney Disease and Acute Kidney Injury-A Review. J Clin Med. 2023 Aug 2;12(15):5079. doi: 10.3390/jcm12155079. PMID: 37568481; PMCID: PMC10419992
17. Cnossen N, Kooman JP, Konings CJ, van Dantzig JM, van der Sande FM, Leunissen K. Peritoneal dialysis in patients with congestive heart failure. Nephrol Dial Transplant. 2006 Jul;21 Suppl 2:ii63-6. doi: 10.1093/ndt/gfl193. PMID: 16825265.
18. Campbell R, Teitelbaum I. Novel Uses for Peritoneal Dialysis. Blood Purif. 2022 Nov 29:1-7. doi: 10.1159/000527701. Epub ahead of print. PMID: 36446337.

16.2

Hemodiálise híbrida e modelo convencional

Lucas Braga Mota

QUESTIONAMENTOS NORTEADORES

1. Quais os métodos de diálise, quais os princípios gerias e como classificar?
2. Quais aspectos avaliar para indicar a melhor terapia para cada paciente?

INTRODUÇÃO

Os métodos de substituição renal envolvem a diálise (hemodiálise e diálise peritoneal) e o transplante renal, que nos casos de injúria renal aguda está contra indicado pela possibilidade de recuperação posterior da função renal e também pela elevação marcante do risco de morte e complicações nessa fase.

Nos pacientes internados em leito de terapia intensiva (UTI), aproximadamente 40-50% apresentam injúria renal aguda conforme os critérios KDIGO, enquanto 5% apresentam a necessidade de realizar terapia substitutiva renal.

PRINCÍPIOS GERAIS

A realização de terapia substitutiva renal (TSR) demanda uma abordagem multidisciplinar. Nos últimos anos, têm se buscado estabelecer uma nomenclatura padronizada para referência aos equipamentos e às modalidades de terapia, assim como uma classificação dos métodos dialíticos para realização e comparação de estudos, assim como para o melhor tratamento dos pacientes com injúria renal aguda. A terapia substitutiva renal pode ser classificada segundo o tempo de duração, com a periodicidade e quanto ao método de remoção dos solutos.

A periodicidade das sessões de diálise em pacientes com injúria renal aguda é determinada conforme a necessidade de remoção de fluidos e de solutos, estabilidade clínica e com o quadro clínico de cada paciente. Para haver decisão sobre a realização de TSR, busca-se corrigir a acidose metabólica, hipercalemia e hipervolemia e correção dos sinais e sintomas relacionados à elevação dos níveis de ureia, além de manter os valores de eletrólitos séricos e de bicarbonato na faixa de normalidade.

Princípios fundamentais durante a realização de terapia substitutiva renal incluem não aumentar a instabilidade hemodinâmica, não aumentar a disfunção orgânica sistêmica e não retardar a recuperação da função renal.

PRINCÍPIOS DE REMOÇÃO DE MOLÉCULAS

Hemodiálise

A hemodiálise envolve a remoção de substâncias através da difusão das moléculas por diferença de concentração entre o sangue e o dialisato, com movimento de substâncias de pequeno tamanho nos dois sentidos.

A passagem de substâncias pelo filtro é influenciada por inúmeros fatores. No caso da hemodiálise, o principal determinante é a diferença de concentração entre os dois compartimentos (sangue e dialisato), havendo o movimento das moléculas do compartimento onde há maior concentração para o compartimento com menor quantidade dessas moléculas. Esse movimento de partículas, segundo diferença de concentração entre dois meios, denomina-se difusão.

Em decorrência da difusão de partículas entre dois meios separados por uma membrana semipermeável,

Tabela 16.2.1. Classificação dos tipos de terapia substitutiva renal (TSR)

Hemodiálise	Tempo	Terapia intermitente clássica.	Duração ≤ 5 horas.
		Terapia intermitente estendida.	Duração: 6-12 horas.
		Terapia contínua.	Duração de pelo menos 24 horas, podendo estender-se por vários dias.
	Método de remoção de moléculas	Hemodiálise.	Remoção de moléculas por difusão.
		Hemofiltração.	Remoção de moléculas por arraste.
		Hemodiafiltração.	Remoção de moléculas por difusão e por arraste.
		Adsorção.	Remoção de moléculas por fixação em membranas.
Diálise peritoneal			

ocorre predominantemente o movimento de moléculas de pequeno tamanho.

Hemofiltração

A terapia de hemofiltração realiza remoção de solutos pela técnica de convecção ou arraste, onde uma pressão é aplicada em um dos compartimentos, deslocando fluido e moléculas pequenas e médias para o outro compartimento.

O determinante para o processo de filtração é a aplicação de pressão no sangue para haver a remoção de fluido juntamente com o arraste dessas outras substâncias. Consequentemente, há a necessidade de reposição de fluido, através do fluido de reposição, que pode ser pré-filtro (antes do capilar) ou pós-filtro (após o capilar e antes do sangue retornar ao paciente).

O processo de hemofiltração, por haver uma pressão com convecção de partículas, causa predominantemente o movimento de moléculas de tamanhos médio e pequeno.

Hemodiafiltração

O procedimento de hemodiafiltração envolve a passagem de moléculas pequenas por difusão (diálise) e de moléculas pequenas e médias por convecção (filtração), combinando ambos os processos mencionados acima.

A hemodiafiltração também pode ter infusão de fluido de reposição pré-capilar ou pós-capilar (filtração), porém, diferentemente da hemofiltração isolada, também requer a passagem de dialisato no filtro, visando a troca de substâncias também pelo método difusivo (diálise).

Adsorção

A remoção de substâncias por adsorção utiliza-se da propriedade de algumas moléculas de aderir à superfície de materiais com elevado poder adsortivo (tais como as linhas e capilares usados no equipamento de diálise).

Classicamente, na grande maioria das sessões de diálise, utiliza-se heparina diluída em soro fisiológico para lavar o circuito na fase de preparação da máquina. A heparina possui essa capacidade de adsorção às paredes internas das linhas, circuito e filtro, reduzindo a possibilidade de coagulação de sangue no sistema.

As propriedades adsortivas dos filtros de terapia substitutiva renal, recentemente, tem despertado interesse para a remoção de substâncias exógenas, mediadores inflamatórios ou substância endógenas tóxicas, ou nocivas, havendo o desenvolvimento de capilares especificamente voltados para essa finalidade.

MÉTODOS CONVENCIONAIS

A terapia substitutiva renal intermitente clássica tem duração entre 3 e 5 horas, podendo ser realizada na forma de hemodiálise, hemofiltração ou hemodiafiltração. Nos pacientes com injúria renal aguda, especialmente em ambiente de terapia intensiva, a principal terapia escolhida é a hemodiálise, que pode ser realizada em máquinas de proporção conectadas a um sistema de distribuição de água (podendo haver um sistema de tratamento de água geral ou individual e portátil) ou em equipamentos com reservatório de dialisato (*Single-pass Batch Dialysis System*, SPB).

A diálise clássica é mais adequada para pacientes estáveis hemodinamicamente, com capacidade de realizar retirada do ultrafiltrado programado em pouco tempo. Nesse tipo de terapia, o fluxo de sangue fica entre 250-350mL/min e o fluxo de dialisato fica entre 300-800mL/min, sendo, portanto, um tipo de terapia com elevados fluxos de sangue e dialisato, ocasionando em maior capacidade de filtração de substâncias e correção dos distúrbios eletrolíticos ou das alterações ácido-básicas.

Usualmente, preconiza-se retirada máxima de fluidos na razão de 10mL/kg/h ou aproximadamente 1.000mL/h devido à associação com risco aumentado para morte súbita e disfunção miocárdica com remoções mais elevadas de fluidos. Nos pacientes com IRA em UTI, recomenda-se avaliar a ultrafiltração individualmente antes da prescrição da terapia, devido às necessidades particulares de cada paciente em obter a melhor volemia possível após a terapia substitutiva renal.

Devido aos elevados fluxos de sangue e de dialisato, a terapia clássica proporciona elevada redução dos níveis de ureia e potássio, portanto, tendo a possibilidade de controlar quadros de hipercalemia em um curto intervalo de tempo. Por outro lado, em pacientes com níveis muito elevados de ureia, além de hipernatremia ou hiponatremia importantes, deve ser dispensada atenção especial pelos riscos relacionados à correção rápida de ureia e sódio, devido às propriedades osmóticas dessas substâncias.

MÉTODOS HÍBRIDOS

A terapia híbrida refere-se à modalidade de TSR que possui algumas características dos métodos contínuos e dos intermitentes, buscando agrupar as vantagens desses dois tipos e minimizando suas desvantagens, tais como maior eficiência na remoção de solutos, menor taxa de ultrafiltração por hora com maior estabilidade hemodinâmica, redução do uso de anticoagulantes, menor duração, redução dos custos e melhor logística no atendimento dos pacientes.

Os equipamentos utilizados são os mesmos empregados nas sessões intermitentes (tais como máquina de proporção ou máquina com reservatório, do tipo *single-pass batch*). As terapias híbridas são denominadas terapia substitutiva renal intermitente prolongada ou estendida (*Prolonged Intermittent Renal Replacement Therapy*, PIRRT). Usualmente, a hemodiálise estendida de baixa eficiência (*Sustained Low-efficiency Dialysis*, SLED) pode também ser utilizada para denominar esse tipo de diálise, porém, apresenta-se como um subtipo de terapia híbrida, caracterizada por baixos fluxos de sangue e de dialisato e tempo de realização da terapia entre 6 e 12 horas.

A realização dos métodos intermitentes estendidos (PIRRT) mostrou adequada capacidade de remoção de substâncias, de controle metabólico e de controle volêmico nos pacientes com estabilidade hemodinâmica em contexto de terapia intensiva. Em alguns estudos, a realização de hemodiálise estendida diária apresentou mortalidade e recuperação de função renal semelhantes à terapia substitutiva renal contínua, com possível vantagem em relação aos custos da terapia e com capacidade de atendimento de mais pacientes.

REFERÊNCIAS BIBLIOGRÁFICAS

1. Kellum JA, Lameire N. Kidney Disease: Improving Global Outcomes (KDIGO) Acute Kidney Injury Work Group. KDIGO clinical practice guideline for acute kidney injury. Kidney Int Suppl 2012; 2:1-138
2. Lamiere N, Levin A, Kellum JA, Cheung M, Jadoul M, Winkelmayer WC. Harmonizing acute and chronic kidney disease definition and classification: report of a kidney disease: improving global outcomes (KDIGO) consensus conference. Kidney Int 2021 100, 516-526
3. Levey AS, James MT (2017). Acute Kidney Injury. Annals of Internal Medicine, 167(9), ITC66
4. Susantitaphong P, Cruz DN, Cerda J, et al. Acute Kidney Injury Advisory Group of the American Society of Nephrology. World Incidence of AKI: a meta-analysis. Clin J Am Soc Nephrol 2013;8:1482-93.
5. Silver SA, Chertow GM. The Economic Consequences of Acute Kidney Injury. Nephron 2017, 137(4), 297-301 6. Silver SA, Long J, Yuanchao Zheng MS, Chertow GM. Cost of acute kidney injury in hospitalized patients. J. Hosp. Med. 2017 February; 12(2)70-76
6. Hoste EAJ, Kellum JA, Selby NM, Zarbock A, Palevsky PM, Bagshaw SM, Chawla LS, et al. Global epidemiology and outcomes of acute kidney injury. Nature Reviews Nephrology 2018
7. Chawla LS, Eggers PW, Star RA, Kimmel PL. Acute Kidney Injury and Chronic Kidney Disease as Interconnected Syndromes. New England Journal of Medicine 2014, 371(1), 58-66
8. Uchino S, Bellomo R, Bagshaw SM, Goldsmith D. Transient azotaemia is associated with a high risk of death in hospitalized patients. Nephrology Dialysis Transplantation 2010, 25(6), 1833-1839
9. Hoste EAJ, Kellum JA, Selby NM, Zarbock A, Palevsky PM, Bagshaw SM, Chawla LS. Global epidemiology and outcomes of acute kidney injury. Nature Reviews Nephrology 2018.
10. Hoste EAJ, Bagshaw SM, Bellomo R, Cely CM, Colman R, Cruz DN, Kellum JA. Epidemiology of acute kidney injury in critically ill patients: the multinational AKI-EPI study. Intensive Care Medicine 2015, 41(8),1411–1423.
11. Villa G, Neri M, Bellomo R, Cerda J, De Gaudio AR, Ronco C. Nomenclature for renal replacement therapy and blood purification techniques in critically ill patients: practical applications. Critical Care 2016, 20(1).
12. Flythe JE, Kimmel SE, Brunelli SM. Rapid fluid removal during dialysis is associated with cardiovascular morbidity and mortality. Kidney Int. 2011; 79(2):250–257. [PubMed: 20927040]
13. Zhang, L., Yang, J., Eastwood, G. M., Zhu, G., Tanaka, A., & Bellomo, R. (2015). Extended Daily Dialysis Versus Continuous Renal Replacement Therapy for Acute Kidney Injury: A Meta-analysis. American Journal of Kidney Diseases, 66(2), 322–330
14. Kielstein JT, Kretschmer U, Ernst T, Hafer C, Bahr MJ, Haller H, Fliser D. Efficacy and cardiovascular tolerability of extended dialysis in critically ill patients: a randomized controlled study. Am J Kid Dis 2004: pp 342-349
15. Kron J, Kron S, Wenkel R, Schuhmacher HU, Thieme U, Leimbach T, Kern H, Neumayer HH, Slowinski T. Extended dialy on-line high-colume haemodiafiltration in septic multiple organ failure: a well tolerated and feasible procedure. Nephrol Dial Transplant 2012 27:146-152
16. Caires RA, Abdulkader RCRM, Costa e Silva VT, Ferreira GS, Burdmann EA, Yu L, Macedo E. Sustained low-efficiency extended dialysis with single-pass batch system in critically-ill patients with acute kidney injury. J Nephrol 2016 29:401-409
17. Costa e Silva VT, Costalonga EC, Oliveira APL, Hung J, Caires RA, Hajjar LA, Fukushima JT, Soares CM, Bezerra JS, Oikawa L, Yu L, Burdmann E. Evaluation of intermittent hemodialysis in critically ill cancer patients with acute kidney injury using single-pass batch equipment. PLoS ONE 2016 11(3):e0149706
18. Libório AB, Leite TT, Neves FM, Teles F, Bezerra CT. AKI compications in critically ill patients: association with mortality rates and RRT. Clin J Am Soc Nephrol 2015;10:21-8

17

Nefrotoxicidade e ajuste de dose das pincipais medicações e antibióticos.

Ligia Costa Battaini • Jaqueline Pilon de Meneses

INTRODUÇÃO

Os principais órgãos responsáveis pela eliminação de medicamentos e de seus metabólitos pelo organismo são os rins e o fígado. A concentração plasmática de determinados fármacos pode estar aumentada em pacientes com disfunção desses órgãos e consequente perda do seu poder de depuração.

Entender o impacto da redução da função renal na farmacodinâmica de medicamentos, além de ajudar a identificar e estratificar riscos, é essencial para o ajuste de doses, garantindo a sua máxima eficácia com o menor grau possível de toxicidade.

A individualização da terapia com drogas excretadas intactas, predominantemente (>70%), pelos rins pode ser obtida pela redução proporcional da dose ou aumento do intervalo de administração, com base no grau de redução do ritmo de filtração glomerular (RFG) ou de seus equivalentes na prática médica, a clearance de creatinina (ClCr) ou o RFG estimado (RFGe). Entretanto, como a disfunção renal está associada a alterações progressivas da biodisponibilidade, ligação a proteínas, volume de distribuição e clearance não renal (principalmente hepático) de muitos medicamentos, um ajuste mais complexo pode ser necessário. Pacientes com disfunção renal também podem responder de forma anômala devido a alterações fisiológicas e bioquímicas associadas à progressão da doença.

DEPURAÇÃO RENAL

A concentração plasmática de um medicamento excretado pelos rins depende da sua taxa de depuração (clearance) renal e de características como volume de distribuição, ligação a proteínas plasmáticas e peso molecular. Por sua vez, a clearance renal da droga depende das condições estruturais e funcionais dos rins: número de néfrons, integridade das paredes glomerulares, presença de fibrose intersticial, reabsorção ou secreção tubular e pressão de perfusão, entre outros.

Estimativa da função renal

Apesar dos diferentes mecanismos envolvidos na eliminação de drogas pelos rins e da disponibilidade de diversos métodos para determinar a função renal, a clearance de creatinina (ClCr) permanece como o index mais utilizado para guiar o uso e determinar a dose adequada dos medicamentos prescritos. Durante décadas, a determinação do ClCr a partir das concentrações de creatinina no plasma e na urina constituiu o método padrão. Entretanto, tornou-se progressivamente evidente que a coleta adequada de urina de 24 horas, essencial para a acurácia da medida, é problemática em muitos contextos clínicos. Por essa razão, predomina hoje em dia a estimativa do RFG com base em fórmulas matemáticas que prescindem da coleta de urina, utilizando apenas a concentração plasmática de creatinina e parâmetros demográficos tais como peso, idade, gênero e etnia. As equações mais utilizadas hoje são a de Cockcroft & Gault, *Modification of Diet in Renal Disease* (MDRD) e *Chronic Kidney Disease-Epidemiology Collaboration* (CKD-EPI), que demonstram uma boa correlação com o ClCr e o RFG efetivamente mensurados em indivíduos com função renal estável. Para pacientes obesos (IMC maior 29,9kg/m^2) pode-se utilizar a equação de Salazar e Corcoran (**Tabela 17.1.**). É necessário ter algum cuidado com o uso dessas fórmulas, pois elas não foram ainda sistematicamente validadas para estimativas quanto à farmacocinética de drogas ou para ajuste de doses. Uma vez que os dados da literatura se baseiam na clearance calculado a partir da dosagem de creatinina no plasma e na urina, esse parâmetro continua a ser o padrão ouro para o ajuste de doses, mas a ampla disponibilidade e facilidade de uso das fórmulas estimativas oferecem uma ferramenta que, uma vez validada para administração de medicamentos, poderá ser facilmente incorporada à prática clínica.

Tabela 17.1. Equações empregadas para estimar o ritmo de filtração glomerular (RFG)

NOME	EQUAÇÃO
Cockcroft&Gault	ClCr = [140 - idade] x peso / [72 creatinina] x 0,85 (se ♀)
MDRD (*Modification of Diet in Renal Disease*) Versão 4 revisada	RFG = 175 x $(Cr)^{-1,154}$ × $(idade)^{-0,203}$ × 1,212 (se afrodescendente) × 0,742 (se ♀)
CKD-EPI (*Chronic Kidney Disease Epidemiology Collaboration*)	RFG = 141 × min^{α} × $máx^{-1.209}$ × $0,993^{idade}$ × 1,018 (se ♀) × 1,159 (se afrodescendente) κ = 0,7 para ♀ e 0,9 para ♂ α = -0,329 para ♀ e -0,411 para ♂ min = mínimo entre Cr/κ e 1 máx = máximo entre Cr/κ e 1
Salazar&Corcoran (para obesos)	ClCr (♀) = (146 - Idade) x [(0,287 × Peso) + (9,74 x A^2)]/(60 x Cr) Clcr (♂) = [137 - Idade] x [(0,285 × Peso) + (12,1 × A^2)]/(51 × Cr)

Cr: creatinina sérica; ClCr: clearance de creatinina (mL/min); RFG: ritmo de filtração glomerular (mL/min/1,73 m2); A = altura (em metros).

O uso de isótopos deve ser considerado quando uma maior acurácia se faz necessária; quando a função renal está muito rebaixada; ou em extremos de massa muscular. Entretanto, esse método é pouco prático, já que depende da administração endovenosa ou subcutânea do radiofármaco e de múltiplas coletas de urina e/ou sangue, além de ser disponível apenas em centros adequadamente capacitados a lidar com radioisótopos.

Particular atenção deve ser reservada aos pacientes com disfunções renais agudas, cuja instabilidade impede o uso de fórmulas convencionais, que pressupõem uma situação estacionária. Embora vários métodos para estimativa do ClCr em pacientes com Injúria Renal Aguda (IRA) tenham sido propostos, nenhum deles pode ser recomendado, uma vez que sua acurácia não foi testada rigorosamente.

Efeito da terapia de substituição renal sobre a farmacocinética de medicamentos

Uma vez que o paciente está sob terapia de substituição renal, o método dialítico, difusão versus convecção e a duração do procedimento influenciam na depuração de medicamentos.

- Métodos contínuos

Os métodos contínuos são usados na grande maioria das vezes em pacientes com disfunção renal aguda e/ou com instabilidade hemodinâmica. No momento da individualização da dose dos medicamentos, é preciso considerar que nesses pacientes a *clearance* não renal é maior do que em pacientes com DRC, porque a *clearance* renal é muito baixa devido ao processo agudo e também porque a remoção de metabólitos tóxicos pela diálise possivelmente melhora a função hepática. O método utilizado também deve ser levado em consideração, convecção (Hemofiltração Veno-Venosa contínua - CVVH), difusão (Hemodiálise Veno-Venosa contínua - CVVHD) ou ambos (Hemodiafiltração Veno-Venosa contínua - CVVHDF). Devemos avaliar também a taxa de ultrafiltração (UF), o fluxo de sangue (FS) e a dose de diálise (DD). Nos métodos convectivos, a *clearance* é proporcional à taxa de UF e depende também do *sieving coefficient* da droga, ou seja, da permeabilidade da membrana a ela. Deve-se lembrar que o que efetivamente é removido pelo processo dialítico é a fração livre do fármaco, ou seja, aquela não ligada a proteínas. Nos métodos difusivos, a *clearance* também vai depender da dose de diálise.

- **Hemodiálise clássica**

Deve-se considerar a função renal residual do paciente, que se soma à clearance fornecida pela prescrição de diálise. Existem atualmente recomendações específicas quanto ao ajuste de doses para inúmeros fármacos. No entanto, a maioria delas foi formulada antes da introdução dos dialisadores de alto fluxo, cabendo assim ao nefrologista, de preferência em colaboração com o farmacêutico clínico, considerar com cautela as atuais recomendações e monitorar possíveis efeitos adversos, especialmente no caso de pacientes criticamente enfermos. O efeito da hemodiálise na *clearance* de medicamentos vai depender do peso molecular, da ligação a proteínas plasmáticas, do volume de distribuição da droga, da composição e superfície da membrana, bem como do fluxo de sangue e de dialisato utilizados. Medicamentos fortemente ligados a proteínas ou com alto volume de distribuição são pouco removidos por esse método. Já os medicamentos com baixo peso molecular (<500 Da), ligação proteica baixa e volume de distribuição pequeno, como sulfonamidas, carbapenêmicos e a maioria das penicilinas, são de remoção mais fácil e devem ter suas doses administradas após o término da hemodiálise, chegando a requerer suplementação após o procedimento.

- **Diálise Peritoneal**

Como na hemodiálise, a diálise peritoneal promove a remoção de medicamentos conforme seu peso molecular, grau de ligação proteica e volume de distribuição, além de sua solubilidade e grau de ionização. No entanto, a remoção é menos intensa devido à menor eficiência desse método dialítico, interferindo menos, portanto, com a farmacodinâmica de drogas.

TABELAS PARA AS PRINCIPAIS DROGAS QUE NECESSITAM DE CORREÇÃO DE DOSE NA DRC

- **Ajuste das doses de antidiabéticos orais**

Existe atualmente inúmeros agentes para o tratamento de pacientes com Diabetes Mellitus do tipo 2 (DM2) por via oral. Entretanto, o uso destes medicamentos na DRC exige o conhecimento do metabolismo e dos parâmetros de farmacocinética e farmacodinâmica, pois há risco de toxicidade de alguns deles no contexto de queda do RFG, podendo ocasionar hipoglicemia ou outros eventos adversos, como acidose láctica, no caso na metformina. Em muitos casos, o ajuste de dose e/ou o acompanhamento periódico da função renal se faz necessário (**Tabela 17.2.**).

- **Ajuste das doses de medicamentos anti-hipertensivos**

Inibidores da enzima conversora de angiotensina (IECA) e bloqueadores dos receptores de angiotensina 2 (BRA) são medicamentos de primeira escolha no tratamento da hipertensão para pacientes com DRC. Também prescritos para esses pacientes são betabloqueadores, bloqueadores de canais de cálcio e outros. Não se fazem rotineiramente ajustes de doses para esses medicamentos. No entanto, é necessária atenção com relação aos pacientes em diálise, uma vez que muitas dessas drogas são removidas pelo procedimento. Como demonstrado na **Tabela 17.3.**

- **Ajuste das doses de outros medicamentos**

A **Tabela 17.4.** apresenta as recomendações de doses de fármacos variados para pacientes com DRC.

- Ajustes de doses de medicamentos antimicrobianos

Em sua maioria, os antimicrobianos são eliminados por via renal e requerem ajuste de dose em pacientes com DRC. A Tabela 5 mostra os principais antimicrobianos que obrigam a esse ajuste.

Tabela 17.2. Ajuste da dose de antidiabéticos orais

MEDICAMENTO	ClCr ≥ 50	CLCR ≥30 e <50	CLCR <30	HEMODIÁLISE	DPAC	CVVH	CVVHDF
Alogliptina*	25mg 1x/dia	12,5mg 1x/dia	6,25mg 1x/dia	Sem dados	Sem dados	Sem dados	Sem dados
Linagliptina	5mg 1x/dia	5mg 1x/dia	5mg 1x/dia	5mg 1x/dia	5mg 1x/dia	5mg 1x/dia	5mg 1x/dia
Metformina	ClCr 45 a 60: máximo 2g/dia	ClCr 30 a <45: máximo 1g/dia	contraindicada	contraindicada	Sem dados	Sem dados	Sem dados
Saxagliptina*	5mg 1x/dia	2,5mg 1x/dia	2,5mg 1x/dia	2,5mg 1x/dia Nos dias de diálise, tomar após o procedimento	Sem dados	Sem dados	Sem dados
Sitagliptina*	100mg 1 x/dia	50g 1x/dia	25mg 1x/dia	25g 1x/dia	25mg 1x/dia	Sem dados	Sem dados
Vildagliptina*	50mg 2 x/dia	50g 1x/dia	50mg 1x/dia	Sem dados	Sem dados	Sem dados	Sem dados

ClCr: clearance de creatinina estimado, mL/min/1,73m². DPAC: Dialise peritoneal ambulatorial contínua. CVVH: Hemofiltração Veno-Venosa Contínua. CVVHDF: Hemodiafiltração Veno-Venosa Contínua. *Recomenda-se a avaliação da função renal antes do início do tratamento e, depois, trimestralmente ou semestralmente.

Tabela 17.3. Ajuste das doses de medicamentos anti-hipertensivos

MEDICAMENTO	HEMODIÁLISE (HD)	DPAC	CVVH	CVVHDF
Atenolol	Em dia de diálise, tomar AD ou dose suplementar de 25-50mg.	Sem dados	Sem dados	Sem dados
Captopril	Nos dias de diálise, tomar AD	75% da dose	Sem dados	Sem dados
Enalapril	Nos dias de diálise, 2,5mg AD. Nos dias sem diálise, conforme pressão arterial.	Sem dados	Sem dados	Sem dados
Espironolactona	Não usar	Sem dados	Sem dados	Sem dados
Lisinopril	Nos dias de diálise, tomar AD	Sem dados	50-75% da dose	50-75% da dose
Ramipril	Sem dados	Sem dados	Sem dados	Sem dados

AD: após a diálise. ClCr: clearance de creatinina. DPAC: Diálise peritoneal ambulatorial contínua. CVVH: Hemofiltração Veno-Venosa Contínua. CVVHDF: Hemodiafiltração Veno-Venosa Contínua

Tabela 17.4. Fármacos variados com necessidade de ajuste de dose em pacientes com DRC

DROGA	CLCR >50-90	CLCR >10-50	CLCR <10	HEMODIÁLISE	DPAC	CVV	CVVHDF
Alopurinol	Sem ajuste de dose	ClCr 10-20: 200mg/dia	Até 100mg/dia	Inicial: 100mg 2/2 dias AD. Subir a 300mg conforme resposta Se diálise diária: adicionar 50% AD.	Sem dados		
Gabapentina LP	>30 a 59: 600 a 1800mg 1x/dia Clcr ≥60: 1800mg 1x/dia	Clcr 30 a 59: 600-1800mg 1x/d Clcr <30: não recomendado	Não recomendado	Não recomendado	Sem dados		
Gabapentina (não LP)	Clcr >30 a 59: 200 a 700mg 2x/dia Clcr ≥60: 300 a 1200mg 3 x/dia	Clcr 15-29: 200-700mg 1x/dia Clcr 15: 100 a 300mg 1x/dia	Clcr <15: 50 a 150mg 1x/dia	Dose baseada no Clcr + dose extra de 125 a 350mg nos dias de diálise (AD)	Sem dados		
Galantamina	Clcr 9 a 59: Dose máxima 16mg/dia		Não usar	Uso não recomendado	Sem dados		
Ranitidina (VO)*	Sem ajuste de dose	Profilaxia úlcera de estresse: 150mg 1-2 x/dia		150mg 1-2 x/dia (em dias de diálise, administrar uma das doses AD)	Sem dados		
Ranitidina (IV)	Sem ajuste de dose	Profilaxia úlcera de estresse: 50mg cada 12 a 24h		50mg a cada 12 a 24h (nos dias de diálise, administrar uma das doses AD)	Sem dados		
Venlafaxina LP	ClCr 10-70: 50 a 75% da dose total	50 a 75% da dose total	Reduzir a dose total em 50% ou mais		Sem dados		

AD: após a diálise. LP: liberação prolongada. IV: intravenoso. ClCr: clearance de creatinina. DPAC: Díalise peritoneal ambulatorial contínua. CVVH: Hemofiltração Veno-Venosa Contínua. CVVHDF: Hemodiafiltração Veno-Venosa Contínua. *Este produto teve sua comercialização temporariamente suspensa devido a problemas com o seu armazenanto.

INTERAÇÕES MEDICAMENTOSAS

Define-se uma interação medicamentosa quando a resposta farmacológica ou clínica à administração simultânea de dois, ou mais medicamentos difere daquela obtida com cada droga separadamente. Interações medicamentosas podem levar a eventos adversos evitáveis, particularmente no âmbito hospitalar, onde terapias medicamentosas múltiplas são comuns. Nos pacientes com doença renal, estas interações podem ser potencializadas devido às alterações farmacocinéticas mencionadas anteriormente. As interações medicamentosas podem ser classificadas quanto ao tipo - farmacocinéticas e farmacodinâmicas – e quanto à gravidade – contraindicada, maior, moderada e menor. Nos parágrafos seguintes, veremos de modo sumário os mecanismos das principais interações medicamentosas.

INTERAÇÕES MEDICAMENTOSAS FARMACOCINÉTICAS

Ocorrem quando um medicamento ou um seu metabólito interferem na absorção, distribuição, metabolismo ou excreção de outro medicamento, ou de seu metabólito ativo.

Absorção

Medicamentos administrados por via oral podem formar complexos com outros medicamentos, alterando a sua absorção. Drogas que alteram o pH do trato gastrointestinal, como é o caso dos inibidores da bomba de prótons gástrica e dos bloqueadores de receptores H2, podem prejudicar a dissolução e consequente absorção de outros medicamentos, como no antifúngico cetoconazol. Efeitos sobre a flora intestinal também podem alterar a absorção de fármacos, por exemplo, inibindo a hidrólise bacteriana de fármacos conjugados (e ativados no fígado) secretados pela bile.

Distribuição

Os medicamentos ligam-se a proteínas plasmáticas após o processo de absorção. A interação entre dois ou mais medicamentos pode ocorrer devido à competição pelo sítio de ligação dessas proteínas. Ácidos fracos, como a varfarina, ligam-se às albuminas. Bases fracas, como o propranolol, ligam-se às α1 glicoproteínas. Nessas interações, o medicamento de menor afinidade pelo sítio de ligação será deslocado, com consequente aumento da concentração sérica de sua forma livre, que é a farmacologicamente ativa, aumentando o risco de efeitos tóxicos. Em geral, o metabolismo e a distribuição do fármaco livre possibilitam a redução da concentração. O resultado deste tipo de interação é a diminuição do tempo de meia-vida (t ½) do medicamento deslocado.

Metabolismo/Transporte

As formas de interação mais importantes ligadas ao metabolismo são aquelas que envolvem as isoenzimas

Tabela 17.5 Ajustes de doses de antimicrobianos

MEDICAMENTO	CLCR >50-90	CLCR >10-50	CLCR <10	HEMODIÁLISE	DPAC	CVVH	CVVHDF
Aciclovir (IV)	5-12,5mg/kg 8/8h	5-12,5mg/kg cada 12-24 h	2,5 a 6,25mg/kg 24/24 h	2,5-6,25mg/kg 24/24h (em dias de diálise, AD)	2,5 a 6,25mg/kg 24/24 h	5 a 10mg/kg 24/24h*	5 a 10mg/kg a cada 12 a 24h*
Aciclovir (VO)	Sem ajuste	ClCr 10 a 25: Para dose de 800mg 5x/dia: Reduzir para 800mg 8/8h	Para dose de 200mg 5x/dia, 800mg 5x/dia ou 400mg 12/12h: Reduzir a 200mg 12/12h	Para dose 200mg 5x/dia ou 400mg 12/12h: 200mg 12/12h Para dose 800mg 5x/dia: 400mg, depois 200mg 12/12h+ 400mg AD	600 a 800mg por dia	Sem dados	Sem dados
Amicacina (múltiplas doses diárias) Dose única diária (ver fim da tabela)	7,5mg/kg 12/12h	7,5mg/kg 24/24h	7,5mg/kg 48/48h	7,5mg/kg 48/48h (+ 3,25mg/kg AD)	Perda de 15 a 20mg/L de dialisado/dia	10mg/kg, seguidos de 7,5mg/kg cada 24 a 48 horas*	10mg/kg, seguidos de 7,5mg/kg cada 24 a 48 horas*
Amoxicilina	250 a 500mg 8/8h	250-500mg cada 8-12h	250 a 500mg 24/24h	250 a 500mg 24/24h (em dias de diálise, tomar a dose AD)	250mg 12/12h	250 a 500mg a cada 8 a 12h	250 a 500mg a cada 8 a 12h
Amoxicilina/Clavulanato (via oral)	500/125mg 8/8h	250-500mg (de amox) 12/12h	250 a 500mg (amox) 24/24h	250 a 500mg 24/24h (em dias de diálise, tomar a dose AD)	Sem dados	Sem dados	Sem dados
Amoxicilina/Clavulanato (IV)	1,2g cada 6 a 8h	Clcr 10-30: 1,2g, seguidos de 600mg 12/12h	1,2g, seguidos de 600mg 24/24h	600mg 24/24h (em dias de diálise, tomar a dose AD)	Sem dados	Sem dados	Sem dados
Ampicilina (IV)	1 a 2g cada 4 a 6h	1-2g cada 6 a 12h	1- 2g 12/12h	1-2g 12/12h. Dia de diálise: tomar uma das doses AD	500mg a 1g 12/12h	2g, seguidos de 1-2g cada 8 a 12h*	2g, seguidos de 1 a 2g a cada 6 a 8h*
Axetilcefuroxima (via oral)	500mg 8/8h	500mg 12/12h	500mg 24/24h	500mg 24/24h (+250mg AD)	500mg 24/24h	Sem dados	Sem dados
Aztreonam	2g 8/8h	1 a 1,5g 8/8h	500mg 8/8h	500mg 8/8h (+250mg AD)	500mg 8/8h	2g, depois 1 a 2g 12/12h*	2g, depois 1g 8/8h ou 2g 12/12*
Cefaclor	500mg 8/8h	500mg 8/8h	500mg 12/12h	500mg 12/12h. Dia de diálise: uma das doses AD	500mg 12/12h	Sem dados	Sem dados

Cefadroxila	1g 12/12h	1g, depois 500mg a cada 12 a 24 h	1g, depois 500mg a cada 36h	1g, depois 1g AD	500mg 24/24h	Sem dados	Sem dados
Cefalexina	500mg 6/6h	500mg 12/12h	250mg 12/12h	250mg 12/12h. Dia de diálise: uma das doses AD	500mg 12/12h	Sem dados	Sem dados
Cefazolina	1 a 2g 8/8h	ClCr 11-34: 50% da dose 12/12h ClCr 35-54: dose usual 8/8h	1-2g cada 24-48h	1 a 2g a cada 24 a 48h (+ 0,5-1g extra AP)	500mg 12/12h	2 g, + 1-2g 12/12h*	2g, seguidos de 1g 8/8h ou 2g 12/12h*
Cefepima	>60: sem ajuste	-----------------	------------	1g 24/24h (+ 1g AD)	1-2g 48/48h	2g, + 1-2g 12/12h*	2g, depois 1g 8/8h ou 2g 12/12h*

Dose de manutenção

Esquema posológico	CLCR 30-60	CLCR 11-29	CLCR <11
500mg 12/12h	500mg 24/24h	500mg 24/24h	250mg 24/24h
1g 12/12h	1g 24/24h	500mg 24/24h	250mg 24/24h
2g 12/12h	2g 24/24h	1g 24/24h	500mg 24/24h
2g 8/8h	2g 12/12h	2g 24/24h	1g 24/24h

Tabela 17.5.B

MEDICAMENTO	CLCR >50-90	CLCR >10-50	CLCR <10	HEMODIÁLISE	DPAC	CVVH	CVVHDF
Cefotaxima	2g a cada 8 a 12h	2g a cada 12 a 24h	2g 24/24h	2g 24/24h (+ 1g AD)	0,5 a 1 g/dia	1-2g cada 8-12h*	1 a 2g a cada 6 a 8h*
Cefoxitina	2g 8/8h	2g a cada 8 a 12h	2g/24-48h	2g/24-48h (+ 1g AD)	1g 24/24h	2g cada 8 a 12h	2g a cada 8 a 12h
Ceftarolina	600mg 12/12h	ClCr 30-50: 400mg 12/12h ClCr 15-30: 300mg 12/12h ClCr <15: 200mg 12/12h	200mg 12/12h	200mg 12/12h	Sem dados	Sem dados	Sem dados
Ceftazidima	2g a cada 8 a 12h	2g a cada 12 a 24h	2g a cada 24 a 48h	2g/24 a 48h (+ 1g AD)	Sem dados	2g, seguidos de 1-2g 12/12h*	2g, seguidos de 1g 8/8h ou 2g 12/12h*
Ceftazidima/Avibactam	2,5g 8/8h	ClCr 30-50: 1,25g 8/8h ClCr 10-30: 0,94g 12/12h	0,94g 48/48h	0,94g 48/48h (no dia de diálise, tomar a dose AD)	Sem dados	Sem dados	Sem dados
Ceftolozana/Tazobactam	1,5g 8/8h	ClCr 30-50: 750mg 8/8h ClCr 15-30: 375mg 8/8h ClCr < 15: ver HD	ver HD	750mg x 1, depois 150mg 48/48h (no dia de diálise, tomar a dose AD)	Sem dados	Sem dados	Sem dados
Cefuroxima IV	750mg a 1,5g 8/8h	750mg a 1,5g a cada 8 a 12h	750mg a 1,5g 24/24h	750mg a 1,5g 24/24h (no dia de diálise, tomar a dose AD)	0,75-1,5g 24/24h	750mg a 1,5g a cada 8 a 12h	750mg a 1,5g a cada 8 a 12h
Ciprofloxacino IV	Sem ajuste de dose	ClCr ≥ 30: sem ajuste de dose ClCr 10-29: Administrar 50% a 75% da dose recomendada12/12h	Administrar 50% da dose recomendada a cada 12 horas	400mg 24/24h (nos dias de diálise, tomar AD)	400mg 24/24h	200 a 400mg a cada 12 a 24h*	200 a 400mg a cada 12 a 24h*
Ciprofloxacino oral (LP)	500mg a 1g 24/24h	ClCr 30-50: 500mg a 1g 24/24h ClCr 10-30: 500mg 24/24h	500mg 24/24h	500mg 24/24h (nos dias de diálise, tomar AD)	500mg 24/24h	Sem dados	Sem dados
Ciprofloxacino oral (não LP)	500 a 750mg 12/12h	250 a 500mg 12/12h	500mg 24/24h	500mg 24/24h (nos dias de diálise, tomar AD)	500mg 24/24h	250 a 500mg 12/12h	250 a 500mg 12/12h
Claritromicina oral (não LP)	500mg 12/12h	500mg a cada 12 a 24h	500mg 24/24h	500mg 24/24h (nos dias de diálise, tomar AD)	500mg 24/24h	500mg a cada 12 a 24h	500mg a cada 12 a 24h
Claritromicina (IV)	500mg 12/12h	<30: administrar 50% da dose recomendada	administrar 50% da dose recomendada	500mg 24/24h (nos dias de diálise, tomar AD)	Sem dados	Sem dados	Sem dados
Daptomicina	4 a 12mg/kg/dia	Clcr 30-49: 4 a 6mg/kg 24/24h Clcr <30: 6mg/kg 48/48h	6mg/kg 48/48h	6mg/kg 48/48h (durante ou AD 48/48h); se a próxima diálise estiver programada para 72 horas depois, 9mg/kg	6mg/kg 48/48h	6mg/kg 48/48h	6mg/kg 48/48h
Ertapenem	1g 24/24h	ClCr < 30: 500mg 24/24h	500mg 24/24h	500mg 24/24h (+ 150mg AD se a dose for administrada menos de 6h antes da HD)	500mg 24/24h	500mg 24/24h	500mg 24/24h

Estreptomicina Dose única diária (vide final da tabela)	15mg/kg (máx. 1 g) 24/24h	15mg/kg a cada 24 a 72h	15mg/kg a cada 72 a 96h	15mg/kg a cada 72 a 96h (+ dose extra de 7,5mg/kg AD)	Perda de 20 a 40/litro de dialisado/dia	15mg/kg a cada 24 a 72h*	15mg/kg a cada 24 a 72h*
Flucitosina	25mg/kg 6/6h	25mg/kg 6/6h	25mg/kg 12/12h	25mg/kg 24/24h (nos dias de diálise, administrar a dose AD)	500mg a 1g 24/24h	25mg/kg 6/6h	25mg/kg 12/12h
Fluconazol (IV e via oral)	Sem ajuste de dose	Administrar 50% da dose recomendada	Administrar 50% da dose recomendada	200 a 400mg a cada 48 a 72h ou 100 a 200mg 24/24h (nos dias de diálise, administrar a dose AD)	50 a 200mg 24/24h	400 a 800mg, seguidos de 200 a 400mg 24/24h*	400 a 800mg, seguidos de 400 a 800mg 24/24h ou 800mg 24/24h*
Fosfomicina oral	3g 1x/dia	Não use (baixas concentrações urinárias)	Não use (baixas concentrações urinárias)	Sem dados	Sem dados	Sem dados	Sem dados
Ganciclovir (indução IV)	Clcr 50 a 69: 2,5mg/kg 12/12h Clcr 70 a 90: 5mg/kg 12/12h	Clcr 10 a 24: 1,25mg/kg 24/24h Clcr 25 a 49: 2,5mg/kg 24/24h	1,25mg/kg 3x/semana	1,25mg/kg a cada 48 a 72h (nos dias de diálise, administrar dose AD)	1,25mg/kg 3x/semana	2,5mg 24/24h*	2,5mg 12/12h*
Ganciclovir (manutenção IV)	2,5 a 5mg/kg 24/24h	0,625 a 1,25mg/kg 24/24h	0,625mg/kg 3x/semana	0,625mg/kg a cada 48 a 72h (nos dias de diálise, administrar dose AD)	0,625mg/kg 3x/semana	1,25mg 24/24h*	2,5mg 24/24h*
Ganciclovir (oral)	500mg a 1g 8/8h	500mg a 1g 24/24h	500mg 3x/semana	500mg 3x/semana (em dia de diálise, administrar dose AD)	Sem dados	Sem dados	Sem dados
Gentamicina (múltiplas doses diárias) Dose única diária (vide final da tabela)	1,7 a 2mg/kg 8/8h	1,7 a 2mg/kg a cada 12 a 24h	1,7 a 2mg/kg 48/48h	1,7 a 2mg/kg 48/48h (+ dose extra de 0,85 a 1mg/dia AD)	Perda de 3 a 4mg/L de dialisado/dia	1,7 a 2mg/kg 24/24h*	1,7 a 2mg/kg 24/24h*
Imipenem	250 a 500mg a cada 6 a 8h	250mg a cada 8 a 12h	125 a 250mg 12/12h	125 a 250mg 12/12h (nos dias de diálise, administrar uma das doses AD)	125 a 250mg 12/12 h	1g, seguidos de 250mg 6/6h ou 500mg 8/8h*	1g, seguidos de 250mg 6/6h ou 500mg 6/6h*
MEDICAMENTO	**CLCR >50-90**	**CLCR >10-50**	**CLCR <10**	**HEMODIÁLISE**	**DPAC**	**CVVH**	**CVVHDF**
Levofloxacino (IV e via oral)	Sem ajuste de dose	-----------------	------------	750mg, seguidos de 500mg 48/48h	750mg, seguidos de 500mg 48/48h	500 a 750mg, seguidos de 250mg 24/24h*	500 a 750mg, seguidos de 250 a 750mg 24/24h*
Dose de manutenção							
Esquema posológico	**CLCR 20-49**			**CLCR 10-19**			
250mg/dia	Sem ajuste de dose			250mg 48/48h (exceto em ITU não complicada, onde não há necessidade de ajuste)			
500mg/dia	500mg, seguidos de 250mg 24/24h			500mg, seguidos de 250mg 48/48h			
750mg/dia	750mg 48/48h			750mg, seguidos de 500mg 48/48h			
MEDICAMENTO	**CLCR >50-90**	**CLCR >10-50**	**CLCR <10**	**HEMODIÁLISE**	**DPAC**	**CVVH**	**CVVHDF**

Linezolida (IV e via oral)	600mg 12/12h	600mg 12/12h	600mg 12/12h	600mg 12/12h (nos dias de diálise, administrar uma das doses AD)	600mg 12/12h	600mg 12/12h	600mg 12/12h
Meropenem	1g IV 8/8h	Administrar dose recomendada 12/12h	Administrar 50% da dose recomendada 24/24h	500mg 24/24h (nos dias de diálise, administrar a dose AD)	500mg 24/24h	1 g, seguidos de 500mg 8/8h ou 1g a cada 8 a 12 h*	1 g, seguidos de 500mg a cada 6 a 8h ou 1g a cada 8 a 12 h*
Metronidazol (IV ou via oral)	7,5mg/kg 6/6h	7,5mg/kg 6/6h	7,5mg/kg 12/12h	500mg a cada 8 a 12h (nos dias de diálise, administrar uma das doses AD)	7,5mg/kg 12/12h	500mg a cada 6 a 12h*	500mg a cada 6 a 12h*
Nitrofurantoína	100mg 12/12h	Evite o uso	Evite o uso	Evite o uso	Evite o uso	Evite o uso	Evite o uso
Norfloxacino	400mg 12/12h	Cl cr 10 a 29: 400mg 24/24h Cl cr 30 a 49: 400mg 12/12h	400mg 24/24h	400mg 24/24h	400mg 24/24h	Não aplicável	Não aplicável
Oseltamivir	>60: 75mg 12/12h	Cl cr 31 a 60: 30mg 12/12h Cl cr 10 a 30: 30mg 24/24h	Só é recomendado na HD	30mg após cada diálise, não administrar o medicamento em dias sem HD	30mg após a troca da diálise	Sem dados	Sem dados

MEDICAMENTO	CLCR >50-90	CLCR >10-50	CLCR <10	HEMODIÁLISE	DPAC	CVVH	CVVHDF
Penicilina G	0,5 a 4 milhões U 4/4h	0,5 a 4 milhões U 8/8h	0,5 a 4 milhões U 12/12h	0,5 a 4 milhões U 12/12h ((nos dias de diálise, administrar uma das doses AD)	0,5 a 4 milhões U 12/12h	4 milhões U, seguidos de 2 milhões U a cada 4 a 6h*	4 milhões U, seguidos de 2 a 4 milhões U a cada 4 a 6h*
Piperacilina/tazobactam (dose exceto *Pseudomonas*)	Clcr >40: 3,375g 6/6h ou 4,5g 8/8h	Clcr <20: 2,25g 8/8h Clcr 20 a 40: 2,25g 6/6h	2,25g 8/8h	2,25g 12/12h (Nos dias de diálise, administrar doses programadas AD; se a próxima dose não for logo após a sessão de diálise, administrar dose suplementar de 0,75g AP)	2,25g 12/12h	2,25 a 3,375g a cada 6 a 8 h*	3,375g 6/6h*
Piperacilina/tazobactam (dose para *Pseudomonas*)	Clcr >40: 4,5g 6/6h	Clcr <20: 2,25g 6/6h Clcr 20 a 40: 3,375g 6/6h ou 4,5g 8/8h	2,25g 6/6h	2,25g 8/8h (Nos dias de diálise, administrar doses programadas AD; se a próxima dose não for logo após a sessão de diálise, administrar dose suplementar de 0,75g AP)	2,25g 8/8h	2,25 a 3,375g a cada 6 a 8h*	3,375g 6/6h ou 4,5g 8/8h*
MEDICAMENTO	CLCR >50-90	CLCR >10-50	CLCR <10	HEMODIÁLISE	DPAC	CVVH	CVVHDF
Rifampicina	600mg 24/24h	300 a 600mg 24/24h	300 a 600mg 24/24h	300 a 600mg 24/24h (nos dias de diálise, administrar dose AD)	300 a 600mg 24/24h	300 a 600mg 24/24h	300 a 600mg 24/24h
Teicoplanina	6 a 12mg/kg 24/24h (após dose de ataque)	6mg/kg 48/48h (após dose de ataque) ou 3mg/kg 24/24h (após dose de ataque)	6mg/kg 72/72h (após dose de ataque)	6mg/kg 72/72h (nos dias de diálise, administrar a dose AD)	6mg/kg 72/72h	6mg/kg 48/48h	6mg/kg 48/48h
Tetraciclina	250 a 500mg a cada 8 a	250 a 500mg a cada 12	250 a 500mg	250 a 500mg 24/24h	250 a 500mg	250 a 500mg a	250 a 500mg a cada

Trimetoprim+Sulfametoxazol profilaxia (via oral)	1 comp de dose dupla 24/24h ou 3x/semana	1 comp de dose dupla 24/24h ou 3x/semana	1 comp de dose dupla 24/24h ou 3x/semana				
Trimetoprim+Sulfametoxazol tratamento (IV e via oral) Doses baseadas em TMP	5 a 20mg/kg/dia (fracionados a cada 6 a 12h)	Clcr 30 a 50: 5 a 20mg/kg/dia (fracionados a cada 6 a 12h) Clcr 10 a 29: 5 a 10mg/kg/dia (fracionados a cada 12h)	Não é recomendado (mas se for usado: 5 a 10mg/kg 24/24h)	Não é recomendado (mas se usado: 5 a 10mg/kg 24/24h, nos dias de diálise, administrar a dose AD)	Não é recomendado (mas se usado: 5 a 10mg/kg 24/24h)	2,5 a 7,5mg/kg TMP 12/12h	2,5 a 7,5mg/kg TMP 12/12h Para pneumonia por *P. jirovecii*: 10mg/kg 12/12h
Tobramicina (múltiplas doses diárias) Dose única diária (vide final da tabela)	1,7 a 2mg/kg 8/8h	1,7 a 2mg/kg a cada 12 a 24h	1,7 a 2mg/kg 48/48h	1,7 a 2mg/kg 48/48h (+ dose extra de 0,85 a 1mg/dia AD)	Perda de 3 a 4mg/L de dialisado/dia	1,7 a 2mg/kg 24/24h*	1,7 a 2mg/kg 24/24h*
Valaciclovir	1g 8/8h	1g a cada 12 a 24h	500mg 24/24h	500mg 24/24h (nos dias de diálise, administrar a dose AD)	500mg 24/24h	1g a cada 12 a 24h	1g a cada 12 a 24h

MEDICAMENTO			HEMODIÁLISE	DPAC	CVVH	CVVHDF
Vancomicina			500mg a 1g 24/24h ou 5 a 10mg/kg 24/24h (nos dias de diálise, administrar a dose AD)	7,5mg/kg a cada 2 a 3 dias	15 a 25mg/kg, seguidos de 1g 48/48h ou 10 a 15mg/kg a cada 24 a 48h*	15 a 25mg/kg, seguidos de 1g 24/24h ou 7,5 a 10mg/kg a cada 12h*
Peso atual	CLCR >90	CLCR 50 a 90	CLCR 15 a 49		CLCR <15 **	
<60kg	750mg 8/8h	750mg 12/12h	750mg 24/24h		750mg	
60 a 80kg	1g 8/8h	1g 12/12h	1g 24/24h		1 g	
81 a 100kg	1250mg 8/8h	1250mg 12/12h	1250mg 24/24h		1250mg	
>100kg	1500mg 8/8h	1g 8/8h	1500mg 24/24h		1500mg	

MEDICAMENTO	CLCR >50-90	CLCR >10-50	CLCR <10	HEMODIÁLISE	DPAC	CVVH	CVVHDF
Aminoglicosídeos (dose única diária)	Cl Cr> 80:	Cl Cr 60 a 80:	ClCr 40-60:	Cl Cr 30 a 40:	Cl Cr 20 a 30:	Cl Cr 10 a 20:	Cl Cr 0 a 10:
Amicacina	15mg/kg 24/24h	12mg/kg 24/24h	7,5mg/kg 24/24h	4mg/kg 24/24h	7,5mg/kg a cada 48h	4mg/kg a cada 48h	3mg/kg a cada 72h e AD
Gentamicina	4 a 7mg/kg 24/24h	4mg/kg 24/24h	3,5mg/kg 24/24h	2,5mg/kg 24/24h	4mg/kg a cada 48h	3mg/kg a cada 48h	2mg/kg a cada 72h e AD
Tobramicina	4 a 7mg/kg 24/24h	4mg/kg 24/24h	3,5mg/kg 24/24h	2,5mg/kg 24/24h	4mg/kg a cada 48h	3mg/kg a cada 48h	2mg/kg a cada 72h e AD
Estreptomicina	15mg/kg 24/24h	12mg/kg 24/24h	7,5mg/kg 24/24h	4mg/kg 24/24h	7,5mg/kg a cada 48h	4mg/kg a cada 48h	3mg/kg a cada 72h e AD

AD: após a diálise. LP: liberação prolongada. IV: intravenoso. ClCr: clearance de creatinina. DPAC: Diálise peritoneal ambulatorial contínua. CVVH: Hemofiltração Veno-Venosa Contínua. CVVHDF: Hemodiafiltração Veno-Venosa Contínua.

*A depuração de medicamentos é altamente dependente do método de substituição renal, tipo de filtro e taxa de fluxo. A dosagem apropriada requer um monitoramento próximo da resposta farmacológica, sinais de reações adversas devido ao acúmulo da droga, bem como concentrações do fármaco em relação ao alvo (se apropriado). Essas são apenas recomendações gerais (com base em taxas de fluxo/ultrafiltração do dialisato de 1 a 2 L/hora e função renal residual mínima) e não devem substituir o julgamento clínico.

**Verifique o nível sérico da vancomicina 24h após a primeira dose. Se o nível sérico for ≤20 mcg/mL, administre a dose. Se o nível sérico for >20 mcg/mL, não administre a dose e solicite novo nível sérico em 12 horas.

Tabela 17.6. Principais Interações Medicamentosas

Medicamento A	Medicamento B	Gravidade	Efeito da interação	Conduta
Amicacina	Vancomicina	Maior	Nefrotoxicidade e ototoxicidade.	Monitorar efeitos aditivos nefrotóxicos e ototóxicos. Monitorar o nível sérico de amicacina e vancomicina.
Anfotericina B	Digoxina	Moderada	Hipocalemia e intoxicação digitálica (náusea, vômito, distúrbios visuais, arritmias).	Monitorar concentração sérica de potássio. Realizar reposição de potássio quando necessário.
Antimicrobianos Aminoglicosídeos (amicacina, gentamicina, tobramicina)	Furosemida	Maior	Nefrotoxicidade e ototoxicidade.	Monitorar efeitos aditivos nefrotóxicos e ototóxicos, monitorar nível sérico dos aminoglicosídeos.
Antimicrobianos Carbapenêmicos (meropenem, ertapanem e imipenem)	Ácido valproico	Maior	Diminuição na concentração sérica do ácido valproico e redução do efeito anticonvulsivante.	Aumentar a dose do ácido valproico pode não ser adequado para atingir níveis séricos desejáveis. Considerar antimicrobiano alternativo ou associar anticonvulsivante se a concomitância tiver de ser mantida.
Ciclosporina	Fluconazol	Maior	Aumento do risco de toxicidade da ciclosporina (disfunção renal, colestase e parestesia).	Redução na dose da ciclosporina. Monitorar a concentração sérica de ciclosporina e a creatinina sérica.
Domperidona	Amiodarona	Maior	Aumento do risco de prolongamento do intervalo QT.	Iniciar domperidona na menor dose possível e monitorar o prolongamento do intervalo QT. Suspender domperidona em caso de tontura, palpitação, síncope ou convulsão.
Fenitoína	Itraconazol	Maior	Diminuição na exposição do itraconazol e perda de eficácia.	Evitar fenitoína por 2 semanas antes e durante o uso de itraconazol. Durante uso concomitante, monitorar atividade antifúngica e ajustar a dose do itraconazol.
Gentamicina	Vancomicina	Maior	Efeito nefrotóxico.	Monitorar função renal.
Heparina sódica	Anti-inflamatórios não-esteroidais	Maior	Aumento do risco de sangramento	Monitorar sinais de sangramento.
Linezolida	Antidepressivos (Exs.: escitalopram, duloxetina, amitriptilina, nortriptilina, fluoxetina, paroxetina venlafaxina, sertralina, trazodona)	Contraindicada	Aumento do risco de síndrome serotoninérgica.	Evitar o uso. Se uso concomitante, monitorar síndrome serotoninérgica (hipertensão, taquicardia, hipertermia, mioclonia e alterações no estado mental) por 2 semanas ou por até 24 horas após a última dose de linezolida.
Metoclopramida	Quetiapina	Contraindicada	Aumento do risco de reação extrapiramidal e síndrome neuroléptica maligna.	Evitar o uso. Se uso concomitante, monitorar sinais/sintomas de reação extrapiramidal e síndrome neuroléptica maligna (febre, confusão e rigidez muscular).
Ondansetron	Fluconazol	Contraindicada	Prolongamento do intervalo QT.	Evitar o uso. Se uso simultâneo, monitorar o prolongamento do intervalo QT (eletrocardiograma é recomendado).
Ondansetron	Amiodarona, amitriptilina, azitromicina, clorpromazina, ciprofloxacino, citalopram, claritromicina, ciclobenzaprina, domperidona, donepezila, escitalopram, galantamina, eritromicina, haloperidol, hidroxizine, itraconazol, levofloxacino, metadona, moxifloxacino, norfloxacino, olanzapina, paroxetina, prometazina, quetiapina, setralina, tacrolimus, venlafaxina, voriconazol.	Maior	Prolongamento do intervalo QT.	Monitorar o prolongamento do intervalo QT (eletrocardiograma é recomendado).

Medicamento A	Medicamento B	Gravidade	Efeito da interação	Conduta
Ondansetron	Codeína, fentanil, mirtazapina, morfina, remifentanil, tramadol	Maior	Aumento do risco de síndrome serotoninérgica.	Monitorar sinais/sintomas de síndrome serotoninérgica (hipertensão, taquicardia, hipertermia, mioclonia, alterações do estado mental). Se preciso, suspender droga suspeita.
Sevelamer	Micofenolato mofetil	Moderada	Diminuição na concentração sérica do micofenolato.	Se necessário uso simultâneo, a dose de sevelamer deve ser administrada ao menos 2h após a de micofenolato.
Varfarina	Alopurinol	Maior	Aumento do INR.	Monitorar INR constantemente.
Anlodipino	Sinvastatina			
Anlodipino	Carvedilol			

do citocromo P-450 (CYPs). Esse complexo enzimático participa da metabolização de inúmeros medicamentos, sendo uma das vias mais importantes para a função hepática de depuração. Medicamentos capazes de induzir ou inibir a expressão dessas CYPs influenciam o seu próprio metabolismo, assim como o de outros compostos. O conhecimento das etapas específicas do metabolismo de medicamentos e as possíveis ações destes sobre o complexo CYP permite prever interações entre drogas.

O transporte de medicamentos é realizado por carregadores específicos que se localizam principalmente no epitélio intestinal, nos hepatócitos e nos túbulos renais, facilitando sua ação farmacológica e sua exceção. A interação entre medicamentos que impedem a atividade desses transportadores e aqueles que são transportados pode alterar a biodisponibilidade de ambos.

Excreção

Inúmeros medicamentos são eliminados do organismo com a urina. Interações entre medicamentos durante o processo de excreção renal podem ocorrer quando houver interferência nos processos de filtração, secreção e/ou reabsorção.

A reabsorção passiva de medicamentos depende do seu grau de ionização, pois ocorre em pH que favorece sua forma não ionizada. Somente a forma não ionizada é lipossolúvel e capaz de ser reabsorvida através das membranas das células tubulares renais. Ácidos fracos estarão predominantemente na forma ionizada em pH alcalino, o que dificulta sua difusão para o interior das células tubulares, sendo assim eliminados na urina. Inversamente, bases fracas serão mais facilmente eliminadas em pH ácido.

Interações entre medicamentos que alterem o pH renal são pouco relevantes na prática clínica. Entretanto, em casos de intoxicação por barbitúricos, que são ácidos fracos, essas interações podem ser úteis, pois a alcalinização da urina pode aumentar a excreção desses medicamentos.

INTERAÇÕES MEDICAMENTOSAS FARMACODINÂMICAS

Temos uma interação medicamentosa farmacodinâmica quando a administração simultânea de dois ou mais medicamentos produz efeitos aditivos, sinérgicos ou antagônicos como resultado de influência recíproca entre as drogas em um mesmo sítio de ação. Essa interação pode ocorrer em receptores ou em sistemas intracelulares. Por exemplo, o uso concomitante de inibidores seletivos da recaptação de serotonina com outros que interferem com as concentrações desse neurotransmissor pode levar ao surgimento de síndrome serotoninérgica. Mudanças no balanço eletrolítico podem alterar o efeito de fármacos que atuam no miocárdio, nos rins e na transmissão neuromuscular. A administração de tiazídicos ou diuréticos de alça pode levar à depleção de potássio, que pode potencializar os efeitos de cardiotônicos. A administração de tacrolimo na presença de poupadores de potássio pode provocar hipercalemias graves. Há muitos outros exemplos conhecidos.

A avaliação da possibilidade de interações medicamentosas e de sua relevância clínica deve ser sistematicamente realizada quando da prescrição de dois ou mais medicamentos. O profissional da saúde deve estar sempre atento à possível ocorrência dessas interações, tomando as providências adequadas ao monitoramento clínico e/ou laboratorial do paciente.

CLASSIFICAÇÃO DAS INTERAÇÕES MEDICAMENTOSAS QUANTO À GRAVIDADE

As interações medicamentosas podem ser classificadas em contraindicadas, maiores, moderadas, menores e desconhecidas.

Contraindicadas: O termo indica que o uso concomitante dos medicamentos provoca efeitos tão graves a ponto de ser contraindicado.

Maiores: a interação traz risco à vida do paciente e/ou requer intervenção médica para diminuir ou evitar efeitos adversos graves.

Moderadas: a interação pode resultar em exacerbação da doença e/ou obrigar a uma alteração no tratamento.

Menores: A interação pode provocar um aumento da frequência ou gravidade dos efeitos colaterais, mas geralmente isso não requer uma alteração substancial do tratamento.

Desconhecidas: não há conhecimento de interação medicamentosa.

Na DRC, a probabilidade de interação medicamentosa é maior do que em pacientes com função renal normal. Isso é devido, principalmente à limitação à excreção de drogas em geral, inerente à redução da função renal. Contribuem também, entre outros fatores, a necessária prescrição de um número elevado de medicamentos para um único paciente; a queda da albumina plasmática, que pode causar aumento no plasma da concentração de drogas com forte ligação a proteínas; e a possível presença de acidose metabólica.

As principais interações medicamentosas podem ser consultadas na **Tabela 17.6**.

BIBLIOGRAFIA SUGERIDA

Aizenstein ML. Fundamentos para o uso racional de medicamentos. In: Interações medicamentosa e o uso racional de medicamentos, eds artes médicas; São Paulo; 2010: 73-86.

Gilbert DN, Chambers HF, Eliopoulos GM, et al. Guia Sanford para terapia antimicrobiana, 2017. In: Posologia de fármacos antimicrobianos para pacientes adultos com disfunção renal, eds Guanabara Koogan. Sperryville, USA; 2017: 216-230.

Gilbert SJ, Weiner DE, Gipson DS, et al. National Kidney Foundation's Primer On Kidney Diseases. In: Drugs and the Kidney, eds Elsevier. Philadelphia, PA; 2014: 325-337.

Micromedex® 1.0 (Healthcare Series), (electronic version). In: Drug interactions. Truven Health Analytics, Greenwood Village, Colorado, USA; 2018. Disponível em: http://www.micromedexsolutions.com. Acesso em: 20/01/2018.

Mousavi S, Ghanbari G. Potential drug-drug interactions among hospitalized patients in a developing country. Caspian J Intern Med 2017; 8 (4): 282-288.

Nubé MJ, Grooteman MPC, Blankestijn PJ. Hemodiafiltration: Theory, Technology and Clinical Practice. In: Medication and Hemodiafiltration, eds. Springer Springer International Publishing Switzerland. Switzerland; 2016: 307-329.

Templeton IE, Chen Y, Mao J, et al. Quantitative Prediction of Drug–Drug Interactions Involving Inhibitory Metabolites in Drug Development: How Can Physiologically Based Pharmacokinetic Modeling Help? CPT Pharmacometrics Syst. Pharmacol 2016; 5: 505–515.

Up To Date. Wolters Kluwer (electronic version). Drug Information. In: Renal impairment; 2017. Disponível em: http:// www.uptodate.com. Acesso em: 22/01/2018.

Veerbeck 2009 - Pharmacokinetics and dosage adjustment in patients with renal dysfunction. Eur J Clin Pharmacol 2009; 65: 757–773.

Zanella MT, Hohl A. Posicionamento oficial tripartite nº 01/2016 da Sociedade Brasileira de Diabetes, Sociedade Brasileira de Endocrinologia e Metabologia e Sociedade Brasileira de Nefrologia. In: Prevenção, diagnóstico e conduta terapêutica na doença renal do diabetes: Ajuste de doses de fármacos utilizados por pacientes com doença renal do diabetes; 2016: 34-48.

Seção **6**

Assistência Circulatória

18

Assistência circulatória de curta duração: balão intra-aórtico (BIA)

Graziela dos Santos Rocha Ferreira • Karina dos Santos Rocha Ferreira

DESTAQUES

- O balão intra-aórtico (BIA) é um dispositivo de assistência de curta duração relativamente acessível, de fácil inserção e com perfil de segurança bem definido.
- Controvérsias sobre indicações e benefícios do uso do BIA ainda existem.
- A identificação do paciente certo, melhor momento de inserção e tamanho do dispositivo adequado são o ponto-chave da melhor utilização do BIA.

INTRODUÇÃO

Atualmente, dispositivos de assistência circulatória são usados para suporte hemodinâmico em pacientes críticos. O balão intra-aórtico (BIA) é um dispositivo de assistência circulatória de curta duração (dias a semanas de uso) amplamente utilizado desde o início da década de sessenta.[1] A simplicidade de uso, facilidade de inserção e retirada, custo e relativamente fácil manejo por intensivistas contribuem para que se destaque entre esses dispositivos.[2] Ainda hoje, seu uso é uma das possibilidades no tratamento do paciente crítico cardiológico, clínico e cirúrgico.[1]

Na era pré-intervenção coronariana percutânea, estudos observacionais demonstraram efeitos benéficos do BIA na hemodinâmica, metabolismo, função renal e mortalidade em pacientes com choque cardiogênico.[1] Entretanto, muitos questionamentos existem sobre os benefícios do seu uso.[2] Muito dessa controvérsia se deve ao estudo publicado em 2013, o *Shock II*, que demonstrou um resultado neutro sobre os efeitos do BIA em pacientes com infarto do miocárdio complicado por choque cardiogênico. Foram avaliados 600 pacientes, sendo a mortalidade em 30 dias semelhante no grupo BIA e no grupo controle.[3]

Esses resultados desencadearam uma redução de recomendações nos *guidelines* sobre o uso do BIA, levando a uma diminuição no seu uso em choque cardiogênico e cirurgia cardíaca. Os *guidelines* atuais sobre manejo de estados de insuficiência cardíaca aguda não indicam o BIA de rotina no choque cardiogênico relacionado ao infarto do miocárdio (Classe III, nível B).[4] Além disso, ainda pontuam haver limitada evidência para uso em outros contextos clínicos, sendo recomendado considerar a inserção em pacientes com instabilidade hemodinâmica/choque cardiogênico por complicação mecânica.

BIA EM CIRURGIA CARDÍACA

Os estudos que analisaram o uso pré-operatório do BIA em pacientes de alto risco com resultados promissores foram pequenos, unicêntricos e alguns realizados por um mesmo grupo de investigadores.

Já em 2013, o estudo de Ranucci *et al.* não demonstrou redução de morbidade e mortalidade com o uso pré-operatório do BIA em pacientes hemodinamicamente estáveis, com doença arterial coronariana com fração de ejeção ventricular esquerda reduzida (<35%) submetidos à cirurgia de revascularização miocárdica. No InCor, estudo realizado em 2016 avaliando o uso pré-operatório do BIA em cirurgia cardíaca de alto risco, também não demonstrou benefício de mortalidade no grupo BIA. Metanálise de 11 estudos randomizados que incluiu os resultados desse estudo reforçaram os achados de ausência de benefícios de utilização do BIA perioperatório em pacientes cirúrgicos de alto risco.[2]

Esses resultados, entretanto, não eliminam a indicação de uso do BIA no contexto cirúrgico, visto que alguns questionamentos existem, como, por exemplo, se o uso do BIA durante a cirurgia no grupo intervenção poderia mudar os desfechos por meio de indução de pulsatilidade durante a circulação extracorpórea (CEC), com possibilidade de otimização da perfusão renal e visceral e redução dos efeitos deletérios da não pulsatilidade da CEC.

Além disso, a dificuldade de saída de CEC e o baixo débito cardíaco pós-operatório são situações que demandam suporte circulatório, sendo o BIA ainda utilizado. A necessidade de redução de pós-carga do ventrículo esquerdo e/ou melhora de perfusão coronariana na fase perioperatória vão muito além do tradicional quadro de choque cardiogênico pós-infarto.[5] O uso do BIA em choque pós-cardiotomia está indicado por recentes consensos de sociedades cirúrgicas europeias e americanas.[6]

COMO FUNCIONA O BIA?

O dispositivo é composto por um console e um cateter balão, que é inserido percutaneamente, geralmente pela artéria femoral e posicionado na aorta descendente, com a ponta distal do cateter logo abaixo da artéria subclávia esquerda. O balão de hélio inflável é insuflado ativamente na diástole e desinsuflado na sístole, sendo o comando realizado através da programação do console. (**Figura 18.1.**) O disparo é sincronizado ao ciclo cardíaco através do eletrocardiograma (ECG) ou da curva de pressão arterial. Assim, o momento de insuflar corresponde à repolarização ou meio da onda T do ECG, ou ao momento logo após o nó dicrótico da curva de pressão. Seguindo a diástole, o balão desinsufla ao início da sístole, o que corresponde ao pico da onda R do ECG.[7]

Esse mecanismo de insuflação na diástole e desinsuflação na sístole resulta em aumento da pressão diastólica (e da perfusão coronariana) e redução da pós-carga do ventrículo esquerdo, por um efeito semelhante a um "vácuo" durante a sístole, otimizando modestamente o débito cardíaco o e reduzindo o consumo de oxigênio miocárdico.[8]

Durante a inserção, que pode ser realizada sob auxílio da fluoroscopia ou à beira-leito, a extremidade do balão deve ficar proximal às artérias renais para que o fluxo não seja obstruído.[5] Para isso, a escolha de um dispositivo compatível com a estrutura física do paciente é essencial e a confirmação do correto posicionamento através da radiografia de tórax é recomendada.

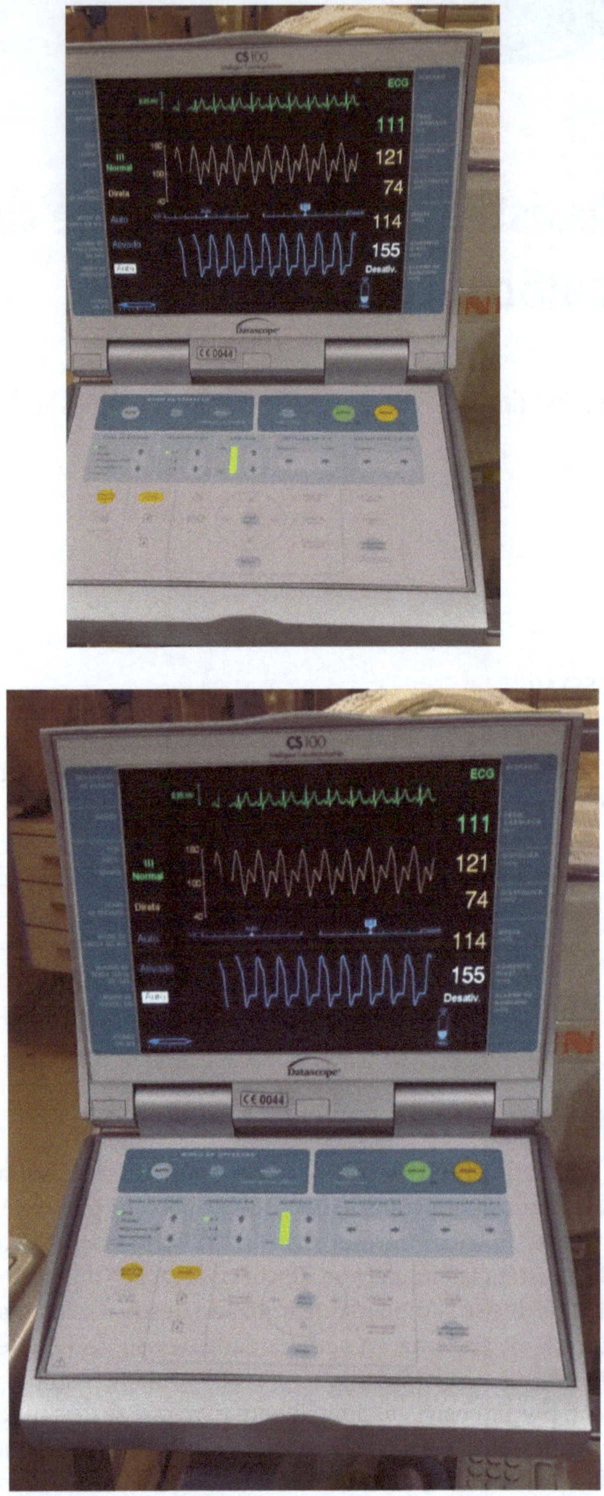

Figura 18.1. Balão intra-aórtico. Console de comando em funcionamento.

Interessante observar que o paciente com suporte do BIA necessita manter sua função ventricular intrínseca e estabilidade elétrica para que o suporte seja efetivo porque o BIA é um dispositivo que não substitui o trabalho cardíaco.

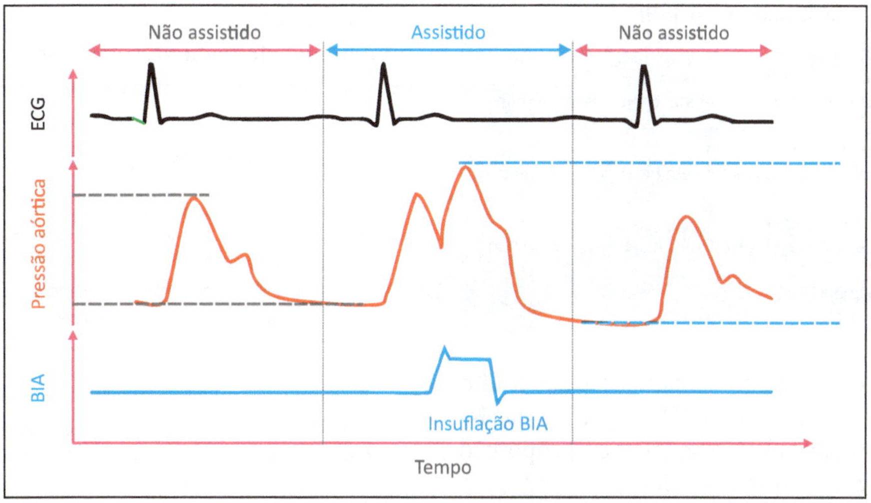

Figura 18.2. Esquema de funcionamento do BIA. ECG: monitorização de eletrocardiograma; Curva de pressão arterial e BIA: momento de insuflação e desinsuflação.

FATORES QUE INTERFEREM NOS EFEITOS HEMODINÂMICOS DO BIA

Os efeitos do BIA estão relacionados a fatores intrínsecos ao dispositivo, inserção e manejo adequados, bem como à condição do paciente. Além disso, já foi demonstrado que o momento da inserção do BIA é fundamental para o seu efeito ótimo.

A seguir, fatores que influenciam os efeitos do BIA:

- Posicionamento correto do balão.
- Volume de sangue deslocado pela abertura e fechamento do balão.
- Diâmetro do balão em relação ao diâmetro da aorta (dados antropométricos do paciente devem ser considerados na escolha do BIA).
- Ajuste correto do momento de insuflação na diástole e desinsuflação na sístole.
- Ritmo cardíaco, pressão sanguínea e resistência vascular do paciente.

BIA X OUTROS DISPOSITIVOS DE ASSISTÊNCIA CIRCULATÓRIA MECÂNICA DE CURTA DURAÇÃO

Os dispositivos de assistência circulatória mecânica de curta duração são diferenciados segundo as características hemodinâmicas da bomba, os locais dos quais o sangue é retirado e retornado, a técnica de inserção, o tamanho dos cateteres e/ou cânulas usadas e se há ou não unidade de troca gasosa.[9] Quando comparado a outros dispositivos de assistência circulatória mecânica, o BIA se destaca devido ao seu melhor perfil de segurança e impacto cardiovascular, apesar do modesto efeito hemodinâmico. Estudos demonstram que o BIA também funciona como um suporte a mais associado à oxigenação por membrana extracorpórea (ECMO), quando necessário reduzir a pós-carga do ventrículo esquerdo.[9]

Quadro 18.1. Características do BIA como suporte circulatório de curta duração

- Mecanismo de bomba: pneumático.
- Tamanho da cânula: 8 Fr.
- Inserção: Percutânea.
- Tempo máximo ideal de uso: 7 a 10 dias.
- Otimização de fluxo: 0,5 a 1L/min.

Uso do BIA: indicações

Apesar de toda a controvérsia, o BIA continua a ser usado em pacientes com IAM com supra, que apresentam angina refratária não resolvida por outros tratamentos ou aguardando procedimento cirúrgico; aqueles com choque cardiogênico que não respondem ao tratamento clínico e ainda aqueles com instabilidade hemodinâmica que requerem suporte circulatório para realização de angiocoronariografia para avaliar lesões que potencialmente serão tratadas com angioplastia ou cirurgia.

Quadro 18.2. Indicações mais frequentes para uso do BIA

- Choque cardiogênico.
- Angina intratável.
- Síndrome do baixo débito cardíaco após circulação extracorpórea.
- Angioplastias de alto risco ou complicadas e lesão de tronco.
- Arritmias ventriculares intratáveis.

COMPLICAÇÕES ASSOCIADAS AO BIA

O uso do BIA está associado à baixa ocorrência de complicações, incluindo rotura do balão, dissecção aórtica ou ilíaca, tromboembolismo, isquemia distal e trombocitopenia – atribuíveis à sua ação mecânica sobre as plaquetas.

Quadro 18.3. Contraindicações para o uso do BIA

- Insuficiência aórtica importante.
- Suspeita de dissecção de aorta.
- Aneurisma de aorta torácica ou abdominal clinicamente significante.
- Oclusão ou grave estenose de aorta distal.
- Doença cardíaca crônica em fase final, sem perspectiva de recuperação.
- Doença arterial periférica grave.
- Contraindicações à anticoagulação/distúrbio de coagulação não controlado.
- Sepse não controlada.
- Taquiarritmia sustentada (FC > 160 batimentos/min).

Complicações como trombose e infecção são muito relacionadas ao tempo de uso do BIA; já problemas isquêmicos são relacionados à aterosclerose e à proporção diâmetro cateter *versus* lúmen arterial.

Durante o uso do BIA, deve-se sempre avaliar a perfusão e pulso dos segmentos distais (perfusão do membro). Antes da retirada, avaliar condições de coagulação e realizar compressão local cuidadosa para evitar complicações vasculares.

CONSIDERAÇÕES FINAIS

Usado há décadas, o BIA ainda é um dispositivo de assistência circulatória de curta duração de grande valor no cuidado individualizado do paciente crítico, no contexto do choque cardiogênico e da cirurgia cardíaca.

PONTOS-CHAVE

O objetivo principal do uso do BIA é aumentar a oferta de oxigênio miocárdico e reduzir a demanda de oxigênio.

Em estudos com uso do BIA comparado a outros dispositivos de assistência de curta duração, o BIA proporciona menor capacidade de suporte hemodinâmico, porém com menos riscos de complicações e maior facilidade de manejo.

Embora seja um dispositivo amplamente utilizado no cuidado de pacientes críticos, controvérsias ainda existem sobre os benefícios do seu uso.

REFERÊNCIAS BIBLIOGRÁFICAS

1. Heringlake M, Berggreen AE, Paarmann H. Still a place for aortic counterpulsation in cardiac surgery and patients with cardiogenic shock? Crit Care (2021) 25:309.
2. Rocha Ferreira GS, de Almeida JP, Landoni G, Vincent JL, Fominskiy E, Gomes Galas FRB, et al. Efect of a perioperative intra-aortic balloon pump in high-risk cardiac surgery patients: a randomized clinical trial. Crit Care Med. 2018;46: e742-50.
3. Thiele H, Zeymer U, Neumann F, et al. Intra-aortic balloon counterpulsation in acute myocardial infarction complicated by cardiogenic shock (IABP-SHOCK II): final 12 month results of a randomized, open-label trial. Lancet 2013; 382:1638-45.
4. Collet JP, Thiele H, Barbato E, Barthélémy O, Bauersachs J, Bhatt DL et al. ESC Scientific Document Group. 2020 ESC Guidelines for the management of acute coronary syndromes in patients presenting without persistent ST-segment elevation. Eur Heart J 2021; 42:1289–1367.
5. Lorusso R, Heuts S, Jiritano F, Scrofani R, Antona C, Datp GA et al. Contemporary outcomes of cardiac surgery patients supported by the intra-aortic balloon pump. Interact Cardiovasc Thorac Surg 2022, 35(1), ivac091
6. Lorusso R, Whitman G, Milojevic M, Raffa G, McMullan DM, Boeken U et al. 2020 EACTS/ELSO/STS/AATS expert consensus on post-cardiotomy extracorporeal life support in adult patients. Eur J Cardiothorac Surg 2021; 59:12–53.
7. Parissis et al. IABP: history – evolution – pathophysiology- indications: what we need to know. Journal of Cardiothoracic Surgery (2016) 11:122.
8. Kimman JR, Mieghem NMV, Endeman H, Brugts JJ, Constantinescu AA, Manintveld OC, et al. Mechanical support in early cardiogenic shock: what is the role of intra-aortic balloon counterpulsation? Curr Heart Fail Rep. 2020;17:247–60.
9. Baldetti L, Gramegna M, Beneduce A, Melillo F, Moroni F, Calvo F, et al. Strategies of left ventricular unloading during VA-ECMO support: a network meta-analysis. Int J Cardiol. 2020;312:16–21.

Bibliografia sugerida

Obradovic D, Freund A , Feistritzer HJ, Sulimov D, Loncar G, «Abdel-Wahab M et al. Temporary mechanical circulatory support in cardiogenic shock. Progress in Cardiovascular Diseases 69 (2021) 35-46.

19

Assistência Circulatória de Média Duração: CentriMag e RotaFlow

Fabrício José Dinato • Filomena Regina Barbosa Gomes Galas

INTRODUÇÃO

Os dispositivos de assistência circulatória de média duração são bombas centrífugas de fluxo contínuo que utilizam a levitação magnética para a rotação. Esses dispositivos são utilizados nos pacientes com choque cardiogênico refratário com classificação 1 e 2 proposta pela INTERMACS (*The Interagency Registry for Mechanically Assisted Circulatory Support*). Também podem ser considerados para os pacientes INTERMACS 3 com alto risco de instabilização ou altas doses de inotrópicos (**Tabela 19.1.**).

Possuem aplicabilidade nos casos de choque cardiogênico de diversas etiologias, como após cirurgia cardíaca, na falência aguda do enxerto pós-transplante cardíaco, no choque cardiogênico refratário após infarto agudo do miocárdio e na descompensação aguda de pacientes com insuficiência cardíaca congestiva crônica, apesar de terapia clínica otimizada com inotrópicos, vasopressores e assistência com balão intra-aórtico.

Tais bombas centrífugas têm se mostrado uma terapia de assistência mecânica efetiva e segura, fornecendo suporte hemodinâmico como ponte para recuperação, ponte para decisão, ponte para transplante ou ponte para um dispositivo de assistência circulatória de longa permanência. Além disso, permitem a adição de oxigenação por membrana extracorpórea (ECMO) em situações de insuficiência respiratória, permitindo assistência em diversos cenários clínicos.

São dispositivos de relativo fácil manejo e implante, podendo ser empregados como suporte para o ventrículo esquerdo, direito ou biventricular. Possuem a capacidade de melhorar a perfusão de órgãos-alvo, diminuir

Tabela 19.1. Classificação de Interagency Registry for Mechanically Assisted Circulatory Support (INTERMACS)

Perfil	Descrição	Estado hemodinâmico
1	Choque cardiogênico refratário.	Hipotensão persistente, apesar do uso de inotrópicos e BIA, associada orgânica.
2	Declínio progressivo, apesar do uso de inotrópico .	Declínio da função renal, hepática, nutricional e lactatemia, a despeito do uso de agentes inotrópicos otimizados.
3	Estável às custas de inotrópico.	Estabilidade clínica em vigência de terapia inotrópica, mas com histórico de falência do desmame.
4	Internações frequentes.	Sinais de retenção hídrica, sintomas ao repouso e passagens frequentes a unidades de emergência.
5	Em casa, intolerante aos esforços.	Limitação marcante para atividades, porém confortável ao repouso, a despeito de retenção hídrica.
6	Limitação aos esforços.	Limitação moderada aos esforços e ausência de sinais de hipervolemia.
7	NYHA III.	Estabilidade hemodinâmica e ausência de hipervolemia.

NYHA – New York Heart Association. Fonte: Reproduzido de Diretriz de Assistência Circulatória Mecânica da Sociedade Brasileira de Cardiologia. Arq Bras Cardiol. 2016;107(2Supl2):1-33.

as pressões de enchimento intracardíacas, diminuir os volumes ventriculares, o estresse na parede ventricular e o consumo de oxigênio miocárdico. Dessa forma, possibilitam a diminuição da congestão pulmonar e permitem a recuperação do músculo cardíaco.

Akay *et al.*[1] descreveram sobrevida de 70% dos pacientes que receberam assistência circulatória mecânica com CentriMag logo após insucesso do desmame da circulação extracorpórea em cirurgia cardíaca ainda na sala de operação e 17% de sobrevida daqueles que receberam a assistência no pós-operatório imediato na unidade de terapia intensiva devido evolução para choque cardiogênico refratário, demonstrando que nos pacientes submetidos à cirurgia cardíaca, o momento da instalação do dispositivo pode aumentar a chance de recuperação desses pacientes.

CONCEITO E FUNCIONAMENTO

O CentriMag e o RotaFlow são bombas centrífugas implantadas cirurgicamente, cujas principais características de bioengenharia são a levitação magnética do rotor e a tecnologia sem rolamento, as quais produzem um fluxo laminar contínuo com mínimo atrito, baixa tensão de cisalhamento e baixa geração de energia térmica durante seu funcionamento, reduzindo dessa maneira o trauma sanguíneo e a falha mecânica. Tais características minimizam o risco de hemólise e formação de trombos. Além disso, existem poucas áreas de estagnação do sangue e poucas conexões possíveis de mau funcionamento. A CentriMag possui aprovação de uso por 4 semanas pelo FDA (*Food and Drug Administration*), apesar de estar sendo usada por maior período de tempo com sucesso (**Figura 19.1.**).

O sistema é capaz de produzir um fluxo que pode alcançar até 10L/min sob condições fisiológicas normais e seu prime apresenta um volume de 31mL. Seu fluxo pode ser regulado conforme as condições clínicas do paciente, permitindo suporte circulatório total e adequada descompressão dos ventrículos. O objetivo é manter um índice cardíaco maior que 2,2L/min.

INDICAÇÕES E CONTRAINDICAÇÕES

Pacientes com choque cardiogênico refratário INTERMACS 1 apresentando instabilidade hemodinâmica e falência multiorgânica ou status neurológico incerto, e com contraindicação de assistência circulatória mecânica de longa permanência ou transplante no momento da apresentação, são candidatos para o suporte mecânico temporário com bombas centrífugas paracorpóreas, sendo essas ideais para aqueles com insuficiência univentricular e função pulmonar adequada. Pacientes com classificação INTERMACS 2 e 3 também podem ser considerados para a assistência circulatória mecânica de média duração.

Dessa forma, a assistência circulatória de média duração está indicada nos casos de falência do enxerto pós-transplante cardíaco; naqueles com impossibilidade de desmame da circulação extracorpórea após cirurgia cardíaca ou com evolução para choque cardiogênico refratário no pós-operatório imediato; nos casos de choque cardiogênico refratário após infarto agudo do miocárdio e naqueles com descompensação aguda de insuficiência cardíaca congestiva crônica. Ainda, estão indicados quando ocorre falência do ventrículo direito após implante de assistência circulatória de longa permanência para o ventrículo esquerdo. Também

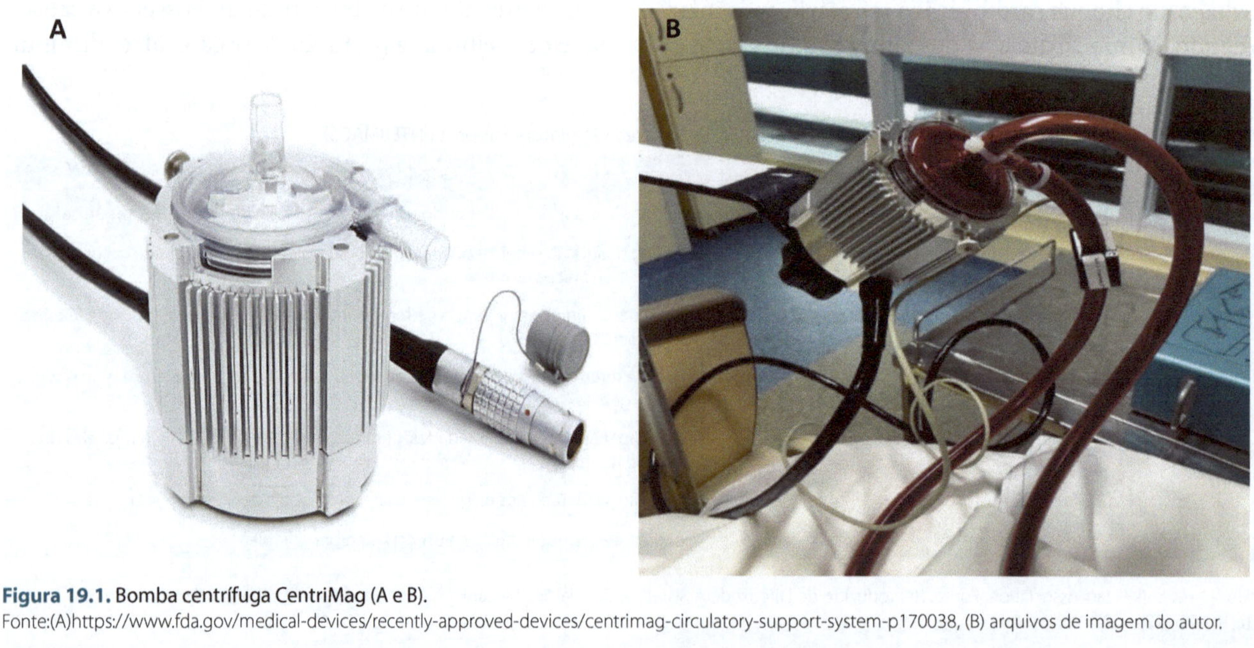

Figura 19.1. Bomba centrífuga CentriMag (A e B).
Fonte:(A)https://www.fda.gov/medical-devices/recently-approved-devices/centrimag-circulatory-support-system-p170038, (B) arquivos de imagem do autor.

são apropriadas para aqueles com doença do sistema ilíaco-femoral que contraindica o acesso periférico de assistência circulatória[2] (**Quadro 19.1.**)

Quadro 19.1. Principais indicações para o implante de assistência circulatória de média duração

- Falência do enxerto pós-transplante cardíaco.
- Impossibilidade de desmame da circulação extracorpórea.
- Choque cardiogênico refratário no pós-operatório imediato de cirurgia cardíaca.
- Choque cardiogênico refratário após infarto agudo do miocárdio.
- Falência do ventrículo direito após implante de longa permanência para o ventrículo esquerdo.
- Descompensação aguda de insuficiência cardíaca congestiva crônica.

Por isso, de maneira sistematizada, esses dispositivos de assistência podem ser indicados no contexto de ponte para decisão, ponte para recuperação, ponte para transplante ou ponte para assistência de longa permanência.[3]

Considerando os dispositivos de assistência mecânica de média duração disponíveis, a bomba centrífuga CentriMag é o mais versátil e biocompatível. A ECMO possui a vantagem de poder ser instalada por acesso periférico e ser a única opção percutânea para o suporte biventricular, porém ela não é capaz de descomprimir o ventrículo esquerdo e diminuir a pós-carga.

O dispositivo de assistência circulatória Impella também pode ser instalado perifericamente e possui a capacidade de descomprimir o ventrículo esquerdo, aumentar o fluxo coronariano, diminuir a pressão da câmara ventricular esquerda e o seu volume diastólico final. Contudo, seu suporte é univentricular. O TandemHeart possui sua instalação percutânea através da circulação venosa e pode ser convertido em ECMO se desejado, porém necessita de punção septal realizada em laboratório de hemodinâmica.[4]

Pacientes candidatos à instalação de bombas centrífugas devem ser submetidos a estudo ecocardiográfico para a quantificação das funções ventriculares direita e esquerda, funções valvares, presença de trombos, diagnóstico de shunt intra-cardíaco e pesquisa de patologias da aorta torácica e da artéria pulmonar.

São contraindicações para a utilização dos dispositivos de assistência circulatória de média duração a presença de insuficiência da valva aórtica ou de prótese aórtica mecânica, os diagnósticos de aneurisma ou dissecção de aorta, os achados de trombo ou tumor intracardíaco e a presença de diátese hemorrágica.[3]

INSTALAÇÃO

A instalação padrão da assistência é realizada através de esternotomia mediana, com ou sem o auxílio de circulação extracorpórea. O procedimento de canulação é tecnicamente simples, muito similar ao cotidiano do cirurgião cardiovascular. O posicionamento das cânulas irá depender do tipo de assistência desejado: esquerda, direita ou biventricular. Para a assistência do ventrículo esquerdo, a cânula de entrada pode ser posicionada no átrio esquerdo ou na ponta do ventrículo esquerdo, a depender da preferência do cirurgião; já a cânula de saída é inserida na aorta ascendente. Para o suporte do ventrículo direito, a cânula de entrada é posicionada no átrio direito e a cânula de saída na artéria pulmonar. Essas cânulas são fixadas com suturas em bolsa única ou dupla reforçadas com feltro de teflon (pledgets) e exteriorizadas através de tunelização da pele e subcutâneo com pequenas incisões subcostais ou no abdome superior. Abordagem por toracotomia anterolateral esquerda pode ser realizada nos casos com esternotomia prévia.

Além da instalação central padrão por meio de esternotomia mediana, a assistência esquerda minimamente invasiva com CentriMag associada à ECMO é possível e tem sido realizada. Takeda *et al.*[5] descreveram sua experiência e observaram que o acesso minimamente invasivo apresentou menor necessidade de circulação extracorpórea durante sua instalação, menos sangramento e menor necessidade de transfusão de hemocomponentes quando comparado com o suporte de CentriMag pelo acesso convencional na configuração biventricular.

A abordagem minimamente invasiva é feita através de minitoracotomia esquerda para inserção da cânula de entrada no ápice cardíaco. A descompressão do ventrículo direito é alcançada através da canulação venosa femoral. Por último, a cânula de saída é conectada em um enxerto de polyester suturado na artéria axilar direita. Uma das vantagens desse acesso é poupar a via da esternotomia para a possível cirurgia futura de transplante cardíaco (**Figura 19.2.**).

O ecocardiograma transesofágico deve ser utilizado de rotina durante a instalação da assistência para excluir a presença de shunt intra-cardíaco, trombos e insuficiência da valva aórtica, além de confirmar o adequado posicionamento das cânulas após a descompressão ventricular, o que garante a drenagem e fluxo de retorno apropriados. Ainda, nos casos de assistência univentricular esquerda, devem ser observados além dos parâmetros hemodinâmicos a adequação dos parâmetros ecocardiográficos do ventrículo direito, como pressão venosa central <12mmHg, insuficiência tricúspide no máximo discreta e função sistólica do ventrículo direito preservada. Se ocorrer falência ventricular direita após iniciada a assistência esquerda, deverá ser instalada prontamente a configuração biventricular.

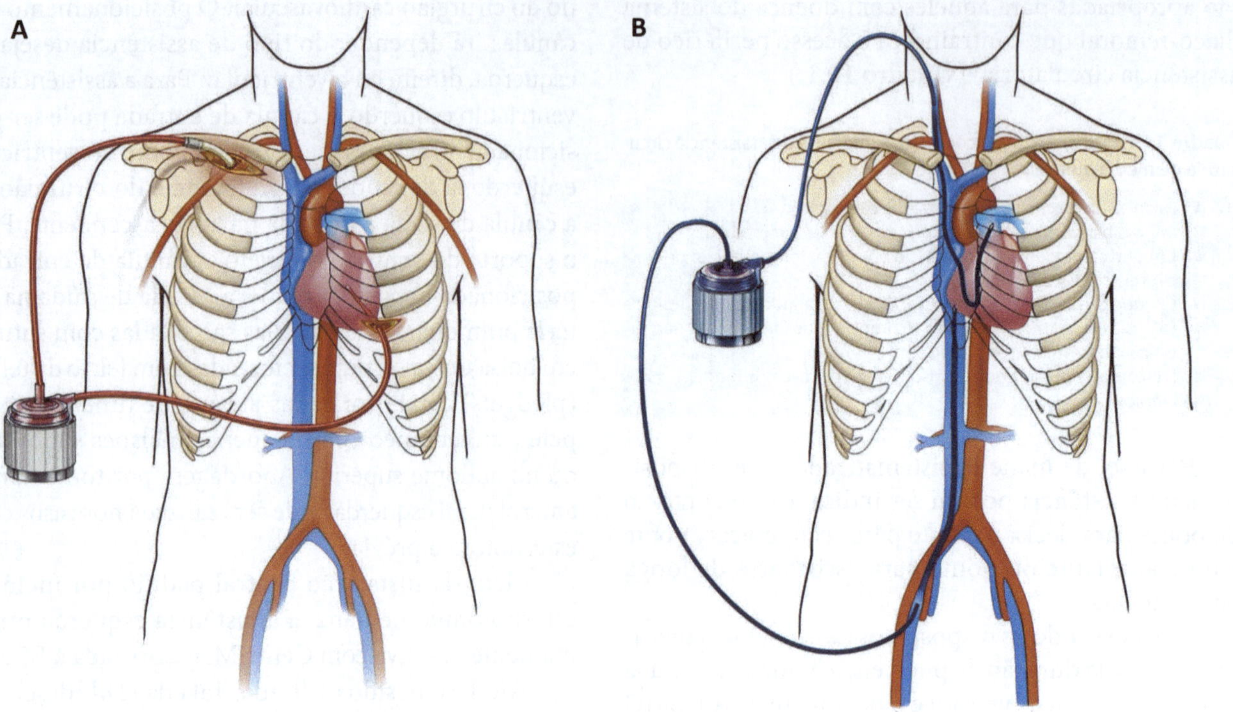

Figura 19.2. Assistência circulatória mecânica minimamente invasiva na configuração para o ventrículo esquerda (A) e para o ventrículo direito (B).
Fonte: Ando M, Garan AR, Takayama H, Topkara VK, Han J, Kurlansky P, et al. A continuous-flow external ventricular assist device for cardiogenic shock: Evolution over 10 years. J Thorac Cardiovasc Surg. 2018 Jul;156:157-165.e1.6

MANEJO NA UNIDADE DE TERAPIA INTENSIVA

Após a instalação do dispositivo, monitora-se o débito dos drenos torácicos e corrigem-se os distúrbios da coagulação se necessário. Cuidados com relação à integridade das cânulas e tubos são de fundamental importância, evitando-se dobramentos e desconexões acidentais.

A trombogenicidade do dispositivo é uma preocupação, sendo o sítio principal de formação de trombos as pontas das cânulas e não a bomba centrífuga em si. De qualquer maneira, podem apresentar embolização arterial e oclusão do circuito. Por isso, a infusão de heparina endovenosa deverá ser iniciada após o término do período de risco de sangramento e baixo débito dos drenos, objetivando um tempo de tromboplastina parcial ativado de 45 a 60 segundos (relação entre 1,5 e 2,0). Além disso, o tempo de coagulação ativado (TCA) deverá ser mantido entre 180-200 segundos. O fluxo alto contínuo da bomba centrífuga permite esses baixos alvos de anticoagulação, sendo uma vantagem interessante com relação a outros dispositivos de assistência disponíveis.

Com relação à monitorização laboratorial, além da dosagem do fibrinogênio e D-dímero para o estudo da coagulação, exames de bilirrubina indireta, lactato desidrogenase (DHL) e de hemoglobina livre devem ser coletados para avaliação de hemólise.

A manutenção do balão intra-aórtico (BIA), pelo menos nas primeiras 48 horas iniciais, otimiza a perfusão através do fluxo pulsátil e oferece o benefício adicional da diminuição da pós-carga e da melhora do fluxo coronariano.

A monitorização invasiva com cateter de artéria pulmonar auxilia no diagnóstico de choque circulatório. O ecocardiograma transtorácico fornece informações valiosas com relação à pré-carga, função ventricular e posicionamento das cânulas. A movimentação do septo interventricular e o tamanho das câmaras cardíacas ajudam na avaliação da função e auxiliam no ajuste de velocidade da bomba centrífuga.

O manejo hemodinâmico é baseado na pressão arterial média, no índice cardíaco e na função ventricular. A avaliação da midro-hemodinâmica é auxiliada através da interpretação de gasometrias seriadas arterial e venosa e dos níveis de lactato. Combinação de inotrópicos, vasodilatadores, vasopressores e volume pode ser utilizada para alcançar a estabilidade circulatória. A hipotensão pode ser manifestação de hipovolemia, disfunção do ventrículo direito, arritmias ou tamponamento.

Nos pacientes com contração ventricular muito prejudicada, baixas doses de inotrópicos podem ser administradas para evitar a formação de coágulos e auxiliar no manejo do edema pulmonar.[7] Além disso, a manutenção da função do ventrículo direito exige frequentemente o uso de agentes inotrópicos, vasodilatadores pulmonares, controle de arritmias cardíacas e uso de vasopressores se houver queda da resistência vascular sistêmica.

A reposição volêmica deve ser feita com cautela e a monitorização diária da função renal é de fundamental importância, sendo a instalação de diálise precoce a conduta de eleição nos casos de insuficiência renal aguda.

Alcançada a estabilidade hemodinâmica, deverá ser descontinuada a sedação para a observação do despertar, possibilitando dessa maneira a avaliação da condição neurológica. Devido à fixação das cânulas nos sítios de inserção, a extubação e mobilização ativa do paciente é possível e desejável, devendo ser realizadas sempre que a condição clínica permitir.

O processo de desmame inicia-se quando o coração demonstra sinais persistentes de recuperação. O aumento da amplitude da curva de pulso arterial e a diminuição da necessidade de inotrópicos são alguns desses sinais. A observação das funções contráteis do ventrículo esquerdo e direito pelo ecocardiograma transesofágico e das pressões da artéria pulmonar, pressão de oclusão da artéria pulmonar e pressão venosa central pelo cateter de Swan-Ganz possibilitam o gradual desmame na unidade de terapia intensiva. Ainda, a evidência de recuperação renal, hepática e respiratória auxilia nessa tomada de decisão.

Como critérios de desmame, também podem ser considerados níveis de SvO_2 ≥70%, hematócrito 28-30%, lactato <1,5mmol/L, débito urinário >80mL/h, ausência de sangramento ou tamponamento, fração de ejeção do ventrículo esquerdo ≥35% e fração de ejeção do ventrículo direito ≥40% com ausência de insuficiência tricúspide moderada-importante[7] (**Quadro 19.2.**).

Quadro 19.2. Critérios de desmame do dispositivo de assistência circulatória de média duração

- SvO_2 ≥ 70%.
- Hematócrito 28-30%.
- Lactato <1,5 mmol/L.
- Débito urinário >80 mL/h.
- Ausência de sangramento ou tamponamento.
- Fração de ejeção do VE ≥35%.
- Fração de ejeção do VD ≥45%.
- Ausência de insuficiência tricúspide moderada-importante.

VE – ventrículo esquerdo; VD – ventrículo direito.

COMPLICAÇÕES

Nos casos da assistência univentricular esquerda, pode ocorrer a evolução para disfunção ventricular direita, suspeitada através do aumento da pressão venosa central, da resistência vascular pulmonar e da pressão da artéria pulmonar. A utilização de milrinone pode diminuir a pressão da artéria pulmonar e a resistência vascular pulmonar sem induzir hipotensão excessiva ou arritmias. Vasodilatadores seletivos pulmonares, como o óxido nítrico inalatório, também podem ser úteis. Se a disfunção ventricular direita for refratária, considerar instalação de configuração biventricular ou ECMO.

Além disso, arritmias ventriculares podem ser geradas pelo contato da cânula com o septo interventricular provocado pela hipovolemia, falência do ventrículo direito ou cavidade ventricular pequena. Pode-se iniciar a conduta com a diminuição da velocidade da bomba para aumentar o enchimento ventricular e a hipovolemia poderá ser tratada com fluidos. A amiodarona é o anti-arrítmico de escolha nesses casos e a lidocaína uma opção nos casos refratários.

Eventos trombóticos são uma preocupação, representados por trombo no circuito ou tromboembolismo arterial, podendo ocasionar acidente vascular isquêmico. Sinais de formação de trombo incluem hemólise, tromboembolismo, falência cardíaca e hipoperfusão de órgão-alvo associado a fluxo alto da bomba centrífuga.

A complicação hemorrágica é o evento adverso mais comum, podendo ocorrer no mediastino, espaço pleural e trato gastrointestinal. Hemorragia intracraniana pode acontecer como resultado da transformação hemorrágica de acidente vascular cerebral isquêmico, trauma ou esporádico. Mohite *et al.*[8] relataram sua experiência com CentriMag utilizada por mais de 30 dias e encontraram uma incidência de sangramento em 52% dos casos, com 37% exigindo re-exploração cirúrgica.

Complicação infecciosa é outra possibilidade e necessita de tratamento agressivo. A infecção do local de exteriorização das cânulas pode ser tratada com cobertura antibiótica empírica para gram positivos. Infecções profundas devem ser tratadas com antibióticos de amplo espectro, com cobertura para gram positivos e gram negativos. Casos severos podem exigir debridamento cirúrgico até explante do sistema. Tomografia computadorizada, tomografia por emissão de pósitrons, ultrassom para identificar coleções, swabs e culturas auxiliam no diagnóstico do foco infeccioso.

Em estudo retrospectivo, Cevasco *et al.*[9] descreveram um perfil de eventos adversos associados ao uso prolongado de CentriMag como assistência circulatória mecânica no choque cardiogênico refratário em 161 pacientes, com duração média da assistência de 16 dias. O sangramento foi o evento adverso mais comum, sendo observado em 75,1% da amostra. O acidente vascular cerebral foi observado em 10% dos pacientes e infecções, como pneumonia e infecção do trato urinário, ocorreram em 59% dos casos.

RESULTADOS

Os bons resultados relatados na literatura justificam o aumento da aplicação desses dispositivos de assistência mecânica. John R *et al.*,[10] em estudo retrospectivo, relatou sobrevida de 62,5% em 1 ano de seguimento para os pacientes submetidos à assistência univentricular com CentriMag como ponte para decisão ou recuperação. Além disso, demonstrou que a assistência mecânica com CentriMag possibilitou a recuperação do funcionamento de órgãos-alvo e permitiu recuperação neurológica completa.

Revisão sistemática da literatura e metanálise de estudos observacionais publicada por Borisenko *et al.*[11] demonstraram sobrevida de 63% dos pacientes submetidos à cirurgia cardíaca que utilizaram CentriMag devido choque cardiogênico após circulação extracorpórea e 62% de sobrevida para os pacientes que apresentaram rejeição aguda do enxerto pós-transplante cardíaco. Também relataram ocorrência de 28% de complicações hemorrágicas, 7% de complicações trombóticas, 3% de hemólise, 7% de evento neurológico, 24% de infecção, 28% de insuficiência renal e 0,08% de falência do dispositivo.

Ainda, estudos comparativos entre CentriMag e RotaFlow não revelaram diferença significativa na performance ou nos resultados clínicos entre os dois dispositivos.

Atualmente, essas bombas centrífugas para corpóreas são consideradas uma assistência circulatória efetiva e versátil, que pode ser implementada rapidamente em situações de deterioração hemodinâmica progressiva associada a contraindicação temporária de transplante ou assistência de longa permanência, como, por exemplo, nos casos de status neurológico incerto ou falência de múltiplos órgãos. Por isso, trata-se de dispositivo interessante para aqueles que necessitam de tempo adicional para avaliação ou possível recuperação, sendo ideal em situações como ponte para tomada de decisão.

Devido à variedade de dispositivos de assistência mecânica disponíveis para os casos de choque cardiogênico refratário, avaliação multidisciplinar para considerar fatores relacionados ao paciente e logístico-institucionais é necessária para a escolha do tipo de assistência circulatória mais adequada.

PONTOS-CHAVE

- Dispositivos de assistência circulatória de média duração (CentriMag e Rotaflow) são bombas centrífugas para corpóreas de fluxo contínuo que utilizam a levitação magnética para a rotação.
- Possuem indicação nos pacientes com choque cardiogênico refratário INTERMACS 1. Pacientes com classificação INTERMACS 2 e 3 também podem ser considerados.
- Fornecem suporte hemodinâmico como ponte para recuperação, ponte para decisão ou ponte para transplante.
- Permitem a adição de oxigenação por membrana extracorpórea (ECMO) em situações de insuficiência respiratória.
- Podem ser empregados como suporte para o ventrículo esquerdo, direito ou biventricular.
- A CentriMag possui aprovação de uso por 4 semanas pelo FDA (*Food and Drug Administration*), apesar de estar sendo usada por maior período de tempo com sucesso.
- São contraindicados na presença de insuficiência da valva aórtica ou de prótese aórtica mecânica, aneurisma ou dissecção de aorta, trombo ou tumor intracardíaco e na presença de diátese hemorrágica.
- A instalação padrão da assistência é realizada através de esternotomia mediana, com ou sem o auxílio de circulação extracorpórea.
- Para a assistência do ventrículo esquerdo, a cânula de entrada pode ser posicionada no átrio esquerdo ou na ponta do ventrículo esquerdo e a cânula de saída é inserida na aorta ascendente. Para o suporte do ventrículo direito, a cânula de entrada é posicionada no átrio direito e a cânula de saída na artéria pulmonar.
- A assistência esquerda minimamente invasiva através de minitoracotomia esquerda com CentriMag associada à ECMO é possível e tem sido realizada.
- O ecocardiograma transesofágico deve ser utilizado de rotina durante a instalação da assistência para excluir a presença de shunt intracardíaco, trombos e insuficiência da valva aórtica, além de confirmar o adequado posicionamento das cânulas após a descompressão ventricular.
- A heparina endovenosa deverá ser iniciada após o término do período de risco de sangramento e baixo débito dos drenos, objetivando um TTPA de 45 a 60 segundos (relação entre 1,5 e 2,0) e um TCA de 180-200 segundos.
- Além da dosagem do fibrinogênio e D-dímero para o estudo da coagulação, exames de bilirrubina indireta, lactato desidrogenase (DHL) e de hemoglobina livre devem ser coletados para avaliação de hemólise.
- A monitorização hemodinâmica é realizada com cateter de artéria pulmonar e ecocardiograma transtorácico. O manejo hemodinâmico é baseado na pressão arterial média, no índice cardíaco e na função ventricular.
- Combinação de inotrópicos, vasodilatadores, vasopressores e volume pode ser utilizada para alcançar a estabilidade circulatória.

- São critérios de desmame níveis de SvO_2 ≥70%, hematócrito 28-30%, lactato <1,5mmol/L, débito urinário >80mL/h, ausência de sangramento ou tamponamento, fração de ejeção do VE ≥35% e fração de ejeção do VD ≥40% com ausência de insuficiência tricúspide moderada-importante.
- Quando assistência univentricular esquerda, a utilização de milrinone e óxido nítrico inalatório podem ser úteis se disfunção ventricular direita. Quando esta for refratária, considerar instalação de configuração biventricular ou ECMO.
- Sinais de formação de trombo incluem hemólise, tromboembolismo, falência cardíaca e hipoperfusão de órgão-alvo associado a fluxo alto da bomba centrífuga.
- A complicação hemorrágica é o evento adverso mais comum, podendo ocorrer no mediastino, espaço pleural, trato gastrointestinal ou sistema nervoso central.
- Tomografia computadorizada, tomografia por emissão de pósitrons, ultrassom para identificar coleções, swabs e culturas auxiliam no diagnóstico do foco infeccioso.

REFERÊNCIAS BIBLIOGRÁFICAS

1. Akay MH, Gregoric ID, Radovancevic R, Cohn WE, Frazier OH. Timely use of a CentriMag heart assist device improves survival in postcardiotomy cardiogenic shock. J Card Surg. 2011;26:548-52.
2. Nagpal AD, Singal RK, Arora RC, Lamarche Y. Temporary mechanical circulatory support in cardiac critical care: a state of the art review and algorithm for device selection. Can J Cardiol. 2017;33:110-18.
3. Ayub-Ferreira SM, Souza Neto JD, Almeida DR, Biselli B, Avila MS, Colafranceschi As, et al. Diretriz de Assistência Circulatória Mecânica da Sociedade Brasileira de Cardiologia. Arq Bras Cardiol. 2016;107(2Supl.2):1-33.
4. Shishehbor MH, Moazami N, Tong MZ, Unai S, Tang WH, Soltesz EG. Cardiogenic shock: From ECMO to Impella and beyond. Cleve Clin J Med. 2017;84:287-295.
5. Takeda K, Garan AR, Ando M, Han J, Topkara VK, Kurlansky P, et al. Minimally invasive CentriMag ventricular assist device support integrated with extracorporeal membrane oxygenation in cardiogenic shock patients: a comparison with conventional CentriMag biventricular support configuration. Eur J Cardiothorac Surg. 2017;52:1055-1061.
6. Ando M, Garan AR, Takayama H, Topkara VK, Han J, Kurlansky P, et al. A continuous-flow external ventricular assist device for cardiogenic shock: Evolution over 10 years. J Thorac Cardiovasc Surg. 2018 Jul;156:157-165.e1.
7. Loforte A, Pilato E, Martin Suarez S, Folesani G, Jafrancesco G, Castrovinci S, et al. RotaFlow and CentriMag extracorporeal membrane oxygenation support systems as treatment strategies for refractory cardiogenic shock. J Card Surg. 2015;30:201-8.
8. Mohite PN, Zych B, Popov AF, Sabashnikov A, Sáez DG, Patl NP, et al. CentriMag short-term ventricular assist as a bridge to solution in patients with advanced heart failure: use beyond 30 days. Eur J Cardiothorac Surg. 2013;44:e310-5.
9. Cevasco MR, Li B, Han J, Chiuzan C, Mauro CM, Kurlansky P, et al. Adverse event profile associated with prolonged use of CentriMag ventricular assist device for refractory cardiogenic shock. ASAIO J. 2019;65:806-811.
10. John R, Liao K, Lietz K, Kamdar F, Colvin-Adams M, Boyle A, et al. Experience with the Levitronix CentriMag circulatory support system as a bridge to decision in patients with refractory acute cardiogenic shock and multisystem organ failure. J Thorac Cardiovasc Surg. 2007;134:351-8.
11. Bosisenko O, Wylie G, Payne J, Bjessmo S, Smith J, Yonan N, et al. Thoratec CentriMag for temporary treatment of refractory cardiogenic shock or severe cardiopulmonary insufficiency: a systematic literature review and meta-analysis of observational studies. ASAIO J. 2014;60:487-97.

20

Assistência circulatória de longa duração: Ventrículo artificial paracorpóreo e intracorpóreo

Fabian Martins • Filomena Regina Barbosa Gomes Galas

INTRODUÇÃO

Os dispositivos de assistência circulatória consistem em um sistema propulsor que possibilita a reabilitação do débito cardíaco de um sistema cardiovascular insuficiente, restabelecendo a perfusão tecidual em portadores de ventrículos com falhas de funcionamento. Neste sentido, há um aumento no débito cardíaco, com diminuição da carga de trabalho miocárdico e melhora na resposta neuro-hormonal.

A proposta para o desenvolvimento de sistemas de assistência ventricular iniciou-se com De Bakey, em 1941, que deu um passo decisivo no desenvolvimento da assistência circulatória mecânica com a idealização da bomba de propulsão sanguínea com roletes. Essa inovação só foi incorporada à circulação extracorpórea em 1953. Em 1957, Stukey empregou com sucesso uma máquina de circulação extracorpórea como suporte circulatório em um paciente com choque cardiogênico pós-infarto agudo do miocárdio. Na atualidade, o objetivo é cada vez mais aperfeiçoar o desenvolvimento do coração artificial total ou de sistemas que forneçam suporte parcial ou total da função de débito cardíaco, servindo como ponte para decisão, ponte para recuperação ou ponte para o transplante.

O sistema cardiovascular é hidrodinâmico e impulsionado por duas bombas com operação em série e sincronizadas. As câmaras cardíacas apresentam condições de contratilidade, resistência pré e pós-carga e interação com o débito sanguíneo, fatores que influenciam na curva de pressão e no volume ventricular. Nesse sentido, os dispositivos de assistência circulatória mecânica contribuem para o restabelecimento do débito cardíaco total ou parcial, garantindo assim uma perfusão sistêmica.

INSUFICIÊNCIA CARDÍACA

É a impossibilidade de o coração atender à demanda metabólica tecidual de débito associada à redução da eficiência cardíaca e está associada à elevada mortalidade a nível mundial. Nos Estados Unidos, cerca de 500.000 novos casos de insuficiência cardíaca surgem a cada ano, com uma prevalência de 1 a 2% da população e se tornando um grave problema de saúde pública. No presente, os avanços na terapêutica contribuem para o aumento da expectativa de vida, mesmo que sem a cura da doença, e sendo o transplante cardíaco uma das opções para tratamento que possibilitam a reabilitação hemodinâmica.

Apesar de a técnica cirúrgica ser bastante apurada, a disponibilidade de doação de órgãos não é por si só capaz de suprir a demanda crescente. Nos Estados Unidos, há cerca de 3.000 transplantes por ano e mesmo assim está muito aquém de suprir as necessidades epidemiológicas. A despeito de o número de transplantes ter aumentado nos últimos anos, substancialmente, vem aumentando também o número de pacientes com insuficiência cardíaca avançada. Para os pacientes que apresentam piora total ou parcial das funções de bombeamento do coração e da classe funcional, se faz necessária a adoção de alternativas terapêuticas no intuito de aumentar a sobrevida. Nestas situações especiais, é fundamental o uso de dispositivos capazes de manter as condições hemodinâmicas dos pacientes por período prolongado, e substituir total ou parcialmente, de forma temporária ou definitiva, as funções de bomba do coração.

Insuficiência cardíaca avançada é definida como a presença de sintomas (dispneia e/ou fadiga) em repouso ou aos mínimos esforços, classificados como classe funcional (CF) III – IV de acordo com a *New York Heart Association* (NYHA):

- Clínica compatível com evidência de congestão pulmonar e/ou sistêmica, ou hipoperfusão periférica em repouso.
- Disfunção cardíaca grave:
    - o Fração de ejeção do ventrículo esquerdo (FEVE) < 30%.
    - o Ecocardiograma-doppler com padrão pseudonormal ou restritivo no fluxograma mitral.
    - o Aumento das pressões de enchimento em câmaras esquerdas: pressão de oclusão da artéria pulmonar >16mmHg e/ou pressão do átrio direito >12mmHg.
- Aumento importante nos níveis de peptídeos natriuréticos (BNP ou NT- Pro BNP) na ausência de causas não cardíacas.
- Alteração grave da capacidade funcional: teste da caminhada de 6 minutos < 300 metros com a incapacidade de realizar exercício ou a distância percorrida no teste (já ajustada para a idade e sexo), ou consumo de oxigênio durante exercício máximo <14mL/kg/min.
- História de pelo menos uma hospitalização por insuficiência cardíaca descompensada nos últimos 6 meses.
- Presença de todos os critérios anteriores, apesar do tratamento farmacológico otimizado e da terapia de ressincronização cardíaca.

Outra condição importante é o choque cardiogênico no infarto agudo do miocárdio, que pode estar associado com a piora da função ventricular, levando ao baixo débito cardíaco. Esta condição pode ser otimizada pelos dispositivos de assistência circulatória externa até que ocorra a recuperação da função circulatória através da reperfusão e crescente melhora da perfusão tecidual, além da associação de suporte inotrópico medicamentoso.

Quadro 20.1. Critérios utilizados na seleção dos candidatos à Assistência Circulatória Mecânica.

Critérios Clínicos
Idade < 65 – 70 anos (valor relativo). Estado Clínico – choque cardiogênico apesar do uso de altas doses de catecolaminas, com hipotensão arterial persistente. Fatores de mau prognóstico ou de contraindicação: disfunção hepática e/ou renal severa, coagulopatia, plaquetopenia, pneumopatia, hipertensão pulmonar, arritmia instável, doença cerebrovascular, endocardite bacteriana, infecção ativa e correção cirúrgica incompleta.
Critérios Hemodinâmicos
Falência Cardíaca Direita: Índice Cardíaco < 2,0L/min.m^2. Pressão de Capilar Pulmonar <15mmHg. Pressão Média de Átrio Direito > 20mmHg. Pressão Arterial Sistólica < 80mmHg e Média < 60mmHg.
Falência Cardíaca Esquerda: Índice Cardíaco < 2,0L/min.m2. Pressão de Capilar Pulmonar > 20mmHg. Pressão Arterial Sistólica < 80mmHg e Média < 60mmHg. Resistência Vascular Sistêmica > 1.600 dynas/s/cm^5/m^2. Saturação Venosa de O2 < 55%.
Falência biventricular: Seguem os critérios de falências cardíacas direita e esquerda.

DISPOSITIVOS DE ASSISTÊNCIA CIRCULATÓRIA MECÂNICA (DACM)

Para a indicação da assistência circulatória mecânica, devemos levar em consideração os elevados custos associados à terapia ao longo do tempo de hospitalização. As equipes médicas e demais profissionais devem ser devidamente treinadas para o manejo do suporte circulatório, e a sua utilização deve ser orientada também com base na possível melhora clínica, como ponte para a recuperação ou como ponte para o transplante cardíaco. Nos pacientes com deterioração aguda da função miocárdica, os dispositivos de suporte de curto prazo são uma opção terapêutica, seja como ponte para a recuperação funcional do ventrículo ou como ponte para o transplante cardíaco.

Os dispositivos de assistência ventricular são compostos por uma bomba implantada no corpo (DAV implantável) ou colocada fora do corpo (DAV externo ou paracorpóreo), um controlador do sistema que permanece fora do corpo e é utilizado para programar as funções do DAV, e uma fonte de energia externa para a bomba que consiste em uma bateria e um console. Elas podem auxiliar ou até mesmo substituir a função ventricular, seja esta direita, esquerda ou biventricular.

São quatro os fatores fundamentais: o local da bomba na cavidade cardíaca; o ventrículo especificamente que está sendo suprido; o mecanismo da bomba; e o período de suporte estimado (temporário ou de longa permanência).

Os dispositivos temporários são aqueles instituídos por dias ou semanas (bombas extra ou paracorpóreas), enquanto os de longa permanência são utilizados por meses ou anos, no paciente e instalados dentro do corpo (intracorpóreos). As indicações podem ser divididas basicamente nos grupos: ponte para recuperação, ponte para transplante e terapia de destino.

A instalação do sistema de assistência circulatória pode ser utilizada como ponte para recuperação naqueles pacientes afetados por choque cardiogênico agudo ou insuficiência cardíaca descompensada, refratários ao tratamento clínico otimizado. Existe a possibilidade considerável de que a lesão miocárdica seja reversível com o uso temporário e curto da assistência circulatória, eliminando assim a necessidade de um transplante cardíaco, como em casos de lesões miocárdicas transitórias, infarto agudo do miocárdio (IAM), miocardites agudas e choque cardiogênico pós-cirurgia cardíaca. Há uma gama de dispositivos que podem ser usados para este fim, como balões intra-aórticos de contrapulsação diastólica (BIA), dispositivos de assistência ventricular extracorpóreos e dispositivos de suporte de vida extracorpóreos designados como oxigenação por membrana extracorpórea (ECMO).

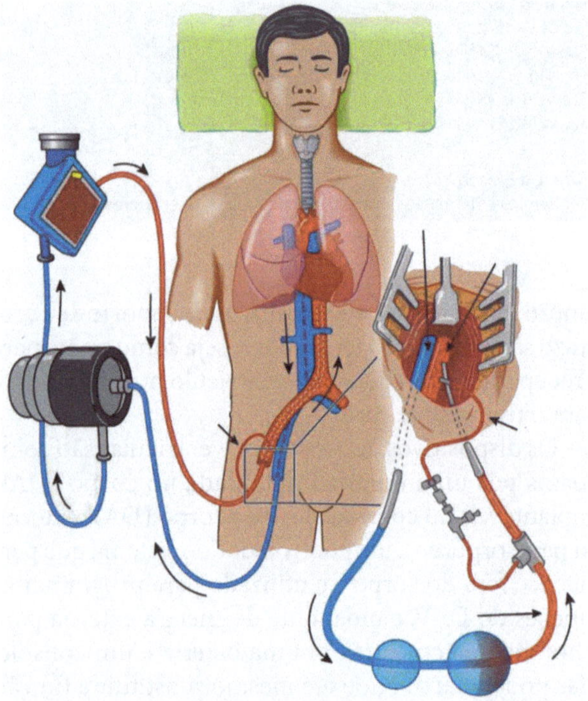

Figura 20.1. Membrana e oxigenação extracorpórea veno-arterial usando canulação periférica (Dennis M *et al.*, 2020).

A ponte para transplante destina-se aos pacientes que sofreram choque cardiogênico independentemente da etiologia e que evoluem para insuficiência cardíaca avançada descompensada, aos pacientes com aumento da dose de inotrópicos intravenosos e aos que não utilizam estas medicações, mas referem sintomas em repouso estando hemodinamicamente estáveis e com órgãos-alvo funcionalmente preservados.

Os pacientes instáveis hemodinamicamente e com disfunção de múltiplos órgãos e sistemas podem se beneficiar da ponte para transplante com a assistência circulatória mecânica temporária e do implante de dispositivos de longa permanência, sempre levando em conta os riscos e benefícios associados.

A terapia de destino é definida como o ato de se instituir assistência circulatória mecânica de longa permanência em pacientes sintomáticos crônicos e refratários, portadores de insuficiência cardíaca avançada devido à cardiomiopatia isquêmica ou não isquêmica irreversível, e não sendo candidatos ao transplante cardíaco. Assim sendo, o suporte circulatório se torna uma alternativa permanente ao paciente. No entanto, ainda persiste a meta de se desenvolver uma assistência circulatória mecânica de uso permanente em larga escala que seja confiável e que assegure ou recupere a função cardíaca e o fluxo coronariano, evitando assim a necessidade do transplante cardíaco nestes pacientes.

O uso dos dispositivos de assistência ventricular é indicado para pacientes com insuficiência cardíaca avançada. Devido à polimanifestação clínica do espectro da insuficiência cardíaca, se avalia o prognóstico e a gravidade através da classificação de INTERMACS.

Na situação em que haja perspectiva de melhora da função ventricular após evento agudo que resulte em insulto miocárdico, sendo retirado o dispositivo com a melhora da função ventricular, existe a condição "ponte para recuperação". Assim sendo, o suporte ventricular

Tabela 20.1. Classificação INTERMACS

Perfil	Descrição	Estado hemodinâmico	Tempo para intervenção
1	Choque cardiogênico grave	Hipotensão persistente, apesar do uso de intrópicos e BIA associada à disfunção orgânica	Horas
2	Declínio progressivo, apsear do uso de inotrópico	Declínio da função renal, hepática, nutricional e lactatemia, a despeito do uso de agentes inotrópicos em doses otimizadas	Dias
3	Estável às custas de inotrópico	Estabilidade clínica em vigência de terapia inotrópica, mas com histórico de falência do desmame	Semanas a meses
4	Internações frequentes	Sinais de retenção hídrica, sintomas ao repouso e passagens frequentes a unidades de emergência	Semanas a meses
5	Em casa, intolerante aos esforços	Limitação marcante para atividades, porém confortável ao repouso, a despeito de retenção hídrica	Urgência variável, dependente do estado nutricional e do grau de disfunção orgânica
6	Limitação aos esforços	Limitação moderada aos esforços e ausência de sinais de hipovolemia	Urgência variável, dependente do estado nutricional e do grau de disfunção orgânica
7	NYHA III	Estabilidade hemodinâmica e ausência da hipervolemia	Sem indicação

visa garantir um tratamento até que haja a melhora da respectiva função como um todo.

Ao se implantar um sistema de suporte circulatório mecânico como ponte para decisão nos pacientes com risco de colapso circulatório agudo e em risco imediato de morte, objetivamos a estabilização do quadro com posterior avaliação das opções terapêuticas disponíveis. Nesse contexto, diferentes cenários podem ocorrer: ausência de recuperação neurológica, disfunção de múltiplos órgãos, estabilização hemodinâmica com necessidade de outros dispositivos e não sendo possível decidir no momento do implante qual será a estratégia final de tratamento (terapia de destino), nos portadores de insuficiência cardíaca terminal refratária e que não sejam elegíveis para o transplante, e também em pacientes com insuficiência cardíaca terminal, em estado não tão avançado, ou até mesmo como alternativa ao transplante cardíaco – terapia de destino.

A avaliação da sobrevida, função e qualidade de vida por intermédio da terapia de destino foi estabelecida no estudo randomizado e prospectivo "*Randomized Evaluation of Mechanical Assistance*" (REMATCH) ao comparar pacientes submetidos ao transplante cardíaco com aqueles em uso de dispositivos de assistência ventricular esquerda. No estudo, a mortalidade foi 48% menor no grupo com dispositivos de assistência ventricular esquerda quando comparado ao grupo de transplante cardíaco. Embora o implante do dispositivo resulte em uma melhora da sobrevida, não se pode ignorar os possíveis efeitos adversos, como acidente vascular encefálico, hemorragias e falhas do dispositivo.

A ponte para decisão (PPD) se refere à efetividade ainda desconhecida da assistência circulatória mecânica na reversão de situações em que o transplante cardíaco seria contraindicado de forma relativa, não sendo, portanto, ainda reconhecida pela *Food and Drug Administration* (FDA) como uma indicação para o uso de assistência circulatória mecânica.

Os Dispositivos de Assistência Circulatória Mecânica podem ser classificados de acordo aos fatores:

- **Posição em relação ao paciente:** paracorpóreos (fora do corpo) ou implantável. Eles limitam a capacidade de deambulação do paciente, ficam expostos a maior risco de trauma e de mau funcionamento por obstrução das vias, além do comprometimento da durabilidade. Geralmente são utilizados como dispositivos de curta duração.
- **Mecanismo de inserção**: percutâneo ou cirúrgico. Os percutâneos são utilizados como dispositivos de curta duração, e os cirúrgicos podem ser de curta ou longa duração.
- **Ventrículo assistido:** assistência ao ventrículo esquerdo (VE), ventrículo direito (VD) ou biventricular (com manutenção do fluxo de perfusão do VD entre 70% e 80% em relação ao VE).
- **Tipo de fluxo:** contrapulsação (no caso do BIA), contínuo (funciona constantemente durante o ciclo cardíaco), ou pulsátil (fluxo de acordo com o ciclo cardíaco).

As bombas pulsáteis têm o intuito de replicar o ciclo cardíaco do paciente e promover fluxo pulsátil através de um diafragma e válvulas cardíacas artificiais unidirecionais. Uma característica marcante delas é o tamanho e a massa consideráveis, além da necessidade de uma unidade motriz externa que limita a mobilidade dos pacientes. Os dispositivos de assistência ventricular pulsáteis são geralmente utilizados como ponte para o transplante cardíaco.

- **Mecanismo de funcionamento da bomba: axial ou centrífugo.**

  A bomba centrífuga funciona como um "arremessador", ou seja, ela captura em suas lâminas e arremessa para frente tangencialmente ao plano das lâminas, fornecendo fluxo contínuo e sendo acionadas por acoplamento magnético entre o dispositivo que impulsiona o sangue no circuito extracorpóreo e o console. Esse sistema apresenta vantagens sobre os dispositivos de fluxo pulsátil, uma vez que não requer válvulas no circuito e nem cânulas de maior calibre. Além disso, as complicações tromboembólicas e hemolíticas também são menores quando comparadas com os sistemas de fluxo pulsátil.

  O equipamento é constituído por um console com controle de rotação da bomba, alarmes, e a placa magnética rotatória do console. A base magnética do dispositivo descartável é acoplada à cabeça magnética da bomba. Quando ativada, a bomba faz com que os cones internos do dispositivo girem, resultando no impulsionamento do sangue que está em seu interior. A força centrífuga faz o sangue ser direcionado para a saída do cone, que está conectada ao circuito. O fluxo sanguíneo é determinado pelo medidor de fluxo posicionado na linha de saída da bomba e depende do número de rotações e da resistência oferecida pelo circuito.

  As bombas axiais funcionam como o ato de "empurrar" para a frente, paralelo ao plano da bomba. Elas impulsionam o sangue baseadas no princípio de Arquimedes, e são compostas por uma bomba de propulsão sanguínea que através da rotação de uma turbina alojada no interior do ventrículo esquerdo produzem um fluxo axial contínuo e paralelo ao próprio eixo do sistema, e são utilizadas somente em assistência circulatória esquerda. Este dispositivo representa uma abordagem alternativa em relação aos métodos já existentes, caracterizando-se por sua eficiência, associada à relativa simplicidade de manipulação e podendo ser introduzido por via arterial periférica, o que é uma característica bastante vantajosa.

- **Tipo de suporte da bomba:** mecânico, hidrodinâmico, eletromagnético ou magnético. Suportes que não envolvam contato direto entre o motor e os outros componentes tendem a durar mais por terem menos fricção (por exemplo, o suporte por levitação magnética dito "sem contato"), assim como também diminuem o nível de hemólise induzida pelo dispositivo através da superfície de contato entre o sangue e o motor, além de também reduzirem os sítios de deposição para trombo e fibrina.

- **Durabilidade:** curta ou longa duração
Os dispositivos de assistência circulatória mecânica podem ser de curta duração (horas, dias, semanas e, em geral, até 30 dias), ou de longa duração (meses ou anos). Os dispositivos de curta duração são indicados para pacientes com choque cardiogênico após infarto agudo do miocárdio, procedimentos cardíacos, ou em casos de miocardites, com o objetivo de recuperar o débito cardíaco. Já os dispositivos de assistência ventricular de longa duração são indicados para os pacientes com insuficiência cardíaca avançada, proporcionando benefícios significativos em termos de sobrevivência e qualidade de vida, representando assim uma opção terapêutica para os pacientes que não são candidatos ao transplante cardíaco.

- **Mecanismos pelos quais o dispositivo pode ser efetivo:**
  - Manutenção de débito cardíaco independente da função ventricular.
  - Aumento da perfusão coronariana.
  - Diminuição do diâmetro do ventrículo esquerdo (diminuições do raio, da tensão do VE pela lei de La Place, além da redução do consumo de oxigênio).
  - Diminuições das pressões intracavitárias, com redução da pressão arterial pulmonar e consequente melhora da congestão pulmonar.
  - Contrapulsação diastólica.

- **Evolução dos dispositivos:**
  - Primeira geração (fluxo pulsátil, valvas, rolamento mecânico), por exemplo: Berlin Heart EXCOR e Thoratec PVAD.

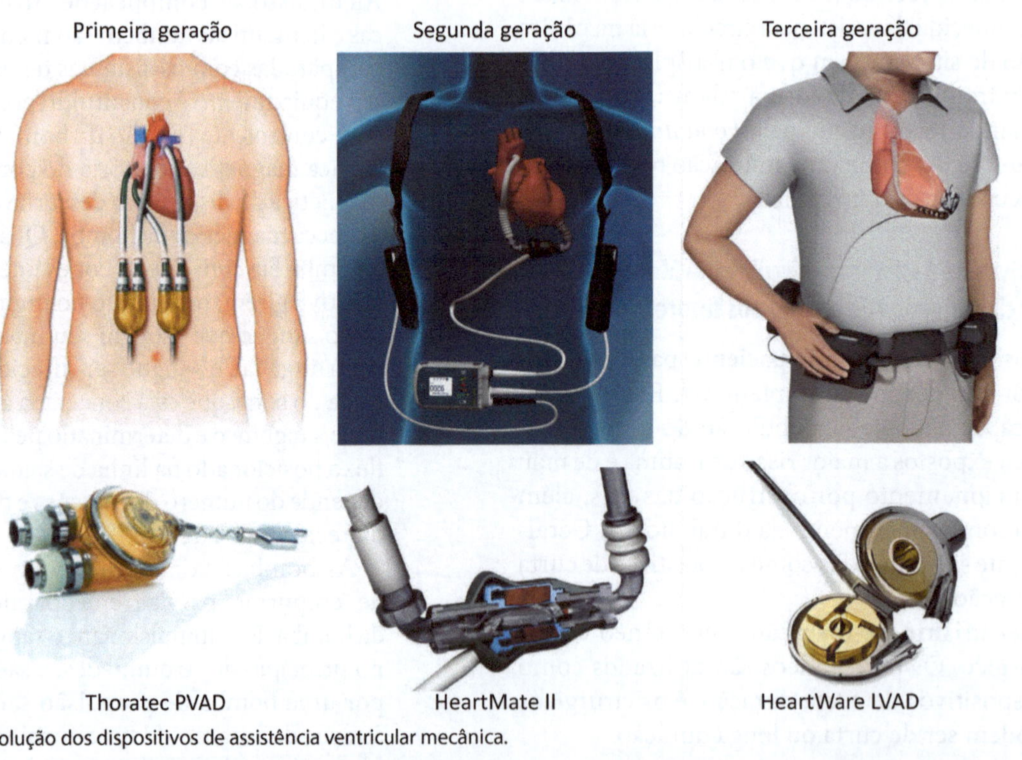

Figura 20.2. Evolução dos dispositivos de assistência ventricular mecânica.

Constituídos por bombas elétricas ou pneumáticas, porém alguns se mostravam muito volumosos para uso extra-hospitalar.

- o Segunda geração (fluxo contínuo, axial, rolamento com eixo mecânico), por exemplo: Thoratec HeartMate II.

Constituídos por bombas de fluxo axial e de tamanho pequeno o suficiente para o implante intracorpóreo.

- o Terceira geração (fluxo contínuo centrífugo, sem contato com rolamento, levitação magnética ou hidrodinâmica), por exemplo: HeartMate III, HeartWare LVAD.

Constituído por bomba de fluxo centrífugo por meio de levitação magnética, minimizando assim o atrito entre os componentes do sangue e a estrutura da bomba.

DISPOSITIVOS DE ASSISTÊNCIA CIRCULATÓRIA MECÂNICA TEMPORÁRIOS (PERCUTÂNEOS E PARACORPÓREOS)

Os **Dispositivos de Assistência Circulatória Mecânica** (DACM) temporários podem ser utilizados para resgate hemodinâmico e obtenção da estabilidade clínica, incluindo a possibilidade de recuperação da função cardíaca, assim como a realização do transplante cardíaco.

- **Indicações para o suporte circulatório mecânico temporário:**
  - o INTERMACS 1 e 2.
  - o INTERMACS 3 (dependentes de altas doses de inotrópicos ou com alto risco de instabilização)
  - o Choque cardiogênico pós-Infarto Agudo do Miocárdio (IAM) - Classe IIa.
  - o Suporte em intervenções de pacientes de alto risco cardíaco - Classe IIb.
  - o Choque cardiogênico no contexto de insulto agudo: miocardite aguda fulminante, periparto, intoxicação exógena, Takotsubo, pós-cardiotomia, disfunção do enxerto cardíaco, disfunção ventricular direita pós-implante de Dispositivo de Assistência Circulatória Mecânica (DACM) esquerda, valvopatias agudas, embolia pulmonar, sepse.
  - o Choque cardiogênico em pacientes crônicos agudizados: miocardiopatias crônicas com indicação para transplante cardíaco, miocardiopatias crônicas elegíveis para dispositivo de longa permanência, cardiopatias congênitas.

Tabela 33.2. Suporte mecânico temporário como ponte

Ponte para ponte/Ponte para decisão	Uso do suporte circulatório mecânico de curta duração em pacientes com choque cardiogênico e alto risco de morte por falência cardíaca até a estabilização dos parâmetros hemodinâmicos com perfusão de órgãos-alvo, no intuito de se avaliar outras terapias como o suporte circulatório mecânico de longa permanência ou o transplante cardíaco. Diferentes possibilidades podem ocorrer: ausência de recuperação neurológica, disfunção multiorgânica, estabilização hemodinâmica com necessidade de outros dispositivos, e não sendo possível estabelecer no momento do implante qual será a estratégia final do tratamento (ex: pós-parada cardiorrespiratória).
Ponte para a candidatura	Dispositivos podem oferecer suporte hemodinâmico e estabilidade clínica até a realização do transplante cardíaco, no contexto de gravidade progressiva e indisponibilidade da realização do transplante em um curto prazo.
Ponte para o transplante	Uso do suporte circulatório mecânico para melhorar a perfusão em pacientes com condições clínicas proibitivas, reverter a hipertensão pulmonar ou ganhar tempo para o transplante cardíaco ser elegível.
Ponte para a recuperação	Situação em que existe perspectiva de melhora da função ventricular após insulto agudo e sendo retirado o dispositivo após a recuperação (disfunção ventricular pós IAM, Takotsubo, miocardites, etc.).
Terapia de destino	Suporte circulatório mecânico de longa permanência no estágio final da insuficiência cardíaca não elegível para transplante cardíaco, possibilitando maior sobrevida e melhor qualidade de vida comparado ao tratamento clínico medicamentoso.

  - o Suporte em pacientes de alto risco cardiopulmonar: angioplastia coronariana, procedimentos de eletrofisiologia, procedimentos valvares percutâneos, cirurgias cardíacas e não cardíacas.

- **Benefícios dos dispositivos circulatórios percutâneos:**
  - o Manutenção da perfusão tecidual, aumento da perfusão coronariana, reduções do consumo miocárdico de oxigênio, das pressões de enchimento e do estresse na parede ventricular, com a promoção do suporte circulatório no choque cardiogênico.
- **Tipos de dispositivos circulatórios percutâneos**: Hemopump (fabricação descontinuada), Impella®, TandemHeart™, ECMO (percutâneo ou por toracotomia), Balão Intra-Aórtico (BIA).
  - o **Hemopump** é uma bomba de propulsão sanguínea por rotação de turbina intracardíaca, gerando fluxo axial contínuo em paralelo ao eixo do sistema circulatório

do paciente. Pode ser instalado por via arterial periférica ou pela aorta ascendente. Com rotação de 25 mil rpm, aspira o sangue do ventrículo esquerdo e ejeta na aorta, realizando um incremento ao débito cardíaco de até 4,7L/min. Este dispositivo foi descontinuado devido às falhas mecânicas.

- **Impella®**: é o menor dispositivo de assistência ventricular esquerda disponível até o momento, com a finalidade de melhorar o débito cardíaco, a perfusão coronariana e tecidual, diminuindo o trabalho miocárdico e o consumo de oxigênio. O dispositivo Impella® apresenta fundamento semelhante ao Hemopump, porém sendo miniaturizado e podendo ser instalado no serviço de hemodinâmica por via percutânea. Trata-se de um dispositivo composto por uma bomba de fluxo axial contínuo que aspira sangue do ventrículo esquerdo para a aorta, permitindo fluxos de 2,5L/min (Impella® 2.5), 4L/min (Impella® CP), ou 5L/min (Impella® 5.0). No Brasil, o modelo atualmente disponível é o Impella® CP.
- A bomba tem sua porção distal colocada na cavidade do ventrículo esquerdo e sua porção proximal, por onde é ejetada parte do débito na aorta ascendente. Suas indicações são as mesmas do Balão Intra-Aórtico (BIA): choque cardiogênico pós-Infarto Agudo do Miocárdio (IAM), profilático para preparação de cirurgias cardíacas ou procedimentos hemodinâmicos em pacientes de alto risco, ou como ponte para outros dispositivos.
- Mecanismo de funcionamento: Axial.
- Via de acesso: Percutânea ou percutânea por dissecção.
- Técnica de inserção: Retrógrada no ventrículo esquerdo via artéria femoral.
- Suporte hemodinâmico: 2,5L/min, 4,0L/min e 5,0L/min
- **TandemHeart™**: é um dispositivo de assistência ventricular esquerda com implante percutâneo via transfemoral (veia femoral) por meio de "by-pass" que bombeia sangue oxigenado do átrio esquerdo por meio de uma cânula inserida via transeptal por uma bomba centrífuga extracorpórea para o sistema arterial ilíaco-femoral (para uma ou ambas as artérias femorais). Tanto o TandemHeart™ como o ventrículo esquerdo contribuem com o fluxo para a aorta ("trabalham em paralelo"). Composto por cânula transeptal, bomba centrífuga, cânula arterial femoral e console. O tempo de permanência é de, geralmente, até 30 dias.
- Este dispositivo está indicado como ponte para recuperação miocárdica ou "ponte para ponte" devido ao incremento no débito cardíaco.
- É constituído por um sistema controlador externo para programação e controle do fluxo (obrigando repouso absoluto do paciente no leito), e um mecanismo de anticoagulação e lubrificação próprios da bomba extracorpórea. Mesmo assim, na maioria dos relatos de uso, os pacientes recebiam também anticoagulação sistêmica plena.

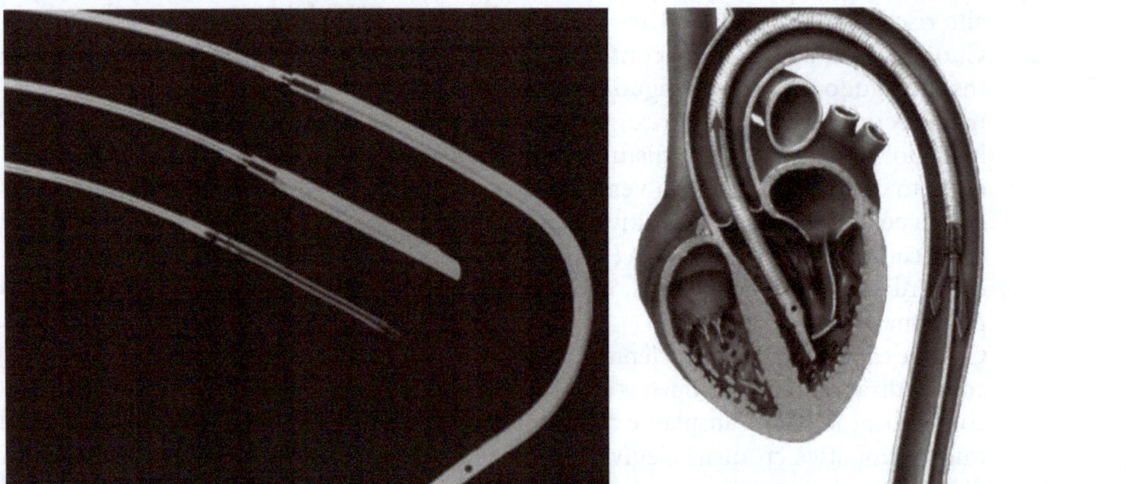

Figura 20.3. Hemopump (Lönn U et al., 1997)

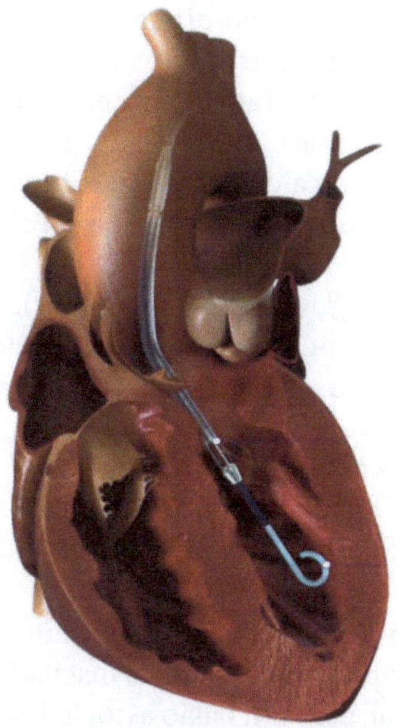

Figura 20.4. Impella® localizado através da valva aórtica (Lo N et al., 2018)

- o Utilizado como ponte para transplante cardíaco, suporte hemodinâmico e ponte para recuperação nas miocardites e infartos agudos do miocárdio.
- o Mecanismo de funcionamento: Centrífugo.
- o Via de acesso: Percutânea.
- o Técnica de inserção:
- o *Inflow* (átrio esquerdo via veia femoral e punção com transfixação do septo interatrial).
- o *Outflow* (artéria femoral).
- o Suporte hemodinâmico: 4,0 L/min.

Oxigenação por Membrana Extracorpórea (ECMO): a membrana de oxigenação extracorpórea (ECMO) é um dispositivo invasivo que fornece assistência temporária cardiopulmonar parcial ou total para pacientes com choque cardiogênico e/ou insuficiência respiratória aguda, utilizando um circuito de tubos, bomba, oxigenador, e aquecedor que ficam instalados fora do corpo. O sangue é retirado do sistema venoso através de cânulas que o conduzem para um oxigenador impulsionado por sistema centrífugo, gerando um fluxo laminar não pulsátil devolvido à circulação sistêmica.

A ECMO pode operar nas modalidades venoarterial e venovenosa.

A ECMO venoarterial pode ser instalada tanto por via central quanto periférica, assegurando um débito cardíaco de 4 a 6L/min/m^2. É recomendável seu uso por até 30 dias, porém não existindo sinais de recuperação cardíaca em 1 semana deve-se proceder ao escalonamento para implante de dispositivo mais duradouro ou modificar a estratégia do suporte.

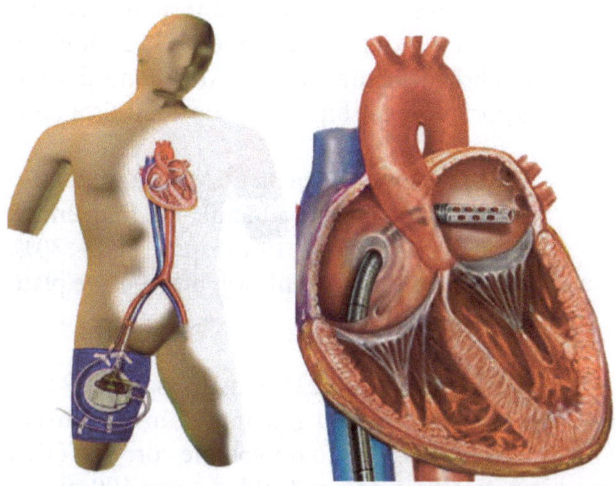

Figura 20.5. Diagrama do dispositivo de assistência ventricular percutânea TandemHeart (Cove ME et al., 2010).

Tabela 20.3.

Modalidades de ECMO:	
ECMO Venoarterial: ■ Atinge níveis mais altos de PaO_2. ■ Requer uma taxa de perfusão menor. ■ Exclui a circulação pulmonar. ■ Diminui a pressão da artéria pulmonar. ■ Fornece suporte cardíaco e auxilia a circulação sistêmica. ■ Requer canulação arterial.	ECMO Venovenosa ■ Alcança níveis mais baixos de PaO_2. ■ Requer uma taxa de perfusão maior. ■ Mantém o fluxo sanguíneo pulmonar. ■ Aumenta os níveis de PO_2 venosa mista. ■ Não fornece suporte cardíaco e nem auxilia na circulação sistêmica. ■ Requer apenas canulação venosa.

- **Indicações para implante de ECMO:**
  - o Ponte para decisão ou recuperação – Classe I.
  - o Ponte para transplante – Classe IIa.

- **Monitorização hemodinâmica na ECMO:** **Ecodoppler:** para avaliação da posição das cânulas, da função ventricular, ajustes na volemia e detecção de complicações como tromboses, sangramentos e tamponamento cardíaco.

  Pressão arterial invasiva (PAI) femoral, cateter venoso central (CVC), cateter de artéria pulmonar (CAP), ecocardiografia, dispositivos como PiCCO (Pulse Contour Cardiac Output), e EV1000 que permitem medidas por termodiluição transpulmonar.

  A ECMO periférica associada ao balão intra-aórtico (BIA) permite as reduções da pressão capilar (PC) e da congestão pulmonar.
- **Suporte inotrópico (principalmente na ECMO periférica):** dobutamina em dose média de 5 mcg/Kg/min. É recomendada para reduzir a pós-carga e estimular o aumento da contratilidade do ventrículo esquerdo.

Deve-se, quando necessário, utilizar suporte de drogas vasopressoras no intuito de manter PAM ≥65mmHg para o equilíbrio hemodinâmico, e PAM ≥75mmHg nos pacientes portadores de hipertensão arterial sistêmica.

- **Ventilação mecânica na ECMO:** manutenção da PEEP mais alta (12 a 14cmH_2O), frequências respiratórias baixas (< 10 a 15 ipm), FiO_2 < 30%, volume corrente ≤ 6mL/Kg, pressões de platô ≤ 25 a 30cmH_2O.

Na relação PaO_2/FiO_2 ≤ 200mmHg usar PEEP > 13 cmH_2O, VC ≤ 3mL/kg e/ou limitar pressão de platô em 20 a 25 cmH_2O, a despeito do volume corrente (VC) gerado ser extremamente reduzido (< 50 a 100mL).

Na relação PaO_2/FiO_2 > 200mmHg manter PEEP de 5 a 10 cmH_2O, VC ≤ 6 mL/kg e/ou limitar pressão de platô em 30cmH_2O.

Nos pacientes acordados e ainda não extubados, recomenda-se uma pressão de suporte (PS) < 7cmH_2O.

- Complicações da ECMO: hemólise, trombose, sangramento, AVC, infecção, validade de uso da membrana e incapacidade de descompressão do ventrículo esquerdo (na modalidade periférica).
  - o Mecanismo de funcionamento: Centrífugo.
  - o Via de acesso: Percutânea ou direta por toracotomia.
  - o Técnica de inserção percutânea:
  - o *Inflow* (átrio direito via veia femoral ou veia jugular).
  - o *Outflow* (aorta descendente via artéria femoral).
  - o Técnica de inserção por toracotomia na assistência circulatória mecânica direita:
  - o *Inflow* (átrio direito).
  - o *Outflow* (artéria pulmonar).
  - o Técnica de inserção por toracotomia na assistência circulatória mecânica biventricular:
  - o *Inflow* (átrio direito).
  - o *Outflow* (aorta ascendente).
  - o Suporte hemodinâmico: > 4,5 L/min.

- **Balão Intra-Aórtico (BIA):** é um dispositivo de contrapulsação diastólica instalado via sistema arterial, com um balão associado a um console que controla o inflar e o desinflar por sistema de "gatilhos" ajustados pelo eletrocardiograma e frequência cardíaca, pelo padrão de pressão arterial, ou através de uma programação fixa. Quando o dispositivo se encontra devidamente alocado na artéria aorta, é capaz de registrar as curvas de pressão na aorta ascendente. Este dispositivo aumenta a pressão diastólica na raiz da aorta, melhora a perfusão coronariana, reduz a pós-carga e promove incremento no débito cardíaco de 15%.
  - o Indicações:

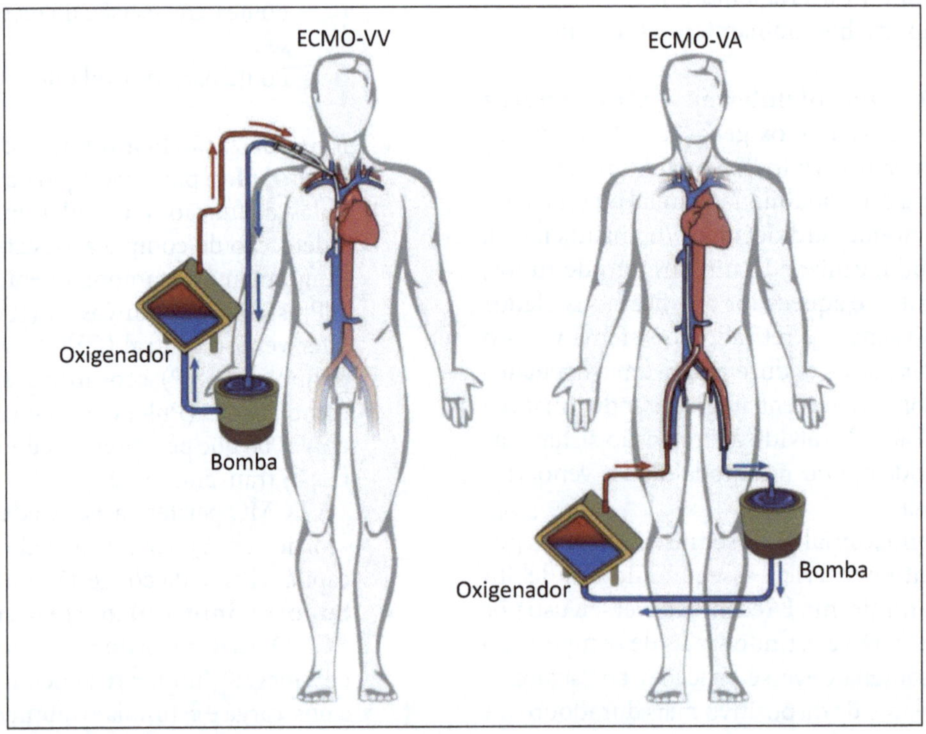

Figura 20.6. ECMO veno-venosa e veno-arterial.

Choque cardiogênico após infarto agudo do miocárdio (IAM), síndrome coronariana aguda (SCA) com elevação do segmento ST sem choque, intervenções coronarianas percutâneas de risco e insuficiência cardíaca descompensada refratária com sinais de baixo débito cardíaco.

- Mecanismo de funcionamento: pneumático.
- Via de acesso: frequentemente percutânea.
- Técnica de inserção: aorta ascendente (diretamente por toracotomia) ou via artéria femoral (percutânea).
- Suporte hemodinâmico: 0,5L/min.

BOMBAS CIRCULATÓRIAS PARACORPÓREAS

São dispositivos externos implantados cirurgicamente que promovem suporte hemodinâmico em pacientes com choque cardiogênico refratário com alto risco de mortalidade. Podem ser utilizadas na assistência univentricular direita ou esquerda, além da assistência biventricular que consiste na manutenção do fluxo de perfusão do lado direito entre 70% e 80% em relação ao esquerdo.

- **Indicações:**
  - o Ponte para decisão ou recuperação - Classe IIa.
  - o Ponte para transplante - Classe IIa.
- **Tipos de dispositivos paracorpóreos:** CentriMag®, Berlin Heart EXCOR®, outras bombas centrífugas, e Jarvik-7 (fabricação descontinuada).

CentriMag®: é uma bomba centrífuga de fluxo contínuo que utiliza levitação magnética para a rotação. Fornece fluxo de até 10L/min. com baixa tensão de cisalhamento, minimizando a trombogenicidade e permitindo níveis moderados de anticoagulação, além de mínima hemólise durante o suporte. Uso recomendável por até 30 dias, porém com relatos de até 3 meses. O CentriMag® utiliza canulação simples e direta, inclusive sem circulação extracorpórea, tipo átrio direito para o tronco da artéria pulmonar (no suporte ventricular direito), e átrio esquerdo ou ventrículo esquerdo para a aorta ascendente (no suporte ventricular esquerdo).

- Mecanismo de funcionamento: Centrífugo.
- Via de acesso: Acesso direto por toracotomia.
- Técnica de inserção na assistência circulatória mecânica esquerda:
- *Inflow:* ventrículo esquerdo (acesso via átrio esquerdo ou ponta do ventrículo esquerdo).
- *Outflow:* aorta ascendente.
- Técnica de inserção na assistência circulatória mecânica direita:
- *Inflow:* átrio direito.
- *Outflow:* artéria pulmonar.
- Suporte hemodinâmico: 8,0 a 10L/min.

Berlin Heart EXCOR®: é um dispositivo composto de uma bomba pulsátil que fornece fluxo de 8L/min., com baterias acopladas a um sistema de transporte, permitindo a deambulação por até 10 horas. Pode realizar uma assistência ventricular esquerda, direita ou até mesmo biventricular, necessitando de cânulas específicas para o processo de canulação.

Apesar de ser um dispositivo paracorpóreo, apresenta durabilidade maior podendo permanecer meses como suporte hemodinâmico em pacientes com choque cardiogênico. Nos EUA, o modelo pediátrico do EXCOR® é considerado um dispositivo de longa permanência.

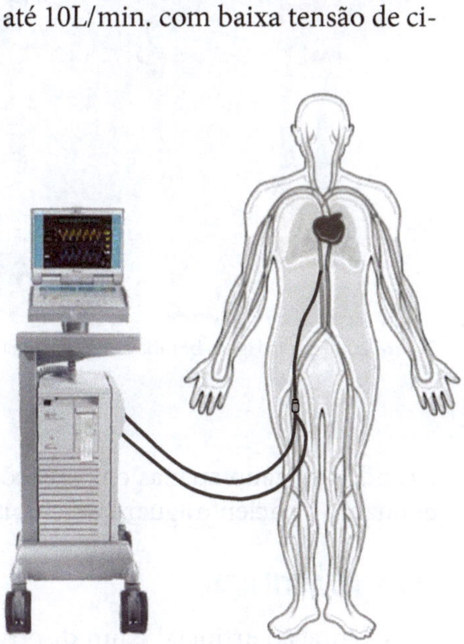

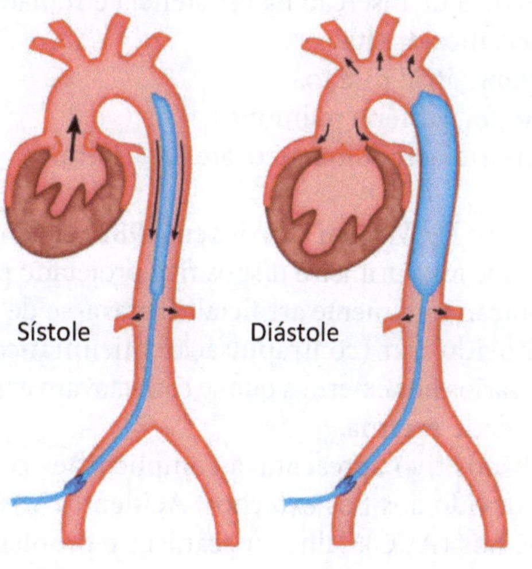

Figura 20.7. Balão Intra-Aórtico (adaptado de Alabbady AM et al., 2017).

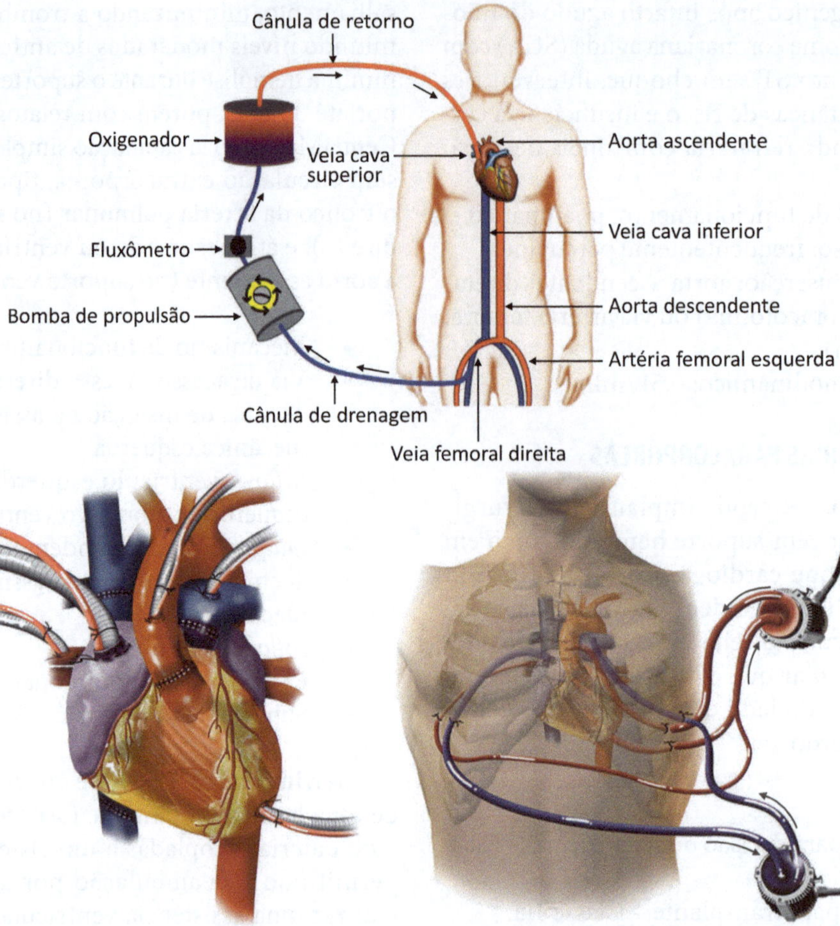

Figura 20.8. Diagrama esquemático do sistema CentriMag. (Adaptado de Takeda K et al., 2017)

- Mecanismo de funcionamento: Pulsátil.
- Via de acesso: Direta por toracotomia.
- Técnica de inserção na assistência circulatória mecânica esquerda:
- *Inflow:* Ventrículo esquerdo (ponta do ventrículo esquerdo).
- *Outflow:* Aorta ascendente.
- Técnica de inserção na assistência circulatória mecânica direita:
- *Inflow:* átrio direito.
- *Outflow:* artéria pulmonar.
- Suporte hemodinâmico: até 8,0 L/min.

Jarvik-7: o Dr. Wiliam Devries em 1982 implantou o Jarvik-7, que foi o primeiro dispositivo projetado para ser um coração totalmente artificial. Tratava-se de um coração movido a ar (contrapulsação pneumática) e dotado de vários fios externos que se conectavam a uma grande unidade externa.

Este dispositivo apresentava complicações como infecções devido aos fios externos, Acidentes Vasculares Cerebrais (AVC), falhas mecânicas e problemas de adaptação anatômica. Desde então, o Jarvik-7 foi aprimorado e rebatizado chamando-se CardioWest,

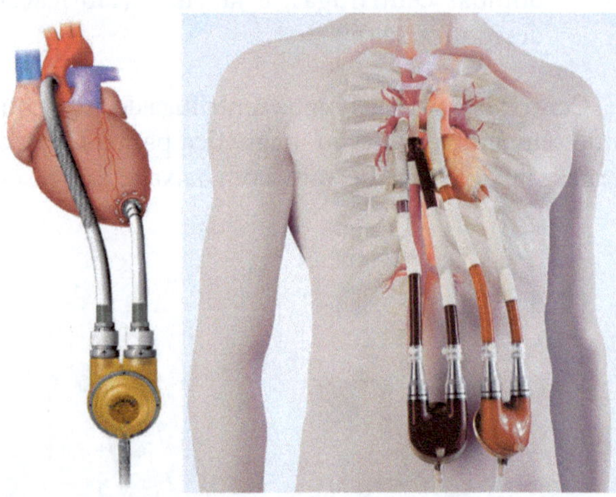

Figura 20.9. Berlin Heart, bomba paracorpórea (Volpp, KG et al., 2023).

e sendo utilizado apenas em situações experimentais enquanto o paciente aguardava o transplante cardíaco.

CORAÇÃO ARTIFICIAL

O coração artificial é um dispositivo implantável que substitui as câmaras inferiores do coração (ventrí-

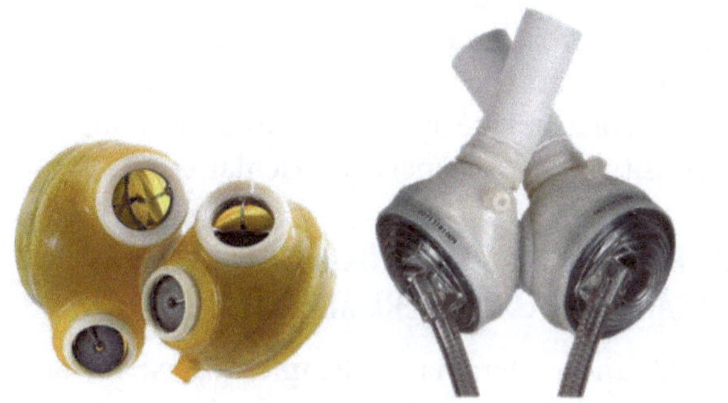

Figura 20.10. Jarvik-7 (Cohn WE et al., 2015). CardioWest (evolução do Jarvik-7).

culos), nos casos de insuficiência cardíaca em estágio final. Até recentemente, para os muitos pacientes com insuficiência cardíaca, a única opção era o transplante de coração.

Um coração artificial geralmente estende a vida por meses além do esperado para um paciente com insuficiência cardíaca em estágio terminal. Se o mesmo estiver aguardando um transplante de coração, este dispositivo pode mantê-lo vivo enquanto espera por um doador, além de poder melhorar sua qualidade de vida. Porém, se trata de um aparelho muito complexo, difícil de se implantar e que pode causar diversas complicações.

AbioCor (empresa AbioMed): em 02/07/2001, o coração artificial para implante AbioCor é o primeiro totalmente artificial implantado com a esperança de dobrar a expectativa de vida dos pacientes cardíacos. É composto de titânio e plástico, pesando 900g, e seu mecanismo central é uma bomba hidráulica que envia fluido de um lado a outro. Dotado dentre outros componentes, de bateria interna recarregável e implantada dentro do abdome do paciente dando autonomia de 30 a 40 minutos para realização de certas atividades (como tomar banho) enquanto estiver desconectado do pacote da bateria principal, e uma bateria externa envolvida em um cinto de velcro colocado em torno da cintura do paciente que quando recarregável proporciona cerca de 4 a 5 horas de energia. A cirurgia para implantar o coração artificial AbioCor é delicadíssima, pois há a necessidade da remoção dos ventrículos direito e esquerdo do coração natural.

LVAD (*Left Ventricular Assistance Device - Texas Heart Institute*): manteve o receptor do dispositivo vivo por 30 dias, sem pulso e com ausência de sinais de ECG, e tendo já sido testado com sucesso em animais de grande porte (vaca). Trata-se de um novo modelo

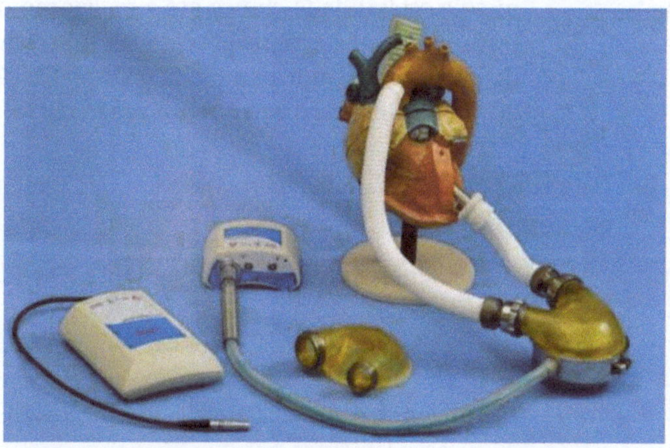

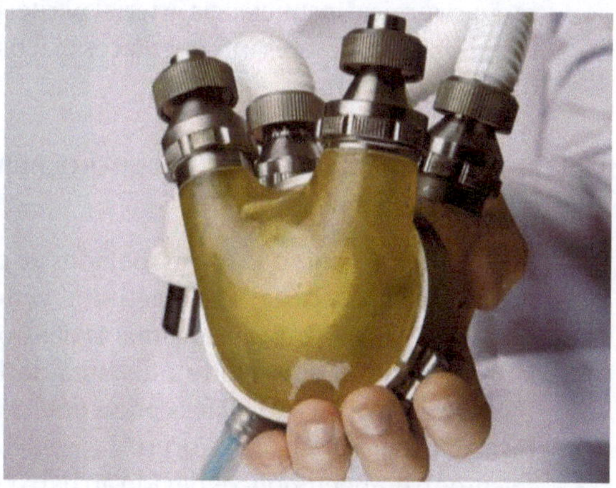

Figura 20.11. Modelo de coração artificial.

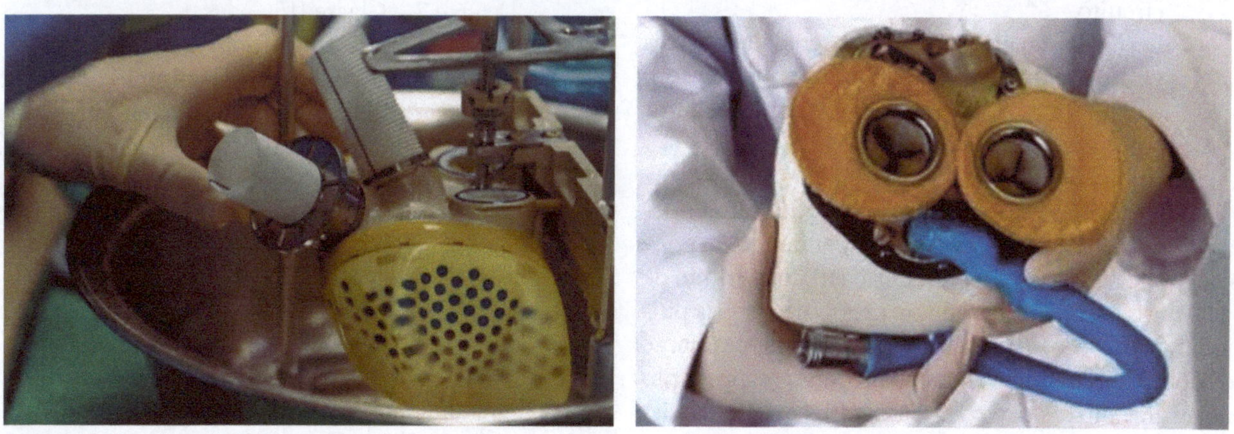

Figura 20.12. Coração artificial biocompatível (empresa Carmat)

pioneiro de coração artificial formado por duas bombas de fluxo contínuo em forma de turbinas. Em 2008, o FDA aprovou a inclusão do *HeartMate* II para o uso como ponte para transplante, e em 2010 como terapia de destino (implantado mesmo sem a perspectiva de transplante futuro).

A novidade foi construída a partir dos implantes conhecidos como Dispositivos de Assistência Ventricular. Acredita-se que estejamos cada vez mais próximos do coração artificial perfeito, com apenas um simples rotor em cada turbina, não havendo o desgaste desta máquina, tampouco avaria, e não provocando coágulos ou infecções. Deve demandar algum tempo até as pessoas se acostumarem com seres vivos sem nenhum pulso, haja vista que a pulsação é parâmetro utilizado para definição se um indivíduo está vivo ou não.

Contraindicações para o implante dos Dispositivos de Assistência Circulatória Mecânica (DACM) temporários:

- Comorbidades graves que limitem o prognóstico: neoplasias, doenças pulmonares, doenças hepáticas, discrasias sanguíneas, doenças neurológicas e/ou psiquiátricas.
- Situações que limitam a eficiência e o implante dos dispositivos: insuficiência aórtica sem correção cirúrgica, insuficiência arterial periférica, tromboses ou tumores intracardíacos extensos, dissecção de aorta.

Complicações dos dispositivos de assistência circulatória mecânica (DACM) temporários:

- Sangramentos, hemólises associadas a elevadas pressões negativas na linha venosa (>-30mmHg), coágulos nas câmaras das bombas centrífugas, temperatura da água do termopermutador >41°C, ou existência de elevada resistência na cânula de retorno.
- Eventos tromboembólicos devido ao baixo fluxo ou manejo inadequado da anticoagulação do circuito.
- Lesões vasculares que podem ser evitadas através do uso de cânulas de calibre compatível com o diâmetro dos vasos, e medidas para assegurar a perfusão distal do membro.

Antes de 3 a 5 dias de um insulto agudo, a recuperação miocárdica é improvável e, dependendo da etiologia, pode não haver a recuperação em um período de 7 a 30 dias. A ecocardiografia e a pressão de artéria pulmonar (CAP) são essenciais na avaliação de desmame do suporte circulatório em pacientes com recuperação miocárdica: fluxos entre 1,5 e 1L/min. (mínima assistência), boa abertura da valva aórtica, FEVE de 40% a 45%, diminuição das cavidades cardíacas e manutenção de parâmetros hemodinâmicos adequados.

A disfunção do ventrículo direito (VD) é multifatorial e ocorre em até 30% dos casos após o implante do dispositivo de assistência ventricular esquerda.

DISPOSITIVOS DE ASSISTÊNCIA CIRCULATÓRIA MECÂNICA DE LONGA PERMANÊNCIA

Quando a terapia medicamentosa se torna ineficiente, poderemos partir para soluções mais sofisticadas, como o implante de ressincronizador cardíaco ou o transplante cardíaco. Ainda temos a possibilidade da utilização dos dispositivos de longa permanência com indicações divididas da seguinte forma:

Indicações de DACM de longa permanência como ponte para transplante:

- Insuficiência Cardíaca sistólica INTERMACS 2 e 3 – Classe IIa.
- Insuficiência Cardíaca sistólica INTERMACS 4 – Classe IIb.
- Insuficiência Cardíaca sistólica INTERMACS 1,5, 6 e 7 – Classe III.
- **Ponte para transplante:** suporte hemodinâmico e estabilidade clínica até a realização do transplante cardíaco (na gravidade progressiva do paciente e na indisponibilidade de realização do transplante cardíaco em um prazo curto).

Indicações de DACM de longa permanência como terapia de destino:

- Insuficiência Cardíaca sistólica INTERMACS 3 – Classe IIa.
- Insuficiência Cardíaca sistólica INTERMACS 2.
- Insuficiência Cardíaca sistólica INTERMACS 4 – Classe IIb.
- Insuficiência Cardíaca sistólica INTERMACS 1,5,6 e 7 – Classe III.
- **Terapia de destino:** suporte hemodinâmico e estabilidade clínica em pacientes com insuficiência cardíaca (IC) refratária que apresentam contraindicação ao transplante cardíaco, possibilitando maior sobrevida e melhor qualidade de vida comparado ao tratamento clínico medicamentoso.

Indicações de DACM de longa permanência como ponte para decisão:

- Insuficiência Cardíaca sistólica INTERMACS 2 e 3 – Classe IIa.

- Insuficiência Cardíaca sistólica INTERMACS 4 - Classe IIb.
- Insuficiência Cardíaca sistólica INTERMACS 1,5,6 e 7 - Classe III.
- **Ponte para decisão:** em pacientes com condições clínicas proibitivas ao transplante cardíaco, porém, se modificáveis, permitem que o paciente se torne candidato ao transplante cardíaco (ex: hipertensão pulmonar e neoplasias com potencial cura).
- **Tipos de dispositivos de longa permanência**: HeartMate II® (empresa Thoratec), INCOR® (empresa Berlin Heart), e HeartWare® (empresa HeartWare).
    - o **HeartMate ll®** (empresa Thoratec): é um dispositivo que apresenta uma placa rígida pulsátil que movimenta o sangue, impulsionando-o para gerar débito cardíaco simulando o ciclo cardíaco, e apresentando console externo e portátil. Composto por bomba axial e de tamanho pequeno o suficiente para implante intracorpóreo, oferece opção terapêutica para pacientes com insuficiência cardíaca avançada, com melhorias quanto à durabilidade, ruído e taxa de complicações. Trata-se de um dispositivo de longa permanência utilizado desde 2008 como ponte para transplante, ou alternativa desde 2010 aos pacientes que apresentam contraindicações absolutas ao transplante cardíaco (terapia destino).
    Tipo de bomba: fluxo axial.
    Tipo de suporte: assistência ventricular esquerda.
    Via de acesso: Toracotomia.
    Presença de rolamento: sim.
    Anticoagulação alvo: INR de 2,0 a 3,0.
    - o **Berlin Heart INCOR®** (empresa Berlin Heart):
    Tipo de bomba: fluxo axial.
    Tipo de suporte: assistência ventricular esquerda.
    Via de acesso: Toracotomia.
    Presença de rolamento: não (levitação eletromagnética).
    Anticoagulação alvo: INR de 2,5 a 3,5.
    - o **HeartWare®** (empresa HeartWare):
    Tipo de bomba: fluxo centrífugo.
    Tipo de suporte: assistência ventricular esquerda.
    Via de acesso: Toracotomia.
    Presença de rolamento: não (levitação hidrodinâmica).
    Anticoagulação alvo: INR de 2,0 a 3,0.

Contraindicações absolutas para o implante do dispositivo de assistência circulatória mecânica de longa permanência

- Ausência de cuidadores capacitados.
- Distúrbios psiquiátricos graves ou não aderência às recomendações da equipe.
- Acidente vascular cerebral com déficit motor significativo ou com alteração da capacidade cognitiva.

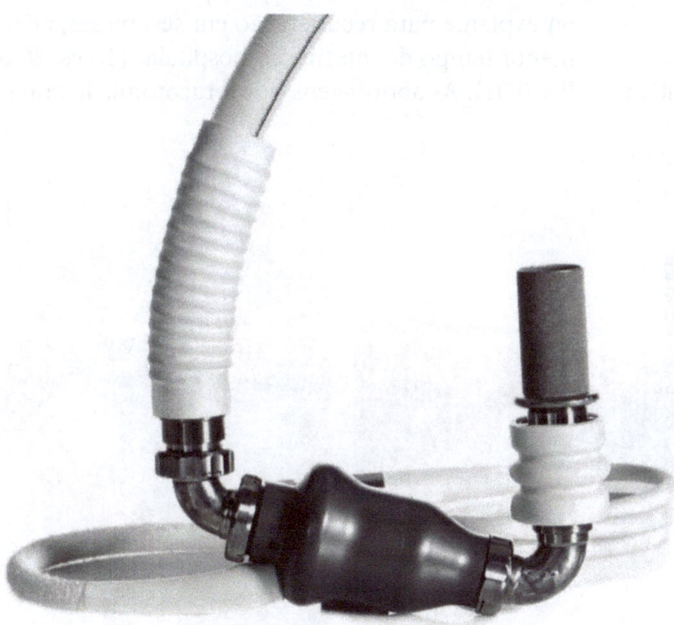

Figura 20.13. HeartMate II. (Birati EY et al, 2015)

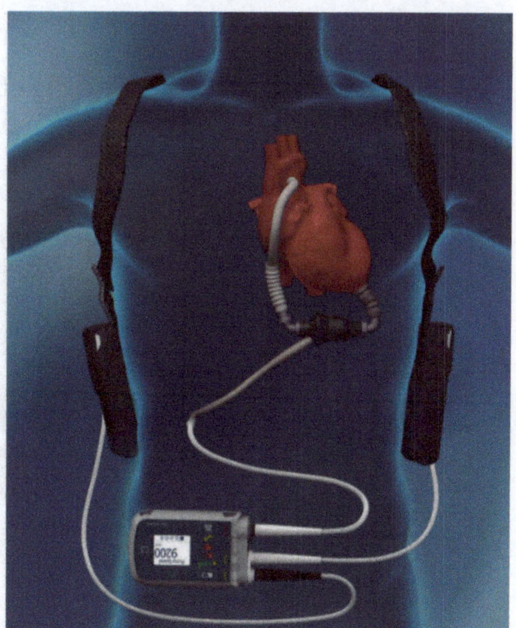

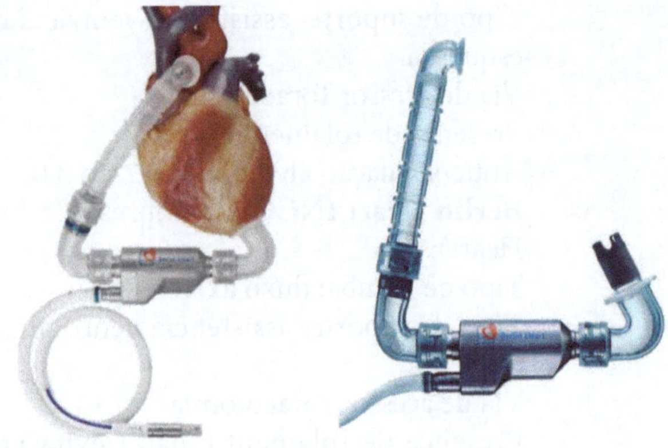

Figura 20.14. Berlin Heart INCOR.

- Doença neoplásica com prognóstico não favorável.
- Malformação vascular intestinal que predisponha a sangramentos.
- Doença pulmonar obstrutiva grave.
- Disfunção hepática grave.
- Infeccão ativa.
- Alterações hematológicas (plaquetas < 50.000mm³ e trombofilias).

Contraindicações relativas para o implante do dispositivo de assistência circulatória mecânica de longa permanência

- Disfunção ventricular direita moderada a grave.
- Insuficiência renal em terapêutica dialítica.
- Diabetes de difícil controle.
- Acidente vascular cerebral com déficit motor parcial.
- Desnutrição em grau avançado.
- Doença vascular arterial periférica significativa.

Tabela 20.4. Complicações dos dispositivos de assistência circulatória mecânica (DACM) de longa permanência

Sangramentos	Derrame pericárdico	Insuficiência respiratória
Disfunção de ventrículo direito.	Hipertensão.	Tromboembolismo arterial não neurológico.
Eventos neurológicos.	Arritmias.	Tromboembolismo venoso.
Infecções.	Infarto do miocárdio.	Deiscência de ferida operatória.
Mau funcionamento do DACM.	Disfunção hepática.	Alteração psiquiátrica/comportamental.
Hemólise.	Disfunção renal.	

COMPLICAÇÕES GERAIS DO USO DE DISPOSITIVOS DE ASSISTÊNCIA CIRCULATÓRIA MECÂNICA

Avanços nas técnicas cirúrgicas cardíacas minimamente invasivas estão sendo aplicados ao implante dos dispositivos de assistência ventricular esquerda no sentido de miniaturização e abordagens cirúrgicas com o intuito de minimizar a dissecção extensa de aderências pericárdicas. Embora o implante seja habitualmente realizado através de uma esternotomia mediana completa, a estratégia de toracotomia lateral esquerda combinada com miniesternotomia superior ou toracotomia superior direita para anastomose do enxerto de saída da aorta ascendente, vem sendo cada vez mais adotada com resultados satisfatórios. A segurança e a eficácia de uma abordagem por toracotomia lateral para implantação de dispositivos em relação às esternotomias, demonstraram maiores taxas de sucesso clínico (88,1% vs. 77,5%; P < 0,01), incluindo sobrevida, ausência de acidente vascular cerebral incapacitante, transplante ou explante para recuperação em seis meses, além do menor tempo de internação hospitalar (18 vs. 26 dias; P < 0,01). As abordagens por toracotomia lateral tam-

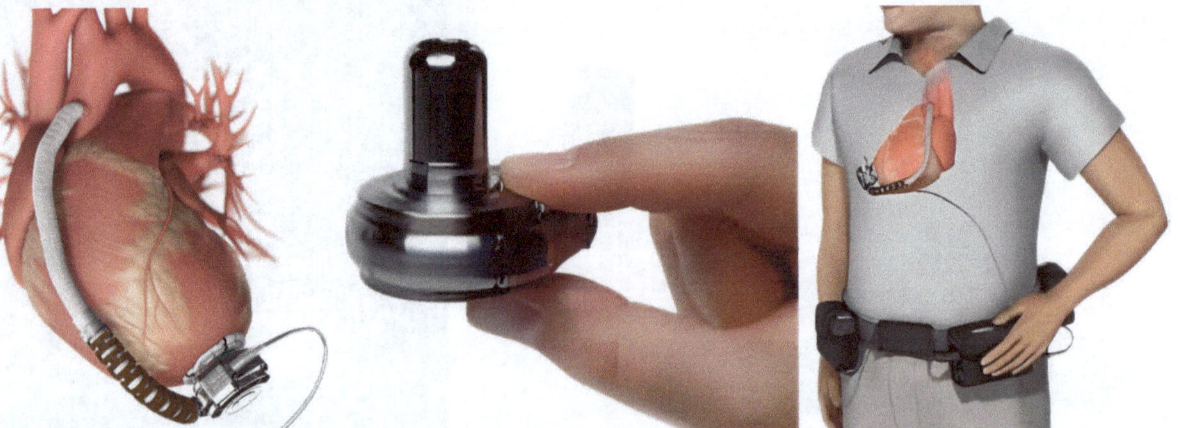

Figura 20.15. HeartWare: fluxo centrífugo.

bém foram associadas à melhoria da sobrevida a curto prazo, às diminuições das taxas de insuficiência ventricular direita (VD) pós-implantação e das transfusões perioperatórias em comparação com a esternotomia convencional.

À medida que os dispositivos evoluíram, também aumentaram as infecções associadas ao respectivo uso. Os dispositivos anteriores de fluxo pulsátil foram associados a altas taxas de infecção bacteriana e fúngica, com elevadas taxas de mortalidade que podem chegar até 90%. No entanto, mudanças no tipo e tamanho do dispositivo, bem como melhorias nas técnicas cirúrgicas para implantação, levaram a uma diminuição da incidência de infecção. Na categoria de dispositivos de fluxo contínuo, também houve um declínio significativo na taxa de infecção. Apesar da redução nas taxas de eventos de infecções associadas aos dispositivos de assistência ventricular esquerda, as respectivas infecções ainda continuam sendo uma causa importante de morbidade e mortalidade nestes pacientes. A incidência de morte relacionada com infecção é mais elevada no período pós-operatório imediato e depois diminui. Mas com um período de suporte mais longo, esta incidência aumenta novamente. A infecção é a terceira causa mais comum de morte em 1 ano após a colocação do dispositivo, perdendo apenas para as complicações neurológicas e para a falência multiorgânica.

Além da morbidade associada à própria infecção, as infecções também estão implicadas em complicações como trombose do dispositivo, acidente vascular cerebral, hemorragia intracerebral, e sangramento gastrointestinal. Os critérios diagnósticos para definição das infecções são divididos em 3 categorias principais: infecções específicas de dispositivos de assistência ventricular, relacionadas e as não associadas à assistência ventricular.

As infecções específicas dos dispositivos de assistência ventricular são aquelas relacionadas diretamente ao hardware do dispositivo, e são específicas dos receptores. Esta categoria inclui infecções do sistema de transmissão, bolsa cirúrgica, bomba e cânula, podendo se estabelecer por contiguidade.

As infecções relacionadas ao dispositivo de assistência ventricular são aquelas que podem ocorrer até em pacientes sem assistência ventricular, mas que justificam considerações especiais em um receptor de assistência ventricular devido à presença de hardware. Esta categoria inclui infecções como bacteremias, mediastinites e endocardites.

As infecções não associadas aos dispositivos são aquelas que não estão relacionadas ao dispositivo de demora, e consistem em infecções por outros focos concomitantes ao uso do dispositivo de suporte ventricular. Dentre elas se destacam as pneumonias, as infecções do trato urinário e as infecções por Clostridium difficile.

A história natural da infecção surge ao redor dos primeiros 3 meses após o implante, e está comumente relacionada a fontes como cateteres venosos centrais, cateteres urinários, pneumonias pós-operatórias, infecções por Clostridium difficile, assim como também pode ser proveniente do próprio dispositivo. As infecções de início tardio tendem a estar associadas ao dispositivo, principalmente relacionadas ao sistema de transmissão.

Os dois principais patógenos associados às infecções específicas e relacionadas são o Staphylococcus aureus e a Pseudomonas aeruginosa. Outros micro-organismos observados incluem Staphylococcus epidermidis, espécies de Enterococcus, outros bacilos g gram-negativos, tais como espécies de Klebsiella, Escherichia coli, além das espécies de Candida. As infecções por Candida estão associadas a uma mortalidade muito elevada (até 90%). Um problema clínico comum é a questão da superinfecção, ou seja, o desenvolvimento de uma nova infecção enquanto os pacientes estão em terapia antibiótica supressiva para a infecção primária.

As infecções específicas de dispositivos, incluindo infecções profundas do sistema de transmissão e infecções de bombas e/ou cânulas, surgem de biofilmes que compreendem micro-organismos incorporados em uma matriz polissacarídica extracelular na superfície do dispositivo. Os organismos, como o Staphylococcus aureus, exibem componentes de superfície microbiana que reconhecem moléculas da matriz adesiva em sua superfície e que facilitam a adesão a tecidos e superfícies neointimais, o que pode explicar a propensão de tais organismos em causar infecções de dispositivos. As infecções baseadas em biofilme são frequentemente refratárias ao tratamento apenas com antibióticos. Às vezes, a remoção do dispositivo é a única maneira de garantir a cura da infecção. No entanto, a remoção do dispositivo nem sempre é viável ou prática, além de aumentar consideravelmente os custos hospitalares.

Os antibióticos sistêmicos são capazes de eliminar micro-organismos planctônicos que foram liberados do biofilme, mas muitas vezes são incapazes de tratar eficazmente os micro-organismos incorporados ao biofilme. Esta incapacidade pode estar relacionada ao grau de dificuldade da penetração de vários antibióticos no biofilme, alterações no metabolismo bacteriano, resistência antimicrobiana, defesas do hospedeiro prejudicadas, e alterações locais no microambiente do biofilme que diminuem a atividade do agente antimicrobiano. As concentrações inibitórias mínimas para bactérias incorporadas ao biofilme podem ser até 1.000 vezes maiores do que aquelas pertencentes aos mesmos micro-organismos quando cultivados em meio de cultura.

Foram identificados vários fatores nas estratégias de prevenção das infecções, e muitas destas estratégias podem ser utilizadas para ajuste do risco. As características dos pacientes que estão associadas a um risco aumentado de infecção do dispositivo incluem: idade avançada, obesidade ou índice de massa corporal (IMC) elevado, presença de diabetes mellitus, insuficiência renal, gravidade da insuficiência cardíaca no momento da colocação do dispositivo de assistência ventricular (risco mais elevado com perfil INTERMACS 1), concentração sérica de albumina, presença de outras fragilidades, hipogamaglobulinemia, acessos centrais permanentes, disfunção de células T, estando especialmente associadas aos dispositivos de primeira geração e mostrando correlação com infecção deste dispositivo principalmente por candidíase. São também de risco os fatores cirúrgicos como cirurgia concomitante no momento da colocação do dispositivo, a interface, pele e cânulas do sistema de transmissão, além de outras interfaces do paciente com os insumos e equipamentos associados à assistência ventricular.

A ecocardiografia transtorácica desempenha um papel crucial na elegibilidade do paciente assim como na avaliação estrutural cardíaca antes do implante do Dispositivo de Assistência Circulatória Mecânica (DACM), no caso das doenças valvares (insuficiência aórtica), alterações em aorta ascendente, além de pesquisar presença de "Shunt" e trombos. Ela também é fundamental na monitorização do funcionamento adequado dos dispositivos de assistência ventricular, conseguindo identificar precocemente várias condições que predisponham o paciente ao desenvolvimento de complicações pós-implantes. Por outro lado, a ecocardiografia transesofágica é uma ferramenta essencial durante o implante na sala de cirurgia, pois fornece informações valiosas como a avaliação do alinhamento correto da cânula de entrada e a orientação da escolha do fluxo e velocidade corretos da bomba.

O acidente vascular cerebral e a falência multiorgânica foram identificados como as principais causas de morte precoce. Além disso, a taxa de reinternação tem implicações não apenas clínicas, mas também sociais, econômicas e éticas. Estar em estado de choque cardiogênico (INTERMACS 1) no momento da implantação tem sido correlacionado com maiores riscos de eventos adversos. No entanto, estes riscos podem ocorrer também nos pacientes mais saudáveis e que não dependem de suporte inotrópico intravenoso no momento do implante (INTERMACS 4 a 7), embora possa haver melhora na capacidade funcional e na qualidade de vida dos pacientes submetidos ao incremento do débito cardíaco através da assistência ventricular. Os principais eventos adversos associados são insuficiência cardíaca esquerda, trombose de bomba, sangramento gastrointestinal, infecções associadas ao dispositivo, acidente vascular encefálico e insuficiência aórtica.

O custo dos cuidados é um grande desafio futuro global. Esta questão é particularmente relevante no campo do suporte ventricular mecânico, dado o seu uso rapidamente crescente em todo o mundo e o custo elevado relacionado com a implantação e gestão do dispositivo, sendo fator impeditivo da ampla difusão nos serviços hospitalares. Os dados originais do ensaio REMATCH relataram uma relação custo-efetividade incremental de US$ 802.700,00 por ano de vida ajustado também pela qualidade. O custo de aquisição por Heartmate II foi estimado em quase US$ 150.000,00, o que levou a mais de US$ 479 milhões em gastos com saúde, relacionados em projeções simuladas comparando o custo-benefício das estratégias de tratamento de insuficiência cardíaca usando custos incrementais. A taxa de eficácia destacou custos significativamente maiores atribuíveis aos dispositivos de assistência ventricular, exigindo até US$ 200.000 por ano de vida ajustados também pela qualidade e ganhos em alguns estudos, o que excedeu em muito os custos com o transplante cardíaco ortotópico (US$ 97.000), ou com a terapia de suporte (US$ 54.000). O progresso contínuo na inovação de dispositivos e na gestão médica será essencial para reduzir os custos desta terapia que segue em rápido crescimento. Estima-se que a relação custo-eficácia dos dispositivos de assistência ventricular melhore à medida que a sobrevivência e a qualidade de vida também continuem a melhorar, com menores taxas de complicações, eventos adversos e consequente redução de reinternações hospitalares.

BIBLIOGRAFIA SUGERIDA

Allan EK. Cardiac assist devices. Intensive Ther Clin Monit. 1990;11(5):168-173+184.

Braunwald Tratado de Doenças Cardiovasculares – 2 Volumes – Google Books. [cited 2023 Sep 18]. Available from: https://www.google.com.br/books/edition/Braunwald_Tratado_de_Doenças_Cardiovasc/E0E-B0AEACAAJ?hl=en

Aslam S. Ventricular Assist Device Infections. Cardiol Clin. 2018;36(4):507–17. Available from: https://doi.org/10.1016/j.ccl.2018.06.005

Brady W, Weigand S, Bergin J. Ventricular assist device in the emergency department: Evaluation and management considerations. Am J Emerg Med. 2018;36(7):1295–9. Available from: https://doi.org/10.1016/j.ajem.2018.04.047

Castrodeza J, Ortiz-Bautista C, Fernández-Avilés F. Continuous-flow left ventricular assist device: Current knowledge, complications, and future directions. Cardiol J. 2022;29(2):293–304.

Chung BB, Sayer G, Uriel N. Mechanical circulatory support devices: methods to optimize hemodynamics during use. Expert Rev Med Devices 2017;14(5):343–53. Available from: http://dx.doi.org/10.1080/17434440.2017.1324292

Cogswell R, John R, Shaffer A. Right Ventricular Failure After Left Ventricular Assist Device. Cardiol Clin 2020;38(2):219–25. Available from: https://doi.org/10.1016/j.ccl.2020.01.007

Crespo-Leiro MG, Costanzo MR, Gustafsson F, Khush KK, Macdonald PS, Potena L, et al. Heart transplantation: focus on donor recovery strategies, left ventricular assist devices, and novel therapies. Eur Heart J. 2022;43(23):2237–46.

Dangl M, Albosta M, Butros H, Loebe M. Temporary Mechanical Circulatory Support: Left, Right, and Biventricular Devices. Curr Cardiol Rev. 2023;19.

Dowling RD, Etoch SW. Clinically available extracorporeal assist devices. Prog Cardiovasc Dis. 2000;43(1):27–36.

Elliott T, Edwards LG. Ambulatory Ventricular Assist Device Patient Management. Cardiol Clin. 2018;36(4):571–81. Available from: https://doi.org/10.1016/j.ccl.2018.06.014

Feldmann C, Chatterjee A, Haverich A, Schmitto JD. Left ventricular assist devices – A state of the art review. Adv Exp Med Biol. 2018;1067:287–94.

Fernando SM, Price S, Mathew R, Slutsky AS, Combes A, Brodie D. Mechanical circulatory support in the treatment of cardiogenic shock. Curr Opin Crit Care. 2022;28(4):434–41.

Frigerio M. Left Ventricular Assist Device: Indication, Timing, and Management. Heart Fail Clin. 2021;17(4):619–34.

Fudim M, Abraham WT, von Bardeleben RS, Lindenfeld JA, Ponikowski PP, Salah HM, et al. Device Therapy in Chronic Heart Failure: JACC State-of-the-Art Review. J Am Coll Cardiol. 2021;78(9):931–56.

George TJ, Arnaoutakis GJ, Shah AS. Surgical Treatment of Advanced Heart Failure: Alternatives to Heart Transplantation and Mechanical Circulatory Assist Devices. Prog Cardiovasc Dis. 2011;54(2):115–31. Available from: http://dx.doi.org/10.1016/j.pcad.2011.04.001

Gordon RJ, Quagliarello B, Lowy FD. Ventricular assist device-related infections. Lancet Infect Dis. 2006;6(7):426–37.

Greenwood JC, Herr DL. Mechanical circulatory support. Emerg Med Clin North Am. 2014;32(4):851–69. Available from: http://dx.doi.org/10.1016/j.emc.2014.07.009

Gregory SD, Timms D, Gaddum N, Mason DG, Fraser JF. Biventricular assist devices: A technical review. Ann Biomed Eng. 2011;39(9):2313–28.

Han JJ, Acker MA, Atluri P. Left ventricular assist devices synergistic model between technology and medicine. Circulation. 2018;138(24):2841–51.

Jefferson HL, Kent WDT, MacQueen KT, Miller RJH, Holloway DD, Fatehi Hassanabad A. Left ventricular assist devices: A comprehensive review of major clinical trials, devices, and future directions. J Card Surg. 2021;36(4):1480–91.

Kadakia S, Moore R, Ambur V, Toyoda Y. Current status of the implantable LVAD. Gen Thorac Cardiovasc Surg. 2016;64(9):501–8.

Kar S. Percutaneous Mechanical Circulatory Support Devices for High-Risk Percutaneous Coronary Intervention. Curr Cardiol Rep. 2018;20(1):11886.

Khazanie P, Rogers JG. Patient Selection for Left Ventricular Assist Devices. Congest Hear Fail. 2011;17(5):227–34.

Lee S, Fukamachi K, Golding L, Moazami N, Starling RC. Left ventricular assist devices: From the bench to the clinic. Cardiol. 2013;125(1):1–12.

Lund LH, Matthews J, Aaronson K. Patient selection for left ventricular assist devices. Eur J Heart Fail. 2010;12(5):434–43.

Mahmoudi M, Syed AI, Waksman R. The role of percutaneous circulatory assist devices in acute myocardial infarction and high-risk percutaneous coronary intervention in the 21st century. Cardiovasc Revascularization Med. 2011;12(4):237–42. Available from: http://dx.doi.org/10.1016/j.carrev.2010.10.003

Nathan S, Grinstein J. Future Devices for Percutaneous Mechanical Circulatory Support. Interv Cardiol Clin. 2021;10(2):e1–12.

Noly PE, Pagani FD, Noiseux N, Stulak JM, Khalpey Z, Carrier M, et al. Continuous-Flow Left Ventricular Assist Devices and Valvular Heart Disease: A Comprehensive Review. Vol. 36, Canadian Journal of Cardiology. Canadian Cardiovascular Society; 2020. 244–260 p. Available from: https://doi.org/10.1016/j.cjca.2019.11.022

Pratt AK, Shah NS, Boyce SW. Left ventricular assist device management in the ICU. Crit Care Med. 2014;42(1):158–68.

Presti CR, Crenshaw NA. Overview of Ventricular Assist Devices and the Total Artificial Heart. Dimens Crit Care Nurs. 2021;40(1):3–13.

Rose EA, Gelijns, Annetine C. Moskowitz AJ, Heitjan, Daniel F. Stevenson, Lynne W. Dembitsky W, Long JW, Ascheim D, Tierney A, et al. Long-Term Use of a Left Ventricular Assist Device. N Engl J Med. 2001;345(20):1435–43.

Rose EA, Gelijns, Annetine C. Moskowitz AJ, Heitjan, Daniel F. Stevenson, Lynne W. Dembitsky W, Long JW, Ascheim D, Tierney A, et al. Long-Term Use of a Left Ventricular Assist Device. N Engl J Med. 2001;345(20):1435–43.

Salerno CT, Hayward C, Hall S, Goldstein D, Saeed D, Schmitto J, et al. HVAD to HeartMate 3 left ventricular assist device exchange: Best practices recommendations. J Thorac Cardiovasc Surg. 2022;163(6):2120-2127.e5.

Sayer G, Naka Y, Jorde UP. Ventricular assist device therapy. Cardiovasc Ther. 2009;27(2):140–50.

Schrage B, Westermann D. Mechanical circulatory support devices in cardiogenic shock and acute heart failure: Current evidence. Curr Opin Crit Care. 2019;25(4):391–6.

Sciaccaluga C, Soliman-Aboumarie H, Sisti N, Mandoli GE, Cameli P, Bigio E, et al. Echocardiography for left ventricular assist device implantation and evaluation: an indispensable tool. Heart Fail Rev. 2022;27(3):891–902. Available from: https://doi.org/10.1007/s10741-021-10073-1

Teoh TK, Hannan MM. Ventricular Assist Device–Associated Infection. Infect Dis Clin North Am. 2018;32(4):827–41.

Teuteberg JJ, Chou JC. Mechanical circulatory devices in acute heart failure. Crit Care Clin. 2014;30(3):585–606. Available from: http://dx.doi.org/10.1016/j.ccc.2014.04.002

Varshney AS, DeFilippis EM, Cowger JA, Netuka I, Pinney SP, Givertz MM. Trends and Outcomes of Left Ventricular Assist Device Therapy: JACC Focus Seminar. J Am Coll Cardiol. 2022;79(11):1092–107. Available from: https://doi.org/10.1016/j.jacc.2022.01.017

Windecker S. Percutaneous left ventricular assist devices for treatment of patients wilth cardiogenic shock. Curr Opin Crit Care. 2007;13(5):521–7.

Dennis M, Lal S, Forrest P, Nichol A, Lamhaut L, Totaro RJ, et al. In-depth extracorporeal cardiopulmonary resuscitation in adult out-of-hospital cardiac arrest. J Am Heart Assoc. 2020 May 18 [cited 2023 Nov 20];9(10):16521. Available from: https://www.ahajournals.org/doi/abs/10.1161/JAHA.120.016521

Lönn U, Wulff J, Keck KY, Wranne B, Ask P, Peterzén B, et al. Flow Characteristics of the Hemopump: An Experimental In Vitro Study. Ann Thorac Surg. 1997 Jan 1;63(1):162–6.

Lo N, Magnus Ohman E. Fig. 19.6, [Impella CP. The Impella is...]. Prim Angioplasty. 2018 Jul 14;253–73.

Cove ME, MacLaren G. Clinical review: mechanical circulatory support for cardiogenic shock complicating acute myocardial infarction. Crit Care. 2010;14(5).

Alabbady AM, Abdul-Al AS, Skelding KA. Left ventricular assisting devices in percutaneous coronary intervention. US Cardiol Rev. 2017;11(2):86–94.

Birati EY, Jessup M. Left Ventricular Assist Devices in the Management of Heart Failure. Card Fail Rev. 2015;1(1):25.

Takeda K, Garan AR, Ando M, Han J, Topkara VK, Kurlansky P, et al. Minimally invasive CentriMag ventricular assist device support integrated with extracorporeal membrane oxygenation in cardiogenic shock patients: A comparison with conventional CentriMag biventricular support configuration. Eur J Cardio-thoracic Surg. 2017 Dec 1;52(6):1055–61.

Volpp KG, Berkowitz SA, Sharma S V., Anderson CAM, Brewer LC, Elkind MSV, et al. Food Is Medicine: A Presidential Advisory from the American Heart Association. Circulation. 2023 Oct 31;148(18):1417-39.

Cohn WE, Timms DL, Frazier OH. Total artificial hearts: Past, present, and future. Nat Rev Cardiol. 2015 Oct 19;12(10):609-17.

Mehra, M.R., Uriel, N., Naka, Y., Cleveland, J.C., Yuzefpolskaya, M., et al. for the MOMENTUM 3 Investigators. (2019). A Fully Magnetically Levitated Left Ventricular Assist Device Final Report. N Engl J Med. https://www.doi.org/10.1056/NEJMoa1900486

Prinzing A, Herold U, Berkefeld A, Krane M, Lange R, Voss B. Left ventricular assist devices-current state and perspectives. J Thorac Dis 2016;8(8):E660-E666. doi: 10.21037/jtd.2016.07.13

The Society of Thoracic Surgeons Intermacs Database Annual Report: Evolving Indications, Outcomes, and Scientific Partnerships Kormos, Robert L. et al The Annals of Thoracic Surgery, Volume 107, Issue 2, 341- 353

Metra M, Ponikowski P, Dickstein K, McMurray JJ, Gavazzi A, Bergh CH, et al; Heart Failure Association of the European Society of Cardiology. Advanced chronic heart failure: a position statement from the study group on advanced heart failure of the heart failure association of the european society of cardiology. Eur J Heart Fail. 2007;9(6-7):684-94.

Kirklin JK, Naftel DC, Kormos RL, Stevenson LW, Pagani FD, Miller MA, et al. Third intermacs annual report: The evolution of destination therapy in the united states. J Heart Lung Transplant. 2011;30(2):115-23.

Kirklin JK, Naftel DC, Pagani FD, Kormos RL, Stevenson LW, Blume ED, et al. Seventh INTERMACS annual report: 15,000 patients and counting. J Heart Lung Transplant. 2015;34(3):301-5.

Rose EA, Gelijns AC, Moskowitz AJ, Heitjan DF, Stevenson LW, Dembitsky W, et al; Randomized Evaluation of Mechanical Assistance for the Treatment of Congestive Heart Failure (REMATCH) Study Group. Long-term use of a left ventricular assist device for end-stage heart failure. N Engl J Med. 2001;345(20):1435-43

Reedy JE, Swartz MT, Termuhlen DF, Pennington DG, McBride LR, Miller LW, et al. Bridge to heart transplantation: importance of patient selection. J Heart Transplant. 1990;9(5):473-80.

Lietz K, Long JW, Kfoury AG, Slaughter MS, Silver MA, Milano CA, et al. Outcomes of left ventricular assist device implantation as destination therapy in the post-rematch era: implications for patient selection. Circulation. 2007;116(5):497-505

Chumnanvej S, Wood MJ, MacGillivray TE, Melo MF. Perioperative echocardiographic examination for ventricular assist device implantation. Anesth Analg. 2007;105(3):583-601.

Feldman D, Pamboukian SV, Teuteberg JJ, Birks E, Lietz K, Moore SA, et al; International Society for Heart and Lung Transplantation. The 2013 international society for heart and lung transplantation guidelines for mechanical circulatory support: executive summary. J Heart Lung Transplant. 2013;32(2):157-87.

Holman WL, Acharya D, Siric F, Loyaga-Rendon RY. Assessment and management of right ventricular failure in left ventricular assist device patients. Circ J. 2015;79(3):478-86.

Esper SA, Levy JH, Waters JH, Welsby IJ. Extracorporeal membrane oxygenation in the adult: a review of anticoagulation monitoring and transfusion. Anesth Analg. 2014;118(4):731-43.

Kar B, Basra SS, Shah NR, Loyalka P. Percutaneous circulatory support in cardiogenic shock: interventional bridge to recovery. Circulation. 2012;125(14):1809-17.

Perera D, Lumley M, Pijls N, Patel MR. Intra-aortic balloon pump trials: Questions, answers, and unresolved issues. Circ Cardiovasc Interv. 2013;6(3):317-21

Thiele H, Zeymer U, Neumann FJ, Ferenc M, Olbrich HG, Hausleiter J, et al. IABP-SHOCK II Trial Investigators. Intraaortic balloon support for myocardial infarction with cardiogenic shock. N Engl J Med. 2012;367(14):1287-96.

Thiele H, Lauer B, Hambrecht R, Boudriot E, Cohen HA, Schuler G. Reversal of cardiogenic shock by percutaneous left atrial-to-femoral arterial bypass assistance. Circulation. 2001;104(24):2917-22

Burkhoff D, Cohen H, Brunckhorst C, O'Neill WW; TandemHeart Investigators Group. A randomized multicenter clinical study to evaluate the safety and efficacy of the tandemheart percutaneous ventricular assist device versus conventional therapy with intraaortic balloon pumping for treatment of cardiogenic shock. Am Heart J. 2006;152(3):469.e1-8.

Alli OO, Singh IM, Holmes DR Jr, Pulido JN, Park SJ, Rihal CS. Percutaneous left ventricular assist device with tandemheart for high-risk percutaneous coronary intervention: the Mayo Clinic Experience. Catheter Cardiovasc Interv. 2012;80(5):728-34.

O'Neill WW, Kleiman NS, Moses J, Henriques JP, Dixon S, Massaro J, et al. A prospective, randomized clinical trial of hemodynamic support with impella 2.5 versus intra-aortic balloon pump in patients undergoing high-risk percutaneous coronary intervention: the Protect II Study. Circulation. 2012;126(14):1717-27

Henriques JP, Ouweneel DM, Naidu SS, Palacios IF, Popma J, Ohman EM, et al. Evaluating the learning curve in the prospective randomized clinical trial of hemodynamic support with impella 2.5 versus intra-aortic balloon pump in patients undergoing high-risk percutaneous coronary intervention: a prespecified subanalysis of the PROTECT II study. Am Heart J. 2014;167(4):472-9.

Extracorporeal Life Support Organization. ELSO. Guidelines general. [Accessed in 2015 Dec 10]. Available from: https://www.elso.org/resources/guidelines.aspx https://www.elso.org/resources/guidelines.aspx

Beckmann A, Benk C, Beyersdorf F, Haimerl G, Merkle F, Mestres C, et al. Position article for the use of extracorporeal life support in adult patients. Eur J Cardiothorac Surg. 2011;40(3):676-80.

Petroni T, Harrois A, Amour J, Lebreton G, Brechot N, Tanaka S, et al. Intra-aortic balloon pump effects on macrocirculation and microcirculation in cardiogenic shock patients supported by venoarterial extracorporeal membrane oxygenation. Crit Care Med. 2014;42(9):2075-82.

Ventilation with lower tidal volumes as compared with traditional tidal volumes for acute lung injury and the acute respiratory distress syndrome. The acute respiratory distress syndrome network. N Engl J Med. 2000;342(18):1301-8.

Schmidt M, Pellegrino V, Combes A, Scheinkestel C, Cooper DJ, Hodgson C. Mechanical ventilation during extracorporeal membrane oxygenation. Crit Care. 2014;18(1):203.

Haj-Yahia S, Birks EJ, Amrani M, Petrou M, Bahrami T, Dreyfus G, et al. Bridging patients after salvage from bridge to decision directly to transplant by means of prolonged support with the centrimag short-term centrifugal pump. J Thorac Cardiovasc Surg. 2009;138(1):227-30.

John R, Long JW, Massey HT, Griffith BP, Sun BC, Tector AJ, et al. Outcomes of a multicenter trial of the levitronix centrimag ventricular assist system for short-term circulatory support. J Thorac Cardiovasc Surg. 2011;141(4):932-9.

Patlolla B, Beygui R, Haddad F. Right-ventricular failure following left ventricle assist device implantation. Curr Opin Cardiol. 2013;28(2):223-33.

Pagani FD, Miller LW, Russell SD, Aaronson KD, John R, Boyle AJ, et al; HeartMate II Investigators. Extended mechanical circulatory support with a continuous-flow rotary left ventricular assist device. J Am Coll Cardiol. 2009;54(4):312-21.

John R, Liao K, Kamdar F, Eckman P, Boyle A, Colvin-Adams M. Effects on pre- and posttransplant pulmonary hemodynamics in patients with continuous-flow left ventricular assist devices. J Thorac Cardiovasc Surg. 2010;140(2):447-52.

Wus L, Manning M, Entwistle JW. Left ventricular assist device driveline infection and the frequency of dressing change in hospitalized patients. Heart Lung. 2015;44(3):225-9.

Uriel N, Morrison KA, Garan AR, Kato TS, Yuzefpolskaya M, Latif F, et al; Development of a novel echocardiography ramp test for speed optimization and diagnosis of device thrombosis in continuous-flow left ventricular assist devices: the Columbia ramp study. J Am Coll Cardiol. 2012;60(18):1764-75

Kato TS, Schulze PC, Yang J, Chan E, Shahzad K, Takayama H, et al. Pre-operative and post-operative risk factors associated with neurologic complications in patients with advanced heart failure supported by a left ventricular assist device. J Heart Lung Transplant. 2012;31(1):1-8.

Chinn R, Dembitsky W, Eaton L, Chillcott S, Stahovich M, Rasmusson B, et al. Multicenter experience: prevention and management of left ventricular assist device infections. ASAIO J. 2005;51(4):461-70.

Trachtenberg BH, Cordero-Reyes A, Elias B, Loebe M. A review of infections in patients with left ventricular assist devices: prevention, diagnosis and management. Methodist Debakey Cardiovasc J. 2015;11(1):28-32.

Uriel N, Han J, Morrison KA, Nahumi N, Yuzefpolskaya M, Garan AR, et al. Device thrombosis in HeartMate II continuous-flow left ventricular assist devices: a multifactorial phenomenon. J Heart Lung Transplant. 2014;33(1):51-9.

Kirklin JK, Naftel DC, Kormos RL, Pagani FD, Myers SL, Stevenson LW, et al. Interagency registry for mechanically assisted circulatory support (INTERMACS) analysis of pump thrombosis in the HeartMate II left ventricular assist device. J Heart Lung Transplant. 2014;33(1):12-22. Erratum in: J Heart Lung Transplant. 2015;34(10):1356.

Swetz KM, Freeman MR, AbouEzzeddine OF, Carter KA, Boilson BA, Ottenberg AL, et al. Palliative medicine consultation for preparedness planning in patients receiving left ventricular assist devices as destination therapy. Mayo Clin Proc. 2011;86(6):493-500.

Patel CB, Cowger JA, Zuckermann A. A contemporary review of mechanical circulatory support. J Heart Lung Transplant. 2014;33(7):667-74.

Miller LW, Russell SD. Candidate selection for long-term left ventricular assist device therapy for advanced heart failure. In: Kormos RL, Miller LW. (eds). Mechanical circulatory support: a companion to Braunwald's Heart Disease. Philadelphia (PA): Elsevier Saunders; 2012. p. 72-87.

O'Grady NP, Alexander M, Burns LA, Dellinger EP, Garland J, Heard SO, et al. Guidelines for the prevention of intravascular catheter-related infections. Am J Infect Control. 2011;39(4 Suppl 1):S1-34.

Seção **7**

Transplante

21

Transplante cardíaco: cuidados pós-operatórios

Gabriel Barros Aulicino • Sandrigo Mangini • Luís F. B. C. Seguro • Fabiana G. Marcondes-Braga • Fernando Bacal

INTRODUÇÃO

O Transplante Cardíaco (TC) é o tratamento padrão ouro para os pacientes com insuficiência cardíaca (IC) avançada, oferecendo sobrevida de 13,9 anos após o primeiro ano do transplante. Apesar dos avanços no tratamento da IC observado nas últimas décadas, um número significativo de pacientes ainda evolui com quadro avançado da doença anualmente, a despeito da terapia medicamentosa ótima, apresentando elevada mortalidade. Estima-se que 44% dos pacientes com IC avançada faleçam no primeiro ano e 69,1% até o final do segundo ano. A prevalência dessa síndrome em estágio avançado é da monta de 1% a 10% do total de pacientes com insuficiência cardíaca. No ano de 2019, os EUA realizaram mais de 3000 transplantes cardíacos, com aproximadamente 3500 pacientes em fila de espera. No Brasil, em 2022, segundo dados do Registro Brasileiro de Transplantes, foram realizados 359 transplantes de coração por 43 equipes ativas no país. O pós-operatório imediato desses pacientes envolve a otimização da função do coração desnervado, o manejo hemodinâmico do paciente, o processo de desmame de ventilação mecânica, o início e manutenção da terapia imunossupressora bem como a vigilância da ocorrência de rejeição do coração transplantado e de infecção.[1,2]

ASPECTOS CIRÚRGICOS

No Transplante Cardíaco, o preparo do receptor e do doador são concomitantes, reduzindo o tempo de isquemia do enxerto. A preservação do enxerto durante esse período, incluindo o transporte, é fundamental para a manutenção da função miocárdica após o implante. A hipotermia contínua associada à infusão de solução cardioplégica a 4°C é utilizada com este objetivo e permite a manutenção física e bioquímica dos tecidos do coração explantado. Desta forma, é possível preservar as reservas celulares de ATP e modular a lesão de reperfusão após implante do coração. O tempo de isquemia do enxerto é idealmente de até 4 horas. Nos casos em que o coração transplantado é submetido a tempos de isquemia mais prolongados, a incidência de eventos adversos e mortalidade aumentam.

No processo de captação do órgão, a realização da cardiectomia ocorre nos seguintes tempos: esternotomia e heparinização plena do doador, seguido do clampeamento da aorta na transição diafragmática. Nesse momento, é realizada a descompressão do coração pela abertura da veia pulmonar direita ou esquerda e secção da veia cava inferior ou superior. No próximo passo ocorre o clampeamento da aorta ascendente e infusão de solução cardioplégica fria retrogradamente para proteção miocárdica. A cardiectomia é então realizada com a secção dos vasos o mais distal possível do coração. Os procedimentos no receptor iniciam-se com o coração do doador em sala operatória. Nesse momento é realizada a cardiectomia seguida do implante do novo coração através da técnica escolhida pelo cirurgião. Atualmente, a técnica Bicaval é a mais utilizada pela menor incidência de insuficiência tricúspide e menor ocorrência de arritmias atriais.

Na técnica Bicaval, a região posterior do átrio esquerdo do receptor juntamente com o implante das veias pulmonares é seccionada durante a cardiectomia e posteriormente é realizada a anastomose do átrio esquerdo do doador ao átrio esquerdo remanescente do receptor, seguida das anastomoses da veia cava inferior e superior, aorta e artéria pulmonar com cuidado para preservação do nó sinoatrial (durante anastomose da veia cava superior). A possibilidade de preservar o nó sinusal ajuda a reduzir a necessidade de marca-passo no pós-operatório com uso desta técnica. Durante o implante do coração transplantado, é realizada infusão de solução de proteção cardioplégica de forma anterógrada, seguida de medidas para desclampeamento precoce da aorta.

Não há diferença de prognóstico entre as soluções de preservação do enxerto: Custodiol, Celsior ou solução UW (*University of Wisconsin*) para tempo de isquemia de até 4 horas no Transplante Cardíaco. Tempos de isquemia mais prolongados estão associados a aumento na incidência de disfunção primária do enxerto (DPE) e maior mortalidade em 30 dias. Não há evidência de proteção eficaz do enxerto, independente da solução utilizada, com tempos de isquemia superiores a 4h-6h.[3,4]

FISIOLOGIA DO CORAÇÃO TRANSPLANTADO

O aumento da geometria atrial ocorre no coração transplantado devido à técnica de implante do enxerto, independente da forma como ela é realizada. Além disso, a ocorrência de insuficiência funcional das válvulas atrioventriculares, especialmente da V. Tricúspide, ocorre com frequência. Em função da denervação do coração transplantado, o débito cardíaco se torna mais dependente da pre-carga do VE e da frequência cardíaca, a qual é comumente mais elevada. A ausência de contraposição do sistema nervoso autônomo parassimpático e a maior sensibilidade do coração às catecolaminas circulantes favorecem uma FC basal do coração entre 90-100 bpm. A incidência de bloqueio atrioventricular de primeiro grau é frequente no PO de TC e, aproximadamente, 30% dos pacientes evoluem com bloqueio de ramo direito. A fibrilação atrial ocorre em 18%.[3]

PÓS-OPERATÓRIO IMEDIATO

1. Avaliação inicial

1.1. **Anamnese:** É importante identificar os fatores prognósticos do paciente submetido a transplante cardíaco associado a eventos adversos no pós-operatório, como Disfunção de Ventrículo Direito (VD), DPE, Choque Vasoplégico e Rejeição Aguda do Coração Transplantado. Estas características clínicas, quando presentes, estão associadas a pior prognóstico e maior mortalidade no período perioperatório e até o final do primeiro ano.

- **Fragilidade:** o diagnóstico pode ser feito conforme os critérios propostos por Fried. Pacientes frágeis têm pior evolução perioperatória e maior mortalidade após transplante de coração.[5]

Estado nutricional: A desnutrição é condição prevalente nos pacientes com IC avançada, está associada à hipoalbuminemia e um IMC <18,5kg/m², algumas ferramentas como o Geriatric *Nutritional Risk Index* e *Mini Nutrinritional Assessment*, podem ajudar a identificar esta condição. Pacientes obesos, com IMC > 35kg/m² também têm pior evolução.

- **Função Renal:** Presença de insuficiência renal tem importante papel prognóstico no transplante cardíaco, especialmente nos pacientes com *clearence* de creatinina mais reduzido e que necessitam de Terapia de Substituição Renal antes do transplante.[6]
- **Condição Clínica do paciente antes do Transplante**: a condição hemodinâmica do paciente no momento do TC também representa associação com complicações no pós-operatório e maior mortalidade na internação. Pacientes em choque cardiogênico refratário (INTERMACS I e II) apresentam prognóstico desfavorável, em especial os pacientes com disfunção multiorgânica progressiva e que necessitam de suporte circulatório mecânico (ECMO) como ponte para transplante (INTERMACS I).
- **Pressão na Artéria Pulmonar e resistência vascular pulmonar:** constitui um fator prognóstico, estando relacionado com a ocorrência de disfunção do ventrículo direito e choque cardiogênico após transplante. Idealmente, a Pressão Arterial Sistólica na Artéria Pulmonar (PSAP) < 50mmHg, o Gradiente Transpulmonar < 15mmHg e uma Resistência Vascular Pulmonar < 3 Woods são importantes para o sucesso do procedimento. A reatividade das pressões pulmonares à vasodilatação, com a redução de seus valores a parâmetros aceitáveis, evidenciando uma hipertensão pulmonar pós-capilar reversível, viabiliza o transplante em pacientes com PSAP > 50mmHg. No entanto, a condição volêmica desse paciente no momento do procedimento irá determinar a pós-carga efetiva do VD no coração transplantado. Os pacientes que vão para cirurgia hipervolêmicos e com pressão capilar pulmonar elevada podem apresentar disfunção das câmaras direitas ainda em sala (dificuldade de saída de CEC) ou na UTI, apesar das medidas favoráveis à circulação pulmonar em momento anterior, após teste de reatividade. Valores de resistência vascular pulmonar >5 Woods caracterizam resistência

vascular elevada, representando contraindicação ao Transplante Cardíaco devido ao risco de falência do enxerto.

- **Painel Imunológico:** O percentual de reatividade contra o painel de linfócitos (% PRA determina o grau de sensibilização do paciente aos antígenos HLA da população. Os pacientes sensibilizados, especialmente com PRA > 80%, apresentam pior prognóstico após transplante e maior incidência de anticorpos específicos contra o doador (DSA). Esse cenário favorece complicações imunológicas no pós-operatório, como rejeição aguda e infecção, esta última devido à imunossupressão mais intensa. Além disso, pacientes sensibilizados tendem a apresentar maior tempo de espera em fila de transplante pela dificuldade de encontrar doador imunologicamente compatível. A presença de anticorpos específicos contra antígenos celulares (HLA) do doador e sua intensidade, de forma mais importante do que o valor absoluto do painel, irá sinalizar o risco de rejeição aguda e hiperaguda. O Cross-match virtual permite identificar precocemente a presença de DSAs ajudando na análise de compatibilidade do doador com o respectivo receptor. Os títulos desses anticorpos (DSAs) são avaliados através da plataforma luminex em valores de MFI. No nosso serviço, valores de MFI de até 2000, para anticorpos DSA, são aceitáveis para realização do transplante.
- **Tempo de Isquemia do enxerto, Tempo de CEC e aspectos do doador**: a idade aumentada do doador (> 35 anos), principalmente quando acima de 50 anos, está associada a maior mortalidade no primeiro ano após TC. Da mesma forma, o ecocardiograma do doador evidencia fração de ejeção < 50%, tempo de isquemia prolongado (> 4 horas) e mismatch de peso entre doador e receptor ou doador feminino para receptor masculino tem correlação com maior mortalidade após TC. A relação entre peso e altura do doador e do receptor idealmente segue a proporção 0,8 a 1,2, uma diferença maior que 20% entre os IMCs mostrou maior risco de ocorrência de disfunção primária do enxerto após transplante. O tempo de CEC maior que 2h e 10min também tem correlação com maior morbidade nesse cenário.[7]

1.2. Exame físico e avaliação hemodinâmica

- A avaliação neurológica inicial é importante com objetivo de rastreio precoce de complicações neurológicas perioperatórias. A avaliação do nível de sedação conforme a escala RASS, a reatividade pupilar e a presença de déficits neurológicos, após desmame de sedação, fazem parte desta abordagem inicial.
- Os parâmetros ventilatórios, a relação PaO_2/FiO_2 (pode ser estimada através da saturação periférica) e o exame físico do aparelho respiratório nos dão um panorama da dinâmica pulmonar. A radiografia de tórax é importante na avaliação co-complementar, observando presença de atelectasias, derrame pleural, alterações no parênquima pulmonar e pneumotórax. Durante o procedimento, devido ao bypass cardiopulmonar, é realizada ventilação protetora com 6mL/kg de peso predito, após a admissão em Unidade de Terapia Intensiva, manobras de recrutamento alveolar ajudam a reduzir as áreas de atelectasia do parênquima, melhorando a relação PO_2/FiO_2 e facilitando o desmame de ventilação mecânica. Idealmente, a retirada precoce da VM deve ser entre 8h e 24h após o procedimento, com o paciente mantendo estabilidade hemodinâmica e na ausência de outras complicações.
- O status hemodinâmico do paciente na admissão em UTI é importante para a adequada oferta tecidual de oxigênio. A resposta metabólica ao trauma cirúrgico influencia o tônus vasomotor e a pressão de perfusão tecidual, exigindo DC otimizado neste momento para manter o equilíbrio orgânico. A necessidade de altas doses de inotrópicos e vasopressores pode ser um indicador indireto do comprometimento concomitante do DC e da função do enxerto. O suporte circulatório com drogas vasoativas em altas doses é marcador de prognóstico do paciente na admissão em leito de UTI, podendo ser avaliado de forma objetiva pelo escore inotrópico: Dopamina (dose x 1) + Dobutamina (dose x 1) + Milrinone (dose x 15) + Adrenalina (dose x 100) + Noradrenalina (dose × 100). Valores elevados do escore inotrópico no POi estão relacionados com maior mortalidade, maior incidência de Disfunção Primária do Enxerto e de Insuficiência Renal Aguda (IRA) com necessidade de terapia dialítica. Em casuística de 310 pacientes transplantados no InCor-HCFMUSP entre 2013 e 2019, a mediana do valor do escore inotrópico para os pacientes com DPE é de 49mcg/kg/min nas primeiras 24 horas e de 25 mcg/kg/min no 5º dia após TC. O grupo de pacientes com função cardíaca preservada, ao ecocardiograma, apresenta valores de 18mcg/kg/min nas primeiras 24 horas e 5mcg/kg/min no 5º dia após TC. A presença de diurese e seu aspecto também são marcadores indiretos da

perfusão renal e são importantes para estimar evolutivamente a taxa de filtração glomerular. Pacientes que necessitam de terapia de substituição renal no POi de TC apresentam maior risco de desfechos adversos.[7]

- Habitualmente, as metas hemodinâmicas a serem atingidas visando uma boa perfusão tecidual são: PAM ≥ 65mmHg; índice cardíaco >2,8L/minuto/m^2; PVC entre 6 e 12mmHg; Saturação Venosa Central (SVO_2) > 65%; frequência cardíaca > 100 bpm; e diurese ≥ 0,5mL/kg/hora. A correção de distúrbios eletrolíticos e ácido-base se faz necessária, assim como o ajuste dos parâmetros ventilatórios visando manter PO_2 > 80mmHg e PCO_2 dentro do esperado (fórmula de Winters) para uma adequada resposta compensatória e equilíbrio metabólico do organismo. Idealmente, deve-se buscar atingir as metas hemodinâmicas descritas acima com relação PO_2/FiO_2 > 250 para progredir desmame de ventilação mecânica.
- O coração desnervado depende da pré-carga e da FC basal para gerar débito cardíaco adequado, valores de PVC entre 6 e 12mmHg sugerem um volume diastólico final adequado nesse contexto. Valores muito altos da PVC (> 15mmHg) podem indicar hiperdistensão e disfunção do VD com comprometimento concomitante do enchimento ventricular esquerdo. Outro parâmetro a ser observado ao longo da evolução do paciente nas primeiras horas, 6 a 12h, de UTI, é o clearence do lactato arterial, indicando adequada ressuscitação volêmica e perfusão tecidual.
- A avaliação da perfusão de extremidades, pulsos periféricos e presença de acessos venosos é muito importante. A isquemia de membros inferiores pode ocorrer, especialmente nos pacientes em suporte hemodinâmico prolongado com Balão Intraórtico (BIA) e/ou ECMO devido à canulação da artéria femoral por longos períodos. A necessidade de suporte circulatório mecânico com abordagem periférica percutânea de grandes vasos arteriais é frequente em pacientes em choque cardiogênico refratário e associa-se ao uso de drogas vasoativas em altas doses nesses casos, tornando o paciente transplantado do coração um paciente sob risco elevado para complicações da doença arterial oclusiva periférica. A isquemia aguda de extremidades nesse contexto pode ser catastrófica, contribuindo, em alguns casos, para deterioração hemodinâmica progressiva, vasoplegia refratária e falência de múltiplos sistemas.
- A avaliação do posicionamento, da permeabilidade e do débito dos drenos pleurais e mediastinal é importante no pós-operatório habitual em cirurgia cardíaca. A identificação e abordagem precoce de complicações como: sangramento com indicação de reabordagem e revisão da hemostasia, tamponamento cardíaco e pneumotórax é importante e depende da contínua monitorização da característica (hemática) e do volume do sangramento pelo dreno, por exemplo (400mL/h por 1h, > 300mL/h por 3h ou 200mL/h por 4h). A avaliação do seu funcionamento é igualmente importante, um dreno mediastinal ocluído pela formação de coágulos, em outro exemplo, pode favorecer a ocorrência de tamponamento cardíaco a depender do volume de sangue coletado. Os drenos mediastinais devem ser retirados após, pelo menos, 48 horas, variando conforme protocolo institucional.
- A necessidade do By-pass Cardiopulmonar no TC expõe o paciente a alterações do processo de hemostasia. O contato do sangue com o circuito de CEC ocasiona ativação da fibrinólise, consumo de fatores da coagulação e de plaquetas, além de disfunção plaquetária, favorecendo ocorrência de sangramento no pós-operatório. Quando presente, a utilização de Tromboelastografia auxilia a reposição de hemoderivados. De modo geral, o uso de Ácido Tranexâmico até 2G, aquecimento, reposição de cálcio e DDAVP são suficientes para abordagem inicial com correção de fibrinólise, hipotermia e disfunção plaquetária, fatores que concorrem para o sangramento na chegada à UTI. Reversão da heparina recirculante com Protamina também pode ser necessária em alguns casos. A dosagem de fibrinogênio ao final do procedimento é importante para guiar reposição em casos refratários, bem como o coagulograma e plaquetometria. Em nosso serviço, transfusão sanguínea é individualizada caso a caso, sendo Hb < 7,0 utilizado como trigger para transfusão. De forma geral, não há diferença entre estratégia restritiva de transfusão sanguínea com hematócrito (HT) alvo de 24% quando comparada à estratégia liberal objetivando HT de 30%, em relação à mortalidade em 90 dias.[8] Nos pacientes transplantados, a estratégia restritiva tem o benefício adicional de reduzir sensibilização do receptor.
- A meta de glicemia sérica é < 180mg/dL no pós-operatório. O controle glicêmico nesse período é importante e está associado à redução da incidência de taquiarritmias (Fibrilação Atrial), redução nas taxas de infecção da ferida

operatória (osteomielite do Externo) e redução de mortalidade em algumas análises.[9,10]

1.3. Exames laboratoriais admissionais e controles a cada 6 horas nas primeiras 24 horas podendo ser individualizado conforme a gravidade do paciente e do protocolo institucional. Os exames laboratoriais coletados à admissão em UTI são: Hemograma, Função Renal, Eletrólitos (K, Na, Mg, Ca), Gasometria Arterial e Gasometria Venosa Central, Lactato Arterial, Função Hepática (coagulograma, albumina), TGO, TGP, Bilirrubinas, Fibrinogênio, Troponina, CKMB e CPK. As gasometrias, Hb/Ht, lactato e eletrólitos são necessariamente repetidos a cada 6 horas dentro das primeiras 24 horas para vigilância e controle da oferta tecidual de oxigênio e perfusão orgânica.

1.4. Monitorização geral

A Sociedade Internacional de Transplante Coração-Pulmão (ISHLT) recomenda a monitorização invasiva da pressão arterial e a monitorização contínua do débito e do ritmo cardíaco. O débito urinário deve ser observado com ajuda de um Cateter Vesical de Demora. Não existem evidências que embasem a indicação do Cateter de Artéria Pulmonar (CAP) no PO de TC, apesar do uso rotineiro em diversas instituições. Em nosso serviço, as pressões na circulação pulmonar são monitorizadas continuamente nas primeiras 24 horas após TC para otimização da volemia e monitorização do Ventrículo Direito (VD), das pressões na circulação pulmonar e do DC. A utilização do CAP está indicada no manejo perioperatório da Hipertensão Pulmonar (HP), Sd. Vasoplégica, Disfunção Primária do Enxerto ou como monitor de resgate após falha das medidas de suporte hemodinâmico de rotina.[1]

1.5. Monitorização do enxerto

O pós-operatório do TC é caracterizado pela vigilância e monitorização contínua da função do coração transplantado. Seja através das medidas do CAP nas primeiras 24 horas ou, mais especificamente, através do ecocardiograma diário até o 3 PO e após, em dias alternados, até a alta da UTI. A disfunção do enxerto pode estar associada à rejeição aguda do órgão, à pós-carga elevada do VD ou à disfunção primária do enxerto. Nesse cenário, a biópsia miocárdica de rotina para vigilância de rejeição é realizada durante a internação: ao final da primeira semana, por volta do 14 dia, e ao final do primeiro mês (30 dias). O tempo médio de internação hospitalar após transplante de coração é de aproximadamente 33 dias em nossa instituição. Na suspeita de rejeição aguda do enxerto, uma biópsia endomiocárdica deve ser realizada prontamente, em conjunto com um ecocardiograma de urgência, para avaliação complementar e programação do tratamento.

1.6. Monitorização e ajuste de imunossupressão

A terapia imunossupressora permitiu melhores resultados no TC, principalmente com o advento dos Inibidores de Calcineurina (ICa) na década de 1980, levando a aumento importante da sobrevida dos pacientes e redução do número de rejeições. A base dessa terapêutica é sustentada por três agentes, que incluem: glicocorticoides, inibidores de calcineurina e antiproliferativos. O regime de imunossupressão é mais intenso imediatamente após o TC devido ao maior risco de rejeição, sendo reduzido paulatinamente ao longo do primeiro ano. Os pacientes que apresentam maior risco imunológico, como raça negra, mulheres multíparas e que apresentam painel imunológico elevado ou cross-smatch virtual positivo, podem ser considerados para realização de terapia de indução, habitualmente com anticorpos anti-linfócitos.

Os inibidores de calcineurina (ICa), reduzem a expressão de receptores de IL2 limitando a diferenciação e proliferação de linfócitos T, são representados pela Ciclosporina e pelo Tacrolimus. A terapia com ICa é a base da terapia imunomoduladora, sendo guiada pelo Nível Sérico (NS) do imunossupressor, sendo individualizada conforme a ocorrência de efeitos colaterais e recorrência de rejeição (**Tabela 21.2.**). A coleta do NS deve ser realizada 1 hora antes da próxima dose e iniciada assim que essas medicações forem introduzidas ao esquema de imunossupressão. A segunda classe de

Tabela 21.1. Rotina de seguimento no pós-operatório

	POI	1° PO	2° PO	3° PO	4° PO	5° PO	6° PO	7° PO	8° PO	9° PO	10° PO	11° PO	12° PO	13° PO	14° PO
Nível sérico imunossupressores (CAS/TAC)				X	X	X	X	X	X	X	X	X	X	X	X
Antigenemia para CMV								X							X
Ecocardiograma	X	X	X	X		X		X		X		X		X	
Biópsia endomiocárdica								X							X

Adaptado de Bacal et al. Manual de Transplante Cardíaco; Incor 2016.

Tabela 21.2.

Drogas	Via de administração	Dose	Manutenção	Nível sérico controle (período)
Ciclosporina	Oral	3-8mg/kg/dia	Nível Sérico	300-350ng/mL (0-3 meses)
Tacrolimus	Oral	0,05-0,1mg/Kg/dia	Nível Sérico	10-15ng/mL (0-6 meses)

medicação utilizada são os antiproliferativos, que inibem a síntese de ácidos nucleicos durante a proliferação celular e, com isso, inibem a proliferação de linfócitos T e linfócitos B. São eles: Micofenolato e Azatioprina. Por fim, os glicocorticoides, o terceiro pilar da terapia imunossupressora, são agentes anti-inflamatórios que atuam em múltiplos alvos da cascata de inflamação, incluindo a apresentação de antígenos, produção de citocina mediadoras do processo e a proliferação linfocitária. A rotina de imunossupressão do serviço está esquematizada na **Tabela 21.3.** abaixo. Os pacientes de etiologia Chagásica recebem Azatioprina como antiproliferativo de primeira escolha, devido à menor incidência de reativação da Doença de Chagas após TC nesse grupo de pacientes.

Os inibidores de sinal (Sirolimus e Everolimus) também bloqueiam a proliferação de linfócitos B e T. Essa classe não é utilizada de rotina no PO recente de pacientes transplantados devido aos seus efeitos colaterais, especialmente na cicatrização do esterno.

Principais complicações

- **Disfunção do nó sinusal**

A FC de repouso do coração transplantado é de 90-110 bpm e a incidência de disfunção do nó sinusal comumente se apresenta com bradicardia sinusal ou bradicardia juncional. As causas dessa condição são multifatoriais, podendo estar associadas ao uso prolongado de medicação antiarrítmica no pré-operatório, especialmente amiodarona e ao tempo inadequado de reperfusão miocárdica após desclampeamento da aorta. Essa condição geralmente é transitória, podendo durar até algumas semanas após TC. A FC é habitualmente mantida entre 90 e 110bpm para otimizar o DC após implante do coração através do marca-passo epicárdico e com drogas vasoativas beta-agonistas; as xantinas podem ser consideradas (teofilina) na evolução mais arrastada.

- **Disfunção do ventrículo direito**

Representa uma complicação frequente e uma das principais causas de insucesso inicial do procedimento. Ela pode ocorrer de forma predominantemente isolada ou associada à disfunção do VE na falência primária do enxerto. A disfunção do VD no PO de TC quando de forma isolada, pode ser secundária à Pressão Média na Artéria Pulmonar elevada (Hipertensão Pulmonar) do receptor, impondo uma pós-carga aumentada ao VD não adaptado do coração transplantado.

A sobrecarga do VD pode se manifestar precocemente com dificuldade de saída de Circulação Extracorpórea ou mais tarde com paciente já em ambiente UTI. O controle da volemia é muito importante nesse cenário, o ajuste do volume diastólico final do VD evita a hiper distensão ventricular e otimiza a função do

Tabela 21.3.

	INIBIDOR DA CALCINEURINA	ESTERÓIDE	ANTIPROLIFERATIVO	
	CICLOSPORINA		AZATIOPRINA	MICOFENOLATO SÓDICO
PRÉ-OP (1h)			3mg/kg VO	720mg VO
INTRA-OP		SOLUMEDROL 1g EV		
PO IMEDIATO	0,5mg/kg/dia EV (25mg CSA + 250 ml sf ou sg=1 mg CSA/10mL) Infusão 0,5-2 mg/h	Solumedrol 250mg EV 12/12h	1mg/kg VO 12/12h	720mg VO 12/12h
1º PO	2mg/kg/dia VO 12/12h	Solumedrol 125mg EV 8/8h	1mg/kg VO 12/12h	720mg VO 12/12h
2º PO	3mg/kg/dia VO 12/12h	solumedrol 125mg EV 12/12h	1mg/kg VO 12/12h	720 mg VO 12/12h
3º PO	4-5mg/kg/dia VO 12/12h	Prednisona 1mg/kg VO 1x/dia	1mg/kg VO 12/12h	720 mg VO 12/12h
A PARTIR DO 4º PO	Ajuste conforme nível sérico	Reduzir 0,1mg/kg/ semana	1mg/kg VO 12/12h	720 mg VO 12/12h

Adaptado de Bacal *et al.* Manual de Transplante Cardíaco Incor 2016.

coração direito. Essa medida também leva à redução da pressão capilar pulmonar e consequentemente do componente pós-capilar da HP, ocasionando redução da pós-carga do VD e contribuindo para a melhora do trabalho do cardíaco. O manejo da volemia é realizado inicialmente pela equipe cirúrgica e de perfusão, juntamente com a utilização de inotrópicos, é muitas vezes importante para saída de CEC. Já em ambiente de UTI, a sobrecarga de volume é abordada com diuréticos, sendo a ultra filtração com hemodiálise uma opção para pacientes refratários ou não responsivos à terapia medicamentosa, mantendo diurese e balanço hídrico inadequados e evoluindo com disfunção do VD.

O NO inalatório administrado a 20 ppm é usado de rotina após TC na presença de HP, com efeito na redução da PSAP e da PVC, melhora da geometria ventricular e da função do VD, sem afetar a pressão arterial sistêmica.[11] A ação do NO inalatório se dá por intermédio da ativação da guanilato-ciclase solúvel na circulação pulmonar, levando à redução do cálcio intracelular nas células musculares lisas das arteríolas pre-capilares e gerando vasodilatação com consequente redução da resistência vascular pulmonar. Estudos mais recentes apontam também para possível benefício do NO a longo prazo, sugerindo redução do número de rejeições agudas em seguimento de 5 anos nos pacientes que receberam essa terapêutica, mesmo após ajuste para o esquema de imunossupressão utilizado inicialmente.[12]

A disfunção sistólica do VD e o aumento da regurgitação tricúspide com consequente redução do enchimento diastólico do VE compromete o débito cardíaco. Por esse motivo, o suporte da função do VD com inotrópicos é importante para obter um adequado DC e manutenção das funções orgânicas sistêmicas. Os principais inotrópicos utilizados nesse contexto são a Dobutamina e o Milrinone. A Dobutamina é um agonista beta adrenérgico com ação principal sobre receptores beta-1, aumentando a contratilidade miocárdica, tendo ação secundária em menor grau sobre receptores beta 2 nos vasos sanguíneos, causando algum grau de vasodilatação sistêmica. O Milrinone é um inibidor da fosfodiesterase 3 que aumenta o influxo de cálcio para dentro da célula muscular cardíaca, aumentando assim a sua contratilidade. A inibição concomitante da fosfodiesterase vascular leva à vasodilatação arterial e venosa sistêmicas, com queda na pressão arterial e queda na pressão sistólica da artéria pulmonar. O efeito do Milrinone na circulação pulmonar motiva seu uso como inotrópico nesse cenário.

1.7. Disfunção primária do enxerto

A disfunção primária do enxerto geralmente é diagnosticada ao término do procedimento cirúrgico com a dificuldade na saída de CEC, na ausência de hipertensão pulmonar, rejeição hiperaguda ou complicação cirúrgica como hemorragia. A ocorrência de DPE deve ser considerada na vigência de disfunção ventricular com redução do débito cardíaco e hipotensão arterial (Pressão arterial sistólica < 90 mmHg), apesar de pré-carga adequada e da presença de suporte inotrópico e vasopressor. A incidência de DPE na literatura varia de 1% a 31% e representa a principal causa de mortalidade precoce (primeiros 30 dias) após TC. O tempo de isquemia prolongado (> 240min), a proteção inadequada do enxerto, idade do receptor > 60 anos, PVC > 10 e uso de dispositivo de assistência circulatória mecânica antes do TC são fatores de risco para DPE.[6] Fatores relacionados ao doador podem influenciar a ocorrência

Tabela 21.4.

Tipo de disfunção	Gravidade	Critérios
DPE do ventrículo esquerdo	**Leve: presença de um dos seguintes critérios**	**FE < 40% ao ECO OU PVC > 15mmHg PAPO > 20mmHg IC < 2,0 L/min/m² requerendo doses baixas de inotrópico**
	Moderada: presença de um critério I e outro critério II	**I. Um dos critérios a seguir: FE < 40% ao ECO OU PVC > 15 mmHg PAPO > 20 mmHg IC < 2,0 L/min/m² PAM < 70 mmHg II. Um dos critérios a seguir: a. Altas dose de inotrópicos b. Implante recente de BIA**
	Grave	**Dependência de suporte circulatório mecânico uni ou biventricular incluindo ECMO**
DPE do ventrículo direito	**Presença de i + ii ou iii**	**i. PVC > 15mmHg, PAPO < 15mmHg, IC < 2,0L/min/m² ii. GTP < 15mmHg e/ou PSAP < 50mmHg iii. Necessidade de dispositivo de assistência ventricular direita**

FE: fração de ejeção; ECO: ecocardiografia; PVC: pressão venosa central; PAPO: pressão de artéria pulmonar ocluída; IC: índice cardíaco; PAM: pressão arterial média; BIA: balão intra-aórtico; GTP: gradiente transpulmonar; PSAP: pressão sistólica de artéria pulmonar. Adaptada de Bacal F. *et al.*; 3 Diretriz de Transplante Cardíaco da Sociedade Brasileira de Cardiologia de DPE, especialmente quando se trata de doador com idade > 55 anos, com doença arterial crônica não oclusiva e na presença de hipertrofia de VE. A definição de DPE conforme a ISHLT está colocada na **Tabela 21.3**. Em nosso serviço, não utilizamos doadores limítrofes sendo uma variável que em geral, tem pouca expressão no risco de evolução com DPE.[13,14]

O tratamento da DPE consiste no suporte inotrópico para função biventricular e óxido nítrico inalatório para suporte do VD. Muitas vezes o uso concomitante de vasopressores se faz necessário para manter PAM > 60 mmHg e nos casos refratários, o uso de dispositivos de assistência circulatória mecânica é indicado.

1.7.1. Suporte circulatório mecânico

Nos pacientes que evoluem com DPE grave e choque cardiogênico, o uso de dispositivo de suporte circulatório mecânico deve ser considerado precocemente com objetivo de dar suporte ao coração transplantado, preferencialmente antes da evolução com disfunção multiorgânica. O balão intra-aórtico pode ser considerado em primeiro momento, no entanto, o implante de ECMO frequentemente se faz necessário, visando oferta de fluxo adequado para perfusão tecidual.

Em análise recente, comparando a estratégia de suporte circulatório com ECMO ou com uso dos *Ventricular Assist Devices* (VADs), observou-se que os pacientes que recebiam implante de VAD apresentaram tempo de CEC mais prolongado, estavam sujeitos a receber suporte circulatório por períodos mais longos, apresentaram incidência mais elevada de sangramento e de insuficiência renal aguda com necessidade de terapia de substituição renal, no PO do transplante. Além disso, os pacientes que receberam suporte circulatório com ECMO tiveram uma tendência a apresentar menor mortalidade.[15] Nos casos em que o paciente tem dificuldade na saída de CEC, ainda em sala de cirurgia, a ECMO VA central é utilizada em nosso serviço como dispositivo de suporte circulatório. Em geral, a função do enxerto se recupera nas primeiras semanas após TC. Nesse grupo de pacientes com DPE grave (aproximadamente 5% em nossa casuística) e necessidade de suporte circulatório, o prognóstico é pior, apresentando maior mortalidade durante a internação.

1.8. Infecção

No primeiro semestre após TC o risco de rejeição do coração transplantado pelo sistema imunológico do receptor é elevado, por isso a imunossupressão é mais intensa. Associada à depleção induzida ao sistema imunológico do receptor, esses pacientes estão expostos ainda aos riscos inerentes aos cuidados de saúde, tornando esse grupo de alto risco para o desenvolvimento de processos infecciosos. Nos primeiros 30 dias, o histórico de infecção do doador, infecção do sítio cirúrgico ou infecção associada aos cuidados de saúde são importantes e determinam morbidade ao paciente durante a internação. Predominam a etiologia bacteriana e fúngica nesse contexto, sendo a infecção de urina, pulmonar e corrente sanguínea as mais prevalentes. Em casuística do nosso serviço, apesar de frequente no pós-operatório, as complicações infecciosas durante a internação não se associaram a maior risco de morte no primeiro ano.

As principais doenças oportunistas que acometem os pacientes transplantados são abordadas profilaticamente devido ao impacto significativo em morbidade e mortalidade, bem como a sua frequência de desenvolvimento em algumas situações. Nesse contexto, o rastreio concomitante de condições infecciosas do doador se faz necessário, pelo risco de transmissão ao receptor imunossuprimido no PO precoce de TC (primeiros 30 dias). Em relação ao doador, é indicada coleta de hemocultura de rotina, como forma de monitorização para infecção de corrente sanguínea, além do rastreio para infecção por CMV e Toxoplasmose.

A profilaxia bacteriana perioperatória, em geral, é realizada com Cefuroxima 1,5G na indução anestésica e após 750mg cada 6h por 48h. Os casos de pacientes que trataram quadro infeccioso recente antes do TC devem ser individualizados. A presença de infecção bacteriana ativa representa contraindicação ao TC até que ela seja tratada e o paciente apresente critérios de melhora.

A infecção viral por Citomegalovírus (CMV) é a infecção oportunista mais frequente após o TC e está associada a aumento na ocorrência de Rejeição Aguda e Doença Vascular do Enxerto (DVE) a médio e longo prazo. O Ganciclovir® (5mg/kg/dose) endovenoso três vezes na semana é utilizado como profilaxia nos casos em que o doador é positivo e o receptor negativo. A pesquisa preemptiva de CMV é realizada semanalmente após TC estando indicado tratamento quando positiva: antigenemia > 10 células/campo ou PCR CMV acima de 2000 cópias, ou tendência de elevação em contextos de aumento de imunossupressão. Nesses casos usamos Ganciclovir® (5mg/kg/dose) de 12/12h, via venosa, por pelo menos 14 dias ou até negativação da antigenemia / PCR quantitativo CMV.

Com relação à Toxoplasmose, caso o doador tenha cicatriz sorológica e o paciente (receptor) seja negativo, ele deve receber profilaxia com Sulfametoxazol-Trimetoprim 800mg/dia ou pirimetamina 75mg (1 comp 8/8h) no primeiro dia e 25 mg/dia a seguir por 6 meses.

Em nosso serviço, todos os pacientes recebem profilaxia para P. *Pneumocystis jirovecii* nos primeiros 6 meses após TC com Sulfametoxazol-Trimetoprim 800mg/dia, via oral 3x/semana.

A profilaxia contra Estrongiloidíase é realizada de rotina no pré-operatório, devido ao risco de desfechos desfavoráveis em casos de infecção disseminada após o início de imunossupressão. A ivermectina 200 mcg/kg/dia por 2 dias pode ser utilizada para esta função.[16]

1.9. Rejeição

Episódios de rejeição são complicações frequentes no pós-operatório de TC, a despeito do esquema de imunossupressão. Em casuística do InCor-HCFMUSP, rejeição celular ocorreu em 34% dos pacientes transplantados cardíacos durante a internação e rejeição humoral ocorreu em 4,5% dos pacientes. A apresentação clínica da rejeição do enxerto varia desde pacientes assintomáticos, sendo um achado em biópsia de rotina, passando por sintomas inespecíficos de mialgia e dor abdominal até sinais mais importantes como ocorrência de arritmias e disfunção do enxerto. Clínica de insuficiência cardíaca e evolução com choque cardiogênico pode ocorrer em casos mais graves. O diagnóstico de rejeição pode ser inferido pelos sinais e sintomas descritos acima e confirmado através de biópsia com estudo anatomopatológico em coloração HE associada a análise imuno-histoquímica.

A rejeição aguda celular evidencia um infiltrado inflamatório mononuclear do miocárdio com predomínio linfocitário em HE. Os casos de rejeição grave são tipicamente acompanhados por lesão do miócito cardíaco e necrose muscular observados em lâmina do tecido.

Na rejeição humoral ou mediada por anticorpos a análise histopatológica é marcada por lesão capilar mediada por macrófagos e neutrófilos intravasculares, além da presença de trombos na luz dos vasos sanguíneos, edema e hemorragia intersticial. A imuno-histoquímica demonstra lesão vascular capilar mediada pela deposição de imunoglobulinas (IgM,IgG,IgA), ativação do complemento local (C4d+,C3d+ e C1q+) e acumulo de macrófagos na vasculatura (CD68) . Os achados histológicos são geralmente acompanhados pela presença ou surgimento dos *donor-specific antibodies* (DSA) dirigidos contra os antígenos HLA classe I e II do doador no coração transplantado. Os títulos desses anticorpos são identificados e quantificados no Painel Imunológico, sendo um exame importante na avaliação complementar de episódios de rejeição.

1.9.1. Tratamento rejeição humoral:

A rejeição humoral hiperaguda ocorre de minutos a horas após o transplante e consiste em intensa resposta imune sobre o enxerto devido a anticorpos pré-formados (por exemplo, incompatibilidade ABO).

Tabela 21.5. Classificação histológica da rejeição celular

nomenclatura (2005)	
Grau 0 R	Ausência de infiltrado
Grau 1 R	**Focal leve** - infiltrado linfocitário focal sem necrose de fibra / 01 foco de agressão
Grau 2 R	**Moderada multifocal** - mais de um foco com agressão de fibra.
Grau 3 R	**Difusa grave borderline** - infiltrado difuso com agressão de fibra.
	Difusa grave - infiltrado difuso com necrose, hemorragia, neutrófilos e vasculite.

Adaptado de Bacal et al Manual de Transplante Cardíaco Incor 2016

Tabela 21.6. Tratamento de rejeição aguda celular

<table>
<tr><th rowspan="2">Biópsia - ISHLT -2005</th><th colspan="2">Comprometimento hemodinâmico</th></tr>
<tr><th>Ausente</th><th>Presente</th></tr>
<tr><td>1R</td><td>Sem tratamento adicional, rever esquema imunossupressor</td><td>Pesquisar rejeição humoral e doença vascular do enxerto</td></tr>
<tr><td rowspan="2">2R</td><td><u>PO recente:</u>
Metilpredinisolona 10 a 15 mg/kg EV por 3 a 5 dias
<u>PO tardio:</u></td><td rowspan="2">metilpredinisolona 10 a 15 mg/kg EV por 3 a 5 dias
+
*ats 1,5 mg/kg/dia EV por 5 a 7 dias
pesquisar rejeição humoral</td></tr>
<tr><td rowspan="2">Prednisona 1mg/kg/dia vo por 3 a 5 dias
Metilpredinisolona 10 a 15 mg/kg EV por 3 a 5 dias
+
*ATS 1,5 mg/kg/dia por 5 a 7 dias</td></tr>
<tr><td>3R</td><td>Metilpredinisolona 10 a 15 mg/kg EV por 3 a 5 dias
+
*ATS 1,5 mg/kg/dia EV por 5 a 7 dias
pesquisar rejeição humoral</td></tr>
</table>

*ATS: Timoglobulina. Adaptado de Bacal et al Manual de Transplante Cardíaco Incor 2016

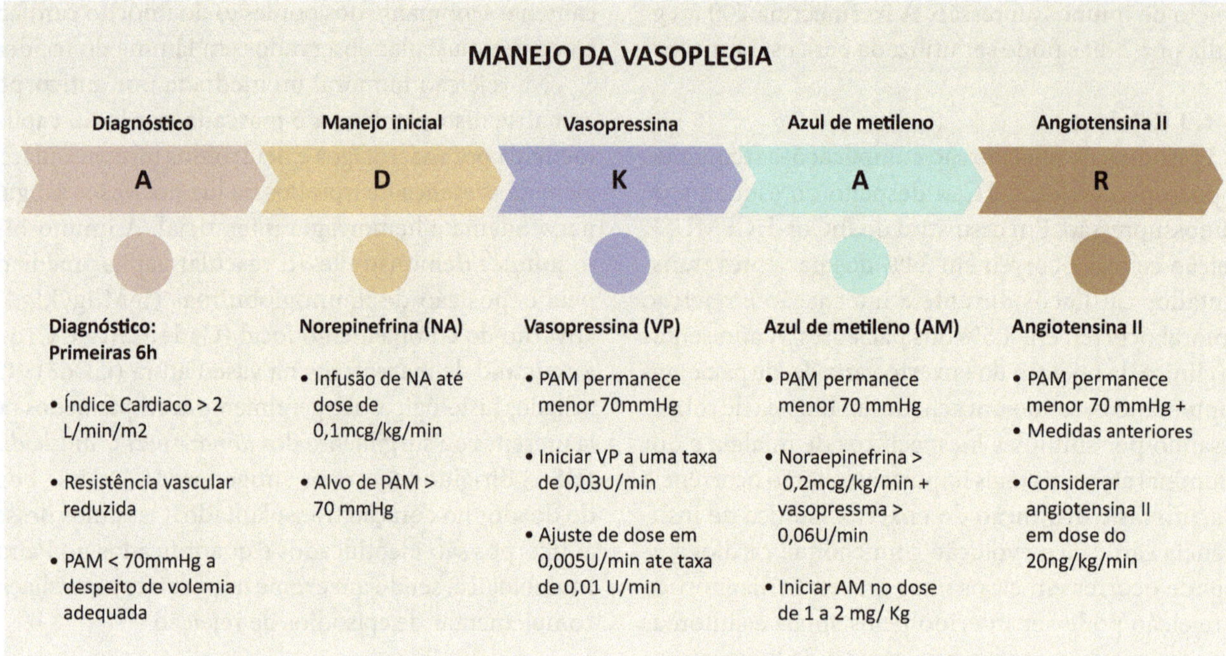

Figura 21.1. Manejo do choque distributivo no PO de TC. Adaptado de N.C. Hwang and C. Sivathasan; Review of Postoperative Care for Heart Transplant Recipients

A ativação do complemento e de mediadores inflamatórios promove agressão ao enxerto, histologicamente podemos observar nesse contexto: edema celular endotelial, edema intersticial e vasculite, como descrito acima. A rejeição humoral apresenta elevada mortalidade e por isso precisa ser tratada de forma agressiva. O tratamento da rejeição humoral consiste em pulsoterapia com corticosteróide, plasmaférese para retirada dos anticorpos específicos contra o doador presentes na corrente sanguínea, associada a infusão de imunoglobulina humana (IVIg) na dose total de 2g/Kg de forma fracionada, além disso, intensificação da imunossupressão de base, preferencialmente tacrolimus e micofenolato.

1.10. Vasoplegia

A vasoplegia é uma condição clínica frequente após TC apresentando incidência descrita na literatura que varia entre 11% e 54%. Clinicamente ocorre nas primeiras 6h a 48h após TC e se caracteriza pela evolução com choque circulatório distributivo em decorrência de vasodilatação sistêmica com hipotensão refratária (PAM < 70 mmHg) ao uso de agentes vasopressores e com débito cardíaco preservado (Índice cardíaco > 2,5L/min/m^2).

A condição hemodinâmica do paciente antes do TC, especialmente os pacientes INTERMACS I em uso de dispositivo de assistência ventricular há mais de 90 dias, a função renal e poli transfusão de hemocomponentes no período perioperatório são fatores de risco para a ocorrência de vasoplegia. Além disso, o tempo de CEC > 140 min e tempo de isquemia > 146 min também se associaram a maior risco de vasoplegia no pós-operatório imediato. Os pacientes que evoluem com vasoplegia tendem a apresentar maior tempo de internação em UTI, maior tempo de ventilação mecânica após procedimento e maior comprometimento da função renal no pós-operatório, inclusive com necessidade de terapia de substituição renal. Apesar da morbidade agregada a essa condição no PO, em casuística estudada por Chan JL. et al; ela não se associou a aumento da mortalidade em um ano.[17]

CONSIDERAÇÕES FINAIS

Em resumo, no pós-operatório dos pacientes submetidos a TC é importante vigiar a função do coração transplantado, observar o início e manutenção da terapia imunossupressora e monitorar a ocorrência de rejeição do enxerto e de infecção.

REFERÊNCIAS BIBLIOGRÁFICAS

1. Bacal F. 3ª Diretriz Brasileira de Transplante Cardíaco. Arq Bras Cardiol. 2018; 111(2):230-289
2. REGISTRO BRASILEIRO DE TRANSPLANTES 2022 (jan-mar) ABTO
3. N.C. Hwang and C. Sivathasan; Review of Postoperative Care for Heart Transplant Recipients. Journal of Cardiothoracic and Vascular Anesthesia 37 2023
4. Jacob S, Sellke F. Is bicaval orthotopic heart transplantation superior to the biatrial technique? Interact Cardiovasc Thorac Surg 2009
5. Kao J, Reid N, et al; Frailty and solid-organ transplant candidates: a scoping review. BMC Geriatr. 2022
6. Segovia J, MD, PhD et al; Characteristics in a contemporary cohort and performance of the RADIAL risk score. The Journal of Heart and Lung Transplantation, Vol 32, No 12, December 2013

7. Primary graft failure after heart transplantation: Characteristics in a contemporary cohort and performance of the RADIAL risk score. The Journal of Heart and Lung Transplantation, December 2013
8. E. Fominskiy et al; Liberal transfusion strategy improves survival in perioperative but not in critically ill patients. A meta-analysis of randomised trials, BJA: British Journal of Anaesthesia, Volume 115, Issue 4, October 2015, Pages 511–519
9. Giakoumidakis K; et al. The correlation between peri-operative hyperglycemia and mortality in cardiac surgery patients: a systematic review. Eur J Cardiovasc Nurs. 2012
10. Jin X, et al. Association Between Perioperative Glycemic Control Strategy and Mortality in Patients With Diabetes Undergoing Cardiac Surgery: A Systematic Review and Meta-Analysis. Front Endocrinol (Lausanne). 2020 Dec 17.
11. Armin Sablotzki, et al; Hemodynamic effects of inhaled aerosolized iloprost and inhaled nitric oxide in heart transplant candidates with elevated pulmonary vascular resistance, European Journal of Cardio-Thoracic Surgery, Volume 22, Issue 5, November 2002
12. E. Holmstrom et al.; Inhaled Nitric Oxide is Associated with Decreased Incidence of Acute Rejections after Heart Transplantation in 5-Year Follow-Up. The Journal of Heart and Lung Transplantation, Vol 42, No 4S, April 2023
13. Weiss S.E. et al; Development of a quantitative donor risk index to predict short-term mortality in orthotopic heart transplantation. The Journal of Heart and Lung Transplantation, Vol 31, No 3, March 2012
14. Donor Trends Heart Transplantation. JHLT. 2020 Oct; 39(10): 1003-1049
15. Takeda C. et al.; Improved outcomes from extracorporeal membrane oxygenation versus ventricular assist device temporary support of primary graft dysfunction in heart transplant. The Journal of Heart and Lung Transplantation, 2017
16. Fishman JA, et al; Infection in Organ Transplantation. Am J Transplant. 2017
17. Chan JL, Kobashigawa JA, Aintablian TL, Li Y, Perry PA, Patel JK, Kittleson MM, Czer LS, Zarrini P, Velleca A, Rush J, Arabia FA, Trento A, Esmailian F. Vasoplegia after heart transplantation: outcomes at 1 year. Interact Cardiovasc Thorac Surg. 2017 Aug
18. Rancati V., Scala E, et al;Challenges in Patient Blood Management for Cardiac Surgery: A Narrative Review. ***J. Clin. Med.*** 2021
19. Venema, CS, Erasmus, ME, Mariani, M, Voors, AA, Damman, K. Post-transplant inotrope score is associated with clinical outcomes after adult heart transplantation. ***Clin Transplant***. 2021
20. Morgan JA, Edwards NM. Orthotopic cardiac transplantation: Comparison of outcome using biatrial, bicaval, and total techniques. J Card Surg.
21. Sepehri A et alThe impact of frailty on outcomes after cardiac surgery: a systematic review. J Thorac Cardiovasc Surg. 2014 Dec.
22. Foroutan F, et al. Predictors of 1-year mortality in heart transplant recipients: a systematic review and meta-analysis. Heart. 2018 Jan.
23. Kaczmarek I, Deutsch M, Kauke T, Beiras-Fernandez A, Schmoeckel M, Vicol C, et al. Donor-specific HLA alloantibodies: long-term impact on cardiac allograft vasculopathy and mortality after heart transplant. Exp Clin Transplant. 2008

Seção **8**

Manejo em Situações Especiais

22

Isquemia miocárdica no transoperatório de cirurgia cardiovascular

José de Lima Oliveira Junior • Renato Bauab Dauar • Hellen Cristina Cinesio

INTRODUÇÃO

A isquemia miocárdica durante o transoperatório de cirurgia cardiovascular é uma complicação potencialmente grave que requer atenção e intervenção imediata.

Neste capítulo, discutiremos em detalhes os aspectos técnicos relacionados à isquemia miocárdica durante cirurgias cardiovasculares, abordando sua etiologia, fisiopatologia, fatores de risco, implicações clínicas, diagnóstico e tratamento (indicações de cineangiocoronariografia e reoperações).

A cirurgia cardiovascular é um procedimento comum realizado em mais de um milhão de pacientes nos Estados Unidos, Brasil e na Europa a cada ano.

Embora seja uma intervenção que tenha o potencial para melhorar a qualidade de vida e prolongar a sobrevida dos pacientes, também está associada a complicações significativas. Uma dessas complicações é a lesão miocárdica no período perioperatório, que ocorre com frequência após as cirurgias cardiovasculares, em especial após revascularizações do miocárdio, e está relacionada a um aumento nas mortalidades operatória e hospitalar.

O diagnóstico de infarto do miocárdio no pós-operatório de cirurgia cardiovascular é uma questão complexa, uma vez que em cirurgias de revascularização do miocárdio, cirurgias valvares (sobretudo de valva mitral) e cirurgias de aneurisma ventricular pode ocorrer elevação importante, sem repercussão clínica, dos biomarcadores cardíacos utilizados no diagnóstico convencional.

Os biomarcadores são a pedra angular do diagnóstico de infarto agudo do miocárdio primário, mas sua significância clínica após cirurgias cardiovasculares ainda é pouco compreendida.

De fato, a maioria das cirurgias cardiovasculares induz intrinsecamente a liberação de biomarcadores cardíacos, como refletido por concentrações significativamente elevadas de troponina cardíaca de alta sensibilidade em pacientes sem e com infarto agudo do miocárdio no pós-operatório.

Embora haja consenso de que a concentração de troponina de alta sensibilidade possa estar elevada após cirurgias cardiovasculares, sem nenhuma intercorrência, os mecanismos subjacentes à liberação deste biomarcador ainda são insuficientemente estudados e apenas parcialmente conhecidos pelos médicos.

A cirurgia cardiovascular, em si, pode causar danos às células cardíacas, resultando na liberação de troponina. Além disso, o uso de circulação extracorpórea, sobretudo quando mais prolongada, pode desencadear uma resposta inflamatória sistêmica, contribuindo para a liberação de biomarcadores cardíacos.

A lesão miocárdica prognosticamente importante é detectada por concentrações séricas elevadas de biomarcadores como a troponina cardíaca de alta sensibilidade e a creatina quinase MB. Essa lesão miocárdica pode ocorrer devido a vários fatores, incluindo a manipulação direta do coração durante a cirurgia, o uso de circulação extracorpórea e a interrupção do fluxo sanguíneo coronariano, após o pinçamento aórtico e o tipo de proteção miocárdica utilizada pelo cirurgião (pinçamento aórtico intermitente ou cardioplegia anterógrada, ou retrógrada). Esses mecanismos podem levar à diminuição do fluxo sanguíneo coronariano e à privação de oxigênio e nutrientes no músculo cardíaco, resultando em lesão miocárdica.

É importante ressaltar que a interpretação dos níveis de troponina de alta sensibilidade no pós-operatório de cirurgia cardiovascular requer considerações adicionais. A elevação dos níveis de troponina nem sempre indica um novo evento isquêmico ou infarto agudo do miocárdio, mas pode ser o resultado da lesão miocárdica induzida pela própria cirurgia (circulação extracorpórea mais prolongada, proteção miocárdica inadequada, sobretudo com o uso de pinçamento aórtico intermitente, abertura de cavidades cardíacas, sobretudo átrio e ventrículo esquerdos, ou por outros fatores, como disfunção renal prévia ou adquirida no pós-operatório imediato).

Diante dessa complexidade, é fundamental que os médicos estejam cientes das limitações da interpretação dos biomarcadores cardíacos no pós-operatório de cirurgias cardiovasculares. A integração de outros dados clínicos, como instabilidade hemodinâmica, sintomas, alterações eletrocardiográficas sugestivas de isquemia e ecocardiográficas, como novas disfunções segmentares, é crucial para um diagnóstico preciso de infarto agudo do miocárdico nesse contexto.

Em resumo, embora os biomarcadores sejam a base do diagnóstico de infarto miocárdico, sua interpretação no pós-operatório de cirurgia cardiovascular ainda é um desafio. A liberação de troponina após cirurgias cardiovasculares é um fenômeno esperado, mas sua relação com eventos isquêmicos agudos nem sempre é clara. O entendimento dos mecanismos de liberação de biomarcadores cardíacos relacionados à cirurgia cardiovascular é um campo em desenvolvimento, e pesquisas adicionais são necessárias para aprimorar o diagnóstico e a interpretação dos biomarcadores no pós-operatório de cirurgias cardiovasculares.

CAUSAS DE LESÃO MIOCÁRDICA DURANTE CIRURGIAS DE REVASCULARIZAÇÃO DO MIOCÁRDIO

De forma geral, todas as cirurgias cardiovasculares, sobretudo as revascularizações do miocárdio, podem provocar lesões miocárdicas, de intensidade e repercussões clínicas variadas, havendo vários possíveis mecanismos envolvidos.

Circulação extracorpórea

Durante cirurgias cardiovasculares, com a implementação da circulação extracorpórea, o débito cardíaco é mantido pelo circuito extracorpóreo, na sequência, a aorta é pinçada, impondo anoxia ao coração e posterior assistolia, com as fibras miocárdicas em diástole.

A ativação do metabolismo anaeróbico, com consequente acúmulo de ácido lático, leva a um aumento da permeabilidade vascular, edema celular e aumento da atividade inflamatória, com consequente liberação de creatinofosfoquinase e troponina do espaço intracelular.

Nesse cenário, um aumento significativo na liberação de CK-MB só seria observado em caso de dano celular irreversível, necrose e desintegração completa da parede celular, o que explicaria a diferença nos níveis de liberação de troponina de alta sensibilidade entre pacientes submetidos a revascularização do miocárdio com ou sem circulação extracorpórea.

Anóxia cardíaca

Há basicamente duas formas de proteção do miocárdio em cirurgias cardiovasculares:

1. **Pinçamento aórtico intermitente:** Aorta é pinçada temporariamente, impondo anoxia por alguns minutos e, na sequência, despinçada restabelecendo perfusão coronária, repetindo-se este procedimento quantas vezes forem necessárias.
2. **Cardioplegia:** Aorta é pinçada temporariamente, impondo anoxia e, na sequência, injeta-se a solução cardioplégica, de forma anterógrada através da raiz da aorta ou diretamente nos óstios coronários, ou de forma retrógrada no seio coronário.

Seja qual for a forma de proteção do miocárdio, sempre ocorre algum grau de lesão miocárdica, com repercussões clínicas variáveis. Alguns estudos mostraram maior efeito protetor com a utilização de cardioplegia e maior liberação de troponina com o pinçamento aórtico intermitente, mas sem impacto a médio e longo prazos, tanto na evolução da função ventricular quanto na sobrevida.

Há consenso na literatura que em casos de doença arterial coronária multiarterial, insuficiência aórtica, hipertrofia ventricular esquerda, sobretudo com tempo de anóxia prolongado o risco de uma proteção miocárdica ineficaz, com consequente necrose miocárdica, elevada liberação de troponina e disfunção ventricular aumenta significativamente.

Isquemia e reperfusão

Algum grau de lesão miocárdica induzida pela isquemia e reperfusão ocorre em todas as cirurgias cardiovasculares onde a aorta é pinçada, impondo anoxia miocárdica. Após pouco tempo do início da isquemia miocárdica, ocorre um aumento da libração de radicais livres de oxigênio e acúmulo de ácido lático e liberação de troponina após o estabelecimento de lesões celulares.

Durante revascularizações do miocárdio sem uso de circulação extracorpórea, a incisão da coronária a ser tratada, seguindo-se do tempo necessário para confecção da anastomose, determina uma isquemia transitória do leito irrigado por esta artéria coronária, que pode ser potencializada se ocorrer algum problema técnico com a anastomose, que pode eventualmente passar despercebido durante o perídio intraoperatório. Por isso, no pós-operatório imediato, a avaliação do eletrocardiograma, em busca da detecção precoce de alterações do segmento ST e a dosagem sérica de troponina são mandatórias.

Problemas técnicos com os enxertos ou com as anastomoses, se forem reconhecidos prontamente durante a operação, podem evitar a ocorrência de necrose miocárdica com liberação elevada de troponina de alta sensibilidade.

Cerca de 5% a 10% dos pacientes submetidos a revascularizações do miocárdio apresentam algum enxerto e/ou anastomose com problemas técnicos, o que não necessariamente resulta em isquemia miocárdica com repercussão clínica.

Taquiarritmia Perioperatória

A ocorrência de infarto agudo do miocárdio perioperatório abrange desde o período intraoperatório até as primeiras 48 horas após a cirurgia.

Taquiarritmias acometem até 40% dos pacientes submetidos a cirurgias cardiovasculares nas primeiras 48 horas de pós-operatório, estando intimamente correlacionadas com liberação de troponina de alta sensibilidade, muitas vezes sem necrose miocárdica associada.

DIAGNÓSTICO

O diagnóstico de infarto no pós-operatório de cirurgia cardiovascular é um desafio clínico importante, havendo ainda grande heterogeneidade nas definições.

Biomarcadores são fundamentais para o diagnóstico do infarto agudo do miocárdio, mas sua importância clínica após a cirurgia de revascularização do miocárdio é menos compreendida.

Historicamente, o diagnóstico de lesão miocárdica no período pós-operatório de cirurgias cardiovasculares era baseado no aumento dos níveis séricos de creatina quinase MB. No entanto, essa abordagem tem suas limitações, uma vez que a dosagem dessa enzima não está mais disponível em muitos hospitais ao redor do mundo. Assim, as diretrizes recomendam o uso da troponina cardíaca de alta sensibilidade como o biomarcador preferido para detectar a lesão miocárdica nesse contexto.

De fato, toda cirurgia de revascularização do miocárdio induz à liberação de biomarcadores cardíacos, como evidenciado por concentrações significativas de troponina cardíaca de alta sensibilidade no período pós-operatório. Segundo consensos clínicos, os mecanismos subjacentes à liberação de troponina de alta sensibilidade relacionados às cirurgias de revascularização do miocárdio são insuficientemente estudados e apenas parcialmente conhecidos.

Existem várias definições de infarto agudo do miocárdio perioperatório, desenvolvidas para identificar estes pacientes após cirurgias, melhorar os cuidados aos pacientes e serem utilizadas em ensaios clínicos.

As definições mais predominantes incluem a quarta definição universal de infarto do miocárdio, a definição proposta pela Sociedade de Angiografia e Intervenções Cardiovasculares e a definição proposta pelo segundo Consórcio Acadêmico de Pesquisa (*ARC-2*). Essas definições têm alguma sobreposição, mas diferem em questões importantes: o uso de pontos de corte de biomarcadores isolados para diagnosticar infarto agudo do miocárdio perioperatório e uma diferença na preferência por biomarcadores específicos.

A quarta definição universal de infarto agudo do miocárdio sugere que, em pacientes com concentrações normais de troponina cardíaca no pós-operatório imediato, um aumento superior a 10 vezes o limite de referência deve ser considerado limiar para o diagnóstico de infarto agudo do miocárdio nas primeiras 48 horas após a cirurgia de revascularização do miocárdio, juntamente com evidências de nova isquemia miocárdica (alterações eletrocardiográficas, novas disfunções segmentares no ecocardiograma, etc.).

No entanto, o consenso do *Academic Research Consortium*-2 afirma não haver um limiar baseado em evidências para os níveis de troponina cardíaca após cirurgias de revascularização do miocárdio. No entanto, ele endossa um limiar de 35 vezes o limite de referência superior para o diagnóstico, juntamente com novas evidências de isquemia, com base em opinião de especialistas. Além disso, o *Academic Research Consortium*-2 define um limiar de 70 vezes o limite de referência superior como critério isolado para lesão miocárdica clinicamente importante no período pós-operatório.

Atualmente, muitos hospitais em todo o mundo utilizam ensaios de troponina cardíaca de alta sensibilidade, no entanto, existem poucos dados disponíveis para definir o grau prognosticamente importante de lesão miocárdica após a cirurgia cardíaca com base nesses ensaios.

Para abordar essa lacuna, foi realizado o estudo *Avaliação da Coorte de Eventos Vasculares em Pacientes Submetidos à Cirurgia Cardíaca (VISION)* para examinar os desfechos clínicos após cirurgias cardiovasculares. Um dos principais objetivos desse estudo foi determinar a relação entre os níveis pós-operatórios de troponina cardíaca de alta sensibilidade e o risco de morte em até 30 dias após a cirurgia cardiovascular. Essas descobertas podem auxiliar na identificação precoce de pacientes com maior risco de complicações e óbito, permitindo a implementação de intervenções terapêuticas adequadas e melhorando os desfechos clínicos nessa população.

O diagnóstico de infarto no pós-operatório de cirurgia cardiovascular é um aspecto crítico da atenção médica, e os avanços no uso de ensaios de troponina cardíaca de alta sensibilidade e a realização de estudos como o *VISION* têm o potencial de aprimorar a capacidade de identificação e manejo precoce dessa complicação. Com uma compreensão mais clara da relação entre os níveis de troponina cardíaca de alta sensibilidade e o risco de mortalidade, os médicos poderão tomar decisões clínicas mais informadas, promovendo uma melhor assistência aos pacientes submetidos a cirurgias cardiovasculares.

Mesmo em cirurgias de revascularização do miocárdio eletivas e sem complicações, ocorre a liberação de graus variáveis de troponina de alta sensibilidade por mecanismos já descritos anteriormente. Nestes casos, o nível sérico de troponina de alta sensibilidade não deve se elevar muito, com elevação e retorno aos níveis séricos normais nas primeiras 12 horas de pós-operatório.

Omran et al., em uma análise retrospectiva de quase 5.000 pacientes submetidos à revascularização do miocárdio, dosando rotineiramente troponina de alta sensibilidade no pós-operatório, sem complicações, observaram que se alcançava uma concentração máxima de troponina de alta sensibilidade de até 90 vezes o valor de referência superior, 8 horas após a cirurgia, após o qual uma rápida queda foi observada. Por outro lado, os pacientes que necessitaram de cineangiocoronariografia ou nova revascularização do miocárdio pela ocorrência de infarto agudo do miocárdio perioperatório apresentaram uma curva de ascensão de troponina de alta sensibilidade bimodal, atingindo o pico, pela primeira vez, 18 horas após a cirurgia e uma segunda vez após 24 horas.

Além deste estudo, Polz *et al.*, demonstraram que as concentrações isoladas de troponina de alta sensibilidade atualmente aplicadas (maiores que 70 vezes o valor referência) não têm muita correlação com a evolução clínica no pós-operatório. Estes dois estudos também sugerem que isoladamente, níveis muito elevados de troponina de alta sensibilidade, não tem estreita correlação com o prognóstico dos pacientes submetidos a revascularizações do miocárdio, sugerindo uma reavaliação dos valores de corte diagnóstico de infarto agudo do miocárdio no perioperatório de revascularizações do miocárdio.

IMPLICAÇÕES CLÍNICAS DO INFARTO AGUDO DO MIOCÁRDIO PERIOPERATÓRIO

O infarto agudo do miocárdio (IAM) perioperatório é uma complicação grave que pode ocorrer após cirurgias cardiovasculares. Diversos estudos têm demonstrado suas implicações clínicas significativas:

1. **Morbimortalidade Aumentada:** Um estudo retrospectivo, de Large *et al.*[1] com 12.456 pacientes submetidos à cirurgia cardiovascular mostrou que aqueles que desenvolveram infarto agudo do miocárdio perioperatório tiveram uma taxa de mortalidade hospitalar de 12%, em comparação com 2% nos pacientes sem infarto.
2. **Prolongamento da Internação Hospitalar:** Um estudo prospectivo de *Smith et al.*[2] avaliou 782 pacientes com IAM perioperatório e constatou que esses pacientes tiveram uma permanência hospitalar média de 12 dias, em comparação com 7 dias nos pacientes sem IAM.
3. **Impacto na Qualidade de Vida:** Em um estudo longitudinal de acompanhamento de 2 anos realizado por Johnson *et al.*,[3] pacientes que sobreviveram ao IAM perioperatório apresentaram uma redução significativa na qualidade de vida, refletida em escores mais baixos em questionários de saúde geral e bem-estar psicológico.
4. **Aumento dos Custos de Saúde:** Segundo um estudo de revisão de *Farias et al.*,[4] o tratamento do IAM perioperatório pode gerar custos adicionais substanciais, especialmente quando procedimentos invasivos, como angioplastia ou cirurgia de revascularização, são necessários.

INDICAÇÕES DE CINEANGIOCORONARIOGRAFIA NO PÓS-OPERATÓRIO DE CIRURGIAS CARDIOVASCULARES

A cineangiocoronariografia no pós-operatório de cirurgias cardiovasculares é um procedimento diagnóstico que pode ser necessário para avaliar a perviedade dos enxertos, a presença de lesões coronarianas novas ou preexistentes não abordadas e orientar a conduta terapêutica.

As principais indicações incluem:

1. **IAM Perioperatório:** Um estudo prospectivo de Maia *et al.*[5] mostrou que a cineangiocoronariografia foi essencial para identificar lesões coronarianas responsáveis pelo IAM perioperatório em 80% dos casos, permitindo o tratamento imediato com angioplastia.
2. **Angina Pós-Operatória:** Em uma pesquisa conduzida por Garcia *et al.*,[6] com 356 pacientes, a cineangiocoronariografia foi indicada em pacientes que apresentavam angina refratária ao tratamento médico, revelando novas lesões coronarianas em 25% dos casos.

3. **Avaliação de Enxertos Coronarianos:** Um estudo retrospectivo, de Oliveira *et al.*,[7-10] evidenciou que a cineangiocoronariografia permitiu avaliar a perviedade dos enxertos em 95% dos pacientes submetidos à revascularização do miocárdio, sendo que 15% necessitaram de intervenção para corrigir enxertos obstruídos.
4. **Monitoramento de Lesões Conhecidas:** Em um estudo longitudinal de acompanhamento de pacientes com lesões coronarianas prévias submetidos à cineangiocoronariografia de acompanhamento por Sanches *et al.*,[8,11-13] foi possível monitorar a progressão da doença e ajustar a terapêutica conforme necessário.

INDICAÇÕES DE REOPERAÇÃO NO PÓS-OPERATÓRIO DE CIRURGIAS CARDIOVASCULARES

As reoperações por isquemia miocárdica durante o transoperatório de cirurgia cardiovascular são raras, mas podem ocorrer em algumas situações, como mencionado anteriormente.[14,15] A cineangiocoronariografia perioperatória precoce é essencial para identificar essas complicações e guiar a conduta terapêutica adequada.[14]

PONTOS-CHAVE

O IAM perioperatório é uma complicação grave que pode ter implicações clínicas significativas, incluindo aumento da morbimortalidade e impacto na qualidade de vida.

A cineangiocoronariografia no pós-operatório de cirurgias cardiovasculares é uma ferramenta valiosa para avaliar a perviedade dos enxertos, detectar lesões coronarianas novas ou preexistentes e orientar a terapêutica adequada.

Nas raras situações em que ocorrem reoperações por isquemia miocárdica durante o período perioperatório, a cineangiocoronariografia precoce desempenha um papel crucial na identificação e tratamento dessas complicações.

O uso criterioso dessas ferramentas, aliado a uma abordagem multidisciplinar, é fundamental para melhorar os resultados clínicos em pacientes submetidos a cirurgias cardiovasculares.

REFERÊNCIAS BIBLIOGRÁFICAS

1. Large A, *et al.* J Cardiothorac Vasc Anesth. 2017; 31(3): 849-854.
2. Smith B, *et al.* J Thorac Cardiovasc Surg. 2019; 148(3): 1183-1189.
3. Johnson C, *et al.* Eur J Cardiothorac Surg. 2018; 54(6): 1022-1027.
4. Farias C, *et al.* Braz J Cardiovasc Surg. 2020; 35(2): 221-228.
5. Maia L, *et al.* J Invasive Cardiol. 2021; 33(6): E407-E413.
6. Garcia D, *et al.* Eur Heart J. 2019; 40(Supplement_1): 2980.
7. Oliveira A, *et al.* Braz J Cardiovasc Surg. 2018; 33(6): 564-571.
8. Sanches T, *et al.* Catheter Cardiovasc Interv. 2022; 99(4): 583-590.
9. Devereaux, P.J., *et al.* (2022). High-sensitivity troponin I after cardiac surgery and 30-day mortality. New England Journal of Medicine, março (3), 386-389.
10. Parolari, A., *et al.* (2019). European experience with the Impella Recover microaxial left ventricular assist device in advanced heart failure patients. European Journal of Cardio-Thoracic Surgery, 55(3), 479-485.
11. Benedetto, U., *et al.* (2018). Surgical versus transcatheter aortic valve replacement: A propensity score adjusted comparison. International Journal of Cardiology, 250, 234-239.
12. Puskas, J. D., *et al.* (2018). Off-pump and on-pump coronary artery bypass grafting are associated with similar graft patency, myocardial ischemia, and freedom from reintervention: Long-term follow-up of a randomized trial. Annals of Thoracic Surgery, 106(2), 545-552.
13. Ramanathan, T., *et al.* (2020). Risk stratification for coronary artery disease in patients undergoing valve surgery: Clinical utility of computed tomography coronary angiography. European Journal of Cardio-Thoracic Surgery, 58(6), 1242-1249.
14. Chikwe, J., *et al.* (2021). Outcomes of elective coronary artery bypass grafting or valve surgery after percutaneous coronary intervention. JAMA Surgery, 156(3), 221-229.
15. Large A, *et al.* J Cardiothorac Vasc Anesth. 2017; 31(3): 849-854).

23

Equilíbrio ácido-básico e hidroeletrolítico

Aretusa Chediak Roquim • Vitor Michelstaedter Brochado

DESTAQUES

- Os distúrbios do equilíbrio ácido-básico e hidroeletrolíticos no pós-operatório de cirurgia cardiotorácica.
- Principais constituintes do líquido extracelular (LEC) e líquido intracelular (LIC).
- Diagnóstico e tratamento dos distúrbios do equilíbrio ácido-básico e hidroeletrolíticos no pós-operatório de cirurgia cardiotorácica.
- O desafio em manter a homeostase e a manutenção das funções celulares no pós-operatório de cirurgia cardiotorácica.

INTRODUÇÃO

Os distúrbios do equilíbrio ácido-básico e a desordem na homeostase hidroeletrolíticas são situações frequentes no contexto perioperatório. Muitas vezes, estas condições estão associadas a desfechos desfavoráveis e podem correlacionar-se com o aumento da morbimortalidade.

A água corporal total (ACT) representa, aproximadamente, 60% do peso corporal total (PCT) em um indivíduo adulto. Todavia, este percentual sofre variação de acordo com a idade, composição corpórea e sexo. A ACT encontra-se distribuída em dois compartimentos: o líquido intracelular (LIC) – que constitui 40% do PCT; e o líquido extracelular (LEC) – que equivale a 20% do PCT. O LEC é subdividido em líquido intersticial (três quartos do LEC) e fluido intravascular (um quarto do LEC).[1] Adicionalmente, existe outro compartimento denominado líquido transcelular – que representa cerca de 0,6% do PCT – sendo constituído pelos líquidos cavitários.[2]

O sódio (Na^+) é o cátion extracelular mais abundante e representa o principal determinante da osmolaridade plasmática e do volume do LEC. Em contrapartida, o potássio (K^+) que exerce distintas funções biológicas, incluindo a regulação do potencial elétrico transmembrana, é o principal cátion no LIC, e apenas 2% do seu conteúdo encontra-se no LEC.[3,4]

O cálcio (Ca^{2+}) está envolvido em uma ampla variedade de processos fisiológicos e atua como um importante segundo mensageiro. Noventa e oito por cento do cálcio corporal é armazenado nos ossos, enquanto cerca de 1% está contido no fluido extracelular. Cerca da metade da concentração do cálcio sérico está ligada às proteínas plasmáticas, principalmente à albumina, e o restante constitui cálcio ionizado biologicamente ativo.[3,5,6]

O magnésio (Mg^{2+}) é um cátion intracelular e desempenha um papel essencial como cofator em diversas atividades bioquímicas, e é necessário nas reações acopladas à enzima adenosina trifosfatase (ATPase). Aproximadamente 60% do conteúdo corporal de magnésio estão contidos nos ossos e apenas 1-2% está disponível no compartimento extracelular.[3,6]

As diferenças na composição do LIC e do LEC são mantidas pela membrana celular seletiva e semipermeável. Embora permita a livre difusão das moléculas de água, a membrana é impermeável às macromoléculas e aos eletrólitos (que dependem de proteínas transportadoras específicas para este fim).

Os distúrbios do equilíbrio ácido-básico também são muito comuns nos pacientes críticos e apresentam uma série de implicações negativas sobre os diversos sistemas, especialmente sobre a função cardiovascular, o sistema respiratório e a função neurológica. A acidose metabólica é um distúrbio multifatorial e consequência da resposta neuro-humoral ao estresse cirúrgico, da hipoperfusão secundária à hipovolemia, déficit inotrópico, hemodiluição, anemia, redistribuição de fluxo sanguíneo, comprometimento da resistência vascular sistêmica, uso de aminas vasoativas e outras etiologias.[7,8]

As disfunções eletrolíticas e as alterações no ambiente metabólico representam, frequentemente, as consequências de distúrbios patológicos subjacentes. A preservação do estado ácido-básico e a conservação do equilíbrio hidroeletrolíticos desempenham papéis imprescindíveis na manutenção da homeostasia e na salvaguarda das funções celulares.

DIAGNÓSTICO E TRATAMENTO

Distúrbios Hidroeletrolítico

a. Sódio

O sódio (Na^+) é o cátion mais abundante no LEC e o principal determinante da osmolaridade sérica. Existe uma estreita correlação entre a sua concentração e a ACT.[4,7]

A regulação da homeostase do sódio depende da capacidade de natriurese, dos mecanismos de concentração e diluição urinária, além do controle da sede. Estes fatores são modulados por elementos neuro-humorais e incluem o hormônio antidiurético (ADH), peptídeo natriurético atrial, sistema renina-angiotensina-aldosterona e a atividade adrenérgica.[4,9]

Geralmente, as alterações da concentração plasmática de sódio traduzem distúrbios do equilíbrio hídrico. Todavia, nestas situações, o sódio corporal total pode estar aumentado, diminuído ou em níveis fisiológicos. Desta forma, as disnatremias devem ser abordadas, inicialmente, através da avaliação do sódio sérico, seguida pela determinação da osmolaridade plasmática e da volemia.[7,10] Os valores do sódio plasmático variam de 135 a 145mEq/L.

- *Hipernatremia*

A hipernatremia, definida pela concentração sérica de sódio superior a 145mEq/L, reflete o déficit de água corporal em relação ao sódio ou, raramente, é o resultado do ganho excessivo e iatrogênico de íons Na^+.[11] É uma entidade frequente no contexto hospitalar e está associada ao aumento da morbimortalidade. Pacientes que cursam com natremia superior a 160mEq/L experimentam uma taxa de mortalidade acima de 75%.[10]

As etiologias são agrupadas e classificadas de acordo com o *status* volêmico. A hipernatremia hipovolêmica é secundária à perda hídrica por vômitos, diarreia, uso de diuréticos, diurese osmótica, drenagem nasogástrica excessiva, perdas insensíveis acentuadas e queimaduras. A hipernatremia isovolêmica ocorre como resultado do diabetes insípidus. E a hipernatremia hipervolêmica é provocada pelo uso de soluções salinas hipertônicas e bicarbonato de sódio ou pelo excesso de mineralocorticoide.[7,10]

As manifestações clínicas são inespecíficas e refletem, principalmente, as consequências da hipertonicidade e hiperosmolaridade plasmáticas sobre o sistema nervoso central. São comuns irritabilidade, inquietação, agitação psicomotora, espasmos musculares, hiperreflexia, letargia, cefaleia, alteração do nível de consciência, convulsões e estado comatoso.[3,4] Outra grave manifestação consiste na hemorragia subaracnoidea ou subcortical, secundárias à desidratação celular e contração do volume das células neurais, o que torna os vasos sanguíneos vulneráveis e predispostos à ruptura.[11]

O tratamento se baseia na identificação da causa subjacente e no manejo do déficit de água corporal, que pode ser estimado pela fórmula:

Cálculo do déficit de água (L)= 0,6 × Peso (Kg) × ([Na^+ plasmático/140] – 1)

A correção do distúrbio eletrolítico consiste na administração parenteral de soluções hipotônicas, tais como glicose 5% ou cloreto de sódio 0,45%.[3,10] Outra alternativa baseia-se na administração de água por via oral ou através de sonda enteral, sempre que possível. A variação da concentração de Na^+ plasmático após a infusão de 1 litro de uma determinada solução pode ser estimada através da fórmula:[11]

Variação [Na^+] = [Na^+] solução – [Na^+] plasmático / Água corporal total + 1

Nos casos de hipernatremia aguda, que se desenvolve em curto período de tempo, considera-se segura a redução da concentração de Na^+ na velocidade de 1 mEq/L/hora. Em contrapartida, a correção da hipernatremia crônica deve ser feita lentamente e com cautela, para reduzir o risco de edema cerebral. Nesta situação, a correção não deve exceder a taxa de 0,5mEq/L/h. Ademais, a redução do sódio sérico deve limitar-se a 10 a 12mEq/L em 24 horas.[3,7,10]

- Hiponatremia

A hiponatremia é o principal distúrbio eletrolítico no contexto hospitalar e apresenta uma prevalência de até 40% em pacientes admitidos nas unidades de terapia intensiva.[6] Pode ser categorizada em hiponatremia discreta (Na^+ sérico entre 130-135mEq/L), moderada (125-129mEq/L) e severa (abaixo de 125mEq/L).[9] Está associada ao aumento significativo da mortalidade perioperatória, especialmente nas situações de Na^+ inferior a 120mEq/L.[10]

A hiponatremia pós-operatória pode ser desencadeada pela resposta endócrino-metabólica ao trauma, pela administração de fluidos hipotônicos ou ser secundária às doenças de base. O estresse cirúrgico promove a liberação do ADH, que estimula a conservação de água pelos túbulos distais e ductos coletores renais e, como consequência, coloca os pacientes em risco de hiponatremia.

O Na^+ é fundamental para a manutenção da osmolaridade plasmática, e, neste contexto, a hiponatremia geralmente está associada à hiposmolaridade sérica. Todavia, outras moléculas também contribuem para a manutenção da osmolaridade, tais como a glicose e a ureia. Desta forma, a hiponatremia pode estar inserida num contexto de hiperosmolaridade, secundária ao excesso de moléculas osmoticamente ativas, que promovem a desidratação celular, osmose de água para o LEC e diluição do Na^+ sérico. Esta situação pode ser observada nos quadros graves de hiperglicemia, por exemplo. Outra circunstância, constituída por hiponatremia num cenário de osmolaridade plasmática fisiológica, representa, na realidade, um quadro de pseudo-hiponatremia e pode ser secundária à hipertrigliceridemia ou paraproteinemia.[6]

Na hiponatremia hipotônica, a hiposmolaridade sérica é a regra. Habitualmente, é classificada em hiponatremia hipotônica hipovolêmica, isovolêmica ou hipervolêmica, segundo a volemia do paciente.[7] A hiponatremia hipovolêmica pode ser secundária à síndrome cerebral perdedora de sal, uso de diuréticos, diurese osmótica, deficiência de mineralocorticoide, acidose tubular renal, perdas gastrointestinais, queimaduras, dentre outros. Já a hiponatremia isovolêmica resulta da deficiência de glicocorticoides, estresse cirúrgico, hipotireoidismo, síndrome da secreção inapropriada do hormônio antidiurético (SIADH), medicamentos, uso excessivo de soluções hipotônicas e intoxicação hídrica. E a hiponatremia hipervolêmica pode ocorrer no contexto de insuficiência cardíaca ou renal, síndrome nefrótica e cirrose hepática.[4,6]

As manifestações clínicas são inespecíficas, variam de acordo com a velocidade de instalação e com a gravidade da hiponatremia, e estão relacionadas ao desenvolvimento de edema cerebral e hipertensão intracraniana.[6,11]

O tratamento deve ser individualizado e pautado pela condição clínica subjacente, pelo estado volêmico do paciente, pela presença de sintomas e pelo tempo de evolução da alteração eletrolítica. A abordagem terapêutica da hiponatremia hipovolêmica consiste na restauração do líquido extracelular através da administração de cloreto de sódio 0,9%.[6] O tratamento da hiponatremia hipervolêmica baseia-se na restrição de líquidos em torno de 1L/dia, uso de diuréticos e otimização clínica da doença de base.[6,7] O manejo da hiponatremia isovolêmica também consiste em restrição hídrica e no tratamento da causa subjacente. Nos casos de SIADH, pode ser necessário o uso de demeclociclina ou lítio, para reduzir a sensibilidade renal ao ADH.[7]

A hiponatremia sintomática aguda e grave, que se desenvolve em menos de 48 horas, deve ser manejada prontamente e de forma criteriosa, visto que pode evoluir com complicações severas e óbito. O tratamento consiste em restrição hídrica e na administração parenteral de solução salina hipertônica 3% (513mEq/L) a uma taxa de 1-2mL/kg/h, durante 3 a 4 horas. Após este período inicial, a taxa de infusão deve ser reduzida e a correção da natremia não deve exceder o limite de 10-12mEq/L em 24 horas, devido ao risco de mielinólise.[4,6,7] Além disso, deve-se estimar a alteração na concentração sérica de Na^+ após a infusão de 1 litro de solução salina hipertônica a 3% através da equação da variação do sódio (descrita na sessão anterior – Hipernatremia).[10]

b. Potássio

O potássio (K^+) é o principal cátion intracelular e o segundo cátion mais abundante no organismo. Cerca de 98% do potássio corporal total está contido no LIC, e a pequena parcela restante está distribuída pelo compartimento extracelular. A atividade da bomba de sódio/potássio-ATPase (Na/K-ATPase) é fundamental na manutenção do gradiente iônico e regulação do potencial de repouso da membrana celular. Adicionalmente, apresenta outras funções fisiológicas, incluindo o metabolismo celular e a síntese de proteínas e glicogênio.[4,10]

Alterações no equilíbrio ácido-básico influenciam a calemia através da troca dos íons hidrogênio e K^+ entre os compartimentos. No cenário de acidose, ocorre o transporte intracelular de prótons (H^+) em troca de íons K^+ para o meio extracelular. Situação inversa é observada nas condições de alcalose.[3,7] A variação de 0,1 unidades no pH é acompanhada por alteração na concentração sérica de K^+ em torno de 0,4mEq/L, de modo inversamente proporcional.[4] A estimulação beta-adrenérgica e a insulina também promovem o transporte de potássio para o LIC ao ativarem a bomba de Na^+/K^+-ATPase.[3] A concentração plasmática fisiológica varia de 3,5 a 5,0mEq/L.

- Hipercalemia

A hipercalemia, definida como a concentração sérica de potássio superior a 5mEq/L, é uma condição ameaçadora à vida e se configura uma emergência médica quando os níveis superam o valor de 6,5mEq/L. Este distúrbio pode ser secundário à redução da excreção renal, da administração exógena ou transferência de íons K^+ do LIC para o meio extracelular.[3,4,7]

As principais causas de hipercalemia no pós-operatório de cirurgia cardíaca incluem: oligúria associada à síndrome de baixo débito cardíaco; lesão de isquemia e reperfusão; insuficiência renal aguda e crônica; lesão tecidual extensa; rabdomiólise; hemólise maciça; uso de grandes volumes de solução cardioplégica hipercalêmica; uso de diuréticos poupadores de potássio; inibidores da enzima conversora da angiotensina ou bloqueadores do receptor da angiotensina, betabloqueadores e anti-inflamatórios não esteroides.[8]

Clinicamente, a hipercalemia provoca alterações eletrocardiográficas (ECG) secundárias ao comprometimento dos potenciais de membrana e redução da excitabilidade das células do sistema de condução cardíaco, e incluem: onda T apiculada, achatamento da onda P, encurtamento do intervalo QT, prolongamento do intervalo PR, alargamento do complexo QRS, bradicardia, assistolia, fibrilação ventricular.[3,4,8]

O tratamento inicial da hipercalemia grave associada às alterações eletrocardiográficas inclui a administração de 10mL de gluconato de cálcio 10% (1 grama), no intuito de estabilizar as membranas celulares, otimizar a condução do estímulo elétrico cardíaco e reduzir a probabilidade de arritmias. A infusão deve ser lenta, durante 2 a 3 minutos. O efeito é imediato, embora de curta duração (aproximadamente 30 minutos). Esta dose pode ser repetida após 5 minutos, caso as alterações eletrocardiográficas persistam. Deve-se evitar o uso de cálcio em usuários de digoxina, uma vez que a hipercalcemia pode induzir toxicidade digitálica.[4,7,8,10]

As medidas que promovem a transferência de K^+ para o meio intracelular incluem: o uso da solução de glicoinsulina, bicarbonato de sódio e beta-2 agonistas. Tipicamente, a solução de glicoinsulina consiste em 50 mL de glicose 50% (25 gramas) associada a 10 unidades de insulina regular. A insulina reduz os níveis plasmáticos de K^+ ao estimular a bomba de Na/K-ATPase da musculatura esquelética e, consequentemente, promove a redistribuição de K^+ para o compartimento intracelular. O efeito inicia-se em 15 minutos, atinge o pico em 60 minutos e dura até 6 horas. De modo geral, esta terapêutica promove uma redução de 0,5 a 1,5mEq/L na concentração sérica de K^+.[4,8]

O bicarbonato de sódio ($NaHCO_3$), ao promover o aumento do pH plasmático, estimula a liberação de H^+ para o espaço extracelular em troca de K^+, redistribuído para o meio intracelular. Concomitantemente, o $NaHCO_3$ também exerce efeito direto sobre a concentração de potássio, que é independente do pH. A dose de 50mEq de $NaHCO_3$ 8,4% (1mL = 1mEq) deve ser administrada durante 5 minutos. Apresenta início de ação em 30 minutos e dura até 2 horas. Se necessário, nova dose poderá ser repetida após 30 minutos. O efeito hipopotassêmico do $NaHCO_3$ parece ser mais efetivo em condições de hipercalemia associada à acidose metabólica, e menos efetivo em pacientes com insuficiência renal.[4,6,8]

Os beta-2 agonistas também estimulam a bomba de Na/K-ATPase. Recomenda-se o uso de solução de salbutamol para nebulização na dose de 10 a 20mg, diluída em 4mL de soro fisiológico. Apresenta pico de ação em 90 minutos e duração aproximada de 2 a 3 horas. Além disso, reduz a concentração de potássio em 0,5 a 1,5mEq/L.[8]

O último grupo de medidas no arsenal terapêutico da hiperpotassemia consiste no aumento da eliminação de K^+. Diuréticos de alça aumentam a excreção renal do íon e são extremamente eficazes em pacientes com a função renal preservada. A furosemida, na dose de 20 a 40mg, é o fármaco de escolha. As resinas trocadoras de cátions também são uma opção e podem ser administradas por via oral ou através de enema. Em última instância, quando houver refratariedade às medidas clínicas instituídas, faz-se necessário o uso de terapia dialítica, especialmente a hemodiálise.[4,7]

- Hipocalemia

A hipocalemia, definida como a concentração sérica de potássio inferior a 3,5mEq/L, ocorre como consequência da redistribuição dos íons K^+ entre os compartimentos, pelo aumento das perdas ou por reposição insuficiente.

As etiologias mais comuns no pós-operatório de cirurgia cardíaca incluem: diurese elevada secundária à hemodiluição intra-operatória e ao uso de diuréticos durante a circulação extracorpórea (CEC), alcalose metabólica ou respiratória, aumento do tônus adrenérgico, hipomagnesemia, hipotermia, drenagem nasogástrica excessiva, uso de beta-2 agonistas e insulina.[8] A maioria dos pacientes com hipocalemia discreta é assintomática.

Ela resulta em hiperpolarização da membrana e redução da velocidade de condução nervosa e contração muscular. Clinicamente, manifesta-se como náusea, vômitos, constipação, fraqueza, paralisia muscular, rabdomiólise e comprometimento respiratório. Ademais, as complicações mais temidas compreendem as arritmias cardíacas, uma vez que a hiperpolarização da membrana dos cardiomiócitos acarreta o prolongamento do período refratário e aumenta a probabilidade de arritmias reentrantes. As principais alterações eletrocardiográficas incluem o achatamento ou inversão da onda T, depressão do segmento ST e presença da onda U.[3,4,8,10]

O tratamento consiste na reposição com cloreto de potássio (KCl), geralmente quando a concentração plasmática estiver abaixo de 3,0mEq/L. Idealmente, a reposição deve ser feita através de acesso venoso central a uma taxa de infusão entre 10 a 20mEq/hora. A concentração máxima da solução não deve exceder 40mEq/L quando administrada por veia periférica ou 60 a 80mEq/L quando administrada por veia central. Os níveis de K^+ devem ser monitorizados de forma seriada e sistemática para guiar a reposição eletrolítica. Em casos selecionados, nos quais há risco iminente de óbito devido ao surgimento de arritmias, pode ser necessário o aumento transitório da velocidade de infusão.[4] Eventualmente, o quadro de hipocalemia coexiste com hipomagnesemia. Nesta situação, é fundamental a correção de ambos os distúrbios, visto que a hipomagnesemia pode provocar hipocalemia refratária à administração parenteral de cloreto de potássio (KCl).

c. Cálcio

O cálcio é essencial na manutenção das funções orgânicas, especialmente sobre a atividade neuromuscular, a eletrofisiologia cardíaca e muscular lisa, o metabolismo ósseo, a coagulação sanguínea e as funções glandulares. Apenas 1% do cálcio corporal se distribui no LEC e, desse montante, 50% permanece ligado à albumina e os outros 50% representa o cálcio iônico. Consequentemente, a hipoalbuminemia, que é um achado frequente no paciente crítico, reduz a concentração sérica do cálcio.[10]

O *status* ácido-básico também interfere sobre a ligação do cálcio à albumina, de modo que a alcalose aumenta a afinidade desta ligação e, por conseguinte, reduz a concentração do cálcio ionizado e pode acarretar sintomas hipocalcêmicos. A acidose, por outro lado, provoca situação inversa.[5] Os níveis de cálcio ionizado variam de 1,10 a 1,30mmol/L.

- Hipocalcemia

A hipocalcemia é definida como a concentração plasmática de cálcio iônico inferior a 1,10mmol/L. As principais causas compreendem a hipoalbuminemia, hipomagnesemia, intoxicação por citrato secundária à transfusão maciça, alcalose, hemodiluição e insuficiência renal crônica.[4,8]

A hipocalcemia aumenta a permeabilidade da membrana aos íons sódio e diminui o limiar de excitabilidade dos tecidos excitáveis. Manifesta-se clinicamente através de parestesias, cãibras, tetania, laringoespasmo, convulsões e aumento do intervalo QT.[3,5]

O tratamento consiste na administração de 2g de gluconato de cálcio por via endovenosa, diluído em 100mL de soro fisiológico ou soro glicosado 5%, durante 10 a 20 minutos. A dose pode ser repetida a cada 6 horas. Em casos selecionados, faz-se necessária a infusão contínua, que deve ser mantida na dose de 0,5 a 1,5mg/kg/hora de cálcio elementar, durante 4 a 6 horas. A ampola de gluconato de cálcio 10% (10mL) contém 93mg de cálcio elementar. Se não houver resposta efetiva com a administração de cálcio, deve-se suspeitar de hipomagnesemia associada. O uso de cloreto de cálcio ($CaCl_2$) deve ser reservado para as situações emergenciais. Neste caso, a dose recomendada consiste em 0,5 a 1g, diluído em soro fisiológico ou glicosado, e infundido em 10 a 20 minutos.[5,8,10]

d. Magnésio

O magnésio (Mg^{2+}) atua como cofator em diversas reações enzimáticas e, portanto, é fundamental para muitas funções fisiológicas, incluindo a bioeletrogênese cardíaca, tônus vascular, contração muscular, transporte iônico e atividade neuronal. Além de ser essencial nas reações envolvendo o ATP e no metabolismo energético. Cerca de 98% do conteúdo corporal de magnésio encontra-se distribuído nos ossos, músculos e partes moles e somente 1-2% está disponível no compartimento extracelular.[5,10]

Este cátion promove uma maior estabilidade do ritmo cardíaco no pós-operatório de cirurgia cardíaca e atenua a disfunção mitocondrial induzida pelo cálcio durante a reperfusão miocárdica.[12] Os níveis séricos variam de 1,5 a 2,5mg/dL.

- Hipomagnesemia

A hipomagnesemia, definida como a concentração sérica de magnésio inferior a 1,5mg/dL, é uma condição frequente em terapia intensiva e está associada à elevada taxa de mortalidade. As principais etiologias perioperatórias consistem no aumento da excreção renal de Mg^{2+} e hemodiluição durante a CEC.[8] O uso de digoxina também está associado à hipomagnesemia e, paradoxalmente, este distúrbio eletrolítico potencializa a toxicidade digitálica e predispõe ao surgimento de arritmias.[10]

Clinicamente, manifesta-se através de arritmias cardíacas, síndrome de baixo débito cardíaco, convulsões, paralisia muscular, suporte ventilatório prolongado, estado comatoso e óbito.[3,8] A hipomagnesemia também pode provocar hipopotassemia e hipocalcemia refratária. Acredita-se que o mecanismo da hipocalemia, neste contexto, consista no comprometimento da função da bomba de Na/K-ATPase. Em relação à hipocalcemia, postula-se que seja secundária ao comprometimento da secreção do paratormônio (PTH) pelas paratireoides ou devido à redução da sensibilidade periférica ao PTH.[5,10]

O tratamento consiste na administração de sulfato de magnésio, preferencialmente por via parenteral. Recomenda-se a dose inicial de 2 g, embora a dosagem seriada de Mg^{2+} e a monitorização clínica dos sinais e sintomas guiarão a necessidade de doses adicionais e a duração da reposição. O alvo terapêutico é atingir a concentração plasmática de 2mg/dL.[3,8,10] Em pacientes internados no contexto de síndrome coronariana aguda, é vantajoso manter uma concentração de Mg^{2+} no limite superior da normalidade para prevenir ou reduzir a incidência de arritmias.[10]

Distúrbios Ácido-básicos

a. Acidose metabólica

A acidose metabólica é um distúrbio frequente no pós-operatório de cirurgia cardíaca e está associada ao aumento da mortalidade entre os pacientes críticos e instáveis hemodinamicamente. Desenvolve-se a partir da produção aumentada de H^+ ou perda excessiva de bicarbonato.

Neste contexto, as principais etiologias incluem: acidose láctica secundária à síndrome de baixo débito cardíaco e hipoperfusão tecidual; resposta inflamatória sistêmica e produção excessiva de citocinas pró-inflamatórias; insuficiência renal aguda ou crônica agudizada; disfunção hepática pós-operatória; rabdomiólise; cetoacidose; intoxicação por cianeto devido doses elevadas de nitroprussiato de sódio; acidose láctica induzida por catecolaminas e relacionada a fatores metabólicos que aumentam a produção de ácido láctico, sem evidência clínica de hipoperfusão ou hipóxia tecidual (acidose láctica tipo B); acidose metabólica hiperclorêmica secundária à reposição volêmica agressiva com solução salina 0,9%.[8,13,14]

A acidose metabólica desencadeia diversos efeitos deletérios sobre a fisiologia dos sistemas, tais como: atenuação da sensibilidade cardiovascular às catecolaminas, vasodilatação, hipotensão arterial, efeito inotrópico negativo, redução do débito cardíaco, diminuição do limiar arritmogênico, aumento da taxa metabólica, redução da produção de ATP, resistência insulínica, hipercalemia, comprometimento da mecânica ventilatória e do padrão respiratório e alteração do nível de consciência.[8,14,15]

O cálculo do ânion *gap* (AG) é fundamental para a compreensão fisiopatológica e para o diagnóstico diferencial. O AG representa a diferença das concentrações plasmáticas de cátions e ânions (fórmula do AG $= [Na^+] - [Cl^- + HCO_3^-]$), e os valores normais variam de 3 a 12mEq/L.[14]

A hipoalbuminemia reduz o valor do AG, à medida que as concentrações plasmáticas de cloreto e bicarbonato aumentam para manter a eletroneutralidade. Nesta situação, deve-se acrescentar 2,5mEq/L ao valor do AG mensurado, a cada redução de 1,0g/dL na concentração de albumina abaixo de 4,0g/dL (AG corrigido = AG calculado + 2,5 [4,0 – albumina sérica]).[3] A acidose metabólica com ânion gap aumentado é o tipo mais frequente no pós-operatório e reflete o aumento da produção de ácidos. Já a acidose metabólica com ânion gap normal representa a perda de bicarbonato.[8]

A abordagem terapêutica consiste na identificação e tratamento da causa subjacente. Nos casos de acidose metabólica severa (pH < 7,15; ou HCO_3^- < 12mEq/L) ou refratária ao tratamento da condição de base, pode ser necessária a administração de bicarbonato de sódio. Entretanto, existe controvérsia sobre esta conduta. Ademais, a administração de $NaHCO_3$ não foi associada à melhora da função celular ou à redução da mortalidade no contexto de acidose láctica e, na realidade, pode acarretar efeitos adversos.[14,15]

CONSIDERAÇÕES FINAIS

Os distúrbios do equilíbrio hidroeletrolítico e ácido-básico são situações frequentes em terapia intensiva, especialmente no pós-operatório de cirurgia cardíaca. As causas são multifatoriais e associadas aos desarranjos fisiológicos impostos pelo estresse cirúrgico, alterações da volemia, administração de volumes excessivos de soluções hipotônicas, hemotransfusão, medicamentos, estados de hipoperfusão tecidual, choque e disfunção orgânica. A correção do distúrbio e o tratamento da condição de base são fundamentais para manter a homeostase e garantir desfechos favoráveis.

PONTOS-CHAVE

- Os distúrbios do equilíbrio ácido-básico e a desorganização na homeostase hidroeletrolítica são situações frequentes no contexto perioperatório e podem correlacionar-se ao aumento da morbimortalidade.
- O Na^+ é o cátion extracelular mais abundante e constitui o principal determinante da osmolaridade plasmática e do volume do líquido extracelular.
- Existe uma estreita correlação entre a concentração de Na^+ e a água corporal total, de forma que as alterações da natremia traduzem distúrbios do equilíbrio hídrico.
- A hiponatremia é o principal distúrbio eletrolítico no contexto hospitalar.
- O K^+ é o principal cátion intracelular e o segundo cátion mais abundante no organismo.
- Alterações no equilíbrio ácido-básico influenciam a calemia através da troca dos íons hidrogênio e K^+ entre os compartimentos.
- Objetivos do tratamento da hipercalemia: estabilizar as membranas celulares, promover a redistribuição de K^+ para o compartimento intracelular e otimizar a eliminação do íon em questão.
- A hipocalemia resulta em hiperpolarização da membrana e redução da velocidade de condução nervosa e contração muscular.
- O Ca^{2+} é essencial na manutenção das funções orgânicas, especialmente sobre a atividade neuromuscular e a eletrofisiologia cardíaca.

- A hipocalcemia aumenta a permeabilidade da membrana aos íons sódio e diminui o limiar de excitabilidade dos tecidos excitáveis.
- O Mg^{2+} promove uma maior estabilidade do ritmo cardíaco no pós-operatório de cirurgia cardíaca e atenua a disfunção mitocondrial induzida pelo cálcio.
- A acidose metabólica está associada ao aumento da mortalidade.

REFERÊNCIAS BIBLIOGRÁFICAS

1. Hall JE. The body fluid compartments: extracelular and intracelular fluids; edema. In: Hall JE. Guyton and Hall Textbook of Medical Physiology. 13th ed. Philadelphia, PA: Elsevier; 2016:25,305-321.
2. Rassam SS, Counsell DJ. Perioperative electrolyte and fluid balance. Continuing Education in Anaesthesia Critical Care & Pain. 2005 Oct 2005;5(5):157-160.
3. Dechert T. Fluid, Electrolyte, & Acid-Base Disorders. In: Doherty GM. Current Diagnosis & Treatment: Surgery. 14th ed. McGraw-Hill Education; 2015:9,104-116.
4. Black RM. Disorders of Plasma Sodium and Plasma Potassium. In: Irwin RS, Rippe JM. Irwin & Rippe's Intensive Care Medicine. 7th ed. Philadelphia, PA: Lippincott Williams & Wilkins; 2012:72,843-866.
5. Arum SM, Baran DT. Disorders of Mineral Metabolism. In: Irwin RS, Rippe JM. Irwin & Rippe's Intensive Care Medicine. 7th ed. Philadelphia, PA: Lippincott Williams & Wilkins; 2012:105,1162-1167.
6. Edwards MR, Grocott MPW. Perioperative Fluid and Electrolyte Therapy. In: Gropper MA, Miller RD. Miller's Anesthesia. 9th ed. Philadelphia, PA: Elsevier; 2020:47,1480-1523.
7. Mavromatis JK. Postoperative electrolyte disorders. In: Lubin MF, Smith III RB, Dodson TF, Spell NO, Walker HK. Medical Management of the Surgical Patient: A Textbook of Perioperative Medicine. 4th ed. Cambridge University Press; 2010:25,353-359.
8. Bojar RM. Fluid Management, Renal, Metabolic, and Endocrine Problems. In: Bojar RM. Manual of perioperative care in adult cardiac surgery. 5th ed. Wiley-Blackwell; 2011:12,581-639.
9. Hirst C, Allahabadia A, Cosgrove J. The adult patient with hyponatraemia. BJA Education. 2014;15(5):248-252.
10. Kraft MD, Btaiche IF, Sacks GS, Kudsk KA. Treatment of Electrolyte Disorders in Adult Patients in the Intensive Care Unit. Am J Health Syst Pharm. 2005 Aug 15;62(16):1663-1682.
11. Neligan PJ. Monitoring and Managing Perioperative Electrolyte Abnormalities, Acid–Base Disorders, and Fluid Replacement. In: Longnecker DE, Newman MF, Zapol WM, Mackey S, Sandberg W. Anesthesiology. 3rd ed. McGraw-Hill Education; 2018:31,462-497.
12. Gertler R, Andropoulos DB. Cardiopulmonary Bypass. In: Andropoulos DB, Stayer SA, Mossad EB, Miller-Hance WC. Anesthesia for Congenital Heart Disease. 3rd ed. Wiley; 2015:7,126-155.
13. Neligan, PJ. Perioperative Acid-Base Balance. In: Gropper MA, Miller RD. Miller's Anesthesia. 9th ed. Philadelphia, PA: Elsevier; 2020:48,1524-1545.
14. Black RM. Metabolic Acidosis and Metabolic Alkalosis. In: Irwin RS, Rippe JM. Irwin & Rippe's Intensive Care Medicine. 7th ed. Philadelphia, PA: Lippincott Williams & Wilkins; 2012:71,831-842.
15. Kraut JA, Madias NE. Treatment of Acute Metabolic Acidosis: A Pathophysiologic Approach. Nat Rev Nephrol. 2012 Oct;8(10):589-601.

24

Arritmias pós-cirurgia cardíaca

Guilherme Moreira Pizetta • Victor Barouki Kormann • Luciana Sacilotto

DESTAQUES

- As arritmias representam complicações frequentes no período pós-operatório de cirurgias cardíacas.
- A ocorrência de bradicardias e taquicardias é influenciada pela condição do paciente, o tipo de procedimento cirúrgico realizado e as estratégias anestésicas adotadas.
- A manutenção do equilíbrio hidroeletrolíticos e a otimização hemodinâmica são prioridades na prevenção e tratamento das arritmias.
- No manejo clínico, os principais objetivos se concentram na prevenção de danos tanto a curto quanto a longo prazo.

INTRODUÇÃO

As arritmias são complicações prevalentes após procedimentos cirúrgicos cardíacos, exercendo impacto na morbidade e mortalidade associadas. Dentre elas, as arritmias atriais destacam-se como as mais frequentes, enquanto as arritmias ventriculares e bradiarritmias ocorrem com menor incidência.

O impacto clínico das arritmias está intrinsecamente ligado a fatores subjacentes, como comorbidades, a fração de ejeção e o seu efeito sobre o status hemodinâmico. A abordagem terapêutica abrange desde a correção de fatores predisponentes reconhecidos, tais como dor, desequilíbrios hidroeletrolíticos e anemia, até a implementação de terapias específicas para cada tipo de arritmia.

A urgência e natureza do tratamento são definidas pela repercussão hemodinâmica das arritmias. As arritmias autolimitantes, muitas vezes, não necessitam de intervenção terapêutica; contudo, as arritmias sintomáticas, sustentadas que prolongam o tempo de internação hospitalar ou de permanência em UTI, como a fibrilação atrial, demandam tratamento específico.

Fibrilação atrial

A fibrilação atrial no pós-operatório (FAPO) é a complicação mais frequente após cirurgias cardíacas. Sua incidência varia em torno de 30%, com taxas mais baixas, como 4% em procedimentos como transplante cardíaco e troca valvar aórtica transcateter (TAVI), e chegando a quase 50% em cirurgias valvares convencionais (**Tabela 24.1.**). Apresenta maior ocorrência entre o 2º e 4º dia após a cirurgia, com altas taxas de resolução em 60 dias.[1,2]

Apesar de controverso na literatura, pode ser definida como qualquer episódio de fibrilação atrial (FA) que

Tabela 24.1. Incidência de FA no pós operatório

Incidência de FAPO	
Geral	**30%**
Cirurgia Valvar	20%
Revascularização miocárdica	40-50%
Cirurgia da aorta	30%
Transplante cardíaco	4%
TAVI	4%

FAPO: Fibrilação atrial pós-operatória; TAVI Troca valvar aórtica transcateter.

surja imediatamente após a cirurgia, preferencialmente registrado em ECG, mas sem definição precisa quanto à duração ou necessidade de tratamento (**Tabela 24.1.**).

A FAPO está associada a uma série de desfechos desfavoráveis como Acidente Vascular Encefálico (AVE); descompensação de insuficiência cardíaca e mortalidade; aumento do tempo de permanência hospitalar e dos custos associados à internação, bem como é fator de risco independente para FA em um período de 5 anos.[3]

FISIOPATOLOGIA

A fisiopatologia da FAPO é multifatorial, estando fortemente relacionada a estímulos inflamatórios resultantes do dano ao músculo atrial, como a canulação da circulação extracorpórea (CEC), resíduos de sangue no pericárdio, microisquemias e o efeito parácrino de mediadores inflamatórios da gordura epicárdica, bem como o aumento do tônus adrenérgico. A soma desses fatores resulta em anisotropismo e na perda da homogeneidade da condução pelo músculo atrial, levando ao aumento da liberação de cálcio e à frequência de pós-potenciais nas veias pulmonares, o que favorece o desenvolvimento de arritmias por reentradas físicas e funcionais (**Figura 24.1.**).

TRATAMENTO

O tratamento, de forma semelhante à FA não relacionada ao pós-operatório, envolve principalmente a prevenção de eventos tromboembólicos, bem como a decisão entre controle de ritmo ou controle de frequência.

Em situações de instabilidade hemodinâmica, a cardioversão elétrica (CVE) sincronizada é necessária, desde que a FA seja identificada como a causa exclusiva da instabilidade. Contudo, é crucial observar que esse diagnóstico é de exclusão, pois vários fatores mais comuns podem estar associados à instabilidade hemodinâmica. Isso inclui condições como vasoplegia pós-circulação extracorpórea (CEC); descompensação da insuficiência cardíaca; infartos relacionados ao procedimento; embolia pulmonar; sangramento e sepse; entre outras, conforme representado na **Figura 24.2.** Em tais casos, sedar o paciente e submetê-lo à CVE pode levar a complicações adicionais.

Por outro lado, pacientes em condições estáveis podem ser tratados por meio do controle do ritmo ou da frequência, sem que haja evidência de superioridade entre uma ou outra estratégia. Se a frequência ventricular não se apresentar excessivamente alta e se existirem fatores passíveis de correção, pode-se adotar uma abordagem baseada apenas na observação clínica nas primeiras 24 horas.[2]

As drogas recomendadas para o controle da frequência cardíaca são os betabloqueadores, a digoxina e os bloqueadores dos canais de cálcio. Em pacientes com redução da fração de ejeção, pressão arterial reduzida ou que estejam em uso de vasopressores, é necessário evitar o uso dos bloqueadores dos canais de cálcio. No que se refere ao controle do ritmo, a amiodarona é frequentemente utilizada. Ela é o único antiarrítmico disponível no Brasil para administração endovenosa e é a única opção viável em casos de disfunção ventricular (**Tabelas 24.2.** e **24.3.**).[1]

A curto prazo, a anticoagulação deve ser considerada em todos os pacientes, independentemente da estratégia de tratamento adotada, seguindo as recomendações usuais para fibrilação atrial, conforme o escore CHA_2DS_2-VASc. Após as primeiras 4 semanas,

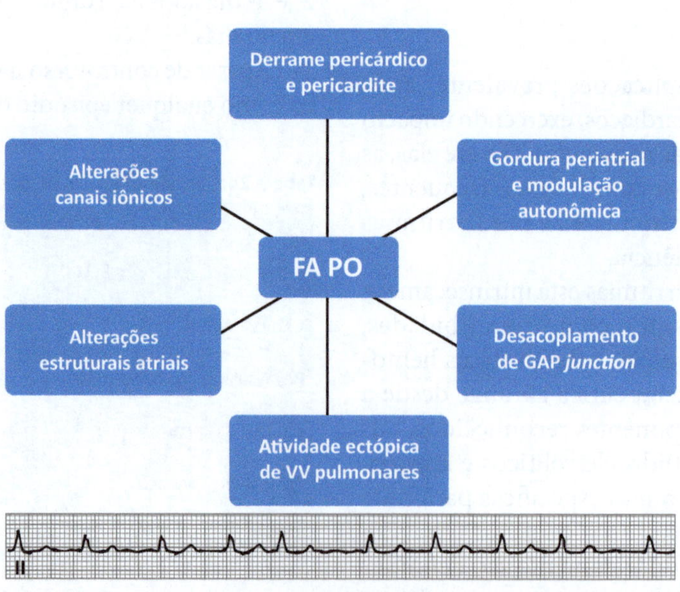

Figura 24.1. Fisiopatologia da FA após cirurgia cardíaca. FAPO: FA pós-operatória, VV: veias. Adaptado de Gaudino *et al.*[1]

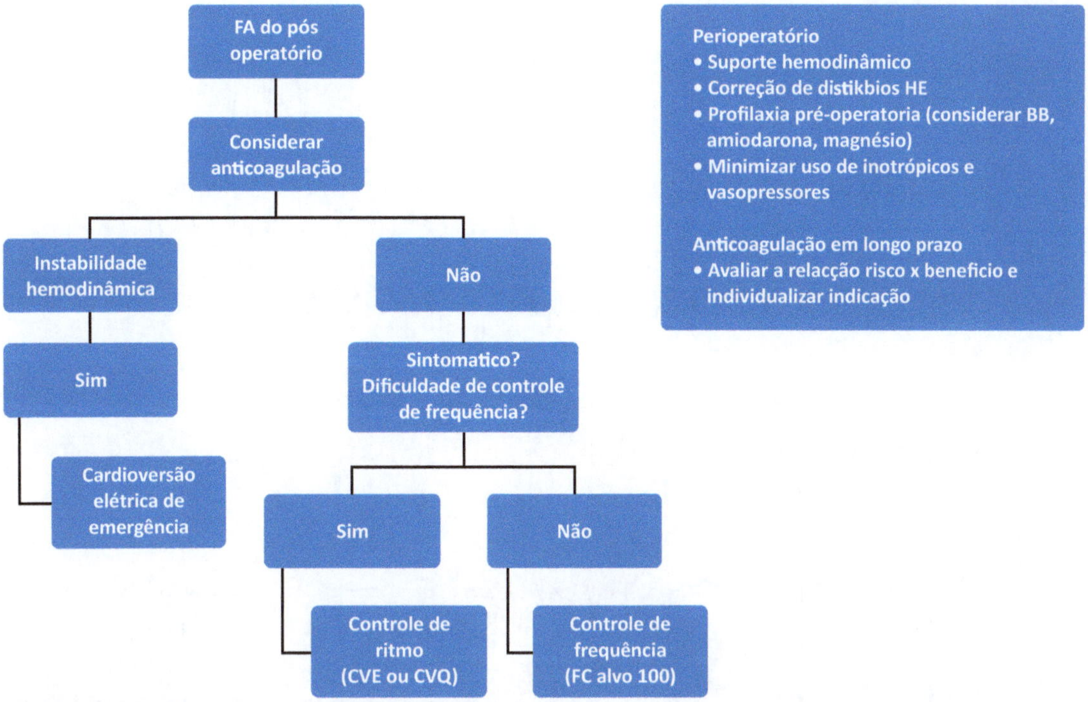

Figura 24.2. Fluxograma do tratamento da FAPO. BB: Beta-bloqueador; CVE: cardioversão elétrica; CVQ cardioversão química; FA: fibrilação atrial; HE: hidroeletrolítico. Adaptado de Hindricks et al.[3]

Tabela 24.2. Drogas para controle de ritmo da FAPO.

Drogas para o controle do ritmo	
Fração de ejeção preservada	**Fração de ejeção reduzida**
■ Propafenona	■ Amiodarona
■ Flecainida	
■ Amiodarona	

Tabela 24.3. Drogas para controle de frequência da FAPO.

Drogas para o controle de frequência	
Fração de ejeção preservada	**Fração de ejeção reduzida**
■ Betabloqueadores (seletivos e não seletivos)	■ Betabloqueadores (seletivos)
■ Betabloqueadores de canal de cálcio	■ Digoxina
■ Digoxina	

a profilaxia de eventos trombóticos não possui consenso na literatura em cirurgias cardíacas, entretanto, em metanálise com cirurgias cardíacas e não cardíacas, foi observado risco 37% maior de AVC e o risco de acidente vascular cerebral foi maior entre os pacientes submetidos a cirurgia não cardíaca. Em pós-operatório de cirurgias cardíacas, ensaios clínicos randomizados estão em andamento [PACES (*Anticoagulation for New-Onset Post-Operative Atrial Fibrillation After CABG*); *NCT04045665*] para fornecer informações sobre o uso ideal de anticoagulantes orais de longo prazo em pacientes que desenvolvem fibrilação atrial pós-operatória. Dessa maneira, manter a anticoagulação em pacientes com FAPO e com fatores de risco cardiovascular pode ser individualmente recomendada, considerando o benefício clínico líquido, o risco de sangramento conforme a cirurgia realizada e a preferência do paciente.[4,5]

Arritmias ventriculares

Extrassístoles ventriculares (EEVV) e Taquicardia Ventricular (TV)

A detecção de EEVV em pacientes sob monitoramento é frequente, visto que aproximadamente 20% da população pode apresentar essas arritmias ao longo de um monitoramento Holter de 24 horas, conduzido de maneira rotineira. A ocorrência de intolerância hemodinâmica está associada a taquicardias ventriculares sustentadas (TVS) ou não sustentadas (TV-NS) de duração prolongada e alta frequência cardíaca. (**Figura 24.3.**)

As taquicardias ventriculares sustentadas são menos prevalentes em comparação com a fibrilação atrial, ocorrendo em aproximadamente 1,7% dos casos. Tendem a ocorrer com maior frequência em idosos, especialmente aqueles com fração de ejeção reduzida, histórico de cirurgia de emergência, procedimentos com CEC e portadores de doença arterial aterosclerótica periférica. Além disso, essas taquicardias estão associadas a um prognóstico menos favorável, exibindo uma taxa de mortalidade elevada que pode ser comparável aos grupos tratados com medicamentos em estudos de profilaxia secundária de morte súbita cardíaca, como

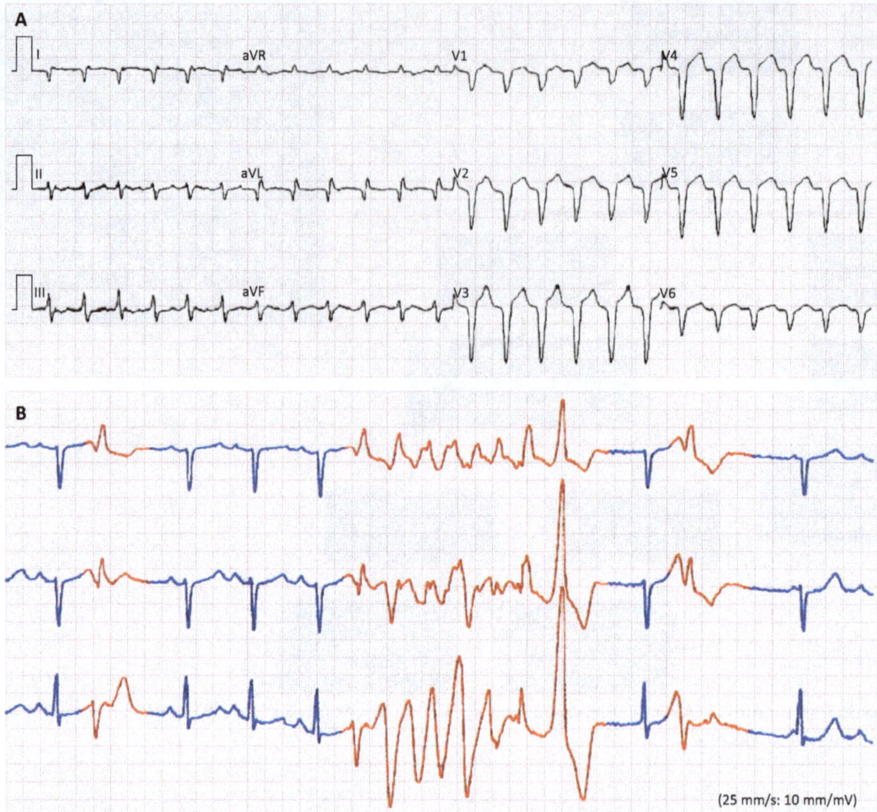

Figura 24.3. A) Taquicardia ventricular monomórfica estável; B) Taquicardia ventricular não sustentada polimórfica, de rápida frequência cardíaca, levando à instabilidade hemodinâmica. Acervo InCor-HCFMUSP.

no estudo AVID (*Atrial Ventricular Intracardiac Defibrillator*) trial.[6]

Tempestade elétrica

A tempestade elétrica é definida como 3 ou mais episódios de arritmia ventricular sustentada em 24 horas com necessidade de tratamento, seja terapia pelo CDI ou CVE externa, com diferença de pelo menos 5 minutos entre os episódios. Geralmente é uma condição muito grave, associada à elevada morbimortalidade.[7]

FISIOPATOLOGIA

A fisiopatologia das arritmias ventriculares difere quando ao tempo e ao tipo de arritmia apresentada, sendo as arritmias que ocorrem nas primeiras 24 horas mais comumente associadas a fatores reversíveis como a isquemia, distúrbios HE, disfunção hemodinâmica, uso de drogas vasoativas ou então relacionadas ao procedimento como reperfusão de áreas de infarto antigo ou oclusões coronárias crônicas. Já as que ocorrem após as primeiras 24 horas geralmente estão mais associadas a fatores estruturais, como cicatrizes prévias.

A TV monomórfica frequentemente está relacionada a áreas preexistentes de cicatriz miocárdica, enquanto a taquicardia polimórfica pode indicar eventos agudos. Ambas podem ser desencadeadas por situações de isquemia aguda (oclusão aguda de enxertos), desequilíbrios hidroeletrolíticos, administração de medicamentos ou interações medicamentosas que possam favorecer arritmias.

TRATAMENTO

O manejo das EEVV não requer tratamento específico, mas sim a correção ou monitoramento de fatores que aumentem a predisposição a arritmias cardíacas, como desequilíbrios eletrolíticos ou o uso de agentes inotrópicos, como a dobutamina ou as aminas vasoativas.

No caso das TVS, o tratamento das arritmias deve seguir as diretrizes atuais, com ênfase na avaliação do impacto hemodinâmico (se instável ou estável). Em situações de estabilidade, considera-se administrar medicamentos antiarrítmicos, como a amiodarona endovenosa. É crucial enfatizar que a Taquicardia Ventricular Polimórfica, principalmente com padrão de *Torsades de pointes*, pode estar diretamente ligada ao prolongamento do intervalo QT e ao uso de medicamentos que afetam a repolarização cardíaca. Em tais cenários, é importante destacar que o uso da amiodarona é estritamente contraindicado, sendo o magnésio endovenoso e a lidocaína preferíveis. Caso a reversão não seja bem-sucedida, a cardioversão pode ser considerada.[7]

Em situações de instabilidade, a cardioversão elétrica deve ser realizada, com sincronização (para TV monomórfica) ou sem sincronização (para casos de *torsades de pointes*, taquicardia ventricular polimórfica ou fibrilação ventricular). (**Figura 24.4.**)

A longo prazo, a decisão de implantar um cardiodesfibrilador (CDI) deve ser baseada na avaliação dos fatores reversíveis que contribuíram para a TV/FV, bem como na reavaliação das condições prévias à cirurgia. Além disso, é importante considerar se a intervenção cirúrgica corrige os elementos que aumentam o risco de morte súbita.

Os pacientes que já se enquadram nos critérios de indicação para CDI incluem aqueles com doença isquêmica, fração de ejeção (FE) menor que 35%, classe funcional da *New York Heart Association* (CF NYHA) II a IV, ou FE menor que 30% com CF NYHA I, desde que tenham passado por 90 dias de revascularização cirúrgica e estejam em tratamento otimizado. Além disso, a presença de taquicardias ventriculares não sustentadas (TVNS) ou síncopes inexplicáveis com TV mal tolerada induzida no estudo eletrofisiológico também é um critério relevante para a consideração da implantação do CDI.

Casos intermediários podem se beneficiar do uso de cardioversor desfibrilador externo (*wearable cardioverter-defibrillator*) como ponte para melhora de função e decisão terapêutica. Entretanto, essa opção terapêutica é pouco contemplada no Brasil.

Embora seja incomum, é possível que alguns pacientes desenvolvam tempestade elétrica no pós-operatório de cirurgias cardíacas, uma situação de alto risco que exige uma resposta imediata. Nesse cenário, podem-se implementar as seguintes medidas:

1. Investigar e tratar ativamente fatores reversíveis que possam estar contribuindo para a condição. Isso inclui verificar a presença de isquemia, distúrbios hidroeletrolíticos e avaliar drogas que possam prolongar o intervalo QT.
2. Bloquear a atividade simpática, que pode ser alcançada por meio de sedoanalgesia, bem como pelo uso de betabloqueadores.
3. Analisar a droga antiarrítmica mais apropriada para manutenção: amiodarona (se intervalo QT normal), lidocaína, magnésio e eventuais associações.
4. Decidir precocemente a necessidade de sedação profunda, ablação por cateter, uso de marcapasso para supressão de overdrive e até mesmo procedimentos cirúrgicos ou percutâneos para bloquear a atividade simpática, como simpatectomia.

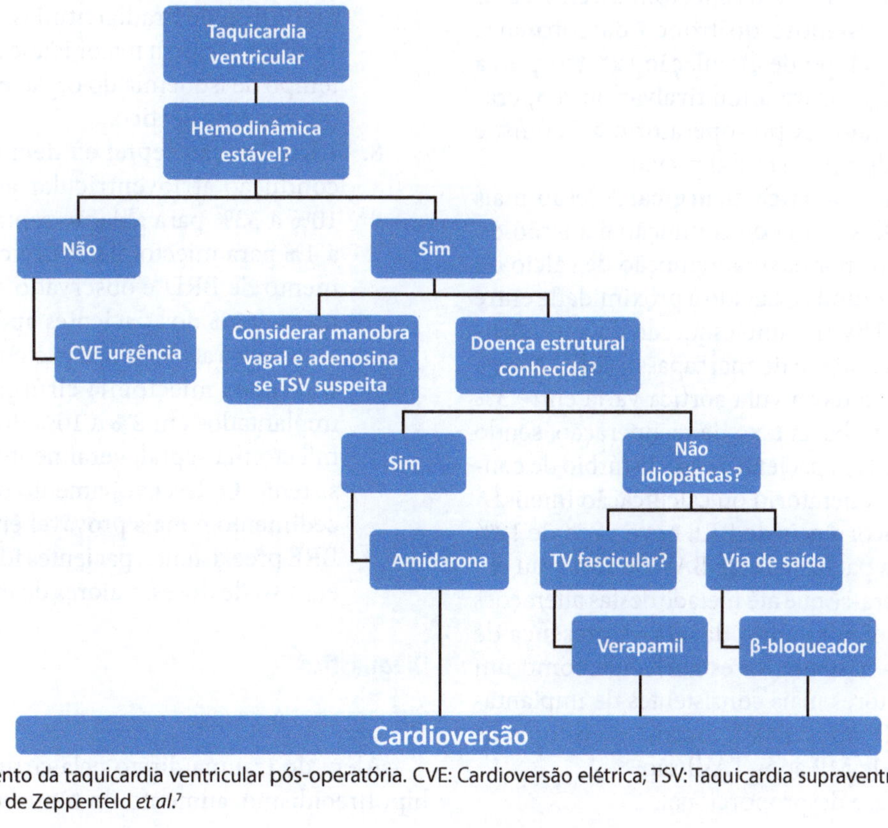

Figura 24.4. Tratamento da taquicardia ventricular pós-operatória. CVE: Cardioversão elétrica; TSV: Taquicardia supraventricular; TV: Taquicardia ventricular. Adaptado de Zeppenfeld *et al.*[7]

5. Contemplar possibilidade de suporte mecânico: uso de dispositivos.

BRADIARRITMIAS

Após cirurgia cardíaca, até 25% dos pacientes podem apresentar distúrbios transitórios de condução atrioventriculares (AV). A necessidade de estimulação temporária após cirurgia cardíaca é altamente variável (entre 0,8% e 24%) e depende principalmente do tipo de cirurgia cardíaca, bem como de diferentes fatores de risco.[8] A recuperação da condução atrioventricular após a cirurgia ocorre em aproximadamente 12% a 13% dos pacientes em até 6 meses, dependendo da cirurgia realizada, a seguir:

1. **Cirurgia de Revascularização:** a estimulação permanente é necessária para DNS ou distúrbios de condução AV em 0,8% a 3,4% dos pacientes, principalmente em cirurgias com tempo de circulação extracorpórea prolongado.
2. **Cirurgia Valvar:** em geral, a bradicardia é causada por bloqueio atrioventricular total (BAVT) ou de alto grau e requer estimulação permanente em 2% a 4% dos pacientes, podendo chegar até 24% após alguns procedimentos, como na correção de estenose aórtica calcificada ou substituição da válvula tricúspide. Outros fatores de risco significativos incluem calcificação perivalvar, idade avançada, bloqueio de ramo pré-operatório, aneurismectomia ventricular esquerda, estenose do tronco da coronária esquerda, tempo de circulação extracorpórea prolongado, cirurgia multivalvar ou reoperação, intervalo PR pré-operatório > 200ms, e ausência de ritmo sinusal prévio.
3. **Troca valvar aórtica cirúrgica:** A lesão mais comum do sistema de condução é a lesão do feixe de His por edema, remoção de cálcio ou suturas profundas, devido à proximidade entre o feixe de His e o ramo esquerdo do anel aórtico. A necessidade de marcapasso (MP) após a substituição da válvula aórtica varia entre 3% e 8,5%, com baixa taxa de recuperação, sendo maior risco em pacientes com distúrbio de condução pré-operatório ou calcificação intensa.[9]
4. **TAVI:** a ocorrência de BRE novo varia de 19% a 55% dos pacientes e de BAV de alto grau em 10%. Espera-se que até metade destas alterações sejam resolvidas antes da alta. A presença de BRD pré-existente foi estabelecida como um dos preditores mais consistentes de implantação de MP após TAVI. Outros preditores de implante de MP após TAVI são:
   a. Prótese desproporcional.
   b. Aumento do diâmetro diastólico final do ventrículo esquerdo.
   c. Profundidade inadequada de implantação.
   d. Próteses autoexpansíveis.
   e. Acesso transapical.
   f. BAV de 1º grau.
5. **Plástica ou troca valvar Mitral:** ambas com frequências iguais de bloqueio AV de segundo ou terceiro grau, clinicamente importantes, com novos distúrbios de condução ocorrendo em até 30,6% dos pacientes e BAVT em até 3,5% dos pacientes. A atriotomia lateral direita usada em operações minimamente invasivas ou outras abordagens transeptais podem causar DNS sintomática persistente, ou ritmos juncionais que requerem estimulação permanente.
6. **Troca ou plástica tricúspide:** O nó AV está intimamente relacionado com a valva tricúspide, localizada entre seus folhetos anterior e septal; isso torna o nó AV particularmente suscetível a lesões com qualquer intervenção na válvula tricúspide. A taxa de implantação de MP para a válvula tricúspide é de aproximadamente 12%.
7. **Transplante Cardíaco:** a disfunção do nódulo sinusal é comum no transplante ortotópico biatrial e leva ao implante de MP definitivo em média de 8% dos pacientes. Com a adoção da anastomose bicaval, a taxa de MP diminuiu para aproximadamente 3%. O bloqueio AV é menos comum neste procedimento. Fatores preditivos de bradiarritmias após transplante cardíaco incluem maior idade do doador, maior tempo de isquemia do órgão e maior tempo de pinçamento aórtico.
8. **Alcoolização septal e miectomia:** O risco de condução atrioventricular anormal varia de 10% a 33% para ablação septal alcoólica e 3% a 4% para miectomia cirúrgica. O desenvolvimento de BRD é observado em aproximadamente 60% dos pacientes após ablação septal alcoólica e até 90% dos pacientes desenvolvem BRE após miectomia cirúrgica. Os MPs são implantados em 2% a 10% dos pacientes após miectomia septal, geralmente por BAVT persistente. O desenvolvimento de BAV intraprocedimento é mais provável em pacientes com BRE preexistente, pacientes idosos, mulheres e em uso de doses maiores de etanol.

Diagnóstico

Disfunção do Nó Sinusal

Além do trauma direto pela cirurgia, hipotermia, hipotireoidismo, aumento do tônus vagal, anestesia e medicamentos como betabloqueadores ou narcóticos também podem causar DNS. O ECG demonstra bradicardia ou pausa sinusal, bloqueios sinoatriais, ritmo juncional ou síndrome bradi-taqui.

Bloqueios Atrioventriculares e Interventriculares

No pós-operatório, um novo BRD pode aparecer repentinamente com elevações rápidas das pressões de enchimento do lado direito, como pode ocorrer com a embolia pulmonar. Também pode ocorrer transitoriamente durante a colocação de um cateter de artéria pulmonar devido a trauma local no ramo direito. Um novo BRE persistente sugere um possível infarto perioperatório ou trauma direto ao ramo esquerdo.

O BAV de 1º grau é uma condição relativamente benigna e raramente causa sintomas, também é pouco provável que progrida para um bloqueio avançado. Manifesta-se no ECG como um intervalo PR prolongado, superior a 200ms. Um achado raro é um intervalo PR que se prolonga rapidamente no contexto de um abscesso da raiz aórtica, nesse caso, isso pode sinalizar progressão iminente para BAVT.

O BAV de 2º grau é a condução atrioventricular intermitente. Dependendo da localização do bloqueio, pode ser benigno ou mais grave. Doença abaixo do nó AV tende a progredir para uma condição mais grave, enquanto Mobitz I ou Wenckebach é doença dentro do nó AV e têm evolução mais benigna.

Um BAV 2:1 é uma classificação especial em que há uma condução intermitente dos átrios para os ventrículos numa proporção 2:1, com intervalo PR fixo. Um bloqueio 2:1 requer um exame mais detalhado para distinguir entre Mobitz I e um bloqueio avançado. Atropina, exercícios e manobras vagais podem auxiliar na diferenciação. Quando a condução melhora após estímulo com atropina, sugere-se que o bloqueio seja ao nível do nó AV, e, portanto, com prognóstico mais benigno. A porção infranodal não recebe influência do sistema nervoso autônomo, e consequentemente, a frequência ventricular não irá se alterar com o estímulo de atropina, podendo até piorar a proporção de ondas P para cada QRS.

O BAV de 3º, ou BAVT, ocorre quando há ausência de condução AV e a atividade ventricular é totalmente dissociada da atividade atrial. A manutenção do ritmo depende de focos de escape subsidiários abaixo do nível do bloqueio. Sempre representa um ritmo maligno, com risco de morte súbita, e há indicação de MP definitivo quando persistente.

Tratamento

As bradiarritmias transitórias podem ser controladas com fios de estimulação temporários colocados na cirurgia, mas eventualmente podem evoluir para bloqueios atrioventriculares ou DNS persistentes e indicar a necessidade de estimulação permanente. Todas as drogas cronotrópicas negativas devem ser suspensas e os distúrbios eletrolíticos corrigidos (**Figura 24.5.**).

Entre os pacientes que recebem estimulação permanente, apenas 30% a 40% dos pacientes com DNS permanecem dependentes de marcapasso. A taxa de recuperação é menor com o BAVT: aproximadamente 65% a 100% permanecem dependentes, por isso, é tão difícil estimar o tempo certo de indicar o MP definitivo.

Disfunção do Nó Sinusal

O tratamento conservador, envolvendo a retirada temporária de drogas com potencial cronotrópico negativo e correção de distúrbios eletrolíticos, é a conduta inicial, pois o nó sinusal tem menor propensão à assistolia do que o bloqueio AV.

A infusão de catecolaminas pode estimular o automatismo sinusal na ausência ou falha dos fios de estimulação epicárdica atrial. Devido à disponibilidade, rapidez e facilidade na administração, a Atropina é a droga de resgate para infusão em bolus em situações de bradicardia aguda. Pode ser administrada em alíquotas de 0,5mg a cada 3 minutos, até a dose máxima de 3mg. Entretanto, sua meia-vida é de apenas 4 minutos, portanto, deve ser usada apenas como ponte até o tratamento de manutenção. Não tem efeito no paciente submetido a transplante cardíaco (denervação) e em bloqueios infranodais.

A droga de escolha para manutenção em bomba de infusão contínua é a Dopamina em doses beta adrenérgicas (2-10µg/kg/min), resultando em aumento da frequência e da contratilidade cardíaca. A estimulação ventricular pelo MP epicárdico é a opção na ausência ou falha de fios atriais, ou resposta inadequada a modalidades farmacológicas. Se não houver eletrodos epicárdicos instalados, o MP transcutâneo ou transvenoso pode ser usado até a decisão da terapia definitiva. A Adrenalina na dose de 2-10µg/kg/min em infusão contínua pode ser utilizada na ausência das outras modalidades terapêuticas descritas acima. Esta droga não é considerada a primeira opção, pois pode contribuir para distúrbios metabólicos, particularmente hiperglicemia, hipocalemia e acidose láctica, assim como aumento do consumo de O_2 pelo miocárdio e piora da perfusão periférica. Embora seja raro, quando não há resolução espontânea da DNS pós-operatória, recomenda-se o implante do MP definitivo de 5-7 dias após a cirurgia.

Bloqueios Atrioventriculares e Interventriculares

BAV de 1º grau, 2º grau Mobitz 1 e 2:1 com padrão nodal no pós-operatório geralmente são benignos, e

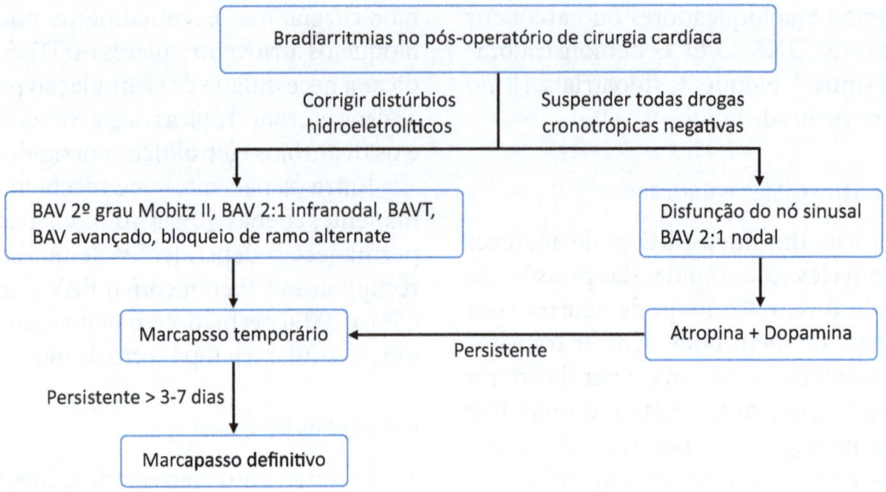

Figura 24.5. Fluxograma do tratamento de bradiarritmias no pós-operatório de cirurgia cardíaca.

não evoluem para BAVT, portanto, a conduta conservadora é a mais adequada. As terapias temporárias para suporte cronotrópico, como MP epicárdico ou infusão contínua de drogas, podem ser utilizadas até que haja resolução espontânea do quadro e estabilidade hemodinâmica suficiente para suspendê-las. Por outro lado, os bloqueios atrioventriculares de 2º grau Mobitz 2, 2:1 com padrão infranodal e BAVT no pós-operatório tendem a ter menor resposta à terapia medicamentosa, portanto, o tratamento agudo de escolha é sempre a estimulação cardíaca artificial, preferencialmente através dos fios epicárdicos. Na ausência de eletrodos epicárdicos, o transcutâneo pode ser utilizado até a passagem de um eletrodo transvenoso.

No caso do MP transcutâneo, o paciente deve receber uma sedação leve para evitar o desconforto dos choques. O posicionamento das pás que oferece menor resistência é o ântero-posterior, mas o esterno-ápex também é aceitável. Em geral, inicia-se com uma energia de estimulação de 30mA e aumenta-se gradativamente até obter a mínima energia necessária para captura ventricular. Deve-se confirmar a captura ventricular com um ECG demonstrando um QRS após cada espícula, bem como com a palpação de pulso.

Após estabilização do paciente, deve-se proceder imediatamente para a passagem do MP transvenoso. Deve-se observar um QRS após cada espícula no monitor. Então, devemos reduzir a energia de estimulação até o valor mínimo necessário para capturar o ventrículo, para definirmos o limiar de captura. Por segurança, sugere-se manter a energia de estimulação 2mV acima do limiar de captura. Os limiares devem ser testados diariamente.

Na cirurgia de revascularização do miocárdio, sugere-se aguardar de 5-7 dias antes do implante do MP definitivo cirurgias valvares aórticas, pela proximidade com o sistema de condução, tem mais propensão para estimulação permanente em comparação com a válvula mitral, e a condução é menos provável de ser retomada espontaneamente. Isso sugere que os pacientes com novo BAV infranodal persistente devem ser submetidos ao implante de MP definitivo após 3 a 5 dias da cirurgia, assim como na cirurgia de válvula tricúspide, pelo mesmo motivo. Já na cirurgia de válvula mitral, é razoável aguardar de 5-7 dias antes de indicar o MP definitivo.

Na alcoolização septal ou miectomia septal, pelo alto risco de lesão do sistema de condução, admite-se um tempo mais curto de observação, em torno de 24-48h, antes da indicação do MP definitivo.

Na TAVI, deve-se ter em mente o tipo de acesso realizado, o tipo de prótese implantada e a dificuldade técnica encontrada no transoperatório. Sabe-se que o BRD prévio, assim como o BRE novo, é forte preditor da necessidade de implante de marcapasso definitivo. A Diretriz Brasileira de Dispositivos Implantáveis, de 2023, recomenda o implante de marcapasso definitivo se houver BAV avançado, bloqueio de ramo alternante, ou BRE novo > 150ms na presença de PR > 240ms que persistem por mais de 48h.

Pacientes sem BRD prévio, que estão em ritmo sinusal com intervalo PR < 240ms e QRS < 150ms ou em FA com QRS < 140ms apresentam um risco muito baixo de novo BAV de alto grau em 30 dias, tornando-os seguros para remoção imediata do MP temporário após TAVI.[10]

CONSIDERAÇÕES FINAIS

No pós-operatório de cirurgias cardíacas, tanto as taquiarritmias quanto as bradiarritmias são complicações frequentes que requerem a atenção do médico assistente. É fundamental que os profissionais estejam capacitados para identificar prontamente essas arritmias e implementar as intervenções adequadas. As medidas iniciais abrangem a identificação dos fatores desencadeantes, frequentes nesse período após a cirurgia cardíaca. Compreender a interação entre os fatores individuais do paciente, a natureza da cirurgia e as abordagens terapêuticas é crucial para melhorar os resultados clínicos a curto e longo prazo.

REFERÊNCIAS BIBLIOGRÁFICAS

1. Gaudino M, Di Franco A, Rong LQ, Piccini J, Mack M. Postoperative atrial fibrillation: from mechanisms to treatment. Eur Heart J. 2023 Mar 21;44(12):1020-39. PubMed PMID: 36721960. PMCID: PMC10226752. eng.
2. Gillinov AM, Bagiella E, Moskowitz AJ, Raiten JM, Groh MA, Bowdish ME, et al. Rate Control versus Rhythm Control for Atrial Fibrillation after Cardiac Surgery. N Engl J Med. 2016 May 19;374(20):1911-21. PubMed PMID: 27043047. PMCID: PMC4908812. Epub 20160404. eng.
3. Hindricks G, Potpara T, Dagres N, Arbelo E, Bax JJ, Blomström-Lundqvist C, et al. 2020 ESC Guidelines for the diagnosis and management of atrial fibrillation developed in collaboration with the European Association for Cardio-Thoracic Surgery (EACTS). Eur Heart J. 2021 Feb;42(5):373-498. PubMed PMID: 32860505. eng.
4. Lin MH, Kamel H, Singer DE, Wu YL, Lee M, Ovbiagele B. Perioperative/Postoperative Atrial Fibrillation and Risk of Subsequent Stroke and/or Mortality. Stroke. 2019 06;50(6):1364-71. PubMed PMID: 31043148. Epub 20190502. eng.
5. Gualandro DM, Yu PC, Caramelli B, Marques AC, Calderaro D, Fornari LS, et al. 3rd Guideline for Perioperative Cardiovascular Evaluation of the Brazilian Society of Cardiology. Arq Bras Cardiol. 2017;109(3 Supl 1):1-104. PubMed PMID: 29044300. PMCID: PMC5629911. eng|por.
6. Frankel DS. Ventricular arrhythmias after cardiac surgery: failing the stress test. J Am Coll Cardiol. 2012 Dec 25;60(25):2672-3. PubMed PMID: 23177292. Epub 20121121. eng.
7. Zeppenfeld K, Tfelt-Hansen J, de Riva M, Winkel BG, Behr ER, Blom NA, et al. 2022 ESC Guidelines for the management of patients with ventricular arrhythmias and the prevention of sudden cardiac death. Eur Heart J. 2022 Oct 21;43(40):3997-4126. PubMed PMID: 36017572. eng.
8. Kusumoto FM, Schoenfeld MH, Barrett C, Edgerton JR, Ellenbogen KA, Gold MR, et al. 2018 ACC/AHA/HRS Guideline on the Evaluation and Management of Patients With Bradycardia and Cardiac Conduction Delay: Executive Summary: A Report of the American College of Cardiology/American Heart Association Task Force on Clinical Practice Guidelines, and the Heart Rhythm Society. J Am Coll Cardiol. 2019 Aug 20;74(7):932-87. PubMed PMID: 30412710. Epub 20181106. eng.
9. Sammour Y, Krishnaswamy A, Kumar A, Puri R, Tarakji KG, Bazarbashi N, et al. Incidence, Predictors, and Implications of Permanent Pacemaker Requirement After Transcatheter Aortic Valve Replacement. JACC Cardiovasc Interv. 2021 Jan 25;14(2):115-34. PubMed PMID: 33478630. eng.
10. Teixeira RA, Fagundes AA, Baggio Junior JM, Oliveira JC, Medeiros PTJ, Valdigem BP, et al. Brazilian Guidelines for Cardiac Implantable Electronic Devices - 2023. Arq Bras Cardiol. 2023 Jan 23;120(1):e20220892. PubMed PMID: 36700596. Epub 20230123. eng|por.

25

Estimulação elétrica cardíaca no pós-operatório

Roberto Costa

INTRODUÇÃO

Arritmias cardíacas passíveis de tratamento pela estimulação cardíaca artificial são frequentes no dia a dia de médicos intensivistas que trabalham em pós-operatório de cirurgias cardíacas. O uso de dispositivos para estimulação elétrica do coração no ambiente das unidades de terapia intensiva ocorre, com maior frequência, por distúrbios elétricos transitórios, onde os fios de marca-passo epicárdico deixados no final das cirurgias cardíacas são de extrema valia. Esses distúrbios podem persistir, entretanto, e tornar necessário o implante de dispositivos de uso permanente. Por vezes, o paciente já era portador de marca-passo ou de desfibrilador implantável antes do procedimento cirúrgico realizado e, por isso, pode necessitar de cuidados especializados. O objetivo do presente capítulo, portanto, será abordar essas três condições:

1. O uso da estimulação cardíaca temporária no pós-operatório de cirurgia cardíaca.
2. A indicação da estimulação cardíaca definitiva no pós-operatório de cirurgia cardíaca.
3. Os cuidados que devem ser tomados nos pacientes com dispositivos cardíacos eletrônicos previamente implantados, os quais são submetidos à cirurgia cardíaca.

ESTIMULAÇÃO EPICÁRDICA TEMPORÁRIA APÓS CIRURGIA CARDÍACA

Médicos intensivistas necessitam manusear marca-passos temporários, com fios epicárdicos, na unidade de terapia intensiva com muita frequência. Ao contrário dos marca-passos de uso permanente, os fios de estimulação epicárdica temporária são colocados no final da cirurgia cardíaca, na maioria das vezes, de forma profilática ou, simplesmente, para aumentar a frequência cardíaca logo após a saída de circulação extracorpórea, e, menos frequentemente, para o tratamento de bradiarritmias graves, em especial o bloqueio atrioventricular (BAV) do 2º ou 3º graus.

Embora o BAV avançado pós-operatório seja raro, ele pode ser muito letal. As publicações que avaliaram a necessidade do uso da estimulação temporária no pós-operatório de cirurgia cardíaca demonstram que a estimulação artificial pelos fios epicárdicos tem sido usada em aproximadamente 2,5% dos pacientes submetidos a procedimentos cirúrgicos para revascularização do miocárdio, mas após correções valvares, sua necessidade pode atingir até 25% dos pacientes, na dependência do tipo de correção realizada. Estes números têm justificado a colocação rotineira dos fios epicárdicos, habitualmente, no ventrículo direito. Outros motivos para essa prática são a dificuldade para se reconhecer rapidamente a causa da bradicardia e de se estabelecer, de forma rápida e segura, a estimulação cardíaca artificial por outros meios, como a passagem de cabo-eletrodo transvenoso ou a estimulação transcutânea, assim como pela baixa incidência de complicações relacionadas à remoção de fios epicárdicos.[1]

A despeito de vantagens hemodinâmicas observadas pela estimulação atrioventricular (AV) na estimulação cardíaca artificial permanente, o implante de fios epicárdicos temporários na parede atrial é pouco usual, provavelmente pela baixa espessura do tecido atrial, pelo receio de complicações durante a remoção do fio atrial, ou mesmo por desconhecimento dos benefícios da recomposição da sincronia atrioventricular no intra e no pós-operatório de cirurgia cardíaca. Da mesma forma, a colocação deste tipo de eletrodo no ventrículo esquerdo, para estimulação biventricular, é muito pouco utilizado.

O implante de um único fio epicárdico, que em combinação com outro eletrodo implantado no tecido celular subcutâneo permite a instalação de estimulação na configuração unipolar, ou de um par de fios, que permitem o uso do marca-passo temporário na configuração bipolar, depende em grande parte da preferência do cirurgião. No entanto, existem dados para apoiar o uso da configuração bipolar, não somente pela melhor detecção dos batimentos cardíacos, mas, principalmente, por oferecer maior segurança no caso da ocorrência de BAV com bradicardia grave.

Infelizmente, poucas instituições adotam um protocolo para o gerenciamento de todos os cenários possíveis para estimulação epicárdica temporária nos períodos intra e pós-operatório de cirurgia cardíaca. Como mencionado anteriormente, a decisão de implantar ou não fios no átrio direito ou no ventrículo esquerdo depende, quase que exclusivamente, do cirurgião, que decide, caso a caso, se apenas um fio será colocado no ventrículo direito ou se vários pares de fios serão instalados. Face aos efeitos deletérios que a perda do ritmo atrial estável ou do sincronismo atrioventricular podem causar ao débito cardíaco e à função valvar, seria fortemente recomendável a utilização da estimulação atrial para os pacientes com bradicardia atrial ou a estimulação atrioventricular nos que evoluem com BAV avançado. Da mesma forma, pode ser de grande utilidade a estimulação átrio-biventricular nos pacientes que se apresentam com disfunção ventricular após a saída de circulação extracorpórea.

Da mesma forma que o ajuste da frequência cardíaca pelo uso de marca-passo pode ter efeito benéfico no pós-operatório de cirurgias cardíacas, o ajuste do intervalo atrioventricular (iAV) também pode trazer benefícios hemodinâmicos, podendo contribuir com até 40% do débito cardíaco. Em pacientes com função ventricular normal, o iAV ideal para a estimulação de dupla câmara está entre 150 e 200ms. Face à grande variabilidade da condução atrioventricular, entretanto, especialmente após a circulação extracorpórea, o iAV deve ser ajustado manualmente para otimizar o débito cardíaco. O uso de iAV longo nos pacientes que não apresentam alteração da condução AV é recomendável, porque a condução AV nativa promove uma melhor sincronia da contração ventricular esquerda do que a estimulação ventricular artificial, ao mesmo tempo que o *backup* da estimulação ventricular oferece segurança no caso da ocorrência de um BAV avançado. Infelizmente, o diagnóstico intraoperatório de bloqueios de ramo direito ou esquerdo, que são fortes preditores de BAV avançado no pós-operatório, pode ser difícil, dadas as limitações do monitoramento eletrocardiográfico intraoperatório com poucas derivações e, habitualmente, fora dos padrões preconizados para a colocação dos eletrodos de ECG.

Embora vários fatores relacionados à cirurgia cardíaca possam causar movimentação paradoxal do septo intraventricular, como a abertura do pericárdio, a isquemia miocárdica, a constrição pericárdica, a sobrecarga de volume ou de pressão do ventrículo direito e o bloqueio do ramo esquerdo, esta alteração da movimentação septal também pode resultar da estimulação artificial do ventrículo direito. Este achado ecocardiográfico geralmente se caracteriza pela movimentação do septo interventricular no início da sístole ventricular esquerda e retrata o fenômeno da dissincronia cardíaca, responsável por perda considerável do débito cardíaco. A dissincronia intra e/ou interventricular associada à alteração da ativação cardíaca pode ter efeitos significativos na pressão arterial média e no fluxo sanguíneo coronariano e, também, pode ser confundida com isquemia septal.

A despeito do grande número de estudos já publicados, que mostram a importância da estimulação átrio-biventricular para a melhora da função cardíaca de pacientes com disfunção ventricular esquerda grave, no melhor do nosso conhecimento, nenhum estudo publicado enfocou a estimulação epicárdica biventricular aguda e temporária em humanos como adjuvante na melhora da função ventricular esquerda na sala cirúrgica ou após cirurgia cardíaca. No entanto, os profissionais deveriam considerar sua implementação quando outras opções de tratamento tiverem sido otimizadas (por exemplo, inotrópicos, pré-carga e dispositivo de assistência ventricular) para tratar o débito cardíaco inadequado persistente ou valvopatia induzida por estimulação.

A estimulação atrial artificial também pode ser utilizada, tanto para a reversão de taquicardias supraventriculares pela estimulação atrial em frequência que excede a frequência intrínseca média do paciente, quanto para a prevenção da fibrilação atrial (FA), pela estimulação atrial constante por fios implantados no átrio direito, no átrio esquerdo ou em ambos.

Batimentos atriais prematuros em pacientes que já apresentam heterogeneidade do período refratário atrial podem desencadear fibrilação atrial. Estes fenômenos são mais frequentes em indivíduos com defeitos atriais anatômicos como aumento da cavidade, remodelamento ou doença muscular. Em comparação com estudos realizados com pacientes portadores de marca-passo permanente, existem poucas evidências conclusivas sobre a eficácia da estimulação atrial para a prevenção da FA com fios epicárdicos temporários após cirurgia cardíaca.[2] Existem estudos, entretanto, que relataram redução significativa da taxa de pacientes que desenvolveram FA após cirurgia cardíaca quando mantidos sobre estimulação atrial constante. Em nosso meio, Ávila Neto *et al.*, em 2007, demonstraram que tanto a estimulação atrial direita quanto a biatrial reduziram significativamente a incidência de episódios de fibrilação atrial no pós-operatório de cirurgia de revascularização do miocárdio.[3]

Após a fixação dos fios de marca-passo epicárdico temporário no miocárdico, os fios são exteriorizados na pele, através da parede abdominal ou torácica, onde são fixados com pontos cirúrgicos. Idealmente, a fixação dos fios no miocárdio deve evitar áreas finas do miocárdio, as áreas cicatriciais, a proximidade de arteríolas ou de vênulas marginais e qualquer interação com enxertos ou clipes cirúrgicos. Estes cuidados reduzem a taxa de complicações no momento da retirada dos fios, embora complicações possam ocorrer. Após a descontinuidade do uso dos fios de estimulação temporária, sua retirada deve ser completa, uma vez que a permanência de fragmentos desses fios pode resultar em complicações como migração de eletrodos, dor e dúvidas sobre a segurança de exames pela ressonância magnética. Em nosso meio, Mansur *et al.*, em 1984, reportaram a ocorrência de endocardite em bioprótese secundária à infecção de fragmento retido de fio epicárdico de marca-passo temporário.[4] Por outro lado, a taxa de ocorrência de complicações relacionadas à tração de fios epicárdicos é baixa, resultando em sangramento ou tamponamento que exigiu revisão cirúrgica em aproximadamente 9 a 18 por 10.000 casos, dependendo do estudo citado.

INDICAÇÃO DA ESTIMULAÇÃO CARDÍACA ARTIFICIAL PERMANENTE NO PÓS-OPERATÓRIO DE CIRURGIA CARDÍACA

A principal indicação para o implante precoce de marca-passo cardíaco artificial permanente no pós-operatório de cirurgias cardíacas é o bloqueio atrioventricular avançado, embora o uso destes dispositivos também possa ser indicado por disfunção do nó sinusal ou por fibrilação atrial com resposta ventricular inadequada.[5,6]

Estudos publicados demonstram que, na população adulta, distúrbios da condução elétrica do coração são complicações comuns no período perioperatório de cirurgia cardíaca, ocorrendo em 10% a 15% dos pacientes operados. Embora a maioria dos pacientes afetados por esse tipo de complicação apresente recuperação espontânea do ritmo cardíaco, a indicação para a estimulação cardíaca artificial permanente ocorre entre 0,4 e 6% dos pacientes, na dependência da cardiopatia tratada e do tipo de tratamento cirúrgico realizado. A despeito do desenvolvimento de melhores técnicas operatórias, das inovações tecnológicas incorporadas na prática cardiológica e da maior compreensão dos mecanismos que geram os distúrbios da condução elétrica do coração, alguns estudos têm mostrado aumento da incidência de implante de marca-passo definitivo após cirurgia cardíaca. Algumas publicações defendem o implante precoce, apontando benefícios diversos como recuperação pós-operatória mais rápida, redução da permanência na unidade de terapia intensiva e redução do risco de falha aguda da estimulação provisória. Por outro lado, outras publicações sugerem que este tipo de abordagem pode resultar em um número considerável de implantes desnecessários. Considerando-se o custo dos dispositivos e a possibilidade de que a presença do marca-passo definitivo possa afetar adversamente a morbidade da cardiopatia no curto e no longo prazo, é recomendável aguardar-se a recuperação do ritmo cardíaco normal. Devido à proporção relativamente pequena de pacientes que recebem implante de marca-passo definitivo após cirurgia cardíaca, as evidências disponíveis atualmente são escassas e baseadas, principalmente, em coortes limitadas de pacientes o que dificulta a determinação de qual é o tempo ideal para se aguardar a recuperação espontânea do ritmo cardíaco normal.[5,7]

A identificação de pacientes que estão sob maior risco de apresentar bloqueios atrioventriculares avançados ou de se manter com o bloqueio pós-operatório pode ser fundamental para a redução da morbidade e de readmissões hospitalares. A despeito da busca por preditores para a necessidade de implante de marca-passo definitivo no pós-operatório de cirurgia cardíaca do adulto, até o momento os resultados dos estudos apresentam inconsistências. As recomendações das principais Associações Médicas envolvidas no tratamento destes pacientes não afirmam qual é o melhor momento para o implante de marca-passo nestas situações, em função da falta de estudos robustos. Uma compilação das principais recomendações estabelecidas nos consensos mais recentes pode ser encontrada na **Tabela 25.1**. Uma metanálise publicada em 2015 sobre distúrbios de condução e dependência de marca-passo após cirurgia cardíaca revelou, entretanto, vários achados importantes:

1. Existe uma variabilidade substancial entre os estudos existentes com relação às definições de dependência de marca-passo, e essa variabilidade limita a possibilidade de se estabelecer comparações entre os estudos.
2. As taxas relatadas na literatura para dependência tardia de marca-passo e recuperação da condução nativa variam amplamente.
3. Embora vários fatores perioperatórios específicos do paciente e do procedimento tenham sido identificados como preditores independentes de dependência de marca-passo a longo prazo, não houve concordância entre os estudos.[5,8]

Tabela 25.1. Recomendações para estimulação cardíaca após cirurgia cardíaca ou transplante de coração

Recomendações	Classe	Nível
1) BAV total ou de alto grau após cirurgia cardíaca. Um período de observação clínica de pelo menos 5 dias é recomendado para permitir a recuperação da condução atrioventricular. Nos casos BAV total sem ritmo de escape ou com frequência de escape muito baixa, com pouca probabilidade de recuperação da condução, este período de observação pode ser encurtado.	I	C
2) BAV total intraoperatório em correção de endocardite valvar. Implante de marca-passo epicárdico definitivo deve ser considerado em pacientes submetidos a correção de endocardite valvar e BAV completo se um dos seguintes preditores de persistência estiver presente: anormalidade de condução pré-operatória, infecção por *Staphylococcus aureus*, abscesso intracardíaco, envolvimento da valva tricúspide ou antecedentes de cirurgia valvar.	IIa	C
3) Doença do nó sinusal após cirurgia cardíaca ou transplante cardíaco. Antes do implante de marca-passo permanente, um período de observação de até 6 semanas deve ser considerado.	IIa	C
4) Incompetência cronotrópica após transplante de coração. A estimulação cardíaca definitiva pode ser considerada para pacientes com incompetência cronotrópica persistente por mais do que 6 semanas após transplante cardíaco para melhorar a qualidade de vida.	IIa	C
5) Necessidade de estimulação cardíaca permanente após cirurgia da valva tricúspide. Cabos-eletrodos epicárdicos devem ser preferidos e cabos-eletrodos transvenosos devem ser evitados em pacientes submetidos à substituição da valva tricúspide para evitar a disfunção do substituto valvar. Uma opção ao implante epicárdico pode ser o uso de cabo-eletrodo ventricular esquerdo pelo seio coronário.	IIa	C

A recuperação da condução nativa e a restauração do ritmo intrínseco satisfatório e estável após o implante de marca-passo podem ser avaliadas de várias maneiras distintas no que tange à presença ou ausência de "dependência de marca-passo" e à recuperação da condução AV. A definição tradicional de dependência de marca-passo é a ausência de ritmo de escape subjacente (assistolia) após a cessação da estimulação ventricular. Na prática, a ausência de ritmo de escape com o marca-passo programado para 30 a 50bpm no modo ventricular inibido (VVI) ou a presença de sintomas apesar de um ritmo de escape maior que 30-50bpm no modo VVI é frequentemente usada para definir dependência. Vários estudos tentaram identificar variáveis individuais pré-operatórias, perioperatórias e pós-operatórias que poderiam estar associadas a não recuperação da condução AV e à dependência persistente do marca-passo. Nesse sentido, existem na literatura informações clínicas importantes para avaliar criticamente o mecanismo fisiopatológico relacionado aos processos de lesão e de recuperação do sistema de condução cardíaco. Vários mecanismos de dano ao sistema de condução têm sido propostos, variando com o tipo de cirurgia realizada e com a natureza da lesão ocorrida. No pré-operatório, a presença de valvopatia aórtica, especialmente estenose valvar aórtica calcificada, é frequentemente associada à doença subjacente do sistema de condução, mesmo que não seja notada no eletrocardiograma de superfície. Vários estudos têm relatado maior incidência de bloqueio cardíaco após procedimentos cirúrgicos para o tratamento da valvopatia aórtica, incluindo a troca valvar aórtica. A proximidade do aparelho valvar aórtico com o feixe de His fornece um substrato anatômico viável para esse fenômeno, já tendo sido descritos substratos principais:

1. Lesões antigas do sistema de condução compatíveis com degeneração crônica e fibrose.
2. Lesões recentes (perioperatórias) não traumáticas, tipicamente hemorrágicas.
3. Lesões traumáticas recentes (perioperatórias).

Dentre as lesões traumáticas, a laceração das fibras do sistema de condução por suturas utilizadas para ancorar a prótese valvar foi a etiologia mais comum, embora, a pressão do material calcificado residual e o impacto do assentamento da prótese valvar sobre o tecido de condução também tenham disso descritos. Estes achados histológicos corroboram os achados clínicos de que pacientes que apresentam distúrbios de condução após operações da valvar aórtica apresentam menor probabilidade de recuperar a condução nativa.[9]

Embora a lesão isquêmica perioperatória do tecido de condução tenha sido aventada em alguns estudos, não houve demonstração consistente de que a presença de doença obstrutiva pré-operatória do tronco da artéria coronária esquerda ou da artéria descendente anterior proximal, possa estar relacionada ao desenvolvimento de bloqueio cardíaco. Por outro lado, fatores associados ao procedimento cirúrgico realizado podem desempenhar um papel importante no aparecimento da doença pós-operatória do sistema de condução e na sua reversibilidade. A relação entre o uso de solução cardioplégica potássica fria e o bloqueio cardíaco pós-operatório tem sido proposta, devido à observação de que a alta concentração de íons de potássio na solução cardioplégica eleva agudamente a concentração de potássio extracelular no tecido de condução cardíaca, reduzindo a automaticidade das células nodais AV e suprimindo a excitabilidade e a condutividade do tecido do sistema de condução. Vários autores sugerem que o tempo de circulação extracorpórea, uma medida indireta de exposição à solução cardioplégica, pode estar associado a distúrbios de condução pós-operatórios. Vários estudos também sugerem que o tempo prolongado de circulação extracorpórea está associado à dependência de marca-passo a longo prazo.

A despeito da demonstração de que uma parte considerável dos pacientes que são submetidos ao implante de marca-passo definitivo no pós-operatório de cirurgia cardíaca recupera a condução atrioventricular, as diretrizes atuais não fornecem recomendações quanto à remoção de marca-passos redundantes, nem sugerem a restrição da substituição desses dispositivos quando eles deixam de ser clinicamente necessários.

ATENDIMENTO DE PACIENTES COM MARCA-PASSOS E DESFIBRILADORES IMPLANTÁVEIS NO PÓS-OPERATÓRIO DE CIRURGIAS CARDÍACAS

Para a realização dos procedimentos cirúrgicos com o uso do bisturi elétrico, a reprogramação de marca-passos cardíacos artificiais para o modo assíncrono e a desativação das terapias dos cardioversores-desfibriladores é obrigatória. Estas atitudes são fundamentais para evitar períodos de assistolia pela inibição da estimulação em pacientes dependentes e para evitar choques inapropriados. No momento da chegada destes pacientes ao ambiente da unidade de terapia intensiva, é importante certificar-se de que a programação original do marca-passo ou do desfibrilador foi restabelecida.

Embora disfunções dos dispositivos cardíacos eletrônicos implantáveis causadas pela cirurgia cardíaca sejam raras, durante o processo de canulação da veia cava superior pode ocorrer lesão dos cabos-eletrodos, como deslocamento ou fratura causada pelo pinçamento lateral do átrio direito. Desta forma, a solicitação de uma avaliação eletrônica do dispositivo feita por especialista da área da estimulação cardíaca artificial é recomendável após a chegada do paciente ao ambiente de terapia intensiva.

Procedimentos médicos de urgência em pacientes com Dispositivo Cardíaco Eletrônico Implantável (DCEI)

- ***Desfibrilação em portador de DCEI***

Embora os DCEI atuais sejam projetados para suportar descargas elétricas externas de até 400 J, a aplicação de cardioversão elétrica ou de desfibrilação externa pode acarretar danos irreversíveis ao dispositivo. Para minimizar o risco dessa complicação recomenda-se que a aplicação de choques, mono ou bifásicos, seja realizada com a colocação das pás em posição perpendicular ao eixo constituído pela ponta dos cabos-eletrodos e o gerador de pulsos. Como, em função da urgência de se aplicar o choque externo, nem sempre esse cuidado é possível. Recomenda-se que o DCEI seja avaliado sempre que um choque externo for aplicado.

- ***Implante de cateteres para infusão, hemodiálise e estimulação temporária***

Pacientes internados em unidades de terapia intensiva são submetidos, frequentemente, à introdução de cateteres para infusão de líquidos, para hemodiálise ou para outros procedimentos que utilizam acesso venoso central. Punções venosas transcutâneas podem lesar os cabos-eletrodos dos DCEIs quando realizadas ipsilateralmente ao dispositivo implantado. Por continuidade, também podem provocar a contaminação do dispositivo. Ambas as complicações são de difícil resolução e quase sempre demandam a reabordagem cirúrgica para troca de cabo-eletrodo ou para a remoção completa do dispositivo no caso de infecção. A superpopulação de cateteres e a infusão de soluções hipertônicas também podem provocar lesões endoteliais e, com certa frequência, a oclusão da veia cava superior ou de suas tributárias.

Recomendamos, portanto, que sempre que um acesso venoso central seja necessário, a posição do gerador de pulsos e dos cabos-eletrodos seja observada na radiografia do tórax e que a punção venosa possa ser realizada no hemitórax contralateral ao que o DCEI está implantado.

- ***Exames de imagem***

A realização de exames de diagnóstico por imagem é permitida, sem restrições, em portadores de DCEI, à exceção da Ressonância Magnética. A exposição de um paciente portador de DCEI ao campo magnético e de radiofrequência, que são aplicados neste tipo de exame, pode levar ao mau funcionamento temporário ou definitivo, e mesmo ao risco de assistolia em portadores de marca-passo ou de indução de terapias inapropriadas nos portadores de cardiodesfibriladores. Atualmente, já estão sendo implantados DCEI condicionais à exposição ao campo da RMN. Independentemente de ter ou não um DCEI condicionado, todo portador de marca-passo ou de CDI, ao ser submetido a um exame de RMN, deve ser acompanhado por especialista em estimulação cardíaca artificial durante o exame. Deve, também, ser seguido um rígido protocolo estabelecido pelas sociedades de radiologia e de cardiologia para a realização desse tipo de exame.

Por outro lado, os componentes metálicos dos dispositivos implantados podem produzir artefatos nas imagens registradas pela RMN e dificultar a interpretação dos exames, principalmente quando utilizados para avaliar o coração ou outras estruturas torácicas.

Infecções relacionadas ao dispositivo implantado

Infecções relacionadas ao DCEI são muito pouco frequentes. A expectativa de um indivíduo com DCEI ter infecção no seu aparelho é de 1,5% durante todo o tempo em que o usar. Entretanto, quando bactérias ou fungos se aderem à superfície de materiais inertes, como os que revestem os geradores de pulso e os cabos-eletrodos, as defesas do organismo depositam células e proteínas que irão isolar esses microrganismos, na tentativa de evitar a sua disseminação. Se por um lado esse biofilme diminui a chance de que ocorram bacteremias, por outro lado impedem a ação de agentes antimicrobianos. Dessa forma, quando ocorre uma infecção relacionada a DCEI, o único tratamento eficaz é a remoção cirúrgica do aparelho.[10]

A porta de entrada mais frequente para a contaminação de um DCEI é o próprio procedimento cirúrgico para o implante, a troca de gerador de pulsos ou a correção de complicações do aparelho. A contaminação dos sistemas de estimulação artificial pela via hematogênica também pode ocorrer, sendo mais comum em pacientes imunodeprimidos, nos que estão em programa de hemodiálise, nos portadores de cateteres de longa permanência ou com infecções crônicas recidivantes.

Embora a infecção relacionada a DCEI seja pouco frequente, a mortalidade desses pacientes é alta, por isso o diagnóstico precoce é fundamental para o resultado do tratamento. Em cerca de 80% dos casos de infecção relacionada ao DCEI existe acometimento da loja do gerador de pulsos, o que facilita o diagnóstico. Quando isso não ocorre, entretanto, a comprovação diagnóstica pode ser difícil, sendo fundamental colher hemoculturas antes do início do uso de antibióticos. No mesmo sentido, a realização de ecocardiograma esofágico é muito importante para a avaliação do acometimento da valva tricúspide ou a existência de vegetações aderidas aos cabos-eletrodos.

Quando o paciente se apresentar com sinais de infecção sistêmica grave, com necessidade de antibioticoterapia empírica (antes que se tenha o resultado da hemocultura), deve-se preferenciar a cobertura antibiótica aos *Staphilococus*, resistentes ou sensíveis à oxacilina, que são os agentes causais da infecção relacionada ao DCEI em mais de 80% dos casos. A remoção completa do sistema raramente é emergencial, devendo ser indicada quando não houver dúvidas quanto ao diagnóstico e o paciente estiver com boas condições hemodinâmicas e de controle da infecção sistêmica.

PONTOS-CHAVE

Este capítulo abordou três situações que devem ser conhecidas pela equipe médica que acompanha pacientes que estão em pós-operatório de cirurgia cardíaca:

1. O uso da estimulação cardíaca artificial temporária com fios epicárdicos deixados no final da operação, com ênfase no modo de estimulação que deve ser preferido, em função do tipo de distúrbio do ritmo apresentado, do tipo de correção realizada e da função ventricular esquerda ao final da operação;
2. A indicação da estimulação cardíaca artificial definitiva para os pacientes que permanecem com bradicardia, por alteração da condução atrioventricular ou por disfunção do nó sinusal, assim como recomendações específicas quanto ao tipo de implante que deve ser realizado em função de problemas específicos;
3. Os cuidados que devem ser tomados nos pacientes que já eram portadores de dispositivos cardíacos eletrônicos antes desta operação e que podem necessitar do implante de cateteres venosos, de desfibrilação ou de cardioversão elétrica, da realização de exames de imagem pela ressonância magnética ou que se apresentem com infecção relacionada ao dispositivo cardíaco eletrônico implantado.

REFERÊNCIAS BIBLIOGRÁFICAS

1. Gillham MJ & Barr TM. Temporary epicardial pacing after cardiac surgery. BJA education, 2023;23(9):337-349.
2. Charitakis E, Tsartsalis D, Korela D, Stratinaki M, Vanki F, Charitos E, *et al.*. Risk and protective factors for atrial fibrillation after cardiac surgery and valvular interventions: an umbrella review of meta-analyses. Open Heart 2022;9:e002074.
3. Ávila Neto V, Costa R, Silva KR, Martins ALM, Escobar LF, Moreira LFP, *et al.*. Temporary Atrial Pacing in the Prevention of Postoperative Atrial Fibrillation. Pacing Clin Electrophysiol 2007;30(Suppl1):S79-S83.
4. Mansur AJ, Grinberg M, Costa R, Chung CV, Pileggi F. Dura-Máter Valve Endocarditis Related to Retained Fragment of Postoperative Temporary Epicardial Pacemaker Lead. Am Heart J 1984;108(4):1049-1050.
5. Kusumoto FM, Schoenfeld MH, Barret C, Edgerton JR, Ellenbogen KA, Gold MR, *et al.*. 2018 ACC/AHA/HRS guideline on the evaluation and management of patients with bradycardia and cardiac conduction delay: executive summary: a report of the American College of Cardiology/American Heart Association task force on clinical practice guidelines, and the Heart Rhythm Society. J Am Coll Cardiol. 2019;74:932-87.
6. Glikson M, Nielsen JC, Kronborg MB, Michowitz Y, Auricchio A, Barbash IM, *et al.*. 2021 ESC Guidelines on cardiac pacing and cardiac resynchronization therapy. Europace 2022;24:71-164.
7. Duong SQ, Shi Y, Giacone H, Navarre BM, Gal DB, Han B *et al.*. Criteria for Early Pacemaker Implantation in Patients With Postoperative Heart Block After Congenital Heart Surgery. Circ Arrhythm Electrophysiol. 2022;15:e011145.
8. Al-Ghamdia B, Mallawia Y, Shafquata A, Ledesmaa A, AlRuwailia N, Shoukria M, *et al.*. Predictors of Permanent Pacemaker Implantation After Coronary Artery Bypass Grafting and Valve Surgery in Adult Patients in Current Surgical Era. Cardiol Res. 2016;7(4):123-129.
9. Steyers CM, Khera R, Bhave P. Pacemaker Dependency after Cardiac Surgery: A Systematic Review of Current Evidence. PLoS One 2015;10(10):e0140340.
10. Blomström-Lundqvist C, Traycov V, Erba PA, Burri H, Nielsen JC, Bongiorni MG, *et al.*. European Heart Rhythm Association (EHRA) international consensus document on how to prevent, diagnose, and treat cardiac implantable electronic device infections-endorsed by the Heart Rhythm Society (HRS), the Asia Pacific Heart Rhythm Society (APHRS), the Latin American Heart Rhythm Society (LAHRS), International Society for Cardiovascular Infectious Diseases (ISCVID) and the European Society of Clinical Microbiology and Infectious Diseases (ESCMID) in collaboration with the European Association for Cardio-Thoracic Surgery (EACTS). Eur Heart J 2020;41(21):2012-2032.

26

Tamponamento Cardíaco

Fabian Martins

PERICÁRDIO

O **pericárdio seroso visceral** é a camada que fica em contato direto com o fluido pericárdico, sendo fino, elástico e translúcido. Por outro lado, o pericárdio fibroso parietal é mais espesso e inelástico. O pericárdio visceral parece ajudar no recolhimento elástico diastólico e na sucção, enquanto o pericárdio parietal espesso e inelástico, possui conexões com o esterno, diafragma, vértebras e pleura. Isso ajuda a manter o coração na posição ideal para enchimento e ejeção, limitando o movimento excessivo e evitando dilatações excessivas causadas por eventos agudos, como a ruptura das cordas tendinosas da valva mitral ou o infarto do ventrículo direito (VD). Além disso, o pericárdio parietal também atua como uma barreira protetora contra infecções provenientes dos pulmões ou cânceres adjacentes.

O pericárdio parietal fibroso envolve o coração confortavelmente, contribuindo com mais de 50% da pressão do átrio direito (AD) em repouso e distribuindo esse efeito de forma variável pelas pressões nas câmaras cardíacas. No entanto, devido às reflexões pericárdicas, existem espaços irregulares entre as camadas pericárdicas, como os seios transverso e oblíquo (**Figura 26.1.**), que fornecem volume de reserva pericárdico permitindo alterações modestas no volume cardíaco, e fazendo com que as alterações na posição do corpo ocorram sem que o pericárdio parietal aumente as pressões intracardíacas. A pressão intrapericárdica normal (PIN) está abaixo das pressões intracardíacas, e as alterações físicas seguem as alterações no volume cardíaco. Com a inspiração, a pressão intrapericárdica muda no mesmo grau que as pressões intratorácica e intracardíaca.

Geralmente, acredita-se que o movimento de fluidos através de uma barreira de troca entre dois compartimentos seja governado por forças de "Starling", que podem ser descritas pela seguinte equação:[1]

$$Jv = Kf\,[(Pt1 - Pt2) - \sigma(\pi t1 - \sigma\pi 2)]$$

Onde Jv é o "fluxo" total de fluido que atravessa uma barreira, Kf é o coeficiente de filtração, que é uma função da condutância hidráulica e da área superficial da barreira de troca, Pt1 é a pressão hidrostática no tecido 1, Pt2 é a pressão hidrostática no tecido 2, t1 é a pressão osmótica no tecido 1 e t2 é a pressão osmótica no tecido 2. É o coeficiente de reflexão que determina qual porção da pressão osmótica potencial será realmente transmitida através de uma barreira.

O tecido miocárdico possui vários componentes funcionais intrinsecamente envolvidos na regulação dos fluidos no coração e no espaço pericárdico, contribuindo para a homeostase (**Figura 26.1.**). O suprimento arterial para o miocárdio é fornecido pelas artérias coronárias predominantemente durante a diástole. Aproximadamente 75% do fluxo venoso do miocárdio é direcionado para o átrio direito por meio de uma rede de veias coronárias que drenam para o seio coronário. O restante do retorno venoso do miocárdio é drenado pelas veias cardíacas anteriores e pelas veias de Thebesius, que desembocam diretamente nas câmaras cardíacas, contornando o seio coronário de maneira eficaz.

As diferenças de pressão hidrostática e oncótica entre os leitos vascular, intersticial e linfático dentro do coração resultam em um movimento líquido do filtrado plasmático dos capilares coronários para o espaço in-

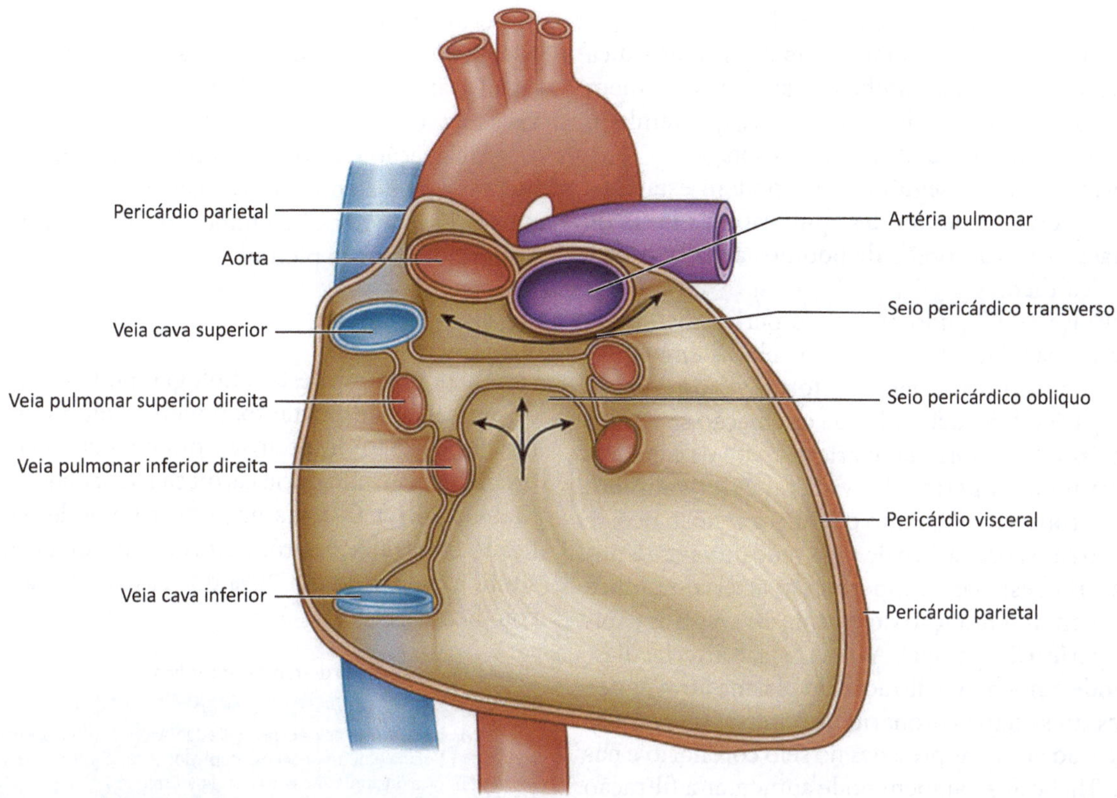

Figura 26.1. Anatomia do pericárdio.

tersticial do miocárdio e, em última análise, no sistema linfático miocárdico. Os canais linfáticos miocárdicos se conectam aos sistemas linfáticos do pericárdio, pulmões, diafragma e esôfago, e por fim drenam para a circulação venosa sistêmica por meio do ducto torácico (que desemboca na junção da veia jugular interna esquerda com a veia subclávia esquerda), e linfático direito (que desemboca na junção da veia subclávia direita com a veia jugular interna direita).

DERRAME PERICÁRDICO

Derrame pericárdico é o acúmulo agudo ou crônico de líquido entre as camadas parietal e visceral. Fisiologicamente, uma lâmina entre 15 e 50mL de líquido seroso é encontrada neste espaço. Alíquotas superiores a uma faixa de 150 a 200ml de líquido são necessárias para causar tamponamento cardíaco. Em condições nas quais o volume acumulado atinge de 1 a 2 litros, há o risco elevado de tamponamento cardíaco[2] uma vez que o aumento do volume contribui para a elevação da pressão no interior do saco pericárdico, impedindo o enchimento cardíaco normal (**Figura 26.2.**).

Os derrames pericárdico e pleural representam um desequilíbrio entre a taxa de acúmulo e reabsorção de líquidos. Condições que elevam as pressões de enchimento no coração (devido à patologia intracardíaca ou extracardíaca) levam a pressões hidrostáticas mais

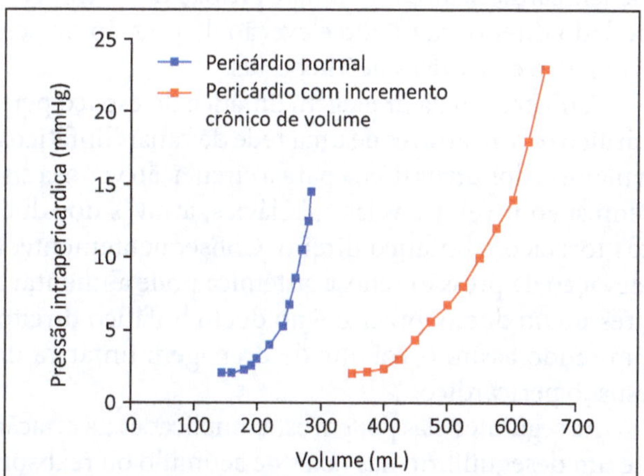

Figura 26.2. Curva da relação volume/pressão no interior do saco pericárdico (Azarbal A, LeWintermm. Pericardial Effusion. Cardiol Clin [Internet]. 2017;35(4):515-24. Available from: https://doi.org/10.1016/j.ccl.2017.07.005)

elevadas através dos capilares da pleura e do pericárdio, e podem causar aumento da filtração plasmática, e eventualmente derrames pericárdicos e pleurais transudativos.

O mecanismo de formação do líquido pericárdico inclui a ultrafiltração do plasma através dos capilares pericárdicos, epicárdicos e parietais, bem como a contribuição do líquido intersticial miocárdico que atravessa o epicárdio. O líquido pericárdico é removido pelo sistema linfático, uma rede complexa de vasos que percorre o pericárdio parietal e a superfície epicárdica do coração. No entanto, ambos os sistemas se unem ao nível dos gânglios linfáticos regionais, que também drenam os pulmões, o diafragma e o esôfago.

Teoricamente, as seguintes vias podem estar implicadas na criação de um desequilíbrio nas taxas de acumulação ou reabsorção de líquidos através do espaço pericárdico:

A filtração de líquido no espaço pericárdico pode exceder a capacidade de reabsorção pelo sistema linfático. O suprimento arterial e o retorno venoso do pericárdio parietal são derivados da circulação sistêmica (**Figura 26.1.**). O suprimento arterial para os capilares do epicárdio e do pericárdio visceral é derivado das artérias coronárias, enquanto o retorno venoso ocorre através do seio coronário e de uma rede de veias denominadas Thebesianas. A hipertensão arterial sistólica pode aumentar a filtração do plasma através dos capilares do pericárdio parietal. A hipertensão arterial diastólica pode aumentar a filtração do plasma através dos capilares do sistema coronário. A hipertensão venosa sistêmica, ao elevar as pressões no seio coronário e nas veias de Thebesius, também pode aumentar a filtração através dos capilares do sistema coronariano.

A hipertensão arterial pulmonar pode levar à insuficiência cardíaca direita e elevar a pressão de enchimento do lado direito, causando elevação da pressão no seio coronário e nas veias de Thebesius.

A obstrução da drenagem linfática do espaço pericárdico ocorre através de uma rede de canais linfáticos, a maioria dos quais drena para a circulação venosa sistêmica ao nível das veias subclávias, através dos ductos torácico e linfático direito. Consequentemente, a elevação da pressão venosa sistêmica pode aumentar a pressão no ducto torácico e no ducto linfático direito, limitando assim o volume de drenagem linfática do espaço pericárdico.

As seguintes vias podem estar implicadas na criação de um desequilíbrio nas taxas de acúmulo ou reabsorção de líquidos no espaço pleural:

Filtração de líquido no espaço pleural que excede a capacidade de reabsorção pelo sistema linfático. O suprimento arterial e o retorno venoso da pleura parietal são realizados através da circulação sistêmica (**Figura 26.2.**). O suprimento arterial para a pleura visceral é derivado da circulação sistêmica, enquanto a drenagem venosa é realizada através das veias pulmonares. A hipertensão arterial ou venosa sistêmica podem aumentar a filtração do plasma através da pleura parietal. A hipertensão arterial sistêmica ou venosa pulmonar podem desta feita, aumentar a filtração do plasma através da pleura visceral. A hipertensão venosa pulmonar também pode aumentar a filtração do plasma para o espaço intersticial do pulmão, podendo posteriormente entrar nos alvéolos, e levando assim ao edema pulmonar. Uma via de saída do líquido alveolar envolve atravessar o interstício e depois cruzar a pleura visceral para o espaço pleural.

A elevação da pressão venosa sistêmica pode aumentar a pressão no ducto torácico e no ducto linfático direito, limitando assim também o volume de drenagem linfática do espaço pleural.

FISIOPATOLOGIA

Qualquer uma destas etiologias pode ser causadora de pericardite, e, portanto, podem evoluir com derrame pericárdico: infecciosa, inflamatória, neoplásica, traumática, insuficiência cardíaca e vascular, idiopática (**Tabela 26.1.**). O derrame pericárdio pode ser identificado em avaliações rotineiras e sem uma causa presumida, podendo em 20% dos casos estar associado com neoplasias.

Tabela 26.1. Causas do derrame pericárdico

Causas
Infeccioso: ■ Viral (echovírus, coxsackievírus, adenovírus, HIV/AIDS, etc.) ■ Bacteriana (Pneumococcus, Staphylococcus, Streptococcus, etc.) ■ Fúngica (histoplasmose e coccidioidomicose) ■ Protozoários (Echinococcus e Toxoplasma)
Inflamatório ■ Doença do tecido conectivo (lúpus eritematoso sistêmico, artrite reumatóide, esclerodermia) ■ Vasculites (poliarterite nodosa, arterite temporal ou doença de Churg-Strauss) ■ Induzido por medicamentos (procainamida, hidralazina ou isoniazida) ■ Pós cardiotomia/toracotomia ■ Outras causas inflamatórias
Pós-infarto do miocárdio ■ Incipiente ■ Tardio (Síndrome de Dressler)
Hemopericárdio ■ Trauma ■ Complicações pós infarto do miocárdio (ruptura de parede) ■ Aneurisma dissecante de aorta ■ Iatrogênico ■ Induzido por Anticoagulantes ■ Neoplásico (variados tumores) ■ Pós Radioterapia ■ Insuficiência renal crônica ■ Quilopericárdio ■ Cardiomiopatia induzida por esforço ■ Hipotireoidismo ou hipertireoidismo ■ Outras etiologias

A pericardite crônica constritiva é uma inflamação na qual o tecido cicatricial se hialiniza e retrai, a ponto de impedir gravemente a dilatação diastólica do coração e dificultando o esvaziamento das veias cavas. As etiologias das pericardites crônicas constritivas são muito variáveis, sendo usualmente as tuberculosas, serofibrinosas, supurativas e hemorrágicas suas precursoras.

O derrame pericárdico agudo é comumente associado à etiologia viral, e sendo habitualmente de volume pequeno. As infecções que geralmente acometem o pe-

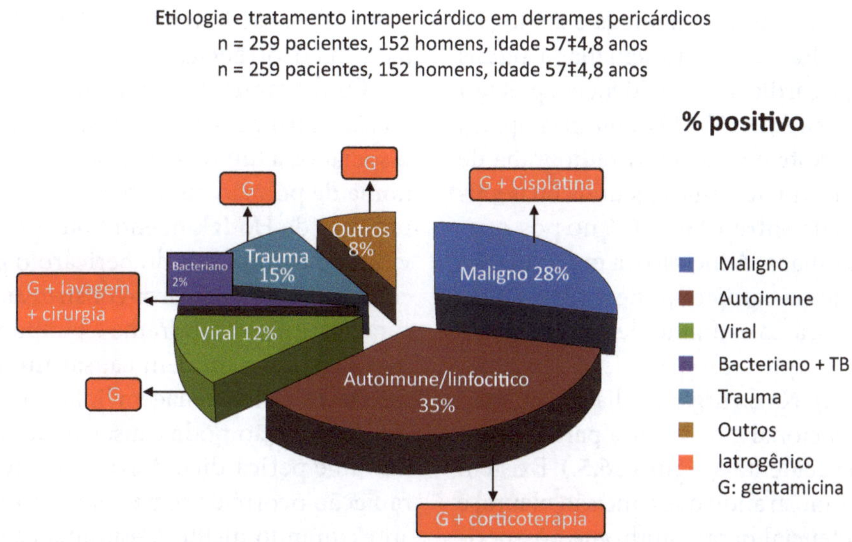

Figura 26.3. Diagnóstico e tratamento de derrames pericárdicos ao longo de 21 anos no centro de referência terciário de Marburg para doenças pericárdicas. TBC (tuberculose) – extraído de Maisch B, Rupp H, Ristic A, *et al.* Pericardioscopia e biópsia epicárdica e pericárdica – uma nova janela para o coração, melhorando diagnósticos etiológicos e permitindo terapia intrapericárdica direcionada (Azarbal A, LeWintermm. Pericardial Effusion. Cardiol Clin [Internet]. 2017;35(4):515-24. Available from: https://doi.org/10.1016/j.ccl.2017.07.005 Maisch B, Ristić AD, Pankuweit S, Seferovic P. Percutaneous Therapy in Pericardial Diseases. Cardiol Clin. 2017;35(4):567-88).

ricárdio incluem infecções virais, bacterianas, micobacterianas, associadas ao HIV, além das doenças fúngicas e por protozoários. Pacientes com derrames de etiologia bacteriana geralmente estão gravemente doentes e com infecções evidentes em outros sítios. Por exemplo, nos quadros de pneumonia e/ou sepse com infecção por contiguidade do saco pericárdico (**Figura 26.3.**).

Em nosso meio, a pericardite tuberculosa é de elevada importância devido ao fato da prevalência, estando o diagnóstico definitivo baseado na demonstração dos bacilos da tuberculose (pesquisa direta ou cultura) no líquido pericárdico ou em biópsia do pericárdio. O diagnóstico provável é feito quando a pericardite está associada à evidência de tuberculose em outro lugar, e na presença de líquido pericárdico com níveis elevados de ADA ou na vigência de resposta apropriada à quimioterapia antituberculose (**Figura 26.4.**).

A cardiopatia chagásica aguda, decorrente de transmissão oral, ainda não está claramente descrita na literatura. A transmissão do T. cruzi por via oral é comum entre animais (mamíferos) por meio da ingestão de vetores e reservatórios infectados. Ocorre esporadicamente em humanos quando alimentos são contaminados com o parasita.

O derrame pericárdico pode também estar associado ao pós-operatório de cirurgia cardíaca, incluindo o transplante cardíaco ortotópico, e se resolvendo na grande maioria dos casos espontaneamente. A síndro-

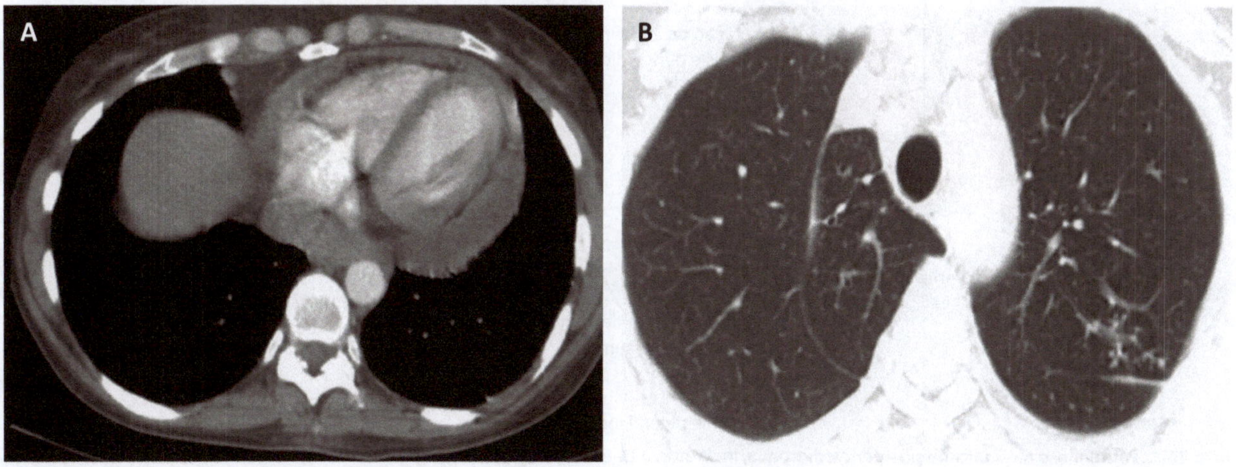

Figura 26.4. TC com corte axial e janela para mediastino mostrando coleção com densidade líquida envolvendo o coração (derrame pericárdico). Em B, corte axial com janela para parênquima pulmonar mostrando opacidades nodulares no lobo superior do pulmão esquerdo, configurando padrão de "árvore em brotamento" sugestivo de infecção por tuberculose.

me pós-pericardiotomia é imunomediada e análoga à síndrome de Dressler. Ela ocorre em semanas a alguns meses após a cirurgia cardíaca. A incidência após um ano da cirurgia cardíaca é de 15%. Os sintomas típicos incluem febre, pericardite e pleurite. A radiografia de tórax muitas vezes mostra derrames pleurais bilaterais com incidência relatada entre 10% e 40% no pós-operatório de cirurgia cardíaca. A incisão e a manipulação pleural durante a cirurgia cardíaca podem representar a lesão inicial que levará ao estímulo de uma resposta imune ainda maior do que a própria incisão pericárdica (pericardiotomia). Na cirurgia cardíaca, a incisão pleural pode ser intencional e necessária para o plano cirúrgico ou pode ser acidental (**Figura 26.5.**). Existem estudos prospectivos mostrando que a incisão pleural é um fator de risco potencial para a síndrome pós-pericardiotomia, fornecendo evidências para evitar ao máximo possível esse evento durante a cirurgia cardíaca, caso o mesmo não seja necessário para o plano cirúrgico. Quando ocorre um derrame pericárdico pequeno a moderado, geralmente se resolve espontaneamente. Complicações raras que ocorrem em menos de 1% dos pacientes incluem tamponamento cardíaco e pericardite constritiva, contribuindo para o prolongamento do tempo de internação e readmissão hospitalar.

A síndrome pós-pericardiotomia incide em pelo menos 15% dos pacientes um ano pós-cirurgia cardíaca. A maioria deles apresenta comprometimento pleuropericárdico combinado (80% dos casos) com manifestação predominante de febre (54%), dor torácica pleurítica (cerca de 60%), derrame pericárdico (89%) e pleural (93%). O tamponamento cardíaco é pouco comum (2%), não havendo um fator de risco reconhecido para sua ocorrência.

Os derrames podem ocorrer associados com neoplasias cardíacas primárias, e mais frequentemente associados a tumores metastáticos, muitas vezes carcinoma de pulmão ou mama, bem como no melanoma, tumores de Hodgkin, entre outros linfomas. O envolvimento metastático do pericárdio pode se apresentar como pericardite efusiva-constritiva, na qual coexistem características de derrame e tamponamento. Os linfomas raramente podem causar um derrame devido à interferência na drenagem linfática do saco pericárdico.

A radiação pode causar inflamação pericárdica e derrame pericárdico. Normalmente, a pericardite por radiação ocorre de semanas a meses após a exposição, apresentando melhora espontaneamente ou com tratamento anti-inflamatório. A pericardite constritiva é uma complicação muito posterior, geralmente sem derrame pericárdico.

Pequenos derrames podem ocorrer como resultado de sangramento e inflamação transitória ou localizada em associação à pericardite pós-infarto agudo do miocárdio com supradesnivelamento do segmento ST (IAMCSST). Ocorrem de 2 a 4 dias após o início dos sintomas de precordialgia. Durante um período de tempo semelhante, o IAMSSST também pode causar derrames maiores devido à ruptura da parede livre do ventrículo esquerdo, por exemplo. Os derrames pericárdicos também podem ocorrer devido a uma resposta inflamatória pós-IAMSSST tardia, também conhecida como síndrome de Dressler, que ocorre de 1 semana a até 2 meses após o evento.

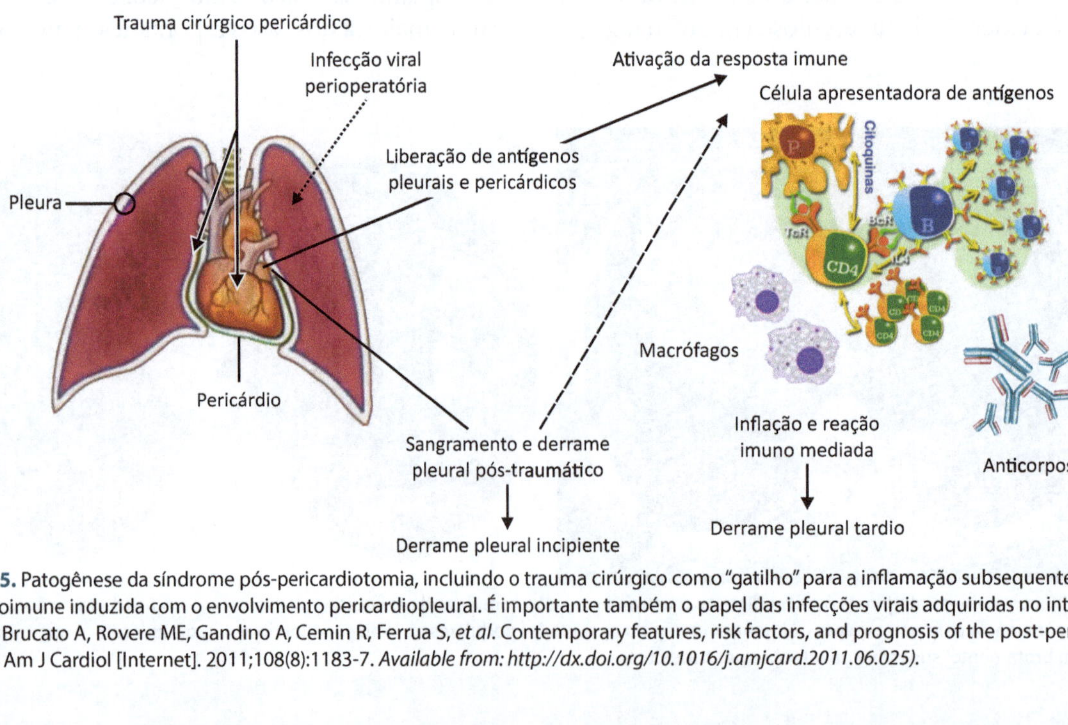

Figura 26.5. Patogênese da síndrome pós-pericardiotomia, incluindo o trauma cirúrgico como "gatilho" para a inflamação subsequente e a possível reação autoimune induzida com o envolvimento pericardiopleural. É importante também o papel das infecções virais adquiridas no intraoperatório (Imazio M, Brucato A, Rovere ME, Gandino A, Cemin R, Ferrua S, *et al.* Contemporary features, risk factors, and prognosis of the post-pericardiotomy syndrome. Am J Cardiol [Internet]. 2011;108(8):1183-7. *Available from: http://dx.doi.org/10.1016/j.amjcard.2011.06.025).*

O hemopericárdio está geralmente relacionado a complicações advindas de procedimentos cardíacos percutâneos, incluindo intervenções coronárias, desfibriladores implantáveis, marcapassos, ablações de arritmias, fechamentos de shunt interatrial ou substituição/reparação de valvas cardíacas.

Outras causas incluem traumas ou rupturas de parede livre ventricular pós-IAMCSST. Derrames pericárdicos hemorrágicos também podem ocorrer no cenário de dissecção aórtica ascendente envolvendo seu segmento intrapericárdico, e geralmente são letais.

Derrame pericárdico idiopático se classifica quando uma causa presumida não pode ser demonstrada em testes diagnósticos.

O tamponamento cardíaco está associado à evolução da doença, e piora hemodinâmica. Em ambiente hospitalar, a pericardiocentese pode ser necessária para fins diagnósticos e terapêuticos. Recomenda-se a princípio uma abordagem percutânea, a menos que haja contraindicações ou se considere que o derrame não possa ser abordado por via percutânea. Imediatamente antes da pericardiocentese, é importante confirmar se o derrame é grande o suficiente para ser drenado com segurança. Também é importante a definição de derrames loculados, ou derrames contendo coágulos, ou material fibrinoso, e que podem ser de difícil drenagem por via percutânea.

TAMPONAMENTO CARDÍACO

O tamponamento cardíaco ocorre quando o volume de líquido acumulado eleva a relação volume/pressão do líquido pericárdico, que consequentemente desloca a posição das paredes do miocárdio tornando-as menos convexas.

Quando o acúmulo de líquido é rápido, um aumento acentuado na pressão intrapericárdica pode reduzir os gradientes de influxo a níveis tão baixos que os reflexos compensatórios são ativados para manter o débito cardíaco e a pressão arterial, ficando sobrecarregados e podendo levar ao choque cardiogênico, e consecutivamente à morte. Menos frequentemente, o tamponamento cardíaco pode ocorrer devido à compressão localizada e grave das câmaras cardíacas por massa ou hematoma localizado após cirurgia cardíaca, ou torácica. (**Figura 26.6.**).

O tamponamento cardíaco está presente quando o acúmulo de líquido no espaço intrapericárdico é rápido o suficiente em relação à complacência pericárdica para elevar a pressão intrapericárdica acima dos valores de repouso. O aumento da pressão é então transmitido às câmaras cardíacas; o mais importante em termos de consequências adversas é o átrio direito. Por ter paredes finas, e a pressão intracardíaca mais baixa, e estar virtualmente completamente rodeado por derrame pericárdico, o átrio direito não é apenas o mais vulnerável à compressão, e um aumento na sua pressão reduz os gradientes veno-atriais que determinam o enchimento cardíaco e o débito cardíaco máximo. Essa restrição pericárdica aumenta todas as pressões intracardíacas diastólicas e resulta em enchimento aprimorado e competitivo entre o coração direito e esquerdo, que alterna com a fase da respiração. A pressão venosa se eleva com a queda da pressão arterial. É por isso que o pulso paradoxal pode ser observado.

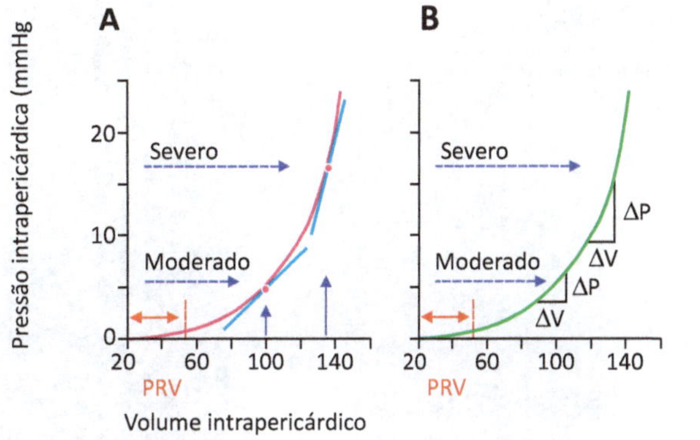

Figura 26.6. Relação da pressão intrapericárdica Desenhos esquemáticos (A, B) da relação pressão intrapericárdica – volume (P-V) em repouso e com derrame pericárdico agudo de volume crescente. Em condições normais, um aumento no tamanho cardíaco com a inspiração, ou um pequeno aumento no líquido pericárdico, causa pouca alteração na pressão intra pericárdica devido ao volume de reserva pericárdico fornecido pelos seios pericárdicos. No entanto, quando o líquido pericárdico excede o volume de reserva pericárdico, a pressão intrapericárdica aumenta rapidamente devido ao efeito restritivo do pericárdio parietal, causando compressão cardíaca e tamponamento cardíaco leve (ponto a). À medida que a relação pressão-volume aumenta progressivamente, pequenos aumentos no fluido resultam em grandes aumentos na pressão intrapericárdica e ocorre tamponamento grave (ponto b); o aumento da rigidez ilustrado em (A) pela tangente à curva P-V e em (B) pela menor relação ΔV/ΔP (Maisch B, Ristić AD, Pankuweit S, Seferovic P. Percutaneous Therapy in Pericardial Diseases. Cardiol Clin. 2017;35(4):567-88.).

O tamponamento cardíaco pode ser leve, moderado ou grave, e depende do nível da pressão intrapericárdica e do seu efeito na redução do enchimento cardíaco direito ("restrição diastólica"), do volume sistólico do ventrículo direito (VD), e, portanto, do débito cardíaco esquerdo.

SINTOMAS E SINAIS

Os derrames pericárdicos são geralmente assintomáticos. Quando evoluem para o tamponamento cardíaco causam dispneia, taquipneia, taquicardia, sintomas de baixo débito, instabilidade hemodinâmica e turgência jugular.

Uma característica clínica do tamponamento cardíaco é o pulso paradoxal, ou seja, uma diminuição anormal da pressão arterial sistólica com a inspiração. O declínio inspiratório da pressão arterial é devido à combinação da diminuição da pressão intratorácica e da

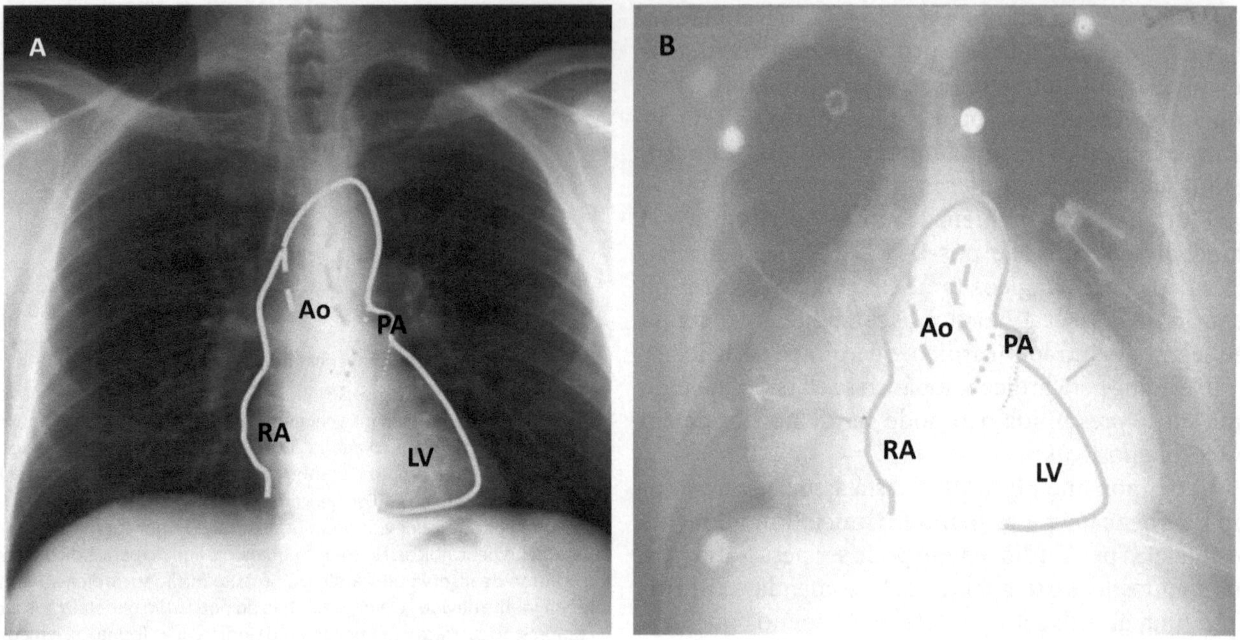

Figura 26.7. Radiografia de tórax de paciente saudável (esquerda) e paciente com derrame pericárdico assintomático muito grande (direita) com o clássico coração em formato de "moringa" (setas). Estruturas cardíacas subjacentes seletivas e grandes vasos são rotulados. Ao, aorta ascendente; LV, ventrículo esquerdo; PA, artéria pulmonar; RA, átrio direito.[3]

importante redução do volume sistólico do ventrículo esquerdo (VE) e da pressão de pulso (**Figura 26.8.**).

A ausculta cardíaca evidencia bulhas "abafadas", pulso paradoxal e uma pressão venosa jugular elevada, às vezes ausência de ictus cordis. O paciente pode apresentar taquicardia sinusal devida hiperativação simpática. Há melhora dos sintomas quando estão sentados para a frente, com dor típica associada à fricção do pericárdio com a parede torácica.

A taquipneia tipicamente é presente no derrame pericárdico com tamponamento cardíaco, mais provavelmente devido ao aumento da produção de CO_2 ou lactato secundário à piora da redução da perfusão tecidual.

Ainda pode estar associado desconforto abdominal no quadrante superior direito devido à congestão hepática. Os pacientes podem manifestar os sintomas e sinais das doenças subjacentes que contribuíram para a formação do derrame pericárdico. Na ausência de tamponamento o exame cardiovascular pode ser normal, mesmo nos casos de grandes derrames.

Ao eletrocardiograma há redução de voltagem, sinal não específico que também pode ser observado na doença miocárdica infiltrativa, pneumotórax e enfisema pulmonar. A alternância elétrica do QRS é um sinal específico, porém não sensível de derrames grandes, muitas vezes presentes, do tamponamento cardíaco. A alternância elétrica é associada ao movimento oscilatório do coração no interior do derrame pericárdico.

A radiografia de tórax mostra geralmente a silhueta cardíaca com aspecto normal até que um derrame seja pelo menos moderado a grave. Com derrames maiores, a silhueta cardíaca anteroposterior assume uma aparência arredondada e semelhante a uma "moringa" (**Figura 26.7.**). Um achado radiográfico torácico semelhante pode ser visto em pacientes com anomalia de Ebstein. O sinal do coxim gorduroso, uma transluminosidade linear entre a parede torácica e a superfície anterior do coração causada pela separação da gordura pericárdica parietal do epicárdio, pode ser visto na incidência látero-lateral. Em pacientes com tamponamento cardíaco, os pulmões podem transparecer uma oligoemia. Na área pulmonar, também podem revelar patologias associadas importantes, como infecções, massas e derrames pleurais.

Os derrames pericárdicos loculados ocorrem principalmente após procedimentos cirúrgicos ou percutâneos, ou em pacientes com doença pericárdica recorrente. São particularmente importantes porque, dependendo da sua localização, podem levar ao colapso da câmara e ao comprometimento hemodinâmico, apesar do seu pequeno tamanho. Além disso, dependendo da sua localização, a drenagem percutânea se torna inviável.

A ecocardiografia transtorácica 2D (ECT) é a modalidade de imagem de escolha para avaliação do derrame pericárdico e da fisiologia do tamponamento (**Figura 26.8.**). O ECT também deve ser usado para orientar a pericardiocentese. A ecocardiografia transesofágica é mais precisa que o ECT para delinear a extensão e localização de derrames, por exemplo, derrames posteriores loculados que podem ser difíceis de se detectar.

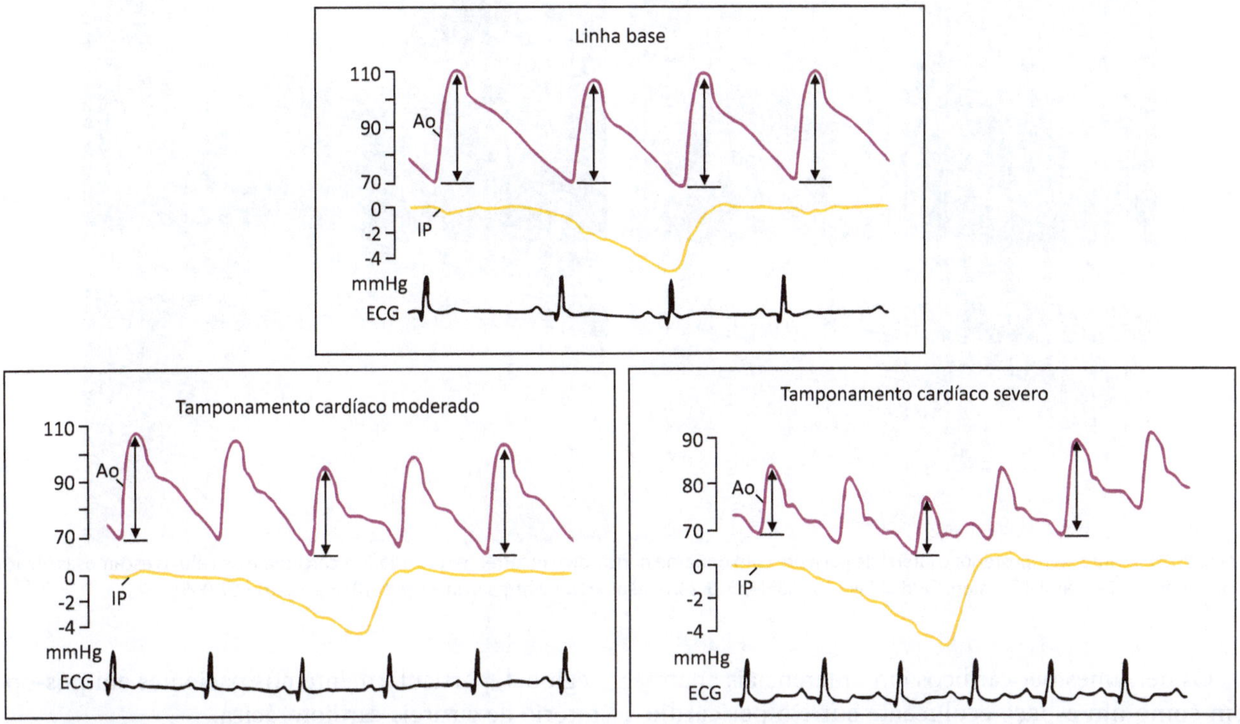

Figura 26.8. Pressões aórticas (Ao) e intrapleural (IP) registradas com cateteres micromanômetros de alta fidelidade durante a linha de base, tamponamento cardíaco moderado e, em seguida, tamponamento grave em um modelo animal experimental. A deflexão para baixo na pressão IP representa inspiração. Durante a linha de base com inspiração, há uma diminuição mínima na pressão de pulso aórtica (setas) e no volume sistólico observado no segundo batimento. Com tamponamento cardíaco moderado, há uma queda maior na pressão inspiratória devido a uma combinação entre a pressão intratorácica e a diminuição da pressão de pulso, com pulso paradoxal limítrofe. Com tamponamento grave, a frequência cardíaca é mais rápida, a pressão arterial é mais baixa, e a mudança no pico de pressão aórtica inspiratório para expiratório e nas pressões de pulso é mais acentuada.

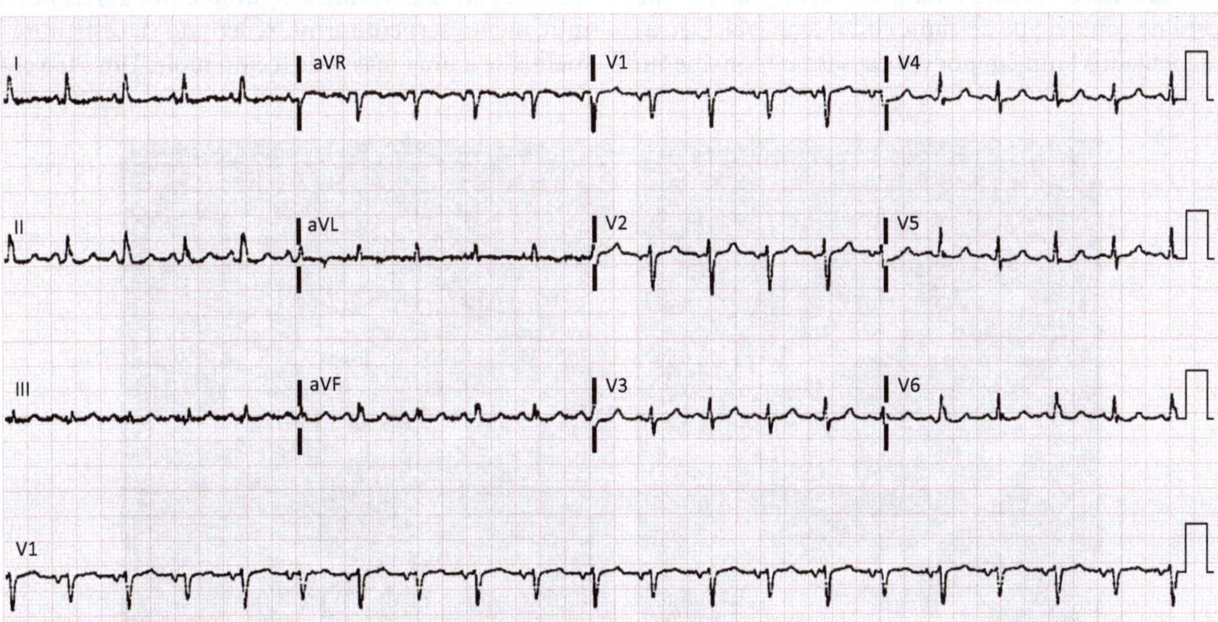

Figura 26.9. Eletrocardiograma de paciente em tamponamento cardíaco demonstrando alternações elétricas QRS de baixa voltagem (Azarbal A, LeWintermm. Pericardial Effusion. Cardiol Clin [Internet]. 2017;35(4):515-24. Available from: https://doi.org/10.1016/j.ccl.2017.07.005).

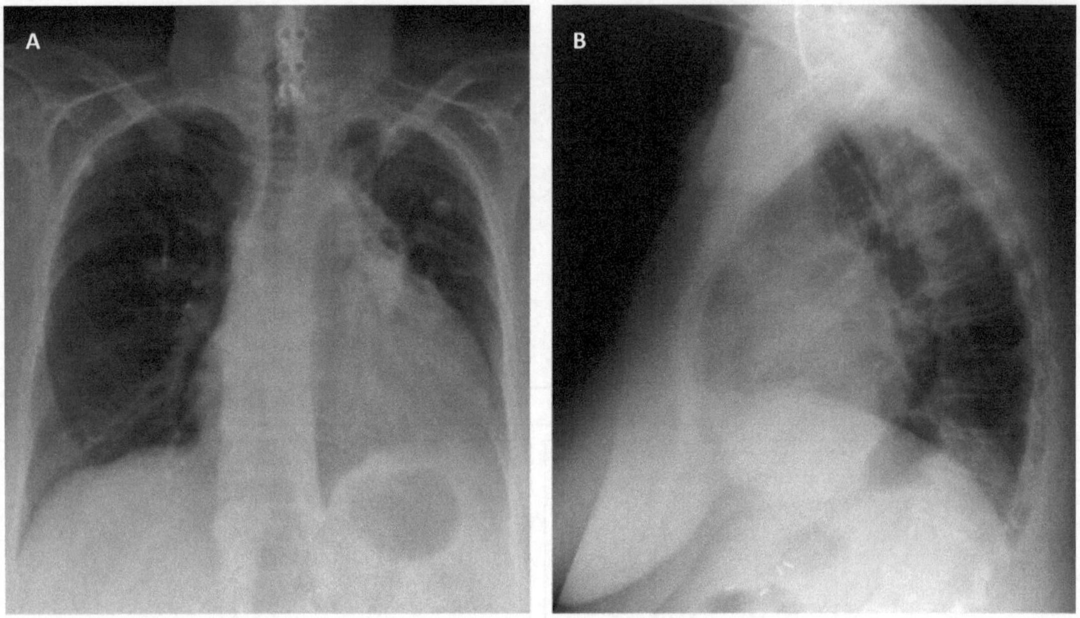

Figura 26.10. Vista anteroposterior e lateral de paciente com derrame pericárdico recorrente secundário a carcinoma de células escamosas (Azarbal A, LeWintermm. Pericardial Effusion. Cardiol Clin. 2017;35(4):515-24. Available from: https://doi.org/10.1016/j.ccl.2017.07.005).

Os derrames pericárdicos circunferenciais aparecem como um espaço ecolucente entre o pericárdio parietal e visceral. Os derrames circunferenciais são classificados como pequenos (espaço livre de eco na diástole menor que 10mm), moderado (espaço de 10 a 20mm) e grande (espaço superior a 20mm). É importante ressaltar que o significado hemodinâmico de um derrame nem sempre se correlaciona intimamente com seu tamanho, mas também depende da velocidade de seu acúmulo, embora o tamponamento geralmente ocorra no contexto de derrame circunferencial. Derrames loculados também podem causar tamponamento regional, particularmente nos pacientes em pós-operatório de cirurgia cardiotorácica.

O ECT pode auxiliar na definição de algumas características adicionais pertinentes ao derrame pericárdico. Por exemplo, filamentos fibrosos podem se formar dentro de um derrame de longa duração adjacente à superfície epicárdica do coração. O aspecto nodular e irregular do derrame com extensão para o miocárdio sugere etiologia maligna. O coágulo no saco pericárdico devido a derrame sanguinolento, apresenta um movimento serpentiforme, refletindo sua estrutura semelhante a uma massa de tecido mole. Um saco cheio

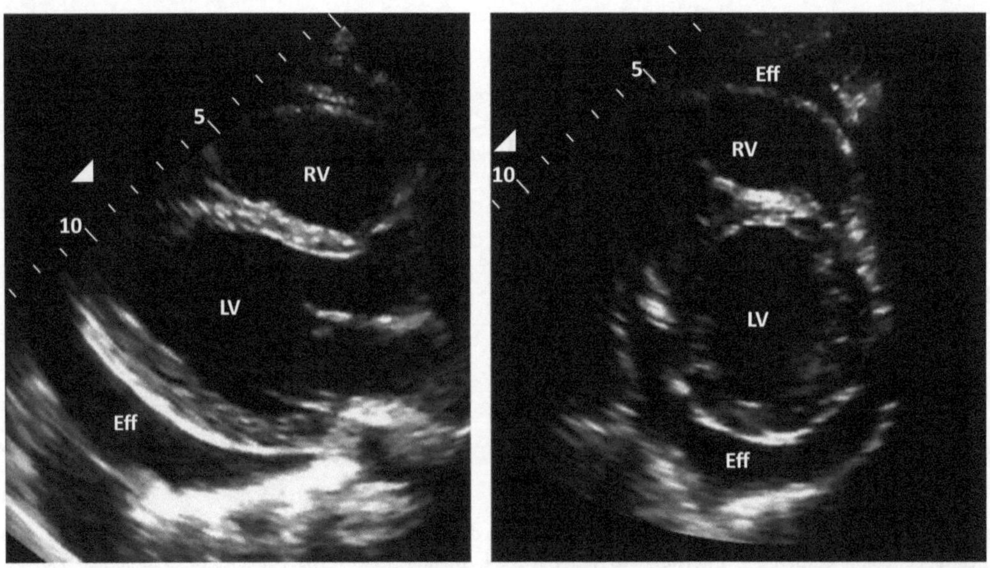

Figura 26.11. Imagens ecocardiográficas 2D eixo paraesternal, eixo longo e curto de derrame pericárdico médio assintomático, sem sinais de tamponamento cardíaco. O tamanho do derrame e a falta de anormalidades 2D e Doppler indicam que ele se acumulou lentamente o suficiente para que o pericárdio parietal adicionasse células "estressadas" para que a pressão intrapericárdica se mantenha normal.

de líquido adjacente ao coração direito pode ser um cisto pericárdico congênito, que é muito melhor avaliado pela tomografia computadorizada ou ressonância magnética do coração. Raramente o local de entrada de um aneurisma dissecante da aorta no pericárdio é detectado pelo ECT.

A inversão do átrio direito pode ser observada em qualquer janela ecocardiográfica apresentando elevada sensibilidade (100%) e especificidade de 82% com valor preditivo de 50%.

A tomografia computadorizada do tórax (TCt) pode ser uma modalidade adicional importante no sentido da localização e quantificação mais precisa do líquido pericárdico. Sua importância está associada com o derrame pericárdico complexo ou loculado, auxiliando quando um coágulo está presente (**Figura 10.12.**), e também identificando com segurança a gordura epicárdica, diferenciando com isso o espessamento pericárdico do derrame pericárdico. Derrames pericárdicos acompanhados de espessamento pericárdico (maior que 4mm) e linfadenopatia mediastinal são altamente sugestivos de malignidade. A tomografia computadorizada também define melhor as regiões que são mais difíceis de obterem imagens através da ecocardiografia. A TCt também pode ser útil para distinguir derrame pericárdico das condições que possam mimetizar a doença pericárdica, como derrame pleural complexo, anormalidades mediastinais, atelectasias do lobo inferior, e massas externas que impactam o pericárdio.

Dependendo dos valores da atenuação do líquido pericárdico, a TCt pode até auxiliar na definição da etiologia dos derrames pericárdicos. Valores de atenuação inferiores a 10 unidades Hounsfield indicam derrames transudativos. Valor abaixo de 10 unidades Hounsfield indica atenuação próxima à da gordura. Valores entre 60 a 80 unidades Hounsfield são sugestivos de quilopericárdio. Valores de atenuação na faixa de 20 unidades a 60 unidades Hounsfield são geralmente devidos a derrames pericárdicos purulentos, malignos ou mixedematoso. Os derrames com valores de atenuação superiores a 60 unidades Hounsfield são altamente sugestivos de hemorragia.

TRATAMENTO

Uma abordagem percutânea deve ser evitada nos casos de sangramentos importantes conhecidos ou suspeitos no saco pericárdico, por exemplo, devido a traumas, ruptura da parede livre do ventrículo esquerdo após um IAMCSST ou uma dissecção aórtica tipo A. A pericardiocentese fechada cuidadosamente titulada em pacientes com dissecção aórtica é útil na estabilização antes do reparo cirúrgico definitivo. A pericardiocentese percutânea é relatada como segura em pacientes com taxas de sangramento mais baixas, como aquelas causadas por procedimentos coronários, perfuração ou punção de uma câmara cardíaca.

Inúmeros dispositivos podem facilitar e tornar mais seguras as pericardiocenteses.

(PerDucer, PeriAttacher, Atta- chLifter, visual puncture systems, Grasper, Scissors, and Reverse slitter).[4]

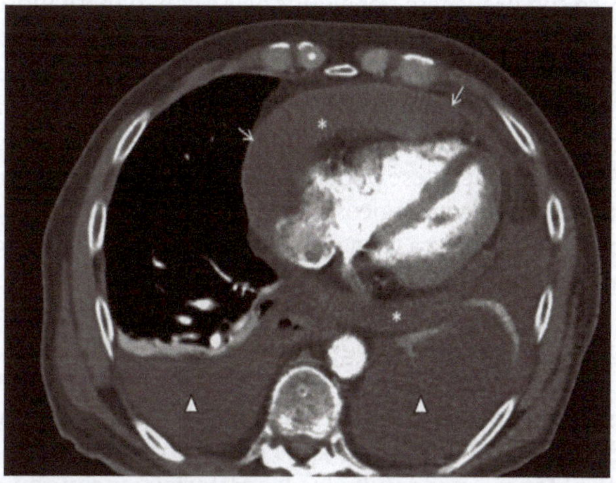

Figura 26.12. TC de tórax demonstrando grande derrame pericárdico circunferencial (asteriscos) com discreto realce do pericárdio (setas). Observe também os grandes derrames pleurais bilaterais (triângulos).

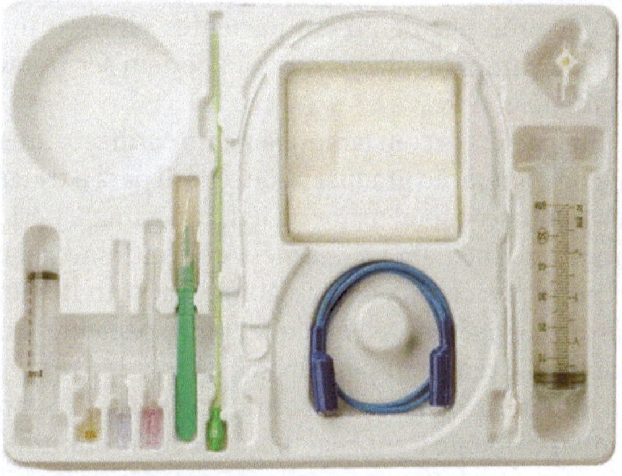

Figura 26.13. Kit de pericardiocentese Meritmedical®

A pericardiocentese percutânea geralmente é realizada sob orientação ecocardiográfica, o que auxilia na localização do melhor local para drenagem e na angulação da agulha da pericardiocentese. Embora a abordagem subxifoide seja a mais comumente usada, a punção para-apical pode ser a mais segura, além de ter uma taxa de sucesso superior a 95%. O monitoramento hemodinâmico, incluindo pressão arterial, pressões de átrio direito e capilar pulmonar, a pressão intrapericárdica e o débito cardíaco antes, durante e após a pericardiocentese são imprescindíveis, mas a instalação de cateteres intravasculares não deve atrasar excessivamente a drenagem. Finalmente, as medidas hemodinâmicas pós-procedimento são úteis no diagnóstico de pericardite efusivo-constritiva, manifestada como pressão venosa sistêmica ou atrial direita persistentemente elevada, juntamente com a morfologia típica da pressão venosa de constrição após a drenagem completa. Após a pericardiocentese fechada, o cateter deve ser preferencialmente deixado no espaço pericárdico sob drenagem por alguns dias e com o meticuloso cuidado relativo ao local da inserção, pois foi demonstrado que esta medida reduz a recorrência do derrame. Lavagens intermitentes com heparina para manter a permeabilidade do cateter também são recomendadas. A pericardiocentese pode ser bastante útil nos tamponamentos não cirúrgicos, porém no pós-operatório de cirurgia cardíaca a drenagem subxifoide ou até mesmo a toracotomia mediana são preferenciais.

A drenagem cirúrgica pericárdica está indicada para os casos com diagnóstico estabelecido de tamponamento cardíaco. Se o paciente estiver hemodinamicamente estável, o procedimento deve ser realizado dentro de 12 a 24 horas após o diagnóstico, e depois da obtenção dos resultados laboratoriais, incluindo o hemograma e coagulograma.

As indicações para o tratamento cirúrgico urgente do tamponamento cardíaco incluem hemopericárdio devido à dissecção aórtica tipo A, ruptura da parede livre ventricular no infarto agudo do miocárdio, trauma, derrame purulento em pacientes sépticos instáveis e derrames loculados que não podem ser tratados percutaneamente.

Em pacientes com tamponamento cardíaco, um sistema de pontuação gradual pode ser útil para a triagem. Uma pontuação total maior ou igual a 6 garante pericardiocentese imediata na ausência de contraindicações. Em pacientes com deterioração rápida, com hemopericárdio iatrogênico, ou qualquer outro paciente muito instável, a drenagem pericárdica deverá ser realizada sem aguardar os exames laboratoriais, mas tratando simultaneamente a anticoagulação (com protamina), o INR prolongado (com complexo protrombínico/plasma fresco congelado), e a anemia (com transfusão de sangue livre de plasma).

A aplicação do escore é uma base adicional para a tomada de decisão e para a indicação imediata da intervenção nos pacientes que devem ser transferidos para uma instituição mais especializada.

Nos pacientes com recorrência de tamponamento cardíaco, a indicação do tratamento intrapericárdico após diagnóstico completo e sem resposta à terapêutica "standard" é a drenagem pericárdica de forma mais prolongada.

A parte rotineira da preparação para o procedimento deve incluir uma triagem laboratorial básica, anotando especialmente o estado de coagulação. Uma Razão Normalizada Internacional superior a 1,5 e trombocitopenia inferior a 50.000/mL são contraindicações relativas e devem ser corrigidas antes do procedimento. Dentre as possíveis complicações associadas à pericardiocentese percutânea está a taxa de sangramento de 19% em pacientes com contagem de plaquetas superior a 50.000/ml. Nos pacientes portadores de trombocitopenia secundária a câncer, a taxa de sangramento é de 2%. As complicações associadas ao procedimento incluem: hematoma do sítio de entrada, derrame pericárdico residual, hemotórax residual. A infusão profilática

Tabela 26.2. Escore de evidência do tamponamento cardíaco

Etiologia	pt
Doença maligna.	2
Tuberculose.	2
Radioterapia recente.	1
Infecção viral recente.	1
Derrame pericárdico recorrente, pericardiocentese	1
prévia.	1
Falência renal crônica terminal.	1
Imunodeficiência ou imunossupressão.	-1
Hipo ou hipertireoidismo.	-1
Doença sistêmica autoimune.	
Apresentação clínica	
Dispneia ou taquipneia.	1
Ortopneia (sem estertores pulmonares).	3
Hipotensão (pressão sistólica < 95mmHg).	0,5
Taquicardia sinusal progressiva (na ausência de medicações que interferem no ritmo cardíaco).	1
Oligúria.	1
Pulso paradoxal > 10mmHg.	2
Dor torácica pericárdica.	0,5
Atrito pericárdico.	0,5
Rápida piora sintomatológica.	2
Evolução lenta da doença.	-1
Exames de imagem	
Cardiomegalia na radiografia de tórax.	1
Alternância elétrica no ECG.	0,5
Microvoltagem no ECG.	1
Derrame pericárdico circunferencial (> 2cm na diás-	3
tole).	1
Moderado derrame pericárdico (1-2cm na diástole).	-1
Pequeno derrame pericárdico (< 1cm na diástole), sem	1
trauma.	1,5
Colapso atrial direito > 1/ 3 do ciclo cardíaco.	1,5
IVC >2,5 cm, < 50% colapso inspiratório.	2
Colapso ventricular direito.	1
Colapso atrial esquerdo.	1
Variação de fluxo respiratório mitral/tricúspide.	
Coração dançante ("swinging heart").	

Somatória e tomada de decisão Indicação de urgência (independente do escore): Dissecção de aorta tipo A. Ruptura de parede do ventrículo após infarto agudo do miocárdio. Trauma de tórax severo e recente. Hemopericárdio iatrogênico quando o sangramento não pode ser controlado percutaneamente.	
Escore ≥ 6	Escore < 6
Pericardiocentese de urgência, e imediatamente após contraindicações serem avaliadas.	Pericardiocentese pode ser postergada mais de 12 a 48h.

de plaquetas não modifica o risco global associado ao procedimento. Para os pacientes com plaquetopenia refratária, a técnica da micropunção guiada por ecocardiografia ou fluoroscopia se mostra bastante segura.

Antes do advento da ecocardiografia as técnicas de drenagem pericárdica eram cirúrgicas (abertas) ou pericardiocenteses às cegas. Naquela época, uma pequena incisão subxifoide e drenagem do pericárdio sob visão direta era mais segura do que a punção às cegas, dado o risco de perfuração da câmara cardíaca e uma mortalidade periprocedimento de até 4% com a abordagem às cegas. A abordagem percutânea, no entanto, apresentou menor risco de infecção secundária. Com orientação ecocardiográfica, a viabilidade e segurança da pericardiocentese percutânea aumentaram porque o tamanho e a distribuição do derrame puderam ser identificados no momento da punção. A pericardiocentese e a drenagem percutânea do derrame pericárdico são hoje viáveis e seguras na grande maioria dos pacientes com doença pericárdica. O manejo cirúrgico permanece reservado para hemopericárdio devido a trauma, dissecção aórtica tipo A, ruptura da parede livre ventricular no infarto agudo do miocárdio, alguns pacientes com pericardite purulenta e complicações raras de procedimentos intervencionistas ou eletrofisiológicos. Se a cirurgia não estiver disponível imediatamente ou o paciente estiver muito instável para sobreviver à transferência, a pericardiocentese e a drenagem pericárdica controlada de volumes muito pequenos de um derrame hemorrágico podem ser tentadas para estabilizar o paciente, em pequenas alíquotas apenas para manter uma pressão arterial sistólica de aproximadamente 90mmHg.

A pericardiocentese pode ser realizada no departamento de hemodinâmica, centro cirúrgico ou mesmo como procedimento à beira do leito em emergências. A trajetória da agulha deve seguir a angulação do transdutor de imagem. O melhor local para realizar a punção (pericardiocentese) na parede torácica é aquele mais próximo do maior volume de derrame pericárdico, evitando estruturas vitais (fígado, pulmões e vasos sanguíneos). Na maioria dos pacientes, isso ocorreria na área subxifoide ou apical-intercostal. O eletrocardiograma (ECG), a monitorização da pressão arterial, além das medidas assépticas e antissépticas rigorosas, sempre deverão ser instituídas durante a pericardiocentese.

Na ausência de um kit específico de pericardiocentese, a utilização de cateteres para acesso vascular pode ser uma solução, e o cateter do tipo pigtail também pode ser utilizado para a drenagem pericárdica. Em emergências, uma agulha intravenosa com bainha de politeflon calibre 16 a 18, um cateter pigtail ou um cateter venoso central 7-F são suficientes para drenar o derrame pericárdico com segurança. O uso de agulha intravenosa com bainha de politeflon para a introdução elimina a necessidade de monitoramento eletrocardiográfico da agulha de aço; isso também é mais prático do que o uso de sondas de eco acopladas à agulha para monitoramento ecocardiográfico contínuo durante a pericardiocentese, ou a utilização de um suporte montado na sonda ecocardiográfica para apoiar a agulha.

Uma vez introduzido no espaço pericárdico e obtido o fluido, apenas a bainha de politeflon é avançada e o núcleo de aço deve ser imediatamente retirado. Esta etapa fornece uma manipulação segura após a penetração no derrame e evita o risco de lesão por agulha afiada em estruturas na superfície do coração, onde as mais vulneráveis são os vasos coronários e as paredes finas do átrio direito, e o ventrículo direito. Os aspectos críticos do procedimento são:

1. Determinação do local de entrada ideal e da trajetória da agulha de punção (**Figura 26.14.** à esquerda).
2. Uso de uma agulha com bainha de politeflon.
3. Avanço da agulha em linha reta sem manipulação lateral durante uma pericardiocentese (ver **Figura 26.14.** à direita).
4. Confirmação da posição da bainha de politeflon por imagem ecocardiográfica de uma

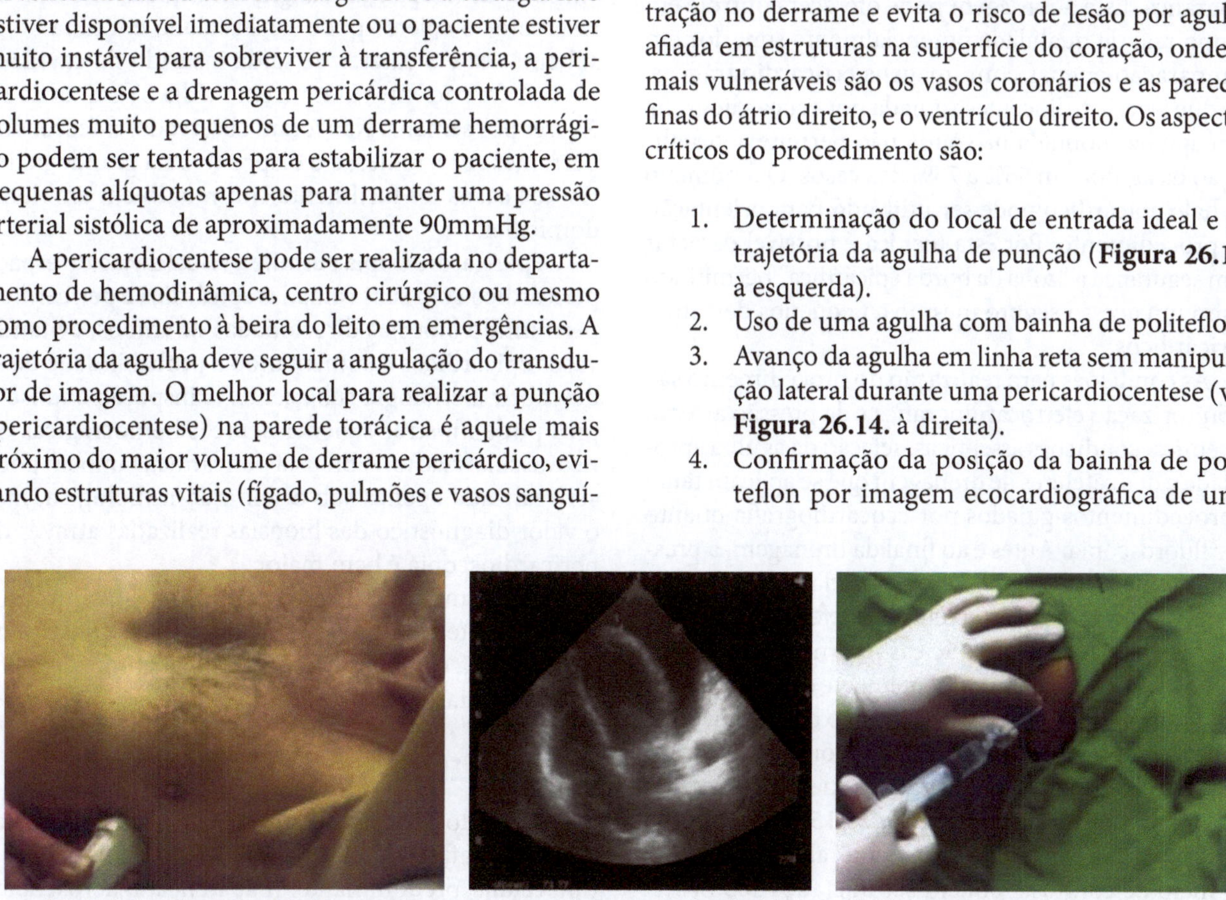

Figura 26.14. Pericardiocentese guiada por ecocardiografia, e por via intercostal. A trajetória da agulha de punção é pré-determinada pela posição e pelo ângulo da sonda ecocardiográfica no ponto da parede torácica mais próximo do maior acúmulo de derrame pericárdico na diástole (Faria SM da C. Brazilian Journal of health Review Brazilian Journal of health Review. Brazilian J Heal Rev Síndrome [Internet]. 2019;2(Dm):2205. Available from: https://www.brazilianjournals.com/index.php/BJHR/article/viewFile/680/578).

janela remota com solução salina agitada (eco-contraste).

As complicações mais graves da pericardiocentese são a laceração e perfuração do miocárdio e dos vasos coronários. Além disso, os pacientes podem apresentar pneumotórax, arritmias (geralmente bradicardia vasovagal), embolia gasosa, e punção da cavidade peritoneal ou de vísceras abdominais. Fístulas da artéria torácica interna, edema pulmonar agudo, colapso circulatório e pericardite purulenta foram raramente relatados. Embora complicações maiores sejam raras, concentrados de hemácias devem ser tipificados e reservados antes do procedimento, caso a transfusão seja necessária com urgência. Anestesia geral, intubação e ventilação com pressão positiva devem, se possível, ser evitadas antes de se iniciar a drenagem pericárdica.

Dependendo do tamanho e da distribuição do derrame, da sua etiologia, da experiência profissional do operador e dos recursos disponíveis, um dos locais preferíveis para a pericardiocentese seria o departamento de cateterismo cardíaco (hemodinâmica) quando disponível. Geralmente há acesso ao recurso de fluoroscopia que pode ser adicionado à orientação ecocardiográfica. Esta abordagem pode oferecer controle em tempo real de qualidade potencialmente superior em comparação apenas com imagens ecocardiográficas, porque a pericardiocentese guiada por ecocardiografia sem agulha montada na sonda não permite a visualização da agulha em 56% a 75% dos casos. O fenômeno do halo epicárdico pode ser utilizado para orientação do procedimento. Por esta técnica é possível detectar com segurança a "zona da borda epicárdica", permitindo assim um acesso seguro mesmo a pequenos derrames pericárdicos.

As condições para realização do procedimento são monitorização eletrocardiografica e da pressão arterial sistêmica, condições asssépticas, seleção da agulha apropriada e dos cateteres de drenagem que se aplicam tanto a procedimentos guiados por ecocardiografia quanto por fluoroscopia. Antes e ao final da drenagem, a pressão intrapericárdica deve ser registrada.

A via subxifoide extrapleural é preferível por evitar as artérias coronárias e torácicas internas. O operador deve aspirar o fluido intermitentemente e injetar pequenas quantidades de contraste ao longo da visualização. A incidência angiográfica lateral proporciona a melhor visualização da agulha de punção e sua relação com o diafragma e o pericárdio (**Figura 26.15.**). Se o líquido hemorrágico for aspirado livremente, alguns mililitros do meio de contraste podem ser injetados sob observação fluoroscópica. A identificação de uma camada lenta do meio de contraste inferiormente indica que a agulha está posicionada corretamente.

Um fio-guia macio com ponta em J deve ser introduzido e, após a dilatação, trocado por um cateter pigtail multifuros. É imprescindível verificar a posição do fio-guia em pelo menos duas incidências angiográficas. Se o fio-guia tiver sido colocado erroneamente numa posição intracardíaca, isso deverá ser reconhecido antes da inserção do dilatador e do cateter de drenagem. Se, apesar da precaução, o conjunto introdutor ou o cateter tiverem perfurado o coração, e estiverem localizados intracardiacamente, deverão ser fixados, e ser acionada a assistência cirúrgica cardíaca de emergência. Alternativamente, uma segunda punção pode ser tentada. Se for bem-sucedida, a cirurgia pode ser evitada utilizando autotransfusão de sangue pericárdico para a veia femoral.

A recorrência de derrame pericárdico dentro de 6 meses do procedimento inicial foi de 27% para pacientes submetidos à pericardiocentese simples e de 14% para aqueles que tiveram drenagem prolongada com cateter pigtail.

Usando toracoscopia videoassistida sob anestesia geral, um sistema pode ser implantado através da janela subxifoide no espaço pericárdico, permitindo melhor manejo domiciliar do derrame pericárdico recorrente em casos de neoplasias malignas avançadas. O corpo do reservatório coletor pode ser instalado em uma bolsa subcutânea e o cateter de saída inserido na cavidade pleural. Os pacientes usaram em média o sistema de 1 a 5 vezes por semana. Não foram observadas infecções ou derrames recorrentes, e o dispositivo na grande maioria dos casos foi facilmente controlado em ambiente domiciliar.

A pericardioscopia permite a visualização do espaço pericárdico com suas camadas epicárdica e pericárdica, permitindo biópsias direcionadas de ambos, evitando vasos epicárdicos e aumentando a probabilidade de se descobrir a etiologia subjacente. A inspeção endoscópica pode mostrar saliências, áreas hemorrágicas ou neovascularização. A biópsia pericárdica também pode ser realizada apenas sob orientação radiológica, mas o valor diagnóstico das biópsias realizadas através da pericardioscopia é bem maior.

O tratamento da pericardite constritiva crônica é geralmente cirúrgico (esternotomia), e consiste na ressecção da carapaça de pericárdio que impede o enchimento diastólico do coração.

ANÁLISE DO LÍQUIDO PERICÁRDICO APÓS PUNÇÃO

O líquido pericárdico normal tem as características de um ultrafiltrado plasmático, sendo os linfócitos o tipo celular predominante. A aparência macroscópica do líquido pericárdico ocasionalmente tem utilidade diagnóstica. O líquido pericárdico normal é límpido e amarelo citrino. Líquido de aparência serossangui-

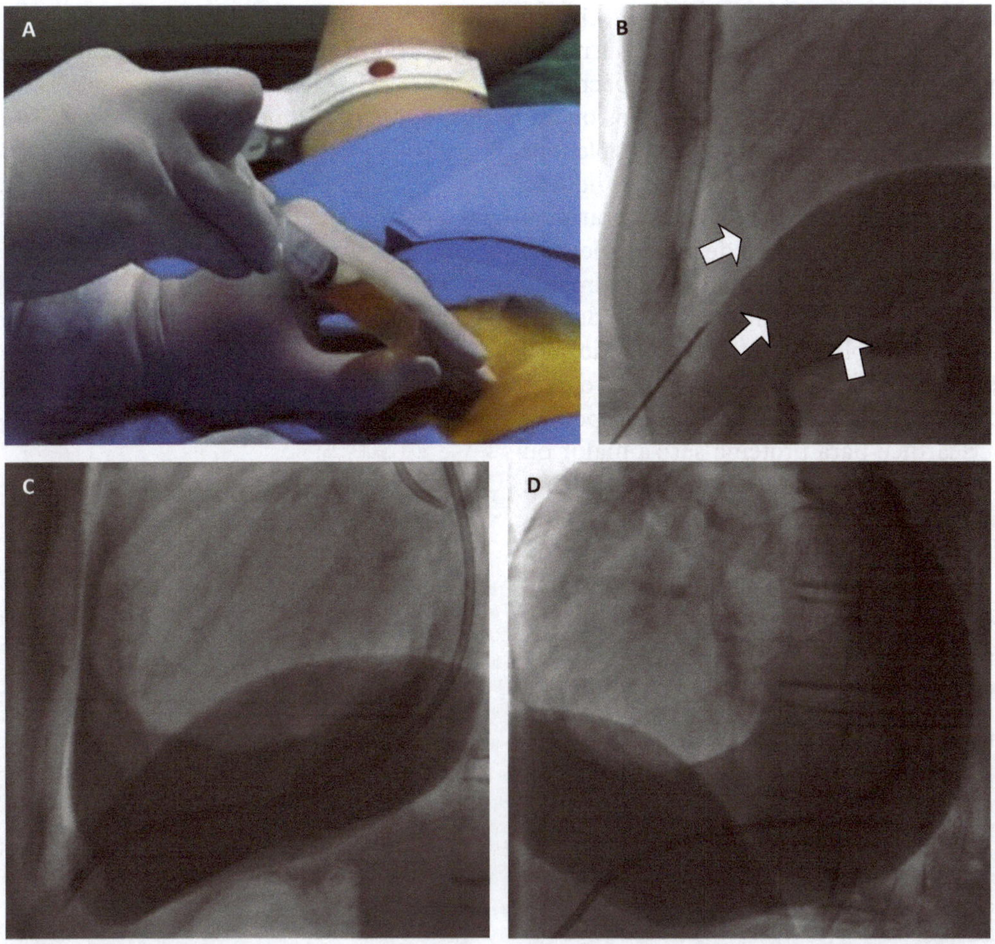

Figura 26.15. Pericardiocentese guiada por fluoroscopia pela via subxifoidea em incidência angiográfica lateral. (A) Agulha de punção aproxima-se lentamente da sombra do coração e do fenômeno do halo epicárdico (setas brancas em B). A posição da agulha foi verificada através da injeção do meio de contraste angiográfico (seta branca) e a agulha foi trocada por um fio guia com ponta J 0,03800. (C) Vista lateral: o fio-guia foi trocado por um cateter pigtail 8,3-F (Merit Medical, Boston Scientific, Marlborough, MA) e após a coleta das amostras de efusão de 100 ml para análise laboratorial se pode avaliar a posição do cateter, tamanho e distribuição do derrame pericárdico confirmado pela injeção intrapericárdica de 40 ml do meio de contraste (área preta em C e D). (D) Vista anteroposterior: o cateter de drenagem pericárdica está em posição adequada, a injeção do meio de contraste demonstra um grande derrame pericárdico circular (Faria SM da C. Brazilian Journal of health Review Brazilian Journal of health Review. Brazilian J Heal Rev Síndrome. 2019;2(Dm):2205. Available from: https://www.brazilianjournals.com/index.php/BJHR/article/viewFile/680/578).

nolenta é comum, podendo ser inespecífico e não indicando necessariamente sangramento ativo. Líquido turvo pode sugerir infecção ou malignidade, enquanto líquido muito sanguinolento pode ser observado em derrames malignos e/ou tuberculosos. Se avaliado no líquido pericárdico, níveis elevados de interferon-gama não estimulado, adenosina deaminase ou lisozimas podem indicar infecção tuberculosa. Em casos de sepse, de tuberculose ou em pacientes positivos para o vírus da imunodeficiência humana, as culturas bacterianas podem ser diagnósticas. Se realizada prontamente, a citologia fluida pode separar derrames malignos de não malignos, mas análises histológicas, imuno-histoquímicas e moleculares adicionais (reação em cadeia da polimerase para agentes microbianos) normalmente serão necessárias para resultados definitivos.

As análises de rotina do líquido pericárdico devem incluir contagem e diferencial de leucócitos, hematócrito e conteúdo de glicose e proteína. O líquido pericárdico deve ser rotineiramente corado e cultivado para identificação bacteriana, incluindo *Mycobacterium tuberculosis* e fungos. Uma baixa concentração de glicose indica pericardite bacteriana. Se houver qualquer suspeita de pericardite tuberculosa, o teste de adenosina desaminase e a reação em cadeia da polimerase devem ser solicitadas, pois a espera pela cultura do líquido pericárdico pode atrasar significativamente o diagnóstico. Em casos de suspeita de malignidade, a maior quantidade possível de líquido deve ser submetida para exame no intuito de detecção de células malignas porque o valor diagnóstico é razoavelmente alto. Também deverão ser testados marcadores específicos para tumores no líquido pericárdico.

A maioria dos derrames pericárdicos são exsudatos. Os derrames pericárdicos transudativos reduzem as possibilidades diagnósticas, e ocorrem mais comumente na insuficiência cardíaca, hipoalbuminemia, cirrose hepática, e insuficiência renal, enquanto os derrames exsudativos podem ocorrer em um amplo espectro de processos inflamatórios, infecciosos, malignos ou autoimunes. Os critérios de "Light" para derrames pleurais transudativos (relação entre níveis proteicos de líquido pleural/níveis proteicos do soro deve ser menor ou igual a 0,5) usados na diferenciação de derrames pleurais transudativos versus exsudativos não são totalmente validados para derrames pericárdicos. Relação dos níveis de LDH do líquido pleural/níveis de LDH do soro deve ser menor que 0,6. Os critérios a favor de derrames pericárdicos exsudativos incluem uma proporção de líquido pericárdico para proteína sérica maior ou igual a 0,5, ou proporção de líquido pericárdico para lactato desidrogenase sérica maior ou igual a 0,6 e/ou lactato desidrogenase do líquido pericárdico maior ou igual a 200U/L. Outras medidas sugestivas de derrame exsudativo são gradiente de albumina sérica/albumina no líquido pleural menor que 12g/L, e relação colesterol do líquido pericárdico/colesterol sérico maior que 0,3.

Tabela 26.3. Critérios de Light para líquido pleural

Exsudatos
Colesterol > 45mg/dL. Colesterol elevado e LDH > 200ui/litro. Relação LDH líquido pleural/sérica > 0,6. Razão LDH líquido pleural/sérica > 0,5.
Gradiente de albumina:
Subtração da concentração de albumina do soro, daquela do líquido pleural ≤ 1,2 g/dL. Relação entre colesterol no líquido pleural e no soro = 0,32.

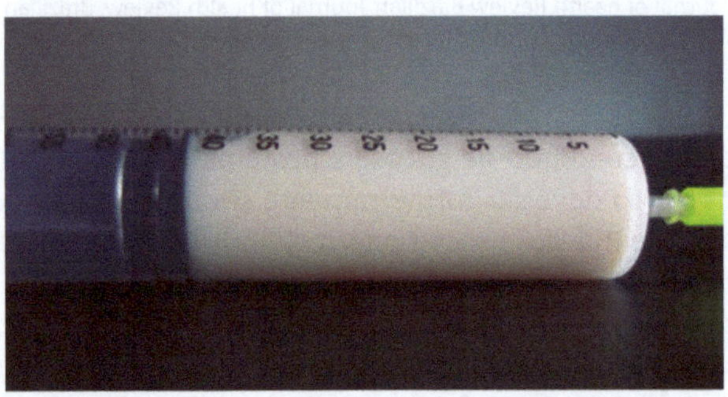

Figura 26.16. Aspecto leitoso do derrame pericárdico puncionado.

O valor da biópsia pericárdica aberta ou percutânea para determinar a etiologia do derrame pericárdico é um tanto controverso. Sua realização tem sido praticada nos eventuais derrames pericárdicos neoplásicos e/ou tuberculosos, e nos casos sem causa específica identificada para o respectivo derrame. A biópsia pericárdica percutânea via pericardioscopia com amostragem extensa tem sido defendida para melhorar o valor diagnóstico, porém ainda sem uma consensualização prática.

REFERÊNCIAS BIBLIOGRÁFICAS

1. Somani N, Breur H. The Efficacy of Corticosteroids, NSAIDs, and Colchicine in the Treatment of Pediatric Postoperative Pericardial Effusion. Pediatr Cardiol. 2022;43(2):279-89.
2. Faria SM da C. Brazilian Journal of health Review Brazilian Journal of health Review. Brazilian J Heal Rev Síndrome. 2019;2(Dm):2205. Available from: https://www.brazilianjournals.com/index.php/BJHR/article/viewFile/680/578
3. Shabetai R, Oh JK. Pericardial Effusion and Compressive Disorders of the Heart: Influence of New Technology on Unraveling its Pathophysiology and Hemodynamics. Cardiol Clin. 2017;35(4):467-79.
4. Shabetai R. Pericardial effusion: Haemodynamic spectrum. Heart. 2004;90(3):255-6.

Bibliografia sugerida

Imazio M, Adler Y. Management of pericardial effusion. Eur Heart J. 2013;34(16):1186-97.

Burazor I, Imazio M, Markel G, Adler Y. Malignant pericardial effusion. Cardiol. 2013;124(4):224-32.

Natanzon A, Kronzon I. Pericardial and pleural effusions in congestive heart failure - Anatomical, pathophysiologic, and clinical considerations. Am J Med Sci [Internet]. 2009;338(3):211-6. Available from: http://dx.doi.org/10.1097/MAJ.0b013e3181a3936f

Itagaki H, Yamamoto T, Uto K, Hiroi A, Onizuka H, Arashi H, et al. Recurrent pericardial effusion with pericardial amyloid deposition: a case report and literature review. Cardiovasc Pathol [Internet]. 2020;46:107191. Available from: https://doi.org/10.1016/j.carpath.2019.107191

Hoit BD. Pericardial Effusion and Cardiac Tamponade in the New Millennium. Curr Cardiol Rep. 2017;19(7).

Huang YS, Zhang JX, Sun Y. Chronic massive pericardial effusion: a case report and literature review. J Int Med Res. 2020;48(11).

Maisch B, Ristić AD, Pankuweit S, Seferovic P. Percutaneous Therapy in Pericardial Diseases. Cardiol Clin. 2017;35(4):567-88.

Appleton C, Gillam L, Koulogiannis K. Cardiac Tamponade. Cardiol Clin [Internet]. 2017;35(4):525-37. Available from: https://doi.org/10.1016/j.ccl.2017.07.006

Azarbal A, LeWintermm. Pericardial Effusion. Cardiol Clin [Internet]. 2017;35(4):515-24. Available from: https://doi.org/10.1016/j.ccl.2017.07.005

Vol02_N1_1995_17-22.Pdf.

Alerhand S, Adrian RJ, Long B, Avila J. Pericardial tamponade: A comprehensive emergency medicine and echocardiography review. Am J Emerg Med. 2022;58:159-74.

Alerhand S, Carter JM. What echocardiographic findings suggest a pericardial effusion is causing tamponade? Am J Emerg Med [Internet]. 2019;37(2):321-6. Available from: https://doi.org/10.1016/j.ajem.2018.11.004

Vakamudi S, Ho N, Cremer PC. Pericardial Effusions: Causes, Diagnosis, and Management. Prog Cardiovasc Dis [Internet]. 2017;59(4):380-8. Available from: http://dx.doi.org/10.1016/j.pcad.2016.12.009

Ristic AD, Imazio M, Adler Y, Badano AALP, Brucato A, Caforio ALP, et al. Triage strategy for urgent management of cardiac tamponade. Eur Hear J 2014. 2014;(1):3-7.

Veress G, Feng D, Oh JK. Echocardiography in pericardial diseases: New developments. Heart Fail Rev. 2013;18(3):267-75.

Ristic AD, Imazio M, Adler Y, Badano AALP, Brucato A, Caforio ALP, et al. Triage strategy for urgent management of cardiac tamponade. Eur Hear J 2014. 2014;(1):3-7.

Imazio M, Brucato A, Rovere ME, Gandino A, Cemin R, Ferrua S, et al. Contemporary features, risk factors, and prognosis of the post-pericardiotomy syndrome. Am J Cardiol [Internet]. 2011;108(8):1183-7. Available from: http://dx.doi.org/10.1016/j.amjcard.2011.06.025

27

Drenagem pleural: complicações pleuro-pulmonares no pós-operatório de cirurgia cardiovascular

Orival de Freitas Filho • Diego Arley Gomes da Silva • Aurelino Fernandes Schmidt Junior

INTRODUÇÃO

Cirurgias cardiovasculares são procedimentos realizados com alta frequência em hospitais terciários e quaternários, e seus desfechos e complicações devem ser de conhecimento dos profissionais médicos.[1] Essas cirurgias, com acesso por esternotomia, toracotomia ou via minimamente invasiva, apresentam impactos sobre a parede torácica e órgãos intracavitários.[2]

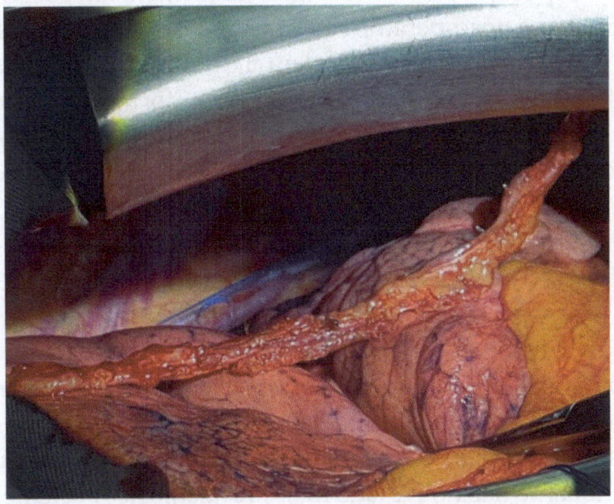

Figura 27.1. Comunicação entre as cavidades pleural e mediastinal após dissecção da a. torácica interna durante cirurgia de revascularização miocárdica.

Pacientes submetidos a cirurgia por esternotomia mediana apresentam redução da função pulmonar no pós-operatório, cuja fisiopatologia é consequência da anestesia geral, ventilação mecânica, trauma cirúrgico, da via de acesso e do emprego de circulação extracorpórea com bypass cardiopulmonar e consequentes hipóxia, disfunção diafragmática, atelectasia e síndrome pós-reperfusão.[1,3,4]

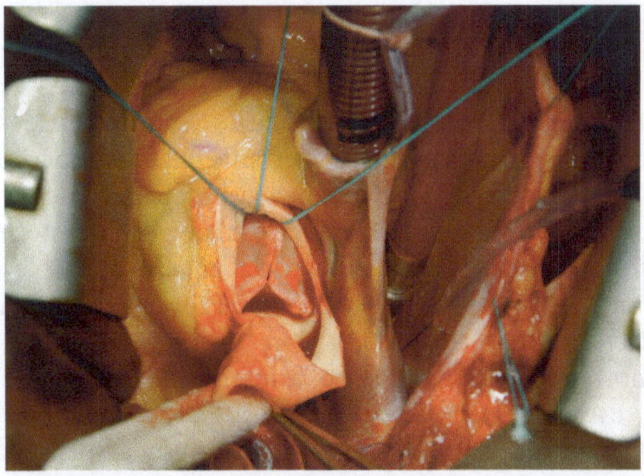

Figura 27.2. Aspecto intraoperatório durante valvoplastia

As complicações pulmonares no pós-operatório de cirurgias cardíacas podem, ainda, ser secundárias à disfunção cardíaca (edema pulmonar e insuficiência cardíaca) ou devido à técnica cirúrgica.[4]

A manipulação pleural durante cirurgias cardiovasculares está relacionada com a maior ocorrência de complicações pleuro-pulmonares nessa população. A manutenção da sua integridade no intraoperatório apresenta efeitos benéficos na função pulmonar[4] e, em cirurgias de revascularização miocárdica, está associada à redução do sangramento pós-operatório e a menores índices de derrame pleural e atelectasia.[5]

Utilizam-se drenos mediastinais e/ou pleurais após cirurgias cardíacas, de modo a evacuar o sangramento pós-operatório, fluidos e ar do mediastino e da cavidade pleural, respectivamente; sua remoção é realizada em ambiente de terapia intensiva ou enfermaria quando o débito encontra-se reduzido e, a função respiratória, estável.[6]

Duas complicações pleurais possíveis no pós-operatório de cirurgias cardíacas são o derrame pleural e o pneumotórax.

Derrame pleural

O derrame pleural é caracterizado como o acúmulo anormal de líquido na cavidade pleural e ocorre quando esse volume excede a capacidade de *clearance* do espaço pleural, envolvendo um aumento na passagem de fluido dos capilares da pleura parietal e possivelmente uma redução na sua absorção pelos linfáticos da pleura parietal. O derrame pleural pode ocorrer como consequência de sobrecarga de volume, a partir do estado inflamatório e do balanço hídrico.[7-9]

Sua incidência no pós-operatório de cirurgia cardiovascular não é baixa e pode ser explicada pela lesão pleural intraoperatória, hipotermia cardíaca, atelectasia pulmonar ou sangramento (hemotórax). Pode, ainda, estar associado à atelectasia, pneumonia, lesões pleurais e ao edema pulmonar.[1]

A preservação da integridade pleural durante o ato cirúrgico apresenta efeitos benéficos pós-cirúrgicos na perda sanguínea e na necessidade de hemotransfusões, além de menores índices de derrame pleural esquerdo, atelectasia e permanência sob ventilação mecânica.[10]

A ocorrência do derrame pleural no pós-operatório de cirurgias cardíacas, em especial aqueles que necessitam de intervenção invasiva com toracocentese ou drenagem, está associada a piores desfechos de morbimortalidade e maior tempo de internação hospitalar.[11]

A maior parte desses derrames pleurais é identificada à esquerda, em pequeno volume, e está associada à dissecção da artéria torácica interna ipsilateral. Em sua maioria, não é necessária intervenção adicional sobre o derrame. Em 10% dos pacientes, o derrame pode ser considerado significativo e pode ser motivo de readmissão após alta hospitalar.[12]

Pneumotórax

O pneumotórax é definido como o acúmulo de ar na cavidade pleural, cujo impacto fisiológico ocorre no aumento da pressão intrapleural, com consequente colapso pulmonar. Sua progressão pode promover o desvio mediastinal contralateral, com dificuldade ventilatória, redução do retorno venoso e risco iminente à vida por choque obstrutivo, caracterizando o pneumotórax hipertensivo. Os sintomas do pneumotórax, quando presentes, tipicamente incluem dor torácica, dispneia, hipoxemia e hipercapnia.[13]

No pós-operatório de cirurgias cardíacas, as principais causas de pneumotórax são as lesões iatrogênicas durante a punção venosa central, rotura espontânea de bolhas pulmonares ou subpleurais (*blebs*) e por lesão direta durante a passagem de fios de reparo no pericárdio, a canulação de vasos e o fechamento esternal.[1,14] Devido à permanência sob ventilação mecânica (pressão positiva) no pós-operatório, esses pacientes encontram-se em risco de desenvolvimento de pneumotórax hipertensivo.[14]

A violação de ambas as cavidades pleurais pode ocorrer em diversas circunstâncias de operações cardiovasculares, dentre as quais destacam-se a dissecção das artérias torácicas internas (artérias mamárias), cirurgias de revascularização miocárdica sem assistência extracorpórea, procedimentos pulmonares associados e a abertura inadvertida do espaço pleural direito durante a esternotomia mediana.[14]

A pleurotomia ampla, por comunicar as cavidades pleural e pericárdica, pode evitar a manifestação do pneumotórax, visto que, em casos de dissecção da artéria torácica interna em que haja lesão inadvertida da pleura não identificada no intra-operatório, o paciente pode manifestar com pneumotórax durante a permanência sob suporte ventilatório.[3]

EPIDEMIOLOGIA

Em conjunto com a atelectasia, o derrame pleural é a complicação respiratória mais frequentemente identificada no pós-operatório de cirurgias cardiovasculares. A incidência de derrame pleural é bastante variável na literatura pela ausência de critérios uniformes para sua caracterização e contabilização nos estudos disponíveis, visto que é dependente das estratégias locais de manejo e da realização sistemática ou não da drenagem pleural,[9] variando entre 1,2% e 75,6% nos estudos disponíveis – **Tabela 27.1**.[1,12,15,16]

Quanto à lateralidade, foi observado por Elkolaly, Sabry *et al.*[1] e Vargas, Uezumi *et al.*[19] que o derrame pleural é mais frequente à esquerda nas cirurgias de revascularização miocárdica, sobretudo aqueles submetidos a enxerto com a artéria torácica interna esquerda, enquanto não houve lado mais prevalente nos pacientes que foram operados para troca valvar.

Embora menos frequente que o derrame pleural, o pneumotórax pós-operatório é de relevância clínica, pois está relacionado ao maior tempo de internação em terapia intensiva e em ambiente hospitalar.[18] Nos pacientes submetidos à implantação de marca-passo e outros dispositivos eletrônicos, o diagnóstico de pneumotórax é fator de risco para mortalidade relacionada ao procedimento.[20]

Tabela 27.1. Frequência de pneumotórax e derrame pleural no pós-operatório de cirurgias e procedimentos cardiovasculares

Estudo	N	Cirurgia	Pneumotórax	Derrame pleural
Jensen e Yang[15]	315	Revascularização miocárdica.	7,3%	75,6%
Elkolaly, Sabry *et al.*[1]	78	Revascularização miocárdica e/ou troca valvar.	1,3%	47,4%
Pacharn, Heller *et al.*[17]	374	Cirurgia cardíaca pediátrica.	13,6%	Não avaliado
Hendriks, Aarts *et al.*[18]	8.778	Revascularização miocárdica, troca valvar e/ou outras.	1,4%	Não avaliado
Labidi, Baillot *et al.*[12]	2.892	Revascularização miocárdica e/ou troca valvar.	Não avaliado	6,6%
Vargas, Uezumi *et al.*[19]	30	Revascularização miocárdica.	Não avaliado	65%
Light, Rogers *et al.*[16]	3707	Revascularização miocárdica.	Não avaliado	1,2%
Ogunbayo, Charnigo *et al.*[20]	3.764.703	Implante de dispositivo eletrônico.	1,3%	Não avaliado

DIAGNÓSTICO

A radiografia é com frequência o exame inicial para investigação de patologias torácicas, sendo realizada rotineiramente enquanto da permanência em ambiente de terapia intensiva, e quando há presença de derrame pleural, mostrará o acúmulo de líquido na parte mais inferior (força gravitacional) do hemitórax, com formação do sinal do menisco na radiografia em ortostase, com obliteração do seio costofrênico na radiografia em incidência anteroposterior na presença de ao menos 175 a 200mL de derrame. Maiores volumes podem causar a atelectasia do pulmão adjacente ou mesmo a inversão diafragmática ipsilateral.[7]

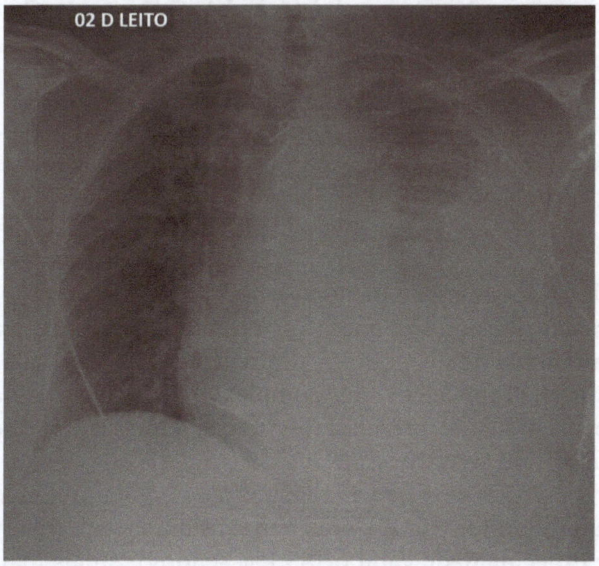

Figura 27.3. Derrame pleural volumoso à esquerda em paciente recém-submetido à cirurgia cardíaca por esternotomia: é possível observar o desvio mediastinal contralateral (traqueia desviada para a direita) pelo efeito de massa exercido pelo derrame.

A radiografia de tórax tem sensibilidade de 36 a 75% e especificidade próxima a 100% no diagnóstico do pneumotórax, ou seja, sua identificação nesse exame praticamente confirma o diagnóstico e subsidia a instituição de conduta para tratamento e/ou observação do pneumotórax.[21]

Nas imagens de pneumotórax obtidas em anteroposterior (AP) ou póstero-anterior (PA), é evidenciada uma linha de pleura visceral sem trama vascular pulmonar distal a ela,[22] achado mais característico em radiografias realizadas na posição ortostática. Pacientes em pós-operatório recente de cirurgia cardíaca frequentemente estão internados em ambiente de terapia intensiva, restritos ao leito, em decúbito dorsal, sob sedação, e a radiografia de tórax deve ser realizada preferencialmente na posição semi-sentada para melhor visualização dos achados pleurais.

Essas imagens também podem ser obtidas incidências em perfil (lateral) ou em decúbitos para esclarecimentos nos pacientes em ambiente de enfermaria que toleram a realização de exames sentados ou de pé, onde a linha de pleura visceral pode ser vista em posição retroesternal ou sobre a coluna torácica, paralela à parede torácica.[22]

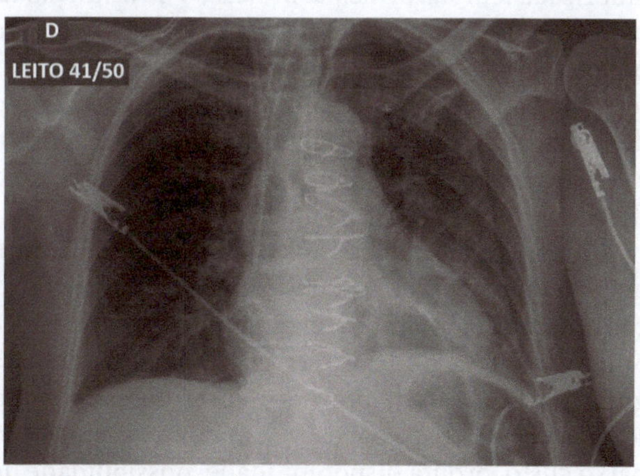

Figura 27.4. Pneumotórax à esquerda após retirada de dreno mediastinal. Observe a área de hipertransparência na cavidade pleural esquerda com ausência de trama vascular pulmonar.

A tomografia computadorizada permite uma avaliação detalhada do líquido pleural e sua disposição intratorácica, como a presença de loculações e de espessamento pleural. Os derrames livres são vistos posteriormente em forma de crescente ou em forma de foice. A densidade do líquido, medida em unidades Hounsfield (UH) pode sugerir etiologia do derrame (0-15 UH para derrame simples, 35-70 UH para hemotórax, <0 UH para quilotórax), embora apenas a observação do líquido aspirado e/ou drenado, com subsequente análise laboratorial, possa realizar a diferenciação entre transudatos e exsudatos.[7] A evidência de hematoma mediastinal em conjunto com derrame pleural em pós-operatório recente de cirurgia cardiovascular sugere etiologia hemorrágica.

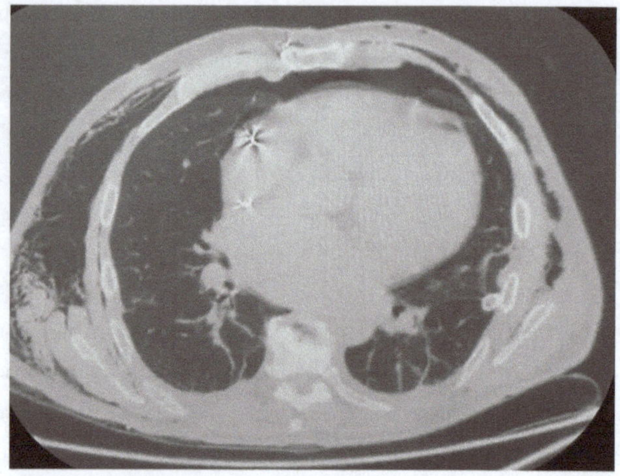

Figura 27.6. Tomografia computadorizada mostrando comunicação das cavidades pleurais e mediastinal, com pneumotórax e pneumomediastino, e importante enfisema subcutâneo.

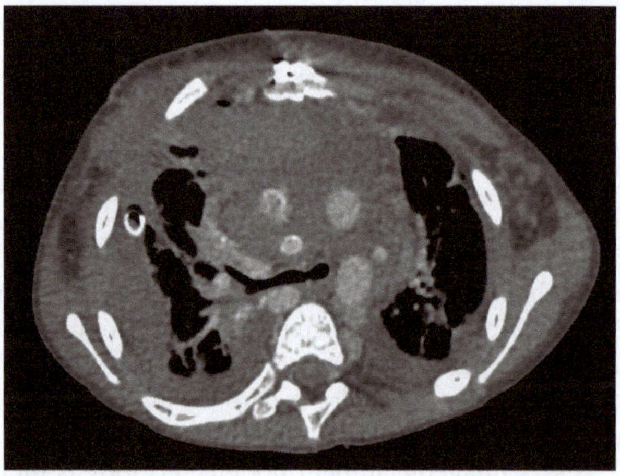

Figura 27.5. Derrame pleural associado a hematoma mediastinal em pós-operatório de cirurgia cardíaca congênita (Takedown de Glenn com shunt à direita e ampliação da artéria pulmonar direita) por esternotomia mediana, evoluindo com piora hemodinâmica e queda do hematócrito, sugerindo etiologia hemorrágica.

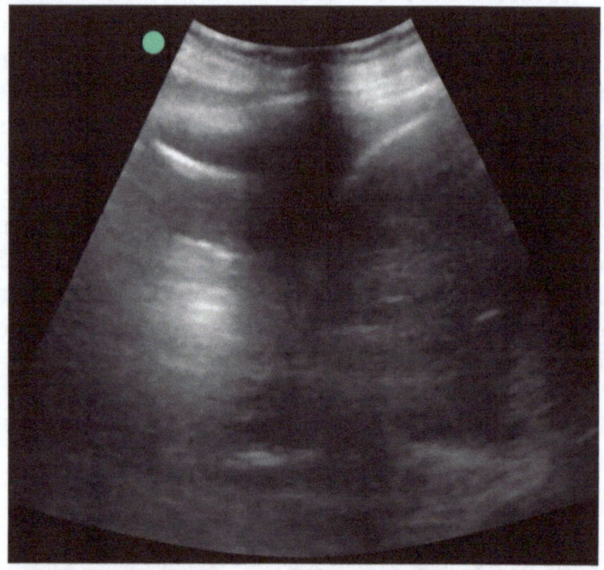

Figura 27.7. Ultrassonografia à beira-leito evidenciando área de derrame pleural à direita.

Nos casos de pneumotórax, a tomografia computadorizada tem sua principal indicação na distinção da patologia pleural com doenças parenquimatosas como bolhas de enfisema e na caracterização de doenças intersticiais associadas, além de poder guiar a realização de drenagens em casos selecionados, como pneumotóraces loculados, por exemplo, e quantificar o tamanho do pneumotórax de forma mais precisa.[22]

A ultrassonografia do tórax tem alta sensibilidade para doenças pleurais, destacando-se a identificação e caracterização do derrame pleural a partir de 5mL de volume, podendo ser utilizada também para guiar a realização de procedimentos pleurais como toracocenteses e drenagens. Tem como vantagem o baixo custo, pronta disponibilidade, possibilidade de emprego à beira-leito e a não utilização de radiação ionizante.[7] Seus limitadores são a execução operador-dependente e pacientes com anatomia desfavorável (obesidade e anasarca) ou não colaborativos à mudança de decúbito. A diferenciação de derrames simples (anecoicos) dos complexos é feita a partir da ecogenicidade, presença de espessamento pleural e de debris ou septações.[7]

No que se refere ao diagnóstico de pneumotórax, a ultrassonografia de tórax tem sensibilidade de 98,6% e especificidade geral de 85,1%, sendo os sinais mais característicos a ausência de deslizamento da pleura visceral sobre pleura parietal ("ausência de lung sliding") e o "ponto pulmonar",[23] este caracterizado pela demonstração do ponto na parede torácica onde as duas camadas pleurais se reencontram, representando o limite da extensão do pneumotórax e permitindo a estimativa do seu volume.[24]

MANEJO DOS DERRAMES PLEURAIS APÓS CIRURGIA CARDIOVASCULAR

Os derrames pleurais no pós-operatório de cirurgias cardiovasculares possuem diferentes causas, entre elas: derrame pleural inflamatório, derrame pleural parapneumônico, derrame por consequência das mediastinites, derrame pleural transudativos por consequência da ICC, hemotórax, quilotórax.

Tendo a suspeita clínica-cirúrgica do derrame pleural, podemos manejar em dois aspectos: derrame pleural inespecíficos e específicos após cirurgia cardiovascular. No grupo do derrame pleural inespecíficos, utilizamos a radiografia de tórax. Pacientes com derrame pleural menor de 25% do hemitórax, assintomáticos após cirurgia cardiovascular, a sugestão de conduta é observação com acompanhamento clínico-radiológico até a resolução do derrame pleural por duas a seis semanas. Pacientes com derrame pleural maior de 25% do hemitórax, sintomático ou progressivo, ou predominantemente do lado direito, na ausência de insuficiência cardíaca após cirurgia cardiovascular, a sugestão de conduta é toracocentese terapêutica guiada por USG com análise do líquido pleural. A drenagem pleural é a conduta quando a análise do líquido pleural demonstrar sinais de empiema pleural ou hemotórax. A grande maioria dos pacientes com derrame pleural inespecífico submetidos à toracocentese terapêutica evoluem para uma boa resolução do derrame pleural sem necessidade de outras intervenções. Nos casos em que o derrame pleural inespecífico é refratário, a toracocentese seriada associada a tratamento com anti-inflamatório não esteroidal por via oral é uma opção. Também como uma alternativa, realizar o teste com glicocorticoide oral, prednisona 0,5 a 1mg/kg durante duas ou quatro semanas. Nos pacientes que falham as terapias conservadoras, a sugestão de conduta é a realização de videotoracoscopia.

No grupo do derrame pleural específicos, onde a toracocentese direcionou o diagnóstico pleural. Lembrando que possuem condições específicas para manejo, entre estas situações clínicas temos: síndrome pós-lesão cardíaca, insuficiência cardíaca, embolia pulmonar, hemotórax, pneumonia e empiema, mediastinite infecciosa, quilotórax todos acometem o espaço pleural.

MANEJO DO PNEUMOTÓRAX APÓS CIRURGIA CARDIOVASCULAR

A presença de um dreno torácico não exclui a manifestação de um pneumotórax quando há outra fonte de entrada de ar na cavidade pleural. Dessa forma, o intensivista e/ou o médico assistente devem estar cientes dessa possibilidade, sobretudo quando há múltiplos drenos, como ocorre nos pacientes em pós-operatório de cirurgias cardíacas.[6] Por isso, ao diagnóstico de pneumotórax em paciente em uso de dreno torácico, é importante efetuar a pronta verificação do(s) sistema(s) de drenagem pré-existentes à procura de distocias.

Quadro 27.1. Distocias em drenagem torácica

Inserção
■ Fixação solta ou ineficaz. ■ Exteriorização de orifício de drenagem.
Conexões
■ Desconexão do dreno ao sistema de drenagem. ■ Obstrução do dispositivo por coágulos. ■ Fechamento inadvertido.
Sistema coletor
■ Ausência de submersão no selo d'água. ■ Obstrução do suspiro.

Após exclusão e correção de eventuais distocias de drenagem, é possível classificar o pneumotórax a partir do seu tamanho de acordo com a distância da pleura visceral (parênquima colapsado) ao ápice da cavidade à radiografia de tórax: um pneumotórax é classificado pequeno pelo *American College of Chest Physicians (ACCP)* quando menor que 3cm e pela *British Thoracic Society (BTS)* quando não excede 2cm.

A BTS recomenda a realização mais ampla de tomografia computadorizada para avaliação do pneumotórax em especial para estimar seu volume e excluir outras entidades, porém ambas as entidades reforçam que a avaliação clínica é o principal fator determinante para a instituição do tratamento, quando comparado ao tamanho do pneumotórax.[13]

O tratamento inicial padrão-ouro para o pneumotórax é a drenagem torácica (drenagem pleural), podendo ser utilizados drenos tubulares de maior calibre ou cateteres pleurais mais finos de inserção percutânea, seja através da técnica de Seldinger ou por trocarter, estes preferidos por maior facilidade de inserção, menor dor pós-operatória e menor índice de complicações.[25,26]

Na apresentação bilateral de pneumotórax após cirurgia cardiotorácica em que houve a abertura de ambos os espaços pleurais e da linha juncional anterior, assume-se a existência de uma cavidade torácica única e a drenagem pleural unilateral pode ser suficiente para evacuar o ar de ambos os lados.[27]

A permanência do dreno é necessária até que haja cessação do escape aéreo, expansão pulmonar adequada à radiografia e débito reduzido. Quando a permanência do dispositivo é maior que 5 dias, caracteriza-se o escape aéreo prolongado, frequentemente associado a outras complicações pós-operatórias, em especial as infecciosas. Deve ser diferenciada a fístula pleuropulmonar, de baixa intensidade e expiratória, da fístula broncopleural, mais rara (associada a ressecções pulmonares) e de maior intensidade, durante a inspiração e a expiração e com maiores implicações ventilatórias e prognósticas.[28]

Admite-se observação clínica com vigilância ventilatória, hemodinâmica e radiológica rigorosas em casos selecionados de pneumotóraces pequenos em pacientes assintomáticos e fora da ventilação mecânica, em unidades de internação com pronta disponibilidade de intervenção de urgência caso necessária.[13]

Além das medidas de intervenção pleural, recomenda-se a instituição de oxigenioterapia suplementar em alto fluxo (10L/min), visto que o O_2 em altas concentrações promove a redução da fração de nitrogênio na cavidade pleural, e esse oxigênio pode ser até 4 vezes mais rapidamente absorvido da cavidade pleural e através da circulação venosa.[13]

A indicação de cirurgia para tratamento do pneumotórax está reservada para os casos em que há complicações associadas, como em casos de infecção secundária (empiema pleural), com ou sem encarceramento pulmonar, para os casos de escape aéreo prolongado.

A via de acesso pode ser através da via aberta (toracotomia) ou minimamente invasiva (videotoracoscopia ou cirurgia torácica robótica) e a tática cirúrgica pode envolver debridamento pleural com ou sem decorticação pulmonar (casos infecciosos) e a ressecção da área fistulosa (trajeto fistuloso, coto brônquico ou bolhas pulmonares/subpleurais) com pleurodese (ato de promover aderência entre os folhetos pleurais, de forma mecânica ou química). Ao final da cirurgia, os objetivos propostos devem ser a redução ou cessação do escape aéreo, o saneamento da cavidade pleural, a expansão pulmonar adequada e a redução da taxa de recorrência.

CONSIDERAÇÕES FINAIS

As cirurgias cardiovasculares são procedimentos de alta complexidade e podem ter complicações pleuro-pulmonares significativas, dentre as quais o derrame pleural e o pneumotórax, com impacto prognóstico. A pronta identificação no pós-operatório envolve a suspeita clínica a partir de sintomas e sinais ventilatórios e hemodinâmicos, dados do intraoperatório, como a abertura das pleuras e a cirurgia realizada, e o emprego de exames de imagem. O diagnóstico dessas condições demanda a instituição de tratamento adequado para a complicação, podendo ser conservador (tratamento clínico) ou associando-se à realização de procedimentos invasivos, como a drenagem pleural e a toracocentese.

REFERÊNCIAS BIBLIOGRÁFICAS

Elkolaly, R. M. et al. Neighbours affect each other; pulmonary affection after cardiac surgery. *Egyptian Journal of Bronchology*, v. 12, n. 2, p. 240-246, 2018/06/01 2018. ISSN 2314-8551. Disponível em: <https://doi.org/10.4103/ejb.ejb_57_17>.

Al-qubati, F. A. A.; DAMAG, A.; NOMAN, T. Incidence and outcome of pulmonary complications after open cardiac surgery, Thowra Hospital, Cardiac center, Sana'a, Yemen. *Egyptian Journal of Chest Diseases and Tuberculosis*, v. 62, n. 4, p. 775-780, 2013/10/01/ 2013. ISSN 0422-7638. Disponível em: <https://www.sciencedirect.com/science/article/pii/S0422763813001842>.

Gullu, A. U. et al. Preserved Pleural Integrity Provides Better Respiratory Function and Pain Score after Coronary Surgery. *Journal of Cardiac Surgery*, v. 24, n. 4, p. 374-378, 2009/07/01 2009. ISSN 0886-0440. Disponível em: <https://doi.org/10.1111/j.1540-8191.2008.00734.x>. Acesso em: 2023/08/13.

Rezk, M. E. et al. Open Versus Closed Pleura Internal Mammary Artery Harvesting and Early Pulmonary Function After Coronary Artery Bypass Grafting. *Heart, Lung and Circulation*, v. 29, n. 9, p. 1412-1417, 2020. ISSN 1443-9506. Disponível em: <https://doi.org/10.1016/j.hlc.2019.09.014>. Acesso em: 2023/08/13.

Iyem, H. et al. Effects of pleurotomy on respiratory sequelae after internal mammary artery harvesting. *Tex Heart Inst J*, v. 33, n. 2, p. 116-21, 2006. ISSN 0730-2347 (Print).

Hiremath, S. et al. Tension Pneumothorax and Pneumomediastinum Caused by a Malpositioned Mediastinal Drain in a Patient Following Closure of an Atrial Septal Defect. *Journal of Cardiothoracic and Vascular Anesthesia*, v. 26, n. 1, p. 104-105, 2012. ISSN 1053-0770. Disponível em: <https://doi.org/10.1053/j.jvca.2010.11.015>. Acesso em: 2023/08/13.

De Groot, P. M. et al. *PLEURAL EFFUSIONS: Clues for Diagnosis and Characterization*. Seminars in Roentgenology: Elsevier, 2023.

Elgwairi, E. et al. Pleural effusions in patients with congestive heart failure: frequency, pathogenesis, diagnosis, and implications. *Cardiology in Review*, p. 10-1097, 2022. ISSN 1061-5377.

Fischer, M.-O. et al. Postoperative Pulmonary Complications After Cardiac Surgery: The VENICE International Cohort Study. *Journal of Cardiothoracic and Vascular Anesthesia*, v. 36, n. 8, Part A, p. 2344-2351, 2022/08/01/ 2022. ISSN 1053-0770. Disponível em: <https://www.sciencedirect.com/science/article/pii/S1053077021011083>.

Atay, Y. et al. Effect of Pleurotomy on Blood Loss During Coronary Artery Bypass Grafting. *Journal of Cardiac Surgery*, v. 24, n. 2, p. 122-126, 2009/03/01 2009. ISSN 0886-0440. Disponível em: <https://doi.org/10.1111/j.1540-8191.2008.00715.x>. Acesso em: 2023/08/13.

Schiefenhövel, F. et al. Pleural effusions are associated with adverse outcomes after cardiac surgery: a propensity-matched analysis. *Journal of Cardiothoracic Surgery*, v. 17, n. 1, p. 298, 2022/12/07 2022. ISSN 1749-8090. Disponível em: <https://doi.org/10.1186/s13019-022-02050-y>.

Labidi, M. et al. Pleural Effusions Following Cardiac Surgery: Prevalence, Risk Factors, and Clinical Features. *Chest*, v. 136, n. 6, p. 1604-1611, 2009/12/01/ 2009. ISSN 0012-3692. Disponível em: <https://www.sciencedirect.com/science/article/pii/S001236920960742X>.

Weissman, J.; Agrawal, R. Dramatic complication of pneumothorax treatment requiring lifesaving open-heart surgery. *Radiology Case Reports*, v. 16, n. 3, p. 500-503, 2021/03/01/ 2021. ISSN 1930-0433. Disponível em: <https://www.sciencedirect.com/science/article/pii/S1930043320306610>.

Douglas, J. M., JR.; Spaniol, S. Prevention of postoperative pneumothorax in patients undergoing cardiac surgery. *The American Journal of Surgery*, v. 183, n. 5, p. 551-553, 2002. ISSN 0002-9610. Disponível em: <https://doi.org/10.1016/S0002-9610(02)00839-5>. Acesso em: 2023/08/13.

Jensen, L.; Yang, L. Risk factors for postoperative pulmonary complications in coronary artery bypass graft surgery patients. *European Journal of Cardiovascular Nursing*, v. 6, n. 3, p. 241-246, 2007. ISSN 1474-5151. Disponível em: <https://doi.org/10.1016/J.EJCNURSE.2006.11.001>. Acesso em: 8/13/2023.

Light, R. W. et al. Large Pleural Effusions Occurring after Coronary Artery Bypass Grafting. *Annals of Internal Medicine*, v. 130, n. 11, p. 891-896, 1999/06/01 1999. ISSN 0003-4819. Disponível em: <https://www.acpjournals.org/doi/abs/10.7326/0003-4819-130-11-199906010-00004>. Acesso em: 2023/08/15.

Pacharn, P. et al. Are chest radiographs routinely necessary following thoracostomy tube removal?, v. 32, p. 138-142, 2002. ISSN 0301-0449.

Hendriks, M.; AARTS, J.; SVIRCEVIC, V. Post pull pneumothorax following cardiac surgery. *Neth J Crit Care*, v. 25, p. 100-103, 2017.

Vargas, F. S. et al. Acute pleuropulmonary complications detected by computed tomography following myocardial revascularization. *Revista do Hospital das Clínicas*, v. 57, n. 4, p. 135-142, 2002. ISSN 0041-8781.

Ogunbayo, G. O. et al. Incidence, predictors, and outcomes associated with pneumothorax during cardiac electronic device implantation: A 16-

year review in over 3.7 million patients. *Heart Rhythm*, v. 14, n. 12, p. 1764-1770, 2017/12/01/ 2017. ISSN 1547-5271. Disponível em: <https://www.sciencedirect.com/science/article/pii/S1547527117308925>.

Nagarsheth, K.; Kurek, S. Ultrasound Detection of Pneumothorax Compared with Chest X-Ray and Computed Tomography Scan. *The American Surgeon™*, v. 77, n. 4, p. 480-483, 2011/04/01 2011. ISSN 0003-1348. Disponível em: <https://doi.org/10.1177/000313481107700427>. Acesso em: 2023/08/18.

O'Connor, A. R.; Morgan, W. E. Radiological review of pneumothorax. v. 330, n. 7506, p. 1493-1497, 2005. Disponível em: <https://www.bmj.com/content/bmj/330/7506/1493.full.pdf>.

Dahmarde, H.; Parooie, F.; Salarzaei, M. Accuracy of Ultrasound in Diagnosis of Pneumothorax: A Comparison between Neonates and Adults – A Systematic Review and Meta-Analysis. *Canadian Respiratory Journal*, v. 2019, p. 5271982, 2019/12/19 2019. ISSN 1198-2241. Disponível em: <https://doi.org/10.1155/2019/5271982>.

Volpicelli, G.; Audino, B. The double lung point: an unusual sonographic sign of juvenile spontaneous pneumothorax. *The American journal of emergency medicine*, v. 29, n. 3, p. 355.e1-2, 2011/03// 2011. ISSN 0735-6757. Disponível em: <https://doi.org/10.1016/j.ajem.2010.03.020>.

Chang, S.-H. et al. A systematic review and meta-analysis comparing pigtail catheter and chest tube as the initial treatment for pneumothorax. *Chest*, v. 153, n. 5, p. 1201-1212, 2018. ISSN 0012-3692.

Elsayed, A. et al. Implication of pigtail catheter vs chest tube drainage. *Int J Community Med Public Health*, v. 5, n. 9, p. 3686-3690, 2018.

Wittich, G. R. et al. Communication between the two pleural cavities after major cardiothoracic surgery: relevance to percutaneous intervention. *Radiology*, v. 184, n. 2, p. 461-462, 1992/08/01 1992. ISSN 0033-8419. Disponível em: <https://doi.org/10.1148/radiology.184.2.1620848>. Acesso em: 2023/08/13.

Muñoz de Cabo, C. et al. Perioperative management in thoracic surgery. *Medicina Intensiva (English Edition)*, v. 44, n. 3, p. 185-191, 2020. ISSN 21735727. Disponível em: <https://www.medintensiva.org/en-perioperative-management-in-thoracic-surgery-articulo-S2173572720300424>.

Sadikot, R. T. et al. Pleural Fluid Characteristics of Patients With Symptomatic Pleural Effusion After Coronary Artery Bypass Graft Surgery. *Archives of Internal Medicine*, v. 160, n. 17, p. 2665-2668, 2000. ISSN 0003-9926. Disponível em: <https://doi.org/10.1001/archinte.160.17.2665>. Acesso em: 8/14/2023.

28

Sangramento no pós-operatório de cirurgia cardiovascular

José de Lima Oliveira Junior • Renato Bauab Dauar • Vaneza Medeiros Manente

INTRODUÇÃO

O sangramento no pós-operatório de cirurgia cardiovascular é uma preocupação frequente tanto para pacientes quanto para profissionais de saúde. Cirurgias cardiovasculares, como a revascularização do miocárdio, cirurgias valvares e cirurgias de aorta, envolvem riscos significativos de complicações hemorrágicas devido à complexidade dos procedimentos, uso de anticoagulantes durante a circulação extracorpórea e possíveis distúrbios de coagulação associados ao estado clínico do paciente.

A coagulação sanguínea é um processo complexo que envolve interações entre plaquetas, fatores de coagulação e o endotélio vascular. Durante a cirurgia cardiovascular, a resposta inflamatória sistêmica, a disfunção endotelial e a liberação de citocinas podem perturbar esse equilíbrio delicado, levando a distúrbios de coagulação e aumentando o risco de sangramento.

Após cirurgias cardiovasculares, todos os pacientes apresentam algum grau de sangramento, sobretudo nas primeiras horas após o término da cirurgia. O volume de sangramento no pós-operatório imediato deve ser criteriosamente monitorado a cada hora nas primeiras 48 horas de pós-operatório, com adoção de medidas terapêuticas específicas em casos de sangramento excessivo ou obstrução dos drenos.

A obstrução dos drenos pericárdicos, com potencial consequência de ocorrência de taquiarritmias, sobretudo fibrilação atrial e tamponamento cardíaco, com necessidade de reoperações, por vezes de emergência, o que pode ocorrer em até 35% dos pacientes.[1-4]

As compressões dos drenos mediastinais com uso de pinças de ordenha são ineficazes e potencialmente deletérias,[4] o uso de aspiração contínua não tem evidências científicas confiáveis de seu real benefício.[3,4] A utilização de sondas conectadas a aspiradores para aspiração no interior dos drenos de mediastino, com quebra da barreira estéril, aumenta o risco de infecções, como mediastinite e pode acarretar lesões de enxertos (veias safena, artérias torácica interna ou radial, etc.) ou do ventrículo direito,[3,4] mas reduz a incidência de fibrilação atrial e de reoperações por tamponamento cardíaco.[2-4]

Outra complicação frequente é a ocorrência de sangramento excessivo, que pode levar à instabilidade hemodinâmica, transfusões sanguíneas maciças, reoperação e até mesmo aumento da morbimortalidade. Portanto, entender os fatores de risco associados ao sangramento pós-operatório é essencial para adotar medidas preventivas e otimizar o manejo desses pacientes.[5]

FATORES DE RISCO DE SANGRAMENTO

1. **Idade avançada:** Pacientes idosos têm maior prevalência de doenças cardiovasculares e podem apresentar fragilidade do sistema hemostático, aumentando o risco de sangramento no pós-operatório.[5]
2. **Sexo masculino:** Estudos têm demonstrado que homens têm maior propensão a sangramento excessivo após cirurgias cardiovasculares, possivelmente relacionado a diferenças hormonais e características fisiológicas.[6]
3. **Comorbidades:** A presença de comorbidades como diabetes, hipertensão, doença renal crônica e doença pulmonar obstrutiva crônica está

associada a um aumento do risco de sangramento após cirurgia cardiovascular.[7]

4. **Uso de anticoagulantes e antiagregantes plaquetários:** Pacientes que fazem uso de medicamentos anticoagulantes (por exemplo, varfarina) ou antiagregantes plaquetários (como a aspirina, o clopidogrel) têm um risco aumentado de sangramento no pós-operatório[8].
5. **Estado clínico pré-operatório:** Pacientes com insuficiência cardíaca avançada, disfunção renal ou hepática, ou com função ventricular reduzida têm maior risco de sangramento após a cirurgia cardiovascular.[8]
6. **Tipo de cirurgia cardiovascular:** Procedimentos mais complexos, como reoperações, cirurgias combinadas, cirurgias valvares e de aorta, apresentam um maior risco de sangramento em comparação com procedimentos menos complexos.[8]

INFLUÊNCIA DA HIPOTERMIA, RECIRCULAÇÃO DE HEPARINA, DISTÚRBIOS METABÓLICOS E HIDROELETROLÍTICOS

A hipotermia durante a cirurgia cardiovascular pode levar a complicações, incluindo distúrbios de coagulação e sangramento excessivo. A hipotermia pode afetar a função plaquetária, diminuir a atividade dos fatores de coagulação e aumentar a degradação da fibrina, resultando em um estado de hipercoagulabilidade e maior risco de sangramento.

A recirculação de heparina é um fenômeno que ocorre após a reperfusão durante cirurgias cardiovasculares, onde a heparina previamente administrada retorna à circulação sanguínea, potencialmente levando a uma anticoagulação inadequada. Esse fenômeno pode afetar a capacidade de formação e estabilização do coágulo.

Distúrbios metabólicos e hidroeletrolíticos, como hiponatremia, acidose, podem influenciar a coagulação sanguínea e aumentar o risco de sangramento. A correção adequada desses distúrbios é fundamental para a prevenção de complicações hemorrágicas e a estabilização do equilíbrio fisiológico do paciente.

O sangramento no pós-operatório de cirurgia cardiovascular é uma complicação complexa e multifatorial que pode ter consequências graves para os pacientes. A compreensão dos fatores de risco associados a essa complicação é essencial para identificar pacientes em maior risco e adotar estratégias preventivas adequadas.

O uso de protocolos de controle de sangramento, o monitoramento cuidadoso dos fatores de coagulação e a intervenção precoce em casos de sangramento excessivo são medidas fundamentais para melhorar os resultados pós-operatórios e reduzir a morbimortalidade nesse cenário clínico desafiador.

Estudos adicionais são necessários para aprofundar nosso conhecimento dos mecanismos subjacentes ao sangramento no pós-operatório de cirurgia cardiovascular e desenvolver abordagens terapêuticas mais eficazes e seguras para esses pacientes. O trabalho conjunto entre cirurgiões, cardiologistas, hematologistas e outros profissionais de saúde é crucial para otimizar o cuidado desses pacientes de alto risco.

DIAGNÓSTICO

O diagnóstico precoce e preciso de sangramento no pós-operatório de cirurgia cardiovascular é crucial para a implementação de medidas terapêuticas efetivas e redução de complicações graves. A avaliação cuidadosa do paciente envolve a combinação de monitorização clínica intensiva, exames laboratoriais, métodos de imagem e aplicação de escores de sangramento.

O diagnóstico de sangramento no pós-operatório de cirurgia cardiovascular é essencial para a detecção precoce de complicações hemorrágicas e para a implementação de medidas terapêuticas adequadas. A avaliação do paciente após a cirurgia é um processo complexo, que envolve uma combinação de dados clínicos e monitorização hemodinâmica.

SINAIS E SINTOMAS

Os sinais e sintomas de sangramento no pós-operatório de cirurgia cardiovascular podem variar de leves a graves, dependendo da extensão do sangramento. Alguns sinais comuns incluem:

1. **Turgência e dor no local da incisão:** A presença de inchaço e dor no local da incisão cirúrgica pode indicar sangramento subcutâneo.
2. **Hematoma:** O aparecimento de hematomas no local da incisão ou em outras áreas do corpo pode ser um sinal de sangramento interno.
3. **Taquicardia:** O aumento da frequência cardíaca pode ser uma resposta compensatória ao volume de sangue perdido.
4. **Hipotensão:** A diminuição da pressão arterial pode indicar uma perda significativa de sangue, com ou sem tamponamento cardíaco.
5. **Palidez:** A palidez da pele e das mucosas pode ser um sinal de anemia devido ao sangramento.
6. **Dor torácica:** Em casos graves, pode ocorrer dor torácica devido à compressão do pericárdio ou sangramento intratorácico.

MONITORIZAÇÃO CLÍNICA INTENSIVA

A monitorização clínica intensiva é parte essencial do cuidado pós-operatório de cirurgia cardiovascular, especialmente em pacientes de alto risco de sangramento. Ela envolve a avaliação sistemática de vários parâmetros clínicos para detectar precocemente qualquer sinal de complicações hemorrágicas ou instabilidade hemodinâmica.

A monitorização clínica intensiva é essencial para detectar sinais precoces de sangramento e choque hipovolêmico. A avaliação deve ser contínua, com atenção especial aos seguintes parâmetros:

1. **Sinais Vitais:** Aferição frequente da pressão arterial, frequência cardíaca, frequência respiratória e temperatura.
2. **Débito Urinário:** O monitoramento do débito urinário é fundamental para avaliar a perfusão renal e a resposta ao tratamento.
3. **Nível de Consciência:** A avaliação do nível de consciência e da resposta neurológica ajuda a identificar possíveis complicações neurológicas relacionadas a sangramentos.
4. **Volume de Sangramento nos Drenos:** A quantificação e registro do volume de sangue drenado permitem uma avaliação objetiva do sangramento pós-operatório.

EXAMES LABORATORIAIS

Os exames laboratoriais desempenham um papel crucial no diagnóstico e na monitorização do sangramento no pós-operatório de cirurgias cardiovasculares. Eles permitem avaliar a função de diferentes componentes do sistema de coagulação e identificar possíveis distúrbios hemorrágicos ou coagulopatias que possam estar contribuindo para o sangramento. Além dos exames laboratoriais convencionais, alguns marcadores específicos são particularmente relevantes para o contexto de pós-operatório de cirurgias cardiovasculares são:

1. **Hemograma Completo:** Inclui a contagem de hemácias, leucócitos e plaquetas, bem como a determinação do volume corpuscular médio, dosagem de hemoglobina e hematócrito. No pós-operatório de cirurgia cardiovascular, a redução dos níveis de hemoglobina e hematócrito pode indicar sangramento excessivo, enquanto uma diminuição da contagem de plaquetas pode estar associada à disfunção plaquetária e a um maior risco de sangramento.
2. **Tempo de Protrombina e Tempo de Tromboplastina Parcial Ativada:** São testes de triagem que avaliam a função dos fatores de coagulação envolvidos nas vias extrínseca e intrínseca, respectivamente. A prolongação desses tempos pode indicar a presença de distúrbios de coagulação, como deficiências de fatores de coagulação, uso de anticoagulantes ou coagulopatias adquiridas.
3. **Contagem de Plaquetas:** É um parâmetro importante para avaliar a função plaquetária e a hemostasia primária. Baixos níveis de plaquetas (trombocitopenia) podem contribuir para um aumento no risco de sangramento e complicações hemorrágicas.
4. **Dosagem de Marcadores de Coagulação:**
   - 4.1. **D-dímero:** O D-dímero é um produto da degradação da fibrina que é liberado durante a formação e a lise dos coágulos. Níveis elevados de D-dímero podem indicar a presença de coagulação intravascular disseminada (CIVD) ou hipercoagulabilidade e podem estar associados a um risco aumentado de trombose ou sangramento.
   - 4.2. **Fibrinogênio:** O fibrinogênio é uma proteína do plasma que desempenha um papel central na formação do coágulo. Níveis baixos de fibrinogênio podem estar associados a coagulopatias congênitas ou adquiridas, incluindo coagulação intravascular disseminada e sangramento excessivo.
   - 4.3 **Tromboelastograma:** É um teste de coagulação global que avalia a formação e a resistência do coágulo em tempo real. Ele fornece informações detalhadas sobre a dinâmica da coagulação e é útil para guiar a terapia com hemoderivados e agentes hemostáticos. No contexto do sangramento no pós-operatório de cirurgia cardiovascular, pode ajudar a identificar coagulopatias específicas e direcionar o tratamento apropriado.

EXAMES DE IMAGEM

Os métodos de imagem são fundamentais para a avaliação precisa das complicações relacionadas ao sangramento no pós-operatório de cirurgias cardiovasculares. Eles permitem a visualização detalhada das estruturas anatômicas e a detecção de alterações patológicas, possibilitando um diagnóstico precoce e um tratamento efetivo. As seguintes modalidades de imagem são frequentemente utilizadas:

1. **Radiografia de Tórax:**[9,10] A radiografia de tórax é uma das ferramentas de imagem mais acessíveis e amplamente disponíveis no ambiente hospitalar. Ela é usada para avaliar a presença

de complicações torácicas, como derrame pericárdico, derrames pleurais e pneumotórax. No caso de sangramento intra-torácico, a radiografia de tórax pode mostrar a presença de um "alargamento" mediastinal, ou opacificação do espaço pleural.

2. **Ecocardiografia:**[11-13] A ecocardiografia é uma técnica de imagem que utiliza ultrassom para visualizar o coração e suas estruturas. Ela é valiosa na identificação de derrame pericárdico, que pode ocorrer em decorrência de sangramento intrapericárdico no pós-operatório imediato. Além disso, a ecocardiografia permite avaliar a função ventricular e detectar anomalias estruturais cardíacas que possam estar relacionadas ao sangramento ou complicações cardiovasculares após cirurgias cardiovasculares.
3. **Tomografia Computadorizada e Ressonância Magnética:**[14-16] São modalidades de imagem mais avançadas, maior custo e menos disponibilidade e que fornecem imagens detalhadas e em alta resolução das estruturas internas tórax. Elas são especialmente úteis para avaliar a presença de sangramento intra-abdominal ou intratorácico, hematomas, coleções líquidas e outros achados relevantes. A angiotomografia de tórax também pode ser realizada para avaliar a presença de complicações vasculares.

MONITORIZAÇÃO DO SANGRAMENTO NO PÓS-OPERATÓRIO

O sangramento no pós-operatório de cirurgia cardiovascular é uma complicação potencialmente grave que requer monitorização cuidadosa para detecção precoce e intervenção adequada.

Além dos métodos clínicos e de imagem mencionados anteriormente, a utilização de escores de sangramento e protocolos de monitorização é fundamental para uma abordagem padronizada e efetiva.

Principais escores de sangramento:

1. ***Bleeding Academic Research Consortium – BARC:*** Este escore é amplamente utilizado em ensaios clínicos e na prática clínica para avaliar a gravidade do sangramento pós-operatório. Ele classifica o sangramento em diferentes categorias, variando de sangramento clinicamente irrelevante a complicações que requerem reoperação ou que ameaçam a vida. O BARC é uma ferramenta valiosa para estratificar pacientes de acordo com o risco de eventos adversos relacionados ao sangramento no pós-operatório.[17]
2. **Escore de Sangramento TIMI:** Originalmente desenvolvido para avaliar o risco de sangramento em pacientes com infarto agudo do miocárdio, o escore TIMI também é aplicado para pacientes submetidos à cirurgia cardiovascular. Ele inclui variáveis clínicas, como idade, peso corporal e história de sangramento prévio, para estimar o risco de sangramento no pós-operatório.[17,18]

Principais protocolos de monitorização de sangramento

1. **Protocolo de Transfusão em Cirurgia Cardiovascular da *Society of Thoracic Surgeons* (STS):** Este protocolo estabelece diretrizes para a transfusão de hemoderivados com base em níveis específicos de hemoglobina e hematócrito, bem como na presença de sinais clínicos de hipoperfusão. Ele busca reduzir a exposição desnecessária a transfusões sanguíneas, minimizando assim os riscos associados, mas garantindo a correção adequada da anemia em pacientes com sangramento pós-operatório.[19,20]
2. **Protocolo Baseado em Viscoelasticidade (ROTEM ou TEG):** Protocolos baseados em viscoelasticidade utilizam tecnologias como o tromboelastograma ou o rotem para avaliar a coagulação sanguínea de forma mais dinâmica. Esses testes medem a formação do coágulo e sua estabilidade, permitindo uma abordagem mais personalizada na administração de hemoderivados e agentes hemostáticos, com o objetivo de otimizar a coagulação em pacientes com sangramento no pós-operatório.[21,22]

A utilização desses escores e protocolos de monitorização de sangramento permite uma abordagem mais padronizada e personalizada na avaliação e tratamento dos pacientes que apresentarem sangramento no pós-operatório de cirurgias cardiovasculares, promovendo uma melhor gestão do sangramento, redução dos riscos de complicações e melhora dos resultados clínicos.

TRATAMENTO DO SANGRAMENTO PÓS-OPERATÓRIO

Tratamento medicamentoso

O tratamento medicamentoso do sangramento no pós-operatório de cirurgias cardiovasculares é essencial para controlar a hemorragia e prevenir complicações. Diferentes medicamentos são utilizados, cada um com mecanismos de ação específicos para interromper o sangramento. Abaixo estão detalhadas as principais drogas utilizadas, incluindo seus mecanismos de ação, indicações, posologia e complicações.

- **Protamina**

É um medicamento utilizado para reverter os efeitos anticoagulantes da heparina, um anticoagulante frequentemente utilizado durante cirurgias cardiovasculares para prevenir a formação de coágulos sanguíneos. A protamina atua neutralizando a heparina, restabelecendo a coagulação normal e controlando o sangramento.

Mecanismo de Ação: A protamina se liga à heparina através de uma ligação iônica, formando um complexo estável e inativo. Essa ligação neutraliza os efeitos anticoagulantes da heparina, revertendo a ação do medicamento e permitindo que os fatores da coagulação atuem normalmente.

Indicações: A protamina é indicada para pacientes que receberam heparina durante a cirurgia cardiovascular e que apresentam sangramento excessivo após a cirurgia devido aos efeitos anticoagulantes da heparina. É especialmente utilizada em situações de sangramento grave ou quando a coagulação do paciente não está respondendo adequadamente a outros tratamentos, nas primeiras 4 horas após o término da circulação extracorpórea.

Posologia: A dosagem da protamina é baseada na quantidade de heparina administrada ao paciente durante a cirurgia. A proporção recomendada é de 1 mg de protamina para neutralizar aproximadamente 100 unidades de heparina. No entanto, a dosagem exata deve ser individualizada e ajustada de acordo com o tempo de coagulação do paciente e a resposta ao tratamento.

Complicações: Embora a protamina seja geralmente bem tolerada, seu uso pode estar associado a algumas complicações e efeitos colaterais, incluindo:

1. Reações Alérgicas: Em alguns casos, os pacientes podem apresentar reações alérgicas à protamina, que podem variar de reações leves, como erupções cutâneas, até reações mais graves, como choque anafilático. É importante monitorar de perto os pacientes durante a administração da protamina para detectar qualquer sinal de reação alérgica.
2. Hipotensão: A protamina pode causar uma queda súbita da pressão arterial em alguns pacientes, levando à hipotensão. Por isso, é importante administrar o medicamento lentamente e monitorar a pressão arterial durante a infusão.
3. Distúrbios da Coagulação: Em casos raros, o uso excessivo de protamina pode levar a distúrbios da coagulação, resultando em sangramento ou trombose.

- **Desmopressina (DDAVP)**

É um medicamento sintético análogo ao hormônio antidiurético vasopressina, utilizado para aumentar a concentração de fator de *Von Willebrand* e fator VIII no sangue. Esses fatores são essenciais para a coagulação sanguínea e a formação de coágulos. É utilizada para controlar o sangramento em pacientes com distúrbios de coagulação, como a doença de *Von Willebrand.*

Mecanismo de Ação: DDAVP atua estimulando a liberação de fator de *Von Willebrand* e fator VIII a partir das células endoteliais, aumentando sua concentração no sangue. Isso resulta em uma melhora da função plaquetária e da coagulação, reduzindo o sangramento.

Indicações: DDAVP é indicado para pacientes com distúrbios de coagulação, especialmente aqueles com doença de *Von Willebrand* e em cirurgias de valva aórtica, que apresentam sangramento excessivo após cirurgias cardiovasculares ou outros procedimentos invasivos. Também é utilizada para controlar o sangramento em pacientes hemofílicos com deficiência de fator VIII.

Posologia: A dosagem do DDAVP é individualizada e depende do tipo e gravidade do distúrbio de coagulação do paciente. Geralmente, é administrada por via endovenosa, 4 a 6 ampolas, diluídas em soro fisiológico (100 mililitros) em 30 minutos.

Complicações: É considerada segura, mas em alguns casos, pode estar associada a efeitos colaterais, como:

1. Retenção de Água: Em alguns pacientes, o DDAVP pode causar retenção de água, resultando em hiponatremia e edema.
2. Hipertensão: Em doses elevadas, o DDAVP pode causar aumento da pressão arterial em alguns pacientes.
3. Dor de Cabeça e Náuseas: Efeitos colaterais leves, como dor de cabeça e náuseas, podem ocorrer em alguns pacientes, mas geralmente são bem tolerados e não requerem interrupção do tratamento.

A protamina e a DDAVP são medicamentos importantes no tratamento do sangramento no pós-operatório de cirurgia cardiovascular, sobretudo nas primeiras 4 horas após o término da circulação extracorpórea. Enquanto a protamina é utilizada para reverter os efeitos anticoagulantes da heparina, o DDAVP é utilizado para aumentar a concentração de fator de *Von Willebrand* e do fator VIII no sangue. Ambos os medicamentos desempenham um papel crucial no controle do sangramento, mas o uso requer uma avaliação cuidadosa do paciente e monitorização adequada para minimizar o risco de complicações.

É fundamental que o tratamento seja conduzido por profissionais de saúde experientes e que os pacientes sejam acompanhados de perto durante todo o processo de recuperação pós-operatória.

- **Gluconato de cálcio e Cloreto de cálcio**

São dois medicamentos utilizados para corrigir distúrbios da coagulação secundários à hipocalcemia. Esses medicamentos fornecem uma fonte rápida de cálcio ionizado, que é essencial para a coagulação sanguínea. Eles desempenham um papel importante no tratamento do sangramento pós-operatório, especialmente em cirurgias cardiovasculares, onde as perdas sanguíneas podem levar à hipocalcemia.

Mecanismo de Ação: O cálcio é um mineral essencial que desempenha um papel crucial na coagulação sanguínea. Ele é necessário para a ativação de várias etapas do processo de coagulação e para a formação do coágulo sanguíneo. Tanto o gluconato de cálcio como o cloreto de cálcio fornecem cálcio ionizado que é rapidamente disponibilizado no sangue, permitindo a correção imediata da hipocalcemia e restaurando a coagulação normal.

Indicações: O gluconato de cálcio e o cloreto de cálcio são indicados para corrigir distúrbios da coagulação secundários à hipocalcemia, que podem ocorrer após grandes perdas sanguíneas, como as que ocorrem durante cirurgias cardiovasculares. A hipocalcemia pode levar a um comprometimento da coagulação sanguínea, aumentando o risco de sangramento, por isso é importante corrigir essa deficiência de cálcio no pós-operatório.

Posologia: As dosagens do gluconato de cálcio e do cloreto de cálcio variam de acordo com a gravidade da hipocalcemia e a resposta individual do paciente ao tratamento. Abaixo estão as posologias típicas para cada medicamento:

Gluconato de Cálcio: A dose usual do gluconato de cálcio é de 1 a 3 gramas (10 a 30 mililitros de uma solução a 10%) por via intravenosa, administrados lentamente ao longo de 5 a 10 minutos. A velocidade de infusão deve ser ajustada conforme a resposta do paciente e os níveis de cálcio no sangue.

Cloreto de Cálcio: A dose usual do cloreto de cálcio é de 500 a 1000 miligramas (5 a 10 mililitros de uma solução a 10%) por via intravenosa, administrados lentamente ao longo de 5 a 10 minutos. Assim como o gluconato de cálcio, a velocidade de infusão deve ser ajustada de acordo com a resposta do paciente.

Complicações: Embora o gluconato de cálcio e o cloreto de cálcio sejam considerados medicamentos seguros e bem tolerados, eles podem estar associados a algumas complicações e efeitos colaterais. Algumas das complicações possíveis incluem:

1. **Reações Locais:** A administração de cálcio por via intravenosa pode causar irritação local, resultando em dor ou inflamação no local da injeção.
2. **Hipercalcemia:** Em casos raros, a administração excessiva de cálcio pode levar à hipercalcemia. Isso pode levar a sintomas como fraqueza, fadiga, constipação e confusão mental.
3. **Arritmias Cardíacas:** O cálcio em excesso pode afetar o ritmo cardíaco e levar ao desenvolvimento de arritmias cardíacas, como taquicardia ou bradicardia.
4. **Complicações Renais:** A hipercalcemia prolongada pode sobrecarregar os rins, levando a complicações renais em alguns pacientes.

O gluconato de cálcio e o cloreto de cálcio são medicamentos importantes no tratamento do sangramento no pós-operatório de cirurgia cardiovascular. Eles corrigem a hipocalcemia, restabelecem a coagulação sanguínea e ajudam a controlar o sangramento. Embora sejam geralmente bem tolerados, o uso desses medicamentos requer uma avaliação cuidadosa do paciente e dos níveis de cálcio no sangue, para evitar complicações como hipercalcemia e arritmias cardíacas.

É fundamental que o tratamento seja conduzido por profissionais de saúde experientes e que os pacientes sejam monitorados de perto durante todo o processo de recuperação pós-operatória.

Antifibrinolíticos

- **Ácido tranexâmico e Ácido aminocapróico**

Os antifibrinolíticos são um grupo de medicamentos utilizados para inibir a atividade da plasmina, uma enzima responsável pela quebra do coágulo sanguíneo. Ao inibir a fibrinólise, esses medicamentos ajudam a manter os coágulos já formados, reduzindo assim o sangramento. Eles desempenham um papel fundamental no controle do sangramento pós-operatório, especialmente em cirurgias cardiovasculares, onde o risco de sangramento é maior.

Mecanismo de Ação: Os antifibrinolíticos, como o ácido tranexâmico e o ácido aminocaproico, atuam competitivamente inibindo a ação da plasmina, a qual é uma enzima responsável por degradar a fibrina, principal componente dos coágulos sanguíneos. Ao bloquear a atividade da plasmina, esses medicamentos impedem a dissolução dos coágulos já formados, prolongando a estabilidade do coágulo e reduzindo o sangramento.

Indicações: Os antifibrinolíticos são indicados para reduzir o sangramento excessivo em diversas situações, incluindo o pós-operatório de cirurgias cardiovasculares. Eles são frequentemente utilizados em cirurgias com circulação extracorpórea, como a revascularização do miocárdio, substituição ou reparo de valvas cardíacas, e outros procedimentos cardíacos de alto risco, onde há maior probabilidade de sangramento.

Posologia: As dosagens dos antifibrinolíticos podem variar de acordo com a gravidade do sangramento e o protocolo adotado pelo médico. Abaixo estão as posologias típicas para os dois principais antifibrinolíticos utilizados:

1. Ácido Tranexâmico: A dose recomendada é de 10 a 15 mg/kg por via intravenosa após a indução da anestesia, seguida de uma infusão de 1 mg/kg/hora por até 6 horas ou até 24 horas, se necessário.
2. Ácido Aminocaproico: A dose recomendada é de 5g por via intravenosa na indução da anestesia, seguida por uma infusão de 1g/hora por até 6 horas ou até 24 horas, se necessário.

Complicações: Embora os antifibrinolíticos sejam considerados medicamentos seguros e eficazes, eles podem estar associados a algumas complicações e efeitos colaterais. Algumas das complicações possíveis incluem:

1. Trombose: Em casos raros, os antifibrinolíticos podem aumentar o risco de trombose, levando à formação de coágulos sanguíneos indesejados em vasos sanguíneos, que podem causar obstruções e complicações adicionais.
2. Convulsões: Em casos muito raros, especialmente em doses elevadas, o ácido tranexâmico pode estar associado ao desenvolvimento de convulsões, principalmente em pacientes com histórico de epilepsia.
3. Distúrbios Visuais: Alguns pacientes podem experimentar distúrbios visuais temporários, como visão turva ou alterações na percepção das cores, com o uso dos antifibrinolíticos. Esses sintomas geralmente são reversíveis e desaparecem após a interrupção do medicamento.
4. Náuseas e Vômitos: Efeitos colaterais leves, como náuseas e vômitos, podem ocorrer em alguns pacientes, mas geralmente são bem tolerados e não requerem interrupção do tratamento.
5. Complicações Renais e Hepáticas: Em casos raros, o uso prolongado ou em altas doses dos antifibrinolíticos pode estar associado a complicações renais e hepáticas. Portanto, pacientes com histórico de problemas renais ou hepáticos devem ser monitorados de perto durante o tratamento.

Os antifibrinolíticos, como o ácido tranexâmico e o ácido aminocaproico, são medicamentos importantes no tratamento do sangramento no pós-operatório de cirurgia cardiovascular. Eles agem inibindo a quebra do coágulo sanguíneo e ajudam a reduzir o sangramento, especialmente em cirurgias cardíacas de alto risco. Apesar de serem geralmente bem tolerados, o uso desses medicamentos requer cautela e monitorização cuidadosa para minimizar o risco de complicações, como oclusões de enxertos, tromboses venosas e convulsões.

É fundamental que o tratamento seja conduzido por profissionais de saúde experientes e que os pacientes sejam acompanhados de perto durante todo o processo de recuperação pós-operatória.

Complexos protrombinicos ativados

- **Beriplex**

Esses medicamentos contêm os fatores de coagulação II, VII, IX e X, sendo utilizados para reverter os efeitos anticoagulantes de antagonistas da vitamina K, como a varfarina, em casos de sangramento grave. Além do Beriplex, existem outras opções similares, como o Octaplex e o Kcentra, que também são complexos protrombínicos ativados.

Mecanismo de Ação: O Beriplex e seus similares atuam fornecendo os fatores da coagulação que estão deficientes no sangue do paciente devido ao uso de anticoagulantes orais, como a varfarina. Esses anticoagulantes atuam inibindo a síntese dos fatores da coagulação dependentes da vitamina K, o que prolonga o tempo de coagulação do sangue. O Beriplex contém uma combinação dos fatores II, VII, IX e X, essenciais para a formação do coágulo sanguíneo. A administração desses fatores restaura o processo de coagulação e permite o controle do sangramento.

Indicações: O Beriplex e seus similares são indicados para casos de sangramento grave em pacientes que estão em tratamento com anticoagulantes orais, como a varfarina. Esses medicamentos são especialmente úteis em situações de sangramento que não respondem a outras medidas de reversão da anticoagulação, como a administração de vitamina K.

Posologia: A dosagem do Beriplex e similares varia de acordo com a gravidade do sangramento e o nível de anticoagulação do paciente. O médico responsável pelo tratamento determinará a dose adequada com base nos resultados dos testes de coagulação, como o tempo de protrombina (INR). Na prática clínica em casos de sangramento pós-operatórios, utilizamos de 500 a 2.000 unidades internacionais em infusão rápida.

Complicações: Como qualquer medicamento, o Beriplex e seus similares podem estar associados a algumas complicações e efeitos colaterais. Algumas das complicações possíveis incluem:

1. Reações Alérgicas: Em alguns casos, os pacientes podem apresentar reações alérgicas ao Beriplex ou seus similares. É importante monitorar

de perto os sinais de hipersensibilidade durante a administração do medicamento.

2. Trombose: A administração de complexos protrombínicos ativados pode aumentar o risco de trombose em alguns pacientes. Por esse motivo, é fundamental avaliar cuidadosamente o risco-benefício antes de usar o medicamento, especialmente em pacientes com histórico de trombose ou outras condições de risco.
3. Embolia Pulmonar: A formação de coágulos sanguíneos pode levar à embolia pulmonar, uma complicação potencialmente grave. É importante estar atento a sinais de falta de ar e dor no peito após a administração do medicamento.
4. Distúrbios Cardíacos: Em alguns casos, o Beriplex e similares podem causar distúrbios cardíacos, como arritmias e alterações na pressão arterial.
5. Náuseas e Vômitos: Alguns pacientes podem apresentar náuseas e vômitos após a administração do medicamento. Esses efeitos colaterais geralmente são leves e autolimitados.
6. Disfunções Renais e Hepáticas: Em casos raros, o uso de Beriplex e similares pode estar associado a complicações renais e hepáticas. Portanto, pacientes com histórico de problemas renais ou hepáticos devem ser monitorados de perto durante o tratamento.

O Beriplex e seus similares são medicamentos importantes no tratamento do sangramento no pós-operatório de cirurgia cardiovascular, especialmente em pacientes tratados com anticoagulantes orais, como a varfarina. Eles são uma opção terapêutica eficaz para reverter a anticoagulação e controlar o sangramento, mas seu uso requer uma avaliação cuidadosa do paciente e dos riscos potenciais. A dosagem adequada e a monitorização cuidadosa são essenciais para garantir a eficácia do tratamento e minimizar as complicações.

É fundamental que o tratamento seja realizado sob a supervisão de um profissional de saúde experiente, preferencialmente um hematologista ou cirurgião cardiovascular, que possa personalizar a abordagem para cada paciente individualmente.

- **Haemocompletan**

É um complexo protrombínico ativado que contém os fatores de coagulação II, VII, IX e X, além de proteínas C e S. É uma medicação utilizada para reverter coagulopatias e controlar o sangramento em pacientes com deficiências congênitas de fatores da coagulação ou em casos de sangramento no pós-operatório de cirurgia cardiovascular.

Mecanismo de Ação: O Haemocompletan age fornecendo os fatores da coagulação que estão deficientes no sangue do paciente. Esses fatores de coagulação são essenciais para a formação do coágulo sanguíneo e a interrupção do sangramento. Ao administrar o Haemocompletan, os níveis desses fatores são aumentados, permitindo que o processo de coagulação seja restaurado e o sangramento, controlado.

Indicações: O Haemocompletan é indicado para pacientes com deficiências congênitas de fatores da coagulação, como a hemofilia, ou para aqueles com sangramento no pós-operatório de cirurgia cardiovascular, especialmente em situações de sangramento grave e quando outros métodos de controle de sangramento são insuficientes.

Posologia: A dosagem do Haemocompletan varia de acordo com a gravidade do sangramento e a deficiência específica de fatores da coagulação. A dose é determinada por um especialista em hematologia, que realiza testes de coagulação para identificar as deficiências de fatores e estabelecer a posologia adequada.

Complicações: Como qualquer medicamento, o Haemocompletan pode estar associado a algumas complicações e efeitos colaterais. Algumas das complicações possíveis incluem:

1. **Reações Alérgicas:** Em alguns casos, o paciente pode apresentar reações alérgicas à medicação. É importante monitorar de perto os sinais de hipersensibilidade durante a administração do Haemocompletan.
2. **Trombose:** A administração de complexos protrombínicos ativados, como o Haemocompletan, pode aumentar o risco de trombose em alguns pacientes. É fundamental avaliar cuidadosamente o risco-benefício antes de usar o medicamento, especialmente em pacientes com histórico de trombose ou outras condições de risco.
3. **Dispneia e Hipertensão:** Em casos raros, o Haemocompletan pode causar sintomas respiratórios, como dispneia, e levar a aumento da pressão arterial (hipertensão). Se esses sintomas ocorrerem, é necessário interromper o uso do medicamento e buscar assistência médica imediata.
4. **Náuseas e Vômitos:** Alguns pacientes podem apresentar náuseas e vômitos após a administração do Haemocompletan. Esses efeitos colaterais geralmente são leves e autolimitados.
5. **Complicações Renais e Hepáticas:** Em casos raros, o Haemocompletan pode estar associado a complicações renais e hepáticas. Portanto, pacientes com histórico de problemas renais

ou hepáticos devem ser monitorados de perto durante o tratamento.

O Haemocompletan é uma medicação importante no tratamento do sangramento no pós-operatório de cirurgia cardiovascular, especialmente em pacientes com deficiências congênitas de fatores da coagulação. É uma opção terapêutica eficaz para reverter coagulopatias e controlar o sangramento, mas seu uso requer uma avaliação cuidadosa do paciente e dos riscos potenciais. A dosagem adequada e a monitorização cuidadosa são essenciais para garantir a eficácia do tratamento e minimizar as complicações. É fundamental que o tratamento seja realizado sob a supervisão de um profissional de saúde experiente, preferencialmente um hematologista ou cirurgião cardiovascular, que possa personalizar a abordagem para cada paciente individualmente.

Tratamento com hemoderivados

O tratamento de sangramentos com hemoderivados no pós-operatório de cirurgia cardiovascular é uma abordagem importante para corrigir distúrbios da coagulação e controlar o sangramento. Os principais hemoderivados utilizados incluem concentrado de hemácias, plasma fresco congelado, plaquetas e crioprecipitado. Cada um desses produtos sanguíneos possui indicações específicas, posologia adequada e potenciais complicações.

- **Concentrado de hemácias**[19-22]

Indicações: O concentrado de hemácias é utilizado para corrigir a anemia grave e melhorar a capacidade de transporte de oxigênio do sangue em pacientes com sangramento significativo e perdas sanguíneas importantes.

Posologia: A dose de concentrado de hemácias é individualizada e baseada nos níveis de hemoglobina do paciente e nas perdas sanguíneas. A quantidade administrada é ajustada para elevar os níveis de hemoglobina a um nível aceitável e melhorar a oxigenação dos tecidos.

Complicações: As complicações do uso de concentrado de hemácias são raras, mas podem incluir reações alérgicas, sobrecarga circulatória, hipervolemia e, em casos raros, transmissão de doenças infecciosas.

- **Plasma fresco congelado**[22,23]

Indicações: O PFC é utilizado para repor fatores de coagulação no sangue, como o fibrinogênio, fator V e fator VIII, em pacientes com deficiência desses componentes ou com coagulopatia devido a sangramento.

Posologia: A dose de PFC é individualizada de acordo com as necessidades específicas do paciente e os resultados de exames laboratoriais que avaliam a função dos fatores de coagulação.

Complicações: O uso de PFC pode estar associado a complicações, como reações alérgicas, transmissão de doenças infecciosas e, em casos raros, sobrecarga circulatória.

- **Concentrado de plaquetas**[24-26]

Indicações: As plaquetas são utilizadas para corrigir a trombocitopenia em pacientes com sangramento associado à disfunção plaquetária.

Posologia: A dose de plaquetas é baseada na contagem de plaquetas do paciente e na gravidade do sangramento. A quantidade administrada é ajustada para aumentar as contagens de plaquetas a níveis adequados.

Complicações: O uso de plaquetas pode estar associado a reações alérgicas e, em casos raros, transmissão de doenças infecciosas.

- **Crioprecipitado**[26-29]

Indicações: O crioprecipitado é utilizado para repor o fibrinogênio e o fator VIII em pacientes com deficiência desses fatores de coagulação ou com coagulopatia devido a sangramento.

Posologia: A dose de crioprecipitado é baseada nos níveis de fibrinogênio e fator VIII do paciente e nos resultados de exames laboratoriais.

Complicações: O uso de crioprecipitado pode estar associado a reações alérgicas e, em casos raros, transmissão de doenças infecciosas.

É importante que o uso de hemoderivados no pós-operatório de cirurgia cardiovascular seja baseado em avaliações clínicas e laboratoriais criteriosas para garantir o tratamento adequado e seguro dos pacientes. As doses administradas devem ser individualizadas, considerando as necessidades específicas de cada paciente e as orientações clínicas atualizadas. A equipe médica deve estar atenta a possíveis complicações associadas ao uso de hemoderivados e tomar medidas adequadas para preveni-las e tratá-las, caso ocorram.

REOPERAÇÕES POR SANGRAMENTO

O sangramento no pós-operatório de cirurgia cardiovascular é um cenário desafiador que pode surgir em qualquer paciente submetido a procedimentos cardiovasculares. As indicações para reoperação por sangramento são geralmente determinadas por critérios clínicos e laboratoriais, que sugerem um sangramento incontrolável ou com risco significativo para o paciente. Algumas das indicações comuns para reoperação incluem:

1. **Sangramento Excessivo**: Quando ocorre um sangramento grave e persistente (mais de 100

mililitros por horas nas primeiras 6 horas ou mais de 1000 mililitros nas primeiras 12 horas) que não responde às medidas conservadoras de controle, como a administração de agentes antifibrinolíticos, plaquetas ou produtos sanguíneos.

2. **Instabilidade Hemodinâmica**: Caso o paciente apresente sinais de choque hemorrágico ou instabilidade hemodinâmica devido a perdas sanguíneas significativas.
3. **Deterioração Clínica**: Se o paciente apresentar piora clínica significativa, como sinais de baixo débito cardíaco ou insuficiência orgânica, relacionada ao sangramento.
4. **Sinais de Tamponamento Cardíaco**: Em casos de derrame pericárdico significativo que cause tamponamento cardíaco, exigindo intervenção cirúrgica de imediato.

É importante ressaltar que cada caso é único, e as indicações para reoperação por sangramento devem ser avaliadas individualmente por uma equipe multidisciplinar, incluindo cirurgiões, hematologistas e intensivistas. As decisões devem ser baseadas em critérios clínicos, exames laboratoriais, hemodinâmicos e de imagem.

PONTOS-CHAVE

Cirurgias cardiovasculares, como a revascularização do miocárdio, cirurgias valvares e cirurgias de aorta, envolvem riscos significativos de complicações hemorrágicas devido à complexidade dos procedimentos, uso de anticoagulantes durante a circulação extracorpórea e possíveis distúrbios de coagulação associados ao estado clínico do paciente.

O volume de sangramento no pós-operatório imediato deve ser criteriosamente monitorado a cada hora nas primeiras 48 horas de pós-operatório, com adoção de medidas terapêuticas específicas em casos de sangramento excessivo ou obstrução dos drenos.

Fatores de risco de sangramento: Idade avançada. Sexo masculino, comorbidades, uso prévio de anticoagulantes e antiagregantes plaquetários, reoperações, cirurgias combinadas.

O diagnóstico de sangramento no pós-operatório de cirurgia cardiovascular é essencial para a detecção precoce de complicações hemorrágicas e para a implementação de medidas terapêuticas adequadas.

Os exames laboratoriais desempenham um papel crucial no diagnóstico e na monitorização do sangramento no pós-operatório de cirurgias cardiovasculares: hemograma completo, coagulograma, d-dímero, fibrinogênio, tromboelastograma.

Os métodos de imagem são fundamentais para a avaliação precisa das complicações relacionadas ao sangramento no pós-operatório de cirurgias cardiovasculares: ecocardiograma e tomografia computadorizada de tórax.

O tratamento medicamentoso do sangramento no pós-operatório de cirurgias cardiovasculares é essencial para controlar a hemorragia e prevenir complicações: protamina, DDAVP, cloreto e gluconato de cálcio, antifibrinoliticos, complexos protrombinicos ativados.

Os principais hemoderivados utilizados incluem concentrado de hemácias, plasma fresco congelado, plaquetas e crioprecipitado. Cada um desses produtos sanguíneos possui indicações específicas, posologia adequada e potenciais complicações.

As indicações para reoperação por sangramento são geralmente determinadas por critérios clínicos e laboratoriais, que sugerem um sangramento incontrolável ou com risco significativo para o paciente.

REFERÊNCIAS BIBLIOGRÁFICAS

1. Christenson JT et al. Is the use of mediastinal tubes beneficial following open-heart surgery? Eur J Cardiothorac Surg. 1990;4(1):12–17.
2. Orime Y, Kondo H, Fukuda I. Is the use of mediastinal tubes beneficial following open-heart surgery? Eur J Cardiothorac Surg. 1990;4(5):278–283.
3. Ohri SK, Angelini GD. Complications of postoperative mediastinal chest drainage. Acta Chir Belg. 1994;94(1):1–4.
4. Burfeind WR Jr, Glower DD, Davis RD, Landolfo KP, Lowe JE, Wolfe WG. Reducing chest tube stay after open heart operations: a controlled, randomized trial. Ann Thorac Surg. 1996;61(2):369–373.
5. Karthik S, Grayson AD, Oo AY, et al. Reexploration for bleeding after coronary artery bypass surgery: risk factors, outcomes, and the effect of time delay. Ann Thorac Surg. 2004;78(2):527-534. doi:10.1016/j.athoracsur.2004.02.020.
6. Jyrala, A., et al. "Gender-Related Differences in Bleeding After Coronary Artery Bypass Graft Surgery." The Annals of Thoracic Surgery, 2012;93(1):37-44.
7. Mehran, R., et al. "Short- and Long-term Results After Multivessel Stenting in Diabetic Patients." Journal of the American College of Cardiology, 2004;43(8):1348-1354.
8. Engoren, M., et al. "Risk Factors for and Economic Implications of Postoperative Hemorrhage After Coronary Artery Bypass Grafting." The Annals of Thoracic Surgery, 2014;97(4), 1195-1200.
9. Suwaidi, J. A., et al. "Cardiac Tamponade in Patients with Acute Coronary Syndromes: Presentation, Prognosis, and Outcomes." Chest, 2000;118(3), 913-918.
10. Mahfood, S., et al. "Cardiac Tamponade in the Medical ICU: Pericardial Effusion Gradients, Etiologies, and Associated Hemodynamic Abnormalities." Chest, 2002;121(6), 1921-1929.
11. Spencer, K. T., et al. "Focused Cardiac Ultrasound: Recommendations from the American Society of Echocardiography." Journal of the American Society of Echocardiography, 2001;24(6), 657-670.
12. Picano, E., et al. "Echo-labelling for Interdisciplinary Echocardiography in the Cardiology Practice." European Heart Journal, 1998;19(6), 1021-1031.
13. Vaidya, A., et al. "CT and MRI of Intrathoracic and Intrapericardial Hemorrhage: A Comprehensive Pictorial Review." Current Problems in Diagnostic Radiology, 2019;48(2), 169-181.
14. Ribeiro, A., et al. "Cardiovascular Computed Tomography in the Evaluation of Postoperative Cardiovascular Surgery." Revista Portuguesa de Cardiologia, 2018; 37(3), 231-242.
15. George, E., et al. "Cardiovascular Magnetic Resonance Imaging in the Postoperative Period of Surgical Correction of Tetralogy of Fallot." Biomedizinische Technik/Biomedical Engineering, 2016;61(2), 207-215.

16. Diederichsen, S. Z., et al. "Magnetic Resonance Imaging for Quantification of Aortic Regurgitation After Transcatheter Aortic Valve Implantation." Journal of the American Heart Association, 2017;6(8), e006924.
17. Mehran, R., et al. "Standardized Bleeding Definitions for Cardiovascular Clinical Trials: A Consensus Report from the Bleeding Academic Research Consortium." Circulation, 2011;123(23), 2736-2747.
18. Rao, S. V., et al. "Predictive Accuracy of the Bleeding Academic Research Consortium (BARC) Bleeding Definition in Patients Undergoing Percutaneous Coronary Intervention and Subsequent Dual Antiplatelet Therapy: A RETRACE Analysis."
19. Brown JR, Birkmeyer NJ, O'Connor GT. Meta-analysis comparing the effectiveness and adverse outcomes of antifibrinolytic agents in cardiac surgery. Circulation. 2007;115(22):2801-2813.doi:10.1161/CIRCULATIONAHA.106.668431.
20. Lin Y, Zhang H, Chen Y, et al. The effects of desmopressin on reducing blood loss and the need for blood products after cardiac surgery: A systematic review and meta-analysis. J Clin Anesth. 2017;40:74-81. doi:10.1016/j.jclinane.2017.03.034.
21. Myles PS, Smith JA, Forbes A, et al. Tranexamic Acid in Coronary Artery Surgery (TRACS) - A randomized, double-blind, placebo-controlled clinical trial of tranexamic acid to reduce blood transfusion and surgical bleeding. Am Heart J. 2007;154(3):585-591. doi:10.1016/j.ahj.2007.05.024.
22. Yang L, Stanworth S, Hopewell S, Doree C, Murphy M. Is fresh-frozen plasma clinically effective? An update of a systematic review of randomized controlled trials. Transfusion. 2012;52(8):1673-1686. doi:10.1111/j.1537-2995.2011.03541.x.
23. Ortmann E, Besser MW, Sharples LD, et al. Impact of blood products on survival after cardiac surgery associated acute kidney injury. J Thorac Cardiovasc Surg. 2018;156(5):2011-2019.e5.
24. Hunt BJ, Segal H, Yacoub M, et al. Risk and prevention of venous thromboembolism in cardiac surgery. Semin Thromb Hemost. 2015;41(1): 27-37.
25. Karthik S, Grayson AD, Oo AY, et al. Reexploration for bleeding after coronary artery bypass surgery: risk factors, outcomes, and the effect of time delay. Ann Thorac Surg. 2004;78(2):527-534.
26. Franchini M, Lippi G, Manzato F. Recent acquisitions in the treatment of von Willebrand disease-associated bleeding. Thromb J. 2020;18:4.
27. Faraoni D, Levy JH, Albaladejo P, et al. Updates in the perioperative and emergency management of non-vitamin K antagonist oral anticoagulants. Crit Care. 2019;23(1):402.
28. Shin HJ, Na S. Hemostatic Management of Cardiovascular Surgery and Postoperative Care. Korean J Thorac Cardiovasc Surg. 2017;50(4): 229-239.
29. Ranucci M, Giomarelli P, Ditta A, et al. Efficacy and safety of recombinant activated factor VII in major surgical procedures: systematic review and meta-analysis of randomized clinical trials. Semin Thromb Hemost. 2014;40(6):628-636.

Seção **9**

Distúrbios de Coagulação Sanguínea

29

Monitorização da coagulação sanguínea: testes convencionais e viscoelásticos

Bruna Araújo Silva • Ligia Cristina Câmara Cunha • Filomena Regina Barbosa G. Galas

INTRODUÇÃO

Tradicionalmente, a monitorização da coagulação depende da avaliação clínica (como a observação de sangramento ativo) e dos testes laboratoriais padrões – como o tempo de tromboplastina parcial ativada, tempo de protrombina e contagem de plaquetas. No entanto, muitos desses testes foram planejados na intenção de averiguar as deficiências dos fatores de coagulação – como em doenças hepáticas, coagulação intravascular disseminada, hemofilias – não para prever risco de sangramento ou orientar o tratamento em caso de risco hemostático.[1]

No enfoque da monitorização da coagulação pós-cirurgia cardíaca, muitos têm seu resultado alterado na presença de heparina ou outros anticoagulantes e hemodiluição, diminuindo muito sua conveniência. Adicionalmente, para intervenções de emergência, esses métodos têm seu tempo de preparação e transporte elevados, diminuindo o tempo de resposta do profissional.[2,3]

Devido a esses fatores, a intervenção hemostática em pacientes com sangramento é geralmente determinada empiricamente. Consequentemente, as práticas de transfusão diferem substancialmente entre as instituições,[4-6] geralmente usa-se a terapia empírica sugerida para transfusão de hemácias e FFP de 1:1 antes que os resultados desses testes estejam disponíveis.[7-9]

Ao contrário, os métodos *point of care* (POC) de monitoração viscoelástica permitem um diagnóstico rápido da causa do sangramento. POC refere-se a testes que podem ser realizados usando um dispositivo localizado no, ou próximo ao local do paciente (por exemplo, casa do paciente, sala de operações), e não em um laboratório central. Vários testes podem ser realizados no ponto de atendimento, incluindo alguns testes laboratoriais convencionais como os citados. Porém, quando estivermos nos referindo à POC neste capítulo, estaremos falando da trombelastografia (TEG) da Haemoscope Inc.®, e da tromboelastometria de rotação (ROTEM), da *Team International GmbH*, disponibilizados unicamente como *point of care*. Embora as especificidades dos dispositivos variem, todas elas medem os mesmos parâmetros gerais.

A TEG e a ROTEM são testes globais de hemostasia realizada no sangue total que refletem a função plaquetária e a coagulação. Esses testes podem ser para obter uma avaliação rápida da cinética da formação, força e dissolução do coágulo e serão explicados com mais detalhes abaixo.

Dessa forma, este capítulo examinará estes testes de monitorização da coagulação mais utilizados e suas limitações.

TESTES CONVENCIONAIS PARA MONITORIZAÇÃO DA COAGULAÇÃO

Os testes laboratoriais são recomendados seletivamente, porque são mais econômicos e possuem boas evidências para pacientes com distúrbios hemorrágicos, histórico de sangramento ou indicação clínica clara (por exemplo, síndrome HELLP, doença hepática, leucemia ou hemofilia).[10,11]

Os testes laboratoriais convencionais são geralmente realizados com plasma, com plaquetas e outras células sanguíneas removidas, portanto, não refletem o verdadeiro processo fisiológico de coagulação.[12] Resultados falso positivos e falsos negativos não são incomuns, sendo que, em revisão sistemática, constatou-se que seus resultados anormais não predizem sangramentos intra ou pós-operatórios.[11,13]

Como muitos desses testes foram planejados na intenção de averiguar as deficiências dos fatores de coagulação em pacientes sem histórico prévio de sangramento ou distúrbios hemorrágicos, eles geralmente não são recomendados para análise pré-operatória,[1,10,14-18] preferindo-se, de acordo com diversos estudos, os questionários de história clinica estruturados, com eficácia por vezes superior a esse exames para previsão de sangramento intra e pós-operatório.[19]

Contagem de plaquetas

Útil em cenários clínicos para averiguar distúrbios da hemostasia, com seus sinais clínicos usuais. Assim como testes para fatores específicos da coagulação, são usados como testes pré-operatórios apenas em adição a uma anamnese hemorrágica positiva.[19]

Para pacientes com distúrbios da hemostasia primária, usa-se o HemoSTATUS (MEA).[20] O MEA foi utilizado com sucesso para detectar alterações na função plaquetária após cirurgia cardíaca.[21,22]

A limitação de realizar análise dos distúrbios plaquetários isolados para averiguar risco hemostático torna o uso do MEA insuficiente na monitorização da coagulação. Enquanto isso, os instrumentos que medem propriedades físicas do coágulo – como o equilíbrio entre sua formação, retração e lise – refletem a capacidade do tampão hemostático de desempenhar sua função, assim, medindo várias propriedades do coágulo durante a hemostasia, detectando potencialmente uma série de anormalidades plaquetárias adquiridas e congênitas.

Concentração de fibrinogênio

O fibrinogênio é fator essencial para uma coagulação eficaz e é o primeiro a se esgotar em casos de sangramentos maciços ou hemodiluição.[23] Baixas concentrações pré-operatórias de fibrinogênio indicam risco aumentado de sangramento intraoperatório durante cirurgia cardíaca.[24] A medição pré-operatória do monômero de fibrina ou do produto de degradação da fibrina também pode permitir a estratificação de risco para perda sanguínea intraoperatória.[25] Assim, retifica-se seu uso no pré-operatório para estratificação de risco nos casos indicados anteriormente.

O recurso mais utilizado para mensurar sua concentração é o método de Clauss.[19] Esse método consegue inferir o tempo de coagulação de maneira indireta através dos valores convencionados por calibração. Para sua realização, o plasma citratado recalcificado é incubado a 38 °C com trombina e um ativador. Registra-se então o tempo de coagulação – o qual é o tempo de formação da fita de fibrina no ensaio.

Apesar disso, mesmo através desse método, seus resultados são modificados dependendo da concentração de heparina, de produtos de degradação do fibrinogênio[26] e coloides.[27-29] Deixando seu uso muito restrito para monitorização dos parâmetros hemostáticos pós-cirurgia cardíaca.

Contagem de fatores específicos da coagulação

Os testes de fatores da coagulação podem sugerir aumento do risco de sangramento, tem utilidade comprovada como teste pré-operatório em caso de uma anamnese hemorrágica positiva,[19] assim como os ensaios plaquetários, mas não podem prever sangramentos intra ou pós-operatórios causados por fatores exógenos.

Tempo de tromboplastina parcial ativada e tempo de protrombina

O **tempo de tromboplastina parcial ativada (PTTa)** mede a integridade geral das vias intrínsecas e comuns da coagulação. Como no método de Clauss, o ensaio é realizado recalcificando o plasma citrado, porém, os resultados são gerados na presença de um material tromboplástico que não possui atividade de fator tecidual (daí o termo tromboplastina parcial) e uma substância carregada negativamente, o que resulta na ativação do fator de contato, iniciando a coagulação através da via intrínseca[10,14] A faixa normal do PTTa varia conforme a combinação de laboratório e reagente e as faixas institucionais locais devem ser usadas, limitando sua padronização na pesquisa.

O PTTa tem também uma importante limitação em cirurgia cardíaca, pois, quando as doses de heparina administradas resultarem em uma concentração plasmática de heparina > 1 unidade/mL, o PTTa ultrapassa a faixa de monitoramento linear. Exemplos desses são durante circulação extracorpórea (CEC) e oxigenação por membrana extracorpórea (ECMO).[30,31] Além disso, o PTTa é afetado pela temperatura, pH, certos anticoagulantes orais, níveis de fibrinogênio e por deficiência nos fatores de coagulação das vias analisadas.[26]

O **tempo de protrombina (TP)** mede o tempo que o plasma coagula quando exposto ao fator tecidual, que avalia as vias extrínsecas e comuns da coagulação. É aferido por reação similar ao PTTa, porém usando um reagente de tromboplastina. Em adicional, suas medidas são padronizadas por conversão para a razão normalizada internacional (INR), tornando-o adimensional e amplamente padronizado.

Embora o PT e o PTTa forneçam uma avaliação geral da formação de coágulos, eles não fornecem informações sobre reticulação de fibrina ou dissolução de coágulos e, portanto, serão insensíveis para pacientes com anormalidades da função do fator XIII ou a fibrinólise anormal, como pacientes hemofílicos.[32]

Os intervalos para PT e PTTa são baseados na população em geral e podem não se aplicar a pacientes cirúrgicos com sangramento maciço.[1] Consequentemente, PTTa e PT não conseguem identificar distúrbios hemorrágicos ocultos em pacientes pediátricos com alto risco de sangramento.[33]

Anti-fator Xa e tempo de coagulação do sangue total

A maioria dos pacientes que recebe heparina não fracionada em doses terapêuticas completas é monitorada usando o PTTa, porém, ele é impreciso quando heparina alcança concentrações plasmáticas superiores a 1 unidade/ml.

Assim, outra opção para monitorar a heparina não fracionada em dose cheia é usar a **atividade anti-fator Xa (ou anti-Xa)**. Este é um ensaio funcional realizado medindo a atividade do fator Xa adicionado ao plasma do paciente, usando um substrato artificial do fator Xa que libera um composto colorido quando clivado.[34]

A atividade do fator Xa é inversamente proporcional à quantidade de heparina ou outro inibidor do fator Xa no plasma. Os resultados dos testes anti-Xa podem diferir entre os centros devido à variabilidade no tipo de ensaios utilizados.

O **tempo de coagulação do sangue total (TCA)** mede o tempo que o sangue total (em vez do plasma) leva para coagular quando exposto a substâncias que ativam os fatores teciduais de contato. Como o PTTa, este teste avalia as vias intrínsecas e comuns da coagulação. O teste TCA é realizado adicionando celite ou caulino ao sangue total recém-extraído e medindo o tempo de formação de coágulos.

O principal uso do TCA é o ajuste da dose de heparina durante procedimentos em que grandes doses são usadas, como durante a circulação CEC e a ECMO,[30,31] pois o ACT mostra resultados para concentrações de heparina na faixa de 1 a 5 unidades/mL.[35]

TESTES VISCOELÁSTICOS DA COAGULAÇÃO

Os testes viscoelásticos usados modernamente são métodos POC e, para realizar sua análise, eles se utilizam do sangue total, com perfil de formação e degradação do coágulo sendo avaliado por até 60 minutos e dinâmica de coagulação representada graficamente. Assim, eles são, em geral mais representativos da coagulação in vivo do que os testes laboratoriais convencionais, pois o monitoramento da coagulação se estende além da polimerização inicial de fibrina.

As amostras de sangue para análise são colocadas em uma câmara de reação e um pino é imerso. O pino começa a oscilar de um lado para o outro com um ciclo de rotação de 10 segundos e a viscoelasticidade da amostra é medida através do movimento do pino. À medida que o sangue coagula, a polimerização da fibrina continuamente altera a viscoelasticidade do sangue em amostra.

Os ensaios podem ser realizados usando sangue citratado recalcificado sozinho, o que dentro dos parâmetros das máquinas é chamado de "ensaio NATEM" – com coagulação iniciada intrinsecamente pela superfície do copo e do pino. Mas, geralmente, são adicionados ativadores para acelerar a coagulação e agentes modificadores que possam sugerir a causa da coagulopatia observada, permitindo analisar mais de diagnósticos diferencial com uma mesma amostra, pois geralmente, os dispositivos POC possuem múltiplos canais, permitindo que vários ensaios sejam realizados simultaneamente.

Dentre os agentes de modificação utilizados estão:[19]

- Adição de um ativador de contato, como, por exemplo, caulino ou ácido elágico (ensaios kaoTEG ou INTEM): estimulam a ativação intrínseca, fornecendo um ensaio análogo ao PTTa. A adição de heparinase a um teste intrinsecamente ativado degrada a heparina no sangue, permitindo a identificação de coagulopatia causada pela heparina.
- Adição de fator tecidual recombinante (ensaios rápido TEG ou EXTEM): ativa a coagulação por via extrínseca, fornecendo um ensaio análogo ao PT.
- Adição de heparinase a um ensaio intrinsecamente ativado (ensaios hepTEG ou HEPTEM): teste degrada a heparina no sangue, permitindo a identificação de coagulopatia causada por heparina.
- Adição de um inibidor de plaquetas, como, por exemplo, abciximab ou citocalasina D, adicionados a um ensaio de ativação extrínseca (fibrinogênio funcional [FF] ou ensaio FIBTEM): este teste mede a força do coágulo à base de fibrina. A baixa força do coágulo de FF/FIBTEM geralmente indica deficiência de fibrinogênio. A força adequada do coágulo FF/FIBTEM na presença de força geral diminuída do coágulo em pacientes com sangramento pode indicar deficiência de plaquetas.
- Adição do agente antifibrinolítico, como aprotinina, a um ensaio de ativação extrínseca (ensaio APTEM): coagulação melhorada com aprotinina indica hiperfibrinólise.

Dentro desses diversos ensaios, os parâmetros avaliados são:[19]

- Tempo de reação (r) ou tempo de coagulação (CT): ambos os parâmetros representam o tempo de início da coagulação, que é o tempo que demora para a amplitude (abcissa do gráfico) atingir 2mm (processo parcialmente dependente da geração de trombina).
- Tempo (k) ou tempo de formação de coágulo (CFT): tempo para formação de coágulos, que é o tempo transcorrido para a amplitude aumentar de 2 para 20mm.
- O ângulo alfa (a) (tangente da inclinação entre 2 e 20mm): fornece outra medida da taxa de formação de coágulos.
- Amplitude máxima (MA) ou a firmeza máxima do coágulo (MCF): medem a força do coágulo, ambas medidas em mm, representam os efeitos combinados da agregação plaquetária e polimerização da fibrina. A amplitude em pontos temporais iniciais (como A5 e A10) pode ser usada para prever a firmeza máxima do coágulo. Assim, tem-se um valor inicial aproximado, com boa precisão, em 5-10 minutos de início do teste à beira do leito.
- A rigidez do coágulo (G) e a elasticidade máxima do coágulo (MCE): também usadas para avaliar a força do coágulo. G e MCE têm uma relação curvilínea com MA e MCF, respectivamente, tornando-os conceitualmente e estatisticamente importantes.[36,37]
- Índice de lise (LY30 ou LI30): é a medida da estabilidade do coágulo. Isso é medido pela redução da força do coágulo após a obtenção da amplitude máxima ou firmeza máxima do coágulo, e equivale à porcentagem da força do coágulo restante 30 minutos após essas medidas serem obtidas.
- Lise máxima (ML): é medida pela maior porcentagem de redução na amplitude da elasticidade máxima do coágulo durante os 60 minutos de teste.

AVALIAÇÃO DO STATUS DA COAGULAÇÃO NO PÓS-OPERATÓRIO DE CIRURGIA CARDÍACA

A medição pré-operatória da coagulação por métodos POC não prevê sangramento durante ou após a cirurgia.[38-42] Os ensaios POC são projetados para o diagnóstico rápido das causas do sangramento, que é de maior valor no intra e pós-operatório. Nesse contexto, os algoritmos de transfusão que incorporam o monitoramento da coagulação POC são eficazes na redução da perda de sangue, na exposição a produtos sanguíneos halogênicos e na melhoria da segurança e do custo-efetividade da terapia hemostática durante a cirurgia cardíaca.[43-45]

No pós-operatório, as possíveis complicações incluem eventos tromboembólicos e sangramento recorrente ou excessivo. O monitoramento pós-operatório da coagulação na unidade de terapia intensiva (UTI) pode fornecer informações sobre intervenções hemostáticas apropriadas ou procedimentos adicionais que possam ser necessários.

Embora seja possível obter menos sangramento e menores taxas de transfusão com a utilização da prática de transfusão baseada nesse algoritmo,[46-49] existem poucas evidências para apoiar seu uso (assim como dos métodos laboratoriais tradicionais) para orientar a intervenção hemostática no período pós-operatório. Ensaios comparando transfusão guiada por TEM e ROTEM com manejo de coagulação convencional incluíram análise de amostras coletadas até 24 horas após a CEC, mas não chegaram a conclusões específicas sobre a importância do monitoramento pós-operatório.[43,44]

Mesmo na ausência de evidências definitivas, a implementação de ensaios POC parece racional se a alternativa for o tratamento hemostático guiado apenas pelo julgamento clínico.[50,51] Um estudo prospectivo demonstrou recentemente tempos de resposta e qualidade de avaliação superiores com monitoramento de POC comparado com PT e PTTa.[2] Seus algoritmos têm sido cada vez mais utilizados para prever o risco de sangramento e mortalidade, diagnosticar deficiência de fibrinogênio e orientar transfusão de fibrinogênio em trauma[52,53] pacientes com sangramento cirúrgico,[54] cirurgia cardíaca,[55,56] transplante hepático e sangramento pós-parto, fornecendo resultados clinicamente úteis em 10 minutos.[57-59] Além disso, tem se mostrado útil na redução da transfusão de FFP e RBC em 90% e 62-72%, respectivamente.[60] Reduzindo os custos médios mensais em 44% nos serviços avaliados.[48]

Conclui-se assim que são necessários mais estudos para determinar procedimentos ótimos de monitoramento para orientar intervenção hemostática, porém vêm-se caminhos promissores para dar início a essas análises e enriquecer os protocolos atuais.

REFERÊNCIAS BIBLIOGRÁFICAS

1. Eckman MH, Erban JK. Screening for the risk for bleeding or thrombosis. Ann Intern Med 2003; 138:W15–24. doi: 10.7326/0003-4819-138-3-200302040-00011-w1
2. Doran CM, Woolley T. Feasibility of using rotational thromboelastometry to assess coagulation status of combat casualties in a deployed setting. J Trauma. 2010 Jul;69 Suppl 1:S40-8. doi: 10.1097/TA.0b013e3181e4257b
3. Singer AJ, Viccellio P. Introduction of a stat laboratory reduces emergency department length of stay. Acad Emerg Med. 2008 Apr;15(4):324-8. doi: 10.1111/j.1553-2712.2008.00065.x
4. Dara SI, Rana R. Fresh frozen plasma transfusion in critically ill medical patients with coagulopathy. Crit Care Med. 2005 Nov;33(11):2667-71. doi: 10.1097/01.ccm.0000186745.53059.f0
5. Verlicchi F, Facco G. Blood transfusion practice: a nationwide survey in Italy. Blood Transfus. 2011 Oct; 9(4): 430-435. doi: 10.2450/2011.0023-10

6. Jans O, Kehlet H. Transfusion practice in hip arthroplasty – a nationwide study. Vox Sang. 2011 May;100(4):374-80. doi: 10.1111/j.1423-0410.2010.01428.x
7. Scalea TM, Bochicchio KM. Early aggressive use of fresh frozen plasma does not improve outcome in critically injured trauma patients. Ann Surg. 2008 Oct;248(4):578-84. doi: 10.1097/SLA.0b013e31818990ed
8. Kashuk JL, Moore EE. Postinjury life threatening coagulopathy: is 1:1 fresh frozen plasma: packed red blood cells the answer? J Trauma. 2008 Aug;65(2):261-70; discussion 270-1. doi: 10.1097/TA.0b013e31817de3e1
9. Snyder CW, Weinberg Ja. The relationship of blood product ratio to mortality: survival benefit or survival bias? J Trauma. 2009 Feb;66(2):358-62; discussion 362-4. doi: 10.1097/TA.0b013e318196c3ac
10. Chee YL, Crawford JC. Guidelines on the assessment of bleeding risk prior to surgery or invasive procedures. British Committee for Standards in Haematology. Br J Haematol. 2008 Mar;140(5):496-504. doi: 10.1111/j.1365-2141.2007.06968.x
11. Chee YL, Greaves M. Role of coagulation testing in predicting bleeding risk. Hematol J. 2003;4(6):373-8. doi: 10.1038/sj.thj.6200306
12. Nair SC, Dargaud Y. Tests of global haemostasis and their applications in bleeding disorders. Haemophilia. 2010 Jul;16 Suppl 5:85-92. doi: 10.1111/j.1365-2516.2010.02304.x
13. Segal JB, Dzik WH. Paucity of studies to support that abnormal coagulation test results predict bleeding in the setting of invasive procedures: an evidence-based review. Transfusion. 2005 Sep;45(9):1413-25. doi: 10.1111/j.1537-2995.2005.00546.x
14. Watson HG, Greaves M. Can we predict bleeding? Semin Thromb Hemost. 2008 Feb;34(1):97-103. doi: 10.1055/s-2008-1066028
15. Liumbruno GM, Bennardello F. Recommendations for the transfusion management of patients in the peri-operative period. I. The pre-operative period. Blood Transfus. 2011 Jan;9(1):19-40. doi: 10.2450/2010.0074-10
16. Ng KF, Lai KW. Value of preoperative coagulation tests: reappraisal of major noncardiac surgery. World J Surg. 2002 May;26(5):515-20. doi: 10.1007/s00268-001-0260-8
17. Koscielny J, von Tempelhoff GF. A practical concept for preoperative management of patients with impaired primary hemostasis. Clin Appl Thromb Hemost. 2004 Apr;10(2):155-66. doi: 10.1177/107602960401000206
18. Gabriel P, Mazoit X. Relationship between clinical history, coagulation tests, and perioperative bleeding during tonsillectomies in pediatrics. J Clin Anesth. 2000 Jun;12(4):288-91. doi: 10.1016/s0952-8180(00)00164-1
19. Kozek-Langenecker SA, Afshari A. Management of severe perioperative bleeding. Guidelines from the European Society of Anaesthesiology. Eur J Anaesthesiol 2013; 30:270–382. doi: 10.1097/EJA.0000000000000630
20. Despotis GJ, Levine V. Use of point-of-care test in identification of patients who can benefit from desmopressin during cardiac surgery: a randomised controlled trial. Lancet. 1999 Jul 10;354(9173):106-10. doi: 10.1016/S0140-6736(98)12494-7
21. Velik-Salchner C, Maier S. An assessment of cardiopulmonary bypass--induced changes in platelet function using whole blood and classical light transmission aggregometry: the results of a pilot study. Anesth Analg. 2009 Jun;108(6):1747-54. doi: 10.1213/ane.0b013e3181a198ac
22. Sibbing D, Busch G. Impact of bivalirudin or unfractionated heparin on platelet aggregation in patients pretreated with 600mg clopidogrel undergoing elective percutaneous coronary intervention. Eur Heart J. 2008 Jun;29(12):1504-9. doi: 10.1093/eurheartj/ehn195
23. Hiippala ST, Myllyla GJ. Hemostatic factors and replacement of major blood loss with plasma-poor red cell concentrates. Anesth Analg. 1995 Aug;81(2):360-5. doi: 10.1097/00000539-199508000-00026
24. Blome M, Isgro F. Relationship between factor XIII activity, fibrinogen, haemostasis screening tests and postoperative bleeding in cardiopulmonary bypass surgery. Thromb Haemost. 2005 Jun;93(6):1101-7. doi: 10.1160/TH04-12-0799
25. Korte W, Gabi K. Preoperative fibrin monomer measurement allows risk stratification for high intraoperative blood loss in elective surgery. Thromb Haemost. 2005 Jul;94(1):211-5. doi: 10.1160/TH05-01-0028
26. Kozek-Langenecker SA. Perioperative coagulation monitoring. Best Pract Res Clin Anaesthesiol. 2010 Mar;24(1):27-40. doi: 10.1016/j.bpa.2009.09.009
27. Adam S, Karger R. Influence of different hydroxyethyl starch (HES) formulations on fibrinogen measurement in HES-diluted plasma. Clin Appl Thromb Hemost. 2010 Aug;16(4):454-60. doi: 10.1177/1076029609336855
28. Adam S, Karger R. Photo-optical methods can lead to clinically relevant overestimation of fibrinogen concentration in plasma diluted with hydroxyethyl starch. Clin Appl Thromb Hemost. 2010 Aug;16(4):461-71. doi: 10.1177/1076029609342090
29. Fenger-Eriksen C, Moore GW. Fibrinogen estimates are influenced by methods of measurement and hemodilution with colloid plasma expanders. Transfusion. 2010 Dec;50(12):2571-6. doi: 10.1111/j.1537-2995.2010.02752.x
30. Teien AN, Lie M. Evaluation of an amidolytic heparin assay method: increased sensitivity by adding purified antithrombin III. Thromb Res. 1977 Mar;10(3):399-410. doi: 10.1016/0049-3848(77)90150-5
31. Welsby IJ, McDonnell E. Activated clotting time systems vary in precision and bias and are not interchangeable when following heparin management protocols during cardiopulmonary bypass. J Clin Monit Comput. 2002 Jul;17(5):287-92. doi: 10.1023/a:1021298103264
32. Favaloro EJ. The Russell viper venom time (RVVT) test for investigation of lupus anticoagulant (LA). Am J Hematol. 2019 Nov;94(11):1290-1296. doi: 10.1002/ajh.25606
33. Shaw PH, Reynolds S. The prevalence of bleeding disorders among healthy pediatric patients with abnormal preprocedural coagulation studies. J Pediatr Hematol Oncol. 2008 Feb;30(2):135-41. doi: 10.1097/MPH.0b013e31815d8915
34. Perry DJ, Fitzmaurice DA. Point-of-care testing in haemostasis. Br J Haematol. 2010 Sep;150(5):501-14. doi: 10.1111/j.1365-2141.2010.08223.x
35. Furuhashi M, Ura N. Sonoclot coagulation analysis: new bedside monitoring for determination of the appropriate heparin dose during haemodialysis. Nephrol Dial Transplant. 2002 Aug;17(8):1457-62. doi: 10.1093/ndt/17.8.1457
36. Lang T, Bauters A. Multi-centre investigation on reference ranges for ROTEM thromboelastometry. Blood Coagul Fibrinolysis. 2005 Jun;16(4):301-10. doi: 10.1097/01.mbc.0000169225.31173.19
37. Nielsen VG, Geary BT. Evaluation of the contribution of platelets to clot strength by thromboelastography in rabbits: the role of tissue factor and cytochalasin D. Anesth Analg. 2000 Jul;91(1):35-9. doi: 10.1097/00000539-200007000-00007
38. Coakley M, Evans C. Predicting blood loss using novel thromboelastometry assays in cardiac surgery. Anaesthesia. 2010; 65(1), 99–100. doi:10.1111/j.1365-2044.2009.06184_8.x
39. Coakley M, Hall JE. Assessment of thrombin generation measured before and after cardiopulmonary bypass surgery and its association with postoperative bleeding. J Thromb Haemost. 2011 Feb;9(2):282-92. doi: 10.1111/j.1538-7836.2010.04146.x
40. Dai Y, Lee A. Does thromboelastography predict postoperative thromboembolic events? A systematic review of the literature. Anesth Analg. 2009 Mar;108(3):734-42. doi: 10.1213/ane.0b013e31818f8907
41. Davidson SJ, McGrowder D. Can ROTEM thromboelastometry predict postoperative bleeding after cardiac surgery? J Cardiothorac Vasc Anesth. 2008 Oct;22(5):655-61. doi: 10.1053/j.jvca.2008.07.002
42. Reinhofer M, Brauer M. The value of rotation thromboelastometry to monitor disturbed perioperative haemostasis and bleeding risk in patients with cardiopulmonary bypass. Blood Coagul Fibrinolysis. 2008 Apr;19(3):212-9. doi: 10.1097/MBC.0b013e3282f3f9d4
43. Ak K, Isbir CS. Thromboelastography-based transfusion algorithm reduces blood product use after elective CABG: a prospective randomized study. J Card Surg. 2009 Jul-Aug;24(4):404-10. doi: 10.1111/j.1540-8191.2009.00840.x
44. Girdauskas E, Kempfert J. Thromboelastometrically guided transfusion protocol during aortic surgery with circulatory arrest: a prospective, randomized trial. Thorac Cardiovasc Surg. 2010 Nov;140(5):1117-24.e2. doi: 10.1016/j.jtcvs.2010.04.043
45. Despotis G, Eby C. A review of transfusion risks and optimal management of perioperative bleeding with cardiac surgery. Transfusion. 2008 Mar;48(1 Suppl):2S-30S. doi: 10.1111/j.1537-2995.2007.01573.x
46. Nuttall GA, Oliver WC. Efficacy of a simple intraoperative transfusion algorithm for nonerythrocyte component utilization after cardiopulmonary bypass. Anesthesiology. 2001 May;94(5):773-81. doi: 10.1097/00000542-200105000-00014
47. Miller BE, Guzzeta NA. Tissue factor-activated thromboelastograms in children undergoing cardiac surgery: baseline values and comparisons. Anesth Analg. 2003 Nov;97(5):1289-93. doi: 10.1213/01.ane.0000085635.68556.22

48. Spalding GJ, Hartrumpf M. Cost reduction of perioperative coagulation management in cardiac surgery: value of "bedside" thromboelastography (ROTEM). Eur J Cardiothorac Surg. 2007 Jun;31(6):1052-7. doi: 10.1016/j.ejcts.2007.02.022
49. Fahrendorff M, Oliveri RS. The use of viscoelastic haemostatic assays in goal-directing treatment with allogeneic blood products - A systematic review and meta-analysis. Scandinavian Journal of Trauma, Resuscitation and Emergency Medicine. 2017; 25:39. doi: 10.1186/s13049-017-0378-9
50. Weber CF, Görlinger K. Point-of-care testing: a prospective, randomized clinical trial of efficacy in coagulopathic cardiac surgery patients. Anesthesiology. 2012 Sep;117(3):531-47. doi: 10.1097/ALN.0b013e318264c644
51. Görlinger K, Dirkmann D. First-line therapy with coagulation factor concentrates combined with point-of-care coagulation testing is associated with decreased allogeneic blood transfusion in cardiovascular surgery: a retrospective, single-center cohort study. Anesthesiology. 2011 Dec;115(6):1179-91. doi: 10.1097/ALN.0b013e31823497dd
52. Nienaber U, Innerhofer P. The impact of fresh frozen plasma vs coagulation factor concentrates on morbidity and mortality in trauma-associated haemorrhage and massive transfusion. Injury. 2011 Jul;42(7):697-701. doi: 10.1016/j.injury.2010.12.015
53. Figueiredo S, Tantot A. Targeting blood products transfusion in trauma: What is the role of thromboelastography? Minerva Anestesiol. 2016 Nov;82(11):1214-1229. Online version at http://www.minervamedica.it
54. Whiting D, Dinardo JA. TEG and ROTEM: technology and clinical applications. American Journal of Hematology, 89(2), 228–232. doi:10.1002/ajh.23599
55. Weber CF, Gorlinger K. Point-of-care testing: a prospective, randomized clinical trial of efficacy in coagulopathic cardiac surgery patients. Anesthesiology. 2012 Sep;117(3):531-4. doi: 10.1097/ALN.0b013e318264c644
56. Görlinger K, Shore-Lesserson L. Management of hemorrhage in cardiothoracic surgery. J Cardiothorac Vasc Anesth. 2013 Aug;27(4 Suppl):S20-34. doi: 10.1053/j.jvca.2013.05.014
57. Görlinger K, Dirkmann D. Fast interpretation of thromboelastometry in non-cardiac surgery: a step towards earlier decision making. Br J Anaesth. 2013 Feb;110(2):222-30. doi: 10.1093/bja/aes374
58. Reed MJ, Nimmo AF. Rotational thromboelastometry produces potentially clinical useful results within 10 min in bleeding Emergency Department patients: the DEUCE study. Eur J Emerg Med. 2013 Jun;20(3):160-6. doi: 10.1097/MEJ.0b013e3283561261
59. Schöchl H, Nienaber U. Goal-directed coagulation management of major trauma patients using thromboelastometry (ROTEM)-guided administration of fibrinogen concentrate and prothrombin complex concentrate. Crit Care. 2010;14(2):R55. doi: 10.1186/cc8948
60. Görlinger K, Fries D. Reduction of fresh frozen plasma requirements by perioperative point-of-care coagulation management with early calculated goal-directed therapy. Transfus Med Hemother. 2012 Apr;39(2):104-113. doi: 10.1159/000337186

30

Protocolo de intervenções hemostáticas: hemocomponentes e agentes hemostáticos

Bianca Stefanello • Paula Prestes

INTRODUÇÃO

O gerenciamento de sangue e a hemostasia são componentes fundamentais no manejo intraoperatório de pacientes submetidos à cirurgia cardíaca com necessidade de circulação extracorpórea (CEC). As complicações hemorrágicas são frequentes nestes pacientes, com incidência de 3 a 11%,[1] acarretando anemia, maior necessidade transfusional e reabordagem cirúrgica, elementos que impactam diretamente no desfecho clínico destes indivíduos. O sangramento perioperatório na cirurgia cardíaca tem etiologia multifatorial, pela combinação de fatores pré-existentes; complexidade cirúrgica; os efeitos deletérios da CEC no sistema hemostático e uso de medicações como antiplaquetários e anticoagulantes.[2]

É de suma importância identificar potenciais fatores de risco de sangramento relacionados ao paciente no pré-operatório, incluindo uso de anticoagulantes e antiplaquetários, comorbidades e distúrbios hemorrágicos (hereditários e adquiridos). Fatores adquiridos são mais frequentes na população cardiopata e incluem: anemia, plaquetopenia, doença de Von Willebrand adquirida (em especial nos pacientes com estenose aórtica), deficiência de vitamina K, hepatopatia crônica e insuficiência renal.[1]

No intraoperatório da cirurgia cardíaca, os fatores que impactam a hemostasia são principalmente relacionados ao uso da CEC, sendo diretamente proporcionais ao tempo no circuito. Hipotermia, hipocalcemia e acidose metabólica também comprometem globalmente o sistema hemostático durante o procedimento cirúrgico. A coagulopatia relacionada ao uso da CEC é complexa e envolve hemodiluição, ativação e consumo de fatores da coagulação e plaquetas, hiperfibrinólise, disfunção plaquetária e o uso de heparina.[1,2]

A heparina é utilizada para prevenir a formação de trombos no circuito extracorpóreo, sendo sua reversão, após a retirada do paciente de CEC, feita com protamina. A reversão incompleta, o uso excessivo de protamina e o fenômeno de rebote de heparina podem contribuir para o sangramento no pós-operatório de cirurgia cardiotorácica. O rebote de heparina pode persistir por até 6 horas após a administração de protamina e ocorre porque uma proporção da heparina se mantém ligada a proteínas plasmáticas, especialmente proteínas de fase aguda, mantendo o efeito anticoagulante conforme retorna à circulação na sua forma livre.[1] Os principais fatores que afetam a hemostasia na cirurgia cardíaca estão resumidos na **Tabela 30.1**.

Cerca de 70% dos sangramentos após saída de CEC estão relacionados à causa cirúrgica, os quais podem gerar um desequilíbrio hemostastático, desencadeando sangramento microvascular secundário à coagulopatia.[1] A falha em restabelecer o controle da hemostasia e reduzir perdas hemorrágicas no perioperatório aumenta o risco de reexploração cirúrgica, necessidade transfusional e a morbimortalidade destes pacientes. Diferentes estratégias terapêuticas para otimização hemostática podem ser utilizadas na prevenção e tratamento do sangramento secundário à coagulopatia relacionada à cirurgia cardíaca.[3]

Tabela 30.1. Fatores perioperatórios que afetam a hemostasia na cirurgia cardíaca

Fatores relacionados ao paciente
▪ Anemia. ▪ Plaquetopenia. ▪ Distúrbios hemorrágicos hereditários e adquiridos. ▪ Uso de anticoagulantes e antiplaquetários.
Trauma cirúrgico
▪ Esternotomia. ▪ Lesão vascular. ▪ Canulação venosa e arterial.
Coagulopatia relacionada à circulação extracorpórea
▪ Hiperfibrinólise. ▪ Consumo de fatores da coagulação. ▪ Ativação e disfunção plaquetários.
Manejo da anticoagulação
▪ Reversão incompleta de heparina. ▪ Excesso de protamina. ▪ Rebote de heparina.
Fatores adicionais do intraoperatório
▪ Hipotermia. ▪ Hemodiluição. ▪ Acidose. ▪ Hipocalcemia.

USO DE AGENTES HEMOSTÁTICOS, HEMOCOMPONENTES E HEMODERIVADOS PARA OTIMIZAÇÃO DA HEMOSTASIA

Antifibrinolíticos

Os agentes antifibrinolíticos atuam bloqueando os sítios de ligação do plasminogênio, impedindo sua ativação em plasmina, sendo responsável pela degradação da fibrina. Esta ação resulta na inibição da fibrinólise e na estabilização do coágulo.[4]

Inúmeros estudos demonstram que o uso profilático destas drogas reduz a perda sanguínea perioperatória e a necessidade transfusional na cirurgia cardíaca.[4,5] O uso de antifibrinolítico de rotina é recomendado na cirurgia cardíaca de revascularização miocárdica e deve ser considerado nos outros procedimentos cardíacos, especialmente em pacientes ou procedimentos com alto risco de sangramento.[6] Os agentes antifibrinolíticos incluem a aprotinina, o ácido tranexâmico e o ácido ε-aminocaproico, sendo os dois últimos os mais comumente utilizados e indicados no contexto cirúrgico, já que a aprotinina não tem mais seu uso liberado em diversos países, como nos Estados Unidos. Na cirurgia cardíaca, o agente escolhido é tipicamente iniciado após a heparinização. A dose, o tempo de infusão e o momento para descontinuação destas drogas não é consenso, sendo de suma importância a elaboração de um protocolo institucional para padronização das condutas.

a. Ácido tranexâmico (ATX)

O ATX é o agente antifibrinolitico mais estudado no contexto de cirurgia cardíaca. Foi demonstrada sua eficácia na redução de sangramento, com diminuição na necessidade transfusional em até 46% nos pacientes submetidos a procedimentos cirúrgicos cardiotorácicos, sem aumento relevante nos eventos trombóticos, preocupação frequente quando se trata de agentes hemostáticos.[4] No entanto, seu uso não é isento de riscos, sendo evidenciado maior risco de convulsões, principalmente com altas doses (100mg/kg) e em pacientes com insuficiência renal.[7] A fisiopatologia da redução do limiar convulsivo não é totalmente compreendida, sendo possível mecanismo a maior excitação neuronal por inibição de receptores GABA (ácido gama-aminobutírico).[4]

Não existe evidência sobre a posologia ideal desta droga na cirurgia cardíaca, com estudos mostrando a utilização de até 73 regimes posológicos distintos.[8] Pode ser utilizada dose de ataque entre 10 e 30mg/kg antes da entrada em CEC, seguida de infusão contínua de 1 a 16mg/kg/h durante cirurgia, sendo mantida nas primeiras horas de pós-operatório caso intercorrência hemorrágica. Alguns centros usam apenas dose de ataque de 50mg/kg.

Em estudo clínico randomizado OPTIMAL publicado em 2022, incluindo 3031 pacientes submetidos a cirurgia cardíaca, observou-se menor necessidade de transfusão de concentrados de hemácias (21,8% vs. 26%) com uso de doses mais altas de ácido tranexâmico (bolus 30mg/kg seguido de manutenção 16mg/kg/h vs. bolus 10mcg/kg seguido de manutenção 2mg/kg/h). Não houve diferença entre os grupos no risco de crises convulsivas ou eventos trombóticos.[5] O uso do ATX é contraindicado nos casos de coagulação intravascular ativa, vasculopatia oclusiva aguda ou hemorragia subaracnoide aguda. O uso tópico do ATX na cavidade cirúrgica também contribui para o controle hemostático e redução de perdas sanguíneas e, portanto, também pode ser utilizado.[4]

b. Ácido épsilon-aminocaproico (AEA)

Como citado anteriormente, o ATX é o agente antifibrinolitico com evidências mais robustas de eficácia e segurança na cirurgia cardíaca. Pequenos estudos que comparam diretamente as duas drogas não demonstraram diferença nas taxas de necessidade transfusional.[4] Os regimes posológicos do AEA também variam entre os centros. Tipicamente é feita dose de ataque entre 50 e 150mg/kg , geralmente após heparinização, seguido de dose de manutenção entre 15 e 20mg/kg/h durante o procedimento e por até 5 horas da dose inicial. Alguns serviços incluem dose de 5g no prime da CEC.[4] O uso do AEA é contraindicado nos casos de coagulação intravascular ativa ou vasculopatia oclusiva aguda.

USO DE HEMOCOMPONENTES E HEMODERIVADOS

O controle hemostático adequado na cirurgia cardiotorácica depende primeiramente do controle cirúrgico local, reversão adequada da anticoagulação, controle de pH, correção de hipocalcemia e retorno à normotermia dos pacientes submetidos a estes procedimentos. O uso selecionado de hemocomponentes e hemoderivados pode ser necessário nos casos de sangramento relacionado à coagulopatia, sendo fundamental que seu uso seja sistematizado e guiado por algoritmos baseados em exames laboratoriais convencionais ou testes viscoelásticos.[9]

As posologias dos principais agentes hemostáticos estão elencadas na **Tabela 30.2**.

a. Reposição de fibrinogênio

A hipofibrinogenemia adquirida (fibrinogênio < 150mg/dL) é causa importante de sangramento no perioperatório de cirurgia cardíaca. Neste contexto é indicada reposição com crioprecipitado ou concentrado de fibrinogênio.[10] Embora ambos os produtos sejam derivados do plasma, eles apresentam características distintas. O crioprecipitado é um hemocomponente, sendo, portanto, um produto não purificado que contém além do fibrinogênio, fibronectina e os fatores de coagulação VIII, XIII e Von Willebrand. Seu conteúdo de fibrinogênio varia entre 150 a até 500mg/dL por unidade. O concentrado de fibrinogênio é um hemoderivado, com inativação de patógenos e purificado, apresentando um conteúdo padronizado e apresentação liofilizada, o que permite um armazenamento, reconstituição e administração mais fáceis.[11]

O estudo clínico randomizado FIBRES publicado em 2019, incluindo 735 pacientes submetidos a cirurgia cardíaca, com sangramento e hipofibrinogenemia, demonstrou não-inferioridade do concentrado de fibrinogênio em relação ao crioprecipitado em relação à necessidade transfusional em até 24 horas de pós-operatório.[11] Em relação ao custo, um estudo realizado no sistema de saúde canadense demonstrou que o concentrado de fibrinogênio apresenta maior custo efetividade em relação ao crioprecipitado no manejo da hemorragia pós-cirurgia cardíaca com indicação de reposição de fibrinogênio.[12]

b. Reposição de fatores de coagulação

O complexo protrombínico (CPP) é um hemoderivado que contém quatro fatores de coagulação de-

Tabela 30.2. Hemocomponentes, hemoderivados e agentes hemostáticos utilizados para prevenção e controle de sangramento em cirurgia cardíaca

Produto	Objetivo	Dose*	Observação
Concentrado de Plaquetas	Incrementar a contagem plaquetária; oferecer plaquetas funcionais	1 unidade de aferese de plaquetas ou 6 a 8 unidades de plaqueta unitária randômica (1 pool de plaquetas)	Seguir o padrão estabelecido pelo sserviço de hemoterapia sobre a dose terapêutica de plaquetas
Crioprecipitado	Repor fibrinogênio	10 unidaes dose fixa ou 1-1,5 un;10kg peso	Necessário descongelar; tempo de 15 a 30 minutos, no mínimo
Plasta Fresco Congelado	Repor fatores da coagulação	1015mL/kg	Necessário descongelar; tempo de 15 a 30 minutos, no mínimo
Concentrado de Complexo Protrombínico	Repor fatores da coagulação	15 UI/kg arredondar para a dose mais próxima do frasco)	Indicação off-label. Contém os fatores dependentes de vitamina K. Também contém proteína C e, dependendo do fabricante, proteína S. Os frascos mais disponíveis são de 500 ou 600 UI.
Concentrado de Fibrinogêio	Repor fibrinogênio	4g dose fixa (também utilizada dose de 25-70mg/kg)	Frascos de 1g ou 2g
		Alta dose (preferida): 30mg/kg em bolus, seguido 16mg/kg/h de manutenção + 2mg/kg de prime do circuito	Bolus infundido em 20 min após indução anestésica. Dose de manutenção em infusão continua a mantido por 6 a 8 horas, se manutenção do sangramento). Se iniciado esquema de baixa dose e houver sangramento, pode-se utiizar dose adicional (20 a 25mg/kg bolus) ou incrementar dose conforme esquema de alta dose
Ácido Tranexâmico**	Antibifibrinolítico; evitar ou corrigir hiperfibrinólise	Baixa dose: 10mg/kg bolus, seguido de 2mg/kg/h de manutenção + 1mg//kg prime	
Ácido Epsilon-Aminocaproico**	Antifibrinolítico; evitar ou corrigir hiperfibrinólise	50-150mg/kg bolus, seguido de 15-20mg/kg/h durante a cirurgia	Pode ser utilizado 5g como prime no circuito
DDAVP (desmopressina)	Otimizar a função plaquetária	0,3mg/kg	É particularmente útil em pacientes com disfunção renal ou uremia
	Otimizar fator de von Willebrand		
Fator VII recombinanted ativado (NovoSeven®)	Aumentar a geração de trombina	10 a 60mg/kg	Indicação off-label. Ponderar o aumento do risco trombótico, especialmente arterial.
			Sugere-se dar prefefência para doses mais baixas

*Uso endovenoso. **Os antifibrionolíticos também podem ser utilizados topicamente, para reduzir sangramento na cavidade ou na ferida operatória.

pendentes de vitamina K (II, VII, IX e X), podendo ser ativado ou inativado. O uso de CPP inativado no contexto cirúrgico é aprovado para reversão de anticoagulação com antagonistas de vitamina K em cirurgias de emergência. O CPP ativado apresenta elevado risco protrombótico, sendo seu uso restrito principalmente a pacientes portadores de hemofilia com inibidores ou de inibidores adquiridos de fatores de coagulação. O plasma fresco congelado (PFC) é um hemocomponente oriundo da doação de sangue total e contém todos os fatores de coagulação em concentrações variáveis, sendo necessária infusão de grandes volumes para correção de deficiências de fator.[9]

O uso profilático de PFC na cirurgia cardíaca não é indicado, pois não demonstrou redução na perda hemorrágica, além de expor o paciente a eventuais complicações transfusionais.[6] O uso *off-label* de CPP para manejo de sangramento na cirurgia cardíaca foi avaliado, mostrando eficácia e segurança semelhantes à do PFC.[6] Em um estudo clínico randomizado, Smith et al. compararam o uso de CCP de 4 fatores ou plasma fresco em pacientes com coagulopatia e sangramento após circulação extracorpórea. Não foi encontrada diferença no sangramento pós-operatório. Um número menor de pacientes no grupo do CCP necessitou de transfusão alogênica após a intervenção. Os efeitos adversos foram semelhantes entre os grupos. Dessa forma, os autores concluem que o uso de CCP é uma alternativa eficaz e segura para o tratamento de pacientes neste cenário. As principais limitações ao uso de plasma fresco são o grande volume a ser infundido, o tempo necessário para preparo e a possibilidade de reação transfusional. Por sua vez, são vantagens sua composição mais balanceada de fatores pró e antitrombóticos e a ampla disponibilidade.[13] O uso de CPP deve sempre ser feito com cautela, já que sua administração repetida está relacionada a um aumento do risco de eventos tromboembólicos.[6]

c. Transfusão de plaquetas

A transfusão de plaquetas no contexto da cirurgia cardíaca é indicada em pacientes com sangramento que apresentam trombocitopenia ou evidência de disfunção plaquetária. As diretrizes mais recentes recomendam um gatilho transfusional de 50.000/mL. Em casos de sangramento persistente ou se houver evidências de disfunção plaquetária, um limite superior a 100.000/mL pode ser usado. Evidências de disfunção plaquetária podem ser documentadas por exames de agregometria ou podem ser assumidas se houver uremia ou uso recente de medicamentos antiplaquetários. [6,10]

d. Outros agentes hemostáticos

1. Fator VIIa recombinante

O concentrado de Fator VII ativado recombinante é aprovado para controle de sangramento em pacientes com coagulopatias hereditárias como hemofilia, deficiência de fator VII e trombastenia de Glanzmann. Seu uso *off-label* na cirurgia cardíaca pode ser indicado no sangramento refratário após saída de CEC, como último recurso terapêutico.[6,14] A utilização de rFVIIa está relacionada a um aumento importante do risco de eventos trombóticos, incluindo eventos arteriais, além de apresentar custo elevado. Estudos mostram uma aparente redução de necessidade transfusional, sem impacto na morbidade e mortalidade pós-operatória.[14]

2. Desmopressina

A desmopressina (DDAVP) leva a um aumento nos níveis plasmáticos de fator de Von Willebrand , fator VIII, e t-PA e seu uso como rotina para manejo da coagulopatia dos pacientes no perioperatório de cirurgia cardíaca não é recomendado.

Em casos selecionados com suspeita de disfunção plaquetária adquirida, como na uremia ou em pacientes com doença de von Willebrand adquirida (por exemplo, devido à estenose aórtica crônica ou presença de um dispositivo de assistência ventricular esquerda), pode ser utilizado DDAVP intravenoso (IV) 0,3mcg/kg após a saída de CEC. Embora dados muito limitados sugiram seu benefício nesses casos, os estudos são inconsistentes e não existe evidência demonstrando efeito robusto do DDAVP no controle hemorrágico ou redução de necessidade transfusional.[6] Os possíveis efeitos adversos da DDAVP incluem hipertensão, sobrecarga hídrica e hiponatremia, o que deve ser levado em consideração, em especial nos pacientes portadores de cardiopatias com indicação cirúrgica.

AGENTES HEMOSTÁTICOS TÓPICOS

Na cirurgia cardíaca, o sangramento microvascular difuso secundário a coagulopatia limita o uso de manobras cirúrgicas convencionais para controle da hemostasia local. Neste contexto, o uso de agentes hemostáticos tópicos pode contribuir para redução de perdas sanguíneas no intraoperatório.[15] Estes agentes incluem gelatinas tópicas, colágenos, celuloses oxidadas, selantes de trombina e fibrina, colas sintéticas e colas à base de glutaraldeído. O uso eficaz de agentes tópicos depende muito da experiência ou preferência do cirurgião e da sua disponibilidade no ambiente cirúrgico. Os tratamentos tópicos também apresentam riscos, como anafilaxia e infecção em sítio cirúrgico, e a sua eficiência não foi extensivamente avaliada em grandes estudos prospectivos randomizados e controlados por placebo.[15]

PROTOCOLO DE INTERVENÇÕES HEMOSTÁTICAS

A abordagem de intercorrências hemorrágicas deve ser realizada de forma estruturada e guiada, na medida

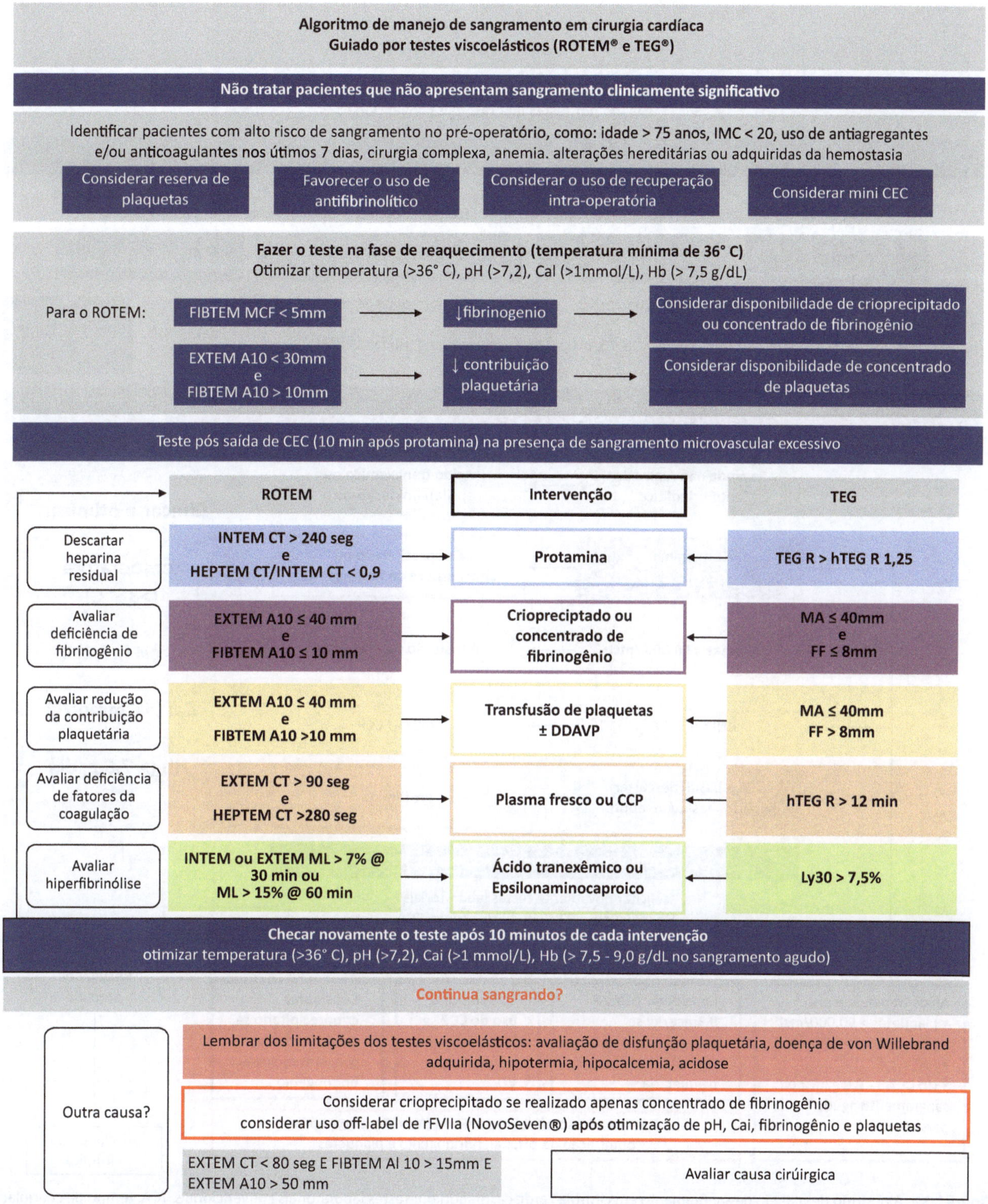

Figura 30.1. Algoritmo de manejo de sangramento em cirurgia cardíaca guiado por testes viscoelásticos (ROTEM® e TEG®) A10: amplitude em 10 minutos; CT: clotting time; DDAVP: 1-deamino-8-d-arginine vasopressina; EXTEM: extrinsic pathway thromboelastometry; FIBTEM: fibrinogen-based thromboelastometry; FF: functional fibrinogem; Hb: hemoglobina; HEPTEM: heparinase thromboelastometry; hTEG: heparinase thromboelastometry; Cai: cálcio ionizado; INTEM: intrinsic paathway thromboelastometry; LY30: lise do coágulo em 30 min; MA: maximum amplitude; ML: maximum lysis; CCP: concentrado de completo protrombínico; R: tempo de reação; ROTEM: rotational thromboelastometry; TEG: thromboelastograph.

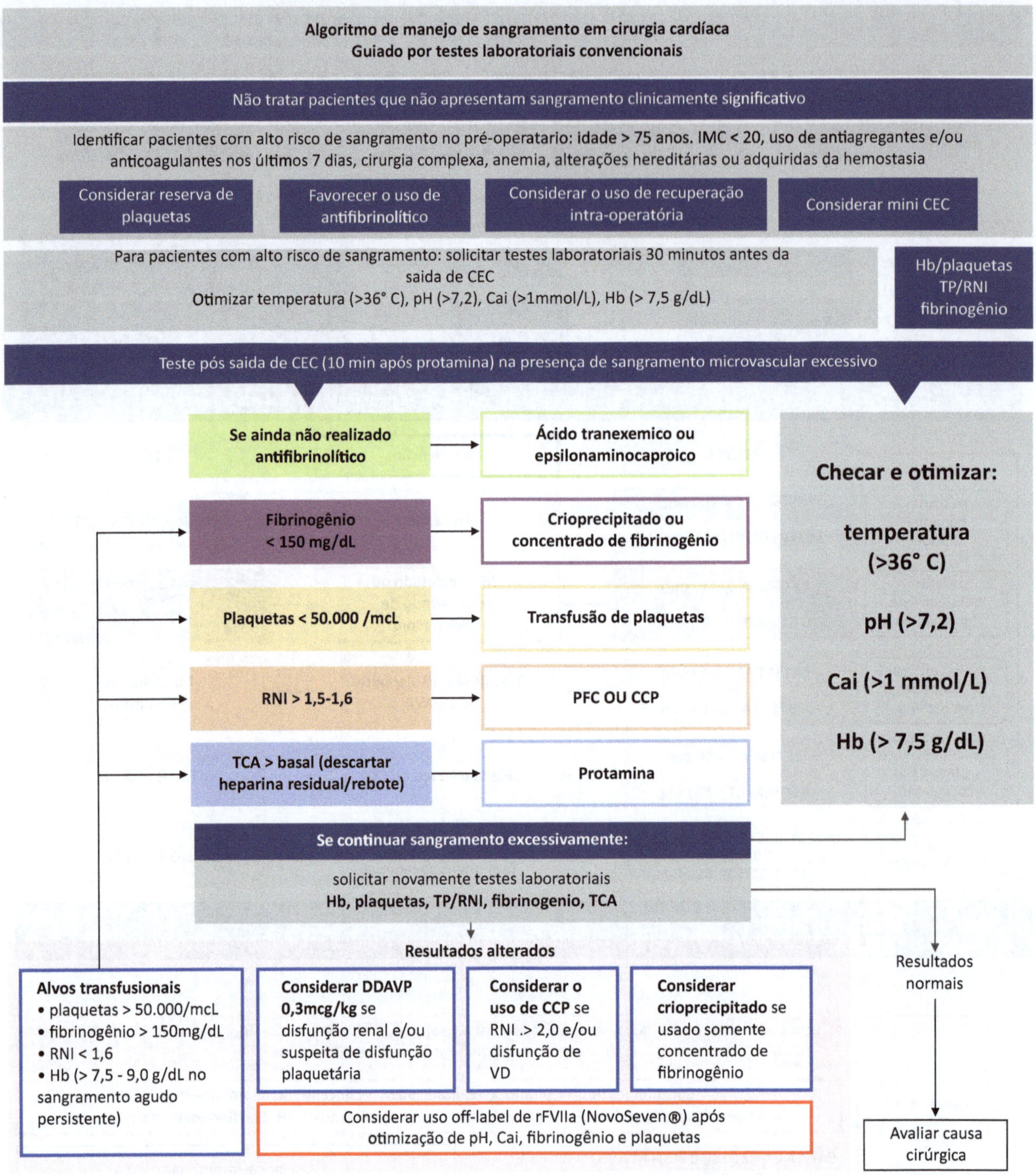

Figura 30.2. Algoritmo de manejo de sangramento em cirurgia cardíaca, guiado por testes laboratoriais convencionais. TCA: tempo de coagulação ativado; CEC: circulação extracorpórea; DDAVP: 1-deamino-8-d-arginine vasopressina; PFC: plasma fresco congelado; Hb: hemoglobina; Cai: cálcio ionizado; TP: tempo de protrombina; RNI: relação normalizada internacional; CCP: concentrado de complexo protrombínico; rFVIIa: fator VII recombinante ativado; VD: ventrículo direito.

do possível, por parâmetros bem definidos. Já foi demonstrado que a sistematização do manejo sob a forma de protocolos está associada a melhores desfechos do que o manejo empírico. Recomenda-se, portanto, que cada instituição elabore um protocolo com gatilhos transfusionais baseados na sua realidade (de testes laboratoriais, de produtos hemostáticos disponíveis, de complexidade dos pacientes, entre outros).[10]

O uso de teste viscoelástico para guiar o suporte transfusional está bem estabelecido em cirurgia cardíaca.[1] Seu uso no manejo do sangramento agudo está associado a menor consumo de hemocomponentes de forma geral e potencialmente a melhores desfechos clínicos quando comparado com os testes laboratoriais convencionais, apesar de um benefício em relação à mortalidade não ter sido consistentemente demonstrado. Além disso, o uso de testes viscoelásticos foi considerado custo-efetivo em cirurgia cardíaca na análise realizada pela instituição britânica *National Institute for Health and Care Excellence* – NICE. Assim, há benefício na utilização de protocolos guiados por testes viscoelásticos em cirurgia cardíaca, conforme recomenda a Sociedade Britânica de Hematologia, a Sociedade de Anestesiologistas Cardiovasculares, a Associação Europeia de Anestesistas Cardiotorácicos e a Associação Europeia de Cirurgiões Cardiotorácicos. Uma sugestão de protocolo transfusional intraoperatório baseado em teste viscoelástico está disponível na **Figura 30.1**.[1,6,10]

Entretanto, essa ainda não é a realidade de muitos hospitais. Na indisponibilidade dos testes viscoelásticos, recomenda-se a utilização de protocolo transfusional baseado em testes convencionais (hemoglobina, hematócrito, contagem plaquetária, tempo de protrombina (TP), fibrinogênio). Dentre as limitações dos testes convencionais destacamos um maior tempo desde a coleta do exame e a disponibilização do resultado (em torno de 30 a 45 minutos, no mínimo) e a incapacidade para detectar hiperfibrinólise. A **Figura 30.2.** mostra um exemplo de protocolo de suporte transfusional baseado em testes convencionais.[6]

É importante ressaltar que, em situações de sangramento agudo, a comunicação efetiva e próxima da equipe assistente com o serviço de hemoterapia é essencial para que as medidas sejam tomadas no tempo adequado, para o maior benefício do paciente.

PONTOS-CHAVE

Gerenciamento de sangue e hemostasia são cruciais em cirurgias cardíacas com circulação extracorpórea (CEC), devido a complicações hemorrágicas frequentes.

A coagulopatia relacionada à CEC é complexa, envolvendo vários mecanismos.

Diferentes estratégias terapêuticas para otimização hemostática podem ser utilizadas na prevenção e tratamento do sangramento secundário à coagulopatia relacionada à cirurgia cardíaca.

O manejo sistemático de intercorrências hemorrágicas na cirurgia cardíaca está associado a melhores desfechos do que o manejo empírico. Recomenda-se, portanto, que cada instituição elabore um protocolo com gatilhos transfusionais baseados na sua realidade (de testes laboratoriais, de produtos hemostáticos disponíveis, de complexidade dos pacientes).

REFERÊNCIAS BIBLIOGRÁFICAS

1. Agarwal S, Abdelmotieleb M. Viscoelastic testing in cardiac surgery. Transfusion. Blackwell Publishing Inc.; 2020 p. S52–60.
2. Davidson S. State of the Art - How I manage coagulopathy in cardiac surgery patients. British Journal of Haematology. 2014 p. 779–89.
3. Meesters MI, von Heymann C. Optimizing Perioperative Blood and Coagulation Management During Cardiac Surgery. Anesthesiology Clinics. W.B. Saunders; 2019 p. 713–28.
4. Klein A, Agarwal S, Cholley B, Fassl J, Griffin M, Kaakinen T, et al. A review of European guidelines for patient blood management with a particular emphasis on antifibrinolytic drug administration for cardiac surgery. Journal of Clinical Anesthesia. Elsevier Inc.; 2022.
5. Shi J, Zhou C, Pan W, Sun H, Liu S, Feng W, et al. Effect of High-vs Low-Dose Tranexamic Acid Infusion on Need for Red Blood Cell Transfusion and Adverse Events in Patients Undergoing Cardiac Surgery: The OPTIMAL Randomized Clinical Trial. JAMA. American Medical Association; 2022 Jul 26;328(4):336–47.
6. Raphael J, Mazer CD, Subramani S, Schroeder A, Abdalla M, Ferreira R, et al. Society of Cardiovascular Anesthesiologists Clinical Practice Improvement Advisory for Management of Perioperative Bleeding and Hemostasis in Cardiac Surgery Patients. Anesth Analg. 2019 Nov;129(5):1209–21.
7. Myles PS, Smith JA, Forbes A, Silbert B, Jayarajah M, Painter T, et al. Tranexamic Acid in Patients Undergoing Coronary-Artery Surgery. New England Journal of Medicine. New England Journal of Medicine (NEJM/MMS); 2017 Jan 12;376(2):136–48.
8. Zufferey PJ, Lanoiselée J, Graouch B, Vieille B, Delavenne X, Ollier E. Exposure–Response Relationship of Tranexamic Acid in Cardiac Surgery. Anesthesiology. 2021 Feb 1;134(2):165–78.
9. Terwindt LE, Karlas AA, Eberl S, Wijnberge M, Driessen AHG, Veelo DP, et al. Patient blood management in the cardiac surgical setting: An updated overview. Transfusion and Apheresis Science. Elsevier Ltd; 2019 p. 397–407.
10. Kozek-Langenecker SA, Ahmed AB, Afshari A, Albaladejo P, Aldecoa C, Barauskas G, et al. Management of severe perioperative bleeding. Eur J Anaesthesiol. 2017 Jun;34(6):332–95.
11. Callum J, Farkouh ME, Scales DC, Heddle NM, Crowther M, Rao V, et al. Effect of Fibrinogen Concentrate vs Cryoprecipitate on Blood Component Transfusion after Cardiac Surgery: The FIBRES Randomized Clinical Trial. JAMA - Journal of the American Medical Association. American Medical Association; 2019 Nov 26;322(20):1966–76.
12. Abrahamyan L, Tomlinson G, Callum J, Carcone S, Grewal D, Bartoszko J, et al. Cost-effectiveness of Fibrinogen Concentrate vs Cryoprecipitate for Treating Acquired Hypofibrinogenemia in Bleeding Adult Cardiac Surgical Patients. JAMA Surg. American Medical Association; 2023 Mar 8;158(3):245–53.
13. Smith MM, Schroeder DR, Nelson JA, Mauermann WJ, Welsby IJ, Pochettino A, et al. Prothrombin Complex Concentrate vs Plasma for Post–Cardiopulmonary Bypass Coagulopathy and Bleeding. JAMA Surg. 2022 Sep 1;157(9):757.
14. Smith MM, Ashikhmina E, Brinkman NJ, Barbara DW. Perioperative Use of Coagulation Factor Concentrates in Patients Undergoing Cardiac Surgery. Journal of Cardiothoracic and Vascular Anesthesia. W.B. Saunders; 2017 p. 1810–9.
15. Bracey A, Shander A, Aronson S, Boucher BA, Calcaterra D, Chu MWA, et al. The Use of Topical Hemostatic Agents in Cardiothoracic Surgery. Annals of Thoracic Surgery. Elsevier USA; 2017 p. 353–60.

31

Anticoagulação e profilaxia antitrombótica

Carolina Kassab Wroclawski • Melina Erdens de Oliveira • Cyrillo Cavalheiro Filho

DESTAQUES

O risco de eventos trombo-hemorrágicos é bastante aumentado em todas as modalidades de cirurgia cardíaca, tanto devido às doenças de base do paciente quanto ao uso de medicações para tratá-las.

Medicações antitrombóticas são medicamentos de classe e mecanismos de ação diferentes, que reduzem morbimortalidade por tromboembolismo a curto e longo prazo, porém às custas de um risco aumentado de sangramentos.

As equipes clínica e cirúrgica devem estar familiarizadas com o manejo das diferentes medicações antiagregantes e anticoagulantes no pré e pós-operatório, visando minimizar o risco de eventos adversos graves.

INTRODUÇÃO

A cirurgia cardíaca em adultos é uma modalidade de tratamento bem estabelecida e cujas taxas de sucesso crescem exponencialmente. A mais comum delas é a cirurgia de revascularização do miocárdio (RM), mas não menos importantes são as cirurgias de trocas valvares e correções de cardiopatias congênitas. Entretanto, além da técnica cirúrgica, o resultado de uma cirurgia cardíaca depende também do manejo das condições clínicas subjacentes, e o tratamento perioperatório e a longo prazo são fundamentais para o sucesso do tratamento. [1] É imprescindível que clínicos, cardiologistas e intensivistas saibam conduzir a terapia clínico-medicamentosa nos estágios pré, intra e pós-operatório. Estes têm características distintas e manejo inadequado podem afetar o desfecho cirúrgico de diferentes maneiras.

No pré-operatório, atenção primordial deve ser dada à avaliação da necessidade de introduzir, reduzir ou interromper drogas para diminuir as chances de complicações intraoperatórias. No intraoperatório, o controle da glicemia e antibióticos profiláticos são essenciais para reduzir o risco de infecção e eventos adversos. A avaliação de sangramento intraoperatória, principalmente nas cirurgias que utilizam circulação extracorpórea (CEC), é imprescindível.

No pós-operatório, torna-se imperativo a retomada ou mesmo o início da medicação antiplaquetária e antitrombótica para prevenir quadros isquêmicos, arritmias, trombose venosa profunda (TVP) e tromboembolismo pulmonar (TEP).

O manejo dos fatores de risco cardiovascular e de insuficiência cardíaca são necessários para impactar o prognóstico a longo prazo, e deve-se sempre que possível associar um programa formal de reabilitação cardíaca à terapia medicamentosa. Cabe lembrar que a cirurgia cardíaca é também uma oportunidade única para introduzir medicação otimizada e enfatizar a importância de modificações no estilo de vida, adesão ao tratamento e seguimento a longo prazo.

MANEJO ANTITROMBÓTICO

O uso de anticoagulantes e antiagregantes plaquetários reduz o risco de complicações tromboembólicas, mas pode aumentar o risco de sangramento intra e pós-operatório com seus eventos adversos associados: necessidade transfusional, maior permanência em UTI, risco aumentado de infecções e possibilidade de reabordagem. Portanto, torna-se imperativa a avaliação individual do risco trombo-hemorrágico e os fatores a serem levados em conta neste cenário são: indicação e tempo de medicação, condição clínica do paciente, urgência da intervenção, resultados de exames de imagem e planejamento cirúrgico.

ANTIAGREGANTES

Ácido acetil salicílico (AAS)

O AAS é um dos pilares do tratamento de doenças cardiovasculares agudas e crônicas. Prevenção secundária com AAS demonstrou reduzir a mortalidade, IAM e AVCi em diferentes subconjuntos de pacientes.

- *Suspensão antes da cirurgia*

Uma metanálise de 13 estudos com 2.399 pacientes submetidos a revascularização do miocárdio (RM) por via aberta que comparou a administração de AAS no pré-operatório *versus* nenhum tratamento ou placebo mostrou que o tratamento com AAS reduziu o risco de IAM perioperatório, mas não reduziu a taxa de mortalidade. Sangramento pós-operatório, transfusões de hemácias e a reexploração cirúrgica foram aumentadas com AAS. São resultados controversos, visto que os estudos incluídos na metanálise eram de baixa qualidade metodológica.[2] Outro estudo randomizado prospectivo avaliou 2100 pacientes que receberam AAS 100mg *versus* placebo no pré-operatório de RM e mostrou que a administração de aspirina pré-operatória não resultou em menor risco de morte ou complicações trombóticas nem em maior risco de sangramento do que placebo.[3]

O manejo da terapia antiplaquetária pré-operatória na cirurgia de revascularização do miocárdio é variável entre diversos serviços, pois em alguns locais ainda se faz a substituição da aspirina por heparina de baixo peso molecular (HBPM) devido a um risco presumido de sangramento menor. Entretanto, um estudo prospectivo analisou sangramentos e complicações pós-operatórias em pacientes submetidos à RM primária eletiva em pacientes que fizeram uso pré-operatório de aspirina ou substituíram por enoxaparina. Entre os pacientes que continuaram o tratamento com aspirina, o sangramento geral médio foi menor do que no grupo de enoxaparina. Os pacientes que mantiveram AAS tiveram menos complicações pós-operatórias e a conclusão foi de que a aspirina teve um efeito protetor contra sangramento pós-operatório em relação à enoxaparina. A prática de descontinuar empiricamente a aspirina e substituí-la por enoxaparina antes da RM deve ser abandonada e pacientes com doença arterial coronariana devem continuar medicações antiplaquetárias até o procedimento cirúrgico.[4]

Pacientes que recusam transfusões de sangue, que serão submetidos a cirurgia cardíaca não coronariana e que correm alto risco de reabordagem por sangramento - como em casos de cirurgias complexas e reoperações e pacientes com insuficiência renal grave ou doenças hematológicas são um subgrupo de mais elevado risco de complicações hemorrágicas, e neste deve-se considerar interromper o AAS pelo menos 5 dias antes da cirurgia.

Quadro 31.1. Situações em que deve-se considerar a suspensão de AAS 5 dias antes do procedimento.

- Cirurgias complexas não coronarianas
- Reoperações,
- Recusa em receber transfusão
- Doenças hematológicas
- Doença renal crônica

- *Reintrodução*

O reinício precoce de AAS, até em 48 horas de pós-operatório de RM, está associado à importante redução de mortalidade (1,3% 1,3% X 4,0%), além de redução de 50% na incidência de AVCi e de 74% na incidência de insuficiência renal. O uso de AAS dentre as primeiras 6 horas de pós-operatório também está associado a maior perviedade do enxerto, sem aumento de risco de sangramento e está recomendado a todos os pacientes submetidos à Revascularização do Miocárdio, a não ser que haja alguma intercorrência hemorrágica imediata.[4]

Inibidores da P2Y12

Pacientes que foram anteriormente submetidos à cineangiocoronariografia com implantes de *stents* farmacológicos muitas vezes utilizam dupla antiagregação planetária, com AAS e inibidores da P2Y12: clopidogrel, prasugrel, ticagrelor. Em caso de cirurgia cardíaca, coronariana ou não, eles devem ser suspensos em tempo hábil.

- *Suspensão antes da cirurgia*

Os inibidores da P2Y12 devem ser idealmente descontinuados pelo menos 5 dias antes do procedimento ou postergar a cirurgia eletiva até que seja um período seguro para suspensão da dupla antiagregação. Em casos urgentes, geralmente associados à trombose de *stents* e infarto agudo do miocárdio (IAM), avaliar risco de postergar a cirurgia versus risco de sangramento intraoperatório, e em pacientes de elevadíssimo risco de trombose de stent devemos considerar terapia de ponte com inibidores da Glicoproteína IIB/IIIA.[1] Cabe lembrar que o Cangrelor, novo inibidor endovenoso da P2Y12, tem meia vida bastante curta e não se associou a taxas maiores de sangramento intraoperatório. Dentre os inibidores de P2Y12, o único que tem um inibidor específico é o ticagrelor, embora ainda não disponível no Brasil, o Bentracimab.[5] Em casos de sangramento ativo em cirurgias nas quais não houve possibilidade de aguardar tempo de suspensão, pode-se transfundir plaquetas, cabendo a ressalva de que o Ticagrelor ambém se liga às plaquetas transfundidas, inibindo sua agregação.

Tabela 31.1. Inibidores da P2Y12

	Clopidogrel	Prasugrel	Ticagrelor	Cangrelor
Início de ação	2- 6 hs	30 min	30 min	2 min
Reversor	Não	Não	Bentracimab**	Não
Frequência de administração	1x dia	1 x dia	2 x dia	Endovenoso
Duração de efeito	3 a 10 dias	7 a 10 dias	3 a 5 dias	1 a 2 hs
Tempo de suspensão antes da cirurgia	Mínimo 5 dias	Mínimo 7 dias	Mínimo 3 dias	1 hora

*Em aprovação no FDA

- *Reintrodução*

Recomenda-se reiniciar DAPT após cirurgia cardíaca assim que for considerado seguro em pacientes com síndrome coronariana aguda (SCA) ou outra indicação para dupla antiagregação, como, por exemplo, stent em carótidas. Atualmente não há evidências para iniciar a utilização do DAPT de rotina após RM em pacientes que não usavam DAPT previamente, embora isso possa ser eventualmente considerado em pacientes com alto risco isquêmico. Nestes pacientes, os inibidores de P2Y12 podem ser reiniciados dentro de 48 horas após a cirurgia. Se risco isquêmico baixo e uso prévio de dupla antiagregação, pode-se reiniciar os inibidores P2Y12 em 3-4 dias de pós-operatório.

Inibidores de Glicoproteína GPIIB/IIIA

Os inibidores de GP IIB/IIIA (abciximab, eptifibatide e tirofiban) são em geral utilizados em procedimentos de cineangiocoronariografia percutânea, mas em alguns casos podem ser utilizados como "ponte" para cirurgia em pacientes de altíssimo risco de trombose arterial em uso de DAPT, que não poderiam ficar desprotegidos sem os inibidores orais de P2Y12.[6]

O tempo de suspensão para cirurgia é baseado na farmacocinética da medicação, supondo uma recuperação da função plaquetária em 24 a 48 h após a descontinuação do abciximabe e em até 4-8 h após a descontinuação de eptifibatida e tirofiban, entretanto, dois estudos sugerem que é segura a interrupção apenas 6 horas antes da cirurgia em todos os pacientes que utilizaram inibidores de GPIIb/IIIa, incluindo o abcximabe.

Testes de Função plaquetária

Os inibidores da P2Y12 têm variações farmacológicas de efeitos inibitórios na agregação plaquetária e também uma variação interindividual significativa na magnitude e duração destes. O teste de função plaquetária é especialmente útil quando há necessidade imperativa de cirurgia e não é possível aguardar o tempo de suspensão adequado, ou quando o paciente não se recorda da última dose de tomada da medicação. Houve uma redução do tempo de espera para cirurgia de 50% em pacientes tratados com clopidogrel que realizaram curva de agregação plaquetária comparados com estratégias de espera baseadas apenas no tempo de suspensão da medicação, entretanto, não existem dados sobre complicações hemorrágicas em pós-operatório entre as duas estratégias.[7]

ANTICOAGULANTES

Profilaxia

O risco de TEV após cirurgia cardíaca difere conforme o tipo de cirurgia. Um estudo americano recente estimou que, de aproximadamente 3 milhões de pacientes submetidos à cirurgia cardíaca, 1,62% desenvolveram trombose venosa profunda (TVP) e 0,38% tromboembolismo pulmonar (TEP).[8] O tromboembolismo pulmonar foi um preditor independente de mortalidade. Fatores predisponentes incluem estase, inflamação, ativação do sistema de coagulação pelo próprio procedimento e tempo de internação prolongado. Entretanto, nestes pacientes o risco hemorrágico também é elevado, com taxas de sangramento maiores e sangramento que necessite de reintervenção de até 4,7%. Por isso, as diretrizes de 2012 da American College of Chest Physicians (ACCP)[9] consideram maioria dos pacientes de cirurgia cardíaca como sendo de alto risco para sangramento relacionado à profilaxia anticoagulante e recomendam compressão pneumática intermitente para todos os pacientes submetidos a cirurgias cardíacas e profilaxia com HBPM ou HNF para pacientes com estadia hospitalar prorrogada ou mais fatores de risco para TEV, como idade avançada, obesidade e necessidade transfusional.

Entretanto, cabe ressaltar que dentre os diferentes tipos de abordagem cirúrgica, o risco trombo-hemorrágico é distinto, devido a grandes diferenças nas técnicas e na complexidade cirúrgicas e uso ou não de circulação extracorpórea. Por exemplo, pacientes candidatos à troca valvar mecânica, implante de válvula mitral ou tricúspide, ou valvuloplastia são considerados uma população específica, pois necessitam de "terapia de ponte" antes e após a cirurgia, que será discutida a seguir. Os portadores de fibrilação atrial pré e/ou pós-operatória também devem ser considerados como uma população à parte, pois exigirão uma abordagem específica.

Suspensão de anticoagulação e terapia de ponte no pré-operatório

A terapia de ponte (substituição da anticoagulação oral por heparina no período peri operatório) não deve ser indicada para todos os pacientes, sua indicação se baseia principalmente no risco isquêmico relacionado à doença subjacente.

A ponte é recomendada para pacientes com válvulas mecânicas, fibrilação atrial (FA) valvular, FA com pontuação CHA2DS2-VASc >4 ou com evento trombótico agudo recente nas últimas 4 semanas. Pacientes com trombo no ápice do ventrículo esquerdo e trombofilias, principalmente as d deficiências de anticoagulantes naturais, como de Antitrombina III e Proteínas C e S também devem ser considerados candidatos a essa modalidade terapêutica.

Independentemente da realização de ponte ou não, os usuários de anticoagulação oral com varfarina devem suspendê-la 5 dias antes da cirurgia ou até atingir INR abaixo de 1,5. Caso seja necessária uma intervenção de urgência e não haja tempo hábil para suspensão da varfarina, pode-se utilizar concentrado de complexo protrombínico 25 UI fator IX/kg e vitamina K1 5mg.

Os anticoagulantes orais diretos (DOACs) devem ser interrompidos conforme a dose e função renal do paciente e risco hemorrágico, de 48 a 96 horas antes do procedimento, conforme tabela abaixo:

Da mesma forma, se houver urgência, para pacientes em uso da dabigatrana pode ser usado o reversor específico, Idaricizumab, na dose de 5g via endovenosa.[10] Para os inibidores do Fator X, o uso do Andexanet Alfa, que em breve estará disponível em nosso meio, também pode ser indicado em situações de exceção, quando não é possível aguardar para a cirurgia. A administração pode ser feita de duas formas (dose baixa ou alta) com base no inibidor de Fator Xa específico recebido, dose e tempo desde a última tomada do paciente (< 8 horas, ≥ 8 horas, ou desconhecido). No regime de baixa dosagem, é realizado um bolus de 400mg de Andexanet alfa IV, em 15 minutos e uma infusão de acompanhamento de 2 horas de 480mg. O regime de alta dose compreendeu um bolus de 800mg de Andexanet alfa IV, em 30 minutos e uma infusão de acompanhamento de 2 horas de 960mg. Entretanto, a administração do Andexanet foi associada a eventos trombóticos tanto arteriais como venosos e deve realmente ser reservada a situações em que não haja condições de aguardar o tempo de suspensão do anticoagulante.[11]

A heparina não fracionada (HNF) como método de ponte em pacientes anticoagulados previamente à cirurgia cardíaca demonstrou ser segura e eficaz. Pacientes recebendo HNF pré-operatória *versus* heparina de baixo peso molecular (HBPM) tiveram menores taxas de reexploração pós-operatória e sangramentos após cirurgia cardíaca. Porém, a HNF só pode ser administrada em um hospital, enquanto a HBPM não requer internação hospitalar e infusão intravenosa contínua, e deve ser considerada o alternativa prática à HNF.

O ajuste de dose para HPM se faz conforme o peso e função renal e, se possível, com monitoramento de atividade anti-Xa para alvo de 0,5-1,0U/mL. Deve-se suspender a HNF no mínimo 6 horas antes do procedimento e a HBPM, em dose terapêutica, 12 horas antes.[1]

O Fondaparinux não é recomendado devido à sua prolongada meia-vida (17-21h), mas deve ser considerado alternativa terapêutica em pacientes com história de trombocitopenia induzida por heparina (HIT), tanto para ponte como para profilaxia.

ANTICOAGULAÇÃO EM DOSE TERAPÊUTICA

A anticoagulação em dose terapêutica em pós-operatório tem diferentes indicações, listadas abaixo. Entretanto, o médico prescritor deve assegurar-se primeiramente que as condições de risco hemorrágico/sangramento ativo e tamponamento cardíaco estejam sanadas antes de iniciar terapêutica com anticoagulantes.

Tabela 31.2.

	Dabigatrana	Rivaroxabana	Apixabana	Edoxabana
Alvo	Trombina	Fator Xa	Fator Xa	Fator Xa
Meia vida	14-17h	9-13h	9-14h	5-11h
Frequência de administração	2 x dia	1 x dia **	2x dia	1x dia
Excreção renal	80%	66%	25%	36-45%
Antídoto	Idarucizumab	Andexanet alfa***	Andexanet alfa	Andexanet alfa
Descontinuação antes da cirurgia	48- 96hs***	Mínimo 48h	Mínimo 48h	Mínimo 48h

*2x ao dia para doença arterial periférica em dose mais baixa. **Não disponível no Brasil. *** Descontinuar > 48h se ClCr > 80ml/min/1,73m2; descontinuar > 72h se ClCr 50-79ml/min/1,73m2 e descontinuar > 96h se ClCr < 50ml/min/1,73m2.

Próteses valvares biológicas

A recomendação para a anticoagulação nos primeiros meses após a troca valvar cirúrgica é usualmente a redução de complicações trombóticas relacionadas ao material de sutura e a um anel de costura ainda não coberto por biofilme e endotelizado. As possíveis complicações trombóticas seriam eventos tromboembólicos à distância, trombose da válvula e trombos valvares subclínicos que poderiam prejudicar a função desta a longo prazo.

Ainda há controvérsias acerca de qual seria a melhor terapia antitrombótica após implante de válvula aórtica biológica. Nestes pacientes, a anticoagulação por 3-6 meses estaria indicada para aqueles com fatores de risco associados, como fibrilação atrial e histórico prévio de trombose.

Nos pacientes que se submeteram a implantes em posição tricúspide ou mitral, é recomendado no mínimo 3 meses de tratamento com anticoagulante oral. Em relação à escolha dos anticoagulantes neste cenário, a diretriz europeia permite a escolha de DOAC ou AVK, embora essa recomendação tenha vindo de análise de subgrupos de grandes estudos para FA.[12]

Ressalta-se que a terapia combinada com AAS e AVK ou DOAC reduziu o número de mortes e eventos embólicos, mas aumentou significativamente o sangramento e essa estratégia deve ser reservada apenas aos pacientes que tenham motivo associado para antiagregação, como doença coronariana com stent.

Próteses valvares mecânicas

Pacientes que realizaram cirurgia de substituição de prótese valvar nativa por prótese mecânica requerem anticoagulação perene com AVK guiado por INR.

Idealmente, deve-se iniciar terapia anticoagulante com HNF ou HBPM no primeiro dia pós-operatório. O controle da anticoagulação com HNF deve ser feito pelo tempo de tromboplastina parcial ativado (TTPA) e anti-Xa para HNF, pois eventualmente o TTPA pode estar falsamente encurtado pelo aumento dos fatores de coagulação que normalmente ocorre em pós-operatórios. No caso da HBPM, o controle também se faz pelo anti- Xa, que deve ser colhido 4 horas após aplicada a droga via subcutânea.

O AVK pode ser iniciado em 24 horas depois, e devemos manter concomitantemente a HBPM ou a HNF até INR em faixa terapêutica por pelo menos 24 horas. Não há outros anticoagulantes orais aprovados para uso em pacientes com prótese mecânica. Dois grandes estudos randomizados que testaram a Dabigtrana e a Apixabana *versus* varfarina neste cenário foram interrompidos precocemente devido a um excesso de eventos tromboembólicos no grupo DOAC.[13,14]

O risco pós-operatório de tromboembolismo atinge o pico aproximadamente um mês após a implantação da válvula metálica e estes pacientes requererão anticoagulação para o resto da vida. Cabe ressaltar que, nos casos de válvula metálica, a adesão e a educação do paciente desempenham papel fundamental para alcançar a anticoagulação na faixa terapêutica. O manejo eficaz de pacientes com INR instável requer controles frequentes e os aparelhos *point of care* de medição de INR domiciliar são uma excelente alternativa. Devido à falta de evidências de boa qualidade, os testes farmacogenéticos de metabolização da varfarina não são recomendados.[12]

Implante transcateter de válvula aórtica- TAVI

A terapia antiplaquetária é a estratégia de tratamento antitrombótico mais utilizada após o implante valvar aórtico transcateter (TAVI), utilizada por cerca de 60% dos pacientes, enquanto a terapia anticoagulante é usada em <20% dos pacientes.

A decisão por qual medicação usar deve considerar os fatores associados a um ambiente pró coagulante, como fibrilação atrial, trombo na aurícula esquerda, deslocamento de possíveis trombos, cálcio ou debris da válvula aórtica estenótica e trombo nos folhetos da prótese; e fatores de risco hemorrágico, como Síndrome de Heyde, plaquetopenia pós TAVI, insuficiência renal e anemia. Cabe ressaltar que aproximadamente 30% dos pacientes são submetidos a implante de stent coronarianos com a TAVI.

O último consenso europeu[12] trouxe algumas mudanças em relação à terapia antitrombótica pós-TAVI TAVI, enumeradas abaixo:

a) Pacientes submetidos a TAVI sem indicação de anticoagulação que podem utilizar apenas AAS, ao invés de DAPT com clopidogrel.
b) Pacientes que têm indicação prévia de anticoagulação recomendam-se anticoagulação oral isoladamente (varfarina ou DOAC) ao invés de anticoagulação associada à antiagregação com clopidogrel. Não há evidência de que o DOAC seja superior ao AVK neste cenário.
c) Pacientes submetidos a TAVI e angioplastia coronariana, o consenso recomenda a utilização de dupla antiagregação plaquetária por 3 a 6 meses. Se indicada anticoagulação, a recomendação é extrapolada dos estudos recentes que indicam DOAC associado ao clopidogrel, após um mês inicial de terapia tripla.

Fibrilação atrial pós-operatória

A fibrilação atrial pós-operatória (POAF) é a arritmia mais comum em pós-operatórios de cirurgia cardíaca e se associa a maior incidência de AVCi, maior tempo de internação hospitalar e maior mortalidade. Os mecanismos que levam à POAF podem diferir de acordo com o tipo de cirurgia, por exemplo, na RM o mais aceito é que a FA seja decorrente de mecanismo inflamatório, distúrbios hidroeletrolíticos como a hipomagnesemia e estresse oxidativo, enquanto na cirurgia de correção de válvulas pode haver um componente valvar na gênese da arritmia.

Não há literatura robusta que indique o melhor momento para iniciar anticoagulação nesse cenário e a decisão deve contemplar os riscos de sangramento associados à cirurgia recente e de eventos tromboembólicos relacionados à arritmia. De forma geral preconiza-se que assim que a hemostasia for atingida adequadamente e após discussão multidisciplinar entre equipes envolvidas no cuidado ao paciente, pode-se iniciar anticoagulação em pacientes de alto risco tromboembólico, entretanto, o grau de recomendação é IIa, com nível de evidência B.

A maioria das evidências para anticoagulação de POAF foi obtida com os antagonistas da vitamina K (AVK), que ainda são a melhor opção terapêutica em pacientes portadores de próteses valvares mecânicas ou estenose mitral moderada a grave. Nos casos de POAF não valvar, o início de anticoagulação com HNF e HBPM e prosseguimento com DOACS são a primeira escolha devido ao seu melhor perfil de segurança em relação a sangramentos e interações medicamentosas. A medicação oral pode ser iniciada 48 horas após a cirurgia e ser mantida por pelo menos 4 semanas de acordo com a pontuação CHA2DS2-VASc.[12]

CONSIDERAÇÕES FINAIS

Eventos tromboembólicos são a causa maior de morbimortalidade em pós-operatório de Cirurgias Cardíacas. Entretanto, esta é uma modalidade de tratamento de alto risco hemorrágico.

As indicações de antiagregação plaquetária e/ou anticoagulação, em dose profilática ou dose plena, e o tempo de uso diferem conforme o tipo da cirurgia e doenças de base do paciente.

PONTOS-CHAVE

A suspensão dos antiplaquetários antes da cirurgia depende da indicação de uso e modalidade de cirurgia. Em geral, AAS deve ser mantido e inibidores da P2Y12 devem ser suspensos 5 a 7 dias antes.

Ainda não há reversor dos antiplaquetários disponível em nosso meio e, em caso de sangramento, pode-se transfundir plaquetas.

A suspensão da varfarina se faz 5 dias antes, objetivando-se um INR < 1,5 antes da cirurgia e no caso dos DOACS o tempo de suspensão vai depender da dose e clearance de creatinina.

Em caso de urgência na reversão da varfarina, pode-se utilizar concentrado de complexo protrombínico. Existem dois reversores específicos para DOAC, Idaricizumab para a dabigatrana e andexanet alfa para os inibidores do Fator Xa.

A terapia de ponte deve ser realizada apenas em casos bem indicados e preferencialmente com HNF, embora a HBPM seja uma alternativa aceitável. O reinício das drogas antitrombóticas pode ser feito de 12 a 24h após o procedimento cirúrgico, entretanto é necessária uma avaliação minuciosa das condições que podem predispor ao risco hemorrágico.

REFERÊNCIAS BIBLIOGRÁFICAS

1. Sousa-Uva M, Head SJ, Milojevic M, et al. 2017 EACTS Guidelines on perioperative medication in adult cardiac surgery. Eur J Cardiothorac Surg 2018;53:5-33.
2. Hastings S, Myles P, McIlroy D. Aspirin and coronary artery surgery: a systematic review and meta-analysis. Br J Anaesth 2015;115:376–85.
3. Myles PS, Smith JA, Forbes A, et al. Stopping vs. continuing aspirin before coronary artery surgery. N Engl J Med 2016;374:728–37.
4. 4 - Nenna A, Spadaccio C, Prestipino F, et al. Effect of preoperative aspirin replacement with enoxaparin in patients undergoing primary isolated on-pump coronary artery bypass grafting. Am J Cardiol 2016;117:563–70.
5. Bhatt DL, Pollack CV, Mazer CD, et al. Bentracimab for ticagrelor reversal in patients undergoing urgent surgery. NEJM Evid 2022; 1.
6. Savonitto S, D'Urbano M, Caracciolo M, et al. Urgent surgery in patients with a recently implanted coronary drug-eluting stent: a phase II study of 'bridging' antiplatelet therapy with tirofiban during temporary withdrawal of clopidogrel. Br J Anaesth 2010;104:285–91.
7. Mahla E, Suarez TA, Bliden KP, et al. Platelet function measurement-based strategy to reduce bleeding and waiting time in clopidogrel-treated patients undergoing coronary artery bypass graft surgery: the timing based on platelet function strategy to reduce clopidogrel-associated bleeding related to CABG (TARGET CABG) study. Circ Cardiovasc Interv 2012;5:261–9.
8. Khoury H, Lyons R, Sanaiha Y, et al. Deep Venous Thrombosis and Pulmonary Embolism in Cardiac Surgical Patients. The Annals of thoracic surgery 2020;109:1804–10.
9. Kearon C, Akl EA, Comerota AJ, et al. Antithrombotic therapy for VTE disease: Antithrombotic Therapy and Prevention of Thrombosis, 9th ed: American College of Chest Physicians Evidence-Based Clinical Practice Guidelines. Chest 2012;141:e419S–e496S
10. Pollack CV Jr, Reilly PA, Eikelboom J, et al. Idarucizumab for dabigatran reversal. N Engl J Med 2015;373:511–20.
11. Milling TJ Jr, Middeldorp S, Xu L, et al. Final Study Report of Andexanet Alfa for Major Bleeding With Factor Xa Inhibitors. Circulation 2023;147:1026-38.
12. Vahanian A, Beyersdorf F, Praz F, et al. 2021 ESC/EACTS Guidelines for the management of valvular heart disease: Developed by the Task Force for the management of valvular heart disease of the European Society of Cardiology (ESC) and the European Association for Cardio-Thoracic Surgery (EACTS). Rev Esp Cardiol (Engl Ed). 2022;75(6):524.
13. Eikelboom JW, Connolly SJ, Brueckmann M, et al. Dabigatran versus warfarin in patients with mechanical heart valves. N Engl J Med 2013;369:1206-14.
14. Wang TY, Svensson LG, Wen J, et al. Apixaban or Warfarin in Patients with an On-X Mechanical Aortic Valve. NEJM Evid 2023;2.

32

Reserva operatória

Cyntia A. Arrais

TRANSFUSÃO EM CIRURGIA CARDÍACA

Vários estudos que investigaram a transfusão de concentrado de hemácias (CH) em cirurgia cardíaca demonstraram que a transfusão não é completamente benigna. Os riscos incluem reações transfusionais, infecções transmitidas pelo sangue, e possíveis efeitos inflamatórios e imunomoduladores decorrentes da exposição de um paciente a sangue heterólogo.[1,2]

A transfusão pós-operatória liberal, por sua vez, tem sido associada ao aumento da morbidade, mortalidade, tempo de internação e infecções pós-operatórias. Apesar das crescentes evidências das vantagens de uma abordagem restritiva à transfusão de CH, a ampla variação continua a existir nas práticas de transfusão entre as instituições.

A transfusão de plaquetas provavelmente resulta em efeitos imunomoduladores semelhantes aos da transfusão de CH.[3] No entanto, existem evidências conflitantes sobre os efeitos da transfusão de plaquetas nos resultados da cirurgia cardíaca. Contribuir para os desafios do estudo do impacto da transfusão de plaquetas nos resultados cirúrgicos cardíacos é a falta de critérios bem estabelecidos em relação à utilização apropriada e inadequada da transfusão de plaquetas. As diretrizes atuais da Associação Americana de Bancos de Sangue são limitadas, listando as seguintes indicações para transfusão de plaquetas:[4]

a. Sangramento ativo com risco de vida.
b. Contagem de plaquetas inferior a 5./μL em pacientes submetidos à cirurgia.
c. Contagem de plaquetas menor que 1./μL.

Eles alertam contra a transfusão profilática pré-operatória de plaquetas na maioria dos casos, mas observe que a transfusão pode ser apropriada nos casos em que há sangramento perioperatório e suspeita clínica de disfunção plaquetária. No entanto, como a própria Associação Americana de Bancos de Sangue reconhece, essas recomendações são baseadas em evidências de baixa qualidade.

Consequentemente, é provável que haja uma variabilidade significativa na prática de transfusão de plaquetas entre diferentes instituições, que podem afetar potencialmente os resultados clínicos em cirurgia cardíaca.

AVALIAÇÃO DO PACIENTE

A avaliação pré-operatória do paciente no intuito de identificar fatores de risco para uma provável transfusão de sangue e hemocomponentes ou terapia adjuvante inclui:[5]

1. Revisão de registros médicos anteriores e anamnese com o paciente ou seu familiar.
2. Histórico de transfusão sanguínea, histórico de coagulopatia congênita ou induzida por drogas, eventos trombóticos e fatores de risco para isquemia de órgãos.
3. Exame físico do paciente (eventual presença de equimoses, petéquias, palidez).
4. Informação sobre riscos potenciais *versus* benefícios da transfusão de sangue.
5. Revisão dos resultados dos exames laboratoriais existentes, como Hemograma, perfil de coagulação.
6. Solicitação de exames laboratoriais adicionais:

a. Perfil hemoterápico: trata-se de tipagem sanguínea e exame de Coombs indireto, realizados na avaliação pré-operatória do paciente com o intuito de identificar a presença de um possível anticorpo irregular e a necessidade de reserva de concentrado de hemácias fenótipo, compatíveis.

RESERVA OPERATÓRIA

A prática de solicitar reserva de sangue antes da cirurgia geralmente é excessiva. Os riscos de excesso de solicitações incluem: carga para o banco de sangue, perda de sangue por vencimento, desperdício desnecessário de recursos hospitalares, estresse mental e físico para o paciente e seus familiares.

Desde a introdução da transfusão de sangue na prática clínica, seu uso adequado tem sido objeto de debate. Foi relatado que apenas 3% do sangue compatibilizado é usado em cirurgia eletiva.[6]

Vários índices são usados para determinar a eficiência do sistema de preparo e utilização de sangue. *Boral Henry* foi o primeiro a sugerir o uso da razão de compatibilização/transfusão (razão C/T) em 1975.[7] Consequentemente, vários autores usaram a relação C/T para avaliar a prática de transfusão de sangue. Idealmente, essa proporção deve ser de 1,, mas sugeriu-se uma proporção de 2,5 e abaixo como indicativa do uso eficiente do sangue.[8] A probabilidade de uma transfusão para um determinado procedimento é denominada como "% T" e foi sugerida por Mead *et al.* em 1989.[9] Um valor igual ou superior a 3% foi sugerido conforme apropriado.[8] O número médio de unidades preparadas por paciente é indicado pelo índice de pacientes transfundidos (IPT) e significa a adequação do número de unidades compatibilizadas. Um valor de ,5 ou mais é indicativo do uso eficiente do sangue.[7,8]

Ao se otimizar o processo de solicitação de sangue pré-operatório, potencialmente pode-se melhorar a eficiência da sala cirúrgica, aumentando a segurança do paciente e diminuindo custos.

O protocolo de solicitação máxima de hemocomponentes para reserva cirúrgica (do inglês *maximum surgical blood order schedule – MSBOS*), descrito pela primeira vez na década de 1970, é uma lista de recomendações de reserva pré-operatória para vários tipos de procedimentos cirúrgicos.[1-12]

Algumas preocupações principais com relação ao MSBOS são que as recomendações são muitas vezes desatualizadas, baseadas em opiniões, e não incluem novas técnicas laparoscópicas e robóticas, novos dispositivos de cauterização, recuperação intraoperatória de sangue através de equipamentos de *cell saver,* agentes hemostáticos, e não se baseiam em dados de utilização de sangue específicos de cada instituição.

AVALIAÇÃO DO CONSUMO DE HEMOCOMPONENTES

O conhecimento e análise do consumo de hemocomponentes pelo paciente submetido à intervenção cirúrgica é de fundamental importância para que o Banco de Sangue possa prover um serviço transfusional rápido, eficaz e seguro. Tal consumo é bastante variável para cada cirurgia em diferentes serviços médicos.

Considerando-se exclusivamente a utilização de hemocomponentes para cada cirurgia, pode-se classificar a mesma pelo índice de pacientes transfundidos (IPT):

IPT= n.º de pacientes transfundidos × 1/ n.º de cirurgias realizadas

Quando IPT for maior que 1%, recomenda-se a compatibilização de sangue previamente à cirurgia (número de unidades compatibilizadas será determinado pela média utilizada por paciente); quando for entre 1 e 1%, recomenda-se que seja realizada a tipificação sanguínea (TS) previamente; quando for menor que 1%, não se recomenda qualquer preparo hemoterápico prévio.

Exceção a este último grupo ocorre em casos sabidamente complexos ou cirurgias onde a demora em prover hemocomponentes pode resultar em óbito, portanto justificando algum preparo hemoterápico prévio.

Baseado no IPT, que é anualmente atualizado, a recomendação de preparo hemoterápico para diversas cirurgias no Instituto do Coração (InCor) é apresentada na **Tabela 32.1**:

CONSIDERAÇÕES FINAIS:

a. O sangue e seus componentes desempenham um papel importante no tratamento de pacientes cirúrgicos eletivos e de emergência. Apesar disso, atualmente há uma oferta limitada com demanda crescente e subutilização do sangue solicitado em todo o mundo.
b. Na grande maioria dos procedimentos cirúrgicos eletivos, não há necessidade de compatibilização e preparação de reserva operatória de rotina.
c. A criação de um protocolo de reserve cirúrgica para cada centro, levando em consideração dados históricos da utilização de sangue para procedimentos cirúrgicos, pode diminuir as solicitações muitas vezes exageradas de reserve de hemocomponentese, reduzindo assim testes de compatibilidade desnecessários, retorno de sangue não utilizado e desperdício devido a não utilização, permitindo, assim uma gestão mais eficiente dos estoques de sangue.

Tabela 32.1. Recomendação de preparo hemoterápico para diversas cirurgias no InCor

Cirurgia Cardíaca	Reserva
Aneurisma de aorta abdominal	1 Unidade de CH
Aneurisma de aorta abdominal endoprótese torácica	1 Unidade de CH
Aneurisma de aorta abdominal roto	2 Unidades de CH
Aneurisma de aorta torácica	1 Unidade de CH
Aneurisma de aorta tóraco-abdominal	2 Unidades de CH
Cirurgia cardíaca congênita	2 Unidades de CH
Cirurgia cardíaca emergência	2 Unidades de CH
Cirurgia cardíaca, revascularização de Miocárdio	1 Unidade de CH
Cirurgia cardíaca valva (reoperação)	2 Unidades de CH
Cirurgia cardíaca valvar	1 Unidade de CH
Extração de eletrodo	1 Unidade de CH
Implante de Marcapasso	Tipagem Sanguínea
Revascularização de miocárdio dos membros inferiores	Tipagem Sanguínea
TAVI	1 Unidade de CH
Valvar + Revascularização Miocárdica	2 Unidades de CH
Valve-In-Valve	1 Unidade de CH
Cirurgia Torácica	**Reserva**
Biópsia pulmonar a céu aberto	Tipagem sanguínea
Broncoscopia rígida	Tipagem sanguínea
Colocação de porto-cath	Avaliação médica
Correção de pectus escavado	Tipagem sanguínea
Decorticação pulmonar	Tipagem sanguínea
Lobectomia por videotoracoscopia lombotomia	Tipagem sanguínea
Pneumectomia	1 Unidade de CH
Ressecção de tu de mediastino	Tipagem sanguínea
Ressecção de tu de mediastino gigante	1 Unidade de CHs
Segementectomia pulmonar	Tipagem sanguínea
Setorectomia de mama	Tipagem sanguínea
Simpatectomia torácica e lombar	Tipagem sanguínea
Timectomia	Tipagem sanguínea
Tireoidectomia	Tipagem sanguínea
Toracofrenolaparotomia	1 Unidade de CH
Toracotomia exploradora	1 Unidade de CH
Toracoscopia	Tipagem sanguínea
Tromboendarterectomia	1 Unidade de CH
Cirurgia Geral	**Reserva**
Anastomose bileo digestiva	Tipagem sanguínea
Colectomia	1 Unidade de CH
Colectomia laparoscópica	1 Unidade de CH
Colecistectomia convencional	Tipagem sanguínea
Colecistectomia laparoscópica	Tipagem sanguínea
Gastrectomia/B2	Tipagem sanguínea
Laparotomia exploradora	1 Unidade de CH
Cirurgia Vascular	**Reserva**
Colocação de perm-catch	Avaliação médica
Amputação de perna ou transfemoral	1 Unidade de CH
Angioplastias (femural, ilíaca, poplítea, renal...)	Tipagem sanguínea
Embolectomia vascular	Tipagem sanguínea
Exploração arterial	Tipagem sanguínea
Endarterectomia de carótida	Tipagem sanguínea
Cirurgia Ortopédica	**Reserva**
Artrodese de coluna	1 Unidade de CH
Cirurgia Plástica	**Reserva**
Cirurgia Plástica incluindo troca de Vac	Tipagem sanguínea
Cirurgia Plástica para Mediastinite	1 Unidade de CH
Paciente com coagulopatia	2 Unidades de PFC e 2 Unidades de CH
Paciente com Plaquetas < 5. e Cirurgia Cardíaca	2 Unidades de CH e 2 Unidades de POOL ou Aférese de Plaquetas

CH: Concentrado de Hemácias. PFC: Plasma Fresco Congelado

REFERÊNCIAS BIBLIOGRÁFICAS:

1. Koch CG, Li L, Duncan AI, Mihaljevic T, Cosgrove DM, Loop FD, Starr NJ, Blackstone EH. Morbidity and mortality risk associated with red blood cell and blood-component transfusion in isolated coronary artery bypass grafting. Crit Care Med. 26;34(6):168–1616.
2. Horvath KA, Acker MA, Chang H, Bagiella E, Smith PK, Iribarne A, Kron IL, Lackner P, Argenziano M, Ascheim DD, et al. Blood transfusion and infection after cardiac surgery. Ann Thorac Surg. 213;95(6):2194–221.
3. Spiess BD, Royston D, Levy JH, Fitch J, Dietrich W, Body S, Murkin J, Nadel A. Platelet transfusions during coronary artery bypass graft surgery are associated with serious adverse outcomes. Transfusion. 24;44(8):1143–1148.
4. Kaufman RM, Djulbegovic B, Gernsheimer T, Kleinman S, Tinmouth AT, Capocelli KE, Cipolle MD, Cohn CS, Fung MK, Grossman BJ, et al. Platelet transfusion: a clinical practice guideline from the AABB. Ann Intern Med. 215;162(3):25–213
5. Practice Guidelines for Perioperative Blood Management An Updated Report by the American Society of Anesthesiologists Task Force on Perioperative Blood Management*Anesthesiology 215; 122:241-75
6. S. A. Sowayan, "Use of blood in elective surgery: an area of wasted hospital resource," Annals of Saudi Medicine, vol. 14, no. 4, pp. 326–328, 1994.View at: Google Scholar
7. B. A. Friedman, H. A. Oberman, A. R. Chadwick, and K. I. Kingdon, "The maximum surgical blood order schedule and surgical blood use in the United States, "Transfusion", vol 16, no 4,pp.38–387,1976.
8. O. Ho and B. Bo, "Blood utilization in elective surgical procedures in Ilorin,"Tropical Journal of Health Sciences,vol.13,pp. 15–17,26.
9. J. H. Mead, C. D. Anthony, and M. Sattler, "Hemotherapy in elective surgery. An incidence report, review of the literature, and alternatives for guideline appraisal," American Journal of ClinicalPathology,vol.74,-no.2,pp.223–227,198.
10. Mintz PD, Nordine RB, henry JB, Webb WR: expected hemotherapy in elective surgery. N y state J Med 1976; 76:532–7
11. Friedman BA, oberman hA, Chadwick AR, Kingdon Ki: the maximum surgical blood order schedule and surgical blood use in the United states. transfusion 1976; 16:38–7
12. henry JB, Mintz P, Webb W: optimal blood ordering for elective surgery. JAMA 1977; 237:451

33

Reação Transfusional

Cyntia A. Arrais • Suely P. Zeferino

INTRODUÇÃO

Reações transfusionais

A decisão de se efetuar uma transfusão sanguínea, como em qualquer outra decisão terapêutica, deve ser baseada em riscos, benefícios e alternativas.

Toda transfusão de sangue traz em si potenciais riscos para o receptor. Muitas reações adversas foram mitigadas ao longo do tempo devido ao aprimoramento tecnológico, a exemplo das melhorias nos testes de detecção de patógenos, e ao melhor conhecimento fisiopatológico das reações transfusionais. No entanto, existem riscos residuais que devem ser de conhecimento do médico prescritor. Deve-se evitar transfusões desnecessárias e inapropriadas e procurar adotar multidisciplinarmente programas que minimizem a necessidade da transfusão (PBM: *Patient Blood Management*). São exemplos de estratégias adotadas pelos programas de PBM a redução de coletas desnecessárias de exames, correção de déficits vitamínicos e distúrbios de hemostasia, e melhorias das técnicas operatórias .

Os efeitos adversos diretamente relacionados com a transfusão de sangue e hemocomponentes são denominados reações transfusionais. De acordo com o tempo de aparecimento, estas reações podem ser classificadas em agudas e tardias:

- Imediatas: quando aparecem durante a transfusão ou em até 24 horas após seu término
- Tardias: quando aparecem após 24 horas do término da transfusão

As reações transfusionais imediatas variam em frequência. Algumas são relativamente comuns, como reação alérgica e reações febris não hemolíticas, outras raras, como reação anafilática, hemólise intravascular fatal por incompatibilidade ABO e contaminação bacteriana.

Reações comuns

- Reação alérgica: 1 a 3 por cento.
- Reação febril não hemolítica febril (RFNH): 0,1 a 1 por cento. A freqüência da RFNH é maior com a transfusão de plaquetas do que com a transfusão de concentrado de hemácias e diminui quando os hemocomponetes são leucodepletados.

Reações relativamente comuns

- Sobrecarga circulatória associada à transfusão (TACO): <1 por cento dos pacientes transfundidos, embora isso possa representar uma subnotificação. A frequência pode ser maior em pacientes hospitalizados, especialmente pacientes na unidade de terapia intensiva.
- Lesão pulmonar aguda relacionada à transfusão (TRALI): <0,01 por cento.

Reações relativamente raras

- Reação anafilática: 1:20.000 a 1:50.000.
- Reação hemolítica aguda imunológica: 1:76.000, praticamente todos os casos ocorrendo com transfusão de concentrado de hemácias.
- Sepse por contaminação bacteriana: 1:50.000 para plaquetas; 1:5.000,000 para concentrado de hemácias.

Frequência muito rara para calcular

- Reações hipotensas primárias associadas aos inibidores da enzima conversora da angiotensina [ACE].
- Hemólise não imune.
- Embolia aérea.

Toda a equipe envolvida na administração e acompanhamento da transfusão deve ser capaz de reconhecer os sinais e sintomas associados com reações transfusionais e estar apta a tomar ações no sentido de preveni-las e tratá-las.

Ao primeiro sinal de reação transfusional, as seguintes ações devem ser tomadas:

1. Suspender imediatamente a transfusão.
2. Informar o médico que assiste o paciente.
3. Manter acesso venoso com SF 0,9%.
4. Notificar o Banco de Sangue da suspeita de reação transfusional.
5. Aferir os sinais vitais.
6. Conferir todos os registros de identificação do hemocomponente e do receptor.
7. Colher uma amostra pós transfusional e enviar à agência transfusional junto com a bolsa e os equipos anexos a ele (evitando a contaminação dos equipos) para todas as suspeitas de reação transfusional, exceto para as alérgicas.

REAÇÃO HEMOLÍTICA AGUDA IMUNOLÓGICA

A interação de anticorpos de classes IgM, IgG1 ou IgG3 com um antígeno presente na membrana do eritrócito pode desencadear uma sequência de respostas neuroendócrinas, ativação de complemento, efeitos sobre a coagulação sanguínea e liberação de citocinas que resultam nas manifestações clínicas da reação hemolítica aguda.

Embora outros anticorpos dirigidos contra antígenos de membrana eritrocitária que não do sistema ABO possam levar ao quadro de hemólise aguda, os quadros mais graves geralmente resultam da transfusão de glóbulos vermelhos ABO-incompatíveis.

Quadro clínico

Os sinais e sintomas incluem febre, tremores/calafrios, náuseas, vômito, ansiedade/agitação, dor lombar, dispneia, taquicardia, hipotensão arterial, diátese hemorrágica, hemoglobinúria e insuficiência renal aguda. Em pacientes anestesiados ou comatosos, incapazes de relatar os sintomas da reação, o diagnóstico de hemólise aguda poderá ser suspeitado pelo sangramento difuso e abundante no campo cirúrgico, pela hipotensão arterial ou pela presença de hemoglobinúria.

Conduta

- Interromper a transfusão imediatamente.
- Examinar as identificações do receptor e do hemocomponente.
- Repetir os testes de tipagem sanguínea e compatibilidade entre o receptor e a unidade transfundida, e realizar o teste de antiglobulina direto do paciente.
- Exames gerais: hemograma, coagulograma, DHL, BT e frações,uréia, creatinina.

Tratamento

- Infusão intravenosa de solução salina com o objetivo de manter um fluxo urinário igual ou superior a 100mL/hora por pelo menos 24 horas.
- Agentes diuréticos devem ser administrados concomitantemente. A furosemida, na dose de 40-80mg ou 1-2mg/kg peso EV, tem sido recomendada não só pelo seu efeito diurético, mas também pelo seu efeito no aumento da perfusão cortical renal.
- Dopamina, em dose igual ou inferior a 5mg/kg/min, deve ser utilizada para tratamento da hipotensão arterial
- Diálise provavelmente será necessária nos casos de necrose tubular aguda que evoluem para um quadro de oligúria ou anúria.
- Em casos de CID com sangramento grave, terapia de reposição com plasma fresco congelado, crioprecipitado e concentrado de plaquetas. É questionável a utilização de heparina

REAÇÃO FEBRIL NÃO-HEMOLÍTICA

Está relacionada com a presença de anticorpos do receptor dirigidos contra antígenos leucocitários ou plaquetários presentes na unidade transfundida. Caracteriza-se pelo aparecimento de febre (T>38ºC), definida como a elevação de pelo menos 1ºC na temperatura corpórea em relação ao valor pré-transfusional, acompanhada ou não de tremores e calafrios, e alguma vezes dispneia leve, sem evidências de contaminação bacteriana, hemólise ou qualquer outra causa que a justifique. Os sintomas podem ceder espontaneamente.

Quadro clínico

- Febre, tremores e calafrios.
- Náuseas, vômitos e cefaleia.

Tratamento

- Interromper a transfusão imediatamente

- Administrar antipiréticos:
    - o Acetaminofem 500-750mg para adultos.
    - o Dipirona EV ou IM numa dose de 1-2g.
    - o Evitar o uso de salicilatos, por alterarem a função plaquetária.

Prevenção

A administração de antipiréticos previamente à transfusão tem sido utilizada na profilaxia da RFNH em pacientes que apresentaram duas ou mais reações anteriores. embora não haja evidência de que esta profilaxia diminua a taxa de reações. Esta prática deve ser desencorajada. No entanto, o uso de antipiréticos antes da transfusão em pacientes que são persistentemente febris devido à doença de base, permite o término da transfusão. Reações febris podem ser prevenidas transfundindo-se componentes sanguíneos leucodepletados, com um conteúdo leucocitário residual menor que 5 x 10^6 leucócitos/unidade.

REAÇÃO ALÉRGICA

É uma das reações transfusionais mais frequentes e pode ocorrer em consequência da transfusão de qualquer tipo de hemocomponente que contenha plasma. Consiste no aparecimento de reação de hipersensibilidade (alergia) durante a transfusão ou até quatro horas após. O caso confirmado deve apresentar dois ou mais sinais e sintomas.

Quadro clínico

- Prurido.
- Pápulas e máculas.
- Urticária.
- Edema labial, de língua e de úvula ou periorbital/conjuntival.
- Tosse, rouquidão.

Tratamento

- Interromper a transfusão.
- Difenidramina EV (50-100mg).
- Corticóides não são eficazes no controle do episódio agudo.
- Adrenalina 1:100 numa dose de 0,1-0,5mg, SC ou IM a cada 15 minutos.

Em reações cutâneas leves e restritas a pequenas áreas do corpo, após o tratamento e desaparecimento dos sintomas, a transfusão pode ser reiniciada sem que haja recorrência ou piora do quadro. Em casos mais graves, caracterizados pelo comprometimento cutâneo confluente e extenso, ou pelo envolvimento do trato respiratório, a transfusão deve ser definitivamente interrompida mesmo se houver completo desaparecimento dos sintomas com o tratamento instituído.

Prevenção

- Difenidramina (25-50mg) EV, 30 minutos antes da transfusão em pacientes que já apresentaram duas ou mais reações urticariformes.
- Reações mais graves e recorrentes podem ser prevenidas com a administração de hemocomponentes lavados. A redução de leucócitos do produto sanguíneo pelo uso de filtros parece ter pouco efeito na prevenção das reações alérgicas.

A reação anafilática (caso grave de reação alérgica), ocorre devido a reação de hipersensibilidade imediata mediada pelo sistema imunológico, desencadeada pela exposição a substâncias solúveis no plasma do doador ,ao qual o receptor está sensibilizado. Além dos anticorpos anti-IgA, a reação transfusional anafilática pode ser desencadeada por anticorpos dirigidos contra outras substâncias presentes no hemocomponente transfundido como proteínas séricas, anafilatoxinas derivadas do complemento, drogas ou outros alérgenos solúveis. Os sinais e sintomas ocorrem rapidamente, em poucos segundos ou minutos após o início da transfusão. Observam-se obrigatoriamenete, distúrbios respiratórios, e os sintomas abaixo:

- Edema de laringe
- Cianose
- Insuficiência respiratória
- Broncoespasmo
- Estridor respiratório

Podem ocorrer também: ansiedade, taquicardia, perda da consciência, hipotensão arterial e choque.. Envolvimento gastrintestinal pode levar ao desenvolvimento de náuseas, vômito, dor abdominal e diarréia.

Tratamento

- Interromper a transfusão
- Adrenalina 1:100 numa dose de 0,1-0,5mg, EV a cada 20-30 minutos até 3 doses para os casos graves
- Beta-2 agonistas e anti-histamínicos devem ser associados, particularmente quando existirem broncoespasmo e manifestações cutâneas, respectivamente
- Corticosteróides são pouco eficazes no tratamento do quadro agudo.

CONTAMINAÇÃO BACTERIANA DO HEMOCOMPONENTE

A contaminação bacteriana ainda é a principal causa de transmissão de agentes infecciosos pela transfusão e é considerada a segunda principal causa de morte diretamente relacionada com a transfusão. Embora a contaminação bacteriana seja mais freqüente em concentrados de plaquetas uma vez que são estocados em temperatura ambiente, pode ocorrer com qualquer outro hemocomponente.

Quadro clínico

- Febre (temperatura ≥38°C) com aumento de pelo menos 2°C em relação ao valor pré-transfusional durante a transfusão ou até 24 horas após, sem evidência de infecção prévia., calafrios, hipotensão, dispnéia, náuseas, vômitos, diarréia
- Nos casos graves: choque, insuficiência renal e CID

Tratamento

- Interromper a transfusão e encaminhar amostras da bolsa e do receptor para testes microbiológicos
- Antibioticoterapia de amplo espectro

LESÃO PULMONAR AGUDA RELACIONADA COM TRANSFUSÃO (TRALI)

TRALI é uma forma potencialmente fatal de lesão pulmonar aguda que ocorre durante ou em até seis horas após a transfusão, quando os neutrófilos receptores são ativados pelo produto transfundido em uma vasculatura pulmonar adequadamente preparada.

Os anticorpos envolvidos com o desencadeamento da TRALI são, na maioria das vezes, dirigidos contra antígenos do sistema HLA ou antígenos específicos de neutrófilos do receptor. Esses anticorpos estão presentes no hemocomponente transfundido e podem reagir com leucócitos do receptor, ativando complemento com subseqüente extravasamento de fluido para o interstício e alvéolo pulmonar devido a dano ao endotélio vascular

É caracterizada por febre, calafrios e dificuldade respiratória. A terapia é amplamente favorável e pode incluir intubação e ventilação mecânica. TRALI é uma reação transfusional relativamente comum (<0.01%), apesar de ser historicamente subnotificada.

Pela nova terminologia, divide-se TRALI em tipo I e tipo II, de acordo com a ausência (Tipo I) ou não (Tipo II) de fatores de risco para Síndrome do Desconforto Respiratório Agudo (ARDS).

Quadro clínico

- TRALI tipo I (Ausência de fatores de risco para ARDS e todos os critérios abaixo):

A)

o Início agudo

o Hipoxemia (PaO_2/FiO_2 ≤300mmHg or SpO_2 <90% em ar ambiente)

o Evidência clara de edema pulmonar bilateral no Rx ou tomografia computadorizada.

o Nenhuma evidência de hipertensão atrial esquerda, ou, se presente, não considerada como principal causa da hipoxemia.

B)

o Início durante ou dentro do período de 6h da transfusão.

o Não relação com fatores de risco alternativos para ARDS.

- TRALI tipo II (fatores de risco para ARDS presentes, mas esta condição não foi diagnosticada ou era leve e houve deterioração do quadro respiratório, com provável componente relacionado à transfusão baseado nos seguintes achados):

o Os achados são descritos nas categorias A e B da TRALI tipo I.

o Quadro respiratório estável nas últimas 12h que antecederam a transfusão.

Tratamento

Não há uma terapêutica específica para a TRALI. O tratamento é apenas de suporte ventilatório e deve ser instituído o mais precocemente possível. Se a hipoxemia for grave estará indicada intubação oro-traqueal com ventilação mecânica. Corticosteroides parecem não ter nenhum valor no tratamento e na evolução do quadro. Pacientes com TRALI geralmente apresentam hipovolemia e hipotensão associada. O objetivo inicial do tratamento hemodinâmico é garantir a perfusão adequada do órgão final. Isso pode ser conseguido com ressuscitação volêmica e/ou suporte vasoativo. Deve-se tomar cuidado com a administração empírica precoce da terapia diurética, pois pode resultar em hipotensão naqueles que eram inicialmente hemodinamicamente estáveis. No entanto, para pacientes com hipoxemia sustentada e estabilidade hemodinâmica demonstrada, a administração de terapia diurética pode ser uma intervenção aceitável.

Se ocorrer suspeita de injúria pulmonar aguda com a transfusão ainda em curso, a transfusão deve ser imediatamente suspensa e não deve ser reinstalada mesmo com o desaparecimento dos sintomas. Informar ao médico do Banco de Sangue para que seja realizada no paciente a investigação para presença de anticorpos antileucocitários (pesquisa de anticorpo Anti-HLA, crossmatch e linfocitotoxidade, se possível).

Caso seja confirmado o diagnóstico de TRALI, passar a transfundir componentes celulares leucodepletados.

SOBRECARGA CIRCULATÓRIA ASSOCIADA À TRANSFUSÃO (TACO)

O TACO é uma forma de edema pulmonar devido ao excesso de volume ou sobrecarga circulatória. Geralmente ocorre em pacientes que recebem um grande volume de um produto transfundido por um curto período de tempo, ou naqueles com doença cardiovascular subjacente. O manejo inclui manutenção da diurese e oxigênio suplementar; suporte ventilatório raramente pode ser necessário. TACO é uma reação relativamente comum. Menos de 1% dos pacientes transfundidos, embora isso possa representar subnotificação, podendo sua frequência ser maior em pacientes hospitalizados, especialmente pacientes em unidade de terapia intensiva.

Segundo dados de hemovigilância é, atualmente, a principal causa de óbito relacionada a transfusão.

Quadro clínico

- Dispneia, ortopneia, cianose, tosse produtiva, hipertensão arterial, taquicardia, edema periférico
- Achados de imagem de edema pulmonar
- Evidência de balanço hídrico positivo
- Aumento de peptídeo natriurético tipo B (BNP)

Tratamento

- Interromper a transfusão ou infundir de forma extremamente lenta
- Elevar o decúbito do paciente
- Diuréticos e oxigenoterapia

DISPNEIA ASSOCIADA À TRANSFUSÃO (DAT)

Caracteriza-se por desconforto respiratório agudo após 6 horas da transfusão, sem preencher critérios de TRALI, sobrecarga circulatória associada à transfusão e reação alérgica. O desconforto respiratório é o sintoma clínico mais proeminente e não pode ser explicado pelo quadro de base do paciente ou por outra causa. É clinicamente suspeita pela associação temporal com a transfusão.

REAÇÃO HEMOLÍTICA AGUDA NÃO IMUNE

Caracteriza-se por hemólise durante a transfusão ou até 24 horas após, com ou sem sintomas clínicos significativos, sem evidência de causa imunológica e presença de hemoglobina livre no plasma (hemoglobinemia) e/ou na urina (hemoglobinúria).

REAÇÃO HIPOTENSIVA RELACIONADA À TRANSFUSÃO (HIPOT)

É um diagnóstico de exclusão de todas as outras causas de hipotensão arterial. Responde rapidamente à cessação da transfusão e ao tratamento de suporte.

- **Para pacientes acima de 18 anos de idade:** Queda maior ou igual a 30 mmHg e aferição menor ou igual a 80 mmHg da pressão arterial sistólica, em até uma hora após a transfusão
- **Para pacientes entre 1 a 18 anos de idade:** Queda maior que 25% da pressão sistólica basal, em até uma hora após a transfusão;
- **Para pacientes menores de 1 ano de idade ou com peso corpóreo inferior a 12 kg:** Queda maior que 25% do valor basal da pressão arterial sistólica, diastólica ou média, em até uma hora após a transfusão.

DOENÇA DO ENXERTO CONTRA O HOSPEDEIRO PÓS-TRANSFUSIONAL

A doença enxerto contra hospedeiro pós-transfusional (DECHT) é uma síndrome rara e geralmente fatal que ocorre entre dois dias a seis semanas após a infusão do hemocomponente. É caracterizada por febre, eritema cutâneo, náuseas, vômitos, diarréia, hepatite e pancitopenia. Pode ocorrer em pacientes com imunossupressão severa e em pacientes imunocompetentes após a transfusão de hemocomponente celular de doador homozigoto para proteínas HLA às quais o receptor é heterozigoto.

O diagnóstico é feito pelo quadro clínico e exame histopatológico da pele.

O desconhecimento da síndrome, o retardo no diagnóstico, o curso rápido e a ausência de resposta ao tratamento estão relacionados à má evolução dos pacientes. A melhor forma de abordagem da DECHT é a prevenção através da irradiação gama dos hemocomponentes

ALOIMUNIZAÇÃO/APARECIMENTO DE ANTICORPOS IRREGULARES

Caracteriza-se pelo aparecimento no receptor de um novo anticorpo, clinicamente significativo, contra antígenos eritrocitários detectados pelo teste de antiglobulina direta (TAD) positivo ou triagem de anticorpos irregulares e ausência de sinais clínicos ou laboratoriais de hemólise.

È mais comum em pacientes com doença falciforme. A profilaxia envolve a transfusão do concentrado de hemácias fenotipados para os antígenos eritrocitários de maior relevância transfusional.

PÚRPURA PÓS-TRANSFUSIONAL

Caracteriza-se por um episódio de trombocitopenia (queda da contagem de plaquetas para níveis inferiores a 20% da contagem pré-transfusional) que ocorre de 5 a 12 dias após a transfusão de sangue e presença de anticorpo antiplaquetário no receptor. Pode ser assintomático, autolimitado, mas também cursar com sangramento cutâneo-mucoso, gastrointestinal, gênito-urinário e do sistema nervoso central.

DOR AGUDA RELACIONADA À TRANSFUSÃO

Dor aguda, de curta duração (até 30 minutos), principalmente na região lombar, torácica e membros superiores, durante a transfusão ou até 24 horas após, sem outra explicação. É comum a ocorrência de alguns dos seguintes sinais e sintomas: hipertensão arterial, inquietação, vermelhidão na pele, calafrios, taquipneia, dispnéia e taquicardia. A dor apresentada nessa reação é mais intensa comparada à dor de outras reações.

HEMOSSIDEROSE COM COMPROMETIMENTO DE ÓRGÃOS

Presença de nível de ferritina sanguínea superior ou igual a 1.000 microgramas/l no contexto de transfusões repetidas de concentrados de hemácias e disfunção orgânica.

TRANSMISSÃO DE OUTRAS DOENÇAS INFECCIOSAS

Ocorre quando o paciente apresenta infecção pós-transfusional (vírus, parasitas ou outros agentes infecciosos, exceto bactérias), sem evidência da existência dessa infecção antes da transfusão na ausência de uma fonte alternativa da infecção e o doador do hemocomponente transfundido no paciente apresenta evidência da mesma infecção ou o hemocomponente transfundido no receptor apresenta evidências do mesmo agente infeccioso.

REFERÊNCIAS BIBLIOGRÁFICAS

1. AABB Technical Manual, 18 a edição.
2. Brasil. Ministério da Saúde. PORTARIA DE CONSOLIDAÇÃO Nº 5, DE 28 DE SETEMBRO DE 2017.
3. Delaney M, Wendel S, Bercovitz RS et al. Transfusion reactions: prevention, diagnosis, and treatment. Lancet. 2016 Dec 3;388(10061):2825-2836.
4. Lieberman L, Maskens C, Cserti-Gazdewich C, et al. A retrospective review of patient factors, transfusion practices, and outcomes in patients with transfusion-associated circulatory overload. Transfus Med Rev 2013; 27:206.
5. Marco Conceitual e Operacional de Hemovigilância: Guia para a Hemovigilância no Brasil. Agência Nacional de Vigilância Sanitária- ANVISA 2015.
6. Paula H.B.Bolton-Maggs, Erica M.Wood, Johanna C. Wiersun-Osselton. Wrong blood in tube – potential for serious outcomes: can it be prevented? British Journal of Haematology,2015,168:3-13
7. Paula H.B.Bolton-Maggs,Hannah Cohen. Serious Hazards of Transfusion (SHOT) haemovigilance and progress is improving transfusion safety. British Journal of Haematology,2013,163: 303-314.
8. R.W.Askeland,S.McGrane et al. Improving transfusion safety: implementation of a comprehensive computerized bar code-based tracking system for detecting and preventing errors. Transfusion 2018,48:1308-1317
9. R.R.P. de Vries, J.-C.Faber et al. Haemovigilance: na effective tool for improving transfusion practice. Vox sanguinis 2011 100:60-67.
10. T.Sapey,S.Refray et al. Patients labels as a quality of identitovigilance in French hospitals. Transfusiona Clinique et Biologique 2015,22:59-61
11. Toy P, Kleinman SH, Looney MR. Proposed revised nomenclature for transfusion-related acute lung injury. Transfusion 2017; 57:709.
12. Vlaar APJ, Toy P, Fung M, et al. A consensus redefinition of transfusion-related acute lung injury. Transfusion 2019; 59:2465.
13. W.Thomas,J.Davies et al. Two samples for blood transfusion: single centre experience.Transfusion Medicine, 2014,24:209-212.

Seção **10**

Suporte Nutricional

34

Terapia Nutricional Enteral

Liliane Kopel • Helenice Moreira da Costa

DESTAQUES

- São conhecidos os efeitos da desnutrição nos pacientes submetidos a procedimentos cirúrgicos. A desnutrição implica retardo nos processos de cicatrização e comprometimento da imunidade.
- Atraso em iniciar terapia nutricional enteral no período pós-operatório e dificuldades na progressão da oferta proteico-calórica poderão comprometer o prognóstico dos pacientes.
- Oferta de dieta enteral é fundamental na manutenção da função e integridade da mucosa do trato gastrointestinal.
- Comprometimento do estado nutricional está associado à piora do prognóstico após a cirurgia cardíaca.

INTRODUÇÃO

A terapia nutricional é sabidamente de grande importância para pacientes críticos, clínicos ou cirúrgicos, pois o melhor estado nutricional e a oferta adequada de micro e macro nutrientes estão relacionados à melhora do processo de cicatrização, redução das taxas de infecção e melhor prognóstico.

De modo geral, a terapia nutricional recomendada para os pacientes críticos, incapazes de se alimentar por via oral, é a nutrição enteral (NE) visto seus benefícios fisiológicos relacionados à utilização do trato gastrointestinal, menores taxas de complicações e menor custo quando comparado à nutrição parenteral.[1]

O período de pós-operatório de toda cirurgia de grande porte caracteriza-se pelo aumento do catabolismo proteico, aumento da resposta inflamatória sistêmica com maior liberação de citocinas. A utilização do circuito de circulação extracorpórea durante as cirurgias cardíacas provoca diferentes estímulos, tais como a exposição do sangue à membrana do oxigenador, ativação da cascata da coagulação, lesão associada à isquemia e reperfusão, que são fatores adicionais ao trauma cirúrgico habitual e que potencializam ainda mais a exacerbação da resposta inflamatória sistêmica e o catabolismo proteico no pós-operatório.[2]

Há falta de evidências específicas quanto a protocolos de terapia nutricional para a população de pós-operatória de cirurgias cardíacas. Sendo assim, grande parte das informações é baseada em estudos realizados em populações de pacientes críticos gerais.[1,3]

O início da terapia nutricional enteral deverá ser precoce para todos os pacientes que não apresentarem condições clínicas, sejam elas de natureza hemodinâmica, neurológica ou respiratória, que impeçam o início da alimentação via oral até o terceiro dia após a cirurgia cardíaca. Porém, ressaltamos que além do início precoce, é necessário que a oferta seja adequada conforme as metas nutricionais de cada paciente, o mais rápido possível, em um período idealmente de 3 a 5 dias a partir do início da nutrição enteral, com objetivo de atingir as metas calórica e proteica de cada paciente. Pacientes que necessitam permanecer em unidade de terapia intensiva por um período maior que 3 dias, apresentam alto risco de inadequada oferta nutricional.[4]

A oferta de NE precoce atenua a resposta metabólica ao estresse cirúrgico, mantém a integridade e a função de barreira da mucosa do trato gastrintestinal com melhora da resposta imune e atenuação do processo inflamatório.[1]

Estudo retrospectivo observou que a mortalidade cirúrgica dos pacientes desnutridos submetidos à cirurgia cardíaca foi maior quando comparados aos pacientes sem desnutrição. O tempo total de hospitalização, bem como o tempo de internação na unidade de terapia intensiva no período pós-operatório, foi significativamente maior nos desnutridos.[5]

A presença de níveis séricos de albumina reduzida no período que antecede a cirurgia cardíaca também está associada ao risco aumentado de morbidade e mortalidade após um procedimento cirúrgico cardíaco, independente do índice de massa corpórea do paciente. A hipoalbuminemia no pré-operatório correlaciona-se com maior tempo de ventilação mecânica, maiores taxas de lesão renal aguda e infecções no pós-operatório, bem como maior tempo de internação e aumento da mortalidade.[6]

Porém, não há estudos que comprovem o benefício da terapia nutricional antes do procedimento cirúrgico na população de pacientes com risco nutricional aumentado, portadores de hipoalbuminemia. Ao lado disto, cirurgias com indicação de emergência ou urgência não permitem adiamento do procedimento. Apesar da necessidade de realizarmos estudos mais definitivos, recomenda-se que, sempre que possível, deficiências nutricionais devem ser corrigidas antes da cirurgia cardíaca.[6]

CAQUEXIA CARDÍACA

Pacientes críticos com insuficiência cardíaca, como aqueles aguardando um transplante cardíaco ou portadores de doenças valvares avançadas com indicação de intervenção cirúrgica, podem apresentar uma desordem metabólica sistêmica, conhecida como caquexia cardíaca, caracterizada pela intensa perda de massa muscular, perda de massa óssea e do tecido adiposo.[7,8] É acompanhada do aumento da inflamação, do catabolismo de proteínas e está associada a pior prognóstico clínico e cirúrgico.

A caquexia é definida em pacientes adultos pela perda de peso não edematoso maior ou igual a 6% em um período de 6 a 12 meses. Com frequência, o índice de massa corporal é menor que 20kg/m^2. Está associada a pelo menos três dos seguintes critérios: fadiga, anorexia, redução da massa magra, diminuição da força muscular.[7] Anormalidades bioquímicas, como anemia, linfopenia, hipoalbuminemia e aumento de marcadores bioquímicos pró-inflamatórios, também fazem parte do quadro.

Com o envelhecimento da população, tem sido cada vez mais frequente a indicação de cirurgia cardíaca para idosos com fragilidade, sarcopenia e doenças crônicas pré-existentes, como diabetes, insuficiência renal, ou doenças respiratórias. Esta população merece atenção nutricional especial antes e após a cirurgia cardíaca com objetivo de reduzir morbidade e mortalidade relacionadas ao procedimento.

METAS NUTRICIONAIS

- Meta calórica

Para o cálculo das necessidades calóricas, de acordo com diversas diretrizes nacionais e internacionais, o padrão ouro seria o uso de calorimetria indireta (CI). Porém, nem sempre tal metodologia está disponível. Nesses casos, as equações preditivas poderão ser utilizadas com cautela, uma vez que podem subestimar ou superestimar as suas necessidades energéticas.[9]

Conforme a Braspen (*Brazilian Society of Parenteral and Enteral Nutrition*),[9] recomenda-se iniciar com uma oferta energética mais baixa, entre 15 a 20kcal/kg/dia, e progredir para 25 a 30 kcal/kg/dia, entre o 4º e o 7º dia após o início da NE, quando os pacientes já estiverem em fase inicial de recuperação com melhora da resposta inflamatória sistêmica. Caso disponha de CI, ofertar na fase inicial entre 50 e 70% do gasto energético aferido e progredir para 100% após o quarto dia.

- Meta proteica

Recomenda-se que doentes críticos recebam entre 1,0 e 1,2g de proteína/kg/dia na fase inicial da doença ou nos primeiros 3 dias de pós-operatório. Após o 3º dia, considerando que o paciente esteja mais estável do ponto de vista hemodinâmico e metabólico, recomenda-se aumentar a oferta diária para 1,3 a 2g de proteína/kg.[9]

Situações nas quais a nutrição enteral não é possível de ser ofertada ou quando a oferta enteral exclusiva não atinge metas nutricionais dos pacientes em período pós-operatório, devemos considerar o início de nutrição parenteral exclusiva ou associada à enteral.

CUIDADOS COM NE

A NE deve ser ofertada com o uso de sistema fechado e administração contínua da dieta, minimizando os riscos de intolerância gastrintestinal e contaminação. Fórmulas poliméricas são consideradas como padrão para início de NE em pacientes críticos. Atualmente, não há indicação de uso suplementar de glutamina enteral ou de fórmulas enterais imunomoduladoras no pós-operatório de cirurgia cardíaca.

A oferta insuficiente ou excessiva de nutrientes deve ser cuidadosamente monitorada durante a evolução do paciente, sendo ajustada de acordo com o quadro clínico do momento.

- Posicionamento da sonda nasoenteral (SNE)

Deve-se dar preferência à posição gástrica da SNE para iniciar a NE. Esta estratégia é tecnicamente mais fácil e reduz o tempo para o início da NE.[1] Mas, devido à alta prevalência de distúrbios de motilidade do trato gastrintestinal com comprometimento do esvaziamento gástrico vistos em pacientes críticos, poderá estar indicada a alimentação enteral pós-pilórica.[1,9] Intolerância gástrica não resolvida com o uso de procinéticos é a principal causa de indicação de alimentação pós-pilórica no pós-operatório de cirurgia cardíaca. Há necessidade de realizar uma endoscopia digestiva alta para posicionamento pós-pilórico adequado da SNE.

- Medida de volume residual gástrico (VRG)

Sugerimos que a medida do VRG não seja usada como parte dos cuidados de rotina para monitorar pacientes de terapia intensiva recebendo NE uma vez que este parâmetro não se correlaciona com a incidência de pneumonia ou bronco aspiração na população de pacientes críticos.[1] Na ausência de outros sinais de intolerância gastrintestinal (náuseas, vômitos ou distensão abdominal), a NE pode ser mantida quando VRG for menor que 500 ml. Estudos prévios observaram que eliminar a prática rotineira de medir o VRG melhora o aporte nutricional com a NE, sem comprometer a segurança dos pacientes.[9]

- Complicações associadas à NE

Apesar de a NE ser um método seguro para ofertar nutrientes, não está isento de complicações. As complicações podem estar associadas à passagem e manutenção da SNE ou à dieta (**Tabela 34.1.**). O posicionamento adequado da SNE deve ser checado após a passagem e durante a manutenção da NE. Deslocamento da SNE pode aumentar o risco de broncoaspiração. A manutenção da SNE por tempo prolongado poderá levar à lesão cutânea nasal, no local da fixação da SNE, bem como aumenta o risco de sinusopatia e esofagite. Sinais e sintomas de intolerância gastrintestinal devem ser observados e, quando presentes, devemos avaliar a necessidade de troca da fórmula da dieta enteral. O surgimento de diarreia não deve ser automaticamente atribuído à dieta enteral. Devemos investigar a etiologia da diarreia, afastando causas infecciosas, incluindo *Clostridium difficile*, efeito adverso de medicamentos ou uso de medicamentos com efeito osmóticos.[1]

- Instabilidade hemodinâmica

Há controvérsias quanto ao início e manutenção da NE em pacientes com comprometimento hemodinâmico e necessidade do uso de drogas vasoativas devido ao risco de isquemia mesentérica que poderá ocorrer secundária à diminuição do fluxo sanguíneo esplâncnico que se instala no choque. Apesar de ser uma complicação rara, a ocorrência de isquemia mesentérica compromete o prognóstico em pós-operatório de cirurgia cardíaca, devido à sua alta mortalidade.[10]

Estudo prospectivo realizado no pós-operatório de cirurgia cardíaca, em pacientes com comprometimento hemodinâmica, necessidade de duas ou mais drogas vasoativas e/ou assistência circulatória mecânica e ventilação mecânica por mais de 24 horas, o uso de NE foi seguro.[11] Não houve nenhum caso de isquemia mesentérica na população estudada. Porém, devido a sinais de intolerância gastrintestinais, não se conseguiu atingir metas nutricionais preconizadas para estes pacientes.

O uso de drogas vasoativas em doses estáveis, sem sinais clínicos e laboratoriais de choque, deve ser considerado no contexto da indicação e manutenção da NE, mas, não deve ser visto como contraindicação para NE. Devemos evitar a NE em situações de hipotensão importante, presença de hiperlactatemia, nos pacientes fazendo uso de vasopressores em doses crescentes ou logo após a introdução de droga vasopressora.

CONSIDERAÇÕES FINAIS

É conhecido o impacto negativo da desnutrição no prognóstico dos pacientes submetidos à cirurgia cardíaca. Porém, nem sempre a terapia nutricional no pós-operatório é instituída adequadamente. Cardiopatas com indicação de tratamento cirúrgico com frequência apresentam comprometimento nutricional prévio, doenças associadas e idade avançada. A intervenção cirúrgica com a utilização de circulação extracorpórea aumenta a resposta inflamatória no pós-operatório, levando ao aumento dos dias de internação na unidade de terapia intensiva. Todos esses fatores contribuem para o aumento o do risco nutricional desta população de pacientes graves.

PONTOS-CHAVE

- É de grande importância estabelecer metas nutricionais para os pacientes em pós-operatório complicado de cirurgia cardíaca.
- Evitar suspensão desnecessária da NE, pois é causa frequente de prejuízo à oferta nutricional adequada.
- Devemos ter cautela para iniciar e manter a NE nos pacientes com instabilidade hemodinâmica, em uso de drogas vasoativas.

REFERÊNCIAS BIBLIOGRÁFICAS

1. McClave SA, Taylor BE, Martindale RG, Warren MM, Johnson DR, Braunschweig C, et al. Guidelines for the Provision and Assesssment of Nutrition Support Therapy in the Adult Critically Ill Patients: Society of Critical Care Medicine (SCCM) and American Society for Parenteral and Enteral Nutrition (ASPEN). JPEN J Parenter Enteral Nutr. 2016; 40(2): 159-211.

2. Kraft F, Schmidt C, Van Aken H, Zarbock A. Inflammatory response and extracorporeal circulation. Best Pract Res Clin Anaesthesiol. 2015;29(2):113-23.
3. Weimann A, Braga M, Carli F, Higashiguchi T, Hubner M, Klek S, et al. ESPEN pratical guideline: Clinical Nutrition in Surgery. Clin Nutr. 2021;40:4745-61.
4. Rahman A, Agarwala R, Martin C, Nagpal D, Teitelbaum M, Heyland DK. Nutrition Therapy in Critically Ill Patients Following Cardiac Surgery: Defining and Improving Practice. JPEN J Parenter Enteral Nutr. 2017;41(7):1188-94.
5. Unosawa S, Taoka M, Osaka S, Yuji D, Kitazumi Y, Suzuki K, at al. Is malnutrition associated with postoperative complications after cardiac surgery? J Card Surg. 2019;34(10):908-12.
6. Engelman DT, Ben Ali W, Williams JB, Perrault LP, Reddy VS, Arora RC, et al. Guidelines for Perioperatve Care in Cardiac Surgery. Enhanced Recovery After Surgery Society Recommendations. JAMA Surg. 2019;154(8):755-66.
7. Valentova M, Anker SD, Von Haehling S. Cardiac Cachexia Revisited. The Role of Wasting in Heart Failure. Cardiol Clin 2022;40(2):199-207.
8. Rahman A, Jafry S, Jeejeebhoy K, Nagpal AD, Pisani B, Agarwala R. Malnutrition and Cachexia in Heart Failure. JPEN J Parenter Enteral Nutr. 2016;40(4):475-86.
9. Castro MG, Ribeiro PC, Nunes de Matos LB, Abreu HB, Assis T, Barreto PA, et al. Diretriz BRASPEN de Terapia Nutricional no Paciente Grave. BRASPEN J 2023;38 (2º Supl 2):2-46.
10. Ong CS, Brown PM, Yesantharao P, Zhou X, Young A, Canner JK, et al. Vasoactive and Inotropic Support, Tube Feeding, and Ischemic Gut Complications after Cardiac Surgey. JPEN J Parenter Enterl Nutr. 2020;44(8):1461-7.
11. Lasierra JLF, Pérez-Vela JL, Makikado LDU, Sáchez ET, Gómez LC, Rodriguéz BM, et al. Early enteral nutrition in patients with hemodynamic failure following cardiac surgery. JPEN J Parenter Enterl Nutr. 2015;39(2):154-62.

35

Terapia Nutricional Parental

Ana Elisa Boreck Seki • Liliane Kopel

DESTAQUES

- Deve-se considerar o uso de nutrição parenteral para pacientes críticos que não conseguem ser nutridos adequadamente por via oral ou enteral.
- Nutrição parenteral pode ser utilizada em associação com a nutrição enteral ou de maneira exclusiva.
- Nutrição parenteral pode ser ofertada com utilização de bolsas prontas para uso ou bolsas manipuladas.

INTRODUÇÃO

A relação entre a presença de desnutrição e pior prognóstico em pacientes críticos, clínicos ou cirúrgicos é bem estabelecida. O aporte nutricional insuficiente para os pacientes críticos acarreta aumento da incidência de complicações que pioram ainda mais o estado nutricional prévio, estabelecendo-se um ciclo que leva ao aumento do tempo de internação em unidade de terapia intensiva, tempo de ventilação mecânica e aumento da mortalidade.[1] Habitualmente, os pacientes mais graves, com maior risco de morte e complicações, são aqueles que apresentam maiores dificuldades para serem adequadamente nutridos.

O estado nutricional de pacientes críticos deteriora-se rapidamente devido à resposta metabólica relacionada ao estresse. O período de pós-operatória de toda cirurgia cardíaca caracteriza-se por um estado catabólico com aumento de citocinas inflamatórias, como a interleucina 1, 6 e 8, do fator de necrose tumoral alfa, aumento de hormônios como o cortisol, catecolaminas e glucagon. Como resultados destas alterações, ocorre aumento da glicogenólise e da neoglicogênese, aumento da proteólise no músculo esquelético e aumento da lipólise com objetivo de obter fornecimento endógeno de substratos essenciais: carboidratos, aminoácidos e ácidos graxos, elementos necessários para o processo de cicatrização, imunidade e manutenção das funções orgânicas.[2]

A imobilidade física imposta aos pacientes restritos ao leito e a possível necessidade do uso de bloqueadores neuromusculares durante o período de ventilação mecânica são fatores adicionais que levam ao consumo de massa magra e inibição da resposta anabólica.[2]

Estudo recente[3] mostrou que a importância da terapia nutricional no período de pós-operatório de cirurgias cardíacas complicadas permanece pouco reconhecida. Nesta população de pacientes críticos, houve retardo para iniciar a terapia nutricional e a oferta de energia e proteínas foi baixa. Os principais motivos para estes fatos foram: receio da utilização de nutrição enteral (NE) frente à necessidade do uso de inotrópicos e/ou vasopressores, interrupções frequentes e potencialmente evitáveis, administração de NE e pequeno uso suplementar de nutrição parenteral (NP). Pacientes cardiopatas submetidos a tratamento cirúrgico apresentam com frequência doenças associadas pré-existentes e idade avançada, aumentando a possibilidade de surgimento de disfunções orgânicas no período pós-operatório. Como consequência, pacientes submetidos à cirurgia cardíaca com necessidade de permanecer em unidade de terapia intensiva por tempo prolongado apresentam alto risco de evoluir com desnutrição iatrogênica.

De modo geral, a maioria dos pacientes críticos, clínicos ou cirúrgicos, pode receber alimentos utilizando-se do trato gastrintestinal. Grande volume de dados já demonstrou a superioridade do uso da via enteral quando comparada à parenteral em pacientes críticos.[4,5] Os resultados mais consistentes mostram redução de complicações infecciosas e menor tempo de permanência em unidade de terapia intensiva com uso NE como terapia nutricional comparado ao uso da via parenteral.[6] Porém, quando a nutrição enteral estiver contraindicada, for mal tolerada ou sua oferta não conseguir atingir as metas nutricionais, a introdução da NP está indicada.

A NP é um método que permite a oferta completa de fluidos, micro e macro nutrientes diretamente na corrente sanguínea. A solução de NP é composta de glicose, aminoácidos, emulsão lipídica, eletrólitos, vitaminas e oligoelementos, atendendo as necessidades nutricionais completas dos pacientes quando a via enteral não consegue fazê-lo. A oferta de nutrientes via parenteral permite a manutenção da função celular e dos órgãos, manutenção da resposta imunológica, reparação tecidual, síntese proteica, função cardíaca, respiratória e muscular esquelética.[2]

Porém, a presença de alimento no trato gastrintestinal é responsável por manter as funções intestinais. O principal fator regulador do crescimento da mucosa gastrintestinal é a presença de alimento no lúmen do intestino. Com a oferta exclusiva de NP ocorre atrofia da mucosa intestinal, redução do número de enterócitos e aumento da permeabilidade da barreira gastrintestinal.[1,6] Devido a este fator, sempre que for possível, devemos manter um aporte de dieta enteral com pequeno volume administrado, a chamada dieta enteral trófica, na tentativa de manter as funções da mucosa intestinal.

TIPOS DE NP

- Central e periférica

A NP pode ser administrada por acesso venoso central ou periférico. A escolha da via central ou periférica depende do tempo estimado, da duração da terapia, da tolerância ao maior aporte de fluidos e presença de acesso venoso central apropriado.[7] Para pacientes críticos, a NP deve ser ofertada em veia central, de alto fluxo, com a utilização de via exclusiva de um acesso venoso central. A principal razão para utilizarmos a NP central em pacientes críticos é a frequente necessidade de restrição de volume. A NP central caracteriza-se por osmolaridade acima de 900mOsm/L, permitindo oferta mais concentrada de nutrientes com menor aporte de volume.[7] Soluções de alta osmolaridade podem causar flebites quando utilizadas em veias de pequeno calibre.

- NP pronta para uso e NP individualizada

A NP pode ser ofertada utilizando-se de bolsas prontas para uso (ou industrializadas) ou bolsas manipuladas de forma individualizada por farmácias de manipulação devidamente certificadas para esta finalidade. Ambos os tipos podem ser utilizados e cada um apresenta vantagens e desvantagens.[7,8]

O uso de bolsas prontas de NP é mais prático e conveniente, pois economiza tempo para o início da administração. São bolsas que seguem padrão de qualidade e formulações pré-estabelecidas, reduzindo a possibilidade de erros de cálculos ou mistura incorreta de nutrientes. Nas bolsas que possuem eletrólitos em sua formulação, as quantidades estabelecidas são seguras para não ocorrerem precipitações. Atendem às recomendações nutricionais para grande parte dos pacientes, especialmente no período inicial do uso da NP. A progressão do aporte nutricional parenteral deve ser feita de modo lento e progressivo.[8] Assim, habitualmente não há necessidade de individualização da parenteral até o quarto ou quinto dia após inicio do uso, ou quando o paciente estiver recebendo dieta enteral concomitante. As bolsas prontas para uso são fáceis e seguras de serem armazenadas, durante o período de validade, em temperatura ambiente dentro do hospital, com imediata disponibilidade para sua utilização após prescrição médica (**Tabela 35.1.**).

Por outro lado, com o uso das bolsas prontas, as reposições de vitaminas e oligoelementos devem ser feitas à parte devido à estabilidade da solução. Para alguns pacientes, as formulações de bolsas prontas podem não atender às necessidades específicas ou poderá haver alguma restrição do aporte de eletrólitos, lipídios ou casos de intolerância a algum dos elementos da formulação pronta para uso. Nestes casos, devemos utilizar a NP individualizada, sempre que o hospital tiver acesso à farmácia de manipulação de parenteral.

A NP individualizada é prescrita para atender as necessidades de eletrólitos e nutrientes específicos de um paciente, levando-se em consideração a sua condição clínica do momento. Permite maior controle médico da prescrição, com possibilidade de ajustes diários para cada elemento prescrito (**Tabela 35.1.**). Requer um processo detalhado de cálculos e preparo, aumentando a possibilidade de erros na formulação e na preparação. Há uma demora considerável entre o momento da pres-

Tabela 35.1. Tipos de Nutrição Parenteral

	NP Pronta para Uso	NP Individualizada
Vantagens	■ Praticidade para início rápido ■ Padronização da formulação ■ Minimiza erros ■ Fácil armazenamento	■ Permite adequação para qualquer pacientes ■ Controle de cada componente ■ Mudanças diárias ■ Adaptação a condições médicas complexas

crição médica e o início da administração intravenosa. Exige maior checagem de segurança na administração porque não pode haver a administração de uma bolsa prescrita para um paciente específico em outro paciente. A rotina de transporte e armazenamento não é simples, pois há necessidade de ambiente adequado com controle de temperatura.

Levando-se em consideração que nem todos os municípios ou regiões do Brasil dispõem de farmácias de manipulação com a complexa estrutura necessária para a produção de NP individualizada, o desenvolvimento de bolsas prontas para uso ampliou o acesso à NP em todo o país.

QUANDO USAR NP

Existem fortes evidências de que a terapia nutricional enteral é preferível em relação à NP nos pacientes críticos, clínicos ou cirúrgicos.

A grande maioria dos pacientes em pós-operatório de cirurgia cardíaca poderá receber NE.[3] Mas, quando houve intolerância à NE devido a complicações gastrintestinais como diarreia, vômitos, distensão abdominal, sangramento digestivo, isquemia mesentérica, suboclusão intestinal, com perspectiva de permanência de tais complicações por período superior a cinco dias, deve ser considerado iniciar a NP.[8]

É bastante comum o comprometimento hemodinâmico no pós-operatório de cirurgia cardíaca, com a necessidade do uso de inotrópicos e vasopressores. Devido ao maior risco de isquemia mesentérica nesta população, a NE deve ser iniciada com cautela e poderá estar indicado o uso da via parenteral em associação com NE em pequenos volumes ou uso exclusivo de NP.[7]

Segundo as diretrizes da ASPEN[6,9] (*American Society for Parenteral and Enteral Nutrition*), para os pacientes eutróficos, devemos considerar o início da NP entre 7 a 10 dias após a cirurgia cardíaca, quando o aporte enteral não atender pelo menos 60% das metas estabelecidas. A ESPEN[7] (*European Society for Parenteral and Enteral Nutrition*) recomenda o início mais precoce da NP, entre o 3° e 7° dias após o início de dieta enteral insuficiente ou quando não for possível a utilização do trato gastrintestinal.

Para os pacientes previamente com comprometimento importante do estado nutricional e quando houver previsão de dificuldades de progressão do aporte nutricional enteral devido à presença de complicações, o início da NP deverá ser o mais precoce possível no pós-operatório complicado.[6]

Devido a potenciais efeitos metabólicos adversos que podem surgir secundários ao uso da NP, antes de seu início há necessidade de controle glicêmico adequado, correção de distúrbios eletrolíticos, avaliação da função hepática, renal e perfil lipídico do paciente. Atenção especial deve ser dada à correção de possível hipofosfatemia em virtude do risco associado entre síndrome de realimentação na presença de hipofosfatemia.

COMO USAR NP

Para que a prescrição da NP seja feita, é necessário realizar os cálculos e estabelecer metas nutricionais a serem atingidas progressivamente com a oferta da NP. Devemos iniciar com aporte aproximado de 30% do total a ser atingido em 3 a 5 dias após o início para pacientes eutróficos. O início e a progressão da NP para os pacientes previamente desnutridos devem ser mais lentos [6], atingindo as metas entre o 5° e o 7° dias após o início devido ao risco aumentado da síndrome de realimentação.

Quando utilizamos bolsas prontas para uso, temos que ter em mente que a formulação varia de acordo com o fabricante e o tipo especifico da bolsa. Assim, sempre devemos checar a fórmula disponível e calcular o volume diário que deverá ser ofertado até atingirmos as metas nutricionais.

A oferta calórica total da NP será a soma da oferta energética que cada um dos macronutrientes (glicose, proteínas e lipídios) fornece. A taxa máxima de administração de glicose, segura para reduzirmos riscos de complicações metabólicas, não deve exceder 5mg/kg/min. O metabolismo do sistema nervoso representa a maior fonte de oxidação de glicose. Para atingir as necessidades diárias do sistema nervoso central a oferta exógena de glicose deverá ser de 100 a 120 gramas. Caso esta oferta exógena não seja feita, haverá produção endógena de glicose a partir de proteólise da musculatura esquelética.[7]

A solução de glicose utilizada por via central é a glicose 50%, sendo que 1 grama de glicose monohidratada oferece aporte de 3,4kcal. Os aminoácidos são ofertados com a solução a 10%. Cada grama de proteína produz 4kcal. As emulsões lipídicas mais utilizadas possuem concentração de 20%, sendo que 1 grama de lipídio produz 10kcal. O óleo de soja puro deve ser evitado,[8] pois interfere na resposta inflamatória sistêmica e apresenta efeitos imunossupressores. Devemos dar preferência para emulsões lipídicas balanceadas, que contenham o mínimo de óleo de soja, suficiente para atender às necessidades de ácidos graxos essenciais. Habitualmente, em torno de 30% da oferta calórica total provem dos lipídeos presentes na NP.

Lembramos que o propofol, sedativo utilizado com frequência para pacientes críticos, possui alta densidade de lipídios que também devem ser considerados como fonte calórica para o cálculo das calorias totais ofertadas, sendo que cada ml de propofol possui aproximadamente 1,1kcal e 0,1 grama de lipídio.

Para os pacientes críticos na fase aguda, recomenda-se a oferta calórica diária de 20 a 25 kcal/kg, oferta proteica de 1,2 a 1,5g/kg e oferta lipídica de 1g/kg.[6-9]

Para os pacientes críticos, já em fase de redução da resposta inflamatória sistêmica, clinicamente mais estáveis, recomenda-se a oferta calórica diária de 25 a 30kcal/kg, oferta proteica de 1,2 a 2,0g/kg e oferta lipídica de 1 a 2,0g/kg.[6-9]

A reposição de vitaminas e oligoelementos faz parte indispensável da NP e devem ser realizadas de acordo com as formulações disponíveis em cada serviço. É difícil estimar as necessidades diárias de vitaminas e oligoelementos bem como diagnosticar deficiência dos microelementos nos pacientes críticos. As deficiências desses elementos são mais prevalentes com o uso NP exclusiva por período prolongado.

COMPLICAÇÕES DE NP

Diversas complicações podem ocorrer com o uso de NP, podendo ser relacionadas ao cateter venoso central (CVC) (**Tabela 35.2.**) ou serem complicações metabólicas (**Tabela 35.3.**).

Atualmente, as complicações relacionadas à passagem do CVC são mais raras devido à utilização da técnica de punção venosa guiada por ultrassom. Complicações relacionadas à manutenção do CVC podem ser minimizadas com os cuidados locais para o manejo do cateter. Uma das vias dos cateteres de dois ou três lúmens deve ser exclusiva para administração da NP. Infecção relacionada ao CVC é complicação grave que pode ser prevenida com prática asséptica na passagem do CVC e na manutenção do acesso.

As complicações metabólicas podem ser agudas, crônicas ou relacionadas com deficiência nutricional prévia. A hiperglicemia é frequente e recomenda-se manter níveis glicêmicos entre 140 e 180mg/dL com utilização de insulina sempre que necessário de acordo com protocolo de cada instituição.[6] Distúrbios hidroeletrolíticos e hipervolemia também são comuns, principalmente nos pacientes com insuficiência renal associada. Há necessidade de monitoramento cuidadoso dos eletrólitos diariamente durante o período de utilização da NP.

A síndrome de realimentação refere-se à condição clínica com distúrbios metabólicos incluindo hipofosfatemia, hipopotassemia, sobrecarga de volume e deficiência de tiamina que acontece quando um paciente previamente desnutrido volta a receber terapia nutricional, especialmente pela via parenteral. As mesmas alterações metabólicas podem ser vistas nos casos de hiperalimentação, quando existe oferta exagerada de energia. A administração de carboidratos e elevação do nível sérico de insulina aumenta consumo de eletrólitos e tiamina, causa retenção de água e sódio. Como consequências podem ocorrer arritmias cardíacas, azotemia, situação de hipervolemia com congestão pulmonar, piora de quadros de insuficiência cardíaca e sinais e sintomas de deficiência de tiamina, como a encefalopatia de Wernicke. Outras alterações metabólicas que podem ser encontradas e incluem hipercapnia, esteatose hepática, disfunção neuromuscular e comprometimento imunológico.[2] Para a população de pacientes com risco de apresentarem a síndrome de realimentação (pacientes com baixo peso, baixo índice de massa corpórea, alcoolismo prévio e os que permaneceram por tempo prolongado em jejum) recomendamos que o início da NP seja feito com menor aporte calórico e proteico e a progressão da NP, seja mais lenta e com suplementação de eletrólitos e vitaminas de mais rigorosa.[6]

Tabela 35.2. Complicações da NP relacionadas ao CVC

Relacionadas à passagem do CVC	Relacionadas à manutenção do CVC
■ Pneumotórax ■ Hemotórax ■ Punção arterial ■ Embolia gasosa ■ Arritmias ■ Hematoma ou abscesso local ■ Mal posicionamento do CVC	■ Trombose venosa ■ Flebite ■ Infecção relacionada ao CVC ■ Obstrução do CVC

Tabela 35.3. Complicações Metabólicas relacionadas à NP

■ Hiperglicemia
■ Distúrbios eletrolíticos: sódio, potássio, cálcio, magnésio, fósforo
■ Acidose metabólica
■ Deficiência de tiamina
■ Síndrome de realimentação
■ Hipercapnia
■ Aumento de triglicérides
■ Esteatose hepática

CONSIDERAÇÕES FINAIS

Sabemos que o uso da NP está associado ao maior risco de complicações metabólicas e maior custo quando comparado ao uso da via enteral como terapia nutricional. A utilização da NP exige a monitoração cuidadosa de parâmetros metabólicos e dos níveis de eletrólitos.

Porém, quando a nutrição enteral não conseguir ofertar adequada quantidade de calorias e proteínas ou quando houver complicações gastrintestinais que não permitam a utilização do trato gastrintestinal, há indicação da introdução da NP concomitante ao uso da via enteral ou como forma exclusiva de terapia nutricional para pacientes críticos, no pós-operatório de cirurgia cardíaca. O uso da NP tem como objetivo principal evitar que a desnutrição e seus efeitos adversos tragam aumento das complicações e da mortalidade após a cirurgia cardíaca.

PONTOS-CHAVE

- A atenção à oferta adequada de energia, proteínas, eletrólitos, vitaminas e oligoelementos torna o uso da NP mais seguro.
- Correção de distúrbios eletrolíticos, especialmente da hipofosfatemia, reduz risco do desenvolvimento da síndrome de realimentação.
- Retorno à dieta enteral deve ser feito o mais rapidamente possível para reduzir complicações gastrintestinais associadas à ausência de alimentos no lúmen intestinal.

REFERÊNCIAS BIBLIOGRÁFICAS

1. Casaer MP, Van den Berghe G. Nutrition in the Acute Phase of Critical Illness. N Engl J Med 2014;370:1227-36.
2. Ziegler TR. Parenteral Nutrition in the Critically Ill Patients. N Engl J Med 2009;361:1088-97.
3. Stoppe C, Dresen E, Wendt S, Elke G, Patel JJ, McKeever L, et al. Current practices in nutrition therapy in cardiac surgery patients: An international multicenter observational study. JPEN J Parenter Enteral Nutr. 2023;47:604-13.
4. Weimann A, Braga M, Carli F, Higashiguchi T, Hübner M, Klek S, et al. ESPEN practical guideline: Clinical nutrition in surgery. Clin Nutr. 2021;40:4745-61.
5. Elke G, Van Zanten ARH, Lemieux M, McCall M, Jeejeebhoy KN, Kott M, Jiang X, et al. Enteral versus parenteral nutrition in critically ill patients: na updated systematic review and meta-analysis of randomized controlled trials. Crit Care. 2016;20(1):117.
6. McClave SA, Taylor BE, Martindale RG, Warren MM, Johnson DR, Braunschweig C, et al. Guidelines for the Provision and Assesssment of Nutrition Support Therapy in the Adult Critically Ill Patients: Society of Critical Care Medicine (SCCM) and American Society for Parenteral and Enteral Nutrition (ASPEN). JPEN J Parenter Enteral Nutr. 2016; 40(2): 159-211.
7. Singer P, Berger MM, Van den Berghe G, Biolo G, Calder P, Forbes A, et al. ESPEN Guidelines on Parenteral Nutrition: Intensive Care. Clin Nutr. 2009;28:387-400
8. Castro MG, Ribeiro PC, Nunes de Matos LB, Abreu HB, Assis T, Barreto PA, et al. Diretriz BRASPEN de Terapia Nutricional no Paciente Grave. BRASPEN J 2023;38 (2º Supl 2):2-46.
9. Compher C, Bingham AL, McCalls M, Patel J, Rice TW, Braunschweig C, et al. Guidelines for the provision of nutrition support therapy in the adult critically ill patients: The American Society for Parenteral and Enteral Nutrition. JPEN J Parenter Enteral Nutr. 2022; 46: 12-41.

36

Algoritmos e Protocolos Nutricionais

Helenice Moreira da Costa • Liliane Kopel

DESTAQUES

- A triagem nutricional é a primeira etapa do processo de cuidado nutricional a ser implementada para o paciente hospitalizado.
- Pacientes que serão submetidos à cirurgia cardíaca, devem ter um plano de cuidados nutricionais preventivo para evitar complicações associadas a uma oferta inadequada de nutrientes no período pré e pós-operatório.

INTRODUÇÃO

Os protocolos institucionais de indicação e seguimento de Terapia Nutricional (TN) têm como objetivo a padronização de condutas e cuidados aos pacientes críticos com ou sem risco nutricional, desnutridos, com indicação de terapia nutricional enteral e/ou parenteral.

A triagem nutricional é a primeira etapa do processo de cuidado nutricional a ser implementada para o paciente hospitalizado, tanto para pacientes clínicos quanto para aqueles que serão submetidos a cirurgias eletivas. Podemos identificar a presença ou não do risco nutricional, e no caso dos pacientes em risco, realizar uma avaliação nutricional mais detalhada, estabelecendo-se um diagnóstico nutricional, com a finalidade de realizar uma intervenção nutricional mais adequada e precoce. Pacientes hospitalizados com estado nutricional comprometido apresentam maior número de complicações no período pós-operatório, permanecem por mais tempo internados, apresentam maior mortalidade, e consequentemente maiores custos.[1,2]

É recomendado pela Sociedade Brasileira de Nutrição Parenteral e Enteral (BRASPEN), a realização da triagem nutricional em até 48 horas após a admissão hospitalar quer seja na internação clínica ou na cirúrgica, exceto para exceções de cirurgias de emergência. Sabe-se que pacientes críticos podem apresentar uma rápida deterioração do estado nutricional.[2]

FERRAMENTAS DE TRIAGEM NUTRICIONAL

O Serviço de Nutrição e Dietética (SND) do Instituto do Coração (InCor) do Hospital das Clínicas da Faculdade de Medicina de Universidade de São Paulo, aplica *Nutritional Risk Screening* (NRS-2002),[3] como instrumento de triagem nutricional, para identificação precoce do risco nutricional em adultos, conforme o protocolo estabelecido pelo fluxograma apresentado na **Figura 36.1**.

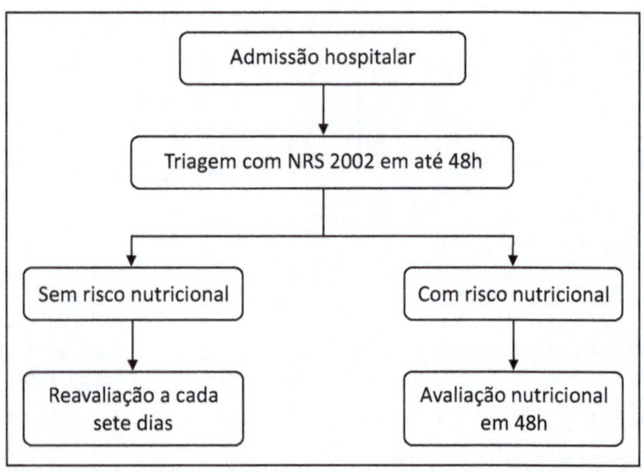

Figura 36.1. Fluxograma do protocolo do SND na triagem nutricional (Fonte: SND – Serviço de Nutrição e Dietética – InCor-HCFMUSP).

Todo paciente internado para procedimento cirúrgico cardíaco, quer seja revascularização do miocárdio, cirurgias valvares, cardiopatias congênitas, doenças da aorta, transplante cardíaco e outros, são submetidos à triagem nutricional. O instrumento NRS- 2002[3] é composto por duas partes (**Tabela 36.2A.** e **2B.**). Na parte 1 da ferramenta há a triagem inicial (**Tabela 36.2A.**), na qual se investiga e se pontua se o índice de massa corpórea é $< 20{,}5 kg/m^2$, se o paciente perdeu peso nos últimos 3 meses, se o paciente está gravemente doente (por exemplo, em terapia intensiva). Caso a resposta seja "Não" para todas as perguntas, o paciente é reavaliado em intervalos semanais. Caso o paciente esteja programado para uma cirurgia de grande porte, um plano de cuidados nutricionais preventivos deve ser considerado para evitar os riscos associados. Se a resposta for "Sim" a qualquer pergunta, a triagem final na parte 2 (**Tabela 36.2B.**) é executada, quando se analisa e pontua-se o comprometimento do estado nutricional e a gravidade da doença, classificando-se em escores de gravidade (pacientes idosos com idade maior o igual a 70 acrescenta-se um ponto ao escore). Pacientes com escore < 3 deverão ser reavaliados semanalmente. Pacientes com escore ≥ 3 estão em risco nutricional e um plano de cuidado nutricional deve ser iniciado.[3]

A partir da identificação do risco nutricional, a avaliação nutricional deverá ser realizada com a finalidade da obtenção do diagnóstico nutricional, fundamental na elaboração do plano nutricional do paciente. A avaliação nutricional pode ser realizada por métodos subjetivos (avaliação subjetiva global) e objetivos (avaliação antropométrica e da composição corporal que inclui o peso corporal, estatura, espessuras das pregas cutâneas, circunferências, impedância bioelétrica e outros procedimentos específicos para a mensuração da composição corporal).

A assistência nutricional compreende além da triagem e avaliação nutricional, o acompanhamento da aceitação alimentar, a taxa de administração da dieta enteral, o alcance das metas calórica e proteica, observação de sinais e sintomas que possam afetar a ingestão e absorção de alimentos ou da dieta enteral, bem como o acompanhamento de exames laboratoriais que reflitam o estado nutricional do paciente.

Estudos relatam que, durante a internação, cerca de 60 a 65% dos pacientes hospitalizados apresentam piora do estado nutricional. Sabe-se que tanto no período pré-operatório, como no pós-operatório existem mu-

Tabela 36.2A. Triagem inicial da ferramenta Nutritional Risk Screening (NRS 2002)3

	Parte 1. Triagem Inicial	**Sim**	**Não**
1	O IMC é $< 20{,}5 kg/m^2$?		
2	O paciente perdeu peso nos últimos 3 meses?		
3	O paciente teve uma ingestão alimentar reduzida durante a última semana?		
4	O paciente está gravemente doente? (por exemplo, em terapia intensiva).		
Sim: Se a resposta for "Sim" a qualquer pergunta, a triagem na Parte 2 é executada. Não: Se a resposta for "Não" a todas as perguntas, o paciente é reavaliado em intervalos semanais.			

Tabela 36.2B. Triagem final da ferramenta Nutritional Risk Screening (NRS 2002)3.

Parte 2. Triagem Final			
Estado Nutricional Comprometido		Gravidade da doença	
Ausente Escore 0	Estado Nutricional Normal	Ausente Escore 0	Necessidades Nutricionais Normais.
Leve Escore 1	Perda de peso > 5% em 3 meses OU Ingestão alimentar abaixo de 50-75% das necessidades na semana anterior.	Leve Escore 1	Fratura do quadril, doentes crônicos, com complicações agudas: cirrose, DPOC, diabetes, hemodiálise e oncologia.
Moderado Escore 2	Perda de peso > 5% em 2 meses OU IMC entre 18,5 e $20{,}5 kg/m^2$ + Condições gerais comprometidas OU Ingestão alimentar de 25-60% das necessidades na semana anterior.	Moderado Escore 2	Cirurgia abdominal de grande porte, infarto, pneumonia grave, malignidades hematológicas.
Grave Escore 3	Perda de peso > 5% em 1 mês (>15% em 3 meses) OU IMC <18,5kg/m2 + Condições gerais comprometidas OU Ingestão alimentar de 0-25% das necessidades na semana anterior.	Grave Escore 3	Trauma de crânio, transplante de medula óssea, pacientes em terapia intensiva APACHE>10.
Escore:		Escore:	
Total:			
Idade $\geq$ 70 anos: adicione 1 ponto a pontuação total acima. Escore total com Ajuste para Idade:			
Escore $\geq$ 3: o paciente está em risco nutricional e um plano de cuidado nutricional é iniciado. Escore < 3: reavaliação semanal do paciente.			

danças importantes na ingestão alimentar, como, por exemplo, diminuição do apetite, alteração do padrão alimentar, efeitos adversos de medicações, períodos de jejum para realização de exames, que contribuem para alteração no estado nutricional.[2]

No InCor, no pós-operatório de cirurgias cardíacas para pacientes com tempo de ventilação mecânica menor de 24 horas, inicia-se a alimentação por via oral após 6 horas de extubação, com alimentos de mais fácil digestão, evoluindo-se a dieta de acordo com a aceitação alimentar do paciente, até chegarmos à sua alimentação habitual. Pacientes que necessitaram da manutenção de ventilação mecânica por período maior do que 48 horas, 24 horas após a extubação são avaliados pelo fonoaudiólogo para liberação da introdução da dieta oral. Atenção maior deverá ser dada àqueles pacientes que não conseguem ser extubados precocemente no período preconizado. Estes deverão ter uma terapia nutricional enteral instituída, caso o trato gastrointestinal esteja funcionante e a condição hemodinâmica estabilizada.

Pacientes com risco nutricional submetidos a procedimentos cirúrgicos podem apresentar uma deterioração mais rápida do estado nutricional, sendo que a perda de peso, principalmente de massa magra, está associada a piores prognósticos e ao aumento da morbidade, mortalidade e tempo de internação.

Conforme o Guia de Nutrição Enteral do Hospital das Clínicas da Faculdade de Medicina da Universidade de São Paulo,[4] elaborado com o objetivo de padronizar condutas para pacientes adultos no complexo, sugere-se o fluxograma apresentado na **Figura 36.2.**

Uma vez indicada, deve-se iniciar a TNE com dieta polimérica em posição gástrica. Em casos de intolerância gastrintestinal, devemos avaliar a possibilidade de mudanças na fórmula da dieta enteral, bem como o posicionamento da SNE para posição pós-pilórica (**Figura 36.3.** e **36.4.**).[4]

CONSIDERAÇÕES FINAIS

Diversos estudos têm verificado que a prevalência do risco nutricional em pacientes críticos varia amplamente devido à heterogeneidade dos pacientes críticos. A identificação do risco nutricional em pacientes críticos no período pós-operatório não é uma prática

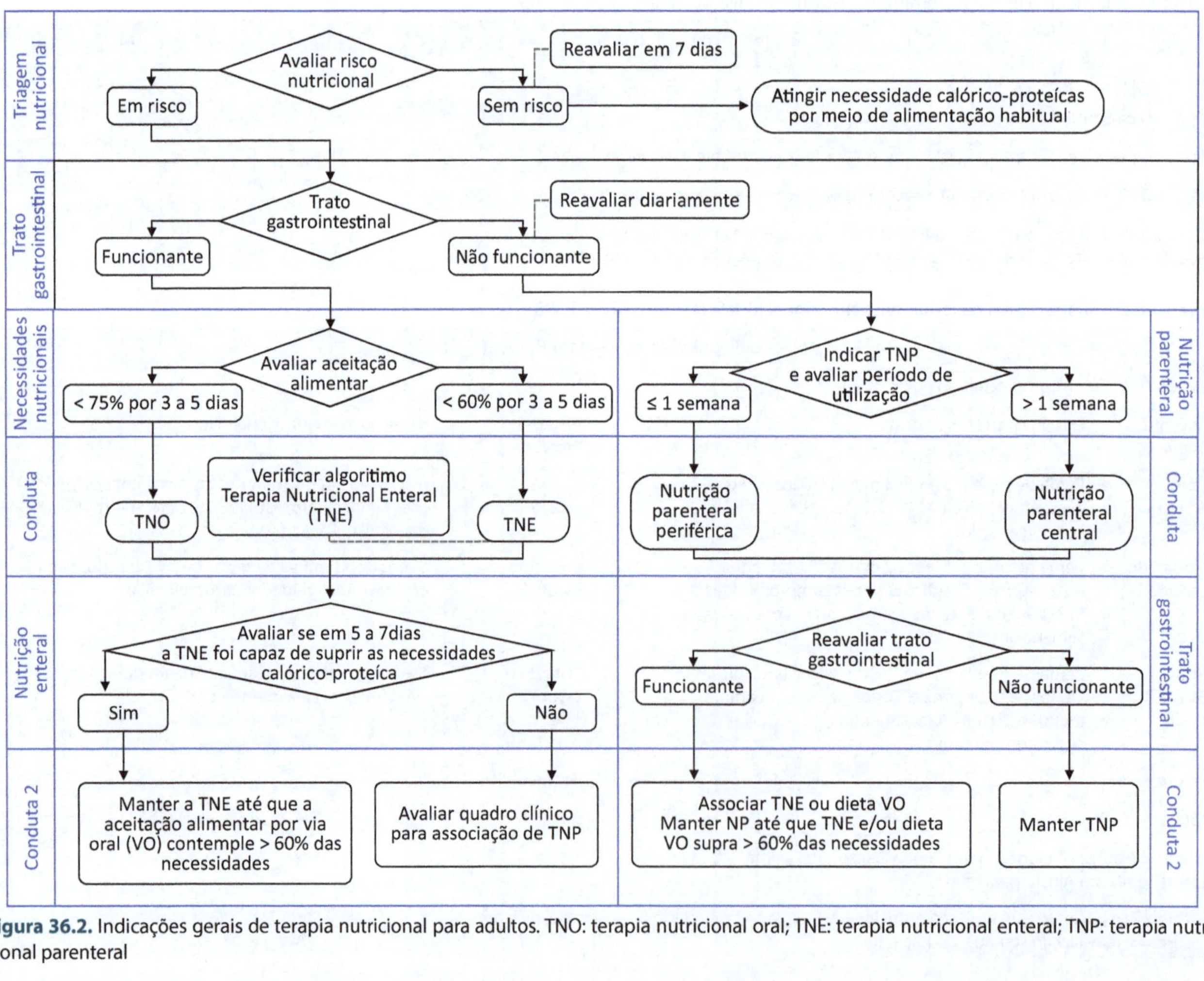

Figura 36.2. Indicações gerais de terapia nutricional para adultos. TNO: terapia nutricional oral; TNE: terapia nutricional enteral; TNP: terapia nutricional parenteral

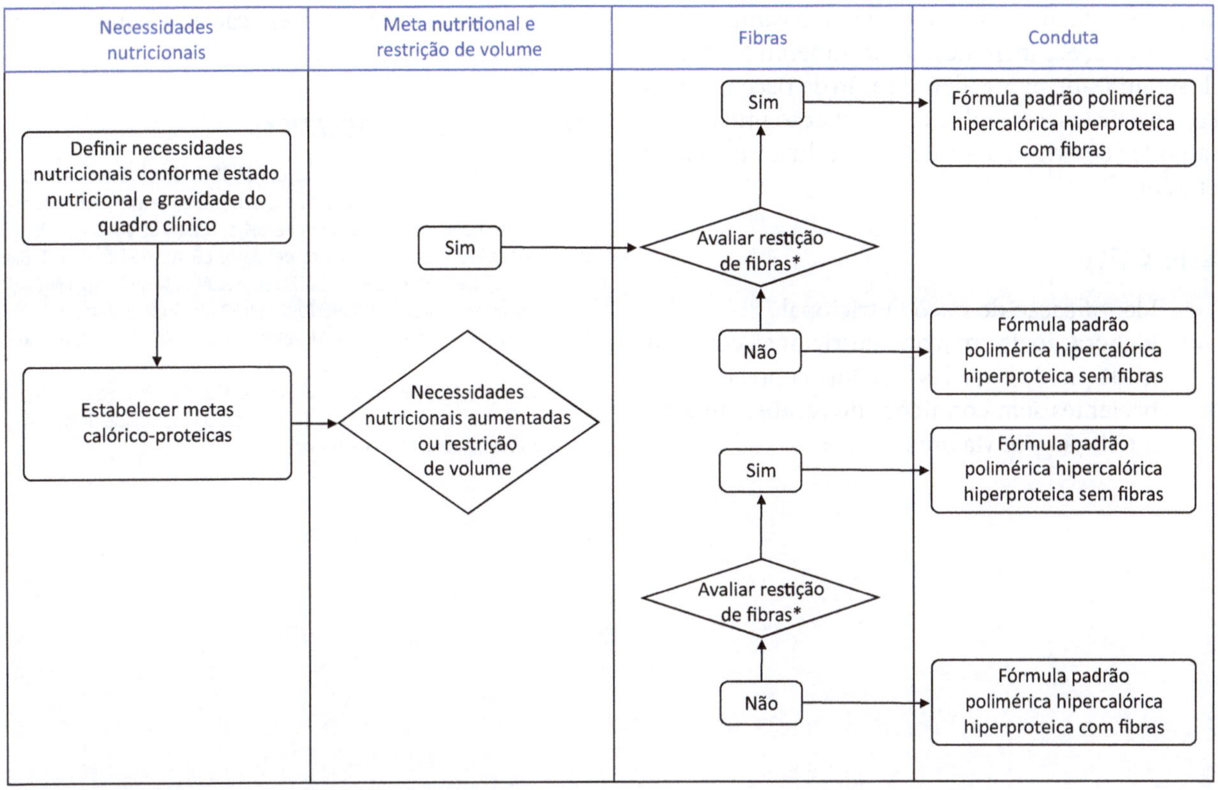

Figura 36.3. Nutrição enteral polimérica padrão para adultos.
* Considerar a necessidade de restrição de fibras. ** Considerar necessidade de aumentar a oferta proteica com adição de módulo proteico.

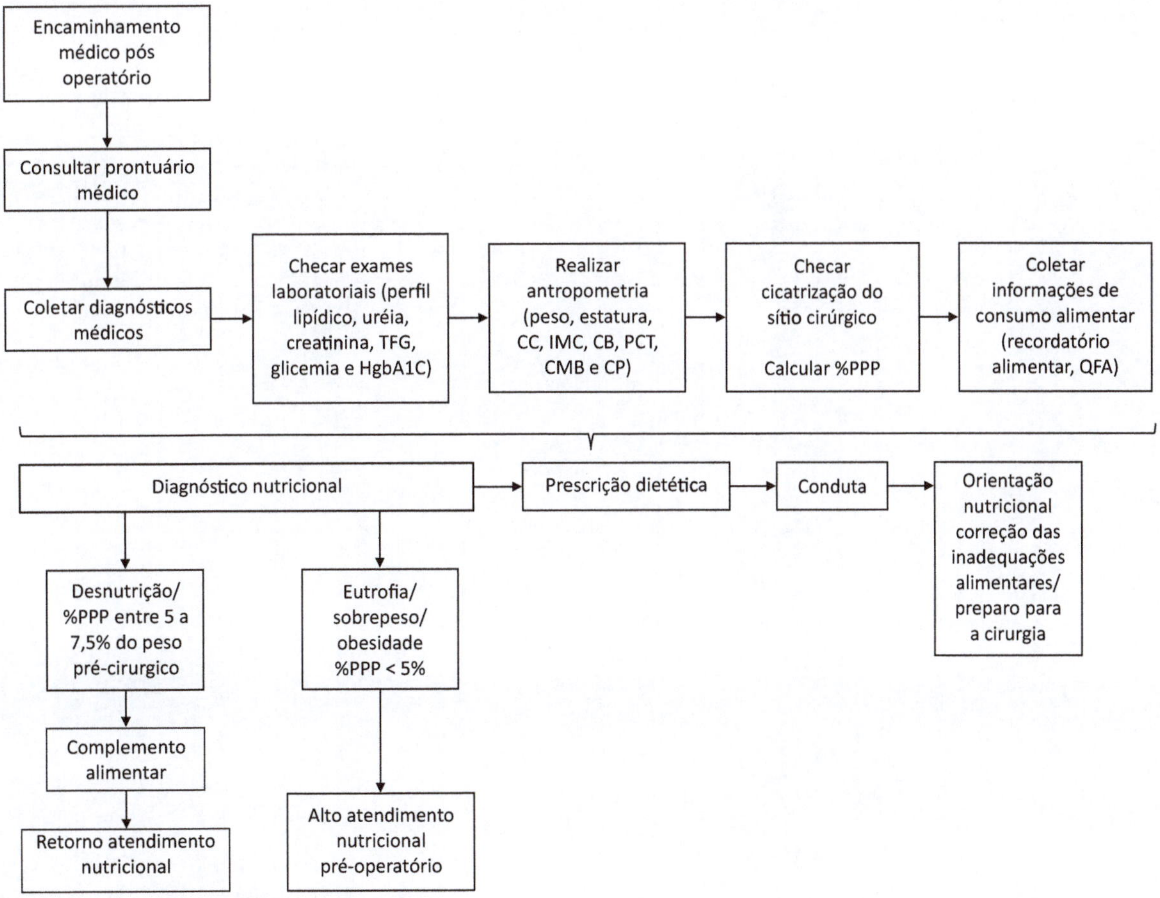

Figura 36.4. Nutrição enteral oligomérica para adultos.
CNE: cateter de nutrição enteral. TNP: terapia nutricional parenteral.

simples e direta, mas é clinicamente relevante. Apesar de suas limitações inerentes, o instrumento NRS-2002 pode ser utilizado para a identificação do risco nutricional e, a partir daí, ser realizada a avaliação nutricional, para poder determinar a melhor conduta nutricional a ser adotada.

PONTOS-CHAVE

- Identificação do risco nutricional.
- Elaboração de um plano nutricional, com a introdução de uma TNE de forma precoce para pacientes sem condições de receber uma alimentação por via oral.
- Monitoração da aceitação alimentar via oral ou com TNE.

REFERÊNCIAS BIBLIOGRÁFICAS

1. Cattani A, Eckert IC, Brito JE, Tartari RF, Silva FM. Nutritional risk in critically ill patients: how it is assessed, its prevalence and prognostic value: a systematic review. Nutrition Reviews. 2023; 78(12):1052–106.
2. Castro MG, Ribeiro PC, Nunes de Matos LB, Abreu HB, Assis T, Barreto PA et al. Diretrizes na Prática – Diretriz BRASPEN de Terapia Nutricional no Paciente Grave. BRASPEN J. 2023; 38 (2o Supl 2): 2-46.
3. Kondrup J, Allison SP, Elia M, Vellas B, Plauth M. ESPEN guidelines for nutrition screening 2002. Clin Nutr. 2003; 22(4): 415-21.
4. Gandolfo AS, Waitzberg DL, Dias MCG, Ozorio GA. Guia de Terapia Nutricional Enteral do Hospital das Clínicas da Faculdade de Medicina da Universidade de São Paulo, 2022.

37

Aplicação nutricional do protocolo ERAS e ACERTO em cirurgia cardíaca

Ana Paula do Nascimento Valente • Anna Carolina Di Creddo Alves • Gabrielle Barbosa Borgomoni

DESTAQUES

- O estado nutricional é fator fundamental no desfecho de cirurgias cardíacas.
- Os protocolos ERAS e ACERTO preparam os pacientes para o procedimento cirúrgico, minimizando as complicações e melhorando a experiência do paciente.
- Recomenda-se que os protocolos de cirurgia cardíaca sejam multimodais e envolvam a assistência nutricional pré, intra e pós-operatória.

CIRURGIA CARDÍACA E TRAUMA CIRÚRGICO

A cirurgia cardíaca é um procedimento invasivo, realizado para tratar doenças cardiovasculares, como a doença arterial coronariana, valvopatias e defeitos congênitos do coração. Inúmeros avanços técnico-científicos vêm sendo alcançados pelos profissionais e pesquisadores, que buscam a melhoria contínua de resultados dentro desta especialidade, onde embora sejam procedimentos eficazes para a melhora da função cardíaca e a qualidade de vida dos pacientes, a cirurgia cardíaca também culmina em um impacto significativo no estado nutricional dos indivíduos submetidos a ela.

Durante a cirurgia cardíaca, os pacientes frequentemente passam por um período de jejum prolongado antes do procedimento, o que pode levar a uma redução nas reservas de nutrientes do organismo. Além disso, a resposta metabólica ao trauma cirúrgico pode resultar em aumento das necessidades energéticas e proteicas do paciente.[1]

A cirurgia cardíaca está associada a traumas diversos, como representado na **Figura 37.1.**, que levam a alterações no estado nutricional, como perda de peso, redução da massa muscular e deficiências nutricionais específicas. A perda de peso ocorre principalmente devido ao catabolismo muscular e ao aumento do gasto energético pós-operatório. A redução da massa muscular pode desencadear fraqueza muscular, diminuição da capacidade funcional e a maior necessidade de tempo de recuperação, gerando impacto emocional representativo entre o paciente e seu núcleo familiar, além de onerar recursos humanos, materiais e financeiros para o ecossistema hospitalar.[1]

A cirurgia cardíaca também pode afetar a taxa de absorção de nutrientes, especialmente em casos de cirurgias envolvendo o trato gastrointestinal, mas não exclusivo destas. Complicações pós-operatórias, como náuseas, vômitos e disfunção intestinal, podem limitar a ingestão adequada de alimentos e nutrientes, podendo trazer maior desconforto para o paciente ao decorrer da evolução.[1]

A desnutrição e a deficiência de nutrientes podem ter um impacto negativo na recuperação pós-operatória, aumentando o risco de complicações, infecções e tempo de internação prolongado. Ao mesmo passo, pacientes com sobrepeso ou obesos também podem ter repercussões negativas devido ao quadro.

Portanto, é essencial que os pacientes submetidos à cirurgia cardíaca sejam devidamente avaliados e monitorados quanto ao seu estado nutricional, a fim de identificar e tratar precocemente quaisquer deficiências nutricionais.[1]

A intervenção nutricional adequada antes e após a cirurgia cardíaca pode desempenhar um papel crucial na otimização dos resultados pós-operatórios. Estratégias nutricionais, como o uso de suplementos nutricio-

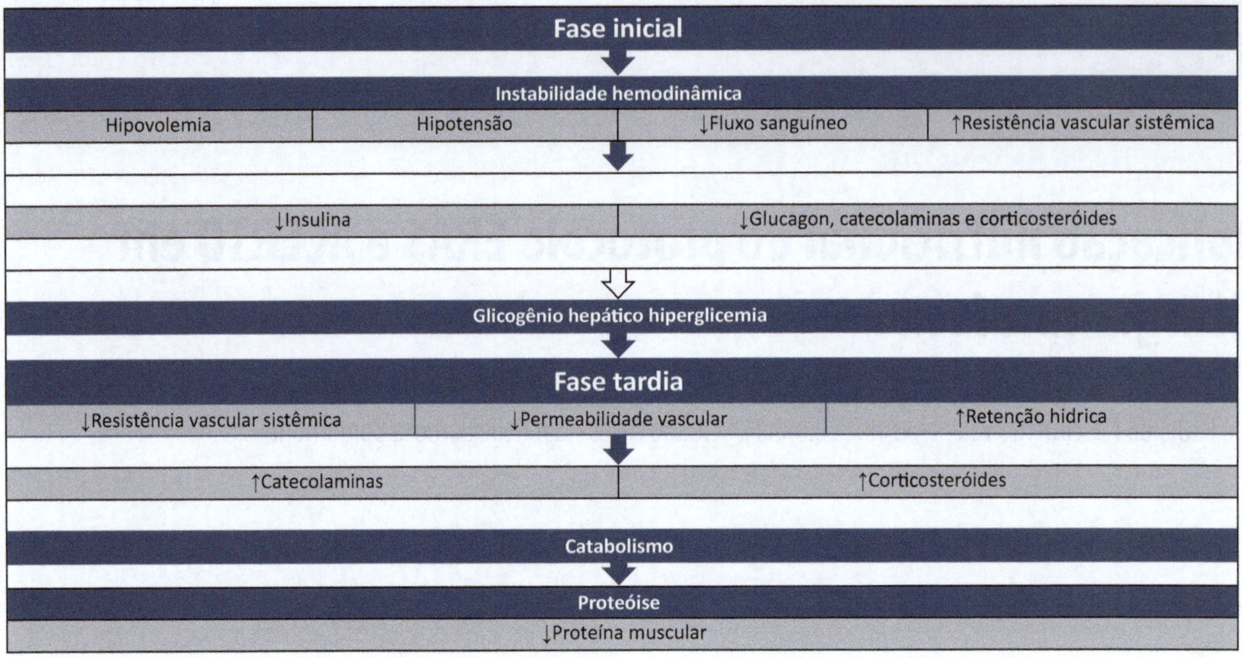

Figura 37.1. Fluxograma do trauma cirúrgico do ponto de vista nutricional.

nais, dieta enteral ou parenteral, e terapia nutricional personalizada, podem ajudar a prevenir a desnutrição, melhorar a recuperação e reduzir as complicações pós-operatórias.

ESTADO NUTRICIONAL

O estado nutricional é um importante preditor de desfechos, podendo modificar favoravelmente a evolução pós-operatória em cirurgias eletivas e emergenciais.[1] O inadequado estado nutricional, principalmente no pré-operatório, representa fator de risco para complicações, aumentando o tempo de internação hospitalar e os custos.[1]

DESNUTRIÇÃO

Como alteração do estado nutricional, a desnutrição se desenvolve quando as necessidades nutricionais dos pacientes não são supridas. Nesse estado, mudanças adaptativas ocorrem de maneira a manter a capacidade vital do organismo. A principal mudança é a redução do metabolismo basal, seguida da perda de massa muscular, redução das funções respiratórias e cardíacas, diminuição da massa visceral digestiva (com diminuição dos processos digestivos e absortivos), maior permeabilidade intestinal (favorecendo a passagem de antígenos e microrganismos) e apatia.[1]

Com isso, os pacientes desnutridos, quando submetidos à cirurgia cardíaca, podem apresentar múltiplas complicações, sendo: complicações infecciosas, retardo da cicatrização de feridas, maior tempo de internação total e em UTI, e elevado tempo de cirurgia.[2] Ela pode acometer de 18 a 40% dos pacientes submetidos às cirurgias cardíacas.[3]

SOBREPESO/OBESIDADE

Em contrapartida, apesar da literatura ainda ser controversa, os pacientes com sobrepeso/obesidade apresentam elevado tempo de cirurgia e de Circulação Extra Corpórea (CEC), assim como maiores complicações cardiovasculares.

NUTRIÇÃO NO PRÉ-OPERATÓRIO

Diante das complicações cirúrgicas inerentes à alteração do estado nutricional, ressalta-se a importância do preparo nutricional desses pacientes. Esse preparo deve acontecer antes do procedimento cirúrgico, em tempo hábil para corrigir as possíveis inadequações alimentares e o estado nutricional.

Esses pacientes devem passar por avaliação do estado nutricional, que permite identificar, tratar e controlar as alterações nutricionais por perda ou excesso na fase pré-operatória.[1]

De forma prática, a avaliação nutricional deve incluir a medida de peso, estatura, cálculo e classificação do Índice de Massa. Medidas complementares que avaliam a composição corporal são importantes, como a Circunferência do Braço (CB), Prega Cutânea Tricipital (PCT), Circunferência Muscular do Braço (CMB) e Circunferência da Panturrilha (CP).[4]

A classificação do risco nutricional também é de suma importância, uma vez que direciona a conduta nutricional, utilizando-se a ferramenta de Triagem Nutricio-

A

Parte 1. Triagem Inicial		Sim	Não
1	O IMC é < 20,5 kg/m^2 ?		
2	O paciente perdeu peso nos últimos 3 meses?		
3	O paciente teve uma ingestão alimentar reduzida durante a última semana?		
4	O paciente está gravemente doente? (por exemplo, em terapia intensiva)		

Sim: Se a resposta for "Sim" a qualquer pergunta, a triagem na parte 2 é executada.
Não: Se a resposta for "Não" a todas as perguntas, o paciente é reavaliado em intervalos semanais. Se por exemplo, o paciente está programado para uma cirurgia de grande porte, um plano de cuidados nutricionais preventivo é considerado para evitar os riscos associados..

B

Parte Parte 2. Triagem final			
Estado nutricional comprometido		Gravidade da doença	
Ausente Escore 0	Estado nutricional normal	Ausente Escore 0	Necessidades nutricionais normais
Leve Escore 1	Perda de peso > 5% em 3 meses ou ingestão alimentar abaixo de 50-75% das necessidades na semana anterior.	Leve Escore 1	Fratura do quadril, doentes crônicos, com complicações agudas: cirrose, DPOC, diabetes, hemodiálise e oncologia
Moderado Escore 2	Perda de peso > 5% em 2 meses ou IMC entre 18,5 e 20,5kg/m^2 + condições gerais comprometidas ou ingestão alimentar de 25-60% das necessidades na semana anterior.	Moderado Escore 2	Cirurgia abdominal de grande porte, infarto, pneumonia grave, malignidades hematológicas
Grave Escore 3	Perda de peso > 5% em 1 mês (>15% em 3 meses) ou IMC <18,5kg/m^2 + condições gerais comprometidas ou ingestão alimentar de 0-25% das necessidades na semana anterior.	Grave Escore 3	Trauma de crânio, transplante de medula óssea, pacientes em terapia intensiva APACHE>10
Escore:		**Escore:**	
Total:			
Idade______ ≥ 70 anos: adicione 1 ponto a pontuação total acima. **Escore total com ajuste para idade:**			

Escore > 3: o paciente está em risco nutritional e um plano de cuidado nutricional é iniciado.
Escore < 3: reavaliação semanal do paciente. Se por exemplo, o paciente esta programado para uma grande operação, um plano de cuidados nutricional preventivos é considerado para evitar a situação de riscos associados.

Escore 1: Paciente com doençaa crônica admitido ao hospital devido a complicações. O paciente é fraco, mas fora da cama regularrnente. A necesssdade proteica é maior, mas pode ser suprida por uma dieta oral ou complementos na maioria dos casos.
Escore 2: Paciente confinado ao lento devido a doença, como por exemplo, em pós operatório de cirurgia abdominal de grande porte ou infecção severa, a necessidade proteica é consideravelmente aumentada, mas pode ser suprida, embora a nutrição enteral e/ou parenteral seja necessária em muitos casos.
Escore 3: Paciente em cuidados intensivos com ventilação, mecânica, drogas inotrópicas etc. A necessidade proteica é aumentada, e não pode ser suprida, mesmo pela nutrição enteral e/ou parenteral, a degradação proteica e perda de nrtrogênio podem estar significativamente atenuadas

Fonte: Kondrup J, Allison SP, Elio M, Vellos Et, Plouth M. ESPEN guidelines for nutrition screening 2002. Clin Nutr. 2003 Aug; 22(4): 415-21.

Figura 37.2. Formulário Triagem Nutricional proposta pela Nutritional Risk Screening

nal[5] (**Figura 37.2.**). Esse instrumento classifica o paciente em: com risco nutricional ou sem risco nutricional.

Por meio dessa avaliação, identifica-se o grau de comprometimento do estado nutricional e a necessidade de intervenção, que inclui um plano alimentar individualizado e que engloba os distintos momentos pré, peri e pós-operatório.[1]

No pré-operatório, não existem recomendações específicas. O plano alimentar deve ser baseado nas necessidades energéticas, proteicas e de vitaminas e minerais dos pacientes. Para isso, o plano alimentar deve ser individualizado, considerando a doença de base, cirurgia cardíaca proposta, resultados dos exames laboratoriais, estado nutricional e risco nutricional.

Quadro 37.1. Relação dos nutrientes imunomoduladores e suas funções, 2023

Nutriente	Função
Glutamina	■ Melhora o balanço nitrogenado. ■ Melhora a síntese proteica. ■ Nutre as células da mucosa do trato gastrointestinal. ■ Fonte de energia para as células do sistema imune.[8]
Ácido graxo poliinsaturado ômega- 3	■ Modula a resposta imunológica e inflamatória sistêmica. ■ Diminui a intensidade da resposta inflamatória. ■ Reduz a síntese dos derivados do ácido araquidônico: prostaglandina, tromboxano, prostaciclina e leucotrieno.[8]
Arginina	■ Substrato para o ciclo da ureia e produção de óxido nítrico, auxiliando na função imune. ■ Cicatrização de feridas.[8]
Nucleotídeos	■ Catalisadores. ■ Coordenação hormonal de transmissão de energia.[9]

Nos pacientes desnutridos, os complementos alimentares são uma excelente estratégia para otimizar o estado nutricional. Quando introduzidos de 7 a 10 dias pré-operatórios estão associados à redução da prevalência de infecção e complicações, influenciando positivamente nos desfechos.[6,7]

Os complementos alimentares podem ser acrescidos de nutrientes imunomoduladores, que atenuam o estado inflamatório e modulam a resposta imunológica. Os mesmos podem ser utilizados no pré e pós-operatório, com bons resultados na evolução clínica dos pacientes.[1]

Os nutrientes imunomoduladores têm um efeito significativo na resposta inflamatória e podem reduzir os danos à saúde desses pacientes quando adicionados a uma dieta planejada.[8]

Alguns nutrientes imunomoduladores podem conferir benefícios metabólicos e imunológicos além da homeostase básica do organismo. Os nutrientes imunomoduladores são: ácidos graxos poli-insaturados da série n-3, arginina, glutamina (GLN) e nucleotídeos[8]. O **Quadro 36.1.** descreve as principais funções dos nutrientes imunomoduladores.

ENHANCED RECOVERY AFTER SURGERY (ERAS)

O conceito ERAS foi inicialmente idealizado pelo Professor Henrik Kehlet, em 1990, com o objetivo de otimizar o processo pré, intra e pós-operatório, agregando valor ao paciente e reduzindo os custos hospitalares. Na cirurgia cardíaca, o protocolo ERAS inclui intervenções específicas promovendo a satisfação do paciente, rápida recuperação e melhores desfechos.[10-12]

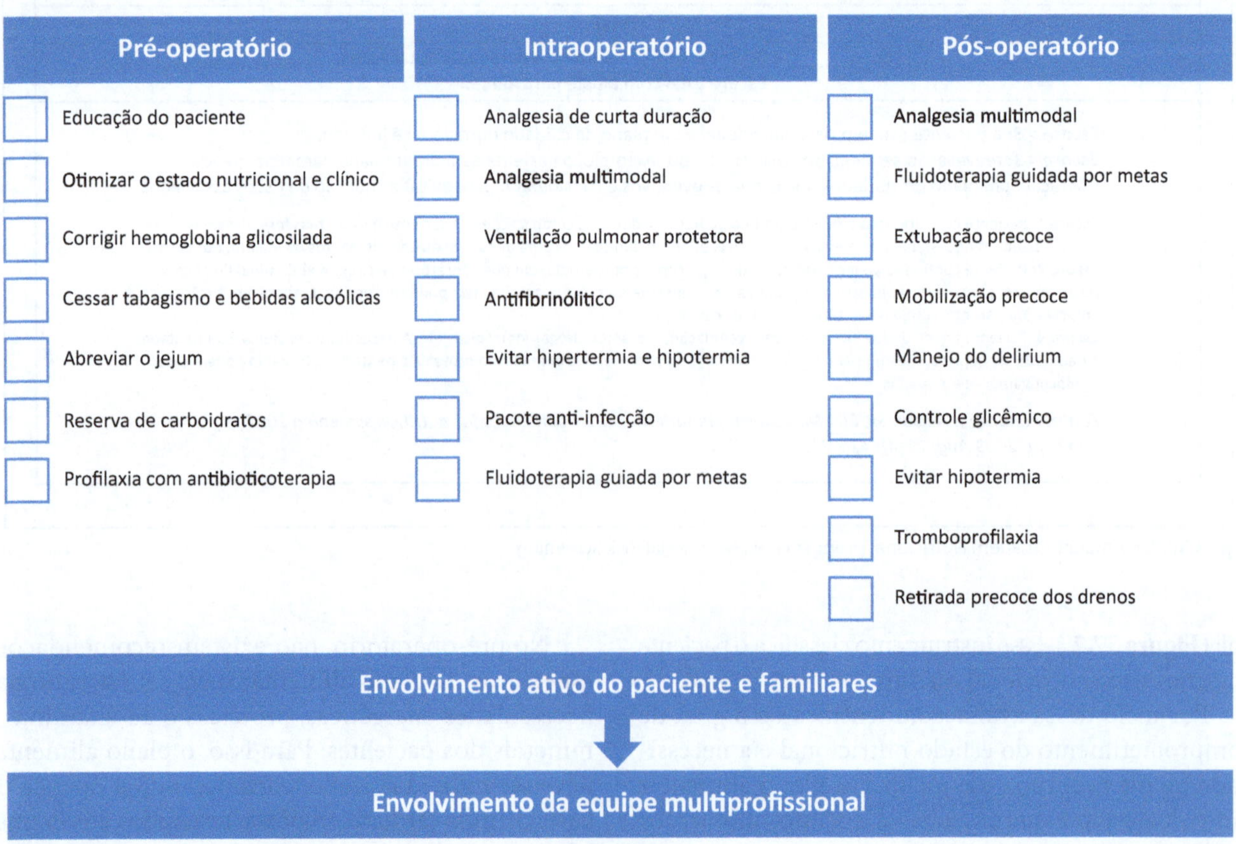

Figura 37.3. Intervenções multimodais e multidisciplinares do protocolo ERAS

A **Figura 37.3.** descreve as intervenções pré, intra e pós-operatória do protocolo ERAS.[13]

No pré-operatório, o conceito ERAS preconiza a educação do paciente. Estudos recentes apontam que a educação do paciente no pré-operatório otimiza suas expectativas quanto ao procedimento, promovendo maior satisfação no pós-operatório.[14]

Seguindo os mesmos preceitos, a otimização do controle glicêmico, com uma HgbA1C < 6,5%, reduz a incidência de Infecção do Sítio Cirúrgico e eventos isquêmicos, aumentando a sobrevida.[15]

Em conjunto, a correção do estado nutricional também é preconizada pelo modelo ERAS, com o intuito de reduzir as complicações pós-operatórias.[13]

O protocolo ERAS inclui a abreviação de jejum pré-procedimento cirúrgico.

ABREVIAÇÃO DE JEJUM PRÉ-PROCEDIMENTO CIRÚRGICO

No procedimento cirúrgico, o jejum noturno pré-operatório, de 8 horas, foi instituído quando as técnicas anestésicas eram rudimentares. O objetivo era evitar complicações pulmonares associadas à aspiração do conteúdo gástrico (Síndrome de Mendelssohn). Apesar de não existirem estudos robustos que corroborem com esse consenso, ele foi se perpetuando ao longo do tempo.[16]

Sabe-se que durante o período de jejum ocorre uma redução da insulina endógena, com aumento do glucagon, determinando uma rápida utilização do glicogênio hepático, sendo este esgotado em menos de 24 horas. A partir daí, se inicia a neoglicogênese, que utiliza a proteína muscular para prover glicose aos tecidos que dependem exclusivamente desse macronutriente para obtenção de energia.[17]

As alterações metabólicas relacionadas ao jejum são intensificadas após o trauma cirúrgico. Estas são mediadas por citocinas pró-inflamatórias e hormônios contra reguladores como o glucagon, catecolaminas e cortisol, que aumentam a degradação da proteína muscular desse paciente.[17]

Considerando-se as repercussões do jejum prolongado, surgiu o protocolo de abreviação de jejum.

A abreviação de jejum faz parte de um conjunto de ações que objetivam acelerar a recuperação pós-operatória de pacientes. Consiste em oferecer ao paciente em cirurgia eletiva líquido claro com módulo de carboidrato de fácil digestão e absorção. A prática mais comum consiste em:

1. 400mL de água com módulo de maltodextrina a 12,5% cerca de 6 horas antes da cirurgia.
2. 200mL de água com módulo de maltodextrina a 12,5% cerca de 2 horas antes da cirurgia.

A água pode ser substituída por outros líquidos claros, como chás de ervas ou água saborizada.

Pacientes que tenham histórico de redução do tempo de esvaziamento gástrico, gastroparesia ou doença do refluxo gastroesofágico não têm indicação da abreviação de jejum, considerando o risco de aspiração durante a indução anestésica.[18]

Diversos estudos avaliaram os resultados da abreviação de jejum em desfechos primários e secundários em pacientes submetidos à cirurgia cardíaca. Os principais resultados encontrados foram: redução do tempo de desmame da dobutamina, redução do tempo de internação na unidade de terapia intensiva, redução do tempo de internação hospitalar e melhora do controle glicêmico.[17]

Nenhum estudo apresentou complicações pulmonares relacionadas à aspiração do conteúdo gástrico durante a indução anestésica, podendo concluir que a abreviação de jejum em pacientes eletivos para cirurgia cardíaca é segura e demonstra resultados favoráveis nos desfechos clínicos.

Na cirurgia cardíaca, muitos procedimentos utilizam a circulação extracorpórea (CEC). Essa prática causa extensas repercussões orgânicas, já que o circuito não biológico leva o organismo a uma resposta inflamatória intensa.[19]

Ainda no pós-operatório imediato de cirurgias cardíacas muitos pacientes cursam com instabilidade hemodinâmica e uso de altas doses de droga vasoativa, o que muitas vezes impede o início precoce da terapia nutricional. A hiperglicemia está presente em muitos desses pacientes, sendo necessário um controle efetivo, pois glicemias não controladas são fatores de risco para mortalidade.[19]

Cabe acrescentar que muitos pacientes apresentam a desnutrição instalada no momento anterior à cirurgia, permeando até 58% desses pacientes. A desnutrição é um fator independente para piora de desfechos clínicos, aumentando a morbimortalidade e incidência de mediastinite.[20]

Diante do impacto que o jejum prolongado pode ter no estado nutricional e no desfecho pós-operatório, a terapia nutricional pré-operatória somada a abreviação de jejum podem trazer melhores resultados cirúrgicos e de cicatrização, diminuir complicações, tempo de ventilação mecânica, tempo de internação e redução de custos hospitalares.[20]

ACELERAÇÃO DA RECUPERAÇÃO TOTAL PÓS-OPERATÓRIA (ACERTO)

Os resultados apresentados pelo projeto multicêntrico europeu denominado ERAS (*Enhanced Recovery After Surgery*) apontaram para novas perspectivas no emprego de métodos de manejo perioperatório visando a diminuição de complicações cirúrgicas, acelerando a recuperação dos pacientes e impactando em desfechos como redução do tempo de internação e morbidade perioperatória.

No Brasil, com base nos resultados promissores do projeto ERAS, iniciou-se em 2005 o projeto ACERTO (Aceleração da Recuperação Total pós-operatória).

Com base no ERAS, o ACERTO é um protocolo multimodal, que foca nas questões nutricionais na recuperação do paciente cirúrgico. Leva em consideração as seguintes diretrizes:

1. Orientação pré-operatória.
2. Prescrição de terapia nutricional pré-operatória.
3. Abreviação do jejum pré-operatório.
4. Realimentação pós-operatória em até 24h após o procedimento cirúrgico.
5. Terapia nutricional especializada após alta hospitalar.

Essas diretrizes são baseadas em resultados positivos, com redução de dois dias do tempo de internação e de 60% da morbidade em pacientes submetidos a cirurgias abdominais.[18]

APLICAÇÃO NA PRÁTICA CLÍNICA

Pré-operatório ambulatorial

No pré-operatório, o paciente é encaminhado ao atendimento nutricional ambulatorial, com o objetivo de prepará-lo para o procedimento cirúrgico. Diversos aspectos devem ser considerados, os quais estão descritos na **Figura 37.4.**:

Nutrição intrahospitalar

- **Pós-operatório imediato**

Pacientes no pós-operatório de cirurgia cardíaca possuem maior risco de desenvolver desnutrição quando comparados com aqueles pacientes submetidos à cirurgia não cardíaca. Observa-se que esses pacientes possuem menor oferta nutricional, somado a desnutrição anterior ao procedimento e a própria carga inflamatória do trauma cirúrgico, repercutindo negativamente na morbidade infecciosa, redução da massa muscular respiratória associado à necessidade de ventilação mecânica prolongada, aumento da permanência na UTI, aumento das taxas de reinternação e redução de qualidade de vida pós-hospitalar.[21]

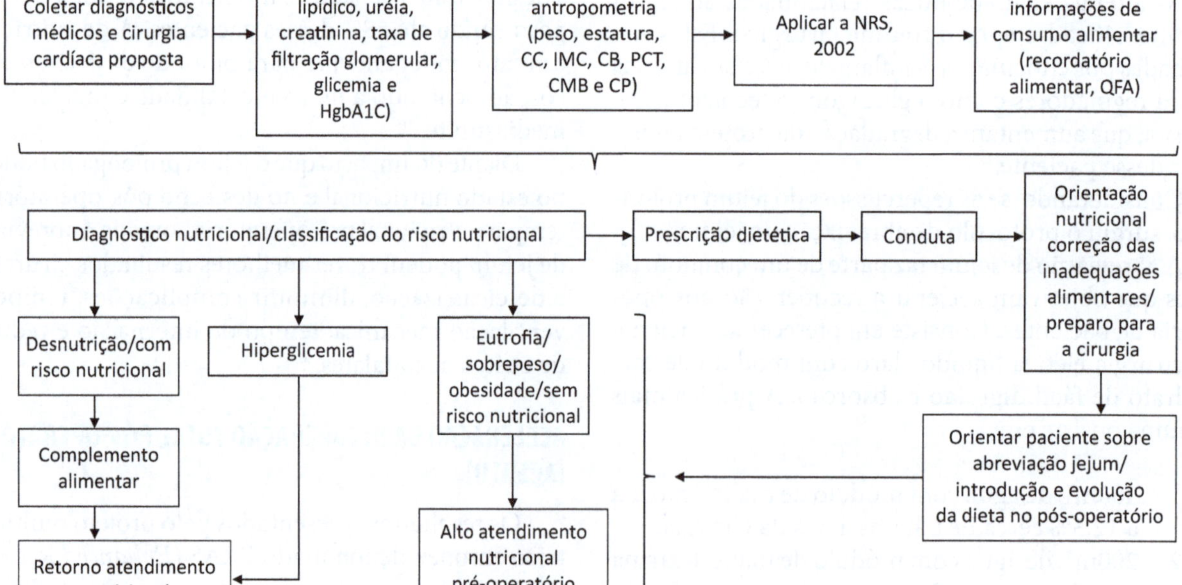

Figura 37.4. Protocolo de atendimento nutricional pré-operatório (ambulatorial)

TFG: Taxa de Filtração Glomerular, HgA1C: Hemoglobina Glicosilada, CC: Circunferência da cintura; IMC: Índice de Massa Corporal; CB: Circunferência do Braço; PCT: Prega Cutânea; CMB: Circunferência Muscular do Braço; CP: Circunferência da Panturrilha; QFA: Questionário de Frequência Alimentar.[4]

Existe uma grande dificuldade em iniciar a terapia nutricional no pós-operatório de cirurgia cardíaca. Isso exacerba a reserva do órgão já prejudicada, aumentando a suscetibilidade ao trauma cirúrgico, lesão por isquemia/reperfusão, complicações relacionadas à anestesia e inflamação. A terapia nutricional melhora os resultados dos pacientes através da manutenção do metabolismo energético, integridade intestinal e melhora da cicatrização de feridas.

Existem poucos estudos robustos que avaliem o suporte nutricional em pacientes submetidos à cirurgia cardíaca. Entretanto, podemos destacar algumas recomendações para a prática clínica:

1. Sempre que possível, deve-se buscar a otimização pré-operatória do estado nutricional do paciente desnutrido submetido à cirurgia cardíaca. Assim, a determinação do risco nutricional, preferencialmente por meio de um escore estruturado, deve fazer parte da avaliação pré-operatória do paciente.
2. Para alcançar o benefício máximo, a terapia nutricional pré-operatória deve ser iniciada em pacientes desnutridos pelo menos 2 a 7 dias antes da cirurgia.
3. O monitoramento da ingestão nutricional deve ser avaliado diariamente nos pacientes durante a internação em unidade de terapia intensiva. Se possível os pacientes devem atingir até 80% das necessidades nutricionais de energia e proteína até o dia 3, independentemente da via de alimentação (enteral ou parenteral).
4. O suporte nutricional pós-operatório deve ser iniciado precocemente (0 a 24 horas após a cirurgia) em pacientes com alto risco nutricional e com expectativa de permanência prolongada na unidade de terapia intensiva.
5. A atenção à síndrome de realimentação pode ser importante para pacientes nos quais o suporte nutricional é iniciado após um período prolongado de inanição ou em pacientes com desnutrição preexistente, respectivamente. Nesses pacientes, o avanço da alimentação deve ser mais lento, levando de 3 a 4 dias para atingir a meta e visando a adaptação às necessidades especiais de macronutrientes e micronutrientes.
6. Se iniciado no pós-operatório imediato dentro de <24 horas após a admissão na unidade de terapia intensiva, um componente imunomodulador adicional à nutrição pode ser considerado para pacientes com procedimentos cirúrgicos complexos e prolongados, para neutralizar a resposta inflamatória.[21]

Pacientes no pós-operatório devem iniciar a dieta precocemente. Após a extubação orotraqueal, a reintrodução alimentar deve ser avaliada, considerando o estado clínico geral, estado de alerta, necessidade do suporte hídrico calórico e a presença de disfagia. Não há um consenso sobre o tempo de reintrodução dos alimentos via oral pós extubação, sendo cada instituição responsável pela criação de protocolos.[22,23]

Pacientes com período de intubação orotraqueal superior a 48 horas devem ser avaliados pela equipe de fonoaudiologia para observação de sinais de complicações relacionadas à ventilação mecânica como disfagia. A avaliação geralmente é realizada após 24 horas da extubação orotraqueal, sendo então determinada pelo profissional a consistência dos alimentos e líquidos.[23]

Após 6 horas da extubação orotraqueal, os pacientes submetidos à cirurgia cardíaca iniciam com dieta líquida composta por água, chá e gelatina. Na ausência de engasgos e broncoaspiração a dieta pode ser progredida para consistência leve nas próximas refeições. A dieta leve deve ser composta por alimentos como mingaus, leite, sucos, purê de frutas, frutas em calda, sopas e caldos). No dia seguinte à extubação, a consistência da dieta poderá evoluir para branda, a qual deve conter alimentos abrandados pela cocção, conforme tolerância.[4]

A terapia nutricional enteral está indicada quando o paciente não consegue atingir 60% das necessidades nutricionais pela alimentação via oral. A nutrição parenteral está indicada quando o paciente não atinge 60% das necessidades nutricionais pela via enteral por 7 dias.[24]

Não existem recomendações específicas de energia e proteínas para os pacientes submetidos à cirurgia cardíaca, sendo comum a utilização de valores para a população enferma crítica em geral. As diretrizes brasileiras de terapia nutricional para pacientes graves preconizam:

- **Pacientes desnutridos, eutróficos ou com sobrepeso**
  - **Necessidades calóricas:** de 15 a 20kcal/kg. Progredir para 25 a 30kcal/kg, entre o 4º e o 7º dia, nos pacientes em fase pós-aguda/recuperação. Caso disponha de calorimetria indireta, oferecer na fase inicial entre 50 e 70% do gasto energético aferido e progredir para 100% após o quarto dia.
  - **Necessidades proteicas:** até 1,2g de proteína/kg de peso/dia na fase inicial da doença, até o 4º dia. Após o 4º dia, no paciente fora da fase aguda inicial, recomenda-se evoluir a oferta para 1,3 a 2g de proteína/kg de peso/dia.
- **Pacientes obesos**
  - **Necessidades calóricas:** a meta calórica não deve ultrapassar 60-70% do alvo, medido por calorimetria indireta. Se a calo-

rimetria indireta não estiver disponível, deve-se utilizar 11-14kcal/kg/dia do peso real, para pacientes com IMC entre 30-50kg/m², e 22-25kcal/kg/dia do peso ideal para IMC eutrófico, se IMC > 50kg/m².

- o **Necessidades proteicas:** 2 gramas de proteína por kg de peso ideal por dia, no IMC entre 30-40kg/m², e até 2,5 gramas por kg de peso ideal por dia, no IMC >40 kg/m².[24]

- **Nutrição no pós-operatório tardio**

As repercussões metabólicas e orgânicas induzidas pelo procedimento cirúrgico e somadas ao período prolongado de jejum contribuem para a perda de peso e alteração do estado nutricional.[25] Após a alta hospitalar, a nutrição preconiza a recuperação do peso e da massa magra, auxiliando no estado nutricional e contribuindo com a homeostase do organismo. Perdas de peso entre 5 a 7,5% são indicativos de perda severa, com comprometimento nutricional importante.[26]

Nessas situações, no pós-operatório recomenda-se uma oferta calórica de 25 a 30Kcal/kg/dia, e proteica de 1,2 a 2g/kg/dia.[24]

A dieta deve ser individualizada, segundo diagnóstico médico e nutricional e exames laboratoriais. A dieta também deve ser saudável e equilibrada, de maneira a prevenir e/ou tratar os fatores de risco cardiovasculares.

O uso de complementos alimentares pode auxiliar na recuperação do estado nutricional, assim como nas estratégias nutricionais de aumento do valor calórico das refeições e alimentos.

APLICAÇÃO NA PARTE CLÍNICA

Pós-operatório tardio

Após a alta hospitalar, a assistência nutricional busca recuperar o peso e restabelecer o estado nutricional. Para isso, devemos considerar os aspectos descritos na **Figura 36.5.**:

PONTOS-CHAVE

- A cirurgia cardíaca é um procedimento complexo que pode causar impacto significativo no estado nutricional dos pacientes submetidos

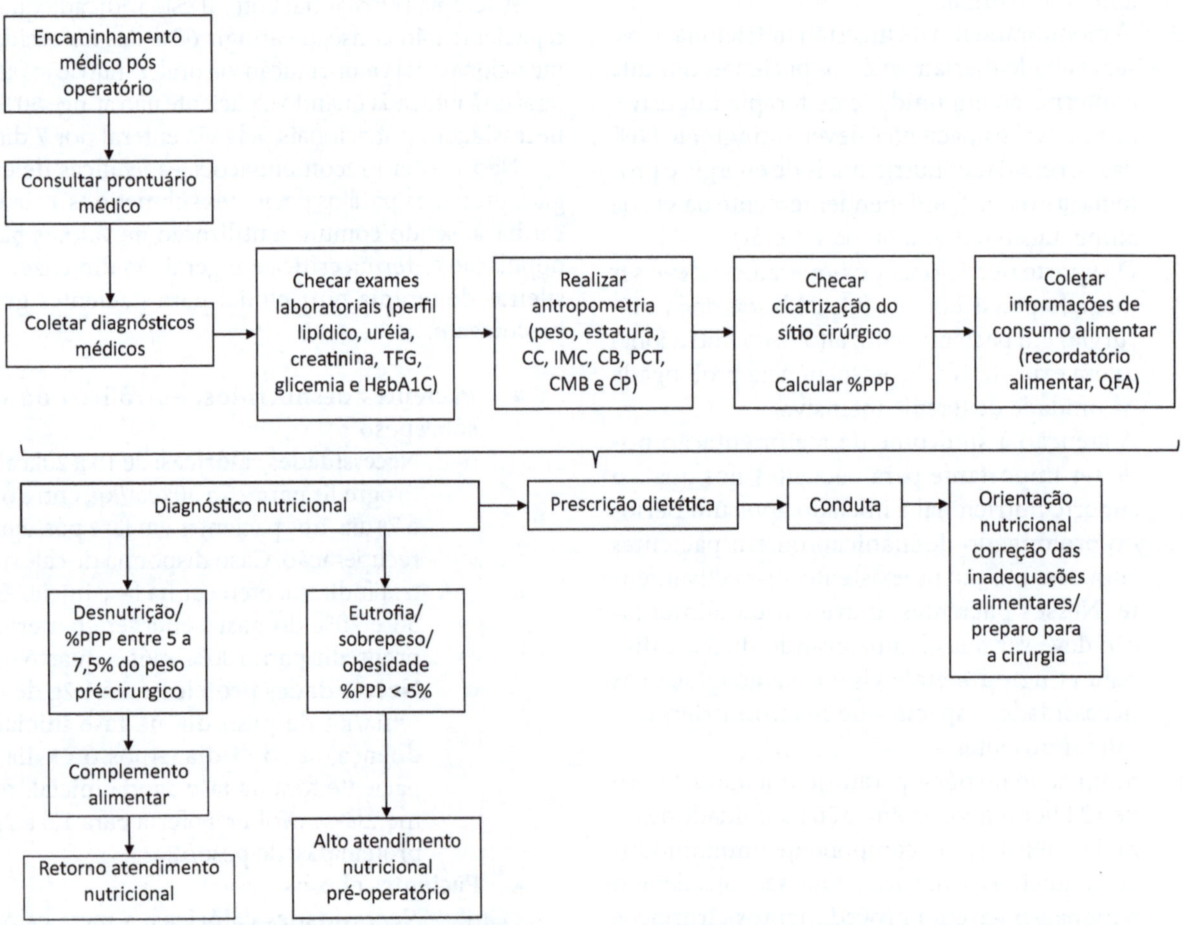

Figura 37.5. Protocolo de atendimento nutricional pós-operatório tardio (após alta hospitalar)
TFG: Taxa de Filtração Glomerular; HgA1C: Hemoglobina Glicosilada; CC: Circunferência da cintura; IMC: Índice de Massa Corporal; CB: Circunferência do Braço; PCT: Prega Cutânea; CMB: Circunferência Muscular do Braço; CP: Circunferência da Panturrilha; QFA: Questionário de Frequência Alimentar.[4]

ao processo devido ao jejum prolongado e à resposta metabólica ao trauma cirúrgico.

- O estado nutricional é um fator importante na recuperação pós-operatória, sendo um preditor de desfechos.
- Estratégias nutricionais pré e pós-operatórias são de suma importância para otimizar os resultados da cirurgia cardíaca.
- Os protocolos multimodais e profissionais são abordagens com intuito de acelerar a recuperação dos pacientes após a cirurgia, onde na esfera nutricional destaca-se a abreviação do jejum pré-operatório, oferta de suplementos nutricionais e acompanhamento clínico.
- A avaliação contínua do estado nutricional e a monitorização da ingestão alimentar durante a internação, além da consideração dos aspectos nutricionais no pós-operatório tardio, são essenciais para garantir uma recuperação adequada e minimizar complicações após a cirurgia cardíaca.

CONSIDERAÇÕES FINAIS

Em suma, a cirurgia cardíaca pode gerar impacto negativo no estado nutricional dos pacientes, devido ao jejum prolongado e à própria resposta metabólica ao trauma cirúrgico. Para otimizar os resultados pós-operatórios, é significativo avaliar e monitorar o estado nutricional dos pacientes. Os protocolos ERAS e ACERTO são abordagens multimodais e multiprofissionais que visam acelerar a recuperação do paciente, incluindo terapia nutricional pré e pós-operatória dentro do contexto de cuidados, lançando mão de estratégias como abreviação do jejum pré-operatório, suplementação e nutrientes imunomoduladores. Uma abordagem nutricional personalizada é essencial para minimizar complicações, reduzir o tempo de internação e melhorar a qualidade de vida após a cirurgia cardíaca.

REFERÊNCIAS BIBLIOGRÁFICAS

1. Dan Linetzky Waitzberg. Nutrição oral, enteral e parenteral na prática clínica. 4th ed. Atheneu;
2. Chermesh I, Hajos J, Mashiach T, Bozhko M, Shani L, Nir RR, et al. Malnutrition in cardiac surgery: Food for thought. Eur J Prev Cardiol. 2014;21(4):475–83.
3. Mubashir T, Balogh J, Breland E, Rumpel D, Waheed MA, Lai H, et al. Risk Factors and Outcomes of Protein-Calorie Malnutrition in Chronic Heart Failure Patients Undergoing Elective Cardiac Surgery. Cureus. 2022 Oct 17;
4. Isosaki MOA de VLCH. TERAPIA NUTRICIONAL EM CARDIOLOGIA E PNEUMOLOGIA COM ESTUDOS DE CASOS [Internet]. EDITORA ATHENEU LTDA.; 2014. Available from: https://www.atheneu.com.br/produto/terapia-nutricional-em-cardiologia-e-pneumologia-com-estudos-de-casos-376
5. Kondrup J, Ramussen HH, Hamberg O, Stanga Z, Camilo M, Richardson R, et al. Nutritional risk screening (NRS 2002): A new method based on an analysis of controlled clinical trials. Vol. 22, Clinical Nutrition. Churchill Livingstone; 2003. p. 321–36.
6. Yu PJ, Cassiere HA, Dellis SL, Manetta F, Kohn N, Hartman AR. Impact of Preoperative Prealbumin on Outcomes after Cardiac Surgery. Journal of Parenteral and Enteral Nutrition. 2015 Sep 21;39(7):870–4.
7. Hurt RT, McClave SA, Martindale RG, Ochoa Gautier JB, Coss-Bu JA, Dickerson RN, et al. Summary Points and Consensus Recommendations from the International Protein Summit. In: Nutrition in Clinical Practice. SAGE Publications Inc.; 2017. p. 142S-151S.
8. J M Daly MDLJGJSFWEFRPL. Enteral nutrition with supplemental arginine, RNA, and omega-3 fatty acids in patients after operation_ immunologic, metabolic, and clinical outcome. Surgery [Internet]. 1992 [cited 2023 Jul 27];112(1):56–7. Available from: https://pubmed.ncbi.nlm.nih.gov/1377838/
9. Schloerb PR. Immune-enhancing diets: Products, components, and their rationales. In: Journal of Parenteral and Enteral Nutrition. American Society for Parenteral and Enteral Nutrition; 2001.
10. Lima MK do A, Borgomoni GB, Mejia OAV. Teams, Rapid Recovery Protocols and Technology to Resume Cardiac Surgery in the COVID-19 Era. Braz J Cardiovasc Surg [Internet]. 2021;Ahead of p:1–3. Available from: http://ezproxy.bangor.ac.uk/login?url=http://search.ebscohost.com/login.aspx?direct=true&db=cmedm&AN=34236825&site=ehost-live
11. Mejia OAV, Borgomoni GB, Lasta N, Okada MY, Silva M, Gomes B, et al. Safe and effective protocol for discharge 3 days after cardiac surgery. Sci Rep [Internet]. 2021;(11):8979. Available from: https://doi.org/10.1038/s41598-021-88582-0
12. Mejia OAV, Mioto BM, Borgomoni GB, Camilo JM, Watanabe DM, Nunes SP, et al. Preparing Patients And Optimizing Processes In The Perioperative Period Of Cardiac Surgery : How To Redesign The Flow Of Care After InCor : Tempos Certos. Arq Bras Cardiol. 2022;400(1):110–4.
13. Lu SY, Lai Y, Dalia AA. Implementing a Cardiac Enhanced Recovery After Surgery Protocol: Nuts and Bolts. Vol. 34, Journal of Cardiothoracic and Vascular Anesthesia. W.B. Saunders; 2020. p. 3104–12.
14. Rief W, Shedden-Mora MC, Laferton JAC, Auer C, Petrie KJ, Salzmann S, et al. Preoperative optimization of patient expectations improves long-term outcome in heart surgery patients: results of the randomized controlled PSY-HEART trial. BMC Med. 2017 Jan 10;15(1).
15. Robich MP, Iribarne A, Leavitt BJ, Malenka DJ, Quinn RD, Olmstead EM, et al. Intensity of Glycemic Control Affects Long-Term Survival After Coronary Artery Bypass Graft Surgery. Annals of Thoracic Surgery. 2019 Feb 1;107(2):477–84.
16. Chaves LM, Prazeres Campos JS dos. Abreviação do jejum e suporte nutricional pré-operatório em cirurgias eletivas: Uma revisão sistemática. Revista Eletrônica Acervo Saúde. 2019 Dec 23;(35):e2210.
17. Monalisa Marcarini, Sara Cardoso da Rosa, Flávia Porto Wieck, Andresa Heemann Betti. Abreviação do jejum em pacientes submetidos à cirurgia cardíaca. Braspen Journal. 2017;32(4):375–9.
18. Eduardo de Aguilar-Nascimento J, Bicudo-Salomão A, Caporossi C, de Melo Silva R, Antonio Cardoso E, Pádua Santos T. ACERTO PÓS-OPERATÓRIO: AVALIAÇÃO DOS RESULTADOS DA IMPLANTAÇÃO DE UM PROTOCOLO MULTIDISCIPLINAR DE CUIDADOS PERI-OPERATÓRIOS EM CIRURGIA GERAL. 2006;33.
19. Oliveira Assistente Editorial Flávia N, Barão R, Janaina B, Projeto R, Oliveira B, Alves C, et al. Medicina: Atenção às rupturas e permanências de um discurso científico 2. Atena; 2022.
20. Feguri GR, Lima PRL, Lopes AM, Roledo A, Marchese M, Trevisan M, et al. Resultados clínicos e metabólicos da abreviação do jejum com carboidratos na revascularização cirúrgica do miocárdio. Braz J Cardiovasc Surg. 2012 Mar;27(1):7–17.
21. Stoppe C, Goetzenich A, Whitman G, Ohkuma R, Brown T, Hatzakorzian R, et al. Role of nutrition support in adult cardiac surgery: A consensus statement from an International Multidisciplinary Expert Group on Nutrition in Cardiac Surgery. Crit Care. 2017 Jun 5;21(1).
22. Helena De Lima Alvarenga E, Giovana ;, Dall'oglio P, Emi ;, Murano Z. Como avaliar a segurança da reintrodução da alimentação oral pós-extubação? How to assess safe oral intake introduction after endotracheal intubation? Vol. 29, Pneumologia Paulista. 2016.
23. ASSOCIAÇÃO DE MEDICINA INTENSIVA BRASILEIRA (AMIB) – comitê de ventilação mecânica SOCIEDADE BRASILEIRA DE PNEUMOLOGIA E

TISIOLOGIA (SBPT) – comissão de terapia intensiva da SBPT. DIRETRIZES BRASILEIRAS DE Ventilação Mecânica.
24. Gouveia Castro M, Cesar Ribeiro P, Brescovici Nunes de Matos L, Barbosa Abreu Thaisa de Assis H, Alves Barreto P, Duprat Ceniccola G, et al. Brazilian Society of Parenteral and Enteral Nutrition Diretriz BRASPEN de Terapia Nutricional no Paciente Grave.
25. Diretrizes P. Terapia Nutricional no Perioperatório.
26. Blackburn G I., Bistrian BR, Maini BS, Schlamm HT, Smith MF. Nutritional and metabolic assessment of the hospitalized patient. Journal of Parenteral and Enteral Nutrition. 1977;1(1):11–21.

Sites sugeridos

https://iris.paho.org/handle/10665.2/45890?locale-attribute=pt

Seção 11

Analgesia e Sedação

38

Analgesia no pós-operatório de Cirurgia Cardiotorácica: Avaliação e Tratamento

Hazem Adel Ashmawi

DESTAQUES

- As cirurgias cardiotorácicas estão entre as cirurgias que cursam com dores pós-operatórias de maiores intensidades.
- A analgesia pós-operatória deve constar de analgesia sistêmica e analgesia regional.
- Bloqueios anestésicos e analgésicos devem fazer parte da estratégia de tratamento.

INTRODUÇÃO

A dor é uma experiência sensitiva e emocional desagradável associada ou semelhante à lesão tecidual atual, ou potencial.[1] É uma experiência pessoal que depende de fatores biológicos, psicológicos e sociais e que sofre influência de experiências prévias. A dor pós-operatória aguda é entidade clínica comum e esperada após operações. Estima-se que ocorram no mundo 313 milhões de cirurgias a cada ano, dando a dimensão da questão da dor pós-operatória.[2] No Brasil, ocorrem entre cirurgias e cesáreas, mais de quatro milhões de procedimentos por ano. Espera-se que parte dos pacientes evolua praticamente sem dor ou com dor leve, parte com dor moderada e parte com dor forte. O objetivo da analgesia pós-operatória não é, necessariamente, deixar o paciente sem dor, mas mantê-la de leve intensidade. Apesar dos avanços no tratamento da dor pós-operatória, ainda entre 70 e 80% dos pacientes submetidos a procedimentos cirúrgicos sentem dor moderada, forte e extremamente forte e menos da metade dos pacientes submetidos à cirurgia relatam controle adequado da dor.[3]

Segundo Kavanagh *et al.* As cirurgias torácicas e cardíacas envolvem diversas formas de incisão, e as toracotomias e esternotomias são consideradas como as cirurgias que cursam com maior intensidade de dor pós-operatória aguda.[4] As causas de dor são múltiplas, principalmente, ligadas à incisão cirúrgica que pode acarretar lesão de estruturas com o músculo grande dorsal, ligamentos costocondral e costovertebral, retração, ressecção ou fratura de arcos costais e lesão do nervo intercostal. A dor também pode decorrer da pleura parietal, da reação inflamatória da parede torácica, decorrente do trauma cirúrgico e início do processo de cicatrização que ocorre depois da cirurgia, e da frequente colocação de drenos torácicos ou mediastinais. O tratamento inadequado da dor pós-operatória aumenta a incidência de complicações respiratórias e cardiovasculares, assim como da incidência dor pós-operatória crônica, que é mais alto após cirurgias cardiotorácicas, principalmente, após cirurgias torácicas e amputações de membro.[5]

A dor tende a ser moderada em repouso e forte ao movimento (tosse, inspiração profunda, mudança de decúbito ou fisioterapia), de duração de até oito dias. Normalmente, a dor incisional dura entre dois a quatro dias, a dor dos drenos torácicos até a retirada (três a cinco dias), sendo que dor miofascial pode se prolongar por mais tempo. Na **Tabela 38.1.**, temos as prevalências de dores de moderada e forte intensidade após as toracotomias e esternotomias.[6]

AVALIAÇÃO DA DOR

A avaliação da dor pós-operatória deve ser feita ativamente durante as avaliações pós-operatórias, não se deve aguardar que o paciente se queixe espontaneamente de dor para que o tratamento seja instituído.

Tabela 38.1. Prevalência de dor aguda pós-operatória após cirurgias cardiotorácicas.

	Moderada (%)	Forte (%)	Moderada (%)	Forte (%)	Duração (dias)
Toracotomia	25-35	45-65	20-30	60-70	8
Esternotomia	40-50	30-40	20-30	60-70	4

A avaliação da dor em cirurgias torácicas e cardíacas segue o mesmo padrão de avaliação de dor pós-operatória de forma geral. A dor pode ser avaliada através do uso de escalas. Existem as escalas unidimensionais, que avaliam, normalmente, a intensidade da dor, e as escalas multidimensionais, que avaliam outras dimensões da dor como componente afetivo, social, cultural ou outros. Na dor pós-operatória, as escalas unidimensionais são suficientes para avaliar a dor e acompanhar a evolução após as intervenções analgésicas.

As escalas unidimensionais mais utilizadas são a escala verbal numérica, que varia entre 0 e 10, sendo zero, sem dor e dez, a pior dor possível, e a escala de descritores verbais: sem dor, dor leve, moderada, forte ou a pior dor possível. É importante que a avaliação da dor seja feita sempre em dois momentos, o paciente deve ser perguntado sobre a dor em repouso e sobre a dor ao movimento (tosse inspiração profunda, fisioterapia, mudança de decúbito, deambulação, entre outros). Normalmente, a dor em repouso tende a ser de menor intensidade e duração, enquanto que a dor ao movimento tende a ser mais intensa e prolongada. No caso de pacientes inconscientes, a dor deve ser avaliada com escalas observacionais, como, por exemplo, a escala comportamental de dor.

TRATAMENTO

O tratamento da dor pós-operatória aguda segue o conceito de analgesia multimodal.[7] Analgesia multimodal consiste no uso de vários fármacos, que agem por diferentes mecanismos de ação, eventualmente administrados por diferentes vias, objetivando melhor qualidade de analgesia por ação nos diferentes locais das vias de transmissão e processamento da dor. Há, dessa maneira, necessidade de doses mais baixas, principalmente dos opioides, e menores efeitos adversos dos fármacos. A analgesia multimodal veio como contraponto ao uso da analgesia unimodal.

A analgesia tende a ser mais agressiva, com o uso de técnicas invasivas e de opioides mais potentes nos primeiros dias de pós-operatório, sendo modificada à medida que diminui a estimulação dolorosa e, por conseguinte, a dor. É importante que a analgesia seja administrada de forma horária, contínua ou intermitente, evitando o uso apenas "sob demanda" ou "se necessário", pois o paciente tende a diminuir a sua mobilidade para diminuir a sensação dolorosa, o que pode aumentar o risco de complicações pós-operatórias, principalmente, respiratórias.

Além da medicação analgésica horária, deve ser oferecida ao paciente a possibilidade de solicitar doses extras de analgésico, também conhecida como resgate, quando ocorre exacerbação da dor ou controle não adequado com as medicações horárias. Isso ocorre durante a dor relacionada ao movimento, principalmente, durante fisioterapia, tosse, deambulação ou mudança de decúbito. O tratamento que apresenta maior eficácia neste sentido é a analgesia controlada pelo paciente, que permite que o paciente administre, mediante parâmetros de segurança, doses extras de analgésicos, normalmente, opioides ou soluções contendo anestésico local e opioide, o que dá ao paciente conforto físico e emocional de controle da dor, evitando sofrimento excessivo. A analgesia controlada pelo paciente pode ser utilizada por via intravenosa, peridural ou perineural e está indicada no tratamento da dor pós-operatória de moderada ou forte intensidade.

Os principais grupos farmacológicos utilizados no tratamento da dor pós-operatória são os analgésicos simples ou não opioides (dipirona e paracetamol), os anti-inflamatórios não esteroides (inibidores não seletivos das ciclo-oxigenases e coxibes), os opioides (fracos e fortes) e anestésicos locais. Além destes, existem os fármacos adjuvantes como cetamina, clonidina, antidepressivos, íons como magnésio, mas que não serão abordados neste capítulo.

As vias de administração da analgesia podem ser as vias sistêmica ou regional. A via sistêmica no período pós-operatório imediato tende a ser a via intravenosa para a administração de analgésicos simples, anti-inflamatórios e opioides. Quando a via oral é liberada, esta via de administração também pode ser utilizada.

A analgesia regional é de suma importância para o controle mais adequado da dor após as toracotomias. Há várias técnicas regionais que podem ser utilizadas como a analgesia peridural simples ou contínua, o bloqueio paravertebral simples ou contínuo, bloqueio de nervo intercostal, bloqueio do plano dos músculos eretores da espinha simples ou contínuo e o bloqueio do plano do músculo serrátil anterior.

A analgesia peridural ainda é considerada o padrão ouro de analgesia, principalmente para toracotomias laterais, anterolaterais ou posterolaterais. A analgesia peridural utiliza opioide potente administrado de forma intermitente por via peridural, infusão contínua de solução contendo anestésico local com ou sem opioide e analgesia peridural controlada pelo paciente. A analgesia peridural com inserção de cateter peridural permite que a analgesia seja administrada ao longo dos primeiros dias do período pós-operatório. Entretanto, a presença do cateter peridural no sistema nervoso central não é isenta de riscos e, em função disso, tem se procurado outras formas de analgesia que não envolvam a necessidade do cateter no sistema nervoso central.

O bloqueio dos nervos intercostais é técnica antiga e eficaz,[8] muitas vezes realizado pelo próprio cirurgião ao final da cirurgia, mas sua principal limitação é o tempo de duração do bloqueio, que dura menos de 24 hs, menos com o uso de anestésicos locais de ação mais prolongada, limitando o seu uso ao longo do período pós-operatória, em função da necessidade de bloqueios seriados.

O bloqueio paravertebral contínuo com anestésico local é outra técnica que pode ser utilizada durante o período pós-operatório.[9] Promove analgesia adequada quando feito bloqueio único, no entanto, a dispersão do anestésico local com a colocação de cateter no espaço paravertebral é irregular, diferente da dispersão na analgesia peridural, o que limita o seu uso ao longo do período pós-operatório.

O bloqueio do plano dos eretores da espinha tem sido utilizado para analgesia pós-toracotomias, podendo ser feito por punção simples ou bloqueio único, com analgesia de até 24 horas ou com a inserção de cateter neste plano para administração de solução de anestésico local de forma contínua ou intermitente ao longo do período pós-operatório. Por vezes, a dispersão da solução pode não ser adequada sem o bloqueio de diferentes nervos intercostais adjacentes ao local de inserção do cateter.

O bloqueio do plano do músculo serrátil anterior é um bloqueio realizado que proporciona analgesia na região da incisão, porém, é feito como bloqueio único, com duração limitada conforme o anestésico local utilizado, não podendo ser utilizado de forma contínua.

Nas esternotomias, o bloqueio regional que tem sido realizado é o paraesternal bilateral, onde passa a inervação terminal dos nervos intercostais responsáveis pela inervação do esterno.[10] Este bloqueio pode ser feito em conjunto com bloqueio de nervos intercostais no caso da presença de dreno torácico lateral.

CONSIDERAÇÕES FINAIS

As cirurgias cardiotorácicas tendem a cursar com dores pós-operatórias de intensidade maiores, devendo receber analgesia mais agressiva no início. Deve ser utilizada a analgesia multimodal, que consta de analgesia sistêmica e analgesia regional, para melhor controle da dor pós-operatória aguda e prevenção da cronificação da dor pós-operatória, que está aumentado em cirurgias cardiotorácicas.

REFERÊNCIAS BIBLIOGRÁFICAS

1. Raja SN, Carr DB, Cohen M, Finnerup NB, Flor H, Gibson S, Keefe FJ, Mogil JS, Ringkamp M, Sluka KA, Song XJ, Stevens B, Sullivan MD, Tutelman PR, Ushida T, Vader K. The revised International Association for the Study of Pain definition of pain: concepts, challenges, and compromises. Pain. 2020 Sep 1;161(9):1976-1982. doi: 10.1097/j.pain.0000000000001939.
2. Weiser TG, Haynes AB, Molina G, Lipsitz SR, Esquivel MM, Uribe-Leitz T, Fu R, Azad T, Chao TE, Berry WR, Gawande AA. Size and distribution of the global volume of surgery in 2012. Bull World Health Organ. 2016 Mar 1;94(3):201-209F. doi: 10.2471/BLT.15.159293.
3. American Society of Anesthesiologists Task Force on Acute Pain Management. Practice guidelines for acute pain management in the perioperative setting: an updated report by the American Society of Anesthesiologists Task Force on Acute Pain Management. Anesthesiology. 2012 Feb;116(2):248-73. doi: 10.1097/ALN.0b013e31823c1030.
4. Kavanagh BP, Katz J, Sandler AN.Pain control after thoracic surgery. A review of current techniques. Anesthesiology. 1994 Sep;81(3):737-59. doi: 10.1097/00000542-199409000-00028.
5. Glare P, Aubrey KR, Myles PS. Transition from acute to chronic pain after surgery. Lancet. 2019 Apr 13;393(10180):1537-1546. doi: 10.1016/S0140-6736(19)30352-6.
6. Ballantyne J, Fishman, Rathmell JP (eds) Bonica´s Management of Pain, 5th ed, Wolters-Kluver, 1794p, 2019.
7. Kehlet H, Dahl JB. The value of "multimodal"or "balanced analgesia" in postoperative pain treatment. Anesth Analg. 1993;77(5):1048-56. doi: 10.1213/00000539-199311000-00030.
8. Zhou Z, Zheng X, Song J, Jin X, Zhao L, Liu S. Comparison of Intercostal Block and Epidural Analgesia for Post-thoracotomy: A Systematic Review and Meta-analysis of Randomized Controlled Trials. Pain Physician. 2023 May;26(3):219-229.
9. https://esraeurope.org/wp-content/uploads/2019/02/Summary-recommendations_Thoracotomy_ENG.pdf
10. Schiavoni L, Nenna A, Cardetta F, Pascarella G, Costa F, Chello M, Agrò FE, Mattei A. Parasternal Intercostal Nerve. Blocks in patients undergoing cardiac surgery: Evidence update and technical considerations. J Cardiothorac Vasc Anesth. 2022 Nov;36(11):4173-4182. doi: 10.1053/j.jvca.2022.07.025

39

Bloqueios anestésicos no tratamento da dor pós-operatória

João Alberto Pastor de Oliveira • Maraína Pegorini

DESTAQUES

- Protocolos que objetivam recuperação otimizada no pós-operatório levaram a uma mudança, na prática, da anestesia em cirurgia cardíaca.
- Bloqueios regionais guiados por ultrassom se popularizaram e fazem parte do arsenal terapêutico do anestesiologista.
- Conhecimento de anatomia e sonoanatomia são essenciais para a boa prática dos bloqueios.

INTRODUÇÃO

O "boom" de novos bloqueios de fáscia (tecido conjuntivo que recobre músculos) surgiu com a necessidade de otimizar a recuperação dos pacientes, melhorar o gerenciamento de recursos e a paralela popularização dos aparelhos de ultrassonografia. Os bloqueios fasciais têm como objetivo interromper temporariamente, em uma ou mais estruturas nervosas, a aferência de estímulos nociceptivos, sendo que nesta técnica não há a observação direta do tecido neuronal alvo. Antes de realizar uma técnica de anestesia regional, deve-se entender a inervação da região que será abordada e reconhecer músculos, marcos anatômicos e ultrassonográficos.

Os bloqueios mais comumente utilizados em pós-operatório de cirurgia cardíaca são:

BLOQUEIO DO PLANO INTERCOSTAL PARAESTERNAL SUPERFICIAL: REALIZADO ENTRE OS MÚSCULOS PEITORAL MAIOR E INTERCOSTAL

O PIF é um dos bloqueios mais utilizados em cirurgias cardíacas com esternotomias medianas. É realizado avançando a agulha até a fáscia entre o peitoral maior e o músculo intercostal.[1] Provê analgesia na região paraesternal ipsilateral, habitualmente efetuadas duas punções, (3° e 5° espaço intercostal) com injeção de 15 a 20mL de solução de anestésico local em cada punção. Mais comumente utilizamos ropivacaína em uma concentração de 0,2%. A sonoanatomia deste bloqueio será exemplificada conjuntamente com o bloqueio do plano do transverso do tórax.

BLOQUEIO DO PLANO INTERCOSTAL PARAESTERNAL PROFUNDO

O bloqueio do plano do transverso do tórax tem indicação em esternotomias ou toracotomias que se estendam até a região próxima ao esterno. Volume de anestésico local empregado é de aproximadamente 20mL para cada lado.

Para prolongar o efeito do bloqueio pode ser interessante a adição de adjuvantes.

Na altura do 5° espaço intercostal, próximo ao esterno, com a sonda linear no sentido látero-lateral (fazendo um corte axial), observa-se o músculo peitoral maior, cartilagens costais, músculos intercostais, artéria torácica interna, pleura e (com sorte) o músculo transverso do tórax. A visualização da torácica interna é de grande importância a fim de evitar acidentes de punção, e essa necessidade faz com que muitos anestesistas optem por não realizar este bloqueio. Punciona-se de lateral para medial em plano (acompanhando a agulha durante todo o trajeto) e, ao passar pelo músculo intercostal, iniciamos a injeção de soro fisiológico enquanto progredimos a agulha até chegar no plano abaixo do intercostal e acima do músculo transverso do tórax.[2] Como se trata de ramos finos a serem anestesiados (ramos

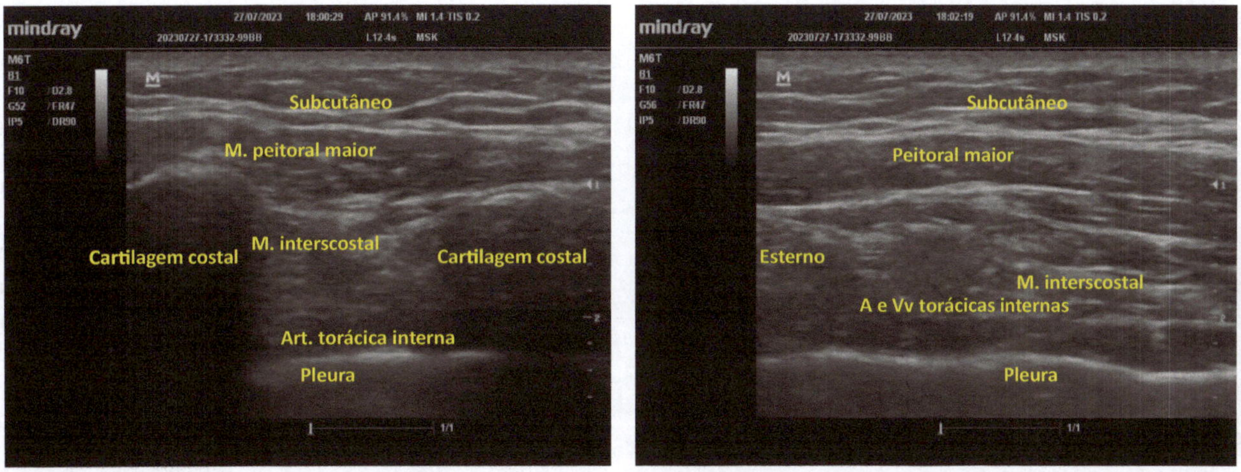

Figura 39.1. Sonoanatomia

cutâneos anteriores de múltiplos nervos intercostais), não são necessárias concentrações altas de anestésico local. Entretanto, por se tratar de bloqueio de fáscia que depende da dispersão cefálica e caudal adequada de solução, o volume requerido será aquele necessário para abrir a fáscia entre a 2ª e 6ª cartilagens costais.

SONOANATOMIA

1. PECs (Peitorais)

Existem duas variações principais dos bloqueios peitorais, a saber: Bloqueio interpeitoral e Bloqueio pectoserrátil.

No **Bloqueio interpeitoral** o anestésico local é depositado entre o peitoral maior e menor ao nível da terceira costela para bloquear os nervos peitoral lateral e medial. Sonograficamente deve-se também identificar a artéria e veia axilar, além do ramo peitoral da artéria toracoacromial a fim de evitar sua punção inadvertida. Promove analgesia na região do músculo peitoral maior. Durante a execução do bloqueio, injeta-se em torno de 15mL da solução de anestésico local por meio de uma agulha de bloqueio de 50mm de comprimento, visualizando as estruturas de interesse utilizando um transdutor linear de alta frequência.

No **Bloqueio pectoserrátil** deve-se injetar anestésico na fáscia entre o peitoral menor e o serrátil anterior, fazendo com que o anestésico se distribua até o ligamento de Gerdy estendendo a área de analgesia até a axila. Para a realização deste bloqueio, usamos aproximadamente 15mL da solução escolhida de anestésico local na fáscia entre peitoral menor e serrátil.[3]

2. Bloqueio do plano do serrátil (superficial ou profundo).

É um bloqueio com indicação em cirurgia cardíaca, pois promove analgesia da região torácica ântero-lateral

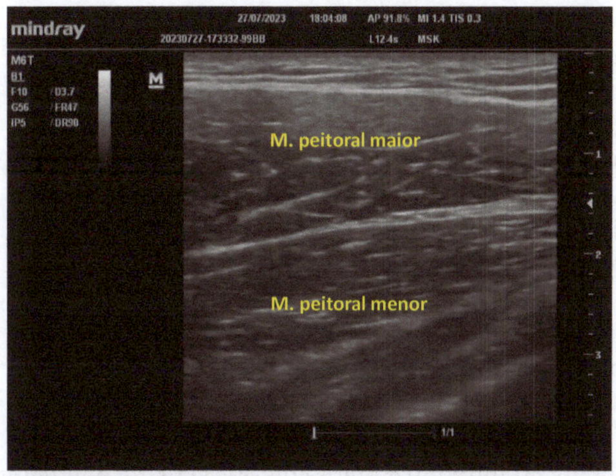

Figura 39.2. Interpeitoral

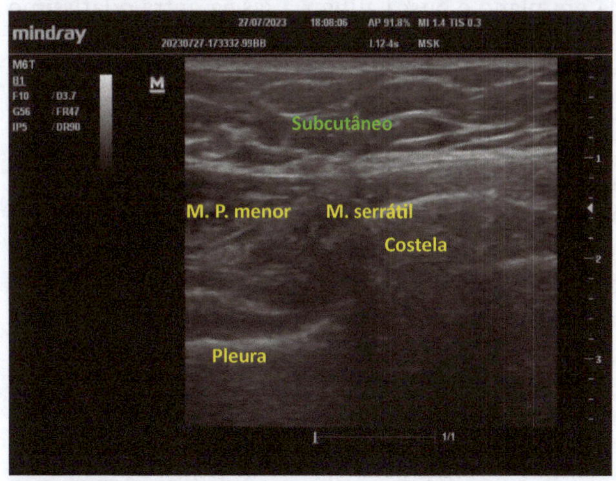

Figura 39.3. Pectoserrátil

e ântero-posterior, portanto é útil quando há presença de drenos torácicos e na toracotomia. O volume de anestésico local utilizado gira em torno de 20 a 40mL.

Observação: não se observa quando da execução deste bloqueio analgesia na região mediana ou paraes-

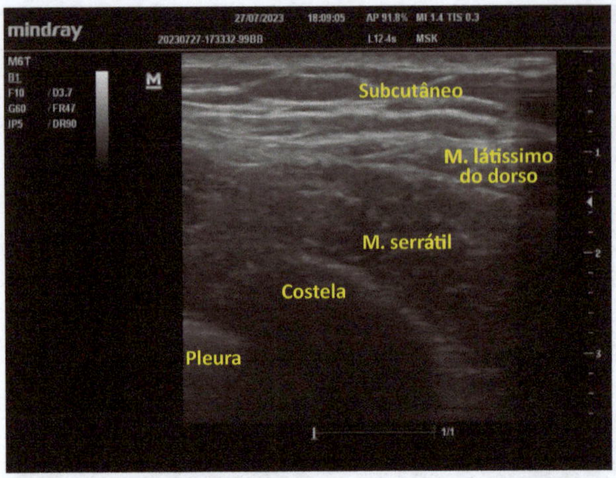

Figura 39.4. Sonoanatomia

ternal, uma vez que esta é inervada por ramos cutâneos anteriores dos nervos intercostais.

Pode ser considerado uma extensão do pectoserrátil, porém a injeção é mais inferior e lateral e há maior área de cobertura analgésica. Esperamos atingir ramos cutâneos laterais de múltiplos nervos intercostais (T2-T8). A extensão da área de analgesia depende do volume de anestésico local injetado.

O escaneamento começa na linha médio clavicular logo abaixo da clavícula e a sonda vai sendo direcionada para o sentido caudal e lateral até a identificação das 4ª e 5ª costelas na linha axilar média (aproximadamente). Identifica-se o músculo latíssimo do dorso superficialmente ao músculo serrátil anterior e, de medial para lateral (ou anterior para posterior), o agulhamento se dá em plano e busca atingir a fáscia entre o latíssimo do dorso e o serrátil anterior ou a fáscia abaixo do serrátil anterior (entre este e os músculos intercostais e costelas).

O bloqueio do plano superficial do serrátil, além de atingir ramos laterais de múltiplos nervos intercostais, atinge nervos de origem no plexo braquial (torácico longo e toracodorsal). O torácico longo é nervo motor do serrátil anterior e o toracodorsal é nervo motor do latíssimo do dorso. Não se sabe ao certo a contribuição deles para a analgesia. Uma hipótese é a de que eles poderiam evitar o espasmo desses músculos.

1. ESP (Erector spinea plane – Plano do eretor da espinha)

O ESP block foi descrito em 2016 por centro canadense e, desde então, tem sido discutido e empregado na anestesiologia. Já foi utilizado em pacientes de diferentes especialidades cirúrgicas e vítimas de trauma. Postula-se que possa promover algum grau, inclusive de analgesia visceral, através da difusão do anestésico até o espaço epidural. A altura e o volume da solução de anestésico infundido são o que determinarão o alcance do bloqueio.

- Entre **T1 e T5** são visualizadas **3** camadas musculares.
- (**Trapézio, romboide e eretor da espinha**). Escolhe-se inicialmente a altura desejada e acompanha-se de lateral para medialmente uma costela. As **diferenças** entre a sonoanatomia da costela e o processo transverso mais marcantes que auxiliam na execução correta do bloqueio são:
  - 1. a **costela** tem aspecto mais **circular** ou elíptico;
  - 2. a visualização de **pleura** na mesma janela acústica significa que o processo transverso ainda **não** foi alcançado;
  - 3. o **processo transverso** tem aspecto cuboide e mais superficial que a costela.

Ao identificar o processo transverso objetivado, a agulha é avançada até o tocar e o anestésico é depositado.[4] A técnica mais utilizada é a abordagem em plano, porém a técnica fora de plano também pode ser empregada. Habitualmente volumes ao redor de 25mL de anestésico local em cada hemitórax na altura de T4-T5 promovem analgesia torácica.[5]

2. Bloqueio do nervo Femoral.

Indicação em cirurgia cardíaca quando é necessária analgesia na região de safenectomia. Volume de anestésico local de 10 a 15mL. É esperado que ocorra bloqueio motor no emprego deste bloqueio.

Com a sonda linear na prega femoral, identifique a veia femoral, artéria femoral (escanear proximalmente até que se veja apenas uma artéria), e lateralmente o nervo femoral. Usando o movimento de "tilt" apontando o feixe de ultrassom para cefálico, observe, aproveitando a anisotropia, a otimização da imagem do nervo femoral entre as 2 camadas de fáscia ilíaca. Dica: como o nervo pode não estar imediatamente ao lado da artéria femoral, é importante observar a fáscia ilíaca ao procurar o nervo. Também pode ser útil o uso de estimulador de nervos. Antes de injetar anestésico local, alivie a pressão na sonda de ultrassom.

3. Canal dos adutores

Assim como o bloqueio femoral, é utilizado quando é requerida analgesia na região de safenectomia. No entanto, difere do bloqueio primeiro citado por ser necessário menor volume de anestésico local (5-10mL) além de habitualmente não gerar bloqueio motor, porém pode ocorrer fraqueza do quadríceps se injetado volume alto ou se o bloqueio for realizado em posição mais proximal.

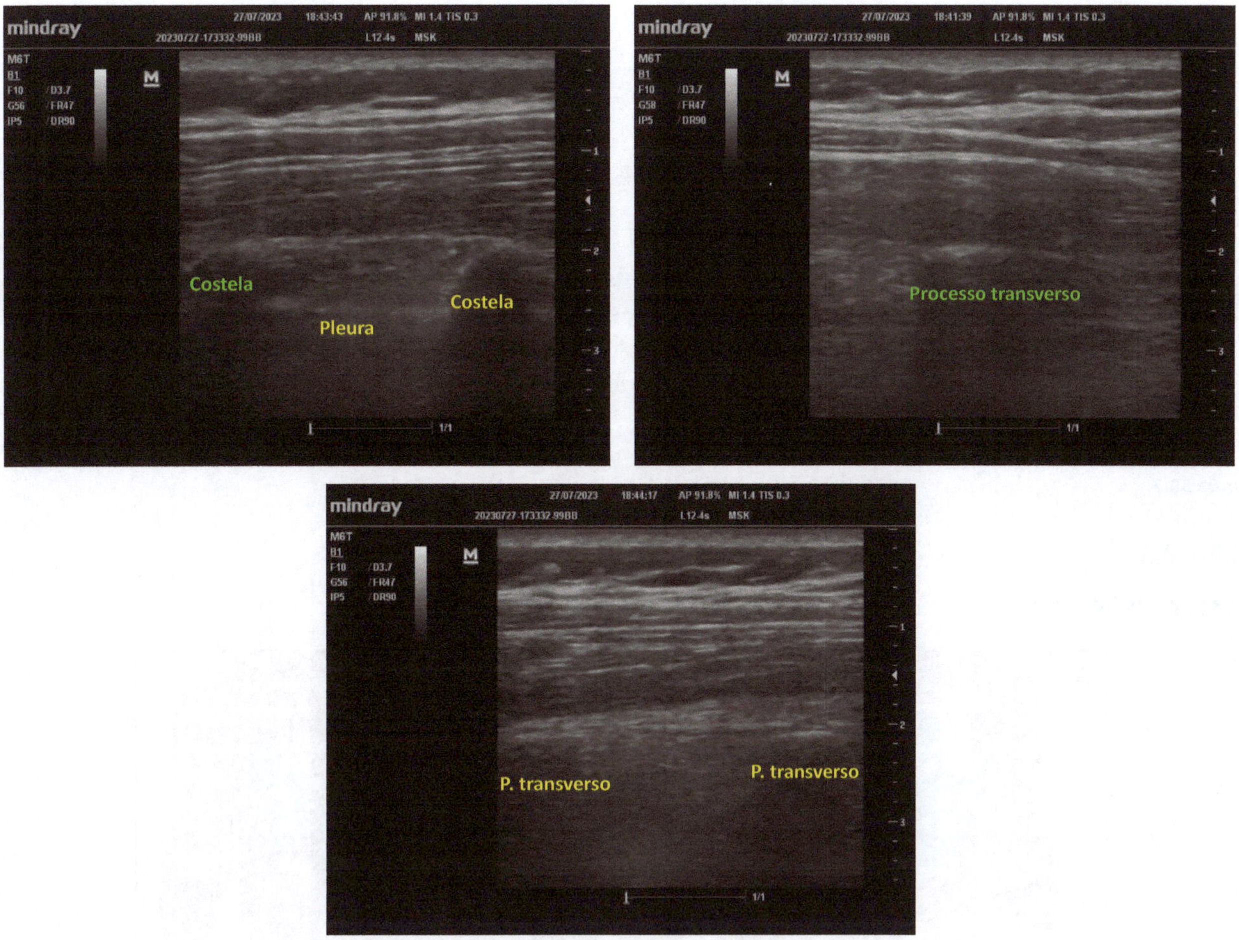

Figura 39.5. Sonoanatomia.

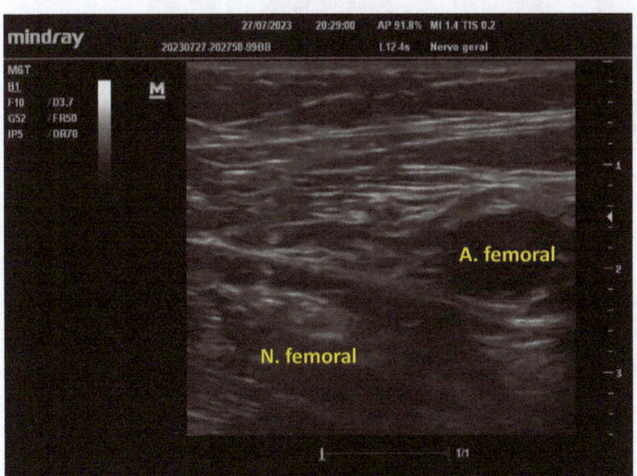

Figura 39.6. Sonoanatomia.

Deve-se observar a artéria femoral, escanear distalmente para identificar o triângulo femoral e o canal dos adutores (inicia quando a borda medial do sartório encontra a borda medial do adutor longo). A partir da identificação do início do canal dos adutores escaneie distalmente até a artéria femoral ficar localizada no meio do sartório (profundamente a ele) e puncione de lateral para medial (em plano) até posicionar a ponta da agulha entre o sartório, o vasto medial e a artéria femoral. O safeno pode ou não ser visualizado (a hidrodissecção pode ajudar na identificação).

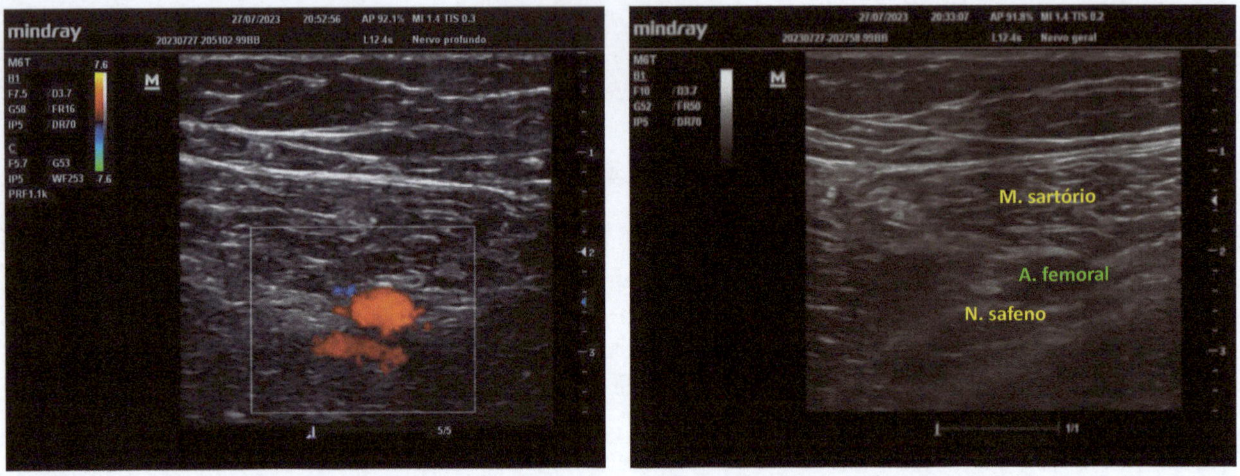

Figura 39.7.

ANATOMIA

Músculos de interesse

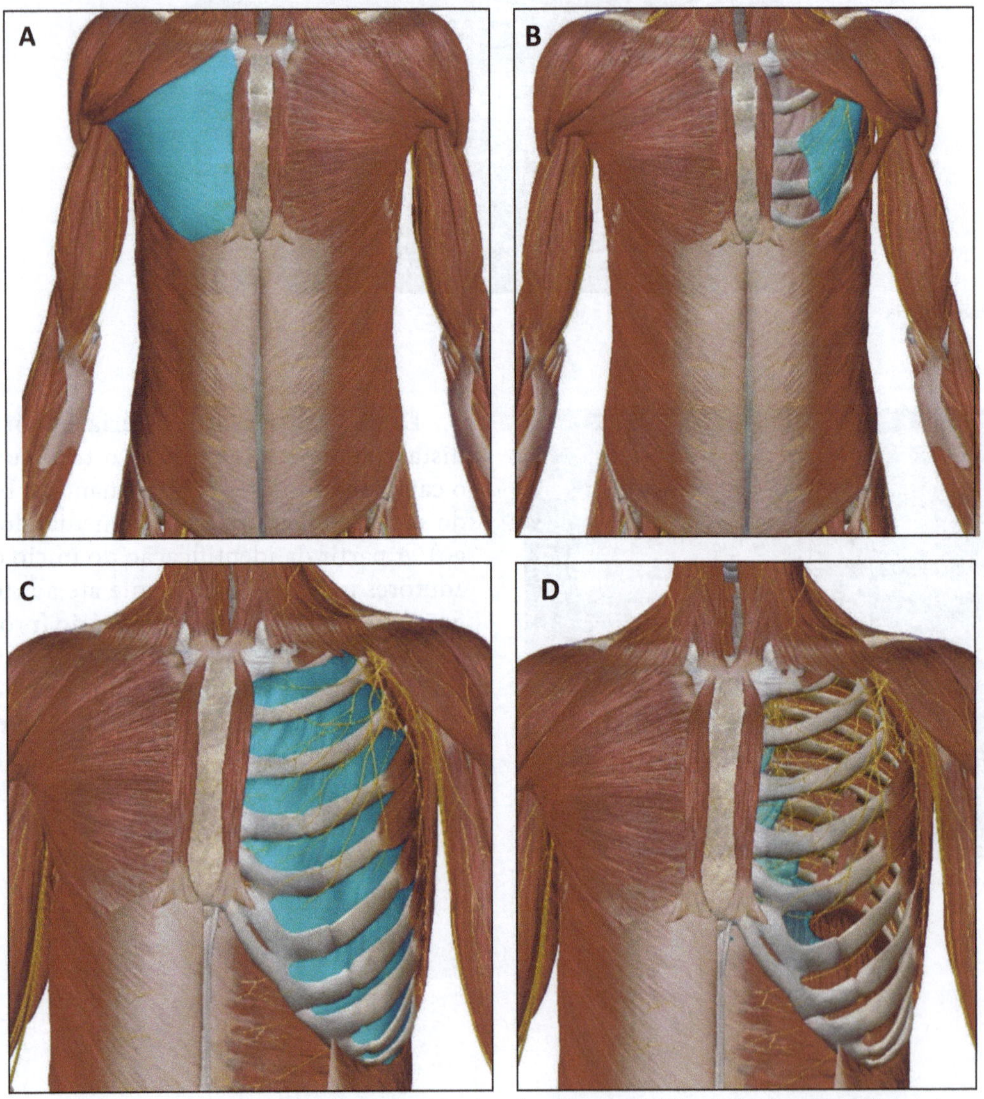

Figura 39.6. Músculos de interesse. A. Músculo peitoral maior. B. Músculo peitoral menor. C. Músculo intercostal. D. Músculo transverso do tórax.

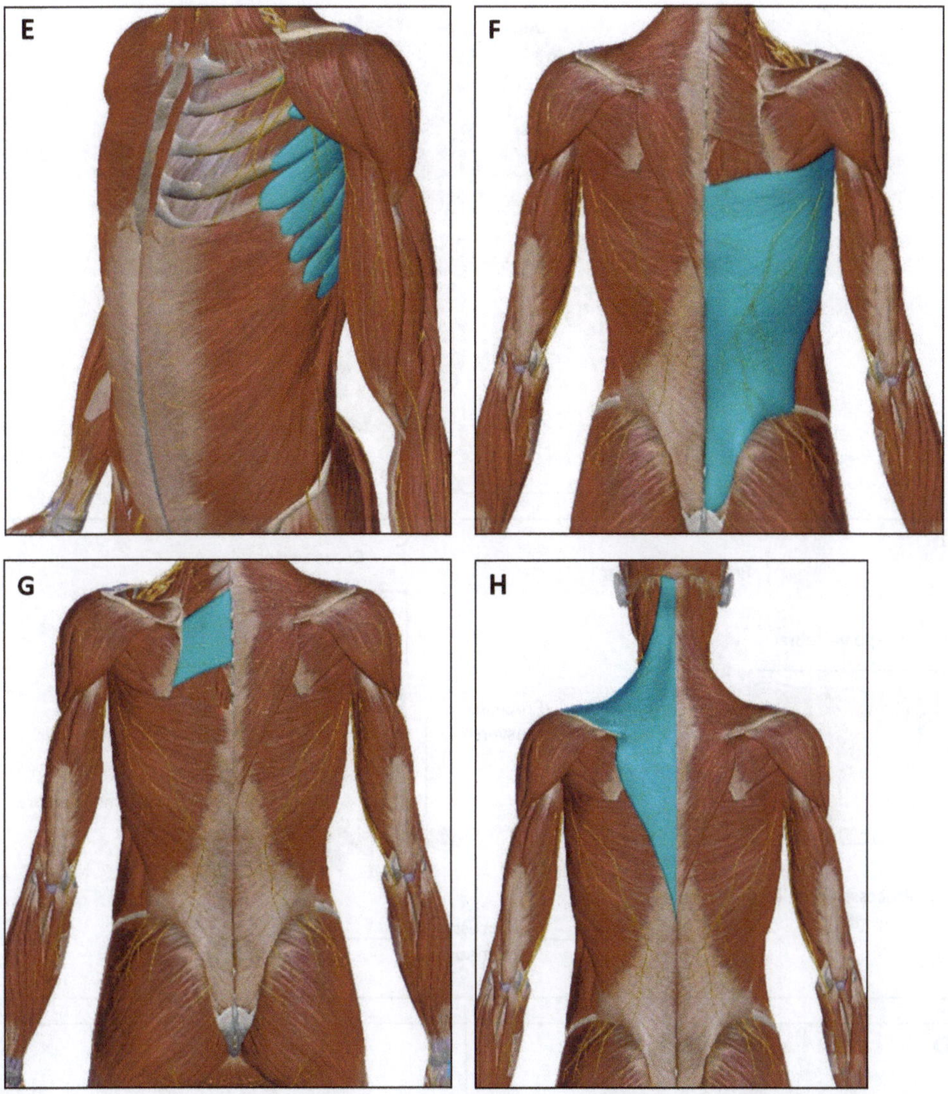

Figura 39.6. *Cont.* Músculos de interesse. E. Músculo serrátil anterior. F. Latíssimo do dorso. G. Rombóide maior. H. Trapézio.

Inervação de interesse

a. Nervos intercostais e seus principais ramos (cutâneo lateral e cutâneo anterior).
b. Nervos peitoral medial e lateral.
c. Nervo toracodorsal.
d. Nervo torácico longo.
e. Nervo femoral e safeno.

Indicação	Bloqueio	Lateralidade
Esternotomia	Paraesternais, ESP	Bilateral
Toracotomia	SAM, ESP, PECs, IC	Ipsilateral
Dreno torácico	SAM, ESP, PECs, IC	Ipsilateral
Safenectomia	Femoral, canal dos adutores	Ipsilateral

Eretor da espinha

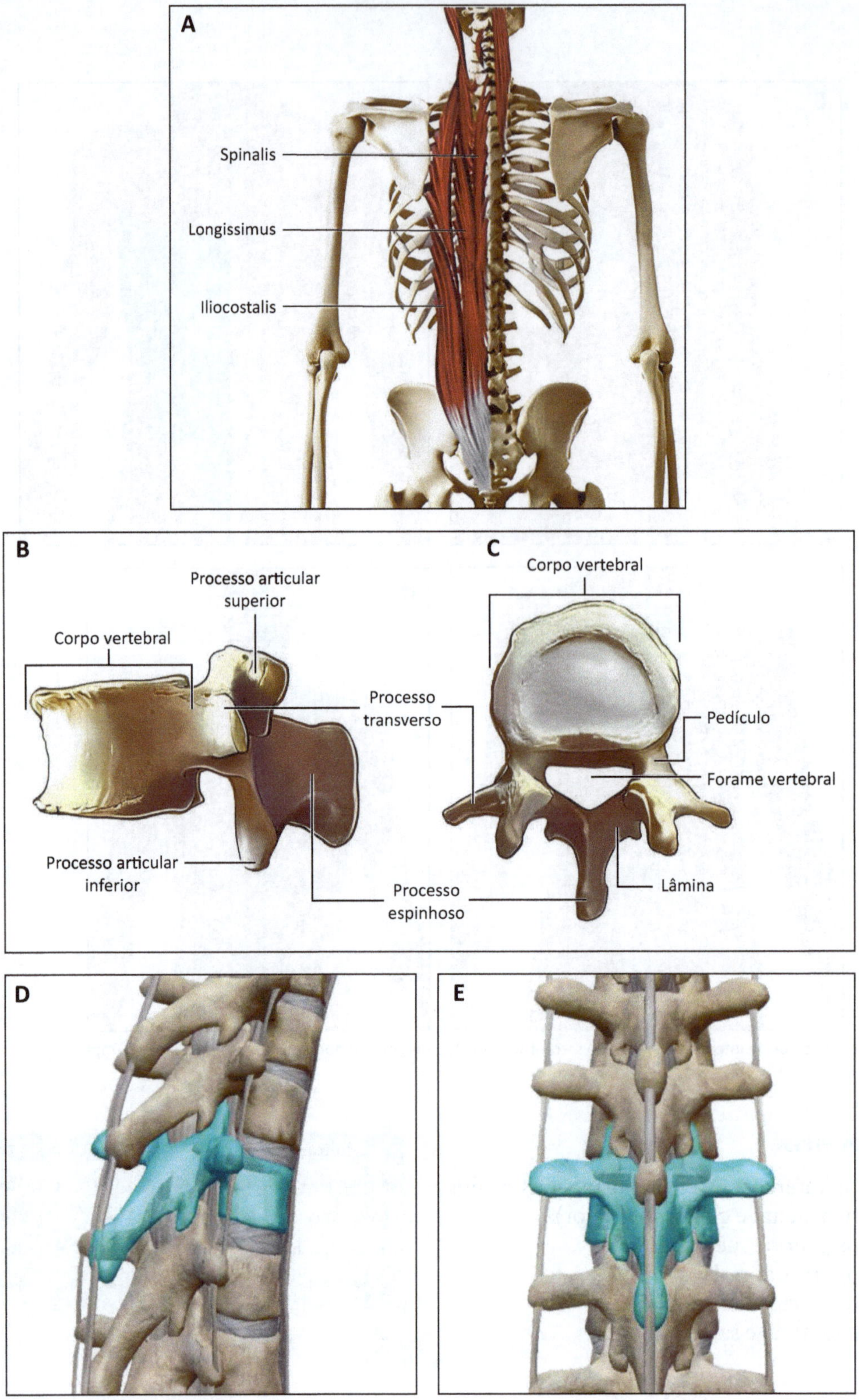

Figura 39.7. Eretor da espinha

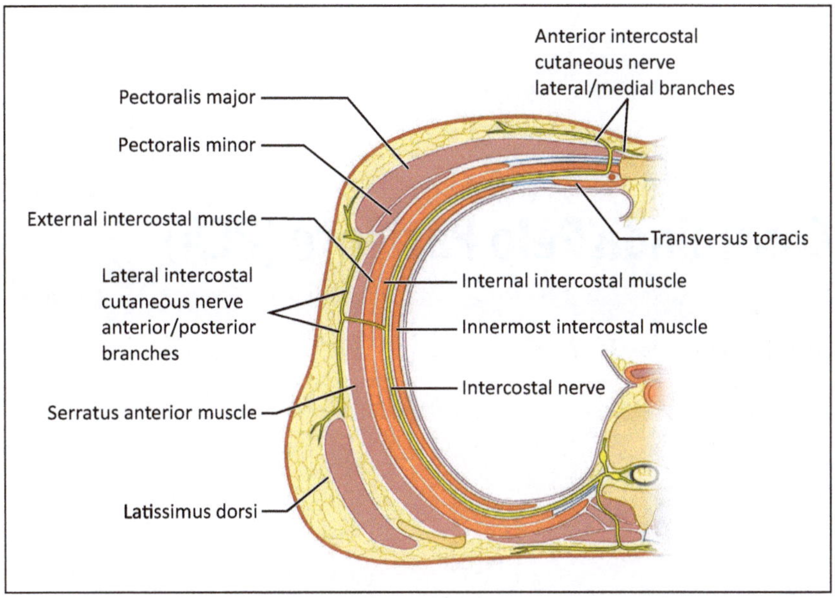

Figura 39.8. Inervação

REFERÊNCIAS BIBLIOGRÁFICAS

1. SCHIAVONI, Lorenzo et al. Parasternal intercostal nerve blocks in patients undergoing cardiac surgery: evidence update and technical considerations. *Journal of Cardiothoracic and Vascular Anesthesia*, 2022.
2. DENG, Qiweixi; ZHENG, Chuandong; XIA, Keshu. Transverse thoracic muscle plane block as a routine strategy for cardiac enhanced recovery after surgery in sternotomy: A retrospective analysis. *Medicine*, v. 101, n. 11, p. e29000, 2022.
3. VERSYCK, B.; VAN GEFFEN, G.-J.; CHIN, K.-J. Analgesic efficacy of the Pecs II block: a systematic review and meta-analysis. *Anaesthesia*, v. 74, n. 5, p. 663-673, 2019.
4. KING, Morgan et al. Erector spinae plane block as perioperative analgesia for midline sternotomy in cardiac surgery: A systematic review and meta-analysis. *Journal of Cardiac Surgery*, v. 37, n. 12, p. 5220-5229, 2022.
5. KELAVA, Marta et al. Regional anesthesia in cardiac surgery: an overview of fascial plane chest wall blocks. *Anesthesia & Analgesia*, v. 131, n. 1, p. 127-135, 2020.

40

Analgesia Controlada Pelo Paciente (PCA)

Paula Franco • Thais Natalia Todesco

INTRODUÇÃO

Analgesia Controlada pelo Paciente (PCA) é uma opção eficaz no tratamento e controle da dor pós-operatória. Embora possa ser usada também em casos de dor crônica e dor não cirúrgica, como nos pacientes queimados, com igual eficiência e eficácia.[1]

Entende-se por PCA a capacidade e controle do próprio paciente em determinar quando e quanto da medicação irá receber num determinado período de tempo. Para isso, são utilizados dispositivos modernos de infusão que podem ser descartáveis ou reutilizáveis, programados previamente, segundo as necessidades individuais de cada paciente e suas particularidades, tais como, idade, sexo, peso, doenças pré-existentes, grau de ansiedade e/ou depressão e capacidade de entendimento do método da analgesia.[1,2]

Esses aparelhos permitem várias programações, por exemplo, infusão contínua isoladamente, administração apenas da dose de demanda (*bolus*), ou associação de ambas, sempre respeitando um determinado intervalo entre as doses de demanda e estabelecendo uma dose limite, geralmente em 4 horas. Assim, seu uso torna-se mais seguro para o paciente e para a equipe envolvida no tratamento da dor.

As vias mais comuns de administração da solução analgésica são por via endovenosa, na maioria das vezes, solução de opioides (morfina, fentanil, sufentanil e remifentanil), e por via peridural, soluções combinadas de opioides e anestésico local (fentanil + bupivacaína ou ropivacaína). Embora há descrições mais atuais do uso transdérmico, subcutâneo e periférico regional (plexo nervoso).

Neste capítulo, serão abordadas questões sobre a segurança, eficácia, vantagens, benefícios, custo e o futuro dessa técnica analgésica.

HISTÓRICO

Há 60 anos, o tratamento da dor tem sido um desafio para médicos e enfermeiros. A analgesia convencional com opioide e intramuscular, muito usada no passado, resultava em um controle inadequado da dor no pós-operatório.[2]

Em 1963, Roe demonstrou que pequenas doses de opioides endovenosos eram mais eficazes para o alívio da dor, em comparação com o método convencional.[2]

Pouco tempo depois, Philip Sechzer, desenvolveu um protótipo de aparelho de PCA, que permitiu a utilização pelo próprio paciente de acordo com sua intensidade de dor.[2,3]

Mas apenas em 1976 que iniciou a comercialização desses dispositivos e desde então, a ciência e a tecnologia vêm aprimorando essas bombas de infusão, tornando esses dispositivos mais modernos e mais seguros para o uso. Embora estejam propensos a falhas técnicas e erros humanos.[2,3]

EFICÁCIA ANALGÉSICA E AS VANTAGENS DO MÉTODO

Vários estudos, comparando o uso da PCA endovenosa com o método convencional, opioide intramuscular ou endovenoso, foram importantes para comprovar a eficácia do uso da PCA, com base na farmacocinética e farmacodinâmica dos opioides e concluíram que existe uma concentração analgésica mínima efetiva para alívio da dor.[4-6]

A partir disso, dois pré-requisitos foram estabelecidos para uma analgesia efetiva:

1. Individualizar e titular a dose conforme a resposta de alívio da dor.
2. Manter concentrações constantes de opioide no plasma, para evitar uma sobredose ou uma subdose, os quais poderiam estar associados com sedação/depressão respiratória e dor intensa, respectivamente.[7]

Com isso, observaram que os pacientes que usaram PCA mantiveram uma concentração plasmática do opioide constante ou um pouco acima da concentração mínima efetiva, enquanto, os pacientes tratados com opioide intramuscular apresentaram períodos de dor intensa intercalados com períodos de sedação e risco de depressão respiratória que coincidiram com o horário da medicação, sem o alívio da dor.[2,7]

Há estudos controversos que defendem não haver diferença significativa entre os métodos em questão. Cabe ressaltar que alguns foram realizados em unidade de terapia intensiva, com monitoramento constante do paciente e, outros, usaram doses muito baixas de morfina na PCA.[1]

Quanto ao consumo total de opioide, esses estudos também foram controversos. Alguns defendem que o uso foi maior na PCA, outros reportam que na analgesia convencional o consumo de morfina foi superior. E há autores que não encontraram diferença significativa.[1]

Entretanto, todos descreveram incidências similares de efeitos e reações adversas, independente da dose total utilizada. Os principais encontrados foram náuseas e vômitos, prurido, sedação, obstipação e menos comum a depressão respiratória e confusão mental.[1,2,8,9]

Um recente estudo de revisão concluiu que a escolha do opioide tem pouca influência na incidência do prurido, náusea e vômitos.[10]

Fatores como idade, peso, sexo, doenças pré-existentes e as condições psicológicas do paciente interferem na eficácia, na terapia farmacológica e no aparecimento dos eventos adversos.[11]

Estudos comprovam que a necessidade da solicitação da dose de demanda da PCA e o consumo total de opioide diminuem com o avanço da idade. Já a depressão respiratória, a confusão mental e delirium são mais frequentes nos pacientes idosos.[2,11]

A presença de hipovolemia, insuficiência renal e hipovolemia por alterarem a excreção dos metabólicos do opioide, uso prévio de benzodiazepínicos e obesidade também são fatores de risco para depressão respiratória. Por isso, a equipe deve estar atenta à programação da PCA porque taxa de infusão contínua, uso concomitante de ansiolíticos e apneia do sono são fatores que podem estar associados a um maior risco de depressão respiratória e até morte. Dessa forma, PCA sem infusão contínua, apenas com a dose de demanda, tem sido mais seguro para esses pacientes.[1-3,10]

Koh *et al.* fizeram uma análise retrospectiva de 10.575 pacientes e observaram que pacientes jovens tiveram incidência maior de náuseas e vômitos, cefaleia e tontura. Enquanto a sedação foi mais comum nos pacientes idosos. Observaram também que no sexo feminino a intensidade da dor foi maior e também assim como a incidência de náuseas e vômitos.[12]

Além desses fatores acima mencionados, fatores psicológicos, dor crônica e tolerância a opioides também influenciam no uso da PCA e no grau de satisfação e podem estar associados ao insucesso da técnica.[1,2]

A experiência da dor é subjetiva e depende de inúmeros fatores, incluindo grau de ansiedade e/ou depressão do paciente. Grau de percepção, nível cognitivo e capacidade de entendimento da técnica.[1]

Pacientes ansiosos relatam altos níveis de intensidade da dor, mesmo usando PCA. Isso faz com que a demanda seja insuficiente e aumenta o número de solicitações. Mas, como existe um limite de consumo em 4 horas que foi previamente estabelecido, não há aumento do consumo total.[1]

O mesmo ocorre com os pacientes com histórico de consumo prévio de opioides (legal ou ilegalmente). Esses tendem a requerer maiores doses devido à maior intensidade da dor, com poucos sintomas de náuseas, vômitos e prurido. Considerar, nesses casos, o uso de técnicas de analgesia regional e terapias adjuvantes.[1]

O sucesso do uso da PCA requer função cognitiva preservada para melhores benefícios. Pacientes com demência e confusão mental não são candidatos apropriados para esse método. O grau de capacidade de entendimento do uso também é importante para o efeito benéfico dessa analgesia.[1]

BENEFÍCIOS

Estudos com revisões sistemáticas concluíram que a PCA endovenosa tem efeitos benéficos e oferece uma melhor qualidade de analgesia, bem como um maior grau de satisfação dos pacientes quando comparada com a analgesia convencional.[2,13,14]

Walder *et al.* concluíram que a PCA reduz as complicações pulmonares pós-operatórias. Estudos posteriores demonstram menor incidência de atelectasias, aumento do volume corrente e aumento do volume expirado final.[14]

Não há evidências na diminuição da morbidade, da mortalidade e nem diminuição no tempo de internação com uso da PCA. Isso depende de um programa de reabilitação multimodal envolvendo o preparo do paciente no pré-operatório, o adequado controle da dor no pós-operatório, a presença de drenos, sondas e cateteres, o anestesiologista e o cirurgião, a equipe de enfermagem e o estímulo para alimentação e deambulação precoces. PCA mostrou uma diminuição na incidência de complicações pulmonares.[15]

Uma alternativa para uso da PCA venosa é a PCA peridural, a segunda técnica mais usada para tratamento e controle da dor de moderada a forte intensidade no pós-operatório de determinadas cirurgias. Também mostrou-se um método efetivo, seguro e eficaz, com poucos efeitos adversos.[16,17]

SEGURANÇA/PROGRAMAÇÃO/PRESCRIÇÃO

A segurança desse método de analgesia depende do aparelho, do seu funcionamento adequado, pois pode sofrer falhas técnicas e de erros humanos relacionados com a prescrição, troca da via de administração, preparo incorreto da solução, programação da bomba e falta de treinamento e reconhecimento dos possíveis efeitos e reações adversa dos analgésicos. Por isso, o nível de conhecimento e treinamento da equipe médica e da enfermagem são importantíssimos para segurança e eficácia desse método.[1,3]

A segurança do aparelho se dá pelo fato de possibilitar acesso na programação por meio de um código de bloqueio/segurança, evitando manuseio do paciente ou de pessoas leigas. Além disso, a solução analgésica deve estar acondicionada e protegida em um reservatório à prova de violação.[1]

A seleção da medicação está associada à experiência individual do médico, ao protocolo hospitalar e a informações relacionadas ao paciente. Cada vez mais há busca por medicações não opioides, principalmente nos países em que há consumo abusivo de opioides pelas pessoas.[3]

A programação da bomba e prescrição da PCA deverá respeitar as características individuais do paciente. O ajuste dos parâmetros, tais como dose *bolus*, taxa de infusão contínua, intervalo de bloqueio e limite de 4 horas, vai depender dos fatores de risco anteriormente descritos. Sabendo-se que dose de demanda elevada pode causar sedação e depressão respiratória. Taxa de infusão contínua permite melhor qualidade da analgesia, mas também aumenta o risco de depressão respiratória, principalmente em obesos e idosos. Determinar um intervalo de bloqueio é importante para minimizar o risco dos efeitos colaterais e, finalmente, a dose limite em 4 horas permite monitorar o uso em 24 horas e adequar a dose para melhor tratamento e alívio da dor.[1]

CUSTO-BENEFÍCIO

O custo significativo é determinado por quatro elementos:[3,18]

1. Tecnologia: custo do aparelho, do equipo de infusão e manutenção do aparelho.
2. Medicação.
3. Equipe: presença de uma equipe médica e da enfermagem treinada.
4. Efeitos e eventos adversos.

Na maioria dos países, os serviços de saúde não oferecem cobertura para custos específicos relacionados ao pós-operatório. Custos com o aparelho e com a equipe especializada pode influenciar o Hospital na decisão contra ou a favor da PCA, principalmente em tempos de orçamento limitado.[3]

FUTURO

Atualmente, há a preocupação em buscar medicações que substituam os opioides. Drogas analgésicas não opioides, como cetamina, sozinha ou combinada, melhora a qualidade da analgesia e minimiza os efeitos colaterais. Colabora para diminuir a incidência de náuseas e vômitos associados com PCA endovenosa e diminui o uso de antieméticos. Pode ser um medicamento alternativo adjuvante, permitindo menor consumo de opioides no pós-operatório.[3,19,20]

Com o avanço da tecnologia e da ciência, mudanças no design dos dispositivos de infusão podem permitir a criação de sistemas não invasivos, sem fios, cabos e cateteres, melhorando a mobilidade no pós-operatório e permitindo a mobilização precoce do paciente. Além de reduzir potenciais falhas operacionais dos aparelhos.[3]

CONSIDERAÇÕES FINAIS

PCA é um método seguro e eficaz no controle e tratamento da dor e permite uma terapia personalizada conforme as necessidades do paciente, quando comparada à analgesia convencional. Ela nos permite ajustar a prescrição para atender ao máximo das necessidades do paciente e o sucesso depende de como será usada.[1,3]

Um controle efetivo da dor requer flexibilidade nos ajustes da dose de demanda, taxa de infusão contínua e intervalo de bloqueio. Permite monitoramento regular da analgesia e dos possíveis efeitos adversos. Assim, torna-se um tratamento individualizado, mas tudo dependerá do tipo de paciente e do treinamento da equipe.[1]

Para alguns pacientes, métodos convencionais de analgesia também podem ser efetivos. Porém, em serviços lotados com número reduzido de funcionários, a eficácia na administração do analgésico pela equipe pode ser fator limitante no alívio da dor.[1]

As vantagens da PCA consistem em diminuição da ansiedade do paciente pelo rápido atendimento à sua solicitação, redução da oscilação das concentrações plasmáticas de analgésicos devido ao caráter intermitente das prescrições convencionais e redução no intervalo entre a solicitação do analgésico e a administração da medicação, o que disponibiliza o enfermeiro para outras tarefas.[21]

REFERÊNCIAS BIBLIOGRÁFICAS

1. Macintyre PE. Safety and efficacy of patient-controlled analgesia. Br J Anaesth.2001;87:36-46.
2. Jeffrey A, Grass MD. Patient-controlled analgesia. Anesth Analg.2005;101:S44-S61.
3. Nardi-Hiebl S, Eberhart LHJ, Gehling M, et al. Quo vadis Pca? A review on current concepts, economic considerations, patient-related aspects, and future development with respect to patient-controlled analgesia. Anest Research and Practice.2020
4. Austin KL, Stapleton JV, Mather LE. Relationship between blood meperidine concentrations and analgesic response: a preliminar report. Anesthesiology.1980;53:460-6.
5. Tamsen A, Hartvig P, Fagerlund C, et al. Patient-controlled analgesic therapy, PartII: Individual analgesic demand and analgesic plasma concentrations of pethidine in postoperative pain. Clin Pharmacokinet. 1982;7:164-75.
6. Dahlstrom B, Tamsen A, Paalzow L, et al. Patient controlled analgesic therapy, Part IV: Pharmacokinetics and analgesic plasma concentrations of morfina. Clin Pharmacokinet.1982;7:266-79.
7. Ferrante FM, Covino BG. Patient-controlled analgesia: a historical perspective. In: Ferrante FM, Ostheimer GW, Covino BG, eds. Patient-controlled analgesia. Boston: Blackwell Scientific Publications, 1990:3-9.
8. Mota FA, Marcolan JF, Diccini S, et al. Evaluation of patient-controlled analgesia in the postoperative period of heart surgery with morphine contínuos infusion. Ver Dor.2010;11(4):292-296.
9. Mota FA, Marcolan JF, Pereira MHC, et al. Compararison study of two diferente patient-controlled anestesia regiments after cardiac surgery. Ver Brs Cir Cardiovasc.2010;25(1):38-44.
10. Diges HC, Otto S, Stay et al. Side effect rates of opioids in equianalgesic doses via intravenous patient-controlled analgesia: a systematic review and network meta-analysis. Anesth and Analg. 2019;129;4:1153-1162.
11. Looi-Lyons LC, Chung FF, Chan VW, et al. Respiratory depression: an adverse outcome during patient-controlled analgesia therapy. J Clin Anesth.1996;8:151-156.
12. Koh JC, LEE J, KIM SY, et al. Postoperative pain and intravenous patient-controlled analgesia-related adverse effests in Young and elderly patients. Medicine.2015;94:45.
13. Ballantyne JC, Carr DB, Chalmers TC, et al. Postoperative patient-controlled analgesia: meta-analysis of initial randomized control trials. J Clin Anesth.1993;5:182-183.
14. Walder B, Schafer M, Henzi I, Tramer MR. Efficacy and safety of patient--controlled opioid analgesia for acute postoperative pain: a quantitative systematic review. Acta Anaesthesiol Scand.2001;45:795-804.
15. Kehlet H, Holte K. Effect of postoperative analgesia on surgical outcome. Br J Anaesth.2001;87:62-72.
16. Liu SS, Allen HW, Olsson GL. Patient-controlled epidural analgesia with bupivacaine and fentanyl on hospital wards: prospective experience with 1030 surgical patients. Anesthesiology.1998;88:688-95.
17. de Leon-Casasola AO, Parker B, Lema MJ, et al. Postoperative epidural bupivacaine-morphine therapy: experience with 4227 surgical câncer patients. Anesthesiology.1994;81:368-75.
18. Kolarczyk LM, Arora H, Manning MW, et al. Defining value-based care in cardiac and vascular anesthesiology: the past, presente and future of perioperative cardiovascular care. J Cardiothoracic and Vascular Anesthesia.2018; 32(1):512-521.
19. Adriaenssens G, Vermeyen KM, Hoffmann VL, et al. Postoperative analgesia with i.v. patient-controlled morphine: effect of adding ketamine. Br J Anaesth.1999;83:393-6.
20. Lahtinen P, Kokki H, Hakala M. S(+)ketamine as na analgesic adjunct reduces opioid consumption after cardiac surgery. Anesth.2009;23:170-4.
21. Silva MAS. Considerações de enfermagem no tratamento farmacológico da dor pós-operatória. In: Auler JR. JOC, Oliveira AS. Pós-operatório de cirurgia torácica e cardiovascular. 2004;39:392-397.

41

Cuidados de enfermagem com o cateter peridural

Jaquelline Maria Jardim

DESTAQUES

- Detalhamento sobre o cateter peridural (CPD).
- Cuidados de enfermagem na prevenção e tratamento dos eventos adversos e efeitos colaterais dos medicamentos administrados pelo CPD.
- Complicações relacionadas ao CPD.
- Cuidados de enfermagem com o CPD.
- Direitos e deveres do enfermeiro quanto ao cuidado com o CPD.

INTRODUÇÃO

A utilização do cateter peridural (CPD) para analgesia é uma das ferramentas eficazes para controle e alívio da dor aguda no pós-operatório de cirurgia torácica, abdominal e ortopédica.

O CPD é inserido no espaço peridural (epidural ou extradural), sendo um espaço virtual formado por tecido adiposo e vasos sanguíneos, localizado entre a dura-máter e o ligamento amarelo, e promove uma analgesia segmentar prolongada e efetiva por meio da administração de opioides e/ou anestésicos locais, com pouco ou nenhum efeito colateral e grande satisfação do paciente, quando comparado a outros métodos analgésicos.

O objetivo na analgesia peridural é reduzir a dor do paciente, promover seu bem-estar e diminuir as complicações cardiovasculares e respiratórias. É comprovado que a analgesia peridural reduz o tempo de permanência na unidade de terapia intensiva (UTI), melhora a função pulmonar, reduz eventos tromboembólicos e cardiovasculares, auxilia no retorno mais rápido da função gastrointestinal e reduz o tempo de permanência hospitalar. A hipótese para esses resultados seria que um paciente sem dor, tem a atividade simpática ou a resposta ao estresse bloqueada.[1]

Neste capítulo, iremos falar sobre cuidados e intervenções de enfermagem ao paciente com CPD a fim de orientar o enfermeiro e sua equipe para uma analgesia segura, com controle ideal da dor, além da identificação e gerenciamento das reações adversas ou complicações durante seu uso.

CATETER PERIDURAL

O CPD é um dispositivo de material biocompatível, descartável, resistente, flexível e transparente, que se ajusta facilmente às particularidades anatômicas da coluna vertebral e permite visualização de refluxo de sangue ou liquor quando seu conteúdo é aspirado.[1]

Sua ponta é romba, com fundo cego, que dificulta a canalização de vasos sanguíneos ou a perfuração da dura-máter. Possui muitos orifícios, facilitando a dispersão do fármaco.

Seu comprimento varia de 90/100cm e tem capacidade para um volume interno de 0,4mL. Possui marcas I, II, III e IIII que delimitam cada 5cm de seu comprimento, facilitando a definição da profundidade de inserção no espaço peridural (**Figura 41.1.**).

A implantação do CPD é um ato médico. Ele é introduzido por meio da punção com agulha de Tuohy no espaço peridural (espaço intervertebral) da coluna espinhal no ponto médio dos dermátomos (projeções na pele da inervação dos nervos vertebrais correspondentes) envolvidos na lesão cirúrgica.

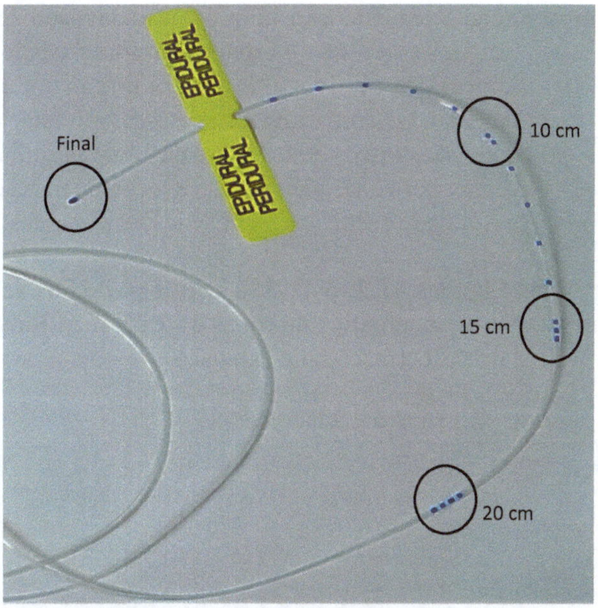

Figura 41.1. Marcações de comprimento do CPD

CUIDADOS DE ENFERMAGEM E MANEJO DOS EVENTOS ADVERSOS DURANTE A ANALGESIA POR CPD

O CPD tem como função a administração de anestésicos locais e/ou opioides, que podem ser administrados para uma analgesia momentânea (cirurgia ou outro procedimento, sendo retirado ao final) ou ser mantido por período mais longo (dias), para a administração contínua (anestésicos locais e/ou opioides) com o auxílio de uma bomba pré-programada pelo médico Anestesiologista, que o paciente pode controlar de forma parcial a infusão desses medicamentos de acordo com sua dor, a essa forma damos o nome de analgesia controlada pelo paciente (ACP).

A ACP pode ser considerada extremamente segura em razão da incidência de efeitos colaterais variáveis, mas brandos, e de difícil atribuição exclusiva aos medicamentos ou ao próprio método de analgesia utilizado.[2] Mesmo assim, é necessário que a equipe responsável pelo cuidado com esse paciente esteja habilitada a identificar e agir frente a qualquer problema ou efeito adverso que possa ocorrer ao paciente.

Na **Tabela 41.1.**, a seguir, verificamos os efeitos colaterais e eventos adversos mais comuns que os opioides podem causar durante a ACP por CPD e as ações que podem ser realizadas para reversão do quadro pela equipe de enfermagem:[1]

Na **Tabela 41.3.** a seguir, especificamos os efeitos colaterais e eventos adversos mais graves que podem ocorrer exclusivamente na ACP por via CPD.[1,4,5]

CUIDADOS DE ENFERMAGEM COM O CATETER PERIDURAL

Curativo do Cateter Peridural

As normas e rotinas de troca do CPD devem ocorrer com base nas recomendações de cada Instituição. No InCor-HCFMUSP seguimos a seguinte orientação:

a. Produtos utilizados para antissepsia: limpar a inserção do CPD (raio de 5cm) com solução fisiológica 0,9% e em seguida clorexedine alcoólica 0,5%.

Tabela 41.1. Efeitos colaterais e eventos adversos comuns na analgesia pelo CPD e ações que podem ser realizadas.

Efeitos Colaterais/ Eventos Adversos	Ação
Náuseas e Vômitos	■ Administrar antiemético conforme prescrição médica. ■ Se os efeitos persistirem, procurar outras causas para a ocorrência e comunicar à equipe médica para reavaliação.
Retenção Urinária	■ Avaliar presença de plenitude vesical. Se presente, realizar manobras de estimulação miccional. ■ Se as manobras de estimulação vesical não obtiverem sucesso, realizar sondagem vesical de alívio (prescrito pelo médico).
Sedação/Depressão Respiratória	■ Monitorizar índices de sedação, conforme a escala de sedação de Ramsay. (**Tabela 40.2.**). ■ Se Ramsay = 3 e frequência respiratória (FR) < 10, parar a infusão do analgésico pelo CPD, verificar a saturação periférica de oxigênio (SpO2) e solicitar avaliação médica. ■ Administrar medicamento antagonista de opioide - se prescrito pelo médico. ■ Avaliar FR, SpO2 e sedação a cada hora nas primeiras 24 horas; após, a cada 4 horas.
Constipação	■ Orientar o aumento da ingesta de alimentos ricos em fibras e líquidos. ■ Realizar exercícios diários (dentro das possibilidades de cada paciente) ajuda na mobilidade gastrointestinal e consequentemente na melhora do quadro de constipação. ■ Medicamentos que regulem o trânsito intestinal e laxante podem ser administrados desde que prescritos pelo médico.
Hipotensão Arterial	■ Descartar outras causas de hipotensão (cirúrgica ou anestésica). ■ Se PA sistólica < 90 mmHg, suspender a PCA e comunicar equipe médica responsável. ■ Verificar a PA a cada 4 horas. Comunicar à equipe médica a manutenção da hipotensão. ■ Realizar reposição volêmica - se prescrito pelo médico.
Prurido	■ O tratamento é medicamentoso, com a administração de anti-histamínicos (prescritos pela equipe médica). ■ Considerar suspensão do opioide se prurido de difícil controle mesmo com anti-histamínico (equipe médica).

Tabela 41.2. Escala de Sedação de Ramsay[3]

Grau	Definição
1	Ansiedade, agitação.
2	Cooperativo, orientado, tranquilo.
3	Responde somente a comandos.
4	Resposta ativa ao estímulo auditivo baixo ou glabela.
5	Resposta lentificada ao estímulo.
6	Sem resposta ao estímulo.

b. Periodicidade de troca e cobertura utilizada:

- Trocar a cada 24 horas (ou antes, se necessário) se há presença de sujidade na inserção (é comum a drenagem sero hemática em pequena quantidade nas primeiras 48 horas) e manter a inserção com gaze e película transparente ou outro curativo adesivo.
- Se a inserida limpa e seca, manter a inserção ocluída apenas com película transparente (estéril/sem gaze). Essa película pode ser mantida por até 7 dias, desde que não tenha sujidade e esteja íntegra.

c. Fixação da extensão: após oclusão da inserção, limpar a extensão do cateter com solução fisiológica 0,9% e em seguida clorexedine alcoólica 0,5% e fixar com curativo adesivo. Não fixar a extensão com o cateter reto, fazer curvas com o cateter para fixá-lo. Rodiziar os locais de fixação a fim de prevenir irritações / lesões cutâneas.

Nas **Figuras 41.2.** e **41.3.** a seguir podemos ver um desenho esquemático de como deve ser mantido o curativo do CPD (inserção e extensão):

Tabela 41.4. Escala de Bromage modificada[6]

Grau	Definição
4	Força muscular completa em grupos musculares relevantes.
3	Redução da força, mas capaz de mover-se contra a resistência.
2	Capacidade de mover-se contra a gravidade, mas não contra a resistência.
1	Movimentos discretos (trêmulos) dos grupos musculares.
0	Ausência de movimentos.

Tabela 41.3. Efeitos colaterais e eventos adversos específicos da ACP por via peridural e ações a serem realizadas

Efeito Colateral Evento adverso	Ações
Toxicidade (tremor, irritabilidade, zumbido, convulsões e arritmias cardíacas)	■ Ocorre devido à administração de anestésico na corrente sanguínea. ■ Avaliar se CPD está locado em algum vaso sanguíneo (aspirar cateter com uma seringa de 3 ml). Se houver retorno de sangue, suspender a administração do medicamento e comunicar à equipe médica.
Perda ou diminuição da função motora, ou sensitiva.	■ Avaliar a função motora e sensitiva dos membros inferiores (MMII) a cada 4 horas (no mínimo). ■ Na presença de alterações (parestesia ou paresia), em algum dos MMII e/ou quadril, avaliar a motricidade através da escala de Bromage (**Tabela 40.4.**). ■ Suspender a infusão da ACP se Bromage < 3. ■ Não permitir deambulação se perda de força ou sensibilidade em extremidades, ou tronco. ■ Comunicar as alterações da função motora ou sensitiva.
Deslocamento	■ Observar efetividade da analgesia (relato e avaliação constante da dor do paciente) e presença de extravasamento peri-inserção dos medicamentos. ■ Se cateter deslocar por completo, avaliar integridade. ■ Anotar ocorrência e comunicar equipe médica para estabelecimento de nova conduta.
Bradicardia	■ Ocorre por bloqueio do Sistema Nervoso Simpático. ■ Suspender a PCA e comunicar à equipe médica.
Migração para Espaço Subaracnóide	■ Ocorrência súbita de sedação, perda ou redução da sensibilidade, ou motricidade, hipotensão, depressão respiratória e midríase. ■ Interromper a infusão e comunicar à equipe médica. ■ Aspirar CPD (com seringa de 3mL), se houver refluxo de líquido claro com volume > 1mL, sem resistência, houve migração do cateter para espaço subaracnoide.
Abscesso Peridural	■ Avaliar o local de inserção do CPD em busca de sinais de infecção (edema, calor local, dor, hiperemia). ■ Realizar o curativo da inserção do CPD conforme a rotina institucional. ■ Verificar a ocorrência de hipertermia e diminuição das funções motoras e sensitivas dos MMII. ■ Registrar os achados e comunicar à equipe médica se há presença de qualquer alteração.
Hematoma Peridural	■ A perda súbita ou progressiva da sensibilidade, ou motricidade dos MMII, mesmo sem a infusão contínua da solução peridural, junto com dor súbita ou progressiva no local da punção, pode indicar complicação grave que deve ser comunicada imediatamente à equipe médica. ■ Pacientes em uso de anticoagulação como profilaxia antitrombótica deve-se tomar as seguintes medidas (5): ■ Pacientes que recebem heparina não fracionada (HNF) ou heparina de baixo peso molecular (HBPM) devem suspender a sua anticoagulação por 12 horas para a retirada do CPD. ■ Após a retirada do CPD, não administrar a HNF ou HBPM por 4 horas. ■ Após 4 horas, reintroduzir anticoagulação profilática. ■ Pacientes em uso de terapia anticoagulante sistêmica, inibidores da trombina, agentes antiplaquetários e agentes trombolíticos devem ter seu CPD retirado antes do início de qualquer uma dessas terapias.

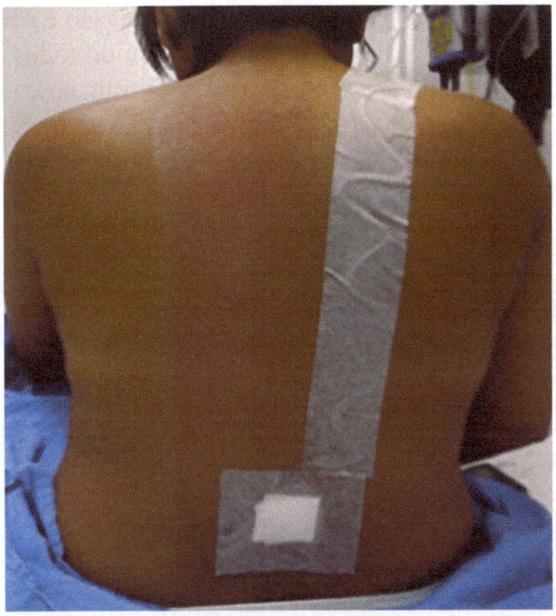

Figura 41.2. Inserção ocluída com gaze e película adesiva

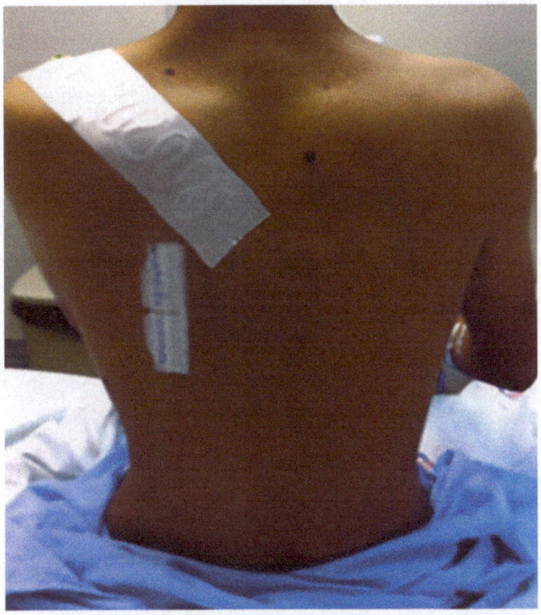

Figura 41.3. Curativo limpo e seco com película transparente na inserção

Sítio de inserção do CPD

A inserção do CPD deve ser avaliada diariamente no mínimo uma vez ao dia. Além disso, a ausência ou presença de qualquer uma dessas alterações deve ser registrada no prontuário do paciente:

a. Avaliar a presença de sinais flogísticos (edema, dor, hiperemia e calor local), abaulamento local, presença de secreção e aspecto.
b. Verificar diariamente a marcação onde o CPD está inserido (quantos centímetros estão inseridos no espaço peridural) a fim de avaliar se houve ou não exteriorização do mesmo. Essa informação pode ser verificada durante a realização do curativo, por exemplo.
c. Observar a presença de extravasamento peri inserção que pode indicar deslocamento do cateter com possibilidade de exteriorização, que deve ser comunicado à equipe médica.
d. Observar e manter CPD conectado ao equipo. Caso haja desconexão, não reconectar e comunicar à equipe médica.

Orientações gerais

O paciente com analgesia contínua pelo CPD pode deambular, mas preferencialmente acompanhado.

Sua dor deve ser sistematicamente monitorada pela equipe de enfermagem, a fim de verificar efetividade da analgesia. Qualquer relato de dor, o paciente deve ser orientado quanto à utilização da ACP e, se persistência da dor, a equipe médica responsável deve ser comunicada para reavaliação.

OBRIGAÇÕES E DEVERES DO ENFERMEIRO NOS CUIDADOS DO PACIENTE COM CATETER PERIDURAL

O Instituto do Coração (InCor-HCFMUSP) possui uma equipe especializada (Anestesiologista e Enfermeiro especialistas em Dor) para tratamento e acompanhamento dos pacientes com CPD.

Quanto aos cuidados com o CPD, nosso Grupo da Dor segue a recomendação do Conselho Regional de Enfermagem de São Paulo (COREN-SP), que segundo a Câmara Técnica de Orientação Fundamentada N.° 018/2016 emitida, que dispõe sobre Bomba de Analgesia Controlada pelo Paciente (ACP) e temos a seguinte referência:[7]

> *"... existem hoje em nosso país serviços de excelência trabalhando com a equipe multidisciplinar para o tratamento da dor, os denominados "Grupo da Dor". Nesses serviços, a indicação, a prescrição, a inserção e avaliação do cateter peridural são de responsabilidade e competência do médico Anestesiologista, podendo ser compartilhada com o Enfermeiro a retirada do cateter, o curativo e a manipulação e instalação da Bomba de PCA (analgesia controlada pelo paciente) desde que prescrita pelo médico e o profissional Enfermeiro esteja treinado, habilitado e dotado de capacidade para o procedimento, sendo ainda importante que todo o processo encontre-se respaldado por meio de protocolo institucional".*

> *"... informamos que até o presente momento, não existe nenhuma resolução específica a quem compete a manipulação da Bomba de PCA, sendo este um trabalho que pode ser compartilhado entre Médicos e Enfermeiros,*

do mesmo modo que o curativo e a retirada do cateter peridural, desde que prescritos pelo profissional médico e respaldado por protocolo institucional, sendo importante a qualificação e o treinamento do profissional que realizará tais atividades. Ressaltamos a importância da aplicação do Processo de Enfermagem no atendimento aos pacientes em Protocolos de Sedoanalgesia, garantindo a abordagem integral ao doente, mediante a identificação das necessidades apresentadas e a qualidade do cuidado de enfermagem..."

Dessa forma, conforme protocolo institucional, todos os enfermeiros da Instituição recebem treinamento quanto aos cuidados com curativo, retirada do CPD, instalação e manipulação da Bomba de PCA, estando todos habilitados para compartilhar tal função com o Grupo da Dor da Instituição.

PONTOS-CHAVE

- O reconhecimento dos efeitos colaterais/eventos adversos de forma rápida e eficaz pelo Enfermeiro e equipe de enfermagem reduz as chances de problemas maiores na utilização do CPD.
- A analgesia administrada pelo CPD auxilia na recuperação mais rápida do paciente, pois um paciente sem dor tem sua resposta ao estresse ou à atividade simpática bloqueada.
- Conforme Câmara Técnica de Orientação Fundamentada N.° 018/2016 emitida pelo COREN-SP todos os Enfermeiros do InCor-HCFMUSP recebem treinamento para que os cuidados com curativo, retirada do CPD, instalação e manipulação da Bomba de ACP, estando todos habilitados para compartilhar tal função com o Grupo da Dor.

CONSIDERAÇÕES FINAIS

O CPD é uma forma segura e eficaz de administração de anestésicos locais e/ou opioides para controle da dor do pós-operatório em muitos pacientes. Contudo, o cuidado e a gestão requerem a existência de uma equipe multiprofissional treinada e habilitada de acordo com normas institucionais, para identificar problemas durante o tratamento como reações adversas e efeitos colaterais de forma precoce, a fim de garantir segurança ao paciente, com ótimo controle da dor.

REFERÊNCIAS BIBLIOGRÁFICAS

1. Pasin S, Schnath F. Cuidados de Enfermagem na Analgesia por cateter peridural. Rev HCPA. 2007;27(2):69-73.
2. Moreira de Barros GA , Lemonica L. Considerações sobre Analgesia Controlada pelo Paciente em Hospital Universitário. Rev Bras Anestesiol. 2003; 53: 1: 69 – 82.
3. Knobel E. Condutas no paciente grave. 3ª ed. São Paulo: Atheneu; 2006. p. 2778.
4. Sawhney M. Epidural analgesia: What nurses need to know. Nursing; 2014: 36-41.
5. Horlocker TT *et al.* Regional Anesthesia in the patient receiving antithrombotic or trombolytic therapy: American Society of Regional Anesthesia and pain Medicine Evidence Based Guidelines (4° ed). Reg Anesth Pain Med. 2018; 43 (3): 263 – 309.
6. Bromage PR. Philadelphia: WB Saunders; 1978: 144
7. CONSELHO REGIONAL DE ENFERMAGEM – SP. Câmara Técnica – Orientação fundamentada n° 18 de 2016. Dispõe sobre Bomba de Analgesia Controlada pelo Paciente (ACP).

42

Peculiaridades no tratamento analgésico

Paula Franco • Thais Natalia Todesco

INTRODUÇÃO

Sabe-se que a dor é uma experiência emocional e sensorial desagradável, associada ou não com lesão tecidual. É subjetiva e dependente de inúmeros fatores, incluindo os psicológicos.[1]

A maioria dos pacientes submetidos a cirurgia relatam dor no pós-operatório e a incidência de dor crônica pós esternotomia pode chegar a 50%. O tratamento adequado da dor aguda é essencial para prevenir maus resultados durante o período de convalescença e evitar a evolução para quadro de dor crônica.[2,3]

A dor aguda não tratada adequadamente está associada à ativação do Sistema Nervoso Simpático e aumento da resposta hormonal ao estresse, contribuindo com inúmeros eventos adversos no pós-operatório e alterações nas funções pulmonar e cardíaca.[4-6]

O tratamento ineficaz da dor aguda sensibiliza vias periféricas e centrais do sistema nervoso, convertendo a dor aguda em crônica. Consideram-se pacientes com dor crônica, aqueles com queixa dolorosa superior a três meses pós-esternotomia.[7]

A insatisfação do paciente e a dor crônica levam à ansiedade, depressão, insônia e redução na qualidade de vida devido ao estresse físico e emocional. Por isso, o tratamento adequado e eficaz da dor no pós-operatório é importante.[8]

EFEITOS DA DOR AGUDA NO PÓS-OPERATÓRIO

A dor aguda intensa no pós-operatório pode causar taquicardia, arritmia, isquemia miocárdica, aumento no consumo de oxigênio, hipercoagulabilidade, hiperglicemia e maior risco de infecção da ferida operatória. Também causa expansão ineficaz da parede torácica, atelectasias, alteração da ventilação/perfusão, hipoxemia e pneumonia.[1,4,9]

Além disso, retarda o início da deambulação, predispõem à trombose venosa profunda e à evolução para quadro grave de tromboembolismo pulmonar.[10]

FATORES DE RISCO PARA DESENVOLVIMENTO DA DOR CRÔNICA

Os fatores de risco para dor crônica dependem da técnica cirúrgica, do tratamento da dor aguda no pós-operatório, de fatores associados aos pacientes e da presença de dor crônica preexistente.[8]

A dor se origina da lesão tecidual no sítio cirúrgico, incluindo pele, músculos, ossos, ligamentos e tendões durante incisão e/ou afastamento das estruturas e esterno.[9]

A causa mais comum de dor aguda no pós-operatório, com evolução para dor crônica, é a dissecção da artéria mamária interna, associada ao trauma tecidual e lesão do nervo intercostal por retração do esterno ou uso do bisturi elétrico. Cerca de 75% dos pacientes apresentam síndrome miofascial no pós-operatório.[11,12]

Por outro lado, a preservação da pleura, melhora a função pulmonar no pós-operatório e a remoção precoce dos drenos torácicos reduzem a intensidade da dor.[13,14]

Embora o impacto da técnica cirúrgica seja importante, a cirurgia de emergência aumenta o risco de evolução para dor crônica devido ao maior trauma tecidual.[3]

Fratura da costela e lesão do plexo braquial C8-T1 pode ocorrer nos pacientes submetidos à esternotomia, aumentando a intensidade da dor.[15]

Pacientes que evoluem com mediastinite necessitam de múltiplas abordagens, causando maior trauma tecidual e o processo inflamatório persistente, dificultando a cicatrização e predispondo ao surgimento da dor crônica.[16]

Tempo de circulação extracorpórea prolongado também está associado como fator de risco para desenvolvimento de dor crônica.[17]

O sexo feminino, pacientes jovens, pacientes com distúrbios psicológicos de ansiedade/depressão e pacientes portadores de dor crônica estão mais propensos a apresentar dor aguda intensa no pós-operatório e consequentemente, dor crônica. Assim como, hipotireoidismo também pode aumentar o risco.[3,16,18,19]

TRATAMENTO

O tratamento da dor requer uma abordagem multimodal, com a combinação de analgésicos e técnicas para otimizar a analgesia e minimizar os efeitos adversos.[9]

Além disso, o tratamento deve ser multidisciplinar e exige preparo adequado do paciente no pré-operatório e uma equipe treinada para o manejo da dor no pós-operatório, incluindo enfermagem, cirurgião e anestesiologista. Isso é essencial para minimizar a dor e a morbidade pós-operatória, e aumentar o grau de satisfação do paciente.[1]

Associações medicamentosas, incluindo opioides, anti-inflamatórios, relaxante muscular, técnicas locais de infiltração de anestésicos, bloqueio central ou regional dos nervos e uso de agentes tópicos, incluindo lidocaína e capsaicina, são eficazes para o bom controle da dor no pós-operatório.[20]

No caso da dor crônica pós-operatória, pode se associar ao tratamento, antidepressivos tricíclicos, inibidores da recaptação da serotonina e noradrenalina, benzodiazepínicos e anticonvulsivantes, tais como, carbamazepina e análogos do GABA, sendo estes a primeira linha de escolha para o tratamento da dor crônica neuropática.[20]

A gabapentina e a pregabalina têm sido usadas amplamente como adjuvantes no manejo da dor pós-operatória, devido aos seus efeitos analgésicos aditivos, reduzindo o consumo de opioides, diminuindo a dor aguda pós-operatória e reduzindo a incidência de dor crônica em 50% dos pacientes.[21,22]

A cetamina também tem sido utilizada como alternativa ao uso do opioide. Sua eficácia foi demonstrada para o tratamento da dor aguda, bem como na prevenção e tratamento da síndrome dolorosa crônica. O uso da cetamina na cirurgia cardíaca está associado com a diminuição do processo inflamatório, diminuição da síndrome de abstinência aos opioides e aumento no nível de satisfação do paciente no alívio da dor.[23,24]

CONSIDERAÇÕES FINAIS

O bom controle álgico pós-cirurgia cardíaca reduz a resposta ao estresse cirúrgico (endócrino, metabólico e inflamatório). Assim, diminui a morbidade cardiovascular, risco de pneumonia, hipercoagulabilidade e, consequentemente, diminui o período de internação hospitalar, favorecendo a alta precoce. Além de diminuir o risco para síndrome dolorosa crônica.[1,6]

O preparo adequado do paciente e uma equipe multidisciplinar treinada para o manejo da dor no pós-operatório são vitais para minimizar a dor e a morbidade, aumentando o grau de satisfação do paciente.[1]

REFERÊNCIAS BIBLIOGRÁFICAS

1. Soto RG, Fu ES. Acute pain manegement for patients undergoing thoracotomy. Ann Thorac SURg 2003;75:1349-57.
2. Lahtinen P, Kokki H, Hynynen M. (2006) Pain after Cardiac Sugery: A prospective cohort study of1-year incidence and intensity. Anesthesiology, 105, 794-800.
3. Gulik LV, Janssen LI, Ahlers SJGM, et al. Risk factors for chronic thoracic pain after cardiac surgery via sternotomy. European Journal of Cardio--thoracic Surgery, 2011,40,1309-1313.
4. Baumgarten MCS, Garcia GK, Frantzeski MH, et al. Comportamento da dor e da função pulmonar em pacientes submetidos à cirurgia cardíaca via esternotomia. Ver Bras Cir Cardiovasc 2009;24(4):497-505.
5. Olivier JF. Neuraxial analgesia in cardiac surgery: a review of risks. Tech Reg Anesth Pain Manag 2008;12:26-31.
6. Kehlet H, Holte K. Effect of postoperative analgesia on surgical outcome. Br J Anaesth 2001;87:62-72.
7. Marcassa C, Faggiano P, Greco C, Ambrossetti M, Temporelli PL. A retrospective multicenter study on long-term prevalence of chronic pais after cardiac surgery. J Cardiovasc Med. 2015;16:768-774.
8. Kleiman AM, Sandres DT, Nemergut EC, Huffmyer J. Chronic poststernotomy pain. Reg Anesth and Pain Med 2017;42:698-708.
9. Hamid M, Gangwani AL, Akhtar MI. A quality improvement survey to assess pain management in cardiac surgery patients. Open Journal of Anesthesiology, 2015,5,105-122.
10. Moon MH, Kang JK, Kim HW, et al. Pain after median sternotomy: colateral damage or mitigatable byproduct? Thorac Cardiovasc Surg. 2013;61:194-201.
11. Markman PL, Rowland MA, Leong Jy, et al. Skeletonized internal thoracic artery harvesting reduces chest wall dysesthesia after corocary by-pass surgery. The Journal of Thoracic and Cardiovascular Surgery. 2010;139,674-679.
12. Luleci N, Dere K, Akbas M, et al. Myofascial pain in poststernotomy patients after cardiac surgery: a clinical study of 1226 patients. J Back Musculoskel Rehab. 2008;21:239-43.
13. Gullu AU, Ekinci A, Sensoz Y, et al. Preserved pleural integrity provides better respiratory function and pain score aftercoronary surgery. J Cardiovasc Surg. 2009;24:374-8.
14. Mueller XM, Tinguely F, Tevaearai HT, et al. Impacto f chest tube drainage on pais after cardiac surgery. Eur J Cardiothorac Surg. 2000;18:570-4.
15. Hanson MR, Breuer AC, Furlan AJ. Mechanism and frequency of brachial plexus injury in open-heart surgery: a prospective analysis. Ann Thorac Surg. 1983; 36:675-679.
16. Costa MA, Trentini CA, Schafranski MD, Pipino O, et al. Factores associated with the development of chronic post-sternotomy pain: a case-control study. Braz J Cardiovasc Surg. 2015;30:552-556.
17. Wu LC, Renucci JD, Song DH. Sternal nonunion: a review of current treatments and a new method of rigid fixation. Ann Plast Surg.2005;54:55-58.
18. Gjeilo KH, Klepstad P, Wahba A, Lydersen S, et al. Chronic pain after cardisc surgery: a prospective study. Acta Anaesthesiol Scand.2010;54:70-78.
19. Bruce J, Drury N, Poobalan AS, et al. The prevalence of chronic chest and leg pain following cardiac surgery: a historical cohort study. Pain. 2003;104:265-273.
20. Beal BR, Wallace MS. Na overview of pharmacologic management of chronic pain. Med Clin North Am. 2016;100:65-79.
21. Ho KY, Gan TJ, Habib As. Gabapentin and postoperative pain-a systematic review of randomized controlled trials. Pain. 2006;126:91-101.
22. Clarke H, Bonin RP, Orser BA, Englesakis M, et al. The prevention of chronic postsurgical pain using gabapentin and pregabalin: a combined systematic review and meta-analysis. Anesth Analg. 2012;115:428-442.
23. Blonk MI, Koder BG, vanden Bemt PM, Huygen FJ. Use of oral ketamine in chronic pain manegement: a review. Eur J Pain.2010;14:466-472.
24. Cho JE, Shim JK, Choi Ys, Kim DH, et al. Effect of low-dose ketamine on inflammatory response in off-pump coronary artery by-pass graft surgery. Br J Anaesth.2009;102:23-28.

Seção **12**

Infecção de Órgãos e Sistemas

43

Antibioticoprofilaxia em cirurgia cardíaca

Rogerio Zeigler • Tânia Mara Varejão Strabelli

DESTAQUES

- A profilaxia antibiótica está indicada para todas as cirurgias cardíacas, transplante cardíaco e implante de marca-passo.
- Pacientes que devem receber profilaxia antibiótica individualizada, definida antes do procedimento: Internação atual ou prévia (últimos 30 dias) com uso de antibioticoterapia por pelo menos 7 dias, com colonização ou infecção por *Staphylococcus aureus* resistente à oxacilina (MRSA) nos últimos 90 dias e paciente submetido a transplante cardíaco.

INTRODUÇÃO

Infecção de sítio cirúrgico é uma causa comum de infecção associada aos cuidados de saúde e é associada ao procedimento quando se desenvolve num período de 30 dias de pós-operatório, ou 90 dias quando há implante de prótese. Estas infecções podem acometer apenas o local de incisão, mas podem também envolver tecidos mais profundos. Entre pacientes cirúrgicos, as infecções de sítio cirúrgico podem ser responsáveis por até 38% das infecções hospitalares, aumentando tempo de internação, custos e morbimortalidade.[1,2]

O uso profilático de antibióticos está relacionado à diminuição do risco relativo de infecção de sítio cirúrgico, quando empregado em cirurgias limpas, potencialmente contaminadas ou já contaminadas. Para cirurgias sujas ou em caso de infecção estabelecida, é indicado o uso de terapia antimicrobianas, e não profilaxia.[3,4]

O objetivo da profilaxia antimicrobiana é prevenir a infecção do sítio cirúrgico, através da redução da carga de micro-organismos nos tecidos manipulados durante o procedimento.[3]

PRINCÍPIOS GERAIS DA PROFILAXIA ANTIMICROBIANA

A profilaxia antimicrobiana deve ser realizada sempre que o risco de infecção do sítio cirúrgico for elevado ou quando a ocorrência de infecção estiver relacionada a graves consequências, como, por exemplo, em cirurgias cardíacas ou implante de próteses.[4]

O momento da administração do antibiótico é de extrema importância para a eficácia da profilaxia. Pacientes que recebem antibiótico num período entre 1 e 2 horas antes da incisão da pele apresentam menor risco de infecção de sítio cirúrgico em comparação aos que recebem antibiótico num período mais precoce ou mais tardio.[5]

O antibiótico escolhido deve ser ativo contra os patógenos que mais provavelmente podem contaminar o sítio cirúrgico, deve ser administrado em dose apropriada, no momento apropriado, para garantir boa concentração tecidual durante o período de potencial contaminação.[5]

A duração da profilaxia antimicrobiana deve ser curta o suficiente para atingir efetividade e minimizar efeitos adversos, custos e surgimento de resistência antimicrobiana.[4,6]

Os procedimentos cardíacos incluem as revascularizações de miocárdio, as cirurgias valvares, os transplantes cardíacos e os implantes de dispositivos.[7]

Os tipos de infecção de sítio cirúrgico incluem as infecções de ferida operatória esternal superficiais e profundas, as mediastinites, as osteomielites e as infecções em local de safenectomia.[8]

Fatores de risco para infecção de sítio cirúrgico em procedimentos cardíacos incluem: doença vascular periférica, doença pulmonar obstrutiva crônica, insuficiência cardíaca, utilização de artéria mamária interna na revascularização, um número elevado de pontes na revascularização e colonização nasal por *Saphylococcus aureus*.[7-9]

SELEÇÃO DO ANTIMICROBIANO

A maioria das infecções de sítio cirúrgico relacionadas às cirurgias cardíacas é causada por bactérias Gram-positivas, como *S. aureus* e estafilococos coagulase negativa. Entretanto, o número de infecções por bactérias Gram negativas não é desprezível e se torna mais relevante nas infecções relacionadas às cirurgias onde são utilizados enxertos de veia safena.[10]

Cefalosporinas de primeira e segunda geração são os antimicrobianos mais bem estudados para a prevenção de infecção de sítio cirúrgico em procedimentos cardíacos. Cefazolina é o antibiótico mais estudado, com eficácia comprovada em profilaxia antimicrobiana, apresentando propriedades farmacocinéticas favoráveis e espectro de ação adequado, agindo contra as principais bactérias causadoras de infecção de sítio cirúrgico (estafilococos, estreptococos e muitas bactérias Gram-negativas), além de excelente perfil de segurança e baixo custo. Cefuroxima também é amplamente utilizada, apresentando maior cobertura contra bactérias Gram-negativas. Pacientes com história de alergia à penicilina, que tenha se manifestado por meio de exantema cutâneo não complicado, podem receber cefalosporina como profilaxia. Reação alérgica cruzada entre penicilina e cefalosporinas é infrequente, exceto em pacientes que apresentam reações alérgicas graves à penicilina mediadas por IgE.[10,11]

Não há evidências que justifiquem o uso rotineiro de vancomicina para profilaxia antimicrobiana, mesmo em instituições onde a prevalência de *S. aureus* oxacilina-resistentes (SaOR) seja elevada. Entretanto, profilaxia com vancomicina está indicada para pacientes sabidamente colonizados por SaOR.[12]

Para pacientes com alergia a cefalosporinas, vancomicina ou clindamicina são alternativas aceitáveis para cobertura de bactérias Gram-positivas. Um antimicrobiano adicional pode ser necessário para cobertura de bactérias Gram-negativas, em cenários onde o risco de infecção de sítio cirúrgico por estes agentes for elevado. Dentre as drogas utilizadas, podemos citar aminoglicosídeos e quinolonas.[10,11]

Pacientes com internação prolongada e histórico de infecções recentes, com uso de antibióticos, devem ter seus esquemas profiláticos individualizados e orientados pelo médico do serviço de controle de infecção hospitalar da instituição.[10,13]

PROFILAXIA ANTIBIÓTICA PARA TRANSPLANTE CARDÍACO

Para os transplantes cardíacos, a profilaxia deve ser individualizada e discutida com o médico infectologista. Frequentemente, os receptores ficam internados por longos períodos, aguardando doador, e podem apresentar infecções durante estas internações, com necessidade de uso de antibióticos. Os doadores também podem apresentar intercorrências infecciosas e uso de antimicrobianos antes da doação. Estes fatores devem ser considerados na escolha do esquema de antibioticoprofilaxia para os transplantes cardíacos.[10]

A profilaxia antimicrobiana deve ser mantida durante todo o procedimento e não deve se prolongar por mais de 24 horas. Não há benefícios em se prolongar a profilaxia antimicrobiana até a retirada de drenos ou cateteres. Manter a antibioticoprofilaxia por tempo mais prolongado não aumenta sua eficácia, porém aumenta o risco de efeitos adversos, aumenta o risco de emergência de resistência e aumenta os custos. A meia-vida do antibiótico utilizado deve ser levada em conta para se determinar o intervalo entre as doses.[14]

PROFILAXIA ANTIBIÓTICA PARA MARCA-PASSO

Profilaxia antimicrobiana está indicada para implantes de marcapasso, troca de geradores, implante de desfibriladores e ressincronizadores.[15]

Um grande estudo randomizado notou uma redução significativa na taxa de infecção de sítio cirúrgico entre pacientes que receberam uma única dose de cefazolina antes de implante de dispositivo (0,6 *versus* 3,3%).[16]

Erros na profilaxia antimicrobiana são comuns, como início em tempo não apropriado, erros nos intervalos de doses e na duração da profilaxia. Para minimizar esses erros, é importante que os serviços de cirurgia e de controle de infecção hospitalar elaborem e divulguem protocolos, detalhando o processo de antibioticoprofilaxia.[12]

Abaixo, temos o fluxograma utilizado para dispensação de antimicrobianos profiláticos para cirurgia cardíaca no InCor-HCFMUSP.

A dose de antibiótico e os intervalos entre as dosagens devem garantir uma concentração sérica e tecidual durante todo o procedimento cirúrgico e nas primeiras 24 horas de período pós-operatório.

Abaixo, temos a recomendação de antibioticoprofilaxia para cirurgia cardíaca no InCor-HCFMUSP (**Tabela 43.1.**)

PROFILAXIA CIRÚRGICA INDIVIDUALIZADA

Indicações: todo caso deve ser discutido com o médico infectologista:

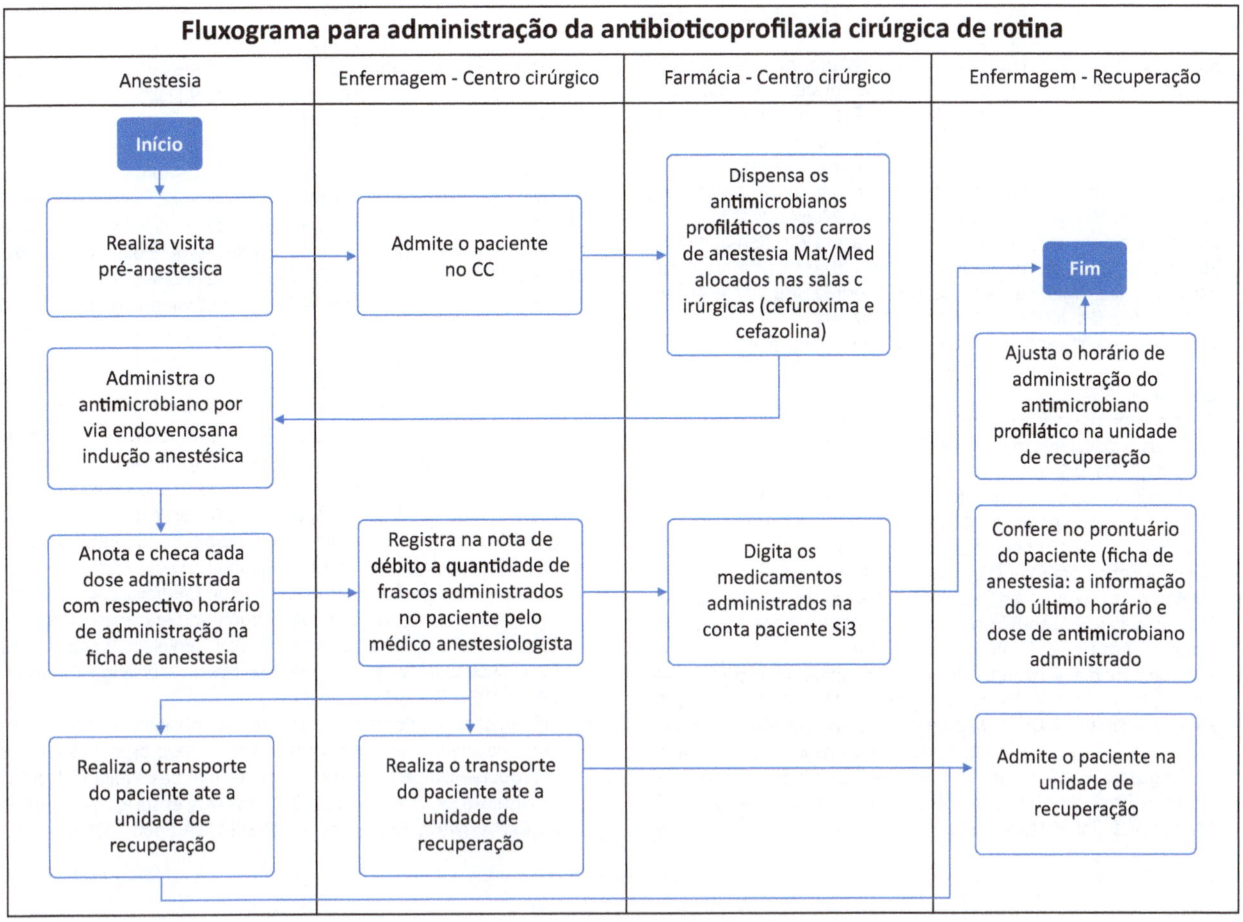

Fluxograma 43.1. Fluxograma para administração da antibioticoprofilaxia cirúrgica de rotina

Tabela 43.1. Recomendação de antibioticoprofilaxia para cirurgia cardíaca

*ADULTOS	CEFUROXIMA
1º dose: 1,5 g na indução anestésica (2 fr de 750mg).	
2º dose: 1,5g de 4/4h durante a operação.	
Demais doses: 750mg IV a cada 6 horas até 24 horas de pós-operatório (ou seja, 4 doses administradas no período pós-operatório).	
Crianças (até 30kg)	Cefuroxima
1 º dose: 50 mg/kg na indução anestésica.	
2º dose: 50 mg / kg de 4/4h durante a operação.	
Demais doses: 50mg/kg IV a cada 6 horas até 24 horas de pós-operatório (ou seja, 4 doses administradas na UTIC).	

- Internação atual ou prévia (últimos 30 dias) com uso de antibioticoterapia parenteral por pelo menos 7 dias.
- Paciente com colonização ou infecção por Staphylococcus aureus resistente à oxacilina (MRSA) nos últimos 90 dias.
- Paciente candidato a transplante cardíaco.

Escolha do antimicrobiano:

- Associar vancomicina como profilaxia. A infusão deverá ser feita em 60 minutos e deverá ser finalizada antes da incisão da pele para início da operação. Dose: 20mg/kg peso; repetir após 12 horas. Total = 2 doses.
- Nas crianças (< 30kg), a infusão deverá ser feita em 60 minutos e deverá ser finalizada antes da incisão da pele para início da operação. Dose inicial: 20mg/kg peso; repetir 6/6 horas (10mg/kg/dose). Total = 5 doses.
- Em caso de alergia à vancomicina, utilizar teicoplanina. Dose: 12 mg/kg peso, infusão em 30 minutos e repetir após 12 horas. Total = 2 doses.

REFERÊNCIAS BIBLIOGRÁFICAS

1. Centers for Disease Control and Prevention Guideline for the Prevention of Surgical Site Infection, 2017. Berríos-Torres SI, Umscheid CA, Bratzler DW, Leas B, Stone EC, Kelz RR, Reinke CE, Morgan S, Solomkin JS, Mazuski JE, Dellinger EP, Itani KMF, Berbari EF, Segreti J, Parvizi J, Blanchard J, Allen G, Kluytmans JAJW, Donlan R, Schecter WP, Healthcare Infection Control Practices Advisory Committee . JAMA Surg. 2017;152(8):784.
2. Health care-associated infections: a meta-analysis of costs and financial impact on the US health care system. Zimlichman E, Henderson D, Tamir

O, Franz C, Song P, Yamin CK, Keohane C, Denham CR, Bates DW. JAMA Intern Med. 2013;173(22):2039.

3. Clinical practice guidelines for antimicrobial prophylaxis in surgery. Bratzler DW, Dellinger EP, Olsen KM, Perl TM, Auwaerter PG, Bolon MK, Fish DN, Napolitano LM, Sawyer RG, Slain D, Steinberg JP, Weinstein RA . Surg Infect (Larchmt). 2013 Feb;14(1):73-156. Epub 2013 Mar 5.
4. The surgical infection prevention and surgical care improvement projects: national initiatives to improve outcomes for patients having surgery. Bratzler DW, Hunt DR. Clin Infect Dis. 2006;43(3):322.
5. Antibiotic prophylaxis and the risk of surgical site infections following total hip arthroplasty: timely administration is the most important factor. van Kasteren ME, Manniën J, Ott A, Kullberg BJ, de Boer AS, Gyssens IC. Clin Infect Dis. 2007;44(7):921. Epub 2007 Feb 14.
6. Electronic surveillance system for monitoring surgical antimicrobial prophylaxis. Voit SB, Todd JK, Nelson B, Nyquist AC . Pediatrics. 2005 Dec;116(6):1317-22.
7. Antibiotic prophylaxis for cardiothoracic operations. Meta-analysis of thirty years of clinical trials. Kreter B, Woods M. J Thorac Cardiovasc Surg. 1992;104(3):590.
8. Risk factors for sternal wound infection and mid-term survival following coronary artery bypass surgery. Lu JC, Grayson AD, Jha P, Srinivasan AK, Fabri BM. Eur J Cardiothorac Surg. 2003 Jun;23(6):943-9.
9. National Healthcare Safety Network (NHSN) report: data summary for 2006 through 2008, issued December 2009. Edwards JR, Peterson KD, Mu Y, Banerjee S, Allen-Bridson K, Morrell G, Dudeck MA, Pollock DA, Horan TC. Am J Infect Control. 2009;37(10):783.
10. Management practices and major infections after cardiac surgery. Gelijns AC, Moskowitz AJ, Acker MA, Argenziano M, Geller NL, Puskas JD, Perrault LP, Smith PK, Kron IL, Michler RE, Miller MA, Gardner TJ, Ascheim DD, Ailawadi G, Lackner P, Goldsmith LA, Robichaud S, Miller RA, Rose EA, Ferguson TB Jr, Horvath KA, Moquete EG, Parides MK, Bagiella E, O'Gara PT, Blackstone EH, Cardiothoracic Surgical Trials Network (CTSN). J Am Coll Cardiol. 2014;64(4):372.
11. Antibiotic prophylaxis in cardiovascular surgery: a prospective randomized comparative trial of one day cefazolin versus single dose cefuroxime. Galbraith U, Schilling J, von Segesser LK, Carrel T, Turina M, Geroulanos S.Drugs Exp Clin Res. 1993;19(5):229.
12. Antimicrobial prophylaxis and the prevention of surgical site infection in cardiac surgery: an analysis of 21 007 patients in Switzerland†.Sommerstein R, Atkinson A, Kuster SP, Thurneysen M, Genoni M, Troillet N, Marschall J, Widmer AF, Swissnoso. Eur J Cardiothorac Surg. 2019;56(4):800.
13. Adding vancomycin to perioperative prophylaxis decreases deep sternal wound infections in high-risk cardiac surgery patients. Reineke S, Carrel TP, Eigenmann V, Gahl B, Fuehrer U, Seidl C, Reineke D, Roost E, Bächli M, Marschall J, Englberger L. Eur J Cardiothorac Surg. 2018;53(2):428.
14. Effect of extended perioperative antibiotic prophylaxis on intravascular catheter colonization and infection in cardiothoracic surgery patients. Sandoe JA, Kumar B, Stoddart B, Milton R, Dave J, Nair UR, Wilcox MH . J Antimicrob Chemother. 2003 Nov;52(5):877-9. Epub 2003 Oct 16.
15. Update on cardiovascular implantable electronic device infections and their management: a scientific statement from the American Heart Association. Baddour LM, Epstein AE, Erickson CC, Knight BP, Levison ME, Lockhart PB, Masoudi FA, Okum EJ, Wilson WR, Beerman LB, Bolger AF, Estes NA 3rd, Gewitz M, Newburger JW, Schron EB, Taubert KA, American Heart Association Rheumatic Fever, Endocarditis, and Kawasaki Disease Committee, Council on Cardiovascular Disease in Young, Council on Cardiovascular Surgery and Anesthesia, Council on Cardiovascular Nursing, Council on Clinical Cardiology, Interdisciplinary Council on Quality of Care, American Heart Association. Circulation. 2010;121(3):458.
16. Efficacy of antibiotic prophylaxis before the implantation of pacemakers and cardioverter-defibrillators: results of a large, prospective, randomized, double-blinded, placebo-controlled trial. de Oliveira JC, Martinelli M, Nishioka SA, Varejão T, Uipe D, Pedrosa AA, Costa R, D'Avila A, Danik SB. Circ Arrhythm Electrophysiol. 2009;2(1):29. Epub 2009 Feb 10.

44

Profilaxia antibiótica em cirurgia abdominal e vascular

Giovanna Baptista Sapienza • Gabriel Fialkovitz da Costa Leite • Tânia Mara Varejão Strabelli

DESTAQUES:

- A prevenção das infecções do sítio cirúrgico reduz morbidade e mortalidade dos pacientes cirúrgicos.
- A profilaxia antimicrobiana está indicada nas cirurgias cardíacas.
- O antimicrobiano adequado deve ser administrado antes da incisão cirúrgica, na dose e intervalos adequados e suspensos dentro de 24 horas após o fechamento da ferida operatória.

INTRODUÇÃO

A infecção de sítio cirúrgico (ISC) é uma complicação que ocorre após uma operação, afetando o local da incisão ou áreas adjacentes a ela. Estudos disponíveis indicam que a utilização de antimicrobianos para a profilaxia é essencial em procedimentos limpos, limpo-contaminados ou contaminados, a fim de reduzir o risco relativo de ISC.[1-3]

É importante destacar que o uso de antimicrobianos em procedimentos sujos ou em casos de infecção já estabelecida não se enquadra como profilaxia; nesses casos, os antimicrobianos são empregados no tratamento da infecção presumida.

A ISC é uma das infecções mais prevalentes adquiridas nos cuidados de saúde, atingindo 0,5% a 3% dos pacientes submetidos a cirurgias.[3] Os pacientes que desenvolvem ISC enfrentam consequências negativas, como aumento do tempo de hospitalização, maior morbimortalidade e geração de maiores gastos para o sistema de saúde.[4]

O *Centers for Disease Control and Prevention* (CDC) dos Estados Unidos da América estabeleceram critérios para definir a ISC como uma infecção relacionada a um procedimento cirúrgico, que ocorre na incisão cirúrgica ou próximo a ela, nos períodos de 30 ou 90 dias após o procedimento, dependendo do tipo de cirurgia realizada. As ISC geralmente se localizam no local da incisão, mas também podem se estender a estruturas adjacentes mais profundas.[1]

MICROBIOLOGIA

A infecção de sítio cirúrgico é principalmente causada pela introdução de bactérias no local durante a cirurgia. Isso depende da exposição às bactérias durante a incisão e/ou manipulação do sítio cirúrgico, bem como da capacidade do paciente de controlar a contaminação bacteriana.

Cerca de 70% a 95% das infecções são causadas pela flora endógena do paciente. Nos procedimentos cirúrgicos limpos, as infecções de sítio cirúrgico são principalmente causadas pela flora da pele, incluindo espécies por *Streptococcus*, *Staphylococcus aureus* e Staphhylococcus coagulase-negativos.[5]

Em cirurgias abdominais com contato com o trato gastrointestinal e geniturinário, procedimentos limpo-contaminados, os organismos predominantes incluem bacilos gram-negativos (principalmente enterobactérias) e *Enterococcus*, além de agentes colonizantes da pele.[3]

Embora menos comuns, as fontes exógenas de contaminação também são importantes e devem ser consideradas, incluindo bactérias transmitidas por material cirúrgico, profissionais de saúde ou ambiente hospitalar. A prevenção dessas fontes de contaminação é fundamental para reduzir o risco de infecções de sítio cirúrgico

CLASSIFICAÇÃO DO POTENCIAL DE CONTAMINAÇÃO RELACIONADA AO PROCEDIMENTO CIRÚRGICO

Com base em estudos que evidenciaram a relevância das culturas intraoperatórias como preditoras de infecção, as cirurgias são tradicionalmente categorizadas de acordo com seu potencial de contaminação, visando estimar a probabilidade de ocorrência de infecção de sítio cirúrgico e orientar a profilaxia antimicrobiana.[6]

As categorias de cirurgias são as seguintes:

1. **Cirurgias Limpas:**
   - Sítio cirúrgico sem sinais de inflamação ou infecção.
   - Sem contato com trato respiratório, gastrointestinal, genital e/ou urinário.
   - O fechamento deve ser primário e com drenagem fechada, quando necessário.
   - Exemplos: angioplastia, cirurgias cardíacas, cirurgias ortopédicas (exceto fratura exposta), herniorrafias sem inflamação, esplenectomia, cirurgias plásticas e neurocirurgias.
2. **Cirurgias Potencialmente Contaminadas:**
   - Envolve contato com trato respiratório, gastrointestinal, genital e/ou urinário, porém, em condições controladas e sem contaminação acidental.
3. **Cirurgias Contaminadas:**
   - Feridas abertas acidentalmente ou cirurgias com quebra importante da técnica asséptica.
   - Grande contaminação do trato gastrointestinal ou incisões nas quais é encontrada inflamação aguda não purulenta.
   - Fratura exposta com menos de 4 horas.
4. **Cirurgias Infectadas:**
   - Incluem lesões traumáticas antigas com tecido desvitalizado.
   - Presença de corpo estranho ou contaminação fecal.
   - Quando há perfuração inesperada de víscera.
   - Fratura exposta com mais de 4 horas.
   - Presença de secreção purulenta.

FATORES DE RISCO ASSOCIADOS À INFECÇÃO DO SÍTIO CIRÚRGICO

Fatores relacionados ao paciente

Fatores que podem afetar negativamente o processo de cicatrização e aumentar o risco de complicações após uma cirurgia incluem:[3,7]

1. **Idade avançada:**
   - A menor espessura da derme e epiderme com o aumento da idade dificulta a cicatrização.
   - A perda de vasos sanguíneos e nervos cutâneos também pode atrasar o processo de cicatrização.
2. **Diabetes mellitus:**
   - A hiperglicemia prejudica o sistema imunológico inato, afetando a cicatrização de feridas.
   - A glicosilação de proteínas secundária ao descontrole glicêmico compromete ainda mais o processo de cicatrização.
3. **Imunossupressão:**
   - Medicamentos imunossupressores e/ou condições de saúde que causam imunossupressão afetam o quadro inflamatório e a cicatrização de feridas.
4. **Desnutrição:**
   - A desnutrição diminui a síntese de colágeno e a formação de granulação em feridas, resultando em má cicatrização dos tecidos.
   - A hipoalbuminemia altera a imunidade inata e causa maior edema tecidual na ferida cirúrgica.
5. **Obesidade:**
   - O tecido adiposo tem menos fluxo sanguíneo, diminuindo a oxigenação tecidual e a penetração dos antibióticos profiláticos.
6. **Infecções pré-operatórias antes de cirurgia eletiva:**
   - É recomendado tratar todas as infecções, mesmo que sejam distantes do local cirúrgico, antes da cirurgia planejada.
7. **Tabagismo:**
   - O tabaco causa vasoconstrição e isquemia tecidual, prejudicando a cicatrização.
   - O tabagismo também altera o metabolismo do colágeno e diminui a resposta inflamatória.
8. **Histórico de radioterapia:**
   - A radiação induz lesão tecidual subjacente e inibe a cicatrização de feridas, tornando o processo mais lento e complicado.

FATORES RELACIONADOS AO PROCEDIMENTO CIRÚRGICO E CUIDADOS PERI-OPERATÓRIOS3,7

1. **Eficácia e momento da profilaxia antimicrobiana:**
   - o Condição prévia do tecido do sítio cirúrgico: Infecção local associada, vascularização prejudicada e/ou alterações da integridade da pele podem aumentar o risco de infecção.
2. **Grau (potencial) de contaminação da cirurgia:**
   - o Diminuição da oxigenação tecidual: prejudica a cicatrização, afetando a epitelização, neovascularização e formação de colágeno.
3. **Maior quantidade de micro-organismos no ambiente da sala de cirurgia.**
4. **Anticoagulação.**
5. **Transfusões de sangue:**
   - o Podem reduzir a atividade dos macrófagos e influenciar o risco de infecção.
6. **Duração da cirurgia;**
7. **Hipotermia perioperatória:**
   - o Diminui a proteção do sistema imunológico contra a contaminação do sítio cirúrgico devido à vasoconstrição e redução da perfusão tecidual.
8. **Hiperglicemia no pós-operatório:**
   - o A hiperglicemia pode afetar negativamente a função celular, a atividade bactericida e a resposta imunológica, aumentando o risco de infecção.
9. **Técnica cirúrgica:**
   - o A manipulação inadequada dos tecidos, manutenção de tecidos desvitalizados, suprimento sanguíneo inadequado e drenos/suturas mal posicionados aumentam o risco de infecção.
10. **Cuidados inadequados com as feridas no pós-operatório.**
11. **Contaminação da ferida pela flora do próprio paciente.**
12. **Contaminação da ferida por instrumentos cirúrgicos insuficientemente esterilizados.**

PROFILAXIA ANTIBIÓTICA

A eficácia da profilaxia antimicrobiana na redução de infecções de sítio cirúrgico (ISC) foi amplamente comprovada e está recomendada em todas as diretrizes de prevenção de infecção cirúrgica. O objetivo da profilaxia antimicrobiana é prevenir a ISC, reduzindo a carga de micro-organismos no local cirúrgico durante o procedimento.[8]

Pacientes que recebem antibióticos profiláticos em uma a duas horas antes do início da incisão têm taxas mais baixas de ISC do que aqueles que recebem antibióticos fora desta janela de tempo. O uso de profilaxia antimicrobiana tem um baixo risco de eventos adversos relacionados a medicamentos e não aumenta a incidência de *Clostridioides difficile* ou infecções pós-operatórias devido a organismos resistentes a drogas.[9]

A redução relativa do risco de ISC pelo uso de antimicrobianos na profilaxia é igualmente relevante em procedimentos limpos e de maior risco. No entanto, é importante destacar que o uso de antimicrobianos para procedimentos contaminados ou infectados é classificado como tratamento de infecção, não como profilaxia.

Para alcançar os objetivos da profilaxia antimicrobiana, o agente utilizado deve ser ativo contra os patógenos mais frequentes, ser administrado na dose e momento apropriados para garantir concentrações adequadas no sangue e nos tecidos durante o período de potencial contaminação.[2]

ESCOLHA DE ANTIBIÓTICOS

A seleção do antimicrobiano para profilaxia de ISC é baseada em critérios como custo, segurança, perfil farmacocinético e atividade antimicrobiana. Há escassa evidência que sugira que agentes antimicrobianos de amplo espectro resultem em taxas mais baixas de ISC pós-operatória em comparação com agentes de espectro menor.[1,8]

A cefazolina, uma cefalosporina de primeira geração, é frequentemente a droga de escolha para muitos procedimentos. É amplamente estudada e possui eficácia comprovada como antimicrobiano profilático devido à atividade contra os microrganismos associados à ISC, além de possuir um excelente perfil de segurança e baixo custo. Ela é ativa contra *Streptococcus*, *Staphylococcus* sensíveis à oxacilina e agentes Gram-negativos (enterobactérias) multi-sensíveis.[8]

As cefalosporinas de segunda geração, como a cefuroxima, possuem uma cobertura mais ampla contra organismos gram-negativos em comparação com a cefazolina. A cefoxitina também é alternativa que agrega atividade anaeróbica.[8]

Pacientes com histórico de intolerância à penicilina, manifestado como erupções cutâneas não complicadas, podem ser tratados com cefalosporinas, já que reações alérgicas cruzadas entre penicilina e cefalosporinas são infrequentes, exceto em pacientes com reações graves mediadas por IgE.[8]

Alternativas às cefalosporinas, por reações alérgicas, incluem a vancomicina intravenosa (15 a 20mg/kg) ou clindamicina (600 a 900mg). Em alguns casos, pode ser necessário adicionar um agente com atividade contra bactérias gram-negativas ao esquema.[8,10]

ADMINISTRAÇÃO DE ANTIBIÓTICOS

Recomenda-se a administração de profilaxia antibiótica em todas as diretrizes de prevenção de infecção de sítio cirúrgico.

DOSE ADEQUADA

A administração de profilaxia antibiótica em doses adequadas é crucial para garantir que níveis séricos e teciduais suficientes da droga sejam alcançados durante o período em que o local cirúrgico está aberto.

Para a maioria dos adultos, as doses padronizadas de antimicrobianos para profilaxia são consideradas adequadas. No entanto, em pacientes obesos, a farmacocinética dos antimicrobianos pode ser afetada pela concentração no tecido adiposo. Portanto, é recomendado que pacientes com peso igual ou superior a 120 kg recebam doses superiores de antimicrobianos para garantir a eficácia da profilaxia. As doses padrão e para pacientes obesos podem ser encontradas nas tabelas deste capítulo.[8]

INÍCIO DA INFUSÃO

Os consensos atualmente recomendam que os antibióticos sejam administrados dentro de 60 minutos após a incisão cirúrgica, visando maximizar a concentração tecidual do medicamento. No entanto, estudos mostram que a administração do antibiótico dentro de 30 minutos antes da incisão está associada a um menor risco de infecção quando comparada à administração entre 31 e 60 minutos antes da cirurgia.[11]

REAPLICAÇÃO DA DOSE INTRAOPERATÓRIA

Para garantir concentrações antimicrobianas adequadas no soro e nos tecidos durante procedimentos cirúrgicos, recomenda-se a reaplicação da droga para procedimentos que excedam duas meias-vidas da droga ou que envolvam uma perda excessiva de sangue (> 1500mL).[8]

O momento de reaplicação deve ser baseado no tempo em que a dose pré-operatória foi administrada e não no momento exato em que o procedimento cirúrgico começou. Essa abordagem visa manter níveis terapêuticos efetivos de antimicrobianos ao longo de todo o procedimento.

Os intervalos recomendados para a reaplicação estão devidamente resumidos nas tabelas, considerando as características farmacocinéticas da droga utilizada.

DURAÇÃO DA PROFILAXIA

A manutenção da profilaxia antimicrobiana após o fechamento da ferida cirúrgica não é indicada. Estudos têm demonstrado que doses adicionais não reduzem o risco de infecção, e a continuação prolongada da profilaxia está associada a danos ao paciente, como lesão renal, indução de resistência bacteriana e aumento do risco de infecção por *Clostridioides difficile* (CDI).[8,12]

Portanto, as diretrizes atuais recomendam a interrupção dos antibióticos profiláticos assim que a ferida cirúrgica for fechada. Em procedimentos de alto risco, como cirurgias ortopédicas, cardiotorácicas, de coluna e sistema nervoso central, os antibióticos profiláticos podem ser mantidos por até 24 horas após o fechamento da ferida.[3]

COLONIZAÇÃO POR S. AUREUS RESISTENTE À METICILINA (MRSA)

A triagem pré-operatória de rotina para colonização de *S. aureus* não é amplamente consensual em sua efetividade. Além disso, não há evidências suficientes que sustentem o uso padrão de profilaxia com vancomicina para todos os procedimentos cirúrgicos.

Um estudo que investigou testes pré-operatórios para colonização nasal com *S. aureus* resistente ou suscetível à meticilina (MSSA) concluiu que a profilaxia pré-operatória com vancomicina esteve associada a um risco aumentado de infecção de sítio cirúrgico pós-operatória em pacientes com teste nasal negativo para MRSA, mas não em pacientes com teste nasal positivo para MRSA.

Portanto, o uso de vancomicina pode ser considerado aceitável em pacientes sabidamente colonizados por MRSA ou com fatores de risco aumentados para tal, como o uso recente de antibióticos por mais de sete dias, internação hospitalar nos últimos 90 dias ou pacientes em hemodiálise. (Nessas situações, é importante adicionar um antibiótico beta-lactâmico, como uma cefalosporina de primeira ou segunda geração) para manter a atividade contra gram-negativos. Para pacientes alérgicos a cefalosporinas, sugere-se o uso de gentamicina, ciprofloxacina ou levofloxacina.[8,10]

ANTIBIÓTICOS TÓPICOS

A descolonização de *S. aureus* intranasal e a aplicação de agente antisséptico na pele são recomendadas para eliminar ou reduzir temporariamente a colonização de *S. aureus* antes de procedimentos cirúrgicos. Essa prática é especialmente apoiada por evidências sólidas em procedimentos cirúrgicos de alto risco, como os ortopédicos, cardiotorácicos, cirurgias de coluna e sistema nervoso central.[3]

É importante ressaltar que o uso generalizado de antibióticos anti-estafilocócicos (mesmo que tópicos) pode levar ao aumento das taxas de resistência de infecções por *S. aureus*. Portanto, a descolonização deve ser realizada usando protocolos bem definidos.[2]

O processo de descolonização geralmente envolve o tratamento intranasal com um agente anti-estafilocócico, como pomada de mupirocina ou iodopovidona, e/ou a aplicação de um agente antisséptico cutâneo, como a solução de gluconato de clorexidina ou lenços umedecidos, por um período de 5 dias. A dose exata, agente e frequência de aplicação podem variar, uma vez que os ensaios que abordam esta questão utilizam estratégias diferentes.[2,3]

OUTROS MICRORGANISMOS RESISTENTES

A seleção da profilaxia cirúrgica antimicrobiana para pacientes sabidamente colonizados ou recentemente infectados com patógenos multidroga-resistentes (MDR) deve ser cuidadosamente individualizada.[2]

RESUMO DAS MEDIDAS PREVENTIVAS DE INFECÇÃO DE SÍTIO CIRÚRGICO

- **Princípios básicos de profilaxia antimicrobiana**
  - o Escolha da droga: Especificar a droga de acordo com cada procedimento, evitando o uso de drogas reservadas para tratamento de infecções hospitalares ou com alta toxicidade.
  - o Via de administração: Sempre endovenosa.
  - o Iniciar a administração da profilaxia antimicrobiana 1 hora antes da incisão cirúrgica.
  - o Doses suplementares: Administrar doses adicionais, quando necessário, durante a cirurgia ou após o fechamento da incisão (ver tabela).
  - o Duração: não deve exceder 24 horas.
- **Medidas preventivas no pré-operatório**

1. **Cuidados gerais:**
   - o Tratar qualquer infecção que o paciente manifeste antes do procedimento cirúrgico, a menos que a cirurgia seja parte integrante do tratamento.
   - o Incentivar o paciente a cessar o tabagismo pelo menos um mês antes da cirurgia.
   - o Controlar doenças de base, como diabetes.
   - o Estimular a redução do excesso de peso do paciente.
   - o Descontinuar ou reduzir a dose de esteroides.
   - o Melhorar o estado nutricional do paciente.
   - o Minimizar o tempo de internação pré-operatória para reduzir a colonização bacteriana.
   - o Examinar o paciente no pré-operatório, observando lesões de pele que inviabilizem a cirurgia.
2. **Tricotomia:**
   - o Realizar tricotomia apenas se o pelo interferir com o procedimento cirúrgico ou o cuidado pós-operatório.
   - o Utilizar tricotomizador elétrico (não utilizar lâmina ou navalhas).
   - o Realizar o procedimento imediatamente antes de o paciente ser encaminhado ao centro cirúrgico.
   - o Cortar os pelos sem lesar a pele e sem umedecê-los.
   - o A remoção dos resíduos deve ser realizada com solução fisiológica recentemente aberta.
3. **Banho pré-operatório:**
   - o Nas cirurgias eletivas, realizar o banho de corpo inteiro preferencialmente até 2 horas antes do procedimento cirúrgico, utilizando antisséptico degermante, mesmo que a área cirúrgica seja pequena.

- **Medidas preventivas no centro cirúrgico:**

1. Preparação da pele do paciente:
   - Utilizar solução antisséptica degermante, removendo o excesso de solução fisiológica e compressa estéril.
   - Aplicar solução antisséptica alcoólica (Clorexidina ou PVPI).
   - A aplicação deve ser realizada do centro para a periferia, com secagem espontânea.
   - Não há restrição quanto ao uso sequencial de Clorexidina e PVPI.
   - Seguir as mesmas recomendações de tricotomia, degermação e antissepsia em cirurgias laparoscópicas.
2. Preparo da equipe cirúrgica:

   a. *Degermação das mãos:*
   - Manter as unhas curtas e retirar joias das mãos e antebraços.
   - Utilizar solução antisséptica degermante, escova estéril de cerdas macias e de uso individualizado e único. Descartar após o uso.
   - Escovar meticulosamente as mãos e antebraços, com ênfase nos espaços interdigitais e leitos subungueais, por 5 minutos. Após a escovação, manter os braços em flexão com as mãos para cima.
   - Enxugar as mãos e antebraços com compressas esterilizadas.

   a. *Paramentação da equipe cirúrgica:*
   - Utilizar gorro que cubra todo o cabelo.

- Utilizar máscara que cubra totalmente a boca, o nariz e os pelos da face ao entrar na sala, desde o início da cirurgia ou se instrumentais estéreis estiverem expostos.
- Utilizar sapatos fechados e limpos. O propé pode ser mantido para proteger o calçado de respingos com sangue, secreções e excreções.
- Usar avental e luvas estéreis durante o ato cirúrgico.
- Utilizar aventais impermeáveis em cirurgias com risco de exposição à grande quantidade de sangue e fluidos corporais.
- Todos os profissionais na sala cirúrgica devem seguir as recomendações.

b. *Outras orientações:*

- Utilizar óculos ou similares para proteção individual da mucosa ocular.
- Trocar avental e luvas se houver contaminação durante o ato cirúrgico ou se houver danos.
- A roupa privativa é de uso exclusivo no centro cirúrgico, proibida fora desse ambiente.
- Trocar luvas antes do implante de próteses ou enxertos, antes do fechamento da pele e do fechamento subcutâneo em cirurgias infectadas.
- O uso de luvas duplas pode ser uma opção para reduzir o risco ocupacional de acidentes com sangue e fluidos corpóreos.
- A paramentação básica de outros profissionais na sala operatória deve incluir gorro, máscara, roupa privativa e equipamento de proteção individual quando necessário.
- O anestesista que inserir cateter venoso central deve utilizar paramentação completa, realizar degermação e antissepsia da pele do paciente e cobri-lo com campos cirúrgicos estéreis antes da punção.

3. Cuidados com material utilizado no centro cirúrgico:
   - Todo o instrumental utilizado na cirurgia deve ser esterilizado.
   - Evitar o uso rotineiro de métodos de esterilização rápida (tipo flash). O ciclo flash das autoclaves só deve ser usado em casos de urgência, como contaminação acidental do instrumental durante o procedimento em curso e sem possibilidade de substituição.
   - Atentar ao prazo de validade de esterilização do produto e às condições das embalagens e artigos cirúrgicos.
4. Preparo e manutenção da sala de cirurgia:
   - Realizar limpeza concorrente entre cirurgias e limpeza terminal diária, seguindo as recomendações do serviço de higiene e limpeza do hospital.
   - A sala operatória deve permanecer fechada durante a cirurgia, mantendo as condições de ventilação, umidade, temperatura e pressão adequadas, além de reduzir o número de pessoas presentes e o material desnecessário.
   - Não fechar a sala nem realizar limpeza especial após cirurgias contaminadas ou infectadas.

- **Cuidados com a ferida operatória:**

1. Prevenção de infecção do sítio cirúrgico:
   - Higienizar as mãos antes e após realizar o curativo.
   - Se a ferida apresentar secreção hemática ou sero hemática, realizar limpeza do local com solução fisiológica, fazendo movimentos delicados do centro para a periferia, utilizando luvas estéreis ou pinças estéreis. Cobrir a ferida.
   - Não utilizar antisséptico para realizar os curativos.
   - Trocar o curativo quando sujo ou úmido.
   - Proteger o curativo durante o banho e realizar novo curativo imediatamente após.
   - A retirada dos pontos deve seguir a orientação do cirurgião.
   - Manter o curativo fechado nas primeiras 24 horas (gaze com micropore ou curativo absorvente). Se a ferida estiver limpa e seca, deixá-la descoberta (não há necessidade de realizar curativo).
   - A solução fisiológica deve ser aberta no momento do curativo e descartada logo após o uso.

PROCEDIMENTO		ANTIBIÓTICO	DOSE E INTERVALO			DURAÇÃO
			INDUÇÃO ANESTÉSICA	INTRA-OPERATORIO	PÓS-OPERA-TÓRIO	
Esôfago	Incisão da mucosa	Cefoxitina	2g IV	1g 2/2h	1g 6/6h	24h
	Câncer	Cefazolina + Metronidazol	2g IV + 500mg IV	1g 4/4h + 500mg 6/6h	1 g 8/8h + 500mg 8/8h	4 dias
Estomago	Gastrostomia	Cefazolina	1g IV	não indicado	não indicado	Dose única
	Gastrectomia	Cefoxitina	2g IV	1g 2/2h	1g 6/6h	24h
Bariátrica	Sem manipulação de alças	Cefazolina	3g IV	1g 4/4h	1g 8/8h	24h
	Com manipulação de alças	Cefoxitina	3g IV	1g 2/2h	1g 6/6h	24h
Cólon	Obs: Preparo mecânico opcional	Cefoxitina	2g IV	1g 2/2h	1g 6/6h	24h
	Descontaminação oral: neomicina 1g + metronidazol 500MG VO às 13h, 14h e 23h da véspera da cirurgia					
Colecistectomia aberta		Cefazolina	2g IV	1g 4/4h	1g 8/8h	24h
Colecistectomia laparoscópica	Baixo risco	Não indicado				
	Alto risco - Colangiografia intra-operatória - Extravasamento biliar - Conversão para cirurgia aberta - Pancreatite - Colecistite aguda - Icterícia - Gravidez - Imunossupressão - Inserção de prótese	Cefazolina	2g IV	1g 4/4h	1g 8/8h	24h
Gastroduodendo- -pancreatectomia	Sem procedimentos invasivos no pré-operatório	Cefoxitina	2g IV	1g 2/2h	1g 6/6h	2-3 dias
	Com procedimentos invasivos no pré-operatório: guiar esquema pela cultura de liquido biliar pré-operatória ou esquema a seguir:	Ceftriaxona + Metroni-dazol	1g IV + 500mg IV	1g IV 12/12h + 500mg IV 6/6h	1g IV 12/12h + 500mg IV 8/8h	Amilase no dreno no 1ºPO: < 1000 - 3 dias > 1000 - 7 dias
Pâncreas	Sem abertura do trato gastrointestinal	Não indicado				
	Com abertura do trato gastrointestinal	Cefazolina	2g IV	1g 4/4h	1g 8/8h	24h
Hernia	Baixo risco	Não indicado				
	Alto risco	Cefazolina	2g IV	1g 4/4h	Não indicado	intraoperatório
Hepatectomia	Hepatocarcinoma Metastase Hepática	Ceftriaxona + Metroni-dazol	1g IV + 500mg IV	1g IV 12/12h + 500mg IV 6/6h	1g IV 12/12h + 500mg IV 8/8h	48 horas
	Colangiocarcinoma (orientar pela cultura de líquido biliar pré-operatória)	Cefazolina + Metronidazol	2g IV + 500mg IV	1g 4/4h + 500mg 6/6h	1 g 8/8h + 500mg 8/8h	>=5 dias
Cirurgias ginecoló-gicas	Mama, útero, trompas e ovário	Cefazolina Alergia (clindamicina + gentamicina)	2g IV (>120kg 3 g)	1g 4/4h	Não indicado	intraoperatório
	Parto cesárea ou abortamento cirúrgico	Cefazolina Alergia (clindamicina + gentamicina)	2g IV (>120kg 3 g)	Não indicado	Não indicado	dose única

Adaptado de Guia de utilização de anti- infecciosos e recomendações para a prevenção de infecções relacionadas à assistência à saúde [8.ed.]. SÃO PAULO: Hospital das clínicas da Faculdade de Medicina da Universidade de São Paulo, 2022.

REFERÊNCIAS BIBLIOGRÁFICAS

1. Berríos-Torres SI, Umscheid CA, Bratzler DW, Leas B, Stone EC, Kelz RR, Reinke CE, Morgan S, Solomkin JS, Mazuski JE, Dellinger EP, Itani KMF, Berbari EF, Segreti J, Parvizi J, Blanchard J, Allen G, Kluytmans JAJW, Donlan R, Schecter WP; Healthcare Infection Control Practices Advisory Committee. Centers for Disease Control and Prevention Guideline for the Prevention of Surgical Site Infection, 2017. JAMA Surg. 2017 Aug 1;152(8):784-791. doi: 10.1001/jamasurg.2017.0904. Erratum in: JAMA Surg. 2017 Aug 1;152(8):803. PMID: 28467526.
2. Global guidelines for the prevention of surgical site infection. World Health Organization; 2016. Disponível em: https://www.ncbi.nlm.nih.gov/pubmedhealth/PMH0095752/pdf/PubMedHealth_PMH0095752.pdf [cited 2017 Sep 19].
3. Seidelman JL, Mantyh CR, Anderson DJ. Surgical Site Infection Prevention: A Review. JAMA. 2023;329(3):244–252. doi:10.1001/jama.2022.24075.
4. Zimlichman E, Henderson D, Tamir O, Franz C, Song P, Yamin CK, Keohane C, Denham CR, Bates DW. Health care-associated infections: a meta-analysis of costs and financial impact on the US health care system. JAMA Intern Med. 2013 Dec 9-23;173(22):2039-46. doi: 10.1001/jamainternmed.2013.9763. PMID: 23999949.
5. Wenzel RP. Surgical site infections and the microbiome: an updated perspective. Infect Control Hosp Epidemiol. 2019;40(5):590-596. doi:10.1017/ice.2018.363
6. Ortega G, Rhee DS, Papandria DJ, Yang J, Ibrahim AM, Shore AD, Makary MA, Abdullah F. An evaluation of surgical site infections by wound classification system using the ACS-NSQIP. J Surg Res. 2012 May 1;174(1):33-8. doi: 10.1016/j.jss.2011.05.056. Epub 2011 Jun 24. PMID: 21962737.
7. Korol E, Johnston K, Waser N, Sifakis F, Jafri HS, Lo M, et al. A systematic review of risk factors associated with surgical site infections among surgical patients. PLoS ONE. 2013;8(12):e83743.
8. Bratzler DW, Dellinger EP, Olsen KM, Perl TM, Auwaerter PG, Bolon MK, Fish DN, Napolitano LM, Sawyer RG, Slain D, Steinberg JP, Weinstein RA; American Society of Health-System Pharmacists (ASHP); Infectious Diseases Society of America (IDSA); Surgical Infection Society (SIS); Society for Healthcare Epidemiology of America (SHEA). Clinical practice guidelines for antimicrobial prophylaxis in surgery. Surg Infect (Larchmt). 2013 Feb;14(1):73-156. doi: 10.1089/sur.2013.9999. Epub 2013 Mar 5. PMID: 23461695.
9. Cohen ME, Salmasian H, Li J, et al. Surgical Antibiotic Prophylaxis and Risk for Postoperative Antibiotic-Resistant Infections. J Am Coll Surg 2017; 225:631.
10. Reineke S, Carrel TP, Eigenmann V, Gahl B, Fuehrer U, Seidl C, Reineke D, Roost E, Bächli M, Marschall J, Englberger L. Adding vancomycin to perioperative prophylaxis decreases deep sternal wound infections in high-risk cardiac surgery patients. Eur J Cardiothorac Surg. 2018 Feb 1;53(2):428-434. doi: 10.1093/ejcts/ezx328. PMID: 29045740.
11. Steinberg JP, Braun BI, Hellinger WC, et al. Timing of antimicrobial prophylaxis and the risk of surgical site infections: results from the Trial to Reduce Antimicrobial Prophylaxis Errors. Ann Surg 2009; 250:10.
12. Bernatz JT, Safdar N, Hetzel S, Anderson PA. Antibiotic Overuse is a Major Risk Factor for Clostridium difficile Infection in Surgical Patients. Infect Control Hosp Epidemiol 2017; 38:1254.
13. Guia de utilização de anti- infecciosos e recomendações para a prevenção de infecções relacionadas à assistência à saúde [8.ed.]. SÃO PAULO: Hospital das clínicas da Faculdade de Medicina da Universidade de São Paulo, 2022.

45

Endocardite infecciosa pós-cirúrgica

Rinaldo Focaccia Siciliano • Bruno Azevedo Randi • Diego Augusto Medeiros Santos

Termos: endocardite infecciosa, endocardite em prótese valvar, endocardite pós cirúrgica

INTRODUÇÃO

Endocardite em prótese valvar é complicação infecciosa grave após cirurgias de substituição valvar cardíaca. A taxa de endocardite em prótese valvar por paciente/ano pode variar de 0,1% a 2,3%, atingindo elevadas taxas de letalidade que podem variar de 23 a 48%.

O risco de endocardite pós-cirúrgica em implantes de prótese valvar é maior nos primeiros três meses pós-operatórios, mantendo-se mais elevado até o sexto mês, quando declina gradualmente até atingir uma taxa relativamente constante de 0,2 a 0,6%/ano após o 12º mês pós-operatório. Admite-se que, no primeiro ano pós-operatório, atuam aspectos do ato cirúrgico em si, bacteremias pós-operatórias precoces, além das características individuais do paciente. As próteses em posição aórtica são ligeiramente mais suscetíveis a infecções que as mitrais. Pacientes que implantaram prótese mecânica apresentaram maior risco para ocorrência de endocardite infecciosa nos primeiros meses pós-operatórios, mas, após o primeiro ano decorrido do implante, o risco de endocardite foi mais elevado para aqueles com próteses biológicas. No entanto, não existem diferenças significativas na taxa de infecção entre próteses biológicas e metálicas no seguimento a longo prazo. A troca de uma valva já infectada (em outras palavras, cirurgia para tratamento da endocardite) traz consigo um maior risco de endocardite em prótese valvar (até 5%). Interessante é que tais casos não são necessariamente causados pelo agente inicialmente causador da infecção (recidiva).

A infecção de prótese valvar é classificada como precoce, quando ocorre nos primeiros 12 meses após a cirurgia, e tardia, quando a infecção apresenta-se após esse período. Estes dois grupos de endocardite diferem quanto à microbiologia, aspectos clínicos, tratamento e prognóstico. Nas infecções precoces, a contaminação relaciona-se tanto ao ato cirúrgico quanto a eventos perioperatórios. Já a endocardite em prótese valvar tardia tem epidemiologia semelhante à endocardite de valva nativa e se associam com bacteriemias originadas após procedimentos odontológicos, urológicos, gastrointestinais ou ainda secundárias ao uso de drogas injetáveis.

Alguns autores sugerem mudança do perfil de sensibilidade a partir do segundo mês do implante valvar. Em estudo prospectivo multicêntrico, realizado na Espanha, com 66 pacientes com endocardite em prótese valvar, não verificou-se diferença de etiologia agrupando os pacientes antes de dois meses e entre 2-12 meses após cirurgia valvar. O mesmo estudo verificou que houve mudança do padrão etiológico quando compara os casos que manifestaram endocardite antes e após 12 meses do implante valvar, mostrando que este pode ser um ponto de corte relevante entre endocardites precoces e tardias. Os principais micro-organismos causadores de endocardites de prótese valvar antes e após 12 meses do implante estão apresentados na **Tabela 45.1**. Devido à formação de biofilme na prótese valvar, estafilococos de origem hospitalar resistentes à oxacilina têm o poder de produzir endocardite até 12 meses após a alta hospitalar, sobretudo os estafilococos coagulase negativos. Em 77% (20/26) dos casos de endocardite por *Staphylococcus* coagulase-negativo identificados entre as formas precoces, eram resistentes à meticilina e se distribuíam durante todo o primeiro ano após o implante valvar.

Tabela 45.1. Frequência dos microrganismos causadores da endocardite em próteses valvares (%)

Microrganismo	Precoce (< 12 meses do implante valvar)	Tardia (> 12 meses do implante valvar)
S. aureus	20	10-20
Estafilococos coagulase-negativos	40	5-10
Estreptococos	7	30-40
Enterococos	10-15	10
Bacilos Gram-negativos	10	1-7
Fungos	7	1-5
Outros organismos	2-10	5-10
Cultura negativa	10-20	10-25

O Instituto do Coração (InCor-HCFMUSP) de São Paulo conduziu estudo prospectivo que analisou 172 casos de endocardite infecciosa precoce em prótese valvar de 1997 a 2014.[1] Foi identificada etiologia em 141 casos (20,3% - 35/172 casos - de doença com cultura negativa). A **Tabela 45.2.** apresenta a etiologia encontrada no estudo do InCor-HCFMUSP e compara com 646 casos de etiologia identificada descrita na literatura após revisão sistemática.[1] Assim como o estudo espanhol, casos de estafilococos coagulase-negativo resistentes à meticilina ocorreram durante todo o primeiro ano após cirurgia de troca valvar. Já os pacientes com doença por bacilos Gram-negativos e *S. aureus* resistentes à meticilina só ocorreram nos seis primeiros meses do pós-operatório. Estreptococos foram os principais microrganismos isolados após seis meses de cirurgia, mostrando um padrão mais semelhante ao encontrado com endocardites comunitárias neste período.

A frequência de pacientes com culturas negativas pode ser decorrente de: uso de antibióticos antecedendo a coleta do exame, técnica microbiológica utilizada e prevalência regional de microrganismos não identificados rotineiramente por cultura, como algumas espécies de fungos ou micobactérias. Um estudo francês realizou investigação sistemática de casos de endocardite precoce em prótese valvar com culturas negativas, fazendo uso de testes sorológicos, biologia molecular e imunohistoquímica em biópsia de vegetação valvar obtida por cirurgia cardíaca. Desta forma, pode identificar a etiologia de 32% dos casos investigados (10/31), a etiologia fúngica foi a mais comum (16%). Isto sugere que a infecção por fungos pode ser importante causa de endocardite com hemocultura negativa nesta população. No InCor, já foi relatado um surto de endocardite precoce em próteses valvares por *Mycobacterium chelonae* relacionado à contaminação de próteses valvares cardíacas durante o processo de manufatura.[2] Desta forma, sugere-se que o exame anatomopatológico de valvas excisadas cirurgicamente de endocardites precoces em próteses valvares deva contemplar a coloração de Ziehl-Neelsen e Grocott, sobretudo quando as hemoculturas são negativas.

DIAGNÓSTICO

A investigação para o diagnóstico de endocardite em próteses valvares é semelhante à de endocardite em valvas nativas. Ela é baseada em três características principais: apresentação clínica, hemoculturas e achados ecocardiográficos. A principal característica clínica de endocardites em prótese valvares é a febre. Na coorte prospectiva do InCor-HCFMUSP,[1] cerca de 70% dos casos de endocardite infecciosa precoce ocorreram nos 3 primeiros meses após cirurgia de troca valvar. Assim, a presença de febre sem causa aparente nos primeiros

Tabela 45.2. Microrganismos isolados de 646 casos de endocardite infecciosa precoce em prótese valvar, descritos na literatura e 141 isolados do Instituto do Coração HCFMUSP1

Microrganismo	Literatura - número total (%)	Instituto do Coração - número total (%)	Total (%)
Estafilococos coagulase-negativo	264 (40,8)	64 (45,3)	328 (41,6)
S. aureus	157 (24,3)	22 (15,6)	179 (22,7)
Enterococos	45 (6,97)	20 (14,1)	65 (8,26)
Bacilos Gram-negativos	45 (8,51)	15 (10,6)	70 (8,89)
Estreptococos	43 (6,66)	10 (7)	53 (6,73)
Fungos	38 (5,88)	9 (6,3)	47 (5,97)
HACEK	0	1 (0,7)	1 (0,13)
Outros microrganismos	44 (6,81)	0	44 (5,59)
Total	646	141	787

HACEK (Haemophilus parainfluenzae, H. aprophilus, H. paraphrophilus, Actinobacillus actinomycetemcomitans, Cardiobacterium hominis, Eikenella corrodens and Kingella kingae).

meses após cirurgia de implante valvar representa elevado risco de endocardite e requer investigação com hemoculturas e ecocardiograma transesofágico, especialmente até o final do primeiro trimestre pós-operatório. Importante lembrar que a febre no pós-operatório precoce inclui no diagnóstico diferencial outras causas, como infecção de sítio cirúrgico, infecções de corrente sanguínea relacionada a cateteres vasculares ou sonda vesical, infecções pulmonares ou síndrome inflamatória pós-pericardiectomia.

O exame ecocardiográfico transtorácico tem sensibilidade inferior ao transesofágico, tanto na detecção de vegetações quanto na precisa mensuração de seu tamanho ou identificação de complicações como abscessos, fístulas ou escapes perivalvares. Esta maior sensibilidade do ecocardiograma transesofágico é verificada independentemente da posição da valva acometida e sem prejuízo de sua especificidade. Dada a elevada letalidade da doença, prioriza-se o exame transesofágico nas suspeitas de endocardite em prótese. O valor preditivo negativo do ecocardiograma em um paciente com suspeita de endocardite é de 85 a 95%, no entanto, se a suspeita clínica de endocardite em prótese é elevada, o exame deve ser repetido em uma semana.

Já o terceiro exame ecocardiográfico para investigação de endocardite parece desnecessário. Neste cenário, outros métodos de imagem podem ser úteis para o diagnóstico, como a angiotomografia computadorizada cardíaca *multislice*[3] ou o PET CT[4]. A angiotomografia cardíaca apresenta sensibilidade menor que o ecocardiograma para detecção de vegetações valvares, particularmente quando o maior diâmetro da vegetação é inferior a 10mm. No entanto, apresenta maior sensibilidade para detecção de complicações perivalvares com abcesso e pseudoaneurisma. Quanto ao PET-CT, um estudo[4] prospectivo realizado no Instituto do Coração do HCFMUSP pelo time multidisciplinar de endocardite (cardiologista, infectologista, radiologista, patologista, cirurgião), entre 2014 e 2017, verificou elevada sensibilidade e especificidade para diagnóstico de endocardite em próteses valvares. Foram estudados 188 casos suspeitos de endocardite em prótese valvar do coração esquerdo ou prótese da aorta ascendente e 115 casos em valva nativa, também à esquerda. A sensibilidade, especificidade, valor preditivo positivo e negativo do PET-CT entre os casos de prótese foram, respectivamente, de 93%, 90%, 89% e 94%. Entre os casos de NVE, entretanto, a sensibilidade foi muito baixa (22%). A inclusão deste método diagnóstico como critério maior de endocardite na admissão do paciente permitiu a reclassificação de endocardite possível para definida em 76% dos episódios de infecções em próteses (47/62). Adicionalmente, entre os pacientes sem endocardite, PET-CT detectou outros focos de infecção em 45% dos casos (76/169). Sua acurácia nos 3 primeiros meses do implante da prótese ainda não foi devidamente estudada.

Este método diagnóstico tem suas limitações, como custo, disponibilidade apenas em centros terciários de atenção à saúde e requer a interpretação de profissionais experientes. Como preparo para o exame, recomenda-se que o paciente faça uma dieta com baixo teor de carboidratos e alto teor de gordura por 24 horas, associada a oito horas de jeju, para reduzir a captação fisiológica do marcador utilizado (FDG) pelo miocárdio.[18]

Diversos fatores influem no prognóstico de pacientes com endocardite infecciosa. Idade avançada, intensidade do comprometimento hemodinâmico e choque séptico estão diretamente relacionados com pior prognóstico. Outros fatores associados ao óbito intra-hospitalar são infecções por *Staphylococcus aureus*, vegetação maior que 10mm, creatinina sérica > 2mg/dL, abscesso perivalvar, classe funcional da *New York Heart Association* (NYHA) III/ IV e endocardite em prótese valvar.

Alguns fatores foram particularmente associados ao óbito hospitalar em pacientes com endocardite em prótese valvar. São fatores prognósticos clínicos: classe funcional NYHA III/IV, febre na internação e necessidade de tratamento cirúrgico de urgência. Laboratorialmente, níveis elevados de creatinina sérica e de PCR à admissão, plaquetopenia, hemocultura persistentemente positiva e evidência ecocardiográfica de vegetação estão relacionados com pior prognóstico. A presença de abscesso no ecocardiograma também é fator preditor de má evolução clínica. Em relação aos casos precoces, dois estudos avaliaram fatores relacionados ao óbito intra-hospitalar. Thuny *et al.* observaram maior letalidade em pacientes com culturas negativas. Já outros autores encontraram associação com óbito da presença de complicações perivalvares (abscesso e fístula) no ecocardiograma transesofágico, ressaltando novamente a importância da realização do exame nesta população. No InCor-HCFMUSP foi observada maior mortalidade em pacientes com endocardite precoce em prótese valvar que apresentaram doenças por *S. aureus*, fração de ejeção do ventrículo esquerdo à admissão menor que 45% e hemoglobina à admissão menor que 12g/dL. Neste mesmo estudo, aqueles que apresentaram doença por bacilos Gram-negativos, creatinina à admissão maior que 1,5mg/dL e fenômenos embólicos durante internação tiveram menor sobrevida após alta hospitalar.

TRATAMENTO

O tratamento antibiótico proposto para as endocardites em prótese valvares tardias se assemelha às infecções em valva nativa, exceto pelo fato de que a terapia antibiótica deve ser prolongada de 30 a 45 dias. A terapia empírica proposta pela *American Heart Association/ European Society of Cardiology* para pacientes com endocardite em prótese valvar precoce com cultura negativa baseia-se na associação de vancomicina, gentamicina, cefepime e rifampicina.[5,6]

O tratamento cirúrgico pode ser necessário durante o tratamento com antibióticos em 25-50% dos casos e em 20-40% entre aqueles que receberam alta hospitalar. Já a indicação cirúrgica nos casos de endocardite precoce pode ocorrer de 50-70% dos casos, evidenciando maior gravidade em relação à doença tardia. É de consenso a recomendação de debridamento com troca valvar nos casos com complicações relacionadas à endocardite.[7] As principais indicações são: insuficiência cardíaca aguda descompensada (60%), bacteriemia persistente (40%) e complicações embólicas (18%). O desenvolvimento das técnicas cirúrgicas e publicações mostrando benefício na cirurgia em endocardite, desde a década de 1970, encorajou os médicos a indicarem mais frequentemente este procedimento. Desta forma, o número de pacientes operados durante antibiótico para endocardite aumentou nas últimas décadas, ocorrendo em 30-60% dos casos. Porém, o melhor momento da abordagem cirúrgica, quando indicada, depende da individualização clínica do caso. Frequentemente, os pacientes mais graves (que normalmente são os mais idosos e com mais comorbidades), muitas vezes não são bons candidatos a tratamento cirúrgico, que para esses pacientes é de risco muito elevado. Apesar de dados publicados sugerirem que a terapia cirúrgica precoce é indispensável nos casos de maior gravidade, as taxas de letalidade reportadas na literatura sobre as cirurgias mantêm-se heterogêneas, e o impacto benéfico no óbito intra-hospitalar continua difícil de ser demonstrado. Porém, a maioria dos resultados é favorável à cirurgia antes que complicações mais graves se estabeleçam na endocardite infecciosa complicada.

Devido à dificuldade no manejo e alta taxa de letalidade, faz-se necessário a prevenção da endocardite em prótese valvar. Nas últimas décadas, os estudos de prevenção de endocardite focaram-se na profilaxia antimicrobiana (principalmente antes de procedimentos odontológicos). Porém, como a gênese da endocardite infecciosa em prótese (principalmente nos casos precoces) pode ocorrer no período perioperatório, a doença pode ser considerada infecção relacionada aos cuidados de saúde e outras medidas preventivas devem ser discutidas.

Estudos recentes mostram que as causas mais comuns que podem levar à endocardite relacionada aos cuidados de saúde são a contaminação da prótese valvar no momento do implante e bacteremias que podem ocorrer no período perioperatório. Assim, as medidas para redução do risco de endocardite em prótese no ambiente hospitalar devem se focar nestas duas condições.

O controle da infecção relacionada ao procedimento cirúrgico de implante de prótese valvar envolve a ventilação da sala cirúrgica, esterilização correta de materiais, medidas de barreiras, técnica cirúrgica e profilaxia antimicrobiana. Dentro destas recomendações, podemos citar algumas medidas:

- Proceder à higiene corporal com solução antisséptica na noite anterior e na manhã do dia da operação após a tricotomia (solução degermante de digluconato de clorexidina 2%). Em caso de alergia a este produto, utilizar solução degermante de PVPI 10%.
- Tricotomia imediatamente antes ou até 2 horas antes do ato cirúrgico, limitando-se às áreas onde os pelos impeçam a visualização do campo operatório ou dificultem a colocação de eletrodos e curativos. Evitar aparelhos elétricos, evitando uso de lâminas comuns.
- Proceder à antissepsia da pele com solução degermante de digluconato de clorexidina 2%. Em caso de alergia, utilizar solução degermante de PVPI 10%. Retirar o excesso e a seguir, aplicar solução antisséptica alcoólica (digluconato de clorexidina 0,5% ou solução alcoólica de PVPI 1% para os alérgicos). Atenção: utilizar para degermação e anti-sepsia produtos com o mesmo princípio ativo.
- Para a equipe cirúrgica: realizar a escovação das mãos e cotovelos segundo técnica padronizada antes de tocar no material estéril, campos estéreis ou na pele do paciente já preparada para a operação. A escovação cirúrgica deve ser realizada com solução degermante antisséptica (digluconato de clorexidina 2%) durante 5 minutos. Em caso de alergia ou intolerância a este produto, utilizar solução degermante de PVPI 10%. Após a escovação, enxaguar mãos, antebraços e cotovelos com água corrente e, na sequência, realizar a rinsagem final com digluconato de clorexidina alcoólica 0,5%; ao final das etapas anteriores, manter os braços elevados, cotovelos flexionados e distantes do corpo. Secar as mãos com compressa estéril e vestir o avental e luvas estéreis.

Porém, uma das medidas mais importantes na prevenção de infecção da prótese valvar é a correta prescrição de profilaxia com antibióticos. Em adultos, pode-se usar cefuroxime 1,5g IV na indução anestésica, seguido de 750mg, 6/6 h por 24 h após o ato cirúrgico.

Bacteremias no período perioperatório podem ter como origem infecção em diversos sítios, como infecção da ferida operatória, infecção urinária relacionada à sondagem vesical de demora, pneumonia associada à ventilação e infecção de corrente sanguínea relacionada à cateter central. Desta forma, a real necessidade dos dispositivos invasivos deve ser avaliada diariamente. Dentre estas fontes de bacteremia, destaca-se como mais importante na gênese de endocardite pós-operatória a infecção de corrente sanguínea relacionada a cateter.

Para prevenção de infecção de corrente sanguínea relacionada a cateter central, podem-se citar as seguintes medidas:

- Inserção adequada do cateter central, o que inclui antissepsia correta, uso de barreira estéril máxima, uso da técnica correta, evitar o uso da via femoral e uso do ultrassom para punção.
- Desinfetar os *hubs* dos cateteres e conectores antes do uso.
- Retirar o cateter prontamente quando não mais necessário.
- Troca imediata do curativo se este ficar visivelmente sujo ou solto.

Pontos-chave

- A taxa de endocardite pós-cirúrgica em implantes de prótese valvar por paciente/ano varia de 0,1% a 2,3%, atingindo elevadas taxas de letalidade que podem variar de 23 a 48%.
- O risco de endocardite em prótese valvar é maior nos primeiros três meses pós-operatórios, mantendo-se elevado até o sexto mês, quando declina gradualmente até atingir uma taxa relativamente constante de 0,2 a 0,6%/ano após o 12º mês pós-operatório.
- A infecção de prótese valvar é classificada como precoce, quando ocorre nos primeiros 12 meses após a cirurgia, e tardia, quando a infecção apresenta-se após esse período. Nas infecções precoces, a contaminação relaciona-se tanto ao ato cirúrgico quanto a eventos perioperatórios. Já a endocardite em prótese valvar tardia tem epidemiologia semelhante à endocardite de valva nativa e se associam com bacteriemias originadas após procedimentos odontológicos, urológicos, gastrointestinais ou ainda secundárias ao uso de drogas injetáveis.
- O exame ecocardiográfico transtorácico tem sensibilidade inferior ao transesofágico, tanto na detecção de vegetações quanto na precisa mensuração de seu tamanho ou identificação de complicações como abscessos, fístulas ou escapes perivalvares.
- Angiotomografia cardíaca tem elevada acurácia para detecção de complicações perivalvares. O PET CT tem elevada acurácia para diagnóstico de endocardite em prótese.
- O tratamento antibiótico proposto para as endocardites em prótese valvares tardias se assemelha às infecções em valva nativa, exceto pelo fato de que a terapia antibiótica deve ser prolongada de 30 a 42 dias.
- A prevenção de endocardite em prótese (principalmente dos casos precoces) deve incluir medidas de controle de infecção de corrente sanguínea relacionada a cateter venoso central e correto uso de profilaxia antimicrobiana durante cirurgia de troca valvar.

REFERÊNCIAS BIBLIOGRÁFICAS

1. Siciliano RF, Randi BA, Gualandro DM, Sampaio RO, Bittencourt MS, da Silva Pelaes CE, Mansur AJ, Pomerantzeff PMA, Tarasoutchi F, Strabelli TMV. Early-onset prosthetic valve endocarditis definition revisited: Prospective study and literature review. Int J Infect Dis. 2018 Feb;67:3-6. doi: 10.1016/j.ijid.2017.09.004. Epub 2017 Sep 19. PMID: 28935245. https://pubmed.ncbi.nlm.nih.gov/28935245/
2. Strabelli TM, Siciliano RF, Castelli JB, Demarchi LM, Leão SC, Viana-Niero C, Miyashiro K, Sampaio RO, Grinberg M, Uip DE. Mycobacterium chelonae valve endocarditis resulting from contaminated biological prostheses. J Infect. 2010 Jun;60(6):467-73. doi: 10.1016/j.jinf.2010.03.008. Epub 2010 Mar 20. PMID: 20307572. https://pubmed.ncbi.nlm.nih.gov/20307572/
3. Oliveira M, Guittet L, Hamon M, Hamon M. Comparative Value of Cardiac CT and Transesophageal Echocardiography in Infective Endocarditis: A Systematic Review and Meta-Analysis. Radiol Cardiothorac Imaging. 2020 Jun 18;2(3):e190189. doi: 10.1148/ryct.2020190189. PMID: 33778583; PMCID: PMC7977865. https://pubmed.ncbi.nlm.nih.gov/33778583/
4. de Camargo RA, Sommer Bitencourt M, Meneghetti JC, Soares J, Gonçalves LFT, Buchpiguel CA, Paixão MR, Felicio MF, de Matos Soeiro A, Varejão Strabelli TM, Mansur AJ, Tarasoutchi F, Tavares de Oliveira M, Bianchi Castelli J, Menosi Gualandro D, Zoboli Pocebon L, Blankstein R, Alavi A, Moore JE, Millar BC, Focaccia Siciliano R. The Role of 18F-Fluorodeoxyglucose Positron Emission Tomography/Computed Tomography in the Diagnosis of Left-sided Endocarditis: Native vs Prosthetic Valves Endocarditis. Clin Infect Dis. 2020 Feb 3;70(4):583-594. doi: 10.1093/cid/ciz267. PMID: 30949690.
5. Baddour LM, Wilson WR, Bayer AS, Fowler VG Jr, Tleyjeh IM, Rybak MJ, Barsic B, Lockhart PB, Gewitz MH, Levison ME, Bolger AF, Steckelberg JM, Baltimore RS, Fink AM, O'Gara P, Taubert KA; American Heart Association Committee on Rheumatic Fever, Endocarditis, and Kawasaki Disease of the Council on Cardiovascular Disease in the Young, Council on Clinical Cardiology, Council on Cardiovascular Surgery and Anesthesia, and Stroke Council. Infective Endocarditis in Adults: Diagnosis, Antimicrobial Therapy, and Management of Complications: A Scientific Statement for Healthcare Professionals From the American Heart Association. Circulation. 2015 Oct 13;132(15):1435-86. doi: 10.1161/CIR.0000000000000296. Epub 2015 Sep 15. Erratum in: Circulation. 2015 Oct 27;132(17):e215. Erratum in: Circulation. 2016 Aug 23;134(8):e113. Erratum in: Circulation. 2018 Jul 31;138(5):e78-e79. PMID:26373316. https://www.ahajournals.org/doi/full/10.1161/CIR.0000000000000296
6. Victoria Delgado, Nina Ajmone Marsan, Suzanne de Waha, Nikolaos Bonaros, Margarita Brida, Haran Burri, Stefano Caselli, Torsten Doenst, Stephane Ederhy, Paola Anna Erba, Dan Foldager, Emil L Fosbøl, Jan Kovac, Carlos A Mestres, Owen I Miller, Jose M Miro, Michal Pazdernik, Maria Nazarena Pizzi, Eduard Quintana, Trine Bernholdt Rasmussen, Arsen D Ristić, Josep Rodés-Cabau, Alessandro Sionis, Liesl Joanna Zühlke, Michael A Borger, ESC Scientific Document Group , 2023 ESC Guidelines for the management of endocarditis: Developed by the task force on the management of endocarditis of the European Society of Cardiology (ESC) Endorsed by the European Association for Cardio-Thoracic Surgery (EACTS) and the European Association of Nuclear Medicine (EANM), European Heart Journal, Volume 44, Issue 39, 14 October 2023, Pages 3948–4042, https://doi.org/10.1093/eurheartj/ehad193
7. Thuny F, Beurtheret S, Mancini J, Gariboldi V, Casalta JP, Riberi A, Giorgi R, Gouriet F, Tafanelli L, Avierinos JF, Renard S, Collart F, Raoult D, Habib G. The timing of surgery influences mortality and morbidity in adults with severe complicated infective endocarditis: a propensity analysis. Eur Heart J. 2011 Aug;32(16):2027-33. doi: 10.1093/eurheartj/ehp089. Epub 2009 Mar 26. PMID: 19329497. https://pubmed.ncbi.nlm.nih.gov/19329497/

46

Infecção pulmonar pós-cirurgia cardíaca

Bruno Azevedo Randi • Rinaldo Focaccia Siciliano

DESTAQUES

- A pneumonia é causa comum de complicação infecciosa após cirurgia cardíaca, com alta morbidade e mortalidade.
- Os principais microrganismos identificados são bacilos Gram-negativos (incluindo *Pseudomonas aeruginosa)* e *Staphylococcus aureus* resistente à meticilina.
- Medidas de prevenção e tratamento empírico precoce com antimicrobianos estão relacionadas com diminuição da mortalidade.

INTRODUÇÃO

Infecções associadas ao cuidado de saúde representam a principal causa de morbidade não cardiológica após cirurgia cardíaca. Infecção pulmonar (pneumonia) é uma condição particularmente comum e responsável por desfechos desfavoráveis.[1]

Pacientes submetidos à cirurgia cardíaca possuem maior vulnerabilidade em adquirir pneumonia após o procedimento. Muitos são internados antes de cirurgias de urgência por conta de sintomas de origem cardíaca, predispondo à colonização por microrganismos hospitalares. Doença pulmonar obstrutiva crônica (DPOC), insuficiência cardíaca e idade avançada (comorbidades comuns entre pacientes que serão submetidos à cirurgia cardíaca) aumentam o risco de desenvolvimento de pneumonia pós-cirurgia. Além disso, o tempo de *bypass* cardiopulmonar também pode ser considerado fator de risco, já que tem efeito sistêmico nos mediadores de inflamação, com potencial risco de lesão pulmonar. Uso prolongado da ventilação mecânica também pode levar ao aumento do risco, assim como à dor pós-cirúrgica que afeta a mecânica ventilatória.[1] A **Tabela 46.1.** lista os principais fatores de risco associados à pneumonia pós-cirurgia cardíaca e a tabela 2 os principais fatores relacionados à proteção.

Tabela 46.1. Fatores de risco para pneumonia pós-cirurgia cardíaca

Fatores de risco
Idade avançada.[1]
Doença pulmonar obstrutiva crônica (DPOC).[1,2]
Uso de corticoesteroides.[1]
Níveis baixos de hemoglobina.[1]
Transplante cardíaco.[1]
Duração prolongada da cirurgia.[1]
Tempo de *bypass* cardiopulmonar.[2])
Tempo de clampeamento aórtico.[2]
Classe IV da *New York Cardiac Association* (NYHA).[2]
Hipertensão pulmonar.[2]
Doença vascular periférica.[2]
Doença renal crônica.[2]
Cirurgia de urgência.[2]
Uso de balão intra-aórtico.[2]
Necessidade de reintervenção.[2]
Necessidade de reintubação.[2]

Tabela 46.2. Fatores de proteção para pneumonia pós-cirurgia cardíaca

Fatores de proteção
Uso correto de profilaxia antimicrobiana para a cirurgia cardíaca.[1]
Tempo de ventilação mecânica menor que 24 horas.[1]
Evitar uso de sonda nasoentérica.[1]
Menor necessidade de transfusão de concentrado de hemácias.[1]

Em grande estudo multicêntrico e prospectivo, pneumonia foi a principal infecção pós-cirurgia cardíaca (superando a infecção de sítio cirúrgico).[1] Outros estudos também demonstraram que esta é a principal complicação infecciosa pós-cirurgia cardíaca.[3]

Neste estudo, mais de 30% dos casos ocorreram após a alta hospitalar da primeira internação, com 14% após 30 dias de cirurgia. O tempo médio para ocorrência de pneumonia foi de 14,4 dias após a cirurgia, com mediana de 8 (variando de um a 62). Além disso, pneumonia pós-operatória foi associada ao aumento de 9 vezes o risco de mortalidade intra-hospitalar e um aumento de 2 semanas de internação.[1]

Existem dois tipos de pneumonia pós-cirurgia cardíaca: a pneumonia associada à ventilação mecânica e a pneumonia não associada à ventilação mecânica.[3] A maior parte dos estudos avalia pneumonia associada à ventilação mecânica, mas nem sempre os dados podem ser extrapolados.

Em estudo de coorte retrospectiva, foi observado que, em 7.439 pacientes submetidos à cirurgia cardíaca, 3,5% desenvolveram pneumonia. Destes, 53% foram associados à ventilação mecânica e 47% não foram associados à ventilação.[3] Os pacientes com pneumonia associado à ventilação mecânica estatisticamente tinham mais histórico de insuficiência cardíaca e tempo de *bypass* cardíaco.[3]

Em metanálise de pneumonia associada à ventilação mecânica pós-cirurgia cardíaca, Siyi He *et al.* incluíram 11 estudos.[2] A taxa de infecção foi de 21,27/1000 ventiladores-dia. A prevalência foi de 6,37% para todos os pacientes e de 35,2% nos pacientes que necessitaram de ventilação mecânica por mais de 48 horas.

Nesta mesma metanálise, a presença de pneumonia associada à ventilação mecânica pós-cirurgia cardíaca esteve relacionada com aumento da mortalidade e do tempo de internação em unidade de terapia intensiva (UTI).[2]

No estudo de Ailawadi *et al.* a mortalidade foi de 1,9% com metade das mortes ocorrendo em até 19 dias da cirurgia cardíaca.[1] O desenvolvimento de pneumonia pós-cirurgia cardíaca esteve relacionado com maior mortalidade (RR 8, 89; IC 95% 5,02-15,75; p<0,001) após ajuste para idade, sexo, comorbidades e nível inicial de hemoglobina e creatinina.[1] Em outro estudo, a mortalidade foi bem maior: 32% nos pacientes com pneumonia não associada à ventilação mecânica e 42% nos pacientes com pneumonia associada à ventilação (sem diferença estatística).[3] Aqueles pacientes com pneumonia associada à ventilação mecânica tiveram maiores taxas de falência orgânica.[3]

Para prevenção de infecção pós-cirurgia cardíaca, é recomendada[1] a administração de antibiótico apropriado para profilaxia, descontinuação do antibiótico profilático em até 48 horas após a cirurgia e controle da glicemia (com alvo < 200mg/dL).

Strobel *el al.* recentemente estudaram o papel das seguintes medidas preventivas: uso da ventilação protetora, extubação precoce, deambulação progressiva e evitar o uso de broncodilatadores no período pós-operatório. Estas medidas estiveram estatisticamente relacionadas com prevenção de pneumonia pós-cirurgia cardíaca em 2.482 pacientes consecutivos em 18 centros.[4]

Em revisão sistemática com metanálise de 2019, foi concluído que a higiene oral pré-operatória com clorexidine esteve associada com diminuição para metade no risco de pneumonia pós-cirurgia cardíaca.[5] A **Tabela 46.3.** resume as medidas de prevenção de pneumonia pós-cirurgia cardíaca.

Tabela 46.3. Medidas de prevenção de pneumonia pós-cirurgia cardíaca

Administração de antibiótico apropriado para profilaxia.
Descontinuação do antibiótico profilático em até 48 horas após a cirurgia.
Controle da glicemia (com alvo < 200mg/dL).
Uso da ventilação protetora.
Extubação precoce.
Deambulação progressiva.
Evitar o uso de broncodilatadores no período pós-operatório.

DIAGNÓSTICO

Segundo consenso do CDC/NHSN o diagnóstico de pneumonia pós-operatória se baseia em:[1]

1. Uma ou mais radiografias de tórax ao menos dois dias após a cirurgia com pelo menos uma alteração a seguir: infiltrado pulmonar novo ou progressivo e persistente (a), consolidação (b) ou cavitação (c).
2. Paciente apresenta ao menos um dos seguintes sinais e sintomas: febre (>38°C) sem nenhum outro foco suposto, leucopenia (< 4.000 leucócitos/mm³) ou leucocitose (≥12.000 leucócitos/mm³), alteração do estado mental sem outra causa conhecida (para pacientes com 70 anos ou mais) e ao menos dois dos seguintes:
   a) Surgimento de escarro purulento, ou mudança nas características do escarro, ou aumento da secreção traqueal, ou aumento da necessidade de aspiração traqueal.
   b) Início ou piora de tosse, dispneia ou taquipneia.
   c) Estertores ou roncos durante ausculta respiratória.
   d) Piora da troca gasosa (como, por exemplo: dessaturação de oxigênio, aumento da necessidade de oxigênio ou aumento da demanda de ventilação mecânica).

Pneumonia associada à ventilação mecânica é definida por pneumonia, ocorrendo em pacientes em ventilação mecânica por 48h ou mais.[3]

Para análise microbiológica, deve-se considerar o número de Unidade Formadora de Colônias (UFC). A UFC com significado clínico diferente para cada tipo de técnica em que o material a ser analisado foi coletado:[3]

- Aspirado de secreção traqueal: > 10^5 UFC/mL.
- Broncoscopia com lavado broncoalveolar: >10^4 UFC/mL.
- Escovado protegido: >10^3 UFC/mL.

TRATAMENTO

Um melhor prognóstico da pneumonia pós-cirurgia cardíaca está diretamente relacionado ao uso de antimicrobiano apropriado. Já foi observado que o uso empírico precoce de antimicrobianos está relacionado com diminuição da mortalidade e do tempo de ventilação mecânica,[2] tanto em pneumonia associada quanto a não associada à ventilação mecânica.[3] Para o correto uso de antibióticos, é necessário conhecer quais os microrganismos mais frequentemente associados a esta infecção.

Em estudo multicêntrico os principais microrganismos isolados foram: *Pseudomonas aeruginosa* (15,8%), *Klebsiella pneumoniae* (11,6%), *Enterobacter cloacae* (10,5%), *Klebisella oxytoca* (8,4%), *Stenotrophomonas maltophilia* (7,4%), *Serratia marcescens* (6,3%), *Escherichia coli* (5,3%) e *Staphylococcus aureus* (5,3%).[1]

Já na metanálise de Siyi *et al.*, os microrganismos mais identificados foram: *Pseudomonas aeruginosa (*23,19%*)*, *Staphylococcus aureus* (20,15%), *Haemophilus influenzae* (19,53%), *Acinetobacter baumannii* (10,68%), *Escherichia coli* (10,18%) e *Klebsiella pneumoniae* (9,52%).[2]

No estudo de Allou *et al.* as bactérias isoladas foram semelhantes nos grupos de pneumonia associada à ventilação e no não associada à ventilação.[3] Foi observada alta proporção de enterobactérias (35%), *Pseudomonas aeruginosa* (20,2%) e *Haemophilus* spp. (20%). Porém, houve menor proporção de *Staphylococcus aureus* resistente à meticilina (MRSA) no grupo não associado à ventilação mecânica (3,2% *vs.* 7,9%).[3]

Assim, a cobertura empírica deve considerar bacilos Gram-negativos (incluindo drogas com ação contra *Pseudomonas aeruginosa)* e com ação contra *Staphylococcus aureus* resistente à meticilina (especialmente no grupo associado à ventilação mecânica). Os antimicrobianos com atividade contra MRSA para serem usados em pneumonia incluem, por exemplo, os glicopeptídeos (vancomicina e teicoplanina) e oxazolidinonas (linezolida). Os antimicrobianos com atividade contra *Pseudomonas aeruginosa* incluem piperacilina/tazobactam, ceftazidima, cefepime, meropenem, imipenem, aztreonam, ciprofloxacino, aminoglicosídeos, polimixinas[6] e, mais recentemente, ceftolozane/ tazobactam.[7] O tempo de tratamento antimicrobiano indicado é de sete dias.[6] A **Tabela 46.4.** mostra as doses dos antimicrobianos mais usados para tratamento.

Tabela 46.4. dose dos antimicrobianos usados para tratamento de pneumonia pós cirurgia cardíaca (doses referentes à função renal normal)[6,7]

Antibiótico	Dose
Vancomicina	15-20mg/kg IV a cada 8-12h. Considerar dose de ataque de 25-30mg/kg IV
Linezolida	600mg IV 12/12h
Piperacilina/ Tazobactam	4,5g IV 6/6h
Ceftazidima	2g IV 8/8h
Cefepime	2g IV 8/8h
Imipenem	500mg IV 6/6h
Meropenem	1g IV 8/8h
Aztreonam	2g IV 8/8h
Ciprofloxacino	400mg IV 8/8h
Amicacina	15-20mg/kg IV a cada 24h
Gentamicina	5-7mg/Lg IV a cada 24h
Colistina	5mg/kg IV (dose de ataque) seguido de 2,5mg X (ClCr +30) IV 12/12h
Polimixina B	2,5-3mg/kg/dia dividido em duas doses
Ceftolozaze/ Tazobactam	3g IV 8/8h

Os fatores de risco para pneumonia associada à ventilação mecânica causada por microrganismos multidroga resistentes estão listados na **Tabela 45.5.**[6]

Tabela 46.5. Fatores de risco para pneumonia por microrganismos multidroga resistentes

Uso prévio de antimicrobianos nos últimos 90 dias.
Choque séptico no momento do diagnóstico.
Síndrome do desconforto respiratório agudo no momento do diagnóstico.
Cinco ou mais dias de hospitalização.
Terapia de substituição renal no momento do diagnóstico.

A associação de antimicrobianos sistêmicos e inalatórios pode ser usada nos pacientes com pneumonia associada à ventilação mecânica causada por bacilos Gram-negativos susceptíveis apenas a aminoglicosídeos e polimixinas.[6]

É importante ressaltar que a microbiota de cada hospital difere e, por consequência, é essencial que cada instituição saiba quais são os principais microrganismos que causam pneumonia associada à ventilação mecânica pós-cirurgia cardíaca para propor a melhor terapia empírica. Uma vez que as culturas identifiquem o microrganismo responsável pela infecção, o esquema antimicrobiano deve ser direcionado.[2]

CONSIDERAÇÕES FINAIS

Pneumonia pós-cirurgia cardíaca está relacionada com pior prognóstico, incluindo aumento de morbidade e mortalidade nestes pacientes. Medidas de prevenção sempre devem ser tomadas para evitar esta complicação infecciosa. Porém, caso a infecção se instale, é necessário diagnóstico precoce e prescrição apropriada de antimicrobianos o mais breve possível e na dose correta.

PONTOS-CHAVE

- A pneumonia é causa comum de complicação infecciosa pós-cirurgia cardíaca, com alta morbidade e mortalidade.
- A infecção pulmonar pós-cirurgia cardíaca pode ser classificada em relacionada ou não relacionada à ventilação mecânica.
- Os principais microrganismos identificados são bacilos Gram-negativos (incluindo *Pseudomonas aeruginosa)* e, especialmente nos pacientes com pneumonia associada à ventilação mecânica, *Staphylococcus aureus* resistente à meticilina.
- O correto tratamento empírico precoce com antimicrobianos está relacionado com diminuição da mortalidade.
- O tratamento empírico deve incluir drogas contra *Pseudomonas aeruginosa* e, especialmente nos pacientes com pneumonia associada à ventilação mecânica, *Staphylococcus aureus* resistente à meticilina.

REFERÊNCIAS BIBLIOGRÁFICAS

1. Ailawadi G, Chang HL, O'Gara PT, O'Sullivan K, Woo YJ, DeRose JJ, et al. Pneumonia after cardiac surgery: Experience of the National Institutes of Health/Canadian Institutes of Health Research Cardiothoracic Surgical Trials Network. J Thorac Cardiovasc Surg. 2017;153(6):1384-91.e3.
2. He S, Chen B, Li W, Yan J, Chen L, Wang X, et al. Ventilator-associated pneumonia after cardiac surgery: a meta-analysis and systematic review. J Thorac Cardiovasc Surg. 2014;148(6):3148-55.e1-5.
3. Allou N, Allyn J, Snauwaert A, Welsch C, Lucet JC, Kortbaoui R, et al. Postoperative pneumonia following cardiac surgery in non-ventilated patients versus mechanically ventilated patients: is there any difference? Crit Care. 2015;19:116.
4. Strobel RJ, Harrington SD, Hill C, Thompson MP, Cabrera L, Theurer P, et al. Evaluating the Impact of Pneumonia Prevention Recommendations After Cardiac Surgery. Ann Thorac Surg. 2020.
5. Bardia A, Blitz D, Dai F, Hersey D, Jinadasa S, Tickoo M, et al. Preoperative chlorhexidine mouthwash to reduce pneumonia after cardiac surgery: A systematic review and meta-analysis. J Thorac Cardiovasc Surg. 2019;158(4):1094-100.
6. Kalil AC, Metersky ML, Klompas M, Muscedere J, Sweeney DA, Palmer LB, et al. Management of Adults With Hospital-acquired and Ventilator-associated Pneumonia: 2016 Clinical Practice Guidelines by the Infectious Diseases Society of America and the American Thoracic Society. Clin Infect Dis. 2016;63(5):e61-e111.
7. Kollef MH, Nováček M, Kivistik Ü, Réa-Neto Á, Shime N, Martin-Loeches I, et al. Ceftolozane-tazobactam versus meropenem for treatment of nosocomial pneumonia (ASPECT-NP): a randomised, controlled, double-blind, phase 3, non-inferiority trial. Lancet Infect Dis. 2019;19(12):1299-311.

47

Infecção do Trato Urinário

Rinaldo Focaccia Siciliano • Nathalia Neves Nunes

Termos: Infecção urinaria; infecção urinaria relacionada ao cateter vesical; infecção urinaria pós-cirúrgica.

INTRODUÇÃO

Infecção de trato urinário (ITU) é frequentemente associada a cuidados em saúde. Quando não identificada e tratada precocemente, pode levar ao prolongamento do tempo de internação, sepse e até mesmo óbito. A ITU pode ser dividida de acordo com a topografia em: ITU baixa ou alta; pode ainda acometer estruturas adjacentes às vias urinárias, como a próstata; e também pode estar associada ou não a dispositivo (cateter ou sonda vesical). Em pacientes submetidos às cirurgias cardíacas, a sondagem vesical é um procedimento utilizado para o controle rigoroso do débito urinário e manejo da disfunção vesical associada à anestesia. No entanto, a cateterização urinária e a permanência da sonda vesical estão associados ao aumento da incidência de ITU, o que torna a vigilância e o controle desta infecção indispensável no cuidado adequado destes pacientes.

FISIOPATOLOGIA

A principal via de infecção do trato urinário é a ascendente, na qual bactérias que colonizam o trato gastrointestinal e a região periuretral conseguem ascender pela uretra, levando à infecção da bexiga, dos ureteres e dos rins. A integridade da barreira mucosa e um fluxo urinário adequado fazem parte dos mecanismos fisiológicos capazes de impedir que isso ocorra. Indivíduos com comprometimento desses mecanismos estão mais propensos à infecção.

Nos pacientes com sonda vesical, a ITU pode ocorrer por via intraluminal ou extraluminal. A infecção por via extraluminal é a mais frequente e pode ocorrer durante a inserção, devido a técnicas inadequadas de antissepsia; ou pela formação de biofilme ao redor da sonda, com posterior colonização da uretra e ascensão de bactérias. A infecção por via intraluminal, por outro lado, é consequência da estase e contaminação da urina presente no interior do saco coletor ou do circuito.

Apesar de menos frequente, a infecção do trato urinário também pode ocorrer por via hematogênica, após bacteremia oriunda de outro sítio infeccioso, por exemplo, na endocardite, com embolização séptica para os rins.

CLASSIFICAÇÃO

ITU pode ser classificada segundo a sua apresentação clínica, local de acometimento, gravidade ou fatores de risco. A **Tabela 47.1.** a seguir traz a classificação mais utilizada atualmente e baseia-se principalmente na presença de fatores associados a complicações:

FATORES DE RISCO

O aumento da carga microbiana na região periuretral, assim como alterações do fluxo urinário e da resposta imune, propiciam o desenvolvimento da ITU. No **Quadro 47.1.** são descritos os principais fatores de risco associados à ITU.

Na ITU associada ao cateter, o tempo de permanência da sonda vesical de longa duração é o fator de risco

Tabela 47.1. Classificação das infecções do trato urinário

ITU não complicada	ITU baixa (cistite) e/ou alta (pielonefrite) limitada a mulheres não grávidas sem alterações do trato urinário ou comorbidades.
ITU complicada	Toda ITU em indivíduos com maior chance de complicação (por exemplo, homens, mulheres grávidas, pacientes com alterações anatômicas ou funcionais do trato urinário, presença de cateter urinário, doenças renais e/ou imunossupressão). Toda ITU que não pode ser classificada como não complicada.
ITU recorrente	Recorrência de ITU ≥ 3x no último ano ou ≥ 2x nos últimos 6 meses.
ITU associada a cateter	Presença de ITU em indivíduo em uso de cateter urinário ou que foi cateterizado nas últimas 48h.

Quadro 47.1. Fatores de risco associados à ITU

- Sexo feminino.
- Atividade sexual.
- ITU prévia.
- Trauma.
- Cateterização urinária.
- Alterações anatômicas.
- Alterações de esvaziamento vesical.
- Diabetes mellitus.
- Obesidade.
- Susceptibilidade genética.

mais importante para o desenvolvimento de infecção. Para cada dia de permanência do cateter vesical há um aumento de 3 a 7% no risco de ITU.

ETIOLOGIA

Enterobactérias são os microrganismos mais comumente associados à ITU, seguidas de outros microrganismos capazes de colonizar a região periuretral. No **Quadro 47.2.** são descritos os principais microrganismos associados à ITU comunitária em ordem de prevalência.[1]

Quadro 47.2. Microrganismos associados à ITU comunitária

- Escherichia coli.
- Klebsiella pneumoniae.
- Staphylococcus saprophyticus.
- Enterococcus faecalis.
- Streptococcus agalactiae.
- Proteus mirabilis.
- Pseudomonas aeruginosa.
- Staphylococcus aureus.
- Candida sp.

Na ITU relacionada à assistência à saúde, o perfil microbiológico endêmico no hospital onde a cirurgia cardíaca ocorreu deve ser considerado. Condições pré-operatórias como internação prolongada, uso de antibióticos de largo espectro e sondagem vesical de demora favorecem infecções por microbiota hospitalar, principalmente por enterobactérias resistentes, como produtoras de Beta Lactamase de Espectro Estendido (ESBL) ou resistente a carbapenêmicos. Conforme podemos visualizar no **Quadro 47.3.**, nas ITU relacionada à assistência à saúde, as enterobactérias continuam sendo os patógenos mais importantes.[2]

Quadro 47.3. Microrganismos associados à ITU, relacionados à assistência à saúde

- Enterobactérias.*
- *Candida sp.*
- *Enterococcus sp.*
- *Staphylococcus aureus.*
- *Staphylococcus coagulase negativo.*
- *Pseudomonas aeruginosa.*

* O perfil de resistência das enterobactérias em infecções relacionadas à assistência à saúde irá depender de cada serviço. No geral, tem se observado um aumento de enterobactérias ESBL positivas e resistentes a carbapenêmicos no Brasil.

SINAIS E SINTOMAS

Os sinais e sintomas da ITU variam conforme o local de acometimento da infecção e as condições clínicas do doente.[3] Os sintomas da ITU baixa (cistite) são decorrentes da irritação da mucosa uretral e do trígono vesical, levando a: disúria, polaciúria, hematúria, urgência miccional e dor suprapúbica.

Na ITU alta (pielonefrite), devido ao acometimento dos rins e da pelve renal, os pacientes apresentam sinais infecciosos sistêmicos, como febre, calafrios e taquicardia. Esses pacientes também podem apresentar dor lombar, com piora a punho-percussão (Sinal de Giordano), decorrente da distensão da cápsula renal.

Em pacientes com história de cateterização urinária, o quadro clínico costuma ser mais frustrante. Alguns pacientes podem apresentar dor suprapúbica, com alteração nas características da urina. No entanto, na maioria das vezes, esses pacientes irão apresentar apenas sinais sistêmicos da infecção, sem nenhum outro sinal localizatório, dificultando o diagnóstico no paciente em pós-operatório.

DIAGNÓSTICO

A base do diagnóstico da ITU, portanto, consiste na presença de sinais e sintomas sugestivos associados a alterações compatíveis na análise da urina. Nos pacientes com ITU complicada, é necessária a confirmação diagnóstica com exame sumário de urina (Urina I) e urocultura com antibiograma. As principais alterações do exame sumário de urina são: leucocitúria e nitrito positivo, hematúria franca eventualmente pode ser observada. Essas alterações, apesar de sensíveis, são pouco específicas. Dessa forma, a urocultura com antibiograma é indispensável, pois além de confirmar o diagnóstico, possibilita a escolha do tratamento antibiótico mais adequado.

É importante ressaltar que a presença de urocultura positiva, na ausência de sintomas ou sinais clínicos sugestivos de ITU, é definida como bacteriúria assintomática (**Tabela 47.2.**) e deverá ser tratada apenas em situações especiais (**Tabela 47.3.**).

Tabela 47.2. Definição bacteriúria assintomática

Bacteriúria assintomática	**Pacientes assintomáticos com:** ■ Mulheres: Duas amostras de urina de jato médio com a mesma bactéria isolada com ≥ 10 (5) UFC/mL. ■ Homens: Amostra de urina de jato médio com bactéria isolada com ≥ 10 (5) UFC/mL. ■ Amostra de urina coletada por cateterização urinária sob técnica asséptica com bactéria isolada com ≥ 10 (2) UFC/mL.

A realização de exames de imagem está indicada nos seguintes casos: pacientes sépticos; ausência de melhora clínica após 48 a 72h de terapia antimicrobiana apropriada; suspeita de obstrução urinária; ou em caso de dúvida diagnóstica. O exame de imagem de escolha é a Tomografia Computadorizada (TC) de abdome e pelve, a decisão quanto à infusão do contraste irá depender do objetivo do exame. A TC sem contraste é ideal para visualização de cálculos, enfisema, hemorragia, obstrução e abscesso. Por sua vez, a TC com contraste possibilita a visualização de achados sugestivos de pielonefrite como alteração na perfusão renal e a presença de edema. Na maioria das vezes, solicita-se uma TC com contraste de abdome e pelve, na qual rotineiramente são feitas imagens pré e pós-infusão de contraste. O USG de rins e vias urinárias é uma alternativa para pacientes que não podem receber radiação ou na indisponibilidade da TC.

Tabela 47.3. Opções de tratamento antimicrobiano empírico para ITU

Classificação	Tratamento	Duração	Observação
Bacteriúria assintomática	Conforme antibiograma.	5 dias	Tratar apenas: Gestantes, transplantados renais,* pré-operatórios de cirurgia urológica com lesão de mucosa.
ITU baixa (Cistite)			
Mulheres	■ Norfloxacino 400mg VO de 12/12h. ■ Sulfametoxazol/Trimetropim (800/160mg) de 12/12h. ■ Ácido nalidixico 500mg de 6/6h. ■ Nitrofurantoina 50-100mg 6/6h.	3 dias	■ Não há indicação de coleta de Urina 1 + URC de rotina. ■ Realizar coleta apenas na ausência de melhora clínica após 3 dias de tratamento empírico.
Gestantes	■ Cefalexina 500mg VO de 6/6h. ■ Amoxicilina/Clavulanato 500/125mg VO 8/8h ou 875/125mg VO de 12/12h.	7 dias	■ Coletar Urina 1 + URC, reavaliar tratamento após resultado. ■ Coletar Urina 1 + URC de controle 2-4 sem pós-tratamento.
Homens	■ Ciprofloxacino 500mg VO de 12/12h. ■ Nitrofurantoina 50-100 mg VO de 6/6h. ■ Amoxicilina/Clavulanato 500/125mg VO 8/8h ou 875/125mg VO de 12/12h.	7 dias	■ Coletar Urina 1 + URC, reavaliar tratamento após resultado. ■ Em indivíduos sexualmente ativos, descartar infecções sexualmente transmissíveis, especialmente Gonorreia e Clamídia. ■ Atentar para sinais de prostatismo. Caso seja diagnosticada prostatite associada, o tratamento deve ser estendido por 10 a 14 dias.
ITU alta (Pielonefrite)			
Comunitária	■ Ciprofloxacino 400mg EV ou 500mg VO 12/12h. ■ Ceftriaxone 1g EV de 12/12h. ■ Gentamicina 5mg/kg EV ou IM 1x ao dia. ■ Amicacina 15mg/kg EV ou IM 1x ao dia.	10-14 dias	■ Coletar Urina 1 + URC ■ Iniciar antibioticoterapia empírica VO, IM ou EV a depender do estado geral do paciente, reavaliar em 72h. ■ Investigar alterações do trato urinário.
Nosocomial	sem fator de risco para MDR:** ■ Ceftriaxone 1g EV 12/12h. ■ Ciprofloxacino 400mg EV ou 500mg VO 12/12h. com fator de risco para MDR:** ■ Piperacilina-Tazobactam: 4,5 gramas EV 8/8 horas. ■ Gentamicina 5mg/kg EV ou IM 1x ao dia. ■ Amicacina 15mg/kg EV ou IM 1x ao dia. ■ Em pacientes sépticos: Meropenem 1g EV de 8/8h.***	10 – 14 dias	■ Coletar Urina 1 + URC. ■ Ajustar esquema antimicrobiano após o resultado das culturas. ■ Investigar alterações do trato urinário.

**São considerados fatores de risco para ITU por microrganismo Multidroga Resistente (MDR): uso prévio de antibióticos, internação por tempo prolongado, colonização prévia por microrganismo MDR. ***Em hospitais com prevalência alta de Enterobactérias Resistentes a Carbapenêmicos (ERC), considerar esquema empírico com terapia dupla para enterobactérias em pacientes sépticos (Exemplo: Meropenem + Aminoglicosídeo).

TRATAMENTO

A base do tratamento da ITU é a antibioticoterapia adequada. O antibiótico ideal precisa ser capaz de cobrir os principais agentes etiológicos, de acordo com o perfil de resistência local, e ter boa penetração no trato urinário. Na **Tabela 47.3.**, estão descritas algumas opções de tratamento empírico para ITU. Para os pacientes submetidos à coleta de urocultura com antibiograma, a terapia antimicrobiana deve ser reavaliada conforme o microrganismo isolado e o resultado do teste de sensibilidade.

> Importante: Em pacientes com ITU associada a sonda vesical de demora é necessário a retirada ou troca do dispositivo assim que possível!

Pacientes com complicações urológicas (por exemplo, obstrução do trato urinário por cálculo, abscesso renal) devem ser avaliados quanto necessidade de desobstrução e drenagem da via urinária.

ESTRATÉGIAS DE PREVENÇÃO

No ambiente hospitalar, a grande maioria das ITUs estão associadas ao uso indevido de cateter urinário e podem ser prevenidas.[4,5] As principais estratégias de prevenção são:

1. **O uso adequado da sondagem vesical.**
   - Indicar a sondagem vesical apenas quando estritamente necessária e pelo menor tempo possível.
   - Diminuir o uso e a permanência do cateter vesical em todos os pacientes, especialmente nos de alto risco para ITU (mulheres, idosos e imunodeprimidos).
   - Evitar o uso de sondagem vesical para manejo de incontinência urinária.
   - Para pacientes cirúrgicos, com indicação de sondagem vesical, retirar a SVD assim que possível, preferencialmente nas primeiras 24h.
2. **Considerar alternativas ao uso da SVD**
   - Em pacientes no sexo masculino, utilizar sonda externa como alternativa a SVD em pacientes colaborativos e sem retenção ou obstrução urinária.
   - Dar preferência à sondagem vesical intermitente em pacientes com alteração de esvaziamento vesical.
3. **Utilizar técnicas adequadas de assepsia para inserção do cateter.**
4. **Utilizar técnicas adequadas para manutenção da SVD e do saco coletor.**
5. **Implementar programas e estratégias de melhoria da qualidade de assistência.**
6. **Vigilância de ITU, especialmente em unidades de alto risco.**

PONTOS-CHAVE

1. Infecção de trato urinário (ITU) é frequentemente associada a cuidados em saúde. Quando não identificada e tratada precocemente pode levar ao prolongamento do tempo internação, sepse e até mesmo óbito.
2. Cateterização urinária e a permanência da sonda vesical estão associados ao aumento da incidência de ITU.
3. Microorganismos associados à ITU relacionada a assistência á saúde: Enterobactérias, *Candida sp, Enterococcus sp, Staphylococcus aureus, Staphylococcus coagulase negativo* e *Pseudomonas aeruginosa.*
4. Em pacientes com ITU associada à sonda vesical de demora, é recomendado a retirada ou troca do dispositivo assim que possível.
5. Pacientes com complicações urológicas (ex: obstrução do trato urinário por cálculo, abscesso renal) devem ser avaliados quanto à necessidade de desobstrução e drenagem da via urinária.

REFERÊNCIAS BIBLIOGRÁFICAS

1. Flores-Mireles A, Hreha TN, Hunstad DA. Pathophysiology, Treatment, and Prevention of Catheter-Associated Urinary Tract Infection. Top Spinal Cord Inj Rehabil. 2019 Summer;25(3):228-240. doi: 10.1310/sci2503-228. PMID: 31548790; PMCID: PMC6743745. https://www.ncbi.nlm.nih.gov/pmc/articles/PMC6743745/
2. Clarke K, Hall CL, Wiley Z, Tejedor SC, Kim JS, Reif L, Witt L, Jacob JT. Catheter-Associated Urinary Tract Infections in Adults: Diagnosis, Treatment, and Prevention. J Hosp Med. 2020 Sep;15(9):552-556. doi: 10.12788/jhm.3292. PMID: 31532742. https://pubmed.ncbi.nlm.nih.gov/31532742/
3. Chenoweth CE. Urinary Tract Infections: 2021 Update. Infect Dis Clin North Am. 2021 Dec;35(4):857-870. doi: 10.1016/j.idc.2021.08.003. PMID: 34752223. https://pubmed.ncbi.nlm.nih.gov/34752223/
4. Gould CV, Umscheid CA, Agarwal RK, Kuntz G, Pegues DA; Healthcare Infection Control Practices Advisory Committee. Guideline for prevention of catheter-associated urinary tract infections 2009. Infect Control Hosp Epidemiol. 2010 Apr;31(4):319-26. doi: 10.1086/651091. PMID: 20156062. https://www.cdc.gov/infectioncontrol/pdf/guidelines/cauti-guidelines-H.pdf
5. Rosenthal, V.D., Todi, S.K., Álvarez-Moreno, C. *et al.* Impact of a multidimensional infection control strategy on catheter-associated urinary tract infection rates in the adult intensive care units of 15 developing countries: findings of the International Nosocomial Infection Control Consortium (INICC). *Infection 40*, 517–526 (2012). https://doi.org/10.1007/s15010-012-0278-x

48

Prevenção de Infecções em Unidade de Terapia Intensiva

Dirceu Carrara • Fernanda Zacanini Lotitto

INTRODUÇÃO

O controle eficaz de infecções no hospital, especialmente na Unidade de Terapia Intensiva (UTI), é sempre desafiador. Isto exige não apenas consciência adequada e vigilância constante entre os profissionais de saúde, mas também é preciso uma abordagem multidisciplinar para lidar com a gestão e o controle de infecção em cada paciente.[1]

Como consequência do avanço científico e tecnológico, o cuidado em saúde apresenta-se em um novo cenário no século XXI. Microrganismos anteriormente não documentados têm sido identificados e as infecções estão ressurgindo com mais força,[2] especialmente nas UTIs. Infecções relacionadas à assistência à saúde (IRAS) são consideradas mais graves nas UTI pela complexidade tecnológica e consequente necessidade de cuidados mais avançados para pacientes graves, dependentes de suporte intensivo de vida.[3]

As IRAS nestas unidades estão associadas primariamente à gravidade clínica dos pacientes, à exposição a procedimentos invasivos, como cateter venoso central, cateter vesical de demora, ventilação mecânica, uso de medicamentos imunodepressores, período de internação prolongado, colonização por microrganismos multirresistentes, prescrição de antimicrobianos que em algumas situações são abusivos e o próprio ambiente da UTI, que favorece a seleção natural de microrganismos.[4,5]

Segundo a AMIB (Associação de Medicina Intensiva Brasileira), no censo de 2016, apontou que apenas 24% dos estabelecimentos de saúde do país contavam com leitos de UTI, 17,7% são leitos de UTI de pós-operatório, totalizando 41.741 mil leitos ou 8% do total de leitos hospitalares. Destes 41.741 mil leitos de UTI, 27.709 correspondem a leitos adultos, 8.723 a leitos neonatais, 4.380 pediátricos, 685 coronarianos e 244 de queimados. A distribuição por região revela que existem 982 estabelecimentos com UTI na região Sudeste, seguida por 396 estabelecimentos na região Nordeste, 288 na região Sul e 129 na região Norte.[6]

As taxas de IRAS em UTI variam entre 18 e 54%, sendo de 5 a 10 vezes maiores do que em outras unidades dos hospitais. É responsável por 5 a 35% de todas as IRAS e aproximadamente 90% dos surtos ocorrem nessas unidades.[7] As taxas de mortalidade nas UTI variam entre 9 e 38% e podem alcançar 60% por conta da ocorrência de IRAS.[8]

Os pacientes em ambiente de cuidados intensivos são mais suscetíveis a infecções, quando comparados à população hospitalar geral, esses possuem mais comorbidades crônicas e distúrbios fisiológicos agudos mais graves. O amplo uso de cateteres e outros dispositivos propicia uma porta de entrada de microrganismos para contaminação. O uso e manutenção desses cateteres requerem contato frequente dos profissionais de saúde, predispondo os pacientes à colonização e infecção por patógenos nosocomiais. Além disso, os assessórios utilizados nesses dispositivos podem servir como reservatórios de patógenos e estarem relacionados à transmissão horizontal de paciente para paciente.[9]

O foco deste capítulo é relatar as práticas padrão atuais baseadas em evidências para a prevenção e o controle de infecções nas UTI. As medidas gerais de controle são discutidas separadamente, seguidas de medidas específicas para cada uma das síndromes infecciosas mais comuns em UTI: infecção da corrente sanguínea relacionada a cateter (ICSL-AC), pneumonia associada à ventilação mecânica (PAV), infecção do trato urinário associada a cateter (ITU-RC), infecção do sítio cirúrgico e infecção por *Clostridoides difficile* (ICD).

MEDIDAS GERAIS DE PREVENÇÃO DE IRAS

Otimizando o estado nutricional

É consensual na literatura que o mau estado nutricional está causalmente relacionado ao comprometimento da função imunológica e à suscetibilidade a infecções. A desnutrição é um fator de risco independente para infecções do sítio cirúrgico. Baixo nível sérico de albumina em pacientes submetidos à cirurgia cardíaca correlaciona-se com o aumento do risco de complicações infecciosas no pós-operatório.[10]

Os pacientes de UTI que recebem suprimento calórico abaixo do ideal aumentaram significativamente o risco de infecções nosocomiais da corrente sanguínea.

Comparado à alimentação parenteral, a alimentação enteral de pacientes adultos diminui significativamente o risco de infecções em geral. Nutrição enteral, quando possível, está associada a menor incidência de sepse e melhora da mortalidade na UTI.[11]

Controle glicêmico

A hiperglicemia e a resistência à insulina são comuns em pacientes graves e estão associadas a resultados adversos em diabéticos, de maneira mais intensa na hiperglicemia induzida por estresse.[12] Em um estudo randomizado e controlado realizado em UTI cirúrgica, o controle rigoroso dos níveis de glicose no sangue, com insulina, reduziu a morbimortalidade. Pacientes diabéticos submetidos à cirurgia cardiovascular desenvolvem mais infecções de feridas no período pós-operatório do que os não diabéticos.[13]

Educação dos profissionais e práticas sistematizadas

Deve-se implementar intervenções visando a eficiência da comunicação entre todos os profissionais da UTI e discussões multidisciplinares diárias sobre ventilação mecânica, cateter venoso central (CVC), protocolos de cateter urinário podem diminuir significativamente a taxa de PAV e ICSL-AC, com tendência de queda de ITU-AC. Programas educacionais periódicos para os profissionais da UTI, com lembretes de estratégias de prevenção de infecções também demonstraram diminuir a taxa de infecções adquiridas no hospital. Além disso, um quadro de pessoal de enfermagem adequado é necessário para o controle de infecções. Uma proporção mais baixa de enfermeiro-paciente aumenta o risco de infecções, incluindo PAV de início tardio e ICSL-AC.[14]

Controle ambiental na Unidade de Terapia Intensiva

O ambiente da UTI desempenha importante papel na exposição dos pacientes a vários patógenos. Esses microrganismos podem ser encontrados em praticamente qualquer lugar da unidade: nas mãos dos profissionais, vestimentas, maçanetas de portas, teclados ou na estrutura dos quartos, aumentando os riscos de os pacientes adquirirem infecções.[15]

São necessárias medidas para diminuir a carga microbiana do ambiente do paciente e, assim, reduzir os riscos de infecções.

Ainda que experimental, nas técnicas para limpeza e desinfecção ambiental incluem lâmpadas para desinfecção por luz ultravioleta (UV) e dispositivos de descontaminação por vapor de peróxido de hidrogênio, o que pode contribuir para futuras tentativas de reduzir a pressão de colonização. Combinando-se limpeza ambiental com campanha educacional de higiene das mãos, pode diminuir significativamente as taxas de contaminação das mãos dos profissionais.

Ressaltamos a importância de se definir métodos efetivos de limpeza e desinfecção do ambiente, mobiliários e equipamentos. Da mesma forma, é necessária uma cuidadosa escolha de produtos desinfetantes, que garantam a efetividade na redução da carga microbiana do ambiente.

Higiene das mãos (HM)

O controle de infecção minimiza a transmissão cruzada e evita que bactérias colonizantes causem infecções. Um dos principais elementos na prevenção de infecções na última década tem sido aqueles relacionados à higiene. Estima-se que mais de 30% das infecções são evitáveis pela HM. Esta medida básica é de extrema importância, pois previne a transmissão cruzada de patógenos pelas mãos dos profissionais de saúde entre os pacientes. Vários estudos mostraram redução nas taxas de IRAS, especificamente reduções de *Staphylococcus aureus* resistente à meticilina (MRSA) e até mesmo sua eliminação em alguns centros. A Organização Mundial da Saúde (OMS) recomenda os "Cinco momentos para a higiene das mãos" na área da saúde.[16,17] A higienização das mãos deve ocorrer antes do contato com o paciente, antes de um procedimento asséptico, após a exposição a fluidos corporais, após o contato com o paciente e após tocar áreas próximas ao paciente (mobiliários e equipamentos).

As medidas de controle de infecções nos serviços de saúde, incluindo as práticas da higienização das mãos, além de atender as exigências legais e éticas, melhoram a qualidade no cuidado ao paciente, reduzindo a morbidade e mortalidade dos pacientes, além da redução de custos associados ao tratamento dos quadros infecciosos.[18]

Indicações para HM 12

- Utilizar água e sabão quando: as mãos estiverem visivelmente sujas ou contaminadas com fluidos corpóreos, sangue ou após o uso do banheiro. No caso de suspeita ou de infecção comprovada por *C. difficile*, e exposição aos esporos por ele eliminados, recomenda-se a HM com água e sabonete líquido. Utilizar solução alcoólica: quando as mãos não estiverem visivelmente sujas.
- Manter unhas curtas e limpas, não utilizar unhas artificiais ou extensores e esmalte com solução de continuidade comprometida. É recomendado o não uso de adornos nas mãos durante a assistência aos pacientes.

MEDIDAS ESPECÍFICAS PARA A PREVENÇÃO DE IRAS

Medidas para a prevenção de infecção da corrente sanguínea associada a cateteres centrais (ICS-AC)

Os acessos centrais são comumente utilizados em UTI e em populações fora delas também, como nas unidades de diálise, centro cirúrgico e oncologia. A maioria das infecções da corrente sanguínea adquirida em hospitais está associada a uma linha central (incluindo cateteres centrais de inserção periférica) e as ICS-AC são responsáveis pelo aumento da mortalidade e morbidade, internações prolongadas e aumento dos custos. A incidência de ICS-AC é mais alta nos países de baixa renda. A implementação de medidas de prevenção durante a inserção e manutenção de linha central reduz a incidência de ICS-AC em UTI.[19-22]

Quadro 48.1. Medidas para a prevenção de ICSL-AC, durante a inserção do cateter:

- Precauções máximas de barreira estéril (máscara cirúrgica, luvas estéreis, gorro, óculos de proteção, avental estéril e campos estéreis grandes).
- Preparo da pele com clorexidina à base de álcool.
- Evitar a veia femoral para acesso venoso central em pacientes adultos; uso de veias subclávia e não jugular.[23]
- Equipe dedicada para inserção de cateter venoso central com capacitação e treinamento.
- Medidas de inserção padronizadas.
- Disponibilidade de diretrizes de inserção (incluindo indicações para uso da linha central) e uso de listas de verificação (*checklist*) com observadores treinados.
- Uso de orientação por ultrassom para inserção em veia jugular interna.

Quadro 48.2. Medidas para a prevenção de ICSL-AC durante a manutenção do cateter

- Revisão diária da necessidade de permanência de acesso central.
- Remoção imediata de acessos desnecessários.
- Desinfecção das conexões com produto alcoólico, antes da manipulação das linhas.
- Proteção do sítio de inserção, quando do não uso de filme transparente semipermeável e das conexões durante o banho.
- Troque as coberturas a cada 5 a 7 dias e faça antissepsia do sítio de inserção com solução alcoólica de clorexidina (troque antes se sujo ou úmido).
- Substitua os conjuntos de administração a cada 96 horas (imediatamente, se usado para produtos sanguíneos ou lipídicos).
- h. Garanta a proporção apropriada de enfermeiro para paciente na UTI (1: 2 ou 1: 1), de acordo com a gravidade dos pacientes.

Essas ações precisam ser integradas em uma abordagem multimodal, incluindo higiene das mãos, educação de médicos e enfermeiros, vigilância de processos e *feedback* das taxas ICS-AC para a equipe assistencial.

Medidas para a prevenção de pneumonia associada à ventilação mecânica (PAV)

A PAV ocorre em até 20% dos pacientes em ventilação mecânica e está associada com aumento do uso de antibióticos, tempo de hospitalização e de assistência médica e aumento de custos. A mortalidade associada à PAV varia de 20% a 50% e a mortalidade atribuível é estimada em 13%. Estima-se que mais da metade dos casos de PAV pode ser evitável, com estratégias baseadas em evidências e com impacto positivo na mortalidade. O pacote de cuidados com a ventilação mecânica demonstrou que esses processos reduzem substancialmente as taxas de PAV e são recomendados em diretrizes internacionais:[20-22,24]

Quadro 48.3. Medidas para a prevenção de PAV

- Elevação da cabeceira da cama entre 30 e 45 graus.
- "Interrupção da sedação" diária e avaliação da extubação.
- Higiene oral com clorexidina.
- Profilaxia para úlcera péptica.
- Profilaxia para trombose venosa profunda.

Essas intervenções devem ser implementadas juntamente com as precauções padrão, bem como desinfecção e manutenção adequadas do equipamento.

Quadro 48.4. Outros componentes do pacote de medidas de prevenção para PAV

- Utilização de tubos endotraqueais com drenagem de secreção subglótica (apenas para pacientes ventilados por mais de 24 horas).
- Início da nutrição enteral dentro de 24 a 48 horas da admissão na UTI.
- Monitoramento da pressão de *cuff* da cânula de intubação.

Medidas para a prevenção de infecção do trato urinário associada a um cateter vesical (ITU-AC)

É a mais comum infecção associada a cuidados em saúde em todo o mundo, resultando em aumento substancial nos custos, tempo de internação hospitalar e morbidade. A maioria dos casos é considerada evitável com a implementação de medidas de prevenção. Existem várias estratégias com níveis variados de evidência para prevenir ITU-AC antes e após a instalação de cateteres urinários. Geralmente, incluem a indicação da cateterização apropriada, inserção asséptica e manutenção, remoção precoce e higiene das mãos.[20-22,25]

Quadro 48.5. Medidas para a prevenção de ITU-AC

- Evitar o uso de cateteres urinários, considerando métodos alternativos para coleta e controle de urina. Os métodos incluem: códons, cateterismo urinário intermitente e uso de fraldas.
- Utilizar técnica asséptica para inserção e manutenção e seguir diretrizes baseadas em evidências para a inserção de cateteres vesicais.
- Avaliar diariamente a necessidade de manutenção de cateteres urinários.
- Realizar a higiene de meato urinário três vezes nas 24 horas do dia.
- Fixar o cateter urinário de maneira adequada.
- Nas indicações para o cateterismo urinário incluem:
- Retenção urinária (obstrução mecânica ou neuropática).
- Necessidade de controlar o débito urinário em pacientes instáveis.
- Para auxiliar no tratamento de feridas perineais.

O pacote acima é implementável em contextos com poucos recursos e deve ser acompanhado por uma abordagem multimodal de higiene das mãos, assistência médica, educação dos profissionais de saúde e *feedback* sobre o uso de cateter e as taxas de ITU-AC.

Medidas para a prevenção de infecção do sítio cirúrgico (ISC)

As ISC são infecções na incisão ou órgão, ou espaço, que ocorrem após a cirurgia. As ISC apresentam complicações em ~1,9% dos procedimentos cirúrgicos nos Estados Unidos e resultam em custos excessivos com os cuidados em saúde. Em contraste, a infecção é a complicação pós-operatória mais comum nos países africanos, ocorrendo em 10% dos procedimentos e está associada a uma letalidade de 9,7% dos casos. No Brasil, a ISC ocupa a terceira posição entre todas as infecções ocorridas em serviços de saúde, compreendendo cerca de 14% a 16% daquelas encontradas em pacientes hospitalizados.[19]

As ISC são multifatoriais, desta forma, as estratégias devem focar três áreas principais: o paciente, a técnica cirúrgica e o ambiente da sala de cirurgia.

Estima-se que aproximadamente metade das ISC sejam evitáveis. As seguintes intervenções baseadas em evidências devem ser implementadas como parte de um conjunto de cuidados para prevenir a ISC:[20-22,26]

Quadro 48.6. Medidas para a prevenção de ISC

a. Administração de profilaxia antibiótica parenteral.
   - A profilaxia antibiótica deve ser administrada 60 minutos antes da incisão da pele.
   - Recomenda-se uma nova dose para procedimentos prolongados e em pacientes com grande perda sanguínea ou grandes queimados.

b. Banho com sabão ou um agente antisséptico na noite anterior à cirurgia e no dia seguinte após a tricotomia.
c. Evite a depilação: use tricotomizador elétrico, se necessário.
d. Use antisséptico à base de álcool para a preparação da pele na sala de operação.
e. Controle a hemoglobina glicada no pré-operatório mantendo abaixo de 8%.
f. Manter o controle glicêmico intraoperatório (< 200mg/dL) em pacientes com e sem diabetes.
g. Manter normotermia perioperatória.
h. Administrar uma fração aumentada de oxigênio inspirado durante a cirurgia e após extubação no pós-operatório imediato, em pacientes com função pulmonar preservada.
i. Manter as portas das salas cirúrgicas fechadas durante o ato operatório.
j. Limitar o número de pessoas na sala operatória, mantendo apenas o necessário.
k. k. Manter a ferida operatória coberta com filme transparente semipermeável estéril ou gaze e fita adesiva estéreis, por no mínimo 48 horas.

As medidas acima devem ser implementadas juntamente com um pacote multimodal de prevenção de infecções, incluindo higiene das mãos, esterilização de materiais, o uso de roupas cirúrgicas e equipamentos de proteção individual (EPI) apropriados e a educação dos profissionais de saúde.

Infecção por *Clostridioides difficile* (ICD)

Desde 1978, quando foi identificado pela primeira vez como a causa da colite pseudomembranosa, o *C. difficile* tornou-se a causa mais comum de diarreia infecciosa nosocomial, sendo também a causa mais frequente de diarreia infecciosa adquirida na UTI. A incidência e gravidade do ICD têm aumentado ao longo dos anos, levando a mais internações em UTI para tratamento de complicações relacionadas ao ICD e está associado a uma taxa de mortalidade atribuível de 6,9% em 30 dias e 16,7% em 1 ano após o diagnóstico.[27]

Quadro 48.7. Medidas para profissionais de saúde, pacientes e visitantes[27]

a. Uso rigoroso de aventais e luvas na entrada do quarto do paciente infectado com *C. difficile* é a medida preventiva única mais eficaz.
b. Todos os profissionais de saúde devem seguir protocolos meticulosos de higiene das mãos. Em situações de não surto, a higiene das mãos com produtos à base de álcool, além de usar luvas como um componente das precauções de contato, é considerada um método aceitável de higiene das mãos após cuidar de pacientes com ICD. No entanto, recomenda-se o uso preferencial de água e sabão após cuidar de um paciente com ICD, devido ao aumento teórico do risco de transmissão de *C difficile*.
c. Educar os profissionais de saúde, equipe do serviço de higiene e profissionais da área administrativa sobre ICD.
d. Educar os pacientes e seus acompanhantes sobre ICD e precauções de contato.

Quadro 48.8. Limpeza e desinfecção ambiental

- Pacientes com ICD devem ser acomodados em quartos privativos em precauções de contato.
- Agentes de limpeza contendo cloro ou outros agentes esporicidas devem ser usados na limpeza da unidade.
- Deve-se disponibilizar para cada paciente isolado, equipamentos exclusivos, como estetoscópios, manguitos de pressão arterial e termômetro.

Quadro 48.9. Restrições ao uso de antimicrobianos

a. Minimize a frequência e a duração da terapia antimicrobiana e o número de antimicrobianos prescritos, para reduzir o risco de ICD.
b. Implemente um programa de administração antimicrobiana. Antimicrobianos a serem direcionados devem basear-se na epidemiologia local e nas linhagens de *C. difficile* presentes, mas restringir o uso de cefalosporina e clindamicina (exceto antibioticoprofilaxia) pode ser particularmente útil.

Quadro 48.10. Uso de probióticos

- Existem poucos dados para apoiar o uso de probióticos e atualmente não é recomendado como medida de prevenção.

CONSIDERAÇÕES FINAIS

É essencial que os profissionais de saúde reconheçam, analisem e previnam os danos e o impacto das infecções adquiridas na UTI. As despesas econômicas, clínicas e sociais dos pacientes e dos hospitais são esmagadoras. Para limitar a incidência de infecções adquiridas na UTI, medidas agressivas de controle de infecção devem ser implementadas e aplicadas.

Pesquisadores e comitês elaboram e atualizam continuamente diretrizes baseadas em evidências nacionais e internacionais para controlar infecções na UTI. Uma abordagem multifacetada é essencial na era moderna dos cuidados intensivos, incluindo comissões de prevenção de infecção, programas de administração de antimicrobianos, pacotes de medidas de intervenção, identificando e minimizando fatores de risco e educação continuada dos profissionais, devem fazer parte das ações de prevenção de infecções. O controle de infecções na UTI é uma área em evolução e estão previstos avanços contínuos nesse campo.

PONTOS-CHAVE

- Medidas gerais de prevenção de infecção em UTI.
- Medidas para prevenção de infecção da corrente sanguínea associada ao cateter central.
- Medidas para prevenção de pneumonia associada à ventilação mecânica.
- Medidas para prevenção de infecção do trato urinário associado a cateter.
- Medidas para prevenção de infecção do sítio cirúrgico.
- Medidas para prevenção de infecção por *Clostridiodes difficile.*

REFERÊNCIAS BIBLIOGRÁFICAS

1. Mukhopadhyay C. Infection control in intensive care units. Indian J Respir Care. 2018;7(3):14–21.
2. Lima ME, Andrade D, Haas VJ. Avaliação prospectiva da ocorrência de infecção em pacientes críticos de Unidade de Terapia Intensiva. Rev Bras Ter Intensiva. 2007;19(3):342–7.
3. Allen S. Prevention and control of infection in the ICU. Curr Anaesth Crit Care. 2005;16(4):191–9.
4. Wagenlehner FME, Loibl E, Vogel H, Naber KG. Incidence of nosocomial urinary tract infections on a surgical intensive care unit: implications for management. Int J Antimicrob Agents. 2006;28(1):86–90.
5. Osman MF, Askari R. Infection control in the intensive care unit. Surg Clin North Am. 2014;94(6):1175–94.
6. Associação de Medicina Intensiva Brasileira (AMIB). AMIB divulga primeira parte do Censo 2016 com mapeamento das UTIs brasileiras [Internet]. [acesso em 2020 jan 14]. Disponível em: https://www.amib.org.br/noticia/nid/amib-divulga-primeira-parte-do-censo-2016-com-mapeamento-das-utis-brasileiras
7. Esposito S, Leone S. Antimicrobial treatment for intensive care unit (ICU) infections including the role of the infectious disease specialist. Int J Antimicrob Agents. 2007;29(5):494–500.
8. Rosenthal VD, Guzman S, Orellano PW. Nosocomial infections in medical-surgical intensive care units in Argentina: attributable mortality and length of stay. Am J Infect Control. 2003;31(5):291–5.
9. Kaye KS, Marchaim D, Smialowicz C, et al. Suction regulators: a potential vector for hospital-acquired pathogens. Infect Control Hosp Epidemiol. 2010;31:772.
10. Rapp-Kesek D, Ståhle E, Karlsson T. Body mass index and albumin in the preoperative evaluation of cardiac surgery patients. Clin Nutr. 2004;23:1398–404.
11. Radrizzani D, Bertolini G, Facchini R, et al. Early enteral immunonutrition vs. parenteral nutrition in critically ill patients without severe sepsis: a randomized clinical trial. Intensive Care Med. 2006;32:1191–8.
12. Van den Berghe G, Wouters PJ, Bouillon R, et al. Outcome benefit of intensive insulin therapy in the critically ill: insulin dose versus glycemic control. Crit Care Med. 2003;31:359–66.
13. Hugonnet S, Chevrolet J, Pittet D. The effect of workload on infection risk in critically ill patients. Crit Care Med. 2007;35(1):76–81.
14. Markogiannakis A, Fildisis G, Tsiplakou S, et al. Cross-transmission of multidrug-resistant Acinetobacter baumannii clonal strains causing episodes of sepsis in a trauma intensive care unit. Infect Control Hosp Epidemiol. 2008;29(5):410–7.
15. Pittet D, Allegranzi B, Boyce J, et al. World Health Organization World Alliance for Patient Safety First Global Patient Safety Challenge Core Group of Experts. The World Health Organization guidelines on hand hygiene in health care and their consensus recommendations. Infect Control Hosp Epidemiol. 2009;30:611–22.
16. Majumdar SS, Padiglione A. Nosocomial infections in the intensive care unit. Anaesth Intensive Care Med. 2012;13:204–8.
17. Carrara D, Uip DE, Strabelli TMV. Controle de infecção: a prática no terceiro milênio. Rio de Janeiro: Guanabara Koogan; 2017.
18. Ista E, van der Hoven B, Kornelisse RF, et al. Effectiveness of insertion and maintenance bundles to prevent central-line-associated bloodstream infections in critically ill patients of all ages: a systematic review and meta-analysis. Lancet Infect Dis. 2016;16(6):724–34.
19. Brasil. Agência Nacional de Vigilância Sanitária. Medidas de prevenção de infecção relacionada à assistência à saúde. Brasília: ANVISA; 2017.
20. Centers for Disease Control and Prevention (CDC). Central Line-associated Bloodstream Infection (CLABSI) Event. April 2015 [Internet]. [acesso em 2020 jan 8]. Disponível em: http://www.cdc.gov/nhsn/pdfs/pscmanual/4psc_clabscurrent.pdf
21. World Health Organization (WHO). Global guideline for the prevention of surgical site infection. Geneva: WHO; 2018.
22. Parienti JJ, Mongardon N, Megarbane B, et al. Intravascular complications of central venous catheterization by insertion site. N Engl J Med. 2015;373(13):1220–9.
23. Melsen WG, Rovers MM, Groenwold RH, et al. Attributable mortality of ventilator-associated pneumonia: a meta-analysis of individual patient data from randomised prevention studies. Lancet Infect Dis. 2013;13(8):665–71.
24. Saint S, Greene MT, Krein SL, et al. A program to prevent catheter-associated urinary tract infection in acute care. N Engl J Med. 2016;374(22):2111–9.
25. Berrios-Torres SI, Umscheid CA, Bratzler DW, et al. Centers for Disease Control and Prevention guideline for the prevention of surgical site infection, 2017. JAMA Surg. 2017;152(8):784–91.
26. Cohen SH, Gerding DN, Johnson S, et al. Clinical practice guidelines for Clostridium difficile infection in adults: 2010 update by the Society for Healthcare Epidemiology of America (SHEA) and the Infectious Diseases Society of America (IDSA). Infect Control Hosp Epidemiol. 2010;31:431–55.

Seção **13**

Alterações Neurológicas

49

Monitorização clínica da função neurológica no pós-operatório de cirurgia cardiotorácica

Natalia Nasser Ximenes • Eduardo Genaro Mutarelli

INTRODUÇÃO

Sabe-se que, desde as primeiras cirurgias cardíacas, as complicações neurológicas são motivo de preocupação.[1] Apesar dos avanços técnicos e de cirurgias cada vez menos invasivas, as alterações neurológicas ainda são muito frequentes.[1] Em um estudo transversal com 204 pacientes submetidos à cirurgia cardíaca, em Juiz de Fora-MG, disfunção neurológica foi a terceira causa mais prevalente de complicação pós-operatória, representando 13,9% do total.[2]

As alterações neurológicas mais frequentemente observadas no pós-operatório de cirurgias cardíacas são: acidente vascular cerebral (AVC);[1,3] complicações neurocognitivas;[2,4] crises epilépticas[5,6] e neuropatia periférica.[7,8] Outras alterações que ocorrem com menor frequência são: coreoatetose;[9] isquemia da medula espinhal[10] e hidrocefalia.[11] Essas alterações podem interferir na qualidade de vida e representam causas importantes de morbimortalidade no pós-operatório.[3]

Uma adequada monitorização clínica no pós-cirúrgico, fundamentada em anamnese e exame clínico, é essencial para as complicações serem rapidamente reconhecidas e manejadas. Para tanto, além de saber quais as complicações esperar, é de suma importância que o clínico conheça os fatores de risco associados às manifestações clínicas e a melhor forma de pesquisá-las.

Portanto, o objetivo deste capítulo é o de descrever as características das complicações neurológicas no pós-operatório de cirurgias cardíacas para o clínico ser capaz de reconhecê-las prontamente. A monitorização intraoperatória e a abordagem terapêutica, no entanto, fogem ao escopo deste capítulo.[1,12,13]

FATORES DE RISCO

Apesar de a maioria dos fatores de risco ser não modificável, seu conhecimento permite maior atenção ao subgrupo de pacientes susceptíveis, bem como auxilia na organização de estratégias de prevenção. Os principais fatores de risco estão listados a seguir:

- ***Idade***
  Este é, provavelmente, o fator de risco mais relacionado a complicações.[3] A função cognitiva de base e, por consequência, a reserva funcional são comumente menores nos indivíduos mais idosos, o que faz com que o mínimo declínio no pós-operatório resulte em grande impacto na qualidade de vida e funcionalidade.[3] Ademais, idade avançada é fator de risco para AVC,[14] especialmente na presença de ateroesclerose ou doença cerebrovascular oculta.[3,15]
- ***Severidade da doença cardiológica***
  Disfunção ventricular esquerda no pós-operatório parece estar relacionada a pior desfecho neurológico.[3]
- ***Doença cerebrovascular e Doença Ateromatosa da Aorta***
  Pacientes com história prévia de AVC ou Ataque Isquêmico Transitório (AIT) têm maior risco de AVC no perioperatório.[3] Na presença de ateroesclerose da carótida, este risco aumenta 3 vezes.[3] Um estudo retrospectivo que avaliou 2.121 pacientes[14] mostrou que estenose bilateral de carótidas, independente do grau, foi o fator de risco mais associado a complicações neurológicas no pós-operatório. Doença Ateromatosa da Aorta também parece ter grande associação com eventos cerebrovasculares no pós-operatório.[3]

- ***Diabetes***
Alguns estudos sugerem que Diabetes associa-se a pior desfecho neurológico. A disfunção da autorregulação cerebral observada nestes pacientes, bem como a maior prevalência de comorbidades como hipertensão e doença renal, poderiam explicar esta associação.[3,16] No entanto, não se sabe se a hiperglicemia *per se* é fator de risco.[16]
- ***Susceptibilidade genética***
Associação significativa foi encontrada entre o alelo APOEε4 e declínio cognitivo 6 semanas após a cirurgia e após a alta.[3,16]
- ***Nível educacional e Humor***
Maior escolaridade parece proteger os indivíduos do declínio cognitivo.[3] Pacientes com disfunção cognitiva de base e/ou depressão, achado muito comum no pós-operatório,[3] são mais susceptíveis a declínio cognitivo pós-procedimento.[1,3]
- ***Variáveis intraoperatórias***
Maior pressão de perfusão no intraoperatório parece conferir melhor desfecho cardíaco e neurológico.[3] Por outro lado, a dessaturação do sangue venoso jugular durante o processo de reaquecimento após hipotermia esteve relacionada a pior desfecho cognitivo, conforme observado em um trabalho feito realizado na Universidade de Duke.[3]

COMPLICAÇÕES

- ***AVC***

A incidência de AVC no período peri-operatório, estimada em 1-6%,[1,4,15] é maior que na população geral e pode ser bastante variável. Depende do tipo de cirurgia (sendo maior nas cirurgias valvares),[1] do tempo de anestesia, da acurácia do observador e da presença de alguns fatores de risco. Acredita-se que fenômenos macro e microembólicos, hipoperfusão cerebral e resposta inflamatória sistêmica estejam envolvidos na sua patogênese.[4]

De uma maneira geral, os AVCs isquêmicos são mais frequentes que os hemorrágicos, o que também se observa no período peri-operatório. Dos AVCs peri-operatórios, 20% ocorre durante o período anestésico e 80% ocorre no pós-operatório (de 5-26 dias após a cirurgia). A depender do momento em que ocorre, o AVC pode ser classificado em: precoce; presente na extubação; ou tardio, que ocorre após a extubação.[1] Independentemente da classificação, AVC no pós-operatório resulta em maior tempo de hospitalização e maior morbimortalidade.[15]

Clinicamente, pode manifestar-se com rebaixamento do nível de consciência, afasia (dificuldade de nomeação e, em graus variados, compreensão, repetição, leitura e escrita), déficits motor e sensitivo dimidiados, déficit de campo visual, incoordenação, alterações da motricidade ocular, disartria, disfagia, entre outros.

Um breve exame neurológico geral à beira do leito é capaz de detectar tais déficits, mesmo quando realizado por médico não-neurologista. Inicia-se pela avaliação do nível de consciência e da linguagem. Para testá-la, pede-se ao paciente que nomeie objetos e partes e avalia-se a compreensão de comandos. Neste momento, também avalia-se a forma com que o paciente articula os sons, que, se alterada, recebe o nome de disartria. A motricidade pode ser testada por meio da avaliação da movimentação espontânea, das manobras deficitárias (Braços Estendidos e Manobra de Mingazzini) e manobras de oposição. Assimetria à movimentação espontânea, queda do membro às manobras deficitárias e oposição ineficaz denotam déficit motor, que, no AVC, tende a ser dimidiado. A sensibilidade superficial pode ser testada utilizando-se algodão ou gaze (sensibilidade tátil) e objetos pontiagudos não cortantes (sensibilidade dolorosa). No AVC, comumente o déficit é também dimidiado. Para avaliação da coordenação, utilizam-se as provas índex-índex e índex-nariz, que podem revelar decomposição do movimento e erros de medida ou precisão ao se tentar atingir o alvo. Com relação aos pares cranianos, avaliam-se as pupilas (simetria, resposta ao estímulo luminoso), alinhamento ocular, motricidade ocular extrínseca (movimentação dos olhos nas 9 posições cardinais do olhar), mímese facial e posicionamento da úvula e palato.[17]

Alterações ao exame neurológico devem motivar a realização de exames de imagem (idealmente Ressonância) e avaliação por médico especialista.

AVCs de fossa posterior podem cursar com hidrocefalia e, clinicamente, com rebaixamento do nível de consciência. Tal complicação é potencialmente fatal e deve ser rapidamente reconhecida.[11]

Informações mais detalhadas sobre AVC no pós-operatório podem ser encontradas no capítulo específico deste mesmo livro.

- ***Complicações neurocognitivas***

Delirium e Disfunção Cognitiva pós-cirurgia cardíaca são complicações comuns, podendo afetar até metade dos pacientes.[1] A fisiopatologia das complicações neurocognitivas é incerta e há dúvidas se são espectros de uma mesma doença ou se representam injúrias cerebrais distintas.[1]

Delirium pós-operatório pode ser definido como alteração cognitiva caracterizada por flutuações do nível de consciência e distúrbios de atenção que ocorrem até 30 dias após a cirurgia. As principais alterações ocorrem nas funções cognitivas como percepção, pensamento e memória. Frequentemente, os pacientes apresentam ilusões e alucinações visuais ou auditivas, estão desorientados temporalmente e, em casos mais graves, espacial e pessoalmente. Memória, principalmente a de curta duração, está comprometida e déficit de atenção está sempre presente. Em muitos casos, se observa também alterações do ciclo vigília-sono, com o paciente sonolento durante o dia e agitado à noite.

Pode ser classificado nas formas hipoativa e hiperativa. Os fatores de risco típicos são depressão, história prévia de AVC/AIT, baixo desempenho de base no Mini Exame do Estado Mental, elevação da Creatinina e hipoalbuminemia.[1] Dor no pós-operatório, medicações e distúrbios do sono também são fatores que contribuem para a sua instalação e perpetuação.[4] Dentre as diversas ferramentas para screening e diagnóstico, o CAM (*Confusion Assesment Method*) é de fácil e rápida aplicabilidade, além de ter altas sensibilidade e especificidade (82% e 99% respectivamente).[1] Na grande maioria dos pacientes, a remissão dos sintomas se dá após 1-3 meses.[4] No entanto, o Delirium no pós-operatório imediato pode estar associado a Declínio Cognitivo a longo prazo.[1]

Declínio Cognitivo no pós-operatório é definido como queda no desempenho nos testes neuropsicológicos.[1] No entanto, não existe um consenso sobre quais testes e quais os pontos de corte necessários para a sua definição. Os principais motivos para esta controvérsia são:

1. Os estudos utilizaram métodos e pontos de corte diferentes para a definição da síndrome.
2. Só pode ser definida mediante realização de testes neuropsicológicos no pré e pós-operatório, que não são amplamente disponíveis.
3. Alguns estudos não incluíram grupo controle não cirúrgico, o que não permite estabelecer relação causal entre a cirurgia e o declínio cognitivo.[1,4]

Existe dúvida se o declínio cognitivo pós-cirúrgico representa o curso natural do envelhecimento ou se resulta de efeitos da anestesia e/ou do procedimento cirúrgico, já que a cognição basal e as comorbidades do paciente parecem estar mais associadas ao desenvolvimento do declínio do que as variáveis do procedimento.[1]

O Mini Exame do Estado Mental e a Avaliação Cognitiva de Montreal (MoCA) são ferramentas de fácil e rápida aplicabilidade, que podem ser utilizadas para rastreio de declínio cognitivo na ausência de testes neuropsicológicos.

- ***Crise epiléptica***

Crises epilépticas no pós-operatório são menos frequentes, sendo sua incidência geral em adultos estimada em aproximadamente 0,5%.[18] Nas crianças, no entanto, este número parece maior. Em um estudo retrospectivo, de 2002, que avaliou 706 crianças submetidas à cirurgia cardíaca, a incidência de crises foi de 1,3%, representando a maior causa de complicação neurológica nesta população.[19]

Crises convulsivas podem ocorrer durante a anestesia ou no período pós-operatório e podem estar relacionadas a inúmeros fatores. Quando ocorrem durante o intra-operatório, geralmente coincidem com a administração de um agente anestésico específico ou droga analgésica.

Por outro lado, crises convulsivas no pós-operatório estão mais relacionadas a causas não anestésicas. As causas são diversas e dentre as principais estão: AVCs isquêmicos e hemorrágicos, infecções, medicações, distúrbios hidroeletrolíticos, história prévia de epilepsia e macro e microembolização relacionadas ao procedimento.

Com relação às manifestações clínicas e à origem das descargas, as crises podem ser classificadas em: generalizadas, focais e não convulsivas.[18] Crises mioclônicas e tônico-clônicas são exemplos de crises generalizadas. Já desvios da cabeça e/ou dos olhos, atividade motora assimétrica e automatismos manuais ou oromastigatórios sugerem crises focais. As crises não convulsivas cursam com alteração do nível de consciência e, em algumas situações, com sinais sutis como nistagmo e discreta movimentação das mãos e face. Devido à ausência de um quadro clínico típico, é muitas vezes subdiagnosticada.

Independentemente da classificação ou causa, resultam em maior tempo de internação e maior morbimortalidade.[18]

- ***Neuropatia periférica***

Neuropatia periférica perioperatória é uma complicação pouco valorizada, porém potencialmente debilitante.[7] Ocorre durante o período da anestesia e pode levar no pós-operatório a diferentes graus de déficit motor, sensitivo e à dor. Sua causa é multifatorial e envolve o posicionamento do paciente, as comorbidades e as condições inerentes à cirurgia, como hipotermia, retração do esterno, canulação da veia jugular interna e formação de hematoma local.[7] Algumas condições pré-existentes podem contribuir para a ocorrência de lesões de nervos periféricos. As principais são: *diabetes mellitus*, alcoolismo, herpes zoster e panarterite nodosa. A hipotermia durante o intra-operatório também pode contribuir para o aumento na incidência destas lesões.

A principal estrutura acometida é o plexo braquial, com incidência que varia de 5,5% a 10%.[8] Outras estruturas periféricas que podem ser acometidas, porém, em menor frequência, são nervos ulnar, mediano, radial, safeno, fibular, laríngeo recorrente, frênico, espinal, acessório e o plexo carotídeo.[7,8]

Os principais sintomas são dor e alterações motoras e sensitivas no membro afetado. A lesão do nervo frênico cursa com paralisia diafragmática ipsilateral, a do laríngeo recorrente com disfonia/afonia e a do plexo carotídeo com síndrome de Horner (semiptose palpebral, miose e anidrose ipsilaterais).

Na grande maioria das vezes, a neuropatia se resolve em 6-12 meses.[7]

- ***Coreoatetose***

Coreia é um distúrbio do movimento hipercinético caracterizado por movimentos involuntários, rápidos, sem propósito, irregulares, arrítmicos e de grande amplitude, que podem comprometer qualquer parte do corpo.[20] A atetose também é um distúrbio do movimento hipercinético, porém mais lento, sinuoso e mais distal.[20] Frequentemente coreia e atetose manifestam-se simultaneamente,[20] condição denominada coreatetose.

A coreoatetose no pós-operatório de cirurgias cardíacas é uma condição rara que afeta quase que exclusivamente crianças e adolescentes.[9] Sua fisiopatologia é incerta, mas acredita-se que seja resultado de alterações bioquímicas e microembólicas nos núcleos da base.[9]

O início agudo se dá 2-14 dias após a cirurgia. Caracteristicamente afeta os membros inferiores e a musculatura orofacial, podendo também cursar com comprometimento dos membros superiores e apraxia oculomotora, caracterizada pela incapacidade de realizar sacadas de forma voluntária.[9]

O prognóstico é variável, podendo ser transitório ou persistente e debilitante.

CONSIDERAÇÕES FINAIS

Complicações neurológicas ainda são frequentes no pós-operatório de cirurgias cardíacas e resultam em aumento da morbimortalidade.

A monitorização clínica das funções neurológicas, composta por anamnese e exame físico direcionados, é fundamental para o reconhecimento das complicações e tomada de decisão precoces. Estar familiarizado com as complicações e suas manifestações clínicas é imperativo para uma adequada monitorização. Além de ser um instrumento de baixo custo, é de fácil realização, mesmo por médicos não especialistas. Portanto, recomenda-se que a monitorização clínica das funções neurológicas no pós-operatório seja feita em todos os pacientes submetidos à cirurgia cardiotorácica.

Exame Físico	Alterações	Significado
Motricidade	Assimetria à movimentação espontânea. Queda do membro às manobras deficitárias. Oposição ineficaz.	Déficit motor dimidiado no AVC. Nas neuropatias periféricas, deficit motor no membro afetado.
Sensibilidade	Hipoestesia dolorosa.	No AVC, dimidiado. Nas neuropatias periféricas, hipoestesia no membro afetado.
Coordenação	Decomposição do movimento e erros de medida ou precisão.	Podem ser encontradas em AVCs de fossa posterior.
Pares cranianos	Anisocoria, paresia ocular, diplopia, paresia facial, queda do palato, desvio da úvula.	Lesões do tronco cerebral.

Complicação	Prevalência
Complicações Neurocognitivas	20-46%
AVC	1-6%
Crise Epiléptica	Crianças: 1,3% Adultos: 0,5%
Neuropatia Periférica	6%
Coreoatetose	Crianças: 1,1-18% Adultos: excepcional

REFERÊNCIAS BIBLIOGRÁFICAS

1. McDonagh DL, Berger M, Mathew JP, Graffagnino C, Milano CA, Newman MF. Neurological complications of cardiac surgery. Lancet Neurol 2014, 13: 490-502
2. Sores GMT, Ferreira DCS, Gonçalves MPC, Alves, TGS, David FL, Henriques KMC, Rinai LR. Prevalência das Principais Complicações Pós-Operatótias em Cirurgias Cardíacas. Rev Bras Cardiol. 2011; 24 (3): 139-146
3. Arrowsmith JE, Grocott HP, Reves JG, Newman MF. Central nervous system complications of cardiac surgery. Br J Anaesth 2000; 84: 378-93
4. Selnes OA, Gottesman RF, Grega MA, Baumgartner WA, Zeger SL, Mckhann GM. Cognitive and Neurologic Outcomes after Coronary--Artery Bypass Surgery. N Engl J Med 2012; 366: 250-7
5. Goldstone AB, Bronster DJ, Anyanwu AC, Goldstein MA, Filsoufi F, Admas DH, Chikw J. Predictors and Outcomes of Seizure After Cardiac Surgey: A Multivariable Analysis of 2,587 Patients. Ann Thorac Surg 2011; 91: 514-9
6. Menache CC, Plessis AJ, Wesswl DL, Jonas RA, Newburger JW. Current Incidence of Acute Neurologic Complications After Open-Heart Operations in Children. Ann Thorac Surg 2002; 73: 1752-8
7. He C, Zhang Q, Zhu X, Qian T, Ruan F, Sun X, Sun J, Wang H. Peripheral Nerve Injuries Following Cardiac Surgery: A Neglected Side Effect. Sch. J. App. Med. Sci., 2016; 4 (6E): 2229-2233
8. Chong AY, Clarke CE, Dimitri WR, Lip GYH. Brachial plexus injury as an unusual complication of coronary artery bypass graft surgery. Postgrad Med J 2003; 79: 84-86
9. Bisciglia M, London F, Hulin J, Peetrs A, Ivanoiu A, Jeanjean A. Choreoathetotic syndrome following cardiac surgery. J Clin Anesth. 2017 Feb; 36: 59-61
10. Subramaniam A, Pick A, Tiruvoipati R. Anterior spinal artery syndrome after double valve replacement and coronary artery bypass surgery. Clin Case Rep. 2017 May; 5(5): 714-717
11. Chamberlain MH, Ratnatunga C. Fluctuating consciousness caused by hydrocephalus: A complication of aortic valve replacement. J Thorac Cardiovasc Surg 2002: 123: 566-7
12. Fedorow C, Grocott HP. Cerebral monitoring to optimize outcomes after cardiac surgery. Current Opinion in Anaesthesiology: February 2010 - Volume 23 - Issue 1 - p 89–94
13. Hood R, Budd A, Sorond FA, Hogue CW. Peri-operative neurological complications. Anaesthesia 2018, 73 (Suppl. 1), 67–75
14. Raffa MGM, Agnello F, Occhipinti G, Miraglia R, Lo Re V, Marrone G, Tuzzolino F, Arcadipane A, Pilato M, Luca A. Neurological complications after cardiac surgery: a retrospective case controle study of risk factors and outcome. J Cardiothoracic Surg (2019) 14: 23
15. McKhann GM, Grega, MA, Borowicz LM, Baumgartner WA, Selnes OA. Stroke and Encephalopathy After Cardiac Surgery: An update. Stroke. 2006; 37: 562-571
16. Arrowsmith JE, Grocott HP, Newman MF. Neurologic risk assessment, monitoring and outcome in cardiac surgery. J Cardiothoracic and Vascular Anesthesia, 1999: pp736-743
17. Mutarelli EG, Haddad MS, Coelho FF. Propedêutica Neurológica: do sintoma ao diagnóstico. 2 ed – São Paulo: SARVIER, 2014.
18. Hunter GRW, Young B. Seizures After Cardiac Surgery. J Cardiothoracic and Vascular Anesthesia, Vlo 25, No 2 (April), 2011: pp 299-305
19. Menache CC, Plessis AJ, Wessel DL, Jonas RA, Newsburger JW. Current Incidence of Acute Neurologic Complications After Open-Heart Operations in Children. Ann Thorac Surg 2002;73:1752-8
20. Martins CR, França MC, Martinez ARM, Faber I, Nucci A. Semiologia Neurológica. Rio de Janeiro: Revinter, 2017
21. Tan AMY, Amoako D. Postoperative cognitive dysfunction after cardiac surgery. Continuing Education in Anaesthesia, Critical Care & Pain, vol 13, n 6, 2013

50

Crise epiléptica no pós-operatório de cirurgia cardiotorácica

Rafael Pires de Sá Valeriano • Lécio Figueira Pinto

QUESTIONAMENTOS NORTEADORES

1. Por quais motivos podem ocorrer crises epilépticas no pós-operatório de cirurgia cardiotorácica?
2. Como investigar?
3. Como prevenir a recorrência de crises nesses pacientes?

INTRODUÇÃO

Complicações neurológicas são frequentes, ocorrendo em até 15,8% dos pacientes submetidos a procedimentos cirúrgicos cardiotorácicos[1,2] e estão associadas a aumento no tempo de permanência em Unidade de Terapia Intensiva (UTI), tempo de internação e maior mortalidade intra-hospitalar.[1,3]

Crises epilépticas ocorrem entre 0,8% a 8% dos pós-operatórios de cirurgia cardiotorácica. Nos pacientes com a primeira crise, 59% terão nova crise ainda na internação, sendo a grande maioria nas primeiras 24 horas.[4-8] A presença de crises epilépticas nesse contexto parece indicar pior desfecho final na internação, embora não tenham sido demonstradas como fatores de risco independentes.[4,9,10]

Crise epiléptica é a ocorrência de sinais e sintomas transitórios devido à atividade neuronal anormal, excessiva ou síncrona cerebral, segundo a *International League Against Epilepsy* (ILAE).[11] Estima-se que cerca de 10% da população apresentará ao menos uma crise epiléptica ao longo da vida, mas somente 1 a 2% terão crises de forma recorrente (o que define epilepsia).[5]

CLASSIFICAÇÃO DAS CRISES EPILÉPTICAS

Para melhor entender a conduta a ser tomada diante do paciente com crise epiléptica, é importante saber se é a primeira crise do paciente, tentar classificá-la ou verificar se se deve a um escape de crise em um paciente com diagnóstico prévio de epilepsia.

Quadro 50.1. Classificação da primeira crise epiléptica

- **Crise provocada:** é uma crise decorrente de uma causa imediata identificada e transitória, como distúrbio metabólico (uremia, insuficiência hepática, distúrbios hidroeletrolíticos graves – sódio, cálcio, fósforo, magnésio, hipo/hiperglicemia, acidose/alcalose, intoxicação exógena, abstinência de drogas sedativas) (vide **Tabela 49.2.**), sem evidência de lesão cerebral aguda. Essas crises tipicamente se manifestam como crises tônico-clônicas bilaterais. Se a crise for focal, é pouco provável que seja provocada, com raras exceções como a hipo/hiperglicemia.
- **Crise sintomática aguda**: são aquelas que têm relação temporal próxima com insulto agudo ao sistema nervoso central (SNC) que leva a lesão estrutural como acidente vascular cerebral (AVC) hemorrágico ou isquêmico, encefalite, traumatismo cranioencefálico (TCE), etc. Geralmente são consideradas crises sintomáticas agudas aquelas que ocorrem em até sete dias do insulto ou, em casos de infecção de SNC, enquanto ativa.
- **Crises não provocadas**: são aquelas que ocorrem na ausência de lesão cerebral aguda ou alteração clínica potencialmente responsável por uma crise provocada, como discutido anteriormente. Elas diferem das demais devido ao risco de recorrência, que é maior. Quando associadas a lesões estruturais cerebrais prévias (conhecidas ou descobertas na investigação da crise), são chamadas de crises sintomáticas remotas.

De forma diferente das crises epilépticas provocadas e sintomáticas agudas, em que o limiar epiléptico é reduzido de forma transitória, o diagnóstico de epilepsia consiste em predisposição sustentada a gerar crises epilépticas e em suas consequências neurobiológicas, cognitivas, psicológicas e sociais. Esta definição requer a ocorrência de ao menos uma crise não provocada. Do ponto de vista prático, epilepsia pode ser definida como doença cerebral que preencha uma das três situações (**Tabela 49.3.**). Esse conceito possibilita o diagnóstico precoce de epilepsia, antes mesmo da ocorrência de uma segunda crise, e facilita a tomada de decisão sobre tratamento em casos nos quais os dados clínicos ou laboratoriais indicam alta chance de recorrência.[13]

Tabela 50.1. Valores de corte propostos para crise provocada em distúrbios metabólicos comuns (Adaptado de Beghi E et al., 2010)[12]

Parâmetro bioquímico	Valor
Glicose sérica	< 36mg/dL ou > 450mg/dL associada à cetoacidose (com ou sem Diabetes Mellitus pré-existente).
Sódio sérico	< 115mg/dL.
Cálcio sérico	< 5mg/dL.
Magnésio sérico	< 0,8mg/dL.
Ureia sérica	> 214mg/dL.
Creatinina sérica	> 10mg/dL.

Tabela 50.2. Epilepsia: definição prática/operacional

1. Duas ou mais crises epilépticas não provocadas (ou reflexas), ocorridas com intervalo de no mínimo 24 horas entre elas;
2. Uma crise epiléptica não provocada com probabilidade de recorrência nos próximos 10 anos de ao menos 60%;
3. Diagnóstico de uma síndrome epiléptica (epilepsia mioclônica juvenil, epilepsia do lobo temporal com esclerose de hipocampo, benigna da infância com paroxismos centro-temporais, etc.).

Simplificando a classificação semiológica, as crises epilépticas podem ser classificadas em crises de início focal, generalizado ou desconhecido. As crises de início focal têm origem em redes neuronais limitadas a apenas um hemisfério cerebral, enquanto as de início generalizado rapidamente acometem redes neuronais distribuídas bilateralmente.[14] As crises focais podem propagar e envolver redes de ambos os hemisférios cerebrais, o que chamamos de crise focal com evolução para tônico-clônica bilateral. A **Figura 50.1.** apresenta o esquema simplificado da classificação, melhor detalhado na **Tabela 50.3.**

INVESTIGAÇÃO ETIOLÓGICA

História clínica e exame físico

Uma vez que a crise epiléptica pode ser o primeiro sinal de insulto agudo ao SNC, especialmente no contexto de pós-operatório de cirurgia cardiotorácica, é necessário investigação para descartar causas que demandem cuidados específicos imediatos (crises provocadas ou sintomáticas agudas), assim como determinar o risco de recorrência.

A história clínica deve ser o primeiro passo da investigação, inclusive para auxiliar no diagnóstico

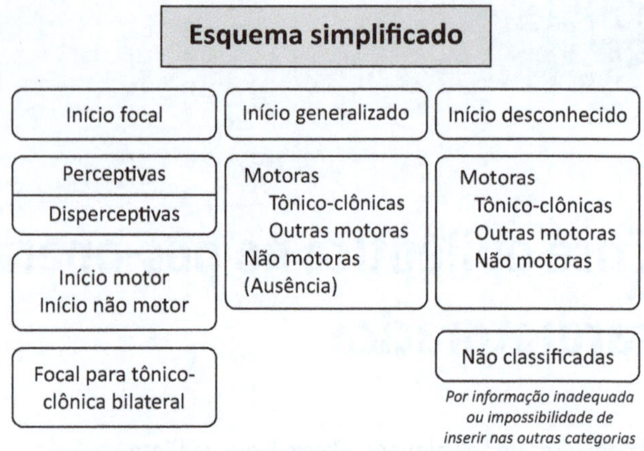

Figura 50.1. Esquema Simplificado da Classificação dos Tipos de Crises Epilépticas da ILAE 2017
Por informação inadequada ou impossibilidade de inserir nas outras categorias.

Tabela 50.3. Classificação das crises epilépticas quanto à semiologia

■ **Crise de início focal:** Previamente chamadas de crises parciais. Podem começar com sintomas conscientes (como sensação epigástrica ascendente, medo, déjà vu), abalos localizados em uma parte do corpo (clonias ou mioclonias focais), postura anormal em um membro ou segmento (contração tônica), alterações sensitivas ou visuais. Podem evoluir para crise tônico-clônica bilateral quando acontece propagação da atividade epileptiforme e envolvimento de ambos os hemisférios cerebrais. Podem ser: ■ Perceptivas: Quando não há comprometimento da consciência em nenhum momento da crise. Previamente chamadas de crises parciais simples. ■ Disperceptivas: Quando há comprometimento da consciência. Previamente chamadas de crises parciais complexas.
■ **Crise de início generalizado**: apresentam desde o início envolvimento de ambos os hemisférios cerebrais. Podem apresentar sintomas variados, como mioclonias (abalos musculares rápidos, geralmente bilaterais, que lembram "susto" ou "choque"), ausências (breve perda de consciência com início e término abrupto, comumente iniciadas na infância, raro início desse tipo de crises em adultos), crises tônico-clônicas generalizadas, etc.
■ **Crises de início desconhecido**: não é possível determinar se o início é focal ou generalizado, de acordo com as informações disponíveis.

diferencial de outros possíveis eventos paroxísticos. É necessário o contexto clínico: entender o tipo de cirurgia realizada, se houve intercorrências, medicações utilizadas, comorbidades, presença de epilepsia prévia, dentre outros.

O exame físico, incluindo o exame físico geral e o exame neurológico, também é etapa fundamental. Do exame neurológico, é importante avaliar o nível e o conteúdo da consciência, a linguagem, presença de déficits motores, fundo de olho, pupilas e alterações de demais nervos cranianos, assim como pesquisa de sinais meníngeos.

Exames complementares

Exames laboratoriais fazem parte da avaliação devido a diversas disfunções metabólicas que podem ocorrer no pós-operatório. É importante avaliar o hemograma, glicemia, função renal, gasometria venosa e eletrólitos. Outros exames, como beta-hCG, sorologias (HIV e outras), amônia, urina tipo 1, urocultura e hemoculturas devem ser solicitados a depender do contexto. Em pacientes que faziam uso prévio de fármacos antiepilépticos (FAEs), é importante dosar o nível sérico para avaliar se está dentro da faixa terapêutica.

A realização de exames de imagem se faz necessária com urgência para afastar lesões cerebrais agudas (que vão impactar a conduta a ser tomada agudamente) ou antigas (que representam maior risco de recorrência de crises). A tomografia computadorizada (TC) de crânio deve ser o exame inicial por ser mais facilmente acessível e de rápida realização, visto que o paciente pode estar instável. Detecta alterações como hemorragias (muito sensível), isquemias (sensibilidade variável, dependendo da localização, tamanho e tempo entre insulto e exame), infecções (por exemplo, abscessos cerebrais), neoplasias de sistema nervoso central, etc. Em casos específicos, pode ser necessária a obtenção de angiotomografia cerebral para descartar trombose venosa cerebral, vasculites, obstruções ou dissecção arterial, entre outros.

A ressonância magnética (RM) de crânio é o exame de imagem mais adequado para investigação de crises epilépticas, pois frequentemente as lesões podem não ser detectadas pela TC, como focos isquêmicos pequenos ou recentes. Permite visualização de lesões pré-existentes como displasias corticais, neoplasias de baixo grau, esclerose de hipocampo, entre outras. O uso de um protocolo específico para epilepsia é recomendado (cortes finos para região de interesse – por exemplo, o lobo temporal -, sequências volumétricas que permitam reconstrução, etc.).

Apesar de não existirem diretrizes bem estabelecidas quanto à indicação do exame do líquor, este pode ajudar quando a etiologia não estiver clara. Quando houver história de febre, comprometimento do nível de consciência ou cefaleia súbita precedendo o evento, a realização é necessária para descartar meningite/meningoencefalite, infiltração meníngea por neoplasia e hemorragia subaracnoidea não detectada pela TC. Antes da punção, deve-se checar se não há contraindicação para tal procedimento (coagulopatia, lesão com efeito de massa – *no contexto de crise epiléptica, é mandatório realizar exame de imagem antes da punção*). Podem ocorrer anormalidades sutis no líquor atribuídas à quebra transitória da barreira hematencefálica pela crise epiléptica, como pleocitose e hiperproteinorraquia, contudo este deve ser um diagnóstico apenas quando outras causas tiverem sido excluídas.

O eletroencefalograma (EEG) faz parte da avaliação após uma primeira crise epiléptica. Ele auxilia com a detecção de paroxismos epileptiformes (confirmam natureza do evento e são marcadores de maior chance de recorrência), classificar se a crise é focal ou generalizada (implicações para escolha de tratamento), detecção de estado de mal não-convulsivo em pacientes confusos ou com rebaixamento de nível de consciência prolongado após crise epiléptica. Em casos selecionados, como em pacientes com alteração ou rebaixamento de nível de consciência prolongado, a monitorização com EEG contínuo (EEGc) à beira do leito na UTI ajudar a detectar crises eletrográficas e tratar de forma precoce, assim como auxilia no diagnóstico diferencial de eventos motores paroxísticos.[14] Outra indicação importante é no contexto de pacientes com anóxia cerebral por complicações durante ou após a cirurgia, especialmente quando é realizada hipotermia terapêutica. Em neonatos após correção de cardiopatias congênitas com necessidade de bypass cardiopulmonar, o *guideline* da *American Clinical Neurophysiology Society* recomenda monitorização com EEGc pelo alto risco de crises e pelo impacto dessas no prognóstico.[8,15]

ETIOLOGIA

Diversos insultos agudos ao SNC e distúrbios tóxico-metabólicos podem ocorrer no contexto perioperatório de cirurgia cardiotorácica, porém algumas etiologias devem ser lembradas.

Acidente Vascular Cerebral

Crises ocorrem como consequência de isquemia focal ou global, especialmente devido à embolia de múltiplas etiologias (manipulação de aorta ateromatosa, partículas relacionadas ao *bypass* cardiopulmonar, embolização gasosa ou gordurosa, embolização séptica em pacientes com endocardite, fibrilação atrial pós-operatória), mas também por hipoperfusão cerebral. De forma menos frequente, também pode acontecer AVC hemorrágico.[3]

Síndrome de vasoconstricção cerebral reversível (SVCR)

É uma condição clínica e radiológica habitualmente caracterizada por cefaleia de início súbito e de forte intensidade ("em trovoada"), com evidência de vasoconstrição multifocal e transitória aos exames de imagem vascular cerebral, por vezes associada a infartos cerebrais e crises epilépticas. Também costuma estar associada à síndrome da encefalopatia reversível posterior (PRES), em que também se evidencia edema vasogênico subcortical mais frequente nas regiões parieto-occipitais ao exame de imagem. A fisiopatologia parece estar associada à disfunção endotelial e da autorregulação do fluxo sanguíneo cerebral. Diversos fatores predispõem à síndrome, como:

- Pós-parto.
- Exposição a drogas lícitas e ilícitas.
- Tumores secretores de catecolaminas.
- Dissecção arterial e exposição a medicações.[16,17]

É importante ressaltar a associação com medicações com efeito vasoativo (noradrenalina, antidepressivos inibidores da recaptação de serotonina e noradrenalina, descongestionantes nasais, entre outros) e, no contexto de cirurgia cardiotorácica, especialmente nos transplantes, os imunossupressores, como tacrolimus e ciclofosfamida também têm sido associados à SVCR.

Medicações

Algumas medicações podem reduzir o limiar convulsivo e predispor a crises epilépticas. Em perioperatório de cirurgia cardiotorácica, o ácido tranexâmico, antifibrinolítico usado para evitar perda sanguínea, é o fármaco mais comumente relacionado à ocorrência de crises provocadas. Isso se deve provavelmente por efeito direto no SNC de antagonismo nos receptores GABAa e de glicina. O efeito inclusive parece ser dose-dependente, pois quando doses maiores que 80-100mg/kg são utilizadas, o risco é ainda maior.[4,18]

Outros fármacos já associados a crises epilépticas que devem ser lembrados são o contraste iodado utilizado em procedimentos endovasculares e antibióticos, com destaque para cefalosporinas e carbapenêmicos, em especial cefepime e meropenem.[19,20]

MANEJO CLÍNICO

O manejo das crises deve contemplar três aspectos: estabilização do paciente, tratamento das crises e a investigação etiológica (já discutida).

Assim como no atendimento às demais emergências médicas, a prioridade inicial é a realização das medidas de suporte básico de vida, com monitorização de sinais vitais e estabilização clínica.

TRATAMENTO

Crise provocada e crise sintomática aguda

Essas vão ser as mais comuns em pós-operatório de cirurgia cardiotorácica. O principal foco é o tratamento da causa de base, pois se não for corrigida, novas crises poderão acontecer a despeito do tratamento. A indicação de fármacos antiepilépticos (FAEs) deve ser feita de forma individualizada, especialmente quando existe lesão encefálica. Em geral, o tratamento deve ser mantido por curto período (sugere-se até 12 semanas baseado nos estudos de trauma crânio-encefálico), com posterior reavaliação do risco de recorrência e definição quanto à necessidade de manutenção.

Escape de crise em paciente com epilepsia prévia

Pacientes com diagnóstico de epilepsia devem ser avaliados quanto aos possíveis fatores desencadeantes do escape de crise. O principal fator a ser questionado é o uso regular da medicação ou mudança recente na mesma (redução de dose, mudança de marca, interação com outras medicações), o que é comum em internações. Devem ser avaliados fatores que reduzam o limiar convulsivo, como alterações metabólicas, infecciosas ou medicações. Outra situação possível é de se tratar de escape de crise epiléptica no contexto de paciente com epilepsia de difícil controle (refratária) e ser o padrão habitual dele. Considerar caso a caso ajuste do esquema terapêutico prévio, de preferência com orientação de um Neurologista.

Primeira crise não provocada

Após a investigação de crise epiléptica não provocada única, é possível estimar a chance de recorrência e então definir com o paciente a necessidade de iniciar FAE para prevenir novas crises. Após uma primeira crise e presença de fatores de risco de recorrência (história ou presença de lesão cerebral prévia visualizada pela TC ou RM; EEG com atividade epileptiforme; crise em sono) ou após uma segunda crise não provocada, é possível fazer diagnóstico de epilepsia e estaria indicado o uso de FAE.

Qual medicação anticonvulsivante escolher?

A decisão de iniciar FAE é complexa e deve considerar diversos fatores: idade, impacto socioeconômico de uma nova crise na vida do paciente, comorbidades médicas, estigma associado a epilepsia, função/emprego exercido, necessidade de conduzir automóveis, preferência pessoal do paciente, potenciais efeitos colaterais dos antiepilépticos e interação com demais medicações (como na **Tabela 50.5.**). É fato que aproximadamente 30% dos pacientes descontinuam o primeiro FAE prescrito por efeitos adversos.

Uma vez que se optou por iniciar tratamento, deve-se tentar caracterizar a crise ocorrida como de início focal, de início generalizado ou de início desconhecido, conforme dados clínicos, de imagem e eletroencefalográficos. Para crises de início focal, pode-se optar por carbamazepina, oxcarbazepina, fenitoína, gabapentina, pregabalina ou lacosamida. Os FAEs de amplo espectro são preferidos para crises de início generalizado ou desconhecido, mas também podem ser utilizados nas crises de início focal. Alguns exemplos são: valproato de sódio, lamotrigina, levetiracetam, fenobarbital, topiramato e benzodiazepínicos.

Antes da alta hospitalar, os pacientes e acompanhantes devem ser orientados quanto aos riscos em pacientes que tiveram crise epiléptica. Pacientes devem ser orientados a não dirigir, evitar atividades de risco como nadar em piscina ou banho de mar em profundidade e sem acompanhantes, assim como diversas situações, especialmente no trabalho e que possam representar risco maior para si e/ou para outras pessoas em caso de recorrência. Os acompanhantes devem ser orientados também quanto a como agir se houver recorrência da crise: deitar o paciente em decúbito lateral, tentar afastar objetos que machuquem o paciente, proteger a cabeça, mas sem tentar conter o paciente (poderá causar lesões). Ponto importante é não tentar segurar a língua ou colocar qualquer objeto dentro da boca. Orientar a procura ao pronto-socorro em caso de crise prolongada (>5 minutos, ver definição de Estado de Mal Epiléptico) ou escapes frequentes.

Estado de mal epiléptico

O estado de mal epiléptico (EME), segundo força-tarefa da ILAE, é uma condição resultante da falência dos mecanismos de cessação de crises ou de alterações nos mecanismos que iniciam as crises fazendo com que ocorram de forma anormal e prolongada (após o tempo 1 - t_1), conforme apresentado na **Figura 50.4**. Pode levar a consequências a longo prazo (tempo 2 - t_2), incluindo dano e morte neuronal, além de alteração das redes neurais a depender da duração das crises.

Sabe-se ainda que o estado de mal epiléptico convulsivo (EMEC), quando prolongado, pode gerar descompensação dos mecanismos homeostáticos. Há aumento do metabolismo cerebral, necessitando de compensação com aumento do fluxo sanguíneo cerebral, oxigenação e níveis de glicose, podendo cursar inclusive com perda da autorregulação cerebral. Diversas consequências sistêmicas também podem ocorrer, como embolia pulmonar, pneumonia aspirativa, disfunção cardíaca, hipertermia e que podem culminar com disfunção de múltiplos órgãos.

De forma prática, o principal fator que vai definir a conduta inicial é a semiologia, sendo dividido em dois grandes grupos:[21]

- EME com sintomas motores proeminentes: são aqueles que cursam com fenômenos motores como principal manifestação. Os principais exemplos são o convulsivo, o mioclônico e o focal motor.
- EME sem sintomas motores proeminentes: é o chamado estado de mal epiléptico não-convulsivo (EMENC). Pode se apresentar com ou sem comprometimento da consciência.

Tratamento

O primeiro passo é a estabilização clínica com monitorização de sinais vitais e medidas de suporte básico de vida.

Tabela 50.4. Interação dos fármacos antiepilépticos e anticoagulantes orais diretos (DOACs)

	Dabigatrana	Apixabana	Edoxabana	Rivaroxabana	Comentários
Fármacos					
Carbamazepina	Não utilizar (Bula)	Evitar/cuidado (↓ 50%)	Evitar/cuidado (↓ 35%)	Não utilizar (Bula)	Forte indutor CYP e P-gp
Lamotrigina	Sem interações significativas descritas, uso seguro pelas evidências disponíveis.				
Levetiracetam	Interação teórica pela glicoproteína P reduzindo efeito, mas sem dados clínicos que corroborem. Aparentemente seguro				
Oxcarbazepina		Evitar/cuidado (↓ efeito)		Evitar/cuidado (↓ efeito)	Indutor CYP; competição na P-gp
Fenobarbital	Não utilizar	Evitar/cuidado (Bula)	Evitar/cuidado (Bula)	Não utilizar (Bula)	Forte indutor CYP; competição na P-gp
Fenitoína	Não utilizar (Bula)	Evitar/cuidado (Bula)	Evitar/cuidado (Bula)	Não utilizar (Bula)	Forte indutor CYP; competição na P-gp
Gabapentina/Pregabalina	Sem interações significativas descritas, uso seguro pelas evidências disponíveis.				
Topiramato		Evitar/cuidado (↓ efeito)		Evitar/cuidado (↓ efeito)	Indutor CYP
Ácido valpróico	Evitar uso pelo risco de interação, conflitante pelos dados se há redução ou aumento efeito dos anticoagulantes				
Lacosamida	Sem interações significativas descritas, uso seguro pelas evidências disponíveis.				

O tratamento das crises deve ser iniciado com a maior precocidade possível, ainda durante a estabilização. A primeira medicação a ser administrada deve ser um benzodiazepínico. Caso não haja acesso venoso imediato, a primeira opção é pelo midazolam intramuscular (estudos apontam ser tão ou mais eficaz que uso endovenoso, provavelmente pela rapidez de aplicação). Quando o paciente já dispõe de acesso venoso, a opção passa a ser o diazepam endovenoso (visto que não há disponibilidade de lorazepam endovenoso no Brasil), cuja dose pode ser repetida.

Em seguida, deve-se iniciar medicação de segunda linha. Estudo recente mostra que a fosfenitoína, levetiracetam e ácido valproico endovenoso são alternativas igualmente eficazes e seguras.[22] Contudo, nenhum desses fármacos está disponível no Brasil.

Em nossa realidade, as opções disponíveis são a fenitoína, fenobarbital, lacosamida e brivaracetam.

A fenitoína pode ser utilizada em substituição à fosfenitoína sem prejuízos. A diferença entre elas é que a fosfenitoína é uma pró-droga que pode ser infundida mais rapidamente, mas o tempo que leva para conversão em fenitoína faz com que a vantagem da velocidade de infusão não reflita em menor tempo para concentração no tecido neural, o que é o ponto relevante. Ainda, o custo elevado e a ausência de estudos que apontem de forma definitiva a superioridade, suportam o uso da fenitoína em nossa realidade.

O fenobarbital é uma alternativa eficaz, mas com pior perfil de efeitos adversos, destaque para efeitos sedativos – alto risco de insuficiência respiratória com as doses preconizadas e geralmente necessárias para controle do estado de mal. Pode ser preferido em situações de abstinência alcoólica ou ao próprio medicamento (pacientes que descontinuaram o uso de forma abrupta).

A lacosamida é uma opção emergente pela facilidade de uso, maior velocidade de infusão, baixa interação medicamentosa. As evidências para seu uso são crescentes, inclusive com estudo randomizado mostrando eficácia semelhante à fosfenitoína para controle de crises e estado de mal não convulsivo na terapia intensiva.[23,24]

A fenitoína e a lacosamida por atuarem bloqueando canais de sódio, podem causar arritmias, em especial bloqueios atrioventriculares, especialmente se a dose for elevada ou rápida infusão. Recomenda-se precaução no uso de lacosamida em pacientes que apresentem bloqueios atrioventriculares ou estejam em uso de medicações que interfiram na condução, com obtenção de eletrocardiograma pré e pós-infusão. Para a fenitoína deve-se ter cautela em pacientes com doença cardíaca, a infusão deve ser feita mais lenta e sob monitorização cardíaca.

O brivaracetam é o fármaco mais recente para uso endovenoso no Brasil, é uma modificação do levetiracetam que apresenta maior velocidade de entrada no sistema nervoso central e maior ligação ao alvo de ação (estima-se que seja 20 vezes mais potente que levetiracetam). O uso no contexto das emergências relacionadas a crises e estado de mal é promissor, mas as evidências ainda são limitadas.[25]

Os casos que permanecem com crises apesar do uso de medicações de primeira (benzodiazepínicos – midazolam ou diazepam) e segunda linha (fenitoína, fenobarbital, lacosamida) são considerados EME refratário. Nesse ponto, devem ser realizados tratamentos adicionais, com uso de outra droga endovenosa de segunda linha ou iniciadas medicações anestésicas (ver **Tabela 50.7.**) para coma induzido, após intubação orotraqueal. A decisão quanto ao uso de medicações anestésicas deve considerar a gravidade do quadro (estado de mal convulsivo x não convulsivo), comorbidades do paciente, etc.

Na Unidade de Terapia Intensiva, o paciente necessitará de monitorização eletroencefalográfica (idealmente contínua), pois mesmo que a manifestação clínica cesse, metade dos casos mantém estado de mal, crises frequentes ou padrões periódicos que necessitam de tratamento adicional.

O midazolam é a droga anestésica de primeira escolha, na maioria dos casos, por ter melhor evidência sobre perfil de eficácia e segurança. O propofol é uma alternativa e tiopental, em geral, é reservado para casos mais graves. Comumente, essas medicações são suficientes para interromper o EME. Deve-se manter o paciente em uso da medicação anestésica por 24 horas, objetivando o padrão de surto-supressão eletroencefalográfico, porém alguns autores sugerem que apenas a cessação de crises eletrográficas é suficiente (não há evidência sobre melhor escolha).

Em paralelo, devem ser administrados ao menos dois fármacos antiepilépticos que deverão estar ao nível terapêutico durante as 24 horas iniciais. O uso deve ser preferencialmente endovenoso para garantir rápida e eficazmente níveis séricos adequados. Como citado previamente, fenitoína, fenobarbital, lacosamida e brivaracetam são as opções endovenosas disponíveis no Brasil no momento. O topiramato por sonda pode ser utilizado, com séries apontando eficácia no estado de mal. O levetiracetam, por não estar disponível para uso endovenoso, também pode ser utilizado por sonda. Outras opções com possibilidade de rápida titulação por sonda seriam o ácido valproico, carbamazepina, gabapentina e vigabatrina. Lamotrigina não deve ser utilizada nesse contexto pelo risco aumentado de rash se titulado rapidamente.

Tabela 50.5. Fármacos antiepilépticos de segunda linha para tratamento do estado de mal epiléptico

Droga	Dose inicial adulto	Apresentação/Diluição	Administração	Efeitos Colaterais e considerações
Fenitoína	20mg/kg	250mg/ 5mL Diluir em SF0,9%, incompatível com soro glicosado. Recomenda-se uso de filtro de linha.	Velocidade máxima de infusão 50mg/min Idosos e cardiopatas reduzir para 20mg/min	Hipotensão e bradicardia se infusão rápida. Monitorar ECG e PA. Extravasamento pode causar necrose.
Fenobarbital	15 a 20mg/kg	200mg/2mL	50-100mg/min.	Pode causar depressão, sedação e insuficiência respiratória. Recomendado apenas para casos mais complexos. Considerar no contexto de abstinência alcoólica ou ao próprio fenobarbital.
Lacosamida	200 a 400mg	200mg/20mL Diluição em SF0,9%, SG5% ou Ringer	5 a 15 minutos	Pode causar aumento do intervalo PR e bloqueio atrioventicular. Fazer com cautela em pacientes com alteração do intervalo PR ou uso de medicações que causem bradicardia. Recomendado ECG antes e após.
Brivaracetam	50 a 400mg	50mg/5mL	2 a 15 minutos	Relato de sonolência, sem descrição de efeitos cardiovaculares

Tabela 50.6. Fármacos de infusão contínua para tratamento de terceira linha do EMEC

Droga	Dose inicial em bolus	Apresentações	Manutenção (infusão contínua)	Considerações/Padrão EEG
Midazolam	0,2mg/kg. Pode ser repetido bolus	15mg/3mL 5mg/mL 50mg/10mL	0,1-2mg/kg/h	Pode causar hipotensão e depressão cardiorrespiratória, em menor grau que tiopental.
Propofol	2 a 3 mg/kg. Pode ser repetido bolus	Frasco ampola 10mg/mL ou 20mg/mL	4-10mg/kg/h	Pode causar síndrome de infusão do propofol (efeito tóxico raro levando à acidose metabólica e rabdomiólise).
Tiopental	3 a 5 mg/kg bolus, pode ser repetido a cada 2 a 3 minutos	Frascos 0,5 a 1 grama. Diluir em SF 0,9%.	3 a 7 mg/kg/h	Causa hipotensão e depressão cardiorrespiratória, frequente necessidade de uso de vasopressores. Aumento do risco de infecção.
Ketamina	1,5mg/kg repetido a cada 5min até 4,5mg/kg	Frasco ampola 500mg/10mL	2 a 5mg/kg/h	Pode causar confusão, delirium e agitação, uso em geral associado a midazolam ou propofol. Menor risco de hipotensão.

Após as 24 horas de sedação contínua, deve-se reduzir a infusão em 25% a cada 6 horas, com controle eletroencefalográfico.

Os casos mais raros em que as crises persistem apesar de medicação sedativa são chamados de EME super-refratário. Neste ponto, a evidência de trabalhos científicos é limitada e as propostas terapêuticas variam desde associação de medicações de segunda e terceira linha, uso de cetamina, anestésicos inalatórios, imunoterapia, dentre outras.

Estado de mal epiléptico não-convulsivo

O diagnóstico do estado de mal epiléptico não-convulsivo (EMENC) requer realização de eletroencefalograma, que mostrará padrão compatível. A discussão sobre esses padrões foge ao objetivo deste capítulo, contudo um ponto importante é a resposta clínica (melhora de nível de consciência, desaparecimento de manifestações clínicas sutis) e eletrográfica (existem critérios objetivos de resposta) a fármacos antiepilépticos, pois isto é confirmatório em padrões duvidosos e faz parte dos critérios diagnósticos. Os benzodiazepínicos são os fármacos mais recomendados, mas outras medicações não sedativas podem ser utilizadas (fenitoína, lacosamida, brivaracetam, levetiracetam por sonda seriam algumas opções interessantes em nossa realidade). A resposta nem sempre é rápida, devendo ser reavaliada ao longo de horas, e por vezes, dias.

No EMENC, pode não existir nenhuma manifestação clinica ou sinais podem ser pouco evidentes, como comprometimento cognitivo e alterações comportamentais, automatismos, abalos musculares sutis na

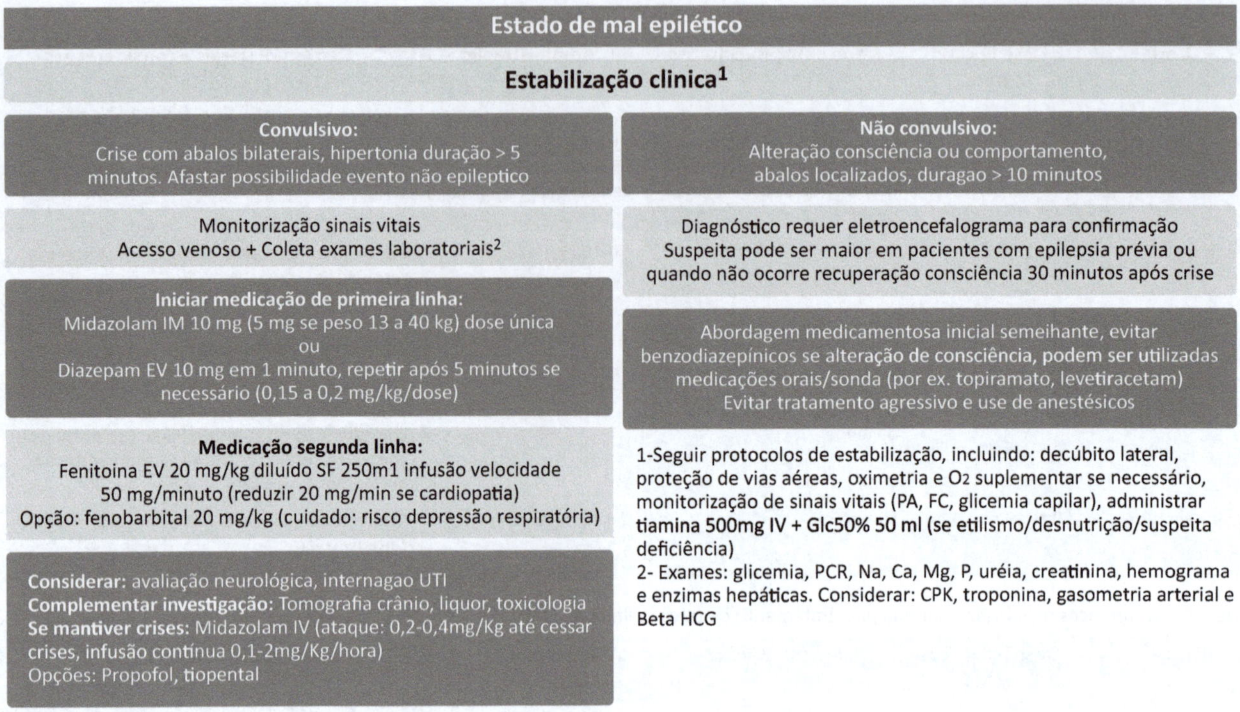

Figura 50.2. Protocolo de atendimento ao paciente com Estado de Mal Epiléptico

face ou nos membros, alterações oculares (nistagmo, hippus), bloqueio afásico, e alterações autonômicas.

Quanto à etiologia, a investigação deve ser semelhante àquela da primeira crise.

Estudos e guidelines de sociedades recomendam a monitorização contínua por EEG para diagnóstico e acompanhamento do tratamento. Ao menos um estudo apontou redução da mortalidade sem aumento dos custos.

O tratamento inicial do EMENC se assemelha ao do EMEC com uso inicial de um benzodiazepínico seguido de outro fármaco não sedativo. Contudo deve ser menos agressivo, devendo ser evitados tratamentos de terceira linha, com indução de coma, visto que, especialmente em idosos, dados apontam aumento da mortalidade e custos sem claro impacto no prognóstico.[26]

Após o uso de um fármaco de segunda linha, recomenda-se associar outro.

O enfoque no tratamento da causa de base é importante, tendo em vista que a etiologia é o principal fator prognóstico (**Figura 50.2.**).

REFERÊNCIAS BIBLIOGRÁFICAS

1. Raffa GM, Agnello F, Occhipinti G, et al. Neurological complications after cardiac surgery: a retrospective case-control study of risk factors and outcome. J Cardiothorac Surg. 2019; 14-23.
2. Wolman RL, Nussmeier NA, Aggarwal A, et al. Cerebral injury after cardiac surgery: identification of a group at extraordinary risk. Stroke. 1999;30:514-522.
3. Almassi GH, Sommers T, Moritz TE, et al. Stroke in cardiac surgical patients: determinants and outcome. Ann Thorac Surg. 1999;68:391-8.
4. Manji RA, Grocott HP, Manji JS, et al. Recurrent seizures following cardiac surgery: risk factors and outcomes in a historical cohort study. J Cardiothorac Vasc Anesth. 2015;29(5):1206-11.
5. Berg AT, Shinnar S. The risk of seizure recurrence following a first unprovoked seizure: a quantitative review. Neurology. 1991;41:965–72.
6. Sharma V, Katznelson R, Jerath A, et al. The association between tranexamic acid and convulsive seizures after cardiac surgery: a multivariate analysis in 11 529 patients. Anaesthesia. 2014;69:124-30.
7. Martin K, Knorr J, Breuer T, et al. Seizures after open heart surgery: comparison of ε-aminocaproic acid and tranexamic acid. J Cardiothorac Vasc Anesth. 2011 Feb;25(1):20-25.
8. Naim MY, Gaynor JW, Chen J, et al. Subclinical seizures identified by postoperative electroencephalographic monitoring are common after neonatal cardiac surgery. J Thorac Cardiovasc Surg. 2015;150:169-80.
9. Ivascu NS, Gaudino M, Lau C, et al. Nonischemic postoperative seizure does not increase mortality after cardiac surgery. Ann Thorac Surg. 2015;100:101–6.
10. Thomas CE, Jichici D, Petrucci R, et al. Neurologic complications of the Novacor left ventricular assist device. Ann Thorac Surg. 2001;72:1311–5.
11. Fisher RS, van Emde Boas W, Blume W, et al. Epileptic seizures and epilepsy: definitions proposed by the International League Against Epilepsy (ILAE) and the International Bureau for Epilepsy (IBE). Epilepsia 2005;46:470–2.
12. Beghi E, Carpio A, Forsgren L, et al. Recommendation for a definition of acute symptomatic seizure. Epilepsia. 2010;51(4):671–5.
13. Fisher RS, Acevedo C, Arzimanoglou A, et al. ILAE official report: a practical clinical definition of epilepsy. Epilepsia 2014;55(4):475–82.
14. Marcuse LC, Bronster DJ, Fields M, et al. Evaluating the obtunded patient after cardiac surgery: the role of continuous electroencephalography. J Crit Care. 2014; 29:316.e1-316.e5.
15. Shellhaas RA, Chang T, Tsuchida T, et al. The American Clnical Neurophysiology Society's Guideline on Continuous Electroencephalography Monitoring in Neonates. J Clin Neurophysiol. 2011;28:611-617.
16. Ban SP, Hwang G, Kim CH, Kwon O. Reversible cerebral vasoconstriction syndrome combined with posterior reversible encephalopathy syndrome after heart transplantation. J Clin Neurosci. 2017.
17. Ducros A, Wolff V. The typical thunderclap headache of reversible cerebral vasoconstriction syndrome and its various triggers. Headache. 2016;56: 657-73.

18. Couture P, Lebon JS, Laliberté E, et al. Low dose versus high dose tranexamic acid reduces the risk of non-ischemic seizures after cardiac surgery with cardiopulmonar bypasss. J Cardiothorac Vasc Anesth. 2017 Oct;31(5):1611-7.
19. Sansone V, Piazza L, Butera G, et al. Contrast-induced seizures after cardiac catheterization in a 6-year-old child. Pediatr Neurol. 2007;36: 268–70.
20. Sugimoto M, Uchida I, Mashimo T, et al. Evidence for the involvement of GABA(A) receptor blockade in convulsions induced by cephalosporins. Neuropharmacology. 2003;45:304–14.
21. Trinka E, Cock H, Hesdorffer D, et al. A definition and classification of status epilepticus – Report of the ILAE Task Force on Classification of Status Epilepticus. Epilepsia 2015;56(10):1515-1523.
22. Kapur J, Elm J, Chamberlain JM, et al. Randomized trial of three anticonvulsant medications for status epilepticus. N Engl J Med 2019;381: 2103-13.
23. Husain AM, Lee JW, Kolls BJ, et al. Randomized trial of lacosamide vs fosphenytoin for nonconvulsive seizures. Ann Neurol 2018; 83:1174–1185
24. VanHaerents S & Gerard EE. Epilepsy Emergencies: Status Epilepticus, Acute Repetitive Seizures, and Autoimmune Encephalitis. Continuum (Minneap Minn) 2019;25(2, Epilepsy):454–476.
25. Brigo F, Lattanzi S, Nardone F and Trinka E. Intravenous Brivaracetam in the Treatment of Status Epilepticus: A Systematic Review. CNS Drugs 2019; 33(8):771–81.
26. Litt B, Wityk RJ, Hertz SH, et al. Nonconvulsive status epilepticus in the critically ill elderly. Epilepsia. 1998;39(11):1194–1202

Bibliografia sugerida

Fisher RS, Cross JH, D'Souza C, et al. Instruction manual for the ILAE 2017 operational classification of seizure types. Epilepsia. 2017;58(4):531-42.

Seção 14

Alterações Neurológicas

51

Encefalopatias tóxico-metabólicas

Raphael Ribeiro Spera • Ricardo Pires Alvim • Raphael Tuma • Adalberto Studart Neto

INTRODUÇÃO

Dentre as principais causas de comprometimento do nível e conteúdo da consciência, encontra-se o grupo das doenças que acometem o encéfalo de forma difusa, afetando a integração das vias e conexões neuronais. Tais patologias afetam de modo específico a homeostase e o mecanismo energético dos neurônios e outras células do SNC, propiciando o aparecimento de diversos sinais e sintomas neurológicos, que são bem caracterizados e já foram descritos previamente ao longo do capítulo. Determinadas entidades afetam, de modo seletivo, as estruturas cerebrais específicas, causando síndromes bem descritas (por exemplo, Síndrome de Wernicke-Korsakoff, por deficiência de Tiamina, com acometimento do tálamo e corpos mamilares). Muitas vezes, pode-se encontrar mais de uma causa específica. Os principais grupos e doenças que afetam o SNC desta maneira estão apresentados na **Tabela 51.1**.

Tabela 51.1. Causas de encefalopatia tóxico-metabólicas.

Distúrbios do metabolismo da glicose	Intoxicação exógena
Encefalopatia hipóxico-isquêmica.	Distúrbios do metabolismo ácido-básico e respiratório (hipercapnia).
Encefalopatia urêmica.	Medicamentoso.
Encefalopatia hepática.	Infecção urinária, pulmonar, tecidos moles, pele e SNC.
Distúrbios tireoidianos.	Distúrbios do mecanismo termorregulatório.
Delirium tremens.	Relacionado aos cuidados hospitalares (UTI, pós-operatório, sepse).
Distúrbios hidroeletrolíticos	Encefalopatia relacionada à pancreatite

ALTERAÇÕES DA CONSCIÊNCIA

A consciência pode ser definida como um estado de pleno conhecimento e percepção de si próprio e do ambiente; e constitui-se de dois componentes: o nível e o conteúdo da consciência.[1] O nível de consciência representa o grau de alerta comportamental que fisiologicamente segue um ciclo de alternância entre os estados de vigília (indivíduo de olhos abertos e alerta) e sono (uma diminuição não-patológica do nível de consciência que se caracteriza por ser facilmente revertido por estímulos externos). Por sua vez, o conteúdo da consciência constitui-se em um somatório de todas as funções cognitivas e comportamentais, como, por exemplo, a linguagem e a memória. A partir desses dois componentes, podemos estabelecer diferentes níveis de alterações da consciência. Coma, por sua vez, é definido como estado grave de não responsividade, em que o indivíduo se encontra de olhos fechados, sem respostas verbais ou motoras apropriadas a estímulos, mesmo que vigorosos.

O nível de consciência é determinado pela interação entre a formação reticular do tronco encefálico, o diencéfalo e os hemisférios cerebrais.[2] O Sistema Ativador Reticular Ascendente (SARA) consiste em uma rede de neurônios situados na formação reticular do mesencéfalo e da porção superior da ponte, que se projeta para núcleos talâmicos e hipotalâmicos, bem como para o prosencéfalo basal, e desses, difusamente para os hemisférios cerebrais. Este sistema tem um papel central na regulação do estado de alerta e no ciclo sono-vigília.

Portanto, o coma e outras alterações do nível de consciência resultam de lesões ou disfunções dessa complexa rede envolvendo o SARA no tegmento mesopontino e suas projeções aos núcleos talâmicos e hipotalâmicos e ao córtex difusamente (ou seja, hemisférios cerebrais bilateralmente). Diversas causas estão associadas as alterações agudas da consciência, mas podemos dividir em dois grandes grupos: etiologias difusas (encefalopatias) e estruturais.[2,3] No primeiro grupo, temos um comprometimento difuso dos hemisférios cerebrais, mais comumente de etiologia tóxico-metabólico. Já no segundo grupo, tem-se lesões focais destrutivas ou expansivas que levam ao coma por acometer direta ou indiretamente estruturas do diencéfalo e/ou do SARA.

As encefalopatias difusas (ou multifocais) caracterizam-se, em geral, por uma instalação gradual, por vezes com flutuações, passando inicialmente por um estágio de estado confusional agudo (delirium) e evoluindo com depressão do nível de consciência. Além disso, comumente não se apresentam com sinais lateralizados, postura de decorticação ou decerebração e alterações pupilares e da motricidade ocular extrínseca. Entretanto, essa regra não é absoluta: algumas etiologias tóxico-metabólicas podem apresentar-se com sinais focais, inclusive com sinal de Babinski (por exemplo, hipoglicemia e encefalopatias hepática e urêmica).

3. ABORDAGEM INICIAL AO PACIENTE COM ALTERAÇÃO DA CONSCIÊNCIA

Alterações agudas da consciência constituem-se em uma emergência médica e, como tal, enquanto se obtém uma história e se examina o paciente, condutas imediatas devem ser tomadas a fim de se tratar precocemente possíveis causas reversíveis e assim minimizar a injúria neurológica.[4] Inicialmente, todo paciente com rebaixamento do nível de consciência deve ser avaliado em ambiente de terapia intensiva ou emergência e ter seus sinais vitais monitorizados e estabilizados (via aérea, respiração, pressão arterial, frequência cardíaca e temperatura). Assegurar uma saturação arterial de oxigênio acima de 90% e uma pressão arterial média acima de 70mmHg são medidas críticas para manter a viabilidade do tecido nervoso. Para permitir adequada oxigenação, pacientes em coma devem ter sua via aérea assegurada por uma intubação orotraqueal. Outra medida a ser tomada precocemente é a determinação da glicose capilar (dextro) e, se hipoglicemia (< 70mg/dL), proceder com a reversão imediata com infusão de solução glicosada hipertônica (50mL de glicose a 50%).

Após as condutas imediatas de estabilização dos sinais vitais, correção de hipoglicemia e administração de tiamina, o passo seguinte é a coleta de uma breve história e a realização de um exame neurológico rápido e objetivo. Aqui, diferentemente de outros cenários, convém primeiro a avaliação neurológica antes da anamnese. **O principal objetivo ao final do exame** é estabelecer se é um coma por encefalopatia tóxico-metabólica ou se se trata de um coma de causa estrutural, e, no caso desse, se há sinais de herniação.[5] A seguir, um breve roteiro do exame neurológico no coma, que será aprofundado nos tópicos subsequentes:

1. Nível de consciência.
2. Padrão respiratório.
3. Motricidade (padrão de resposta motora).
4. Pupila e reflexo fotomotor (II e III).
5. Motricidade ocular extrínseca (III, IV e VI).
6. Manobras vestibulares (III, IV e VI e VIII).
7. Reflexo córneo-palpebral (V e VII).
8. Reflexo de tosse (IX e X).

EXAME NEUROLÓGICO NO REBAIXAMENTO DO NÍVEL DE CONSCIÊNCIA

Nível de consciência

Na prática, definimos o nível de consciência de um sujeito a partir da sua capacidade de interagir ou estabelecer algum contato (verbal ou visual) com examinador, bem como a partir da intensidade de estímulo necessário para se obter uma resposta verbal ou motora e a qualidade dessa resposta. Inicialmente, tentam-se estímulos verbais, incluindo vigorosos, e na ausência de resposta, procede-se para um estímulo doloroso.

A escala é mais amplamente divulgada como a **escala de coma de Glasgow** (**Tabela 51.2.**). Publicada em 1974, ela foi desenvolvida para quantificar a gravidade da injúria neurológica pós-traumatismo cranioencefálico e, a despeito de suas limitações, rapidamente ganhou espaço nas emergências pela sua facilidade de aplicação.[6]

Tabela 51.2. Escala de coma de Glasgow.

Parâmetro	Resposta	Pontuação
Abertura ocular	Espontânea. Estímulos verbais. Estímulos dolorosos. Ausente.	4 3 2 1
Melhor resposta verbal	Orientado. Confuso. Palavras inapropriadas. Sons incompreensíveis. Ausente.	5 4 3 2 1
Melhor resposta motora	Obedece a comandos. Localização do estímulo doloroso. Retirada em flexão ao estímulo doloroso. Flexão patológica (decorticação). Extensão patológica (descerebração). Ausente.	6 5 4 3 2 1

A principal limitação da escala de Glasgow advém do fato de que o nível de consciência é definido pelas respostas verbal e motora. Consequentemente, pode-

-se inferir um escore sobrestimado em indivíduos com afasia e/ou anartria com tetraplegia (como na síndrome de *locked-in*).

Ritmo respiratório

O controle neural da respiração é dado a partir da integração de diversas estruturas do tronco encefálico, do hipotálamo e do córtex. Assim, topografias distintas de lesão podem levar a diferentes padrões respiratórios patológicos. Entretanto, é valido salientar que outros fatores podem interferir no ritmo respiratório, como patologias pulmonares ou cardíacas (por exemplo, congestão pulmonar), alterações no equilíbrio ácido-base (por exemplo, uma acidose metabólica) e drogas sedativas ou bloqueadores neuromusculares. Além disso, o paciente que chega em coma na sala de emergência é comumente intubado para proteção de via aérea no primeiro atendimento e a avaliação neurológica muitas vezes se dá após o procedimento.

Motricidade

De modo geral, o padrão de resposta motora reflete a gravidade do coma. Lesões hemisféricas ou diencefálicas bilaterais, ou mesencefálicas acima do núcleo rubro, podem levar a um**a postura (ou rigidez) em decorticação**. Nele, em resposta ao estímulo doloroso, há uma lenta flexão dos dedos, punhos e cotovelos, com adução e rotação interna dos membros superiores e uma extensão e rotação interna dos membros inferiores, acompanhado por uma vigorosa flexão plantar. Por outro, quando a lesão se situa entre os núcleos rubros e os vestibulares, tem-se um**a postura (ou rigidez) em descerebração** (extensão tônica dos quatro membros, com adução e pronação dos membros superiores e flexão plantar).

Embora essas respostas motoras patológicas estejam associadas a causas estruturais de coma, indivíduos em estado pós-convulsivo ou com encefalopatia tóxica-metabólica (por exemplo, coma hepático, hipoglicemia e intoxicações) também podem apresentar decorticação ou descerebração. Entretanto, mais comumente o paciente em coma metabólico "pula" essas etapas de resposta motora. À medida que o coma por encefalopatia tóxico-metabólica se aprofunda, a resposta motora passa da flexão em retirada para ausência de resposta motora sem que tenham ocorrido posturas em decorticação ou decerebração.

Pupilas e reflexo fotomotor

O diâmetro pupilar resulta de um complexo balanço entre as ações simpática (pupilodilatador) e parassimpática (pupiloconstritor).

Primeiro passo é certificar-se de que o paciente não fez uso de nenhum colírio ou substância que influencie no tamanho das pupilas. Dentre as drogas com ação pupilomotora, têm-se os opiáceos (miose, com pupilas puntiformes), atropina ou outros anticolinérgicos muscarínicos (pupilas midriáticas arreativas) e barbitúricos (pupilas médio-fixas).

De modo geral, as pupilas "patológicas" são um resultado então de um desequilíbrio entre os sistemas simpático e parassimpático. **Pupilas mióticas** em pacientes com coma decorrem de **lesões nas vias simpáticas descendentes** que se originam nos hipotálamos e descem dorsolateralmente no tronco encefálico. Comumente são **pupilas com reflexo fotomotor presente**.

Por outro lado, **pupilas midriáticas** são decorrentes de **lesões mesencefálicas**. Como há injúria do centro de integração do reflexo fotomotor no mesencéfalo, as **pupilas são arreativas à luz**. A pupila uncal **(ou III nervo craniano), dilatada e sem reflexo fotomotor** é assim denominada porque decorre da hérnia do uncus, que faz parte da porção medial do lobo temporal e quando há hipertensão intracraniana pode insinuar-se pelo forame da tenda do cerebelo, comprimir o III nervo e logo em seguida o mesencéfalo. As pupilas são assimétricas (ou anisocóricas), onde a pupila ipsolateral à hérnia encontra-se em extrema midríase devido ao acometimento de fibras infranucleares, comumente do segmento cisternal do III NC. Já lesões na região ventral do tegmento mesencefálico podem levar a **pupilas médio-fixas**. Caracterizam-se por apresentarem um tamanho médio de 4 a 6mm e serem arreativas ao estímulo luminoso.

4.5 Motricidade ocular extrínseca (MOE) e provas vestibulares

Diferentemente do indivíduo vigil, o exame do MOE do paciente em coma depende mais da pesquisa de reflexos e da observação de movimentos oculares involuntários. Assim, podemos sistematizar o exame da motricidade ocular nos seguintes pontos:

- Inspeção dos olhos na posição primária.
- Observação de desvios do olhar ou desalinhamentos.
- Observação de movimentos oculares espontâneos.
- Manobra oculocefálica.
- Pesquisa do reflexo oculovestibular (prova calórica).
- Inspeção das pálpebras e pesquisa do reflexo corneopalpebral.

Na **inspeção dos olhos**, deve-se ficar atento se há algum desvio do olhar conjugado ou desconjugado (estrabismo), desalinhamento vertical ou presença de movimentos oculares anômalos. No caso de indivíduos torporosos por encefalopatia difusa comumente apresentam movimentos oculares conjugados erráticos ("**olhar de varredura**"). Mas, com o aprofundamento do rebaixamento do nível de consciência, esses movimentos tendem a desaparecer. Outros movimentos oculares espontâneos são de natureza patológica e muitos podem ter um significado topográfico.

Após a inspeção dos olhos, procede-se com os reflexos que integram os sistemas vestibulares (VIII NC) e motor ocular: **manobra oculocefálica** e as **provas calóricas.**

Classicamente, a pesquisa do reflexo oculocefálico é chamada de manobra dos olhos de boneca, mas desencorajamos o seu uso por achá-lo impreciso. A manobra consiste em realizar movimentos bruscos com a cabeça para os lados, para cima e para baixo. Em resposta a esses movimentos cefálicos, espera-se um movimento ocular conjugado na mesma velocidade em sentido oposto. O reflexo oculocefálico é facilmente diminuído ou abolido em encefalopatia difusa e, por isso, a sua ausência tem menor valor localizatório nessas situações.

Por outro lado, os **reflexos oculovestibulares** provocados por estímulos térmicos (**provas calóricas**) são mais resistentes a injúrias tóxico-metabólicas. Antes de fazer as provas, uma otoscopia deve ser feita para afastar lesão timpânica ou obstruções dos condutos auditivos externos. O paciente é então posicionado em decúbito dorsal com cabeceira erguida a 30°, com intuito de verticalizar o canal semicircular lateral e assim potencializar a resposta à manobra. Aplica-se então 50 a 100mL de água destilada (ou soro) gelado (ou morno) lentamente (para evitar trauma timpânico). Após se observar a resposta ocular, aguarda-se cerca de cinco minutos para repetir na outra orelha.

O princípio básico das provas calóricas é provocar um desbalanço dos tônus vestibulares, seja inibindo (com água gelada) ou hiperestimulando (água morna). Por exemplo, ao se instilar água gelada em um dos lados, as vias vestibulares ipsilaterais estão sendo inibidas, e então o sistema vestibular contralateral "empurra" os olhos na direção da "orelha inibida", levando a um desvio conjugado do olhar. Se o sujeito estiver vigil, o campo ocular frontal então promove uma sacada corretiva e o resultado é um nistagmo com a fase rápida na direção contrária ao conduto auditivo externo onde se injetou a água gelada. Caso o indivíduo esteja em coma, essa sacada não ocorrerá e, portanto, não teremos um nistagmo e sim o desvio tônico e conjugado do olhar ipsolateral. Em indivíduos em morte encefálica não se observa nenhum movimento ocular.

ESTADO CONFUSIONAL AGUDO (DELIRIUM)

O estado confusional agudo ou *delirium* representa um transtorno da atenção e da consciência caracterizado pela instalação aguda e pelo curso flutuante.[7]

Além da flutuação da atenção e da consciência, o estado confusional agudo também se caracteriza por alterações na percepção (sobretudo visuais, como ilusões e alucinações), pensamento desorganizado, presença de delírios mal estruturados, inversões do ciclo sono-vigília e outras alterações comportamentais. Segundo o grau de agitação psicomotora, pode-se classificar em *delirium* em hiperativo (paciente agitado ou inquieto) ou hipoativo (apático, letárgico ou sonolento). O *delirium* hiperativo, que comumente chama mais atenção dos familiares e dos profissionais da saúde representa apenas 25% dos casos, o que explica por que um transtorno tão comum é ainda subdiagnosticado (apenas 12 a 35% são reconhecidos).[8]

A **Tabela 51.3.** traz os critérios diagnósticos de *delirium* pelo DSM V (5ª edição do Manual Diagnóstico de Transtornos Mentais). Outro critério amplamente usado, sobretudo por emergencistas e intensivistas, é o CAM (*Confusion Assessment Method*). De modo geral, o diagnóstico clínico de *delirium* deve ser balizado a partir desses quatro pilares:

- Instalação aguda e curso flutuante.
- Inatenção.
- Alteração da consciência.
- Pensamento desorganizado.

Uma vez diagnosticado o *delirium*, o passo seguinte deve ser a busca da etiologia e dos fatores de risco, que podem ser divididos em predisponentes (idoso, demência prévia, transtornos psiquiátricos, presença de diversas comorbidades clínicas) e em precipitantes (uso de fármacos hipnótico-sedativos, uso de medicamentos anticolinérgicos, cirurgias, internação hospitalar, dor não controlada, infecção, anemia, exacerbação aguda de doenças crônicas).[8] Mais comumente, o paciente apre-

Tabela 51.3. Critérios diagnósticos de delirium pelo DSM V.

a.	Transtorno da atenção e da consciência.
b.	O transtorno se desenvolve agudamente, representa uma mudança da atenção e da consciência basais e tende a flutuar quanto à gravidade ao longo do dia.
a.	Comprometimento de pelo menos outro domínio cognitivo.
a.	Esse distúrbio da atenção e da cognição não é melhor explicado por demência preexistente e também não ocorre no contexto de um coma.
a.	Há evidências de que o transtorno é uma consequência direta de outra condição clínica, intoxicação ou abstinência de substância, de exposição a uma toxina ou de que ela se deva a múltiplas etiologias.

senta múltiplos fatores concomitantes e quanto mais condições predisponentes, menor número de fatores precipitantes são necessários para levar a um *delirium*. Idosos e sujeitos com demência são justamente os mais susceptíveis a esses insultos por apresentarem menor reserva cognitiva.

Importante ressaltar que **doenças neurológicas agudas sempre precisam ser excluídas.** Meningoencefalites e mesmo AVC podem se manifestar apenas com estado confusional agudo. Na mínima suspeita de etiologia neurológica, uma investigação deve ser feita com exames de neuroimagem, punção lombar de líquor e EEG.

O **tratamento do *delirium*** requer principalmente reconhecer esses fatores e intervir sob os fatores precipitantes potencialmente reversíveis. Isso envolve medidas farmacológicas (por exemplo, suspender fármacos inapropriados, manejo de sintomas como dor e febre, tratar infecções, intervir em constipação prolongada ou retenção urinária, corrigir distúrbios hidroeletrolíticos) e não farmacológicas (abrir janela, evitar manipulação noturna, evitar internações hospitalares prolongadas, evitar restrição física, orientação de cuidadores).

Além de intervir sobre os fatores etiológicos, em casos de *delirium* hiperativo (com agitação) e/ou na presença de alucinações e delírios, muitas vezes se faz necessário tratamento farmacológico sintomático. Benzodiazepínicos devem ser evitados, por poderem levar a uma sedação excessiva. A exceção seria em duas situações específicas: *delirium tremens* (por abstinência alcoólica) e *delirium* em paciente em fase terminal de vida (para sedação paliativa). Nessas duas situações, há estudos que suportam o uso de benzodiazepínicos em *delirium*.

Já os antipsicóticos são considerados as drogas de eleição (**Tabela 51.4.**).[8] Todavia, o seu uso para controle comportamental em *delirium* não foi liberado pelo FDA devido ao aumento do risco de morbimortalidade cardiovascular. Além disso, outras duas complicações que emergem no uso de neurolépticos são a sedação e os efeitos extrapiramidais. Portanto, o potencial de risco *versus* benefício deve ser sempre pesado na decisão de se prescrever um antipsicótico, em especial quando são pacientes com quadros neurológicos agudos, porque são mais susceptíveis à sedação. Oportuno lembrar que sempre se deve iniciar com a menor dose e aguardar pelo menos 30 a 60 minutos para repeti-la no caso de persistência dos sintomas. Quanto ao uso de inibidores de acetilcolinesterase, não há evidências suficientes que sustentem seu uso na prevenção e tratamento de *delirium* em idosos e não são recomendados para esses fins.[9,10]

ENCEFALOPATIA ASSOCIADA A DISTÚRBIOS DA GLICOSE

A glicose é o principal substrato responsável pelo mecanismo celular neuronal. Sua concentração no SNC é de aproximadamente 30% do plasma e independe da ação de insulina para transporte ou metabolismo nesta estrutura, a despeito de haver receptores espalhados em diversas regiões. Sua entrada é controlada através da barreira hematoencefálica pelo transportador de glicose tipo 1 (GLUT-1). O mesmo receptor propicia a entrada de glicose nos astrócitos, enquanto no neurônio destaca-se a participação do GLUT-3. Lactato e corpos cetônicos podem participar do mecanismo energético de forma alternativa em situações especiais.[2]

A realização do teste da glicemia capilar é obrigatória em qualquer paciente com alteração do conteúdo ou nível de consciência e déficits neurológicos focais de instalação aguda ou subaguda.

Encefalopatia relacionada à hipoglicemia

Com o advento da insulina para o tratamento do Diabetes Melitus (DM), a hipoglicemia tornou-se frequente no ambiente de pronto-socorro hospitalar.

Tabela 51.4. Tratamento farmacológico em delirium hiperativo

Fármaco	Classe	Dose inicial	Dose máxima	Comentários
Haloperidol	Antipsicótico típico	0,25 – 0,5mg	3mg	Alto risco de efeitos extrapiramidais. Em baixas doses, há menor risco de sedação. Evitar endovenoso pelo risco de hipotensão.
Risperidona	Antipsicótico atípico	0,25mg	3mg	Alto risco de efeitos extrapiramidais. Em baixas doses, há menor risco de sedação.
Olanzapina	Antipsicótico atípico	2,5 – 5mg	20mg	Moderado risco de sedação e efeitos extrapiramidais.
Quetiapina	Antipsicótico atípico	12,5 – 25mg	50mg	Alto risco de efeitos extrapiramidais. Mesmo em baixas doses, há maior risco de sedação. Risco de hipotensão.
Lorazepam	Benzodiazepínico	0,25 – 0,5mg	2mg	Reservado apenas quando abstinência alcoólica e síndrome neuroléptica maligna.
Trazodona	Antidepressivo hipnótico	25mg	150mg	Risco de hipotensão e sedação.

A redução do principal substrato enérgico no SNC leva à encefalopatia. Em geral, níveis séricos abaixo de 30mg/dL cursam com confusão mental, enquanto valores abaixo de 10mg/dL podem levar ao coma e lesões estruturais (reversíveis ou irreversíveis). Deve-se salientar que quedas abruptas dos níveis glicêmicos em indivíduos com descontrole glicêmico podem causar encefalopatia, mesmo com níveis sérios maiores que os relatados anteriormente. Quando nesta condição, o lactato e glicogênio também são utilizados no metabolismo oxidativo. Em torno de 85-90% da glicose é oxidada e utilizada no mecanismo energético, enquanto o restante é utilizado para formação de proteínas e outras substâncias, como neurotransmissores (principalmente GABA).[11]

Quadros intensos e persistentes podem levar a lesões estruturais permanentes diretamente por excitotoxicidade e indiretamente por hipóxia (por falência respiratória devido ao rebaixamento do nível de consciência (RNC), perda da proteção da via aérea e oxigenação adequada) – mais tardiamente necrose cortical laminar ou pseudolaminar. Entretanto, em quadros mais brandos e transitórios, pode ocorrer completa reversão dos sintomas com a identificação e o tratamento precoce e adequado.[2]

Nesses quadros é característico redução do metabolismo encefálico global, manutenção ou aumento do fluxo sanguíneo em determinadas regiões (por exemplo, córtex frontal mesial), redução em outras (por exemplo, hipocampo) e manutenção do consumo de oxigênio. Além dos usuários de insulina, outras situações também podem facilitar a hipoglicemia: uso de sulfonilureia e quinolonas, abuso de álcool, adenoma pancreático secretor de insulina, hemocromatose e outras hepatopatias severas.[2,11]

O quadro clínico é heterogêneo e transita de sintomas gerais, como *flush* facial, sudorese, palpitação, tremor, ansiedade, irritabilidade e sintomas neurológicos propriamente ditos, como bradipsiquismo, estupor, coma, crises convulsivas (focais, generalizadas e estado de mal epiléptico) e déficits focais mimetizando evento cerebrovascular agudo (*stroke mimics*).[12] Pode ocorrer postura de descerebração e hiperventilação simulando lesão estrutural de tronco encefálico. Contudo, os reflexos pupilares, oculocefálico e oculovestibular encontram-se preservados, sendo, portanto, uma importante pista diagnóstica. O exame de RM encéfalo pode demonstrar lesões sugestivas de etiologia vascular, mas podem voltar ao normal após o tratamento com glicose endovenosa, se o tratamento for precoce e corretamente instituído.[2]

Encefalopatia relacionada à hiperglicemia

Mais comum em adultos e idosos, os distúrbios hiperglicêmicos aumentaram de forma vertiginosa na sociedade moderna através da epidemia de DM tipo 2, relacionado à resistência insulínica. Em crianças e pacientes com sobreposição de outras doenças autoimunes, o quadro se estabelece de forma mais precoce e severa com fenótipo de DM tipo 1.

A hiperglicemia de forma prolongada leva à lesão neuronal direta por meio de diversos mecanismos: hiperosmolaridade, alteração hormonal (secreção de ADH e glicocorticoides) e toxicidade. Indiretamente, as alterações macro e microvasculares também contribuem com a deterioração neurológica. Pacientes obesos, com doenças crônicas, dieta inadequada, em uso de determinadas medicações (por exemplo, corticosteroides) e em estresse metabólico-infeccioso estão em risco aumentado.

Clinicamente, a cetoacidose diabética (CAD) e o estado hiperglicêmico hiperosmolar não-cetótico (EHHNC) podem-se apresentar com um padrão fenotípico neurológico específico. Em casos de CAD, em geral, é observada hiperglicemia entre 350-500mg/dL, cetonemia e acidose metabólica com ânion gap.[12] Nos EHHNC, espera-se glicemias acima de 800mg/dL com osmolaridade sérica acima de 330mOsm/kg. Pode ocorrer hemoconcentração e azotemia.[11]

O paciente pode apresentar sintomas gerais, como dor abdominal, desidratação, fraqueza, cefaleia, fadiga e sinais de letargia, *delirium*, estupor e coma, que podem evoluir de forma aguda ou subaguda. Crises focais, generalizadas, estado de mal epiléptico, *stroke mimics* e hemicoreia-hemibalismo também são sintomas classicamente atribuídos a essa entidade.[11]

A neuroimagem pode apresentar edema cerebral difuso após correção dos níveis glicêmicos, enquanto o EEG é inespecífico para um quadro de encefalopatia metabólica. O tratamento inclui a correção do distúrbio de base (glicemia, volemia, acidose, ventilação e alteração eletrolítica), eventualmente sendo necessária internação em ambiente de UTI.[11,12]

DISTÚRBIOS DO FUNCIONAMENTO RENAL E UREMIA – "ENCEFALOPATIA URÊMICA"

A insuficiência renal resulta na redução da capacidade de eliminação de produtos indesejados do metabolismo celular e desbalanço de outras substâncias necessárias para o seu funcionamento (por exemplo, acúmulo de ureia, metilguanidina, feniletilamina e citocinas inflamatórias, desequilíbrio de neurotransmissores, etc.), levando à discretas alterações de nível e conteúdo da consciência, que em último grau cursam com a encefalopatia urêmica. Outros fatores podem exercer efeitos sinérgicos, como os distúrbios hidroeletrolíticos e ácido-básicos, status inflamatório basal inerente à disfunção renal (que interfere no funcionamento da BHE, possibilitado a entrada de produtos indesejados no SNC). Os quadros agudos tendem a ser mais severos e quando associados à disfunção de outros órgãos e sistemas (por exemplo, síndrome hepatorrenal), pode-se observar um agravamento dos sintomas por acúmulo de outras substâncias (por exemplo, amônia).[14]

Clinicamente pode-se observar inicialmente apatia, fadiga, tremor, *flapping ou asterixis (movimento repetido, quase rítmico, que surge quando o paciente mantém os braços estendidos no plano horizontal e ocorre queda das mãos por ação da gravidade, correção pelo paciente, seguida de nova queda)*, mioclonias focais ou generalizadas, intenção, irritabilidade, bradipsiquismo, estupor, coma, crises focais ou generalizadas, irritabilidade e alucinações. A neuroimagem é necessária para exclusão de outras causas estruturais. Pacientes com doenças renais crônicas têm risco maior de sangramentos intracranianos – como hematoma subdural – pela disfunção plaquetária.[14] Deve-se ressaltar o risco maior de intoxicação medicamentosa pela redução do *clearence* renal e aumento do risco de infecções.[11]

O EEG auxilia no diagnóstico diferencial e na identificação de atividade epileptiforme em determinadas situações. Surtos de ondas lentas e ondas trifásicas são comumente identificados nas encefalopatias metabólicas e podem estar presentes na uremia.[12]

Dentre os diagnósticos diferenciais, deve-se mencionar a síndrome de desregulação da diálise, que pode ocorrer, em geral, durante ou até 8 horas após o procedimento, cursando com cefaleia, confusão mental, náuseas, vômitos, tremor e mioclonias. A melhora dos sintomas, geralmente espontânea, pode levar dias. Os quadros anteriormente denominados de "Demência da Diálise", relacionados ao acúmulo de alumínio durante o procedimento, atualmente são praticamente inexistentes na prática clínica. Há relato de mielinólise pontina em paciente com uremia.[11]

O tratamento dessa entidade passa pela estabilidade clínica, correção das disfunções metabólicas e hemodiálise. O paciente pode demorar dias para apresentar melhora significativa.[14]

ENCEFALOPATIA HEPÁTICA

A encefalopatia hepática pode ser dividida em dois subgrupos: aguda e crônica. O principal marco do quadro agudo é o aumento abrupto de amônia no sangue e, consequentemente, no cérebro, promovendo edema difuso. O desfecho clínico desse fenômeno é o estágio de coma, por vezes, irreversível. Já em casos de hepatopatias crônicas, a presença de sinais de encefalopatia hepática pode aumentar a mortalidade em até 50%.[15] Por outro lado, nessa situação as manifestações clínicas variam bastante desde déficits cognitivos leves até o próprio coma.

Devido ao amplo espectro de apresentação clínica, as sociedades americanas e europeias de Estudo do Fígado (*American Association for the Study of Liver Disease and European Association for the Study of the Liver*) sugeriram dois termos: *Covert* x *Overt.*[16] O primeiro implica em sintomas neurológicos leves, enquanto o segundo termo relaciona-se a sintomas neurológicos maiores.

Fisiopatologia

No intestino, há bactérias que degradam as proteínas em aminoácidos. Esses aminoácidos metabolizados, em especial a glutamina, levam à produção de amônia. A partir de então, a amônia entra na circulação portal até chegar aos hepatócitos, sendo metabolizada em ureia. Nos pacientes hepatopatas agudos ou crônicos, essa via estará comprometida e, com isso, haverá um estado de hiperamonemia.[15]

A amônia em níveis séricos elevados é capaz de atravessar a barreira hematoencefálica.[15,16] Já no sistema nervoso central, os astrócitos convertem a amônia e glutamato em glutamina, alterando a osmolaridade e promovem o edema cerebral. Além desse mecanismo citado, outras vias, como citocinas inflamatórias e o acúmulo de manganês, contribuem para propagar a encefalopatia.

Clínica

Como já citado acima, o espectro de alterações neurológicas é bastante amplo, desde achados sutis em testes cognitivos até o coma. Habitualmente, notamos flutuação da atenção e redução no processamento das respostas. O exame da motricidade pode se apresentar com paratonias até postura em extensão, sugerindo lesão cerebral estrutural. Vale lembrar do clássico achado neurológico denominado *asterix* ou *flapping* que é mais comum na encefalopatia hepática, mas ocorre em outras encefalopatias metabólicas. Transtornos psiquiátricos como irritabilidade e depressão também devem ser valorizados como manifestação da encefalopatia hepática.[15]

Alterações de pares cranianos, como pupila e nervos envolvidos na motricidade ocular, já foram descritos com o aumento no nível sérico da amônia.[15] Por outro lado, os reflexos de tronco tendem a estar preservados.

Alguns autores propuseram critérios para graduar a encefalopatia hepática, sendo o critério de *West Raven*, o mais difundido entre os hepatologistas (**Tabela 51.5.**).

Manejo

O tratamento vai depender da gravidade da encefalopatia, sendo a redução dos níveis de amônia o seu principal objetivo.[17] Assim, é necessário reduzir tanto a produção como a absorção desse metabólito. Convém lembrar que a restrição proteica alimentar já demons-

Tabela 51.5. Critério de West Raven para graduar a encefalopatia hepática

Critério de *West Raven* para Encefalopatia Hepática				
Grau 0	**Grau I - Leve**	**Grau II - Moderado**	**Grau III - Severa**	**Grau IV - Comatoso**
Sem anormalidades	Confusão Atenção curta Irritabilidade Letargia Apatia	Desorientação no tempo Alteração de comporta-mento	Sonolência; estupor Desorientação grosseira Hiporreflexia	Coma

Adaptado de Wong RJ, Gish RG, Ahmed A. Hepatic encephalopathy is associated with significantly increased mortality among patients awaiting liver transplantation. Liver Transpl. 2014;20(12):1454-1461.

trou aumento de mortalidade e por isso não deve ser adotada. Para isso, deve-se calcular a ingestão de proteína entre 1,2 a 1,5g/kg/dia.[16]

Inicialmente, procura-se identificar possíveis fatores precipitantes, como infecções, sangramento gastrointestinal, hipovolemia, constipação, entre outros.[15] É obrigatória que se proceda à mensuração do nível sérico da amônia e utilizá-lo como parâmetro de resposta ao tratamento proposto.

Dentre as opções de primeira linha temos: dissacarídeos orais não absorvíveis (lactulose e lactitol) e antibióticos (neomicina e rifaximina).[16,17] Outras medicações também estão disponíveis, como aminoácidos orais sintéticos (*LOLA - L-ornithina L-aspartato*; *BCAA* - aminoácidos de cadeias ramificadas), PEG (polietilenoglicol) e modificadores de flora colônica (probióticos).[16]

O shunt porto-sistêmico corresponde a uma opção, porém é invasivo e tem riscos importantes. O transplante hepático reverte a hepatopatia, sendo a resposta neurológica progressiva em até 1 ano.

ENCEFALOPATIAS ASSOCIADAS A DISTÚRBIOS HIDROELETROLÍTICOS

Distúrbio do sódio

A hiponatremia e a hipernatremia podem ser responsáveis por quadros de encefalopatia. As manifestações clínicas vão depender da instalação: aguda ou crônica. A causa mais comum de hiponatremia é a secreção inapropriada de antidiuréticos (SIADH).[18]

Na encefalopatia aguda (< 24 horas) devido à hiponatremia, são comuns sintomas como: confusão mental, crises convulsivas, câimbras musculares, fraqueza generaliza e até o coma. A hipernatremia crônica está associada à produção de osmoles intracerebrais que são tóxicos aos neurônicos. Nesses casos, os sintomas são semelhantes, mas tendem a ser mais arrastados. Hemorragia cerebral e trombose venosa central também são possíveis complicações mais graves da hipernatremia.

Por fim, a correção desses distúrbios deverá ser cautelosa a fim de evitar complicações como edema cerebral e mielinólise pontina.

Distúrbios do Cálcio

A hipercalcemia aguda grave (> 14mg/dL) pode causar coma, enquanto a hipocalcemia está relacionada a outros sintomas neuropsiquiátricos, como ansiedade e depressão.[19] Apesar disso, as principais manifestações são neuromusculares visto o importante papel desse eletrólito na placa neuromuscular.

Distúrbios do Fósforo e Magnésio

Esses dois eletrólitos, principalmente em níveis séricos baixos, também podem provocar encefalopatia.[20] A hipofosfatemia está associada à fraqueza do diafragma.

ENCEFALOPATIA HIPÓXICO-ISQUÊMICA

A parada cardiorrespiratória (PCR) pode ser a via comum de diferentes cenários clínicos. O tempo de hipoxemia cerebral está intrinsecamente relacionado ao desfecho prognóstico do paciente. O baixo suporte de oxigênio associado à síndrome de isquemia-reperfusão leva à lesão direta dos neurônios. O avanço nas tecnologias de suporte de vida avançado, como ventilação mecânica, hemodiálise e até ECMO (*extracorporeal membrane oxygenation*) são inúteis se o dano cerebral é irreversível. Por isso, identificar sinais precoces de bom prognóstico neurológico são necessários para evitar procedimentos invasivos e fúteis.

Avaliação inicial

Uma recente revisão sugeriu dividir o parâmetro tempo da PCR em 3 subitens:[21]

a. tempo de isquemia total (início da PCR até retorno da circulação espontânea);
b. tempo do início da PCR até o começo da ressuscitação cardiopulmonar – "sem fluxo";
c. tempo da ressuscitação cardiopulmonar – "baixo fluxo".

Essa divisão propõe estabelecer risco de dano neurológico e, portanto, pior desfecho clínico. Baixo risco de lesão neurológica pode acontecer em situações com tempo "sem fluxo" < 3 minutos e tempo de "baixo fluxo" menores que 20 minutos. O risco neurológico se torna intermediário se o tempo "sem fluxo" foi entre 3-8 minutos e o tempo de "baixo fluxo" for maior que 20 minutos. Já se o tempo "sem fluxo" for maior que 8 minutos, o risco de dano neurológico é grave.

Além do critério tempo, é prudente utilizar outros meios de avaliação, como o exame neurológico e exames complementares, principalmente o eletroencefalograma e a neuroimagem. Avaliação simples através da Escala de Coma de Glasgow pode identificar achados que favoreçam bom prognóstico, como escore +4 (movimento em retirada) no subitem motricidade. Por outro lado, um resultado entre 3-4 como escore global nessa escala implica em pior prognóstico. Aqui é preciso ter cuidado com a sedação e bloqueadores neuromusculares que podem falsear o exame.

Os exames complementares trazem informações adicionais ao exame neurológico. O EEG poderá ser realizado nas primeiras 24 horas pós-PCR e o padrão de reatividade demonstra bom prognóstico. Por outro lado, padrões de supressão ou EEG isoelétrico favorecem um mau prognóstico. Ressalta-se que o status epiléptico mioclônico (movimentos rápidos síncronos de estruturas axiais com ou sem desvio ocular) está relacionado a dano isquêmico cerebral e, portanto, pior desfecho neurológico.

Já em relação à neuroimagem, é sugerido a realização da tomografia de crânio, onde buscamos identificar a diferenciação entre substância cinzenta e branca. Em situações onde essa diferenciação está apagada, o desfecho neurológico pode ser comprometido.

Manejo

O paciente deve ser mantido em unidade de terapia intensiva, priorizando manter função dos outros órgãos. A pressão arterial, glicemia, parâmetros ventilatórios e, principalmente, a temperatura, devem ser monitorizadas. Ainda existem questionamentos sobre o benefício da hipotermia (<335 °C).[22]

Para o tratamento das crises mioclônicas temos como opções: Ácido Valproico, Levetiracetam ou Benzodiazepínicos.[21]

ENCEFALOPATIAS ASSOCIADAS A FÁRMACOS ANESTÉSICOS

Medicações anestésicas têm como função induzir um estado neurológico de rebaixamento do nível de consciência capaz de ser completamente revertido após sua retirada. A despeito da reversibilidade fisiológica deste processo e o progresso farmacológico das últimas décadas, estudos mais recentes chamam a atenção não apenas para quadros confusionais agudos subsequentes à anestesia, mas também à possibilidade de efeitos adversos mais duradouros sobre o cérebro, especialmente nos extremos da idade.

Além da ação direta que os anestésicos exercem sobre receptores neurais, estas medicações também influenciam o metabolismo e a circulação encefálica, além de participarem de processos neuroinflamatórios. Estes efeitos são difíceis de separar do próprio procedimento sendo realizado, mas podem influenciar na disfunção cognitiva subsequente.[23]

Um estudo realizado em ratos, por Zurek *et al.* (2014), demonstrou que, mesmo após eliminação de isoflurano inalado, a funcionalidade de receptores GABA não retornou ao seu basal, sustentando um aumento da expressão na superfície celular e da sua corrente tônica por uma semana. Outros receptores e neurotransmissores também sofrem ação dos anestésicos. Se um sistema neural já se encontra prejudicado, por exemplo, pela disfunção do sistema colinérgico na doença de Alzheimer, ele se torna mais suscetível à interferência farmacológica.[24]

Por outro lado, coortes clínicas, como a de Hughes *et al.* (2016), com 1040 pacientes, não demonstraram associação direta entre alterações cognitivas crônicas e o uso de anestésicos. Outra coorte, realizada pela Mayo Clinic, com 387 pacientes diagnosticados com comprometimento cognitivo leve (CCL) e 774 cognitivamente normais, não encontrou correlação entre o CCL e a exposição a anestesia. O estudo sugeria que a anestesia por si só pode estar relacionada a alterações agudas ou subagudas, mas não a alterações crônicas.[25]

Comparado a outros órgãos, o consumo energético do cérebro é maior que o esperado para a sua massa. Isso, junto a sua capacidade relativamente limitada para armazenar energia, torna o tecido cerebral suscetível a alterações no fluxo e perfusão sanguínea. Drogas anestésicas não apenas levam a alterações hemodinâmicas sistêmicas que repercutem no fluxo sanguíneo cerebral, como também afetam diretamente nos seus mecanismos de autorregulação circulatória encefálica. Elas também influenciam na demanda metabólica do tecido cerebral, determinando sua susceptibilidade à hipoperfusão.

A hipóxia do tecido cerebral pode levar desde uma disfunção transitória que pode demorar a normalizar até a morte e perda permanente do tecido. Um manejo anestésico neuroprotetor visa ofertar oxigênio adequado ao cérebro e, ao mesmo tempo, prolongar a sobrevivência do tecido durante um estado de isquemia.

Os sintomas cognitivos resultantes são difíceis de separar da injúria atribuível ao procedimento cirúrgico, mesmo se não há abordagem neurocirúrgica. Além do estado inflamatório sistêmico, procedimentos cardiovasculares podem levar à microembolia aterosclerótica cerebral ou a hipofluxo cerebral, especialmente durante períodos de bypass cardiopulmonar.

As alterações do nível e conteúdo da consciência pós-anestésica podem ser agudas, geralmente caracterizando *delirium*, subagudas, levando à disfunção cognitiva pós-operatória (DCPO), ou crônicas.

A disfunção cognitiva pós-operatória constitui uma entidade em que pacientes pós-cirúrgicos apresentam uma piora da cognição em relação ao seu basal prévio. Pode persistir por dias até meses, refletindo uma recuperação cognitiva mais lenta ou um novo basal pior em relação ao prévio. Não é obrigatória a presença de flutuação neurológica, o que constitui de forma mais clássica o *delirium*. O *delirium* também tende a ter evolução mais aguda e ser mais facilmente reversível. A causa não é sempre evidente, podendo ser secundária à injúria neuronal no contexto inflamatório sistêmico ou por hipofluxo cerebral.

É importante lembrarmos o conceito de reserva cognitiva ao considerarmos as populações suscetíveis a esta entidade. Reserva cognitiva representa a capacidade do cérebro, assim como outros órgãos, de manter a mesma capacidade funcional a despeito de sofrer injúria. Assim sendo, pacientes com reserva menor sofrem disfunção do estado mental mesmo com injúrias relativamente pequenas. Os fatores de risco para DCPO são idade avançada, nível educacional baixo e demência, mesmo em suas etapas iniciais e oligo-sintomáticas.

Outros fatores podem contribuir para DCPO e para o delirium, em especial em pacientes com baixa reserva, como: imobilização, distúrbios do sono e privação de sono, um ambiente que o paciente não reconhece e dor.

Transtornos de humor também podem contribuir ou até serem confundidos por queixas cognitivas. Após cirurgias, especialmente aquelas que levam à dor crônica ou limitação funcional, há um risco aumentado de depressão.

A maioria dos anestésicos, como propofol, etomidato, dexmedetomidina, benzodiazepínicos e barbitúricos, reduz o consumo cerebral metabólico de oxigênio, sendo a cetamina uma exceção. Ao mesmo tempo, também aparentam reduzir o fluxo sanguíneo cerebral. Cetamina, óxido nitroso e as medicações anestésicas halogenadas estão associados a dado aumento no fluxo cerebral. A lidocaína e os opioides têm um efeito dose-dependente sobre o fluxo cerebral com respostas bifásicas.

O propofol parece demonstrar menor efeito neuroinflamatório que outras medicações, e dentre os opioides, o remifentanil não leva a distúrbios colinérgicos que poderiam influenciar na cognição.

Uma série de casos de 2017 relatou 3 pacientes jovens, dois submetidos a procedimentos odontológicas e um a uma artrodese de punho, que apresentaram quadros confusionais agudos após sedação com propofol, associado a movimentos involuntários.[26]

Dos anestésicos mais amplamente usados, nenhum deles sozinho parece demonstrar menor efeito deletério ao estado mental que os outros em todos os cenários, visto o componente multifatorial da disfunção cognitiva pós-anestésica. O uso profilático de medicações para prevenir o surgimento de *delirium* ou outros quadros neurológicos após procedimentos cirúrgicos é contestável, visto os diversos estudos que demonstraram sua ineficácia.

Há evidência de que o uso da cetamina perioperatória controle dor, reduz marcadores inflamatórios e tem efeito antidepressivo, mas o estudo PODCAST não viu diferença significativa entre o grupo que recebeu a cetamina e o grupo controle, tanto no desfecho relativo a delirium quanto no controle da dor. Nesse estudo, o uso da cetamina também não foi relacionado ao aumento de complicações cardiovasculares, renais ou infecciosas.

Um estudo com doses baixas de dexmedetomidina, utilizando 0,1μg/kg/h na noite após a cirurgia, teve como resultado a redução da taxa de *delirium* pós-operatório em pacientes idosos.[27]

Leung *et al.* (2017) não encontraram diferença significativa entre o grupo controle e o grupo que recebeu gabapentina no pré e pós-operatório de forma randomizada, embora houve menos uso de opioides, sem aumento nos scores de sedação.[28]

ENCEFALOPATIA ASSOCIADA A MEDICAÇÕES

Um dos primeiros passos na avaliação de um paciente que apresenta uma alteração aguda das funções cognitivas é rever seu histórico medicamentoso. O uso de medicações é um dos principais contribuintes para o *delirium* no paciente internado, em especial aqueles, com efeito anticolinérgico, antidopaminérgico, anti-histamínico, sedativos ou opioides. Medicações que em condições normais não trariam sintomas neurológicos podem ser prejudicais mesmo em concentrações séricas terapêuticas e não tóxicas, considerando o contexto multifatorial da reserva cognitiva do paciente, os outros fatores de risco para *delirium* e interações entre medicamentos, particularmente na polifarmácia.[29] A retirada abrupta de certas medicações em uso prévio também pode levar à encefalopatia secundário à abstinência.

Os fármacos podem atingir efeito tóxico se não tiverem depuração adequada, sendo necessário sempre conferir se estão sofrendo interferência pela disfunção hepática ou renal. Outro fator é a hipoalbuminemia, que pode aumentar a concentração sérica do fármaco livre.

Uma grande gama de medicações pode levar à disfunção cognitiva em pacientes suscetíveis. Nesta situação, a prescrição deve ser revista para retirar medicações desnecessárias e avaliar a possibilidade de substituição por aquelas com menor potencial de gerar *delirium*. Discutiremos a seguir algumas classes a que devemos ficar atentos.

Anticolinérgicos

Algum grau de prejuízo ao sistema colinérgico geralmente está presente nas queixas cognitivas agudas, sendo uma característica intrínseca das síndromes demenciais como a doença de Alzheimer.[30] Medicações com efeito anticolinérgico, como antidepressivos tricíclicos, anti-histamínicos, opioides, atropina e escopolamina, podem levar a um quadro confusional sem apresentar sintomas autonômicos de toxicidade (como taquicardia, febre e midríase). Medicações para incontinência urinária, como oxibutinina, e algumas medicações para parkinsonismo, como biperideno e triexifenidil, são anticolinérgicos e também devem ser reavaliadas.

Algumas escalas visam computar o efeito anticolinérgico cumulativo de todas as medicações recebidas por um paciente, ao invés de analisar individualmente cada agente. Na escala de *Anticholinergic Cognitive Burden* (ACB), cada fármaco recebe nota de 0 a 3 refletindo seu impacto anticolinérgico. Uma soma maior que 2 sugere um risco maior de disfunção cognitiva em pacientes idosos. Algumas medicações cardiovasculares têm nota 1 na escala ACB, como certos diuréticos (furosemida, clortalidona e hidroclorotiazida), antiarrítmicos (disopiramida e quinidina) e anti-hipertensivos (atenolol, captopril, hidralazina, metoprolol, nifedipino e maleato de timolol).

Benzodiazepínicos

Vários estudos apontam para o efeito deletério dos benzodiazepínicos sobre a cognição a longo prazo, assim como o risco aumentado de *delirium* para pacientes internados. Alguns têm metabolismo mais prolongado e seus efeitos podem persistir por até dias após sua retirada. A retirada abrupta de benzodiazepínicos em uso prévio também pode levar à confusão mental, sem necessariamente demonstrar sintomas autonômicos da sua abstinência.

Antipsicóticos são mais frequentemente usados que benzodiazepínicos para tratar *delirium* com agitação importante, visto o efeito mais sedativo do benzodiazepínico e o potencial para gerar *delirium* após passado seu pico de efeito, mas são empregados em algumas situações como na intolerância a antipsicóticos por sintomas extrapiramidais ou na abstinência alcoólica.

Medicações cardiovasculares

Não são os mais frequentemente implicados em quadros confusionais agudos, mas precisam ser considerados, especialmente aqueles com biodisponibilidade no SNC.

Sintomas cognitivos e comportamentais são descritos no uso de digoxina, em particular humor deprimido, mesmo quando usado em doses terapêuticas. Devido ao seu índice terapêutico estreito, é importante atentar para a função renal e o uso de outras medicações que interferem na sua farmacocinética, com um consequente acúmulo sérico e maior neurotoxicidade. O risco de disfunção neuronal também aumenta na hipocalemia e hipomagnesemia.

Antiarrítmicos de classe 1a, como disopiramida e quinidina, têm efeitos colaterais anticolinérgicos periféricos como xerostomia, constipação e retenção urinária, e centrais, podendo levar a *delirium*.

Alguns anti-hipertensivos, como clonidina, metildopa, propranolol e reserpina, exercem efeito simpático sobre o sistema nervoso central. A interferência sobre a liberação de catecolaminas e outros neurotransmissores como serotonina, pode acarretar um prejuízo cognitivo ou sintomas depressivos. Este risco aumenta com doses mais altas ou na intoxicação.

Outras medicações

- **Corticoides** – o uso de corticoides está associado a quadros confusionais e sintomas psiquiátricos agudos. São menos frequentes com doses menores de prednisona oral.
- **Antimicrobianos** – alguns estudos atribuem quadros confusionais ao uso de quinolonas e Sulfametoxazol com Trimetoprima, mas este efeito colateral é difícil de diferenciar dos sintomas da infecção em si. O aciclovir também está implicado em sintomas cognitivos.
- **Antiepilépticos** – em doses terapêuticas geralmente não trazem efeitos cognitivos. Por outro lado, um quadro epiléptico descompensado pode se apresentar como um quadro confusional sem fenômenos convulsivos.
- **Intoxicação por aspirina** – idosos podem não apresentar tinido, sintoma clássico do salicilismo.

ENCEFALOPATIA ASSOCIADA A SEPSE

Devido à fragilidade intrínseca do cérebro, alterações do estado mental são frequentes durante a sepse. Este sintoma neurológico é prevalente ao ponto dos critérios da Sepsis-3, publicado no JAMA em 2016 para o diagnóstico de sepse, focarem mais na disfunção de órgãos (entre eles a alteração da consciência) que em outros parâmetros da resposta inflamatória sistêmica presentes nos critérios prévios. Especialmente em um paciente idoso, pode ser um dos primeiros achados em uma infecção.[31]

A encefalopatia associada à sepse é caracterizada pela disfunção cerebral difusa secundária ao quadro tóxico-metabólico sistêmico da sepse, sem lesão estrutural ou acometimento direto do SNC pelo agente infeccioso. Assim, na presença de sintomas neurológicos e suspeita infecciosa, é necessário contemplar e, se necessário, excluir a possibilidade de um acometimento primariamente neurológico, como uma meningite ou encefalite.

A disfunção neurológica neste cenário provavelmente tem um mecanismo multifatorial. A inflamação sistêmica ativa a micróglia, que libera substâncias potencialmente neurotóxicas como óxido nitroso, citocinas, radicais livres e glutamato, levando à injúria ou até morte neuronal. Este estado neuroinflamatório tem outros mediadores como TNF-α e IL-6, levando a infiltração neutrofílica, ativação astrocitárica, expressão de aquaporina 4 e síntese de prostaglandina, que contribuem não apenas a um ambiente citotóxico aos neurônios, mas também à disfunção da barreira hematoencefálica e ao edema cerebral.[32]

A perda da integridade da barreira hematoencefálica é consequência da disfunção das células endoteliais cerebrovasculares no contexto inflamatório. Isso resulta na hipoperfusão microcirculatória e na perda da capacidade autorregulatória cerebral, que tornam o paciente mais suscetível aos efeitos isquêmicos da hipotensão. A disfunção mitocondrial que ocorre na sepse também leva à carência energética, importante em um tecido de alta demanda de ATP.

O conjunto destes fatores associado à disfunção de outros órgãos leva à alteração de estado mental que pode se apresentar como um *delirium* clássico ou variar desde a sonolência leve até coma. Na presença de sintomas focais, como sintomas unilaterais, alterações de nervos cranianos, crises epilépticas ou movimentos involuntários, lesões estruturais cerebrais precisam ser consideradas e excluídas, embora sejam possíveis em alterações metabólicas difusas. Mesmo após a resolução da sepse, alterações cognitivas podem persistir devido à injúria neuronal ocasionada pela ativação da micróglia e o regime de hipoperfusão.

Não há biomarcadores séricos ou alterações de exame de imagem específicos à encefalopatia difusa secundária a sepse. A investigação neurológica se torna mais importante quando há necessidade de afastar acometimento primário do sistema nervoso central. O EEG é sensível, mas inespecífico, podendo, todavia, ser usado para detectar o status de mal não convulsivo, que é mais prevalente em pacientes sépticos que outros hospitalizados. Exames de imagem geralmente não trazem alterações significativas, mas a RM pode revelar alterações isquêmicas assim como lesão de substância branca e edema vasogênico. O doppler transcraniano pode apresentar perda da capacidade de autorregulação circulatória cerebral e auxiliar na monitorização do fluxo cerebral. O líquor também é inespecífico, mas pode haver um aumento de proteína refletindo a quebra da barreira hematoencefálica. Este exame é indispensável na suspeita de meningite ou encefalite, sendo que, na presença de rebaixamento do nível de consciência, um exame de imagem para afastar efeito de massa é obrigatório antes da punção lombar.

Não há tratamento específico para os sintomas neurológicos difusos secundários à sepse, sendo seu manejo com as medidas farmacológicas e não farmacológicas preconizadas no *delirium*, em geral. Não é recomendado uso profilático de drogas antiepilépticas em pacientes que não tenham crise prévia ou não tenham suspeita de crise no momento, mas o uso de EEG deve ser empregado em pacientes rebaixados para afastar um estado de mal não convulsivo. A despeito da evidência de disfunção de neurotransmissores e suas vias, estudos com tratamentos específicos como inibidores da acetilcolinesterase visando melhorar a função colinérgica não demonstraram benefício no *delirium* agudo associado à sepse.

REFERÊNCIAS BIBLIOGRÁFICAS

1. Christopher Robinson, Eelco Wijdicks. The Hospital Neurology Book. Chapter 36: Coma and Other States of Altered Consciousnes.
2. Posner JB, Saper CB, Schiff ND, Plum F. Plum and Posner's diagnosis of stupor and coma, 4th Ed. New York: Oxford University Press, 2007.
3. Edlow JA, Rabinstein A, Traub SJ. Diagnosis of reversible causes of coma. Lancet 2014; 384: 2064–76.
4. Emergency Neurological Life Support. Coma. Version: 2.0 (2016).
5. Rabelo GD. Coma. In Nitrini, R. A Neurologia que todo medico deve saber. 3a ed. Atheneu. 2015.
6. Teasdale G, Maas A, Lecky F et al. The Glasgow Coma Scale at 40 years: standing the test of time. Lancet Neurol 2014; 13: 844–54.
7. Wilber ST, Ondrejka JE. Altered Mental Status and Delirium. Emerg Med Clin N Am 34 (2016) 649–665.
8. Marcantonio ER. Delirium in Hospitalized Older Adults. N Engl J Med 2017;377:1456-66.
9. Tampi RR, Tampi DJ, Ghori AK. Acetylcholinesterase Inhibitors for Delirium in Older Adults. Am J Alzheimers Dis Other Demen. 2016 Jun;31(4):305-10.
10. Yu A, Wu S, Zhang Z, et al. Cholinesterase inhibitors for the treatment of delirium in non-ICU settings. Cochrane Database Syst Rev. 2018 Jun 28;6:CD012494.
11. Ropper AH. The acquired metabolic disorders of the nervous system. Adams and Victor's Principles of Neurology, 10th, McGraw-Hill. 2014.
12. Julio A Chalela, Scott E Kasner. Acute toxic-metabolic encephalopathy in adults. UpToDate – 2019
13. Sharon K Inouye, Rudi G J Westendorp, Jane S Saczynski. Delirium in elderly people. Lancet 2014; 383: 911–22
14. Frontera, J. Metabolic Encephalopathies in the Critical Care Unit. Continuum Lifelong Learning Neurol 2012;18(3):611–639
15. Wijdicks EF. Hepatic Encephalopathy. N Engl J Med. 2016 Oct 27;375(17):1660-1670.
16. C. Acharya, J.S. Bajaj. Current Management of Hepatic Encephalopathy. Am J Gastroenterol. 2018 Nov;113(11):1600-1612. doi: 10.1038/s41395-018-0179-4.

17. Rahimi RS, Rockey DC. Hepatic encephalopathy: how to test and treat. Curr Opin Gastroenterol. 2014 May;30(3):265-71. doi: 10.1097/MOG.0000000000000066.
18. Frontera, J. Metabolic Encephalopathies in the Critical Care Unit. Continuum Lifelong Learning Neurol 2012;18(3):611–639
19. Silvio E. Inzucchi MD (2004) Understanding hypercalcemia, Postgraduate Medicine, 115:4, 69-76.
20. Julio A Chalela, Scott E Kasner. Acute toxic-metabolic encephalopathy in adults. UpToDate - 2019
21. Sender, DB. Management of Comatose Survivors of Cardiac Arrest. Continuum (Minneap Minn). 2018 Dec;24(6):1732-1752.
22. Rossetti AO, Oddo M, Logroscino G, Kaplan PW. Prognostication after cardiac arrest and hypothermia: a prospective study. Ann Neurol 2010; 67:301.
23. Pasternak JJ, Lanier WL. Neuroanesthesiology Update. J Neurosurg Anesthesiol. 2017 Apr;29(2):97-131.
24. Fodale V, Tripodi VF, Penna O, Famà F, Squadrito F, Mondello E, David A. An update on anesthetics and impact on the brain. Expert Opin Drug Saf. 2017 Sep;16(9):997-1008. doi: 10.1080/14740338.2017.1351539. Epub 2017 Jul 18.
25. Slupe AM, Kirsch JR. Effects of anesthesia on cerebral blood flow, metabolism, and neuroprotection. J Cereb Blood Flow Metab. 2018 Dec;38(12):2192-2208.
26. Carvalho DZ, Townley RA, Burkle CM, et al. Propofol frenzy: clinical spectrum in 3 patients. Mayo Clin Proc. 2017;92:1682–1687.
27. Su X, Meng ZT, Wu XH, et al. Dexmedetomidine for prevention of delirium in elderly patients after non-cardiac surgery: a randomised, double-blind, placebo-controlled trial. Lancet 2016; 388: 1893e902.
28. Leung JM, Sands LP, Chen N, et al. Perioperative gabapentin does not reduce postoperative delirium in older surgical patients: a randomized clinical trial. Anesthesiology. 2017;127:633–644.
29. Francis J. Drug-induced delirium: Diagnosis and treatment. CNS Drugs. 1996; 5:103.
30. Marvanova M. Drug-induced cognitive impairment: Effect of cardiovascular agents. Ment Health Clin [Internet]. 2016;6(4):201-6.
31. Singer M. The Third International Consensus Definitions for Sepsis and Septic Shock (Sepsis-3). JAMA. 2016 Feb 23;315(8):801-10. doi: 10.1001/jama.2016.0287.
32. Robba C, Crippa IA, Taccone FS. Curr Neurol Neurosci Rep. Septic Encephalopathy. 2018 Oct 2;18(12):82.

52

Paraplegia no pós-operatório de cirurgia cardiotorácica

Rafael Tomio Vicentini Otani • Luiz Roberto Comerlatti

QUESTIONAMENTOS NORTEADORES

1. Quais mecanismos explicam esta complicação pós-operatória?
2. Quais as opções disponíveis para sua profilaxia e tratamento?

INTRODUÇÃO

A paraplegia pós-operatória, em cirurgias cardiotorácicas, é uma complicação grave, com elevada morbimortalidade associada. Ocorre na maioria dos casos secundária à lesão da medula espinhal por isquemia. As cirurgias de correção de aneurismas toracoabdominais são as mais envolvidas em tal complicação. É fundamental reconhecer esta patologia por ser uma emergência neurológica, com medidas terapêuticas que, tomadas em tempo hábil, impactam diretamente em seu prognóstico. O capítulo a seguir abordará a neuroanatomia essencial para entender esta complicação, sua fisiopatologia, quadro clínico, principais diagnósticos diferenciais, estratégias de profilaxia, medidas de resgate e prognóstico neurológico.

ANATOMIA VASCULAR DA MEDULA ESPINHAL

A vascularização da medula espinhal é essencial para entender a fisiopatologia e o quadro clínico de lesões isquêmicas nesta estrutura.

Três artérias principais, no sentido longitudinal, são responsáveis pela sua irrigação: artéria espinhal anterior, artéria espinhal posterior direita e artéria espinhal posterior esquerda.

A artéria espinhal anterior emerge, na maior parte das vezes, de ramos a partir de ambas as artérias vertebrais, no nível do forame magno, percorrendo toda a fissura mediana anterior em sentido craniocaudal. A artéria espinhal anterior irriga os dois terços anteriores da medula espinhal. Como consequência, esta artéria é responsável pelo suprimento sanguíneo dos tratos corticoespinhais. Cornos anteriores e tratos espinotalâmicos, bilateralmente.

Cada artéria espinhal posterior, por sua vez, emerge da artéria vertebral do mesmo lado e percorre a fissura póstero-lateral ipsilateral da medula. Em seu trajeto, cada artéria espinhal posterior é responsável pelo suprimento sanguíneo do funículo posterior e do corno dorsal do mesmo lado.

Os tratos corticoespinhais e os cornos anteriores carregam vias responsáveis pela motricidade voluntária. Os tratos espinotalâmicos pertencem às vias da sensibilidade térmico-dolorosa. À beira do leito, a motricidade voluntária é avaliada pelo grau de força, reflexos, tônus e trofismo muscular. A sensibilidade térmico-dolorosa pode ser avaliada através de estímulos com monofilamento ou com objetos de ponta romba, por exemplo, um alfinete ou uma espátula quebrada.

O funículo posterior da medula carrega vias responsáveis pela sensibilidade profunda, ou seja, pela palestesia e pela propriocepção consciente. A palestesia é a sensibilidade vibratória, e pode ser testada à beira do leito através do uso de um diapasão. A propriocepção pode ser testada solicitando-se ao paciente que informe a posição das articulações enquanto permanece de olhos fechados e o examinador realiza a mobilização passiva.

No sentido transversal, a irrigação arterial da medula espinhal possui como destaque as artérias radiculomedulares. As artérias radiculomedulares são ra-

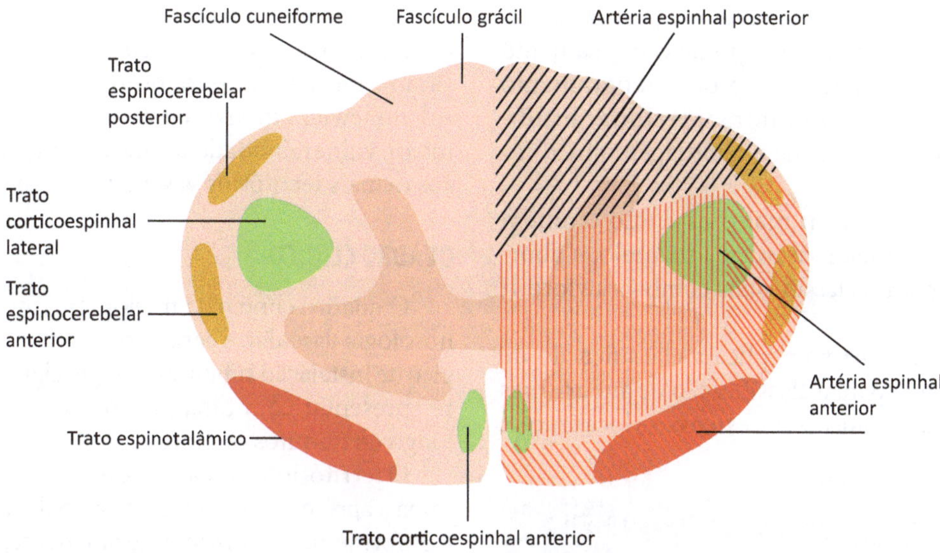

Figura 52.1. Corte axial da medula espinhal com seus principais tratos e territórios vasculares.

mos das artérias vertebrais, intercostais, lombares, em alguns casos, originam-se diretamente da aorta. Entre as artérias radiculomedulares, ganha destaque a artéria radicular magna, ou artéria de Adamkiewickz, com sua origem entre T8 e T12 é de grande importância para o suprimento sanguíneo da artéria espinhal anterior.[1] Como consequência, a região toracolombar é ricamente vascularizada, enquanto a região torácica média possui vascularização menos abundante.

As **Figuras 52.1.** e **52.2.** logo abaixo, resumem esta breve explicação sobre a anatomia da medula espinhal:

Há uma rica e complexa rede anastomótica entre ramos das artérias citadas. Esta rede proporciona uma maior resistência à isquemia medular e explica parcialmente a incidência relativamente baixa de infartos medulares quando comparados, por exemplo, à doença arterial coronariana ou doenças cerebrovasculares.[1,2]

FATORES DE RISCO

O principal fator de risco descrito na literatura para a isquemia medular é a cirurgia aórtica, com destaque para as correções de aneurismas tóraco-abdominais, tanto por cirurgia aberta como por técnica endovascular.

As abordagens por técnica endovascular possuem incidência de paraplegia pós-operatória relatadas entre 2,5% e 8%. As cirurgias abertas possuem incidência maior, com algumas séries que descrevem paraplegia pós-operatória em até 20% dos casos.

Também há a descrição de isquemia medular em pós-operatório de outras cirurgias cardiotorácicas, por exemplo, após cirurgias de revascularização miocárdica e angioplastias coronarianas, embora com frequência bastante menor e literatura restrita a poucos relatos de casos.

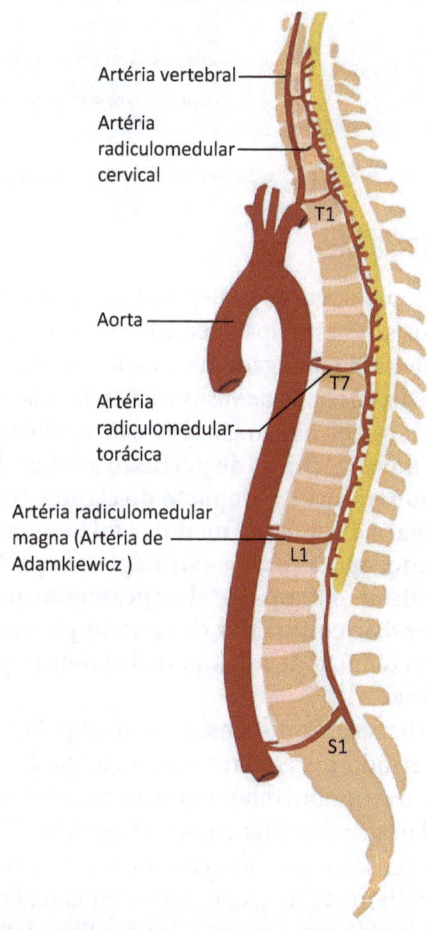

Figura 52.2. Corte sagital com a irrigação da medula espinhal pelas artérias radiculomedulares.

No grupo dos pacientes submetidos a correção aneurismática estão sob maior risco: idade avançada, dissecção aguda de aorta, antecedente pessoal de cirurgia aórtica prévia, maior tempo de clampeamento aórtico, doença aterosclerótica prévia, sangramento pós-operatório, hipotensão intraoperatória, insuficiência renal, fibrilação atrial e abordagem cirúrgica de emergência.[1,3]

Reparos aórticos com maior extensão também estão associados a maior risco, por exemplo, a abordagem de aneurismas classificados como Crawford II ou Crawford III.

A **Tabela 52.1.** abaixo explica a classificação de Crawford, utilizada para a classificação de aneurismas toracoabdominais conforme sua extensão e localização:

Tabela 52.1. Classificação de aneurismas

Crawford I	Distal à artéria subclávia esquerda até acima das artérias renais.
Crawford II	Distal à artéria subclávia esquerda até abaixo das artérias renais.
Crawford III	Do segmento torácico médio até abaixo das artérias renais.
Crawford IV	Do diafragma até abaixo das artérias renais.
Crawford V	Do sexto espaço intercostal até acima das artérias renais.

Classificação de Crawford para aneurismas aórticos tóraco-abdominais.

FISIOPATOLOGIA

A fisiopatologia da isquemia medular é complexa e multifatorial. O principal mecanismo consiste na interrupção do fluxo ou ligadura das artérias intercostais e lombares na ausência de vasos colaterais suficientes para garantir o suprimento sanguíneo da medula espinhal. **Com as novas técnicas de perfusão aórtica distal no intraoperatório, o impacto do clampeamento aórtico para a isquemia medular foi atenuado. Entretanto, apesar destas estratégias de perfusão aórtica distal, o tempo de clampeamento aórtico ainda persiste como fator de risco importante para a incidência de mielopatia isquêmica pós-operatória.**

Outro mecanismo consiste na manipulação vascular no período intraoperatório, o que pode acarretar fenômenos tromboembólicos para as artérias radiculomedulares e precipitar isquemia medular.[3,4]

Hipotensão e anemia acarretam queda na pressão de perfusão medular e, consequentemente, favorecem a isquemia. Além disso, o uso de vasodilatadores, como nitroprussiato de sódio, através do fenômeno de roubo de fluxo, também pode corroborar para a queda na pressão de perfusão medular.

Por fim, pode-se destacar o desenvolvimento de lesão por reperfusão: após tempo de isquemia prolongado, a restauração do fluxo pode gerar lesão secundária por edema, necrose e inflamação local.[3]

O território da artéria espinhal anterior possui menor número de artérias radiculomedulares para sua irrigação e apresenta importante dependência da artéria de Adamkiewicz em níveis torácicos baixos. Logo, possui maior vulnerabilidade a infartos quando comparado aos demais territórios vasculares da medula espinhal.

QUADRO CLÍNICO

O quadro clínico da mielopatia isquêmica, por sua nosologia vascular, é caracterizado por déficit neurológico de instalação súbita, ainda que alguns casos possam se apresentar com uma progressão de tais déficits ao longo de minutos ou horas.

O território vascular envolvido, por sua vez, determina a apresentação topográfica do déficit neurológico. Conforme mencionado anteriormente, a artéria mais acometida consiste na artéria espinhal anterior, especialmente em níveis torácicos médios e baixos, em que está mais vulnerável à hipoperfusão.

Como consequência, a apresentação clínica mais comum consiste em paraparesia ou paraplegia crural e perda da sensibilidade térmico-dolorosa abaixo do nível da lesão medular com a formação de um nível sensitivo. Tal nível é mais frequentemente encontrado em T10, cujo reparo anatômico é a cicatriz umbilical.

Os sintomas costumam ser relativamente simétricos, embora, de modo menos frequente, a instalação dos sintomas pode ocorrer de forma assimétrica ou até unilateral.

Os funículos posteriores, como pertencem ao território das artérias espinhais posteriores, geralmente estão poupados nesta síndrome medular. Logo, uma característica clássica consiste na relativa preservação da sensibilidade profunda (palestesia e propriocepção) comparativamente à sensibilidade superficial. **Na fase aguda, os reflexos podem estar hipoativos ou abolidos e o tônus flácido. Contudo, ao longo da evolução, sinais de liberação piramidal tipicamente se desenvolvem, tais como espasticidade, hiperreflexia e sinal de Babinski.**

Ademais, podemos destacar os sintomas sensitivos positivos: dor tóraco-abdominal é uma queixa comum em pacientes com isquemia medular na fase aguda. Geralmente ocorre no nível da lesão, com séries que relatam a presença de tal sintoma em até 70% dos casos.

Por fim, como em outras mielopatias, é comum a presença de disfunção autonômica, caracterizada por incontinência ou retenção vesical, retal e disfunção sexual.

Outras apresentações atípicas de infartos medulares, tais como síndrome cordonal posterior por infarto de artéria espinhal posterior, síndrome de Brown-Séquard e síndrome centro-medular são bem mais raras na prática clínica e fogem do escopo deste capítulo.

EXAMES COMPLEMENTARES

O diagnóstico de mielopatia isquêmica é eminentemente clínico. Entretanto, os exames complementares são úteis para a confirmação diagnóstica, documentar a lesão isquêmica e excluir possíveis diagnósticos diferenciais.

A ressonância magnética consiste no método de imagem de escolha. Tal exame pode revelar lesões com hipersinal em sequência T2 na medula espinhal. O sinal dos olhos de cobra ("*snake eyes sign*") ou dos olhos de coruja ("*owl eyes sign*"), classicamente descritos, correspondem a lesões ovoides ou circulares em um plano axial na região dos cornos anteriores, território vascular da artéria espinhal anterior, conforme ilustrado na **Figura 52.3**.

As alterações de isquemia medular na sequência T2, entretanto, podem levar de horas a dias para surgir, o que limita a sensibilidade de tal exame, sobretudo na fase aguda. Como consequência, um primeiro exame negativo não descarta tal hipótese, e um segundo exame de controle deve ser realizado se há tal suspeita clínica.

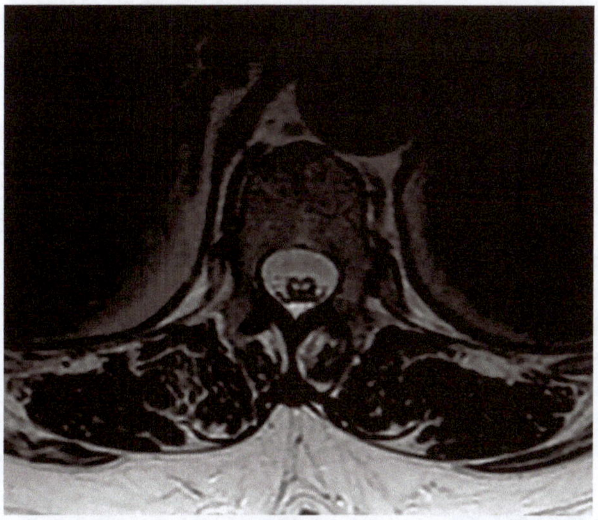

Figura 52.3. Sinal dos "olhos de cobra" ou dos "olhos de coruja", em corte axial de sequência T2 de ressonância magnética. Imagens gentilmente cedidas por Dr. Leandro Tavares Lucato e Dr. Arthur Oliveira Magalhães.

Recomenda-se, se disponível, realizar a sequência de difusão (DWI), o que aumenta a sensibilidade do método, sobretudo na fase hiperaguda. Em uma pequena série de 19 pacientes, demonstrou-se restrição verdadeira à difusão em todos os casos descritos.[1,5]

Uma vez descartada a hipótese de etiologia compressiva por métodos de imagem adequados, a abordagem diagnóstica inicial das mielopatias agudas envolve a coleta de líquido cefalorraquidiano (LCR).

Na mielopatia isquêmica, o LCR geralmente possui sua análise nos limites da normalidade, com séries de casos que descrevem achados de hiperproteinorraquia e pleocitose de proporções discretas em uma minoria dos pacientes.

Nesse contexto, a importância do LCR se sobressai em pacientes em que há maior dúvida quanto ao diagnóstico diferencial com mielopatias inflamatórias ou infecciosas. Ademais, sua drenagem é uma ferramenta terapêutica para aumento da pressão de perfusão medular, como será detalhado adiante.

DIAGNÓSTICOS DIFERENCIAIS

No contexto perioperatório, podemos destacar como principal diagnóstico diferencial a ser descartado a presença de hematoma epidural, sobretudo nos pacientes submetidos à punção lombar, em razão do maior risco como complicação pós-procedimento. A cirurgia descompressiva de urgência, com impacto do tempo de abordagem no prognóstico neurológico, torna imperativa a exclusão de tal hipótese.

Outras etiologias compressivas, tais como abscessos epidurais ou neoplasias, embora geralmente possuam a apresentação dos sintomas de forma não abrupta, podem ter a temporalidade dos sintomas mascarada pelo período perioperatório e devem ser consideradas.

Mielites infecciosas e inflamatórias, por exemplo, secundárias à neuromielite óptica, esclerose múltipla ou esquistossomose, entre outras patologias, também podem mimetizar infartos medulares. A investigação de tais etiologias deve ser aprofundada de forma individualizada, conforme a suspeita clínica.

Algumas características epidemiológicas, radiológicas e laboratoriais são atípicas para infartos medulares e ressaltam a importância do diagnóstico diferencial com etiologias inflamatórias ou infecciosas: pacientes jovens, lesões que não respeitam território vascular ou com captação de contraste, exame de análise do LCR com pleocitose ou aumento de proteínas desproporcionais, ou com presença de bandas oligoclonais.

PROFILAXIA E TRATAMENTO

As estratégias de proteção voltadas para a profilaxia de isquemia medular no período perioperatório podem ser divididas em três pilares: monitorização neurofisiológica, aumento da tolerância à isquemia e manutenção da pressão de perfusão medular adequada.

Monitorização neurofisiológica

O uso de potenciais evocados motores e de potenciais evocados somato-sensitivos no período intraoperatório consiste em uma medida não invasiva para monitorizar em tempo real a integridade funcional da medula espinhal. Alterações ou perda destes potenciais sugerem hipoperfusão medular e possibilitam medidas para o aumento da sua pressão de perfusão em tempo hábil.

Em cirurgias abertas de correção de aneurismas tóraco-abdominais, revisões sistemáticas comprovam a elevada sensibilidade e especificidade desta forma de monitorização neurofisiológica, próximas de 90% e de 100%, respectivamente. Já nas abordagens endovasculares, a evidência torna-se menos robusta para sua eficácia, com a literatura restrita a pequenas séries de casos com sensibilidade e especificidade bastante heterogêneas.

Como alternativa à monitorização neurofisiológica, existem relatos do uso de espectroscopia de luz próxima ao infravermelho (NIRS) como forma de se monitorizar os níveis de oxigênio na circulação da medula espinhal para a prevenção de sua isquemia. Contudo, até o momento, seu uso é considerado experimental e não está validado na prática clínica.

Aumento da tolerância à isquemia

A hipotermia, por reduzir a demanda por oxigênio, é uma medida de aumento de tolerância à isquemia. Há a possibilidade de se realizar a hipotermia profunda, com o alvo de temperatura corpórea entre 15 °C e 18 °C, ou hipotermia moderada, com tal alvo entre 32 °C e 34 °C.

Por gerar condições menos fisiológicas, exigir o uso de circulação extracorpórea, heparinização plena e maior tempo de resfriamento e aquecimento, a hipotermia profunda costuma ser menos empregada. Portanto, seu uso é restrito a casos selecionados onde o risco de isquemia medular é considerado maior.

A hipotermia, pelo risco teórico de afetar expansão e diâmetro dos stents no meio intravascular, é menos empregado nas abordagens percutâneas, em relação às cirurgias abertas.

Manutenção da pressão de perfusão medular

A pressão de perfusão medular pode ser definida como diferença entre a pressão arterial média (PAM) e a pressão do líquido cefalorraquidiano ou entre a PAM e a pressão do átrio direito, considerando-se a medida de maior valor.

A maior parte dos *guidelines* recomenda a manutenção da pressão de perfusão medular acima de 80mmHg, para minimizar o risco de isquemia.

Nesse contexto, tal alvo pressórico pode ser obtido através de medidas voltadas para o aumento da PAM ou para a redução da pressão do LCR.

Recomenda-se a hipertensão permissiva no período intraoperatório, com alvo de PAM entre 90mmHg e 100mmHg. Entretanto, na vigência de isquemia, valores maiores podem ser atingidos como medida de resgate.

Sob o mesmo racional, recomenda-se a colocação de derivação lombar externa (DLE) para a redução e manutenção de pressão do líquido cefalorraquidiano entre 8mmHg e 12mmHg. Contudo, se houver sinas de isquemia medular, também como medida de resgate, pode-se reduzir tal pressão para valores inferiores a 5mmHg.

Apesar do uso consagrado da derivação lombar externa, há grande heterogeneidade na literatura quanto ao momento adequado de inserção e retirada do cateter. Em relação à inserção, as recomendações oscilam entre 24 horas antes da cirurgia até no período intraoperatório, enquanto o intervalo de permanência do cateter possui recomendações entre 24 horas até 7 dias de duração.

Por fim, o uso de técnicas de perfusão aórtica distal durante seu clampeamento e a reimplantação das artérias intercostais também são medidas factíveis que corroboram para evitar a hipoperfusão medular no período perioperatório.

Não há indicação do uso de corticoesteroides como medida terapêutica em casos de mielopatia isquêmica, na enorme maioria dos casos. Seu uso está indicado apenas quando a hipótese de mielite inflamatória não está descartada ou há suspeita de vasculite como mecanismo para o infarto.

A longo prazo, o tratamento de pacientes com isquemia medular envolve a reabilitação por equipe multidisciplinar e manejo de complicações crônicas associadas a lesões medulares, tais como espasticidade, dor crônica e disfunção autonômica.

PROGNÓSTICO

O prognóstico de infartos medulares, na literatura, está restrito a séries de casos, com taxas de mortalidade reportadas entre 10% até 20%. Há maior mortalidade descrita em pacientes com dissecções agudas de aorta e lesões cervicais altas.

Entre 11% até 46% dos pacientes retornaram a deambular sem auxílio, enquanto de 20% até 57% permaneceram dependentes de cadeiras de rodas para locomoção.[1,6,7]

Alguns fatores são considerados de mau prognóstico e estão associados a baixa funcionalidade a longo prazo, necessidade de cadeira de rodas e de cateterização vesical intermitente: déficit neurológico grave no início do quadro (lesões classificadas clinicamente como ASIA A ou B), ausência de melhora clínica nas primeiras 24 horas, ausência de sinal de Babinski, lesões longitudinalmente extensas, lesões localizadas em níveis cervicais ou torácicos altos.[6,7]

A **Tabela 52.2.** abaixo explica a classificação da ASIA (*American Spinal Injury Association*), utilizada para classificar clinicamente lesões medulares conforme sua gravidade:

Tabela 52.2. Classificação da ASIA para gravidade das lesões medulares

ASIA A	Completo: ausência de função sensitiva e motora, inclusive nos segmentos sacrais S4-S5.
ASIA B	Incompleto: função sensitiva preservada e ausência de função motora abaixo do nível neurológico, inclusive nos segmentos sacrais S4-S5.
ASIA C	Incompleto: função motora preservada abaixo do nível da lesão e mais da metade dos músculos abaixo do nível neurológico tem grau de força motora inferior a 3.
ASIA D	Incompleto: função motora preservada abaixo do nível da lesão e pelo menos metade dos músculos abaixo do nível neurológico tem grau de força motora igual ou superior a 3.
ASIA E	Normal: função motora e sensitiva normais.

CONSIDERAÇÕES FINAIS

A paraplegia pós-operatória após cirurgia cardiotorácica é uma complicação multifatorial com importante morbimortalidade associada. Possui como principal fator de risco cirurgias aórticas para correção de aneurismas torácicos e abdominais.

O manejo perioperatório adequado é fundamental para minimizar seu risco, bem como necessário o alto grau de vigilância para seu reconhecimento rápido e realização medidas terapêuticas em tempo hábil.

REFERÊNCIAS BIBLIOGRÁFICAS

1. Kramer CL. Vascular Disorders of the Spinal Cord. Continuum (Minneap Minn) 2018;24:407–426
2. Mullen, Michael T, M McGarvey, Michael L . Spinal cord infarction: Vascular anatomy and etiologies. UpToDate 2019
3. Arora, Lovkesh & Hosn, Maen. (2018). Spinal cord perfusion protection for thoraco-abdominal aortic aneurysm surgery. Current Opinion in Anaesthesiology.
4. Augoustides JG, Stone ME, Drenger B. Novel approaches to spinal cord protection during thoracoabdominal aortic interventions. Curr Opin Anaesthesiol. 2014 Feb;27(1):98-105
5. Nogueira, Raul & Ferreira, Rafael & Grant, Patricia & Maier, Stephan & Koroshetz, Walter & Gonzalez, Ramon & Sheth, Kevin. (2012). Restricted Diffusion in Spinal Cord Infarction Demonstrated by Magnetic Resonance Line Scan Diffusion Imaging. Stroke; a journal of cerebral circulation. 43. 532-5.
6. Robertson, Carrie & Brown, Robert & Wijdicks, Eelco & Rabinstein, Alejandro. (2011). Recovery after spinal cord infarcts: Long-term outcome in 115 patients. Neurology. 78. 114-21.
7. Mullen, Michael T, M McGarvey, Michael L ; Spinal cord infarction: Prognosis and Treatment UpToDate 2019

Bibliografia sugerida

Novy, Jan & Carruzzo, Alain & Maeder, Philippe & Bogousslavsky, Julien. (2006). Spinal Cord Ischemia: Clinical and Imaging Patterns, Pathogenesis, and Outcomes in 27 Patients. Archives of neurology. 63. 1113-20.

Masson, C & Pruvo, jean-pierre & Meder, Jean & Cordonnier, C & Touze, Emmanuel & Sayette, V & Giroud, M & Mas, J & Leys, Didier. (2004). Spinal cord infarction: Clinical and magnetic resonance imaging findings and short term outcome. Journal of neurology, neurosurgery, and psychiatry. 75. 1431-5.

Mullen, Michael T, M McGarvey, Michael L ; Spinal cord infarction: Clinical Presentation and Diagnosis. UpToDate 2019

Samiotis, Ilias & Baikoussis, Nikolaos & Patris, Vasileios & Argiriou, Mihalis & Dedeilias, Panagiotis & Charitos, Christos. (2018). Coronary artery bypass grafting and paraparesis; Is there a correlation?. Cardiovascular Journal of Africa.

53

Acidente vascular cerebral no pós-operatório de cirurgia cardiotorácica: avaliação inicial, estabilização, tratamento, avaliação complementar

Mateus Paquesse Pellegrino • Felipe Moreira Ferreira • Fábio Iuji Yamamoto

INTRODUÇÃO

Complicações neurológicas, especialmente o acidente vascular cerebral isquêmico (AVCi), são frequentes após cirurgias cardíacas, representando uma causa importante de morbidade e mortalidade nesta população. A incidência do AVCi varia entre diferentes estudos devido ao tipo de cirurgia, comorbidades dos pacientes estudados, técnicas cirúrgicas e métodos de diagnóstico do evento cerebrovascular, entre outros. Análises do banco de dados da *Society of Thoracic Surgery* dos EUA mostraram uma incidência de AVC de 1,4% entre 774.881 pacientes submetidos à cirurgia de revascularização do miocárdio;[1] incidência de 1,6% entre 109.759 pacientes submetidos a cirurgia valvar isolada, sendo o risco maior (2,1%) quando na valva mitral;[2] incidência de 2,9% entre 101.661 procedimentos combinados de revascularização com cirurgia valvar, também com risco maior quando envolvendo a valva mitral (3,9%).[3]

Outro estudo, este utilizando um banco de dados prospectivo de um único centro, também evidenciou esta variação nas incidências de AVC dependendo da cirurgia realizada: 1,7% nos submetidos à revascularização do miocárdio; 1,8% nos casos de cirurgia valvar isolada; 4,4% na cirurgia combinada de revascularização e valvar e 4,6% nas cirurgias envolvendo a aorta ascendente. Este mesmo estudo mostrou também que os pacientes que apresentaram AVC no período perioperatório tiveram uma mortalidade significativamente maior (32,8% x 4,9%; P<0,0001), assim como um maior período de internação hospitalar (mediana de 30 dias x 7 dias; P<0,0001).[4]

Estudos que utilizaram ressonância magnética (RM) para a detecção de AVCis silenciosos evidenciaram uma incidência ainda maior: desde 27,6% em pacientes submetidos à revascularização do miocárdio a até 54% em pacientes submetidos à cirurgia da valva aórtica, sem repercussão em mortalidade e duração da internação nestes casos.[5,6] O efeito prognóstico e na cognição a longo prazo, porém, é pouco conhecido.

O AVC pode ocorrer tanto no intraoperatório (como ocorre em cerca de 40% dos casos), como no período pós-operatório, especialmente nos primeiros dois dias após a cirurgia.[7] Os principais fatores de risco para evento cerebrovascular nesta população, além dos inerentes à cirurgia, são semelhantes aos fatores de risco clássicos, como idade, diabetes, história de AVCi prévio, hipertensão arterial, presença de fibrilação atrial (pré ou pós-cirúrgica), comorbidades que aumentem o risco de embolia cardíaca (infarto agudo do miocárdio recente, fração de ejeção de ventrículo esquerdo reduzida), assim como aterosclerose e/ou estenose significativa na aorta ascendente e artéria carótida. Especialmente em pacientes com alto risco cardiovascular, a pesquisa de aterosclerose significativa na aorta ascendente e arco aórtico e de estenose significativa (em geral acima de 70%) em artérias carótidas, pode ser realizada na tentativa de estabelecer estratégias de redução de risco de AVCi no perioperatório, como mudanças de técnicas cirúrgicas que exijam menos manipulação da aorta ou revascularização carotídea prévia ao procedimento, por exemplo.

Apesar de o maior risco de mortalidade do paciente com AVCi após cirurgia cardíaca se concentrar próximo ao evento, a mortalidade a longo prazo continua elevada em cerca de três vezes em comparação com pacientes que não apresentaram AVC no período perioperatório de cirurgia de revascularização do miocárdio. Em 10 anos, a sobrevida ajustada dos pacientes que não sofreram AVCi foi de 61,9% comparada com sobrevida de 26,9% nos pacientes que sofreram AVCi (RR 3,20; 95% IC, 2,80 a 3,66; p < 0,0001), sendo a presença de limitações funcionais importantes no momento da alta um dos fatores relacionados ao aumento da mortalidade.[8]

Devido à frequência elevada e grande impacto na morbidade e mortalidade tanto a curto quanto a longo prazo dos pacientes submetidos à cirurgia cardíaca, é fundamental às equipes médica e multidisciplinar envolvidas no cuidado destes pacientes, saber reconhecer eventos cerebrovasculares, tomar as medidas iniciais no atendimento do mesmo, entender a urgência e importância do tratamento agudo do AVCi e estar familiarizadas com as opções de tratamento agudo e de prevenção secundária para garantir a melhor assistência a este grupo de pacientes.

ETIOLOGIAS

Dentre as complicações possíveis diagnosticadas no pós-operatório, o de cirurgias cardíacas ou cardiotorácicas, os AVCs ganham destaque. No intuito de entender melhor essa complicação, pesquisadores realizaram estudos prospectivos e retrospectivos no intuito de se determinar qual ou quais os mecanismos envolvidos na isquemia cerebral.

Os AVCis podem ser causados por três principais mecanismos: embólico, trombótico ou hemodinâmico. Os eventos embólicos têm no coração e aorta a grande fonte de êmbolos responsáveis pela isquemia cerebral; eventos trombóticos são, em sua maioria, vivenciados por pacientes com doença ateromatosa de grandes vasos extracranianos ou pequenos vasos intracranianos onde fragmentos de uma placa, seja ela uma placa de colesterol, cálcica ou mista, migra distalmente ocluindo vasos de menor calibre responsáveis pela perfusão encefálica. Por fim, os eventos hemodinâmicos são aqueles causados por hipofluxo cerebral. Nesses casos, ramos distais, predominantemente as "áreas de fronteira vascular" são as mais acometidas.

Pensando nos eventos embólicos e trombóticos, é possível visualizar a presença de êmbolos em artéria cerebral média com uso de ultrassom doppler transcraniano e/ou ecocardiografia transesofágica no momento intraoperatório.[9-13] A maior parte dos êmbolos ocorre durante o clampeamento e canulação da aorta, assim como nas cirurgias de bypass cardíaco.[9-11]

Likosky *et al.*, publicaram, em 2014, estudo retrospectivo baseado em 388 casos de AVC, diagnosticados após cirurgia de *bypass* coronariano entre os anos de 1992 e 2000. Baseados nos dados obtidos, classificaram os eventos nas seguintes etiologias, com suas respectivas percentagens: embólicos (62,1%), múltiplas etiologias (10,1%), hipoperfusão (8,8%), lacunar (3,1%), trombótico (1,0%) e hemorrágico (1,0%).[14] Anteriormente, em 2004, Lahtinen *et al.* publicaram uma série de casos constituída por 52 pacientes que evoluíram no pós-operatório de *bypass* coronariano com AVC. Destes, 36,5% foram precedidos por fibrilação atrial, que ocorrera em média 6 dias antes da isquemia cerebral – tal achado fortalece a hipótese do mecanismo cardioembólico, ou simplesmente embólico, ser a principal etiologia do AVC.[15]

As duas séries acima mencionadas nos trazem informações sobre eventos cerebrovasculares agudos ocorridos por mecanismo embólico e/ou trombótico, todavia existem aqueles causados por mecanismo hemodinâmico. Tufo *et al.*, estudaram 100 casos onde pacientes evoluíram com isquemia cerebral após *bypass* cardíaco e, em sua série, nos pacientes onde foram encontrados sinais neurológicos agudos, 78% dos casos eram constituídos por pacientes mantidos com uma pressão arterial média (PAM) de 40mmHg, ao passo que nos pacientes com PAM de 60mmHg, apenas 27% evoluíram com manifestação neurológica aguda.[16] Stockard *et al.*, em estudo semelhante, encontraram incidência de AVCi pós-cirurgia cardíaca em 7,2% dos pacientes que foram mantidos com PAM variando entre 50-60mmHg. Por outro lado, o mesmo desfecho foi observado em 2,4% dos pacientes mantidos com PAM entre 80-100mmHg.[17]

RECONHECIMENTO

O primeiro passo para iniciar o atendimento do paciente com AVC é reconhecer uma possível síndrome neurovascular aguda. Devido à resposta ao tratamento do AVCi agudo ser tempo dependente, quanto antes for realizado o reconhecimento dos sintomas, maior a chance de um melhor desfecho.

Para isso, é necessário o treinamento contínuo de toda a equipe multidisciplinar, para que o primeiro profissional que tenha contato com o paciente após o início dos sintomas reconheça os sintomas como uma possível síndrome neurovascular aguda e acione o mais brevemente possível o protocolo de atendimento institucional.

Algumas escalas de atendimento pré-hospitalar podem ser utilizadas para uma triagem rápida, como a escala de Cincinnati e sua adaptação com o acrônimo SAMU:

- **Sorria** – avaliar se apresenta assimetria ao sorrir e ao movimentar a face.
- **Abrace** – avaliar se apresenta perda de força em algum dos braços quando solicitado que permaneça com os braços elevados.
- **Música** – avaliar se apresenta dificuldade na fala, como alteração na articulação das palavras,

alteração na nomeação de objetos, na fluência verbal ou na compreensão.

- **Urgente** – acionar o mais rápido possível atendimento para síndrome neurovascular aguda.

Os sintomas avaliados na escala acima reconhecem principalmente sinais e sintomas de alteração no território da artéria cerebral média. Porém, é importante reconhecer também prontamente sintomas de outros territórios encefálicos que mais facilmente podem ser negligenciados e não considerados provenientes de possível síndrome neurovascular, como baixa acuidade visual monocular no AVCi da artéria oftálmica e vertigem súbita na isquemia em território de artéria vertebral. Vide **Tabela 53.1.** com sintomas comuns de cada território arterial.

Tabela 53.1. Sinais e sintomas comuns de cada território arterial encefálico

Artéria cerebral média	Déficits motor contralateral.
	Déficits sensitivo contralateral.
	Afasia.
	Negligência/extinção sensorial.
	Alterações de campo visual.
Artéria cerebral anterior	Déficits motor e sensitivo contralateral, com predomínio em membro inferior.
Artéria oftálmica	Baixa acuidade visual monocular.
Artéria cerebral posterior	Alterações de campo visual.
	Rebaixamento de nível de consciência.
Artéria vertebral	Vertigem súbita.
	Náusea/vômitos.
	Ataxia.
	Disfagia.
	Déficits sensitivo.
	Síndrome de Horner.
Artéria basilar	Déficits motor e sensitivo – principalmente se bilateral.
	Rebaixamento de nível de consciência.
	Alteração da movimentação ocular extrínseca.

AVALIAÇÃO INICIAL

O principal objetivo da avaliação inicial do paciente com AVC é garantir a estabilização do mesmo e obter as informações necessárias de forma rápida e precisa para tomada de decisão sobre elegibilidade para alguma estratégia de recanalização.

- *Estabilização*

Antes de proceder com as próximas etapas do atendimento à síndrome neurovascular aguda, deve-se garantir a estabilização clínica do paciente. Neste momento, devem ser aferidas a pressão arterial, frequência cardíaca, saturação periférica de oxigênio e a glicemia capilar.

A pressão arterial na fase aguda do AVCi está frequentemente elevada, possivelmente como resposta fisiológica à oclusão arterial aguda na tentativa de se manter uma melhor perfusão na área de penumbra (área hipoperfundida, hipofuncionante, porém ainda viável). Inicialmente, antes da avaliação por imagem e, portanto, definição entre AVC isquêmico ou hemorrágico, não devem ser tomadas condutas para redução da pressão arterial. O manejo da pressão arterial após o atendimento inicial será discutido adiante neste capítulo. No caso de hipotensão arterial, para evitar instabilidade clínica e manter uma pressão de perfusão cerebral adequada, devem ser tomadas rapidamente medidas para normalização da pressão, como reposição volêmica ou mesmo uso de drogas vasopressoras, ou inotrópicas, a depender do quadro de base do paciente.

Oxigênio suplementar não deve ser oferecido como rotina para todos os pacientes, apenas para pacientes com saturação periférica menor que 94%.

A hipoglicemia deve ser prontamente corrigida com glicose intravenosa preferencialmente, ao poder mimetizar déficits neurológicos, inclusive dimidiados como na síndrome neurovascular. Além de possível imitador, no caso de um AVC, a hipoglicemia está associada a piores prognósticos.

Outra avaliação importante neste momento inicial é a palpação dos pulsos periféricos nos quatro membros, com o intuito de avaliar possível dissecção de aorta, já que tal suspeita poderia modificar o tratamento agudo do AVCi com droga trombolítica.

- *Acionar código AVC*

A cada minuto sem reperfusão, é estimado que se percam 1,9 milhões de neurônios, 14 bilhões de sinapses e 12 km de fibras mielinizadas.

Concomitante à estabilização do paciente ou imediatamente após, caso a instituição possua um protocolo de atendimento de AVC agudo, o mesmo deve ser acionado. Tais protocolos foram idealizados para otimizar e acelerar ao máximo o tempo de intervalo até a avaliação por um neurologista e realização de exame de imagem cerebral para decisão rápida sobre as estratégias de reperfusão de fase aguda. O tempo médio do atendimento quando tais protocolos são utilizados é muito inferior quando comparados com quando não são acionados. A economia de tempo é fundamental devido à perda irreversível de milhões de neurônios a cada minuto. É estimado que, a cada minuto sem reperfusão cerebral, aproximadamente 1,9 milhão de neurônios entrem em processo de apoptose.[18]

Atualmente, vários serviços que não contam com neurologistas disponíveis 24 horas por dia possuem serviço de telemedicina para auxiliar no atendimento de tais casos.

- *História inicial*

A história inicial deve ser rápida, concisa, porém deve conter as informações importantes para a tomada de decisão na fase hiperaguda. Um dos pontos fundamentais da anamnese neste momento é a definição do momento do ictus. No paciente onde o início dos déficits foi presenciado, tal determinação é fácil, ao ser igual ao horário de reconhecimento dos mesmos.

Porém, em grande parte dos casos, o horário preciso de início dos déficits não é presenciado. Nestes casos, portanto, o horário do ictus deve ser considerado o último horário em que o paciente foi visto bem. Tal informação muitas vezes deve ser ativa e rapidamente pesquisada, exigindo muitas vezes contato com familiares ou funcionários que não estão presentes no momento do reconhecimento dos déficits. Deve ser notado também se os sintomas já estavam instalados ao acordar. Neste caso, o ictus também deve ser considerado o último horário em que o paciente foi visto bem, em geral, o momento em que foi dormir.

Além da determinação do horário do ictus, é fundamental neste momento a confirmação sobre possíveis contraindicações ao tratamento trombolítico ou trombectomia mecânica, incluindo antecedentes patológicos (como hemorragia intracraniana prévia, neoplasia intracraniana, infarto agudo do miocárdio(IAM) ou AVC nos últimos 3 meses, traumatismo cranioencefálico recente), procedimentos recentes (cirurgia de grande porte, punção lombar), uso de medicações (principalmente anticoagulantes e quando os mesmos foram utilizados pela última vez), suspeita sobre diagnóstico de endocardite ou hemorragia subaracnoidea. Uma lista das principais contraindicações para trombólise intravenosa se encontra a seguir:

Tabela 53.2. Principais contraindicações à trombólise intravenosa

Contraindicações absolutas
Trauma cranioencefálico grave nos últimos 3 meses.
Sintomas sugestivos de hemorragia subaracnoidea.
Pressão arterial > 185/110mmHg no momento de iniciar alteplase IV.
Plaquetas < 100,000 ou INR > 1,7; ou TTPa > 40s; ou TP > 15s.
Uso de anticoagulantes orais de ação direta nas últimas 48 horas, se função renal normal (alteplase pode ser considerada quando testes laboratoriais adequados como TTPa, INR, tempo de ecarina, TP ou atividade do fator Xa calibrado para tais medicações se encontrem normais).
Dose terapêutica de heparina de baixo peso molecular nas últimas 24h.
Endocardite infecciosa.
Dissecção de arco aórtico.
Hemorragia interna ativa.
Uso concomitante de abciximabe ou outro inibidor de glicoproteina IIb\IIIa.
Contraindicações relativas
História de hemorragia intracraniana prévia.
AVCi nos últimos 3 meses.
Cirurgia de grande porte nos últimos 14 dias (o risco de hemorragia no sítio cirúrgico deve ser contrabalanceado com o potencial benefício na redução de déficits neurológicos pela trombólise).
Desconhecido/não bem estabelecido
Presença de neoplasia maligna – se a expectativa de vida > 6 meses e sem outras contraindicações (anormalidade da coagulação, cirurgia recente, sangramento ativo), trombólise pode ser benéfica.
Trombólise é razoável/deve ser considerada
IAM agudo (avaliar trombólise em dose para AVCi seguida de angioplastia coronariana).
IAM nos últimos 3 meses (principalmente se sem elevação de segmento ST e não envolvendo a parede esquerda anterior).
AVCi periprocedimento – complicação de procedimentos angiográficos cardíacos ou cerebrais.
Presença de mixoma cardíaco ou fibroelastoma papilar – principalmente se há déficits neurológicos graves.
Trombo em átrio ou ventrículo esquerdos – principalmente se há déficits neurológicos graves.
Pericardite aguda com déficits neurológicos graves – avaliação conjunta com cardiologista/cirurgião cardíaco deve ser realizada para a decisão.

Atenção: A lista de contraindicações se refere à trombólise intravenosa – tais pacientes ainda podem ser candidatos a terapia de reperfusão por trombectomia mecânica!

- *Exame clínico*

O exame clinico inicial também deve ser rápido e preciso para não retardar a decisão sobre a indicação de terapia de reperfusão. O principal objetivo do exame neste momento é o de confirmar um déficit neurológico compatível com um AVC e estabelecer um exame de base para ser comparado nas avaliações subsequentes para estabelecer critérios objetivos de melhora ou piora dos déficits. Por consenso, é utilizado no mundo todo, como avaliação inicial do AVC, a escala de AVC do *National Institutes of Health,* dos Estados Unidos (NIHSS - *National Institutes of Health Stroke Scale*). Tal escala avalia de forma uniformizada, diversos déficits neurológicos com uma pontuação para cada déficit, sendo que a soma pode ir de 0 a 42 pontos. Quanto maior a pontuação, mais graves os déficits. Em linhas gerais, uma pontuação até 5 reflete um AVC leve, entre 6 e 10 moderado, acima de 10 moderadamente grave e acima de 20 grave.

Esta escala pode ser realizada por qualquer profissional da área da saúde treinado, inclusive não médicos. O treinamento da NIHSS vai além do escopo deste capítulo, mas o mesmo pode ser realizado online e gratuitamente em português. Diversos aplicativos para celular também possuem acesso fácil à escala de AVC do NIH.

Uma pontuação na NIHSS acima de seis indica um risco alto de o paciente apresentar oclusão de um gran-

Tabela 53.3. Domínios avaliados na NIHSS

1a. Nível de consciência
1b. Orientação
1c. Comandos
2. Motricidade ocular
3. Campos visuais
4. Paresia facial
5a. Motor membro superior esquerdo
5b. Motor membro superior direito
6a. Motor membro inferior esquerdo
6b. Motor membro inferior direito
7. Ataxia apendicular
8. Sensibilidade dolorosa
9. Linguagem
10. Disartria
11. Extinção/negligência

de vaso proximal (artéria carótida interna intracraniana e segmento inicial da artéria cerebral média) e, portanto, indica a necessidade de avaliação de transferência para um centro de referência que realize trombectomia mecânica.

Para pessoas não treinadas ou sem a escala disponível, uma opção interessante é o uso da escala FAST ED, que faz perguntas simples de serem respondidas e fornece ao final uma estimativa sobre a probabilidade de o paciente possuir uma oclusão de grande vaso (com possível indicação de trombectomia mecânica). O aplicativo pode ser baixado no link *https://www.allm.net/pt/jointriage-pt*

- *Imagem/exames complementares*

O primeiro e fundamental exame complementar que deve ser obtido é a aferição da glicemia capilar, conforme explicitado na seção estabilização acima.

O segundo exame a ser obtido o mais urgentemente possível é a tomografia computadorizada de crânio (TC) sem contraste. Para a grande maioria dos pacientes em janela de trombólise IV, apenas a realização da TC e da glicemia capilar é suficiente para tomar a decisão sobre a realização de trombólise intravenosa.

Na TC realizada na urgência, alguns dados importantes devem ser analisados: presença ou não de hemorragias, achados que sugiram diagnósticos diferenciais que expliquem o déficit (tumores, sinais de trauma, hematoma subdural), o volume da área com hipodensidade e a presença de artérias hiperdensas.

A presença de hemorragia ou achados que indiquem outros diagnósticos e expliquem o déficit neurológico contraindicam a realização de estratégia de reperfusão. A área de hipodensidade mostra o tecido que já sofreu infarto e fica mais aparente à medida que mais tempo se passa desde o início da isquemia. Como padrão para aferir as áreas que já apresentam hipodensidade, é utilizada a escala ASPECTS (*Alberta Stroke Program Early CT Score*), que divide o território da artéria cerebral média em dez partes e tira um ponto para cada área acometida, sendo que uma pontuação de zero representa um AVCi em que todo o território da artéria cerebral média já está hipodenso (e provavelmente infartado) e uma pontuação de dez representa uma TC ainda sem alterações isquêmicas precoces, indicando que provavelmente pouco tempo se passou desde o início da isquemia cerebral e a área de infarto estabelecido provavelmente ainda é pequena. Portanto, uma TC normal não exclui o diagnóstico de AVCi – esta

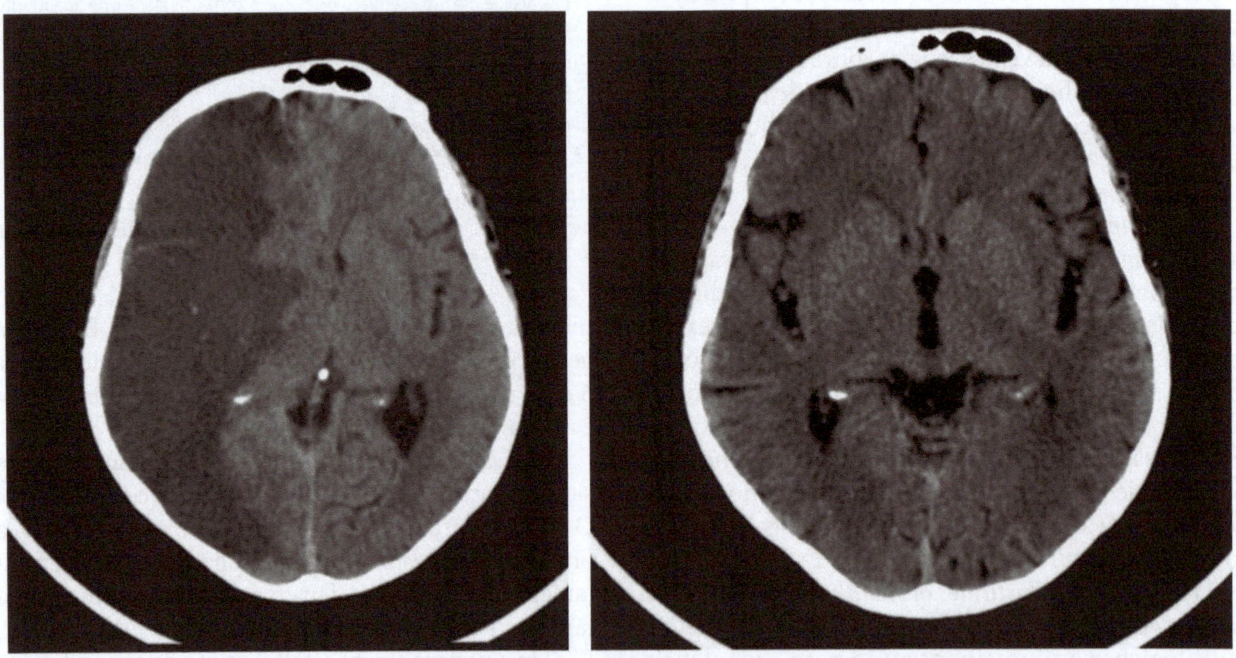

Figura 53.1. À esquerda, tomografia computadorizada com ASPECTS 0, evidenciando hipodensidade em todo o território da artéria cerebral média direita. À direita, tomografia computadorizada com ASPECTS 10, sem nenhuma alteração isquêmica aguda visível.

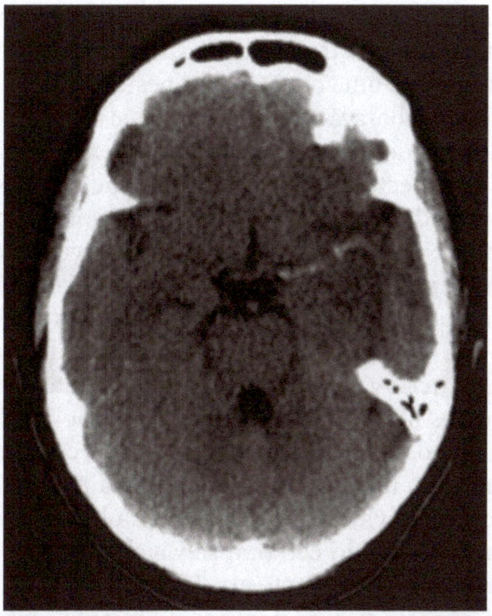

Figura 53.2. Sinal da artéria cerebral média esquerda hiperdensa.

situação possivelmente representa o paciente ainda sem lesões irreversíveis e que talvez mais tenha benefício de se restabelecer a reperfusão cerebral. A pontuação ASPECTS é utilizada para a indicação de trombectomia mecânica na fase aguda - segundo as diretrizes atuais, para indicação de trombectomia mecânica é necessária uma pontuação ASPECTS ≥ 6, indicando uma área de tecido salvável grande.

Na TC sem contraste pode ser possível também a visualização de uma artéria hiperdensa - tal achado pode ser inespecífico, mas quando bastante evidente, pode representar o trombo presente no interior de uma artéria proximal intracraniana e dar uma pista na TC sobre um possível candidato à trombectomia mecânica.

No paciente com NIHSS ≥ 6 ou uma escala FAST-ED sugestiva de oclusão de vasos proximais e disponibilidade de trombectomia mecânica, deve também ser realizada uma angiotomografia arterial de crânio para confirmar uma oclusão de vasos proximais e avaliar indicação de trombectomia mecânica.

Outros exames também devem ser realizados no atendimento inicial: tempo de protrombina (TP) – INR; tempo de tromboplastina parcial ativada (TTPa); eletrocardiograma; troponina; hemograma completo; ureia, creatinina, eletrólitos. Porém, estes não devem retardar a decisão e realização das terapias de reperfusão e os resultados não devem ser esperados para a indicação das terapias de reperfusão. Existem algumas exceções, como, por exemplo, no caso de paciente que sabidamente faz uso de anticoagulante antagonista de vitamina K, como a varfarina - neste caso deve ser esperado o resultado do tempo de protrombina (preferencialmente por exame "*point of care*", se disponível, para reduzir consideravelmente o tempo até o resultado do exame) antes da indicação de trombólise IV.

Exames de imagem avançados, como RM e estudo de perfusão cerebral (por RM ou TC), podem ser necessários para a seleção de pacientes que se apresentem além da janela clássica para a trombólise e trombectomia mecânica, como será explicitado na próxima seção.

Tratamento agudo

Utilizando as informações de anamnese, exame físico e exames complementares, temos as informações necessárias para a decisão sobre a indicação de terapias de reperfusão (trombólise e trombectomia mecânica).

- **Trombólise com ictus há menos de 4,5 horas**

O primeiro tratamento efetivo para o AVCI agudo foi a trombólise intravenosa, que deve ser considerada para pacientes com qualquer déficit incapacitante e que tenham sido vistos em seu estado normal há menos de 4,5 horas. Até o momento, apenas uma medicação, a alteplase (rtPA), foi aprovada para a trombólise intravenosa. A dose recomendada para o tratamento de AVCi é de 0,9mg/kg (10% da dose administrada em bolus e os 90% restantes administrados durante uma hora). Esta dose é menor que a dose utilizada habitualmente para infarto do miocárdio.

Como já descrito acima, para a grande maioria dos casos, os únicos exames necessários para se iniciar a trombólise são a glicemia capilar e a TC sem contraste. Além das contraindicações mais comuns (vide **Tabela 53.2.**), todas as contraindicações devem ser checadas pelo neurologista para a administração do trombolítico.

Tabela 53.4. Exames de imagem necessários para tratamentos de reperfusão

	TC crânio sem contraste	angioTC / angioRM	RM com difusão e FLAIR	RM com difusão ou RM perfusão ou TC perfusão
Trombólise < 4,5h	x			
Trombólise com ictus desconhecido/ao acordar	x		x	
Trombectomia < 6h	x	x		
Trombectomia 6-24h	x	x		x

O NNT (número necessário para tratar) do tratamento com alteplase para atingir um desfecho funcional excelente (pontuação de 0-1 na escala modificada de Rankin) em 90 dias é tempo dependente: se o tratamento for instituído na primeira 1,5h é de 4,5 pacientes; se realizado entre 3 e 4,5h, o NNT sobe para 14.[19] Isto mostra, novamente, a importância de, apesar de ainda se encontrar na janela terapêutica, quanto mais rápido o tratamento, melhores são as chances de um bom desfecho. Para comparação, o NNT da trombólise intravenosa para infarto agudo do miocárdio é de 33.

Apesar de ser a complicação da trombólise mais temida, a transformação hemorrágica sintomática é incomum, sendo que 94% dos casos não a apresentam.[20]

- **Trombólise com ictus desconhecido ou com déficit ao acordar**

Se os déficits neurológicos forem identificados ao acordar ou seu início for desconhecido (como, por exemplo, no paciente afásico) e o paciente tiver sido visto bem há mais de 4,5h, técnicas avançadas de imagem podem ser utilizadas para avaliar a indicação de trombólise intravenosa. O estudo WAKE-UP utilizou RM do crânio comparando as sequências de FLAIR e difusão para deduzir que o início da isquemia ocorreu nas últimas 4,5-6h (quando há hipersinal na sequência de difusão e nenhuma alteração significativa de sinal na sequência FLAIR).[21]

Outro estudo recente que mostrou benefício da trombólise intravenosa nos pacientes que acordaram com déficits foi o estudo EXTEND, que utilizou técnica de perfusão por TC para estimar a área de penumbra, que indica tecido sob risco potencialmente saudável.[22]

Além destes critérios adicionais de imagem, o paciente não pode apresentar contraindicações para a trombólise intravenosa em janela clássica.

- **Trombectomia mecânica com ictus há menos de 6h**

Apesar dos efeitos benéficos da trombólise intravenosa, nos casos potencialmente mais graves, em que ocorre oclusão de vasos proximais (porção final da artéria carótida interna intracraniana ou segmentos iniciais da artéria cerebral média), a trombólise é pouco efetiva em se conseguir a recanalização. A proporção de recanalização na oclusão destes vasos é baixa: 6% na artéria carótida interna intracraniana, 30% no segmento M1 da artéria cerebral média e 44% no segmento M2.[23] Para abordar tais casos, vários ensaios clínicos comprovaram o benefício da trombectomia mecânica com "stent retriever", o mais recente deles (e o único realizado em um país em desenvolvimento) o estudo RESILIENT, no Brasil.[24]

Além disto, nos pacientes que apresentem cirurgia de grande porte recente, como cirurgia cardíaca, exceto em casos selecionados, a trombólise intravenosa é contraindicada – a trombectomia mecânica, porém, se mantém como uma opção viável nestes casos.

Uma colaboração internacional que analisou os dados de cinco dos primeiros e principais ensaios clínicos sobre trombectomia mecânica mostrou um NNT de 2,6 para redução de incapacidade funcional, um dos melhores NNT em toda a medicina.[25] A recomendação atual da *American Heart Association/American Stroke Association* (AHA/ASA), é de submeter os pacientes com AVCi a trombectomia mecânica seguindo os seguintes critérios: punção para o procedimento com menos de seis horas do ictus; uma pontuação na NIHSS de ao menos 6 (evidenciando um AVCi com déficits relevantes) e uma pontuação na escala ASPECTS de ao menos 6 (evidenciando que ainda há um volume relevante de tecido cerebral salvável), além de independente funcionalmente previamente ao AVCi. Caso o paciente seja elegível para ser submetido a alteplase intravenosa e trombectomia mecânica, o mesmo deve receber ambos os tratamentos.

Para o paciente que se encontre na janela de até 6 horas do ictus, não há necessidade de realização de técnicas de imagem avançada para a indicação de trombectomia mecânica, apenas a TC e a angiotomografia arterial são necessárias.

- **Trombectomia mecânica com ictus entre 6 e 24h**

Nos últimos anos, dois estudos clínicos estenderam a janela terapêutica do tratamento do AVCi com trombectomia mecânica para até 24h após a última vez em que o paciente foi visto bem. Para isto, foram utilizadas técnicas de imagem avançada para selecionar pacientes considerados "progressores lentos", que possuem uma boa circulação colateral e, apesar do tempo maior percorrido, ainda apresentam uma grande área de tecido de penumbra salvável. Para selecionar tais pacientes, é necessária a realização de difusão na RM ou avaliação de perfusão cerebral por TC, ou RM.[26,27]

Apesar de bons resultados para os pacientes selecionados, os critérios de seleção de pacientes na janela estendida são bastante rigorosos e a maioria dos pacientes avaliados não se enquadra nos mesmos.

- **Perspectivas futuras**

Além das indicações clássicas recomendadas por diretrizes citadas acima, muitos casos limítrofes ou ainda não estudados em ensaios clínicos bem desenhados se apresentam na prática clínica e devem ser cuidadosamente discutidos com neurologistas vasculares para a avaliação de técnicas de reperfusão.

No AVCi da artéria oftálmica, por exemplo, podem ser discutidas técnicas de infusão de trombolítico intra-arterial através de radiointervenção; alguns casos de pacientes com oclusão proximal podem ser avaliados para a trombectomia mecânica mesmo com NIHSS baixo ou com ASPECTS baixo; medicações alternativas, como o tenecteplase, estão sendo testadas, entre outras áreas de incerteza.

Felizmente, algumas dessas questões e diversas outras estão sendo estudadas em ensaios clínicos para otimizar cada vez mais o tratamento agudo do AVCi e evitar sequelas neurológicas irreversíveis.

CUIDADOS CLÍNICOS

Todos os pacientes com AVC, independentemente de terem sido submetidos à terapia de reperfusão, devem receber cuidados clínicos adequados para garantir as condições ideais para reduzir danos adicionais e permitir a melhor recuperação possível.

A glicemia deve ser mantida entre 140 e 180mg/dL, pois tanto a hipo quanto a hiperglicemia trazem efeitos deletérios e conferem um pior prognóstico após AVCi. O paciente deve também ser mantido eutérmico, pois a presença de febre está relacionada a um aumento de mortalidade. Caso apresente hipertermia, a mesma deve ser tratada agressivamente e sua causa investigada. Se ocorrer no primeiro dia, a atenção deve ser dada principalmente para a pesquisa de endocardite e meningite.[28]

Todos os pacientes devem também ser submetidos à avaliação de disfagia, que pode ser feita à beira do leito e preferencialmente por um fonoaudiólogo. A avaliação deve ser feita antes de se liberar alimentação ou administração de medicações por via oral, visando evitar broncoaspiração. Devem ser mantidos em jejum via oral, pacientes com escala de coma de Glasgow menor que 12, com crises epilépticas, com diminuição de reflexo de vias aéreas superiores, vômitos, presença de tosse durante alimentação ou com apraxia orolingual. Se não for liberada alimentação por via oral, uma sonda nasoenteral deve ser introduzida para garantir suporte nutricional ao paciente.

Os pacientes devem ser mantidos em decúbito de 30° nas primeiras 24h após o AVCi.[29] Porém, se o paciente apresentar uma estenose crítica arterial e AVCi de mecanismo hemodinâmico, e não apresentar insuficiência cardíaca, hipertensão intracraniana ou alto risco de aspiração, pode-se avaliar manter o decúbito em 0° nas primeiras 24h.

Após o AVCi, a pressão arterial deve ser monitorizada, porém, um limite de pressão bastante alto é tolerado visando a otimização da perfusão cerebral. No paciente que não foi submetido à trombólise intravenosa, a pressão arterial deve ser mantida nas primeiras 24h até 220/120mmHg. No paciente que foi submetido à trombólise intravenosa, pelo maior risco de transformação hemorrágica, o limite máximo é de 180/105mmHg. Caso o paciente apresente valores acima destes, a pressão arterial deve ser controlada com medicações intravenosas tituláveis, sendo as mais comuns no nosso meio o nitroprussiato e o esmolol. Hipotensores orais não devem ser utilizados no primeiro dia após o AVCi, inclusive as medicações anti-hipertensivas de uso prévio do paciente devem ser suspensas neste dia. Caso o paciente apresente comorbidades clínicas que exijam uma pressão arterial menor, como, por exemplo, dissecção de aorta ou infarto agudo do miocárdio, a pressão deve ser manejada segundo recomendações para tais condições. Após as primeiras 24h, medicações anti-hipertensivas podem ser reiniciadas visando a normotensão.

Devem ser evitados fluidos hipotônicos, que potencialmente pioram o edema cerebral, e também fluidos com glicose, pela possibilidade de induzirem hiperglicemia, que sabidamente piora o prognóstico neurológico.

A reabilitação multiprofissional deve ser iniciada logo no início do tratamento para evitar complicações, reduzir sequelas e melhorar o prognóstico do paciente. Por isso, todos os pacientes devem idealmente ser tratados em unidades de AVC ou UTI com equipe multiprofissional especializada no atendimento de pacientes com AVCi. A internação em unidade de AVC apresenta um NNT de 16 para redução de morte ou incapacidade - considerando que todos os pacientes são candidatos para serem admitidos na unidade de AVC, o impacto populacional da unidade de AVC é bastante relevante.[30] No AVCi que ocorre nos pós-operatórios de cirurgia cardiotorácica, a definição da melhor UTI ou unidade de atendimento para o paciente necessita ser individualizada.

Como profilaxia de tromboembolismo venoso, não deve ser utilizada meia de compressão elástica: um ensaio clínico em pacientes com AVCi não mostrou diminuição na incidência de trombose venosa profunda, mas evidenciou maior incidência de complicações locais, como úlceras, bolhas e necrose cutânea.[31] O uso de compressão pneumática intermitente, porém, se mostrou benéfica e deve ser utilizado, caso disponível.[32] O uso de heparina subcutânea em doses profiláticas ainda não está bem estabelecido na literatura. Apesar de reduzir as taxas de tromboembolismo venoso, pode ocorrer também aumento na incidência de sangramento intracraniano.[33] Porém, a maior parte dos serviços faz uso de heparina subcutânea em doses profiláticas na fase aguda do AVCi, visando a prevenção de tromboembolismo venoso.

No paciente submetido à trombólise, o início de medicações antiagregantes e/ou anticoagulantes (inclusive em dose profilática) deve ser postergada em 24h, devendo ser evitada a passagem de sondas vesical e nasogástrica também nas primeiras 24h, assim como evitar a punção arterial em sítios não compressíveis.

PROFILAXIA SECUNDÁRIA

A profilaxia secundária para o AVCi é dependente do mecanismo de lesão do evento cerebrovascular em questão e não é objetivo deste capítulo discutir pormenorizadamente o assunto. De uma forma geral, a estratégia para prevenção de recorrência do AVCi se baseia no controle estrito da pressão arterial, uso de estatinas e antiagregantes plaquetários ou anticoagulantes.

Vale ressaltar que as ações acima constituem as "medidas farmacológicas" da estratégia de prevenção secundária, cabendo ao médico assistente do caso incentivar e reforçar medidas não farmacológicas como a mudança de estilo de vida, cessação do tabagismo, alimentação adequada, combate ao sedentarismo, dentre outras.

REFERÊNCIAS BIBLIOGRÁFICAS

1. Shahian DM, O'Brien SM, Filardo G, Ferraris VA, Haan CK, Rich JB et al. The Society of Thoracic Surgeons 2008 cardiac surgery risk models: part 1--coronary artery bypass grafting surgery. Ann Thorac Surg. 2009; 88(1 Suppl):S2.(Shahian et al. 2009 - 1)
2. O'Brien SM, Shahian DM, Filardo G, Ferraris VA, Haan CK, Rich JB et al. The Society of Thoracic Surgeons 2008 cardiac surgery risk models: part 2--isolated valve surgery. Ann Thorac Surg. 2009; 88(1 Suppl):S23.
3. Shahian DM, O'Brien SM, Filardo G, Ferraris VA, Haan CK, Rich JB et al. The Society of Thoracic Surgeons 2008 cardiac surgery risk models: part 3--valve plus coronary artery bypass grafting surgery. Ann Thorac Surg. 2009; 88(1 Suppl):S43. (Shahian et al. 2009 - 2)
4. Anyanwu AC, Filsoufi F, Salzberg SP, Bronster DJ, Adams DH . Epidemiology of stroke after cardiac surgery in the current era. J Thorac Cardiovasc Surg. 2007; 134:1121.
5. Nah HW, Lee JW, Chung CH, Choo SJ, Kwon SU, Kim JS et al. New brain infarcts on magnetic resonance imaging after coronary artery bypass graft surgery: lesion patterns, mechanism, and predictors. Ann Neurol. 2014; 76:347.
6. Messé SR, Acker MA, Kasner SE, Fanning M, Giovannetti T, Ratcliffe SJ et al. Stroke after aortic valve surgery: results from a prospective cohort. Circulation. 2014; 129:2253.
7. Tarakji KG, Sabik JF 3rd, Bhudia SK, Batizy LH, Blackstone EH. Temporal onset, risk factors, and outcomes associated with stroke after coronary artery bypass grafting. JAMA. 2011; 305:381-90.
8. Dacey LJ, Likosky DS, Leavitt BJ, Lahey SJ, Quinn RD, Hernandez F Jr et al. Perioperative stroke and long-term survival after coronary bypass graft surgery. Ann Thorac Surg. 2005; 79:532.
9. Barbut D, Caplan LR. Brain complications of cardiac surgery. Curr Probl Car- diol. 1997:445-476
10. Padayachee TS, Parsons S, Theobold R, et al. The detection of microemboli in the middle cerebral artery during cardiopulmonary bypass: a transcranial Dop- pler ultrasound investigation using membrane and bubble oxygenators. Ann Tho- rac Surg. 1987;44:298-302.
11. Pugsley W, Klinger L, Paschalis C, et al. Microemboli and cerebral impairment during cardiac surgery. Vasc Surg. 1990;54:34-43.
12. Barbut D, Lo Y, Gold JP, et al. Impact of embolization during coronary artery by- pass grafting on outcome and length of stay. Ann Thorac Surg. 1997;63:998-1002.
13. Barbut D, Yao FS, Hager DN, et al. Comparison of transcranial Doppler ultrason- ography and transesophageal echocardiography to monitor emboli during coro- nary artery bypass surgery. Stroke. 1996;27:87-90
14. Likosky DS, Marrin CA, Caplan LR, Baribeau YR, Morton JR, Weintraub RM, Hartman GS, Hernandez F Jr, Braff SP, Charlesworth DC, Malenka DJ, Ross CS, O'Connor GT. Determination of etiologic mechanisms of strokes secondary to coronary artery bypass graft surgery. *Stroke*. 2003;34:2830 –2834.
15. Lahtinen J, Biancari F, Salmela E, Mosorin M, Satta J, Rainio P, Rimpilainen J, Lepojarvi M, Juvonen T. Postoperative atrial fibrillation is a major cause of stroke after on-pump coronary artery bypass surgery. *Ann Thorac Surg*. 2004;77:1241–1244.
16. Tufo HM, Ostfeld AM, Shekelle R. Central nervous system dysfunction following open-heart surgery. JAMA. 1970;212:1333-1340.
17. Stockard JJ, Bickford RG, Schauble JF. Pressure-dependent cerebral ischemia during cardiopulmonary bypass. Neurology. 1973;23:521-529.
18. Saver JL. Time is brain—quantified. Stroke. 2006; 37:263-6.
19. Lees KR, Bluhmki E, von Kummer R, Brott TG, Toni D, Grotta JC et al. Time to treatment with intravenous alteplase and outcome in stroke: an updated pooled analysis of ECASS, ATLANTIS, NINDS, and EPITHET trials. Lancet. 2010; 375:1695-703.
20. Derex L, Nighoghossian N. Intracerebral haemorrhage after thrombolysis for acute ischaemic stroke: an update. J Neurol Neurosurg Psychiatry. 2008; 79:1093-9.
21. Thomalla G, Simonsen CZ, Boutitie F, Andersen G, Berthezene Y, Cheng B et al. MRI-Guided Thrombolysis for Stroke with Unknown Time of Onset. N Engl J Med. 2018; 379:611-22.
22. Ma H, Campbell BCV, Parsons MW, Churilov L, Levi CR, Hsu C et al. Thrombolysis Guided by Perfusion Imaging up to 9 Hours after Onset of Stroke. N Engl J Med. 2019; 380:1795-803.
23. Saqqur M, Uchino K, Demchuk AM, Molina CA, Garami Z, Calleja S et al. Site of arterial occlusion identified by transcranial Doppler predicts the response to intravenous thrombolysis for stroke. Stroke. 2007; 38:948-54.
24. Martins S, Mont'Alvern F, Pontes-Neto O, Rebello LC, Silva GS, Lima F, et al. Randomization of endovascular treatment with stent-retriever and/or thromboaspiration vs. best medical therapy in acute ischemic stroke due to large vessel occlusion trial (RESILIENT): Final Results. European Stroke Journal. 2019;4(1S):779-89.
25. Goyal M, Menon BK, van Zwam WH, Dippel DW, Mitchell PJ, Demchuk AM et al. Endovascular thrombectomy after large-vessel ischaemic stroke: a meta-analysis of individual patient data from five randomised trials. Lancet. 2016; 387:1723-31.
26. Nogueira RG, Jadhav AP, Haussen DC, Bonafe A, Budzik RF, Bhuva P et al. Thrombectomy 6 to 24 Hours after Stroke with a Mismatch between Deficit and Infarct. N Engl J Med. 2018; 378:11-21.
27. Albers GW, Marks MP, Kemp S, Christensen S, Tsai JP, Ortega-Gutierrez S et al. Thrombectomy for Stroke at 6 to 16 Hours with Selection by Perfusion Imaging. N Engl J Med. 2018; 378:708-18.
28. Prasad K, Krishnan PR. Fever is associated with doubling of odds of short-term mortality in ischemic stroke: an updated meta-analysis. Acta Neurol Scand. 2010; 122:404-8.
29. Anderson CS, Arima H, Lavados P, Billot L, Hackett ML, Olavarría VV et al. Cluster-Randomized, Crossover Trial of Head Positioning in Acute Stroke. N Engl J Med. 2017; 376:2437-47.
30. Hill MD. Stroke units in Canada. CMAJ. 2002; 167:649-50.
31. Dennis M, Sandercock PA, Reid J, Graham C, Murray G, Venables G et al. Effectiveness of thigh-length graduated compression stockings to reduce the risk of deep vein thrombosis after stroke (CLOTS trial 1): a multicentre, randomised controlled trial. Lancet. 2009; 373:1958-65.
32. Dennis M, Sandercock P, Reid J, Graham C, Forbes J, Murray G et al. Effectiveness of intermittent pneumatic compression in reduction of risk of deep vein thrombosis in patients who have had a stroke (CLOTS 3): a multicentre randomised controlled trial. Lancet. 2013; 382:516-24.
33. Geeganage CM, Sprigg N, Bath MW, Bath PM. Balance of symptomatic pulmonary embolism and symptomatic intracerebral hemorrhage with low-dose anticoagulation in recent ischemic stroke: a systematic review and meta-analysis of randomized controlled trials. J Stroke Cerebrovasc Dis. 2013; 22:1018-27.

Bibliografia sugerida

Powers WJ, Rabinstein AA, Ackerson T, Adeoye OM, Bambakidis NC, Becker K et al. 2018 Guidelines for the Early Management of Patients With Acute Ischemic Stroke: A Guideline for Healthcare Professionals From the American Heart Association/American Stroke Association. Stroke. 2018; 49:e46-e110.

Powers WJ, Rabinstein AA, Ackerson T, Adeoye OM, Bambakidis NC, Becker K et al. Guidelines for the Early Management of Patients With Acute Ischemic Stroke: 2019 Update to the 2018 Guidelines for the Early Management of Acute Ischemic Stroke: A Guideline for Healthcare Professionals From the American Heart Association/American Stroke Association. Stroke. 2019 ;50:e344-e418.

54

Intervenções neurocirúrgicas no pós-operatório de cirurgia cardiotorácica

João Gustavo Rocha Peixoto dos Santos • Manoel Jacobsen Teixeira • Wellingson Silva Paiva

DESTAQUES

- Introduzindo o contexto das neurocirurgias no pós-operatório de abordagem cardiotorácica.
- A frequência de intercorrências neurológicas x neurocirúrgicas.
- As principais complicações e o papel da neurocirurgia.
- O desafio da neurocirurgia em pacientes anticoagulados e antiagregados.
- Mecanismos de lesão neurológica.
- Tipos de cardiocirurgias e suas complicações neurológicas.
- A abordagem neurocirúrgica (quando e como).

INTRODUÇÃO

Com a evolução das técnicas e insumos das cirurgias cardiotorácicas, as alterações neurológicas e as intervenções neurocirúrgicas subsequentes têm diminuído gradativamente ao longo dos anos. Trabalhos prévios chegaram a mostrar valores de até 37% de ocorrência da necessidade de neurocirurgia após cirurgia cardiotorácica.[1,2] Estudos atuais contrapõem esses dados, mostrando uma redução significativa das taxas de complicação com lesões cerebrais de menos de 1%.[3,4] Apesar disso, essas alterações neurológicas e respectivas intervenções neurocirúrgicas não devem ser desconsideradas por serem a maior fonte de morbidade dentre as complicações a seguir de uma abordagem cardiotorácica.

A evolução concomitante das técnicas neurocirurgias ainda esbarra na dificuldade de manejo pós-operatório em virtude da necessidade de anticoagulação ou antiagregação desses pacientes. A heparina fracionada ou de baixo peso molecular como profilaxia para TVP no primeiro pós-operatório de neurocirurgia já está consolidada na literatura como prática segura. Entretanto, o tempo de início após a cirurgia e a escolha dos demais anticoagulantes ou da heparinização em dose plena é questionável pela escassez de evidência na literatura. Uma vez que essa conduta é frequentemente adotada nos pós-operatórios cardiotorácicos, surge a preocupação pela elevação considerável de sangramento cerebral desses pacientes que também foram submetidos a uma neurocirurgia.

Diante desse contexto, discutiremos ao longo do capítulo as abordagens neurocirúrgicas necessárias em pós-operatórios de cirurgia cardíaca com sua fisiopatologia e tentaremos expor as evidências atuais disponíveis na tomada de decisão para as diferentes situações.

MECANISMOS DE LESÃO

No contexto das lesões pós-operatórias das cirurgias cardiotorácicas, três mecanismos se destacam fisiopatologicamente. Serão esclarecidos a seguir.

Micro e macroembolização

Diversas podem ser as fontes de embolia envolvendo o perioperatório de uma cirurgia cardiotorácica: gordura, ar, debris cirúrgicos, coágulos, etc. Alguns estudos mostraram que mais do que a quantidade, é a qualidade desses êmbolos que determina sua capacidade de gerar isquemias com repercussões neurológicas. Estudos com autopsia no pós-operatório de cirurgia cardíaca demonstraram quantidades variáveis de gordura presente nos vasos cerebrais, sendo o valor menor quanto mais distante do dia pós-operatório. Entretanto, poucos pacientes apresentavam eventos isquêmicos com repercussão.

Êmbolos maiores também podem ocorrer provindos do coração, ateroma aórtico, ou de grandes vasos da cabeça e pescoço. A extensão da aterosclerose carotídea é sabidamente um fator relacionado ao infarto cerebral no pós-operatório de cirurgia cardíaca e também com disfunção cognitiva precoce após a cirurgia.

Outra fonte de embolização com trombos maiores é a fibrilação atrial. Mais de 30% dos pacientes que se submetem à cirurgia de *bypass* coronariano desenvolvem arritmia no pós-operatório que pode levar à formação de trombos murais. A endocardite também deve ser considerada em pacientes que se submetem à cirurgia de troca valvar e têm sintomas de isquemia cerebral.[3]

Hipoperfusão

Flutuações dramáticas na pressão arterial durante a cirurgia podem aumentar a probabilidade de um indivíduo sofrer lesão isquêmica neurológica no pós-operatório. Uma queda na pressão arterial sistólica para 50 mm Hg ou menos por pelo menos 10 minutos aumentou o risco de complicações neurológicas da cirurgia cardíaca em quatro vezes.[4] Em geral, o cérebro pode tolerar pressões de perfusão cerebral (iguais à pressão arterial média [PAM] menos a pressão intracraniana [PIC]) acima de 50mmHg.[4,5] No entanto, isso pode não se aplicar em indivíduos com estenose intracraniana ou extracraniana significativa, ou com hipertensão crônica pré-operatória, pois isso pode levar a uma mudança na curva autorregulatória para a direita. A pressão de pulso, como marcador de rigidez vascular, também foi identificado como preditor de acidente vascular cerebral após cirurgia cardíaca, por possuir fração de ejeção decrescente, o que pode ser outro indicador de hipoperfusão no cérebro.[3]

Coagulopatia

A circulação extracorpórea requer um circuito extracorpóreo (CEC) que fornece sangue oxigenado ao paciente durante o período em que o coração para. O ECC continua sendo uma das áreas da cirurgia cardiotorácica que afeta adversamente a hemóstase normal dos pacientes por várias vias, incluindo a diluição dos fatores de coagulação. As causas percebidas de sangramento após cirurgia cardíaca têm mudado ao longo dos anos desde a década de 1960. Estes incluem a diluição e ativação da hemóstase, hiperfibrinólise, defeitos plaquetários adquiridos, retorno dos produtos de ativação do campo cirúrgico, doses crescentes de heparina usadas como anticoagulação e, atualmente, uso persistente de terapia antiplaquetária até o momento da cirurgia.[4]

Infecção valvar

A endocardite infecciosa é fator de risco para complicações neurológicas no pós-operatório. Entre elas estão o infarto cerebral (75,7%), meningoencefalite (12,9%) e até hemorragias intracranianas (8,6%). O tratamento inicial ainda é com uso de antibioticoterapia sistêmica, cobrindo *Streptococcus*, *Staphylococcus sp*, e *Enterococcus sp*. Entretanto, há casos refratários à antibioticoterapia com aumento das vegetações cardíacas, ou com regurgitação importante das válvulas cardíacas que necessitam de intervenção cardiocirúrgica devido ao maior risco de complicações sistêmicas. Naqueles que apresentarem complicações devido à endocardite, considera-se falha do tratamento e a recomendação é de tratamento cirúrgico.

Uma complicação que pode surgir da endocardite do lado esquerdo é a embolia séptica na vasculatura cerebral. A embolização séptica resulta em um evento de acidente vascular cerebral isquêmico. Além disso, patógenos no sangue podem causar aneurismas infecciosos ou micóticos na vasculatura. Aneurismas micóticos são propensos a se romper e podem piorar o prognóstico do paciente. Quando se observa comprometimento da vasculatura cerebral, com angiografias seriadas, esse paciente deve ser tratado com abordagem neurocirúrgica ou endovascular.[6]

TIPO DE LESÃO E MOTIVOS DE OCORRÊNCIA

Infarto cerebral

Diversos são os motivos que justificam a ocorrência de um AVC no pós-operatório de cirurgia cardíaca, de forma que é possível afirmar o caráter multifatorial. Nesse contexto, os mesmos fatores de risco para infarto cerebral fora do ambiente hospitalar devem ser considerados. Hipertensão, diabetes, tabagismo e antecedente de AVC são alguns deles. A idade não deve ser esquecida. O risco de AVC perioperatório é 4,6 vezes maior para indivíduos de 65 a 75 anos e 5,2 vezes maior para pacientes acima de 75 anos, em comparação com aqueles com menos de 65 anos.

Além disso, as mulheres parecem ter maior risco de isquemia cerebral pós-operatória, além de maior mortalidade pós-operatória, mesmo após o ajuste para outros marcadores de gravidade da doença. A doença aterosclerótica aórtica também foi identificada como fator de risco para AVC pós-operatório e disfunção neurológica, tanto em estudos de autópsia quanto em estudos epidemiológicos observacionais. Além disso, a doença ateromatosa extensa da aorta se associa à microembolia cerebral detectada por Doppler transcraniano.

A abordagem para o diagnóstico de um AVC potencial após cirurgia cardíaca deve ser semelhante à abordagem para o diagnóstico de AVC agudo em qualquer outro ambiente. A ressonância magnética multimodal, incluindo a difusão (DWI), sequência ponderada por perfusão e eco gradiente, pode ser usada para pacientes com suspeita de isquemia após cirurgia cardíaca. Isso também é verdade na população pós-cirurgia de revascularização do miocárdio. É algo particularmente importante porque muitos pacientes com acidente vascular cerebral após a cirurgia de revascularização miocárdica apresentam múltiplos infartos embólicos ou no território de bacias hidrográficas que são menos facilmente detectados pela tomografia computadorizada.

Hematoma cerebral

Com o entendimento crescente da coagulopatia associada à circulação extracorpórea (CEC), o acontecimento de sangramentos intracranianos diminuiu consideravelmente nas últimas duas décadas. Há relatos de índices tão baixos quanto 0,12% de todas as cirurgias cardíacas que necessitam de CEC. Outro fator que é muito comumente associado a esse sangramento é o uso frequente dos anticoagulantes orais (ACO) no pós-operatório de cirurgia cardíaca. A evolução dos ACOs também promoveu redução das taxas de sangramento.

Os hematomas intracranianos podem ocorrer em quaisquer dos espaços meníngeos ou mesmo no parênquima cerebral. Uma revisão de literatura[5] mostrou que a hemorragia intracerebral foi a mais frequente (41,21%), hematoma subdural foi o segundo (22,53%) e hematoma epidural foi o terceiro (12,64%). A região frontal estava envolvida na maioria (23,34%) e as regiões parietal, occipital e temporoparietal em segundo (cada uma foi de 12,99%). Isto ocorreu mais frequentemente à direita (55,84%), mais à esquerda (31,77%) e menos frequentemente à bilateral (12,99%) lados do cérebro.

A apresentação clínica costuma ser por alterações dos níveis de consciência (rebaixamento), principalmente por falha de despertar nas cirurgias com CEC. Paciente também se apresentaram com cefaleia de início recente com características de cefaleias prévias dos pacientes nos casos em que os sangramentos foram associados ao uso de anticoagulantes orais. Os hematomas desses pacientes apresentaram um curso subagudo a crônico, aparecendo 2-4 semanas após a cirurgia.[5]

Lesão de nervos periféricos/plexo

A avaliação neurocirúrgica pode ser solicitada para pacientes na unidade de terapia intensiva cirúrgica cardíaca (UTI) que apresentem uma fraqueza motora ou sensorial focal na distribuição nervosa periférica. Há estatísticas que mostram lesões do nervo periférico (mais comumente plexopatias braquiais) em 13% dos pacientes submetidos à revascularização miocárdica. Considerou-se que a maioria dessas lesões ocorreu devido à retração da parede torácica usada na retirada da artéria mamária interna esquerda. Além disso, o nervo safeno pode ser lesado pela retirada da veia safena, levando à dormência e desconforto na distribuição desse nervo sensorial superficial.

Felizmente, muitas das lesões são neuropraxias e, portanto, de caráter reversível espontâneo em até 3 meses após o diagnóstico da lesão. Em casos de lesões graves (plegias) que não melhoram nos dias de pós-operatório ou déficits que se perpetuam após os 3 meses, a investigação com exames de imagem e eletroneuromiografia tem importância diagnóstica e prognóstica.[3]

Abscesso cerebral

Os abscessos cerebrais são complicações raras e tardias que sucedem uma cirurgia cardíaca que evolua com endocardite infecciosa. O envolvimento das valvas aórtica (44%) e mitral (36%) ou ambas (37%) podem gerar o quadro. Mesmo se tratando de uma apresentação rara, não são todos os abscessos que necessitarão de intervenção neurocirúrgica.

CIRURGIAS CARDÍACAS E SUAS RESPECTIVAS INTERCORRÊNCIAS NEUROCIRÚRGICAS

a. *Cirurgia de enxerto de revascularização do miocárdio*

Indivíduos submetidos à cirurgia de revascularização do miocárdio (CRM) são o grupo de pacientes em cirurgia cardíaca mais estudado. Entre 0,8 e 5,2% dos indivíduos submetidos à cirurgia de revascularização miocárdica apresentam AVC clinicamente evidente no pós-operatório.

A frequência de isquemia cerebral é certamente muito maior quando os pacientes são examinados com imagens cerebrais. Pequenas séries de casos em que a RM com DWI foi realizada em pacientes após a cirurgia de revascularização miocárdica (independentemente de sintomas neurológicos) relatam que entre 18 a 26% dos pacientes de baixo risco e 45 a 62% dos pacientes de alto risco apresentam quadro perioperatório agudo de isquemia cerebral. Muitas dessas lesões são muito pequenas, multifocais e podem não estar associadas a déficits neurológicos focais clássicos.

Não se encontra um dado fidedigno da literatura sobre a incidência desses AVC com infartos extensos no território da artéria cerebral média que necessitem de uma craniectomia descompressiva para tratamento. Entretanto, é possível deduzir que sua frequência é baixa (estima-se menos de 1%), mas é importante considerar, caso paciente evoluiu com déficit dimidiado no pós-operatório.

b. Cirurgia aórtica

As taxas de AVC clínico pós-operatório em pacientes submetidos à cirurgia ao arco aórtico variam de menos de 5% a mais de 10%. A cirurgia para reparar aneurismas da aorta ascendente e do arco aórtico é frequentemente realizada com o uso de parada circulatória hipotérmica, que foi inicialmente desenvolvida na tentativa de fornecer proteção neurológica. Esse procedimento ainda é comumente usado em muitas cirurgias aórticas, embora o desenvolvimento de perfusão cerebral seletiva seja cada vez mais empregado para evitar a necessidade de parada circulatória em pacientes selecionados.

A perfusão cerebral retrógrada, permitindo o fluxo para o cérebro através da veia cava superior durante a hipotermia profunda, foi desenvolvida como um meio de proteger o cérebro durante a cirurgia no arco aórtico; seu uso, no entanto, não demonstrou reduzir a frequência de resultados neurológicos adversos e pode realmente piorar o edema cerebral. Uma técnica mais frequentemente usada é a perfusão cerebral anterógrada seletiva, um meio de diminuir o risco de lesão neurológica em pacientes selecionados, submetidos a extensos reparos de aneurisma da aorta. Essa técnica geralmente consiste em canulação da artéria carótida inominada ou esquerda, com pinçamento ou embaraço da artéria subclávia esquerda para evitar um fenômeno de roubo.

c. Cirurgia de prótese valvar

Pacientes submetidos à substituição valvar, sem cirurgia de revascularização concomitante, foram menos estudados. As taxas de AVC com manifestação clínica em pacientes que recebem reparo ou substituição valvar isolada variam de 2 a 5%, com taxas de outros tipos de lesão neurológica, incluindo encefalopatia e convulsões, variando de 8 a 20%. Novos infartos agudos na RM DWI podem acontecer em 41% dos pacientes submetidos à substituição valvar aórtica ou mitral isolada, com 35% apresentando déficits neurocognitivos persistentes entre 4 e 6 semanas. Isso mostra mais uma vez que, frequentemente, por não se realizar rotineiramente essas imagens ou avaliação neuropsicológica, muitas dessas alterações são subdiagnosticadas.

Devido à baixa repercussão clínica de pequenos infartos, a grande maioria seguirá para tratamento conservador. A incidência de eventos isquêmicos que demandem conduta neurocirúrgica é muito baixa. Quando ocorrem, se deve à migração de trombo com oclusão do lúmen da artéria cerebral média. Quando evoluem para infartos extensos ou manifestação clínica importante, esses pacientes necessitam de craniectomia descompressiva. A infecção valvar pode gerar ainda a formação de aneurismas micóticos na circulação cerebral (que podem romper e gerar sangramentos intracranianos) e a formação de abscessos cerebrais e fases mais subagudas ou tardias.

CONDUTA NEUROCIRÚRGICA

Infarto cerebral

Como se viu na discussão, há estatísticas de mais de 50% de incidência de eventos isquêmicos no pós-operatório de cirurgia cardíaca. Entretanto, a porcentagem de casos que demandam conduta neurocirúrgica é pequena. Alguns casos que merecem avaliação e conduta neurocirúrgica são (resumo no **Quadro 54.1.**):

a. Infarto da artéria cerebral média – indicações cirúrgicas:
   - Infarto mais extenso que 1/3 do território da ACM.
   - Infarto com menos de 1/3, mas com sintomatologia importante – rebaixamento sem outras causas, hemiplegia, afasia.
   - Desvio de linha média ≥5mm.

b. Infarto cerebelar – indicações cirúrgicas:
   - Infarto com efeito expansivo e compressão do tronco encefálico.
   - Infarto com oclusão do 4 ventrículo e hidrocefalia.

Quadro 54.1. Estratificação de risco trombótico em paciente em uso de antiagregantes plaquetários

Risco alto	Risco moderado	Risco baixo
Pacientes portadores de stent mecânicos (<6 semanas) ou com fármaco ativo (<12 meses).	Pacientes portadores de stent mecânicos (>6 semanas) ou com fármaco ativo (>12 meses).	Prevenção primária de doença cardiovascular e diabetes.
Infarto agudo do miocárdio (IAM) ou acidente vascular encefálico isquêmico (AVCi) (<3 meses).	Prevenção secundária de IAM ou AVCi.	

Hematomas cerebrais

Os hematomas cerebrais podem necessitar de cirurgia, a depender da possibilidade de levarem à hipertensão intracraniana. Os critérios a seguir se embasam nesses aspectos para indicar cirurgia.[7]

a. Hematoma epidural – indicação cirúrgica:
   - Lâmina ≥ 10mm.
   - Volume ≥ 30mL.
   - Desvio ≥ 5mm.

b. Hematoma subdural – indicação cirúrgica:
   - Lâmina ≥ 15mm.
   - Volume ≥ 30 mL.

- Desvio ≥ 5mm.

c. Hematomas intracerebrais – indicação cirúrgica:
- Volume ≥ 30mL.
- Desvio ≥ 5mm.

ANTICOAGULAÇÃO, ANTIAGREGAÇÃO E NEUROCIRURGIA8,9

Essa é uma das áreas mais controversas da atualidade. Ainda não podemos afirmar que temos evidências suficientes para determinar uma conduta padronizada. Utilizaremos dados da literatura[9,10] associados à conduta adotada no serviço de Neurocirurgia do Hospital das Clínicas da Faculdade de Medicina da USP.

Terapia antiplaquetária.

O uso de antiagregantes no pós-operatório de procedimento de coleção de próteses é frequente com intuito de diminuir a chance de trombose da prótese. Entretanto, no contexto de uma necessidade de intervenção neurocirúrgica, o cenário se torna complexo. A busca por evidências na literatura mostra dificuldade na definição de uma conduta única e padronizada. Algumas recomendações acabam acontecendo e se repetindo em algoritmos de alguns serviços de referência.

Podemos enxergar 3 cenários em pacientes em uso de antiagregantes:

a. ***Com necessidade de neurocirurgia de emergência.***
Nesse caso, a maioria da literatura concorda com a utilização do concentrado de plaquetas como tentativa de rever a antiagregação.

b. ***Com necessidade de neurocirurgia de urgência.***
Nessa situação, é possível avaliar a função plaquetária com testes como PFA-100 e decidir sobre a infusão do concentrado de plaquetas. Tem valor limitado para avaliar a antiagregação promovida pelo clopidogrel por ser inibidor do receptor P2Y12.

c. ***Paciente com quadro que pode ser adiado por 5 dias.***
Nesse cenário, é preferido a suspensão da antiagregação por 5-7 dias, se possível para realização da Neurocirurgia.

Outra pergunta muito comum é quando voltar a antiagregação após a neurocirurgia. A resposta mais apropriada se baseia no risco de trombose que o paciente apresenta (**Quadro 54.1.**). Só se justifica o retorno da antiagregação em pacientes com alto risco de trombose. Outro questionamento frequente é em relação ao tempo de pós-operatório seguro para reinício. Essa resposta não se encontra na literatura, mas sugerimos aguardar pelo menos 48h para reintroduzir, realizando uma tomografia de crânio controle (TCC) pós-operatória que não evidencie sangramento no leito cirúrgico. Caso haja sangramento, talvez seja preciso aguardar 96h e uma nova tomografia sem expansão para reinício. Após a introdução da terapia antiagregante recomenda-se uma nova TCC com 48-72 para avaliar se houve expansão do hematoma. Essa tomografia pode ser realizada mais precocemente, caso haja piora neurológica. Mantendo-se o quadro neurológico e a TCC estáveis mantém-se a antiagregação. A **Figura 54.1.** resume a conduta.

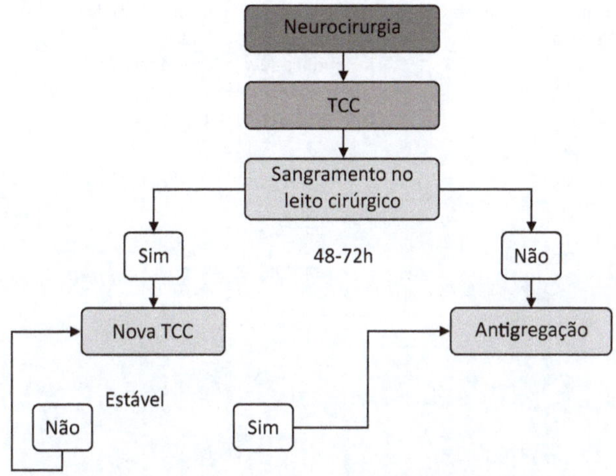

Figura 54.1. Organograma da introdução de antiagregantes em pós-operatório de Neurocirurgia. Importante atentar para a presença de sangramento no leito, que pode contraindicar seu início no 3º dia de pós-operatório.

Terapia anticoagulante

Um dos pontos importantes sobre o manejo dos pacientes em uso de anticoagulação é o risco de eventos Cardio/cerebrovasculares que o paciente apresenta para decidir sobre o manejo perioperatório (**Quadro 54.2.**). Outro ponto que deve ser observado é o risco de sangramento. Em Neurocirurgia, consideramos o risco de sangramento alto para as cirurgias intradurais e os procedimentos de artrodese (fixação da coluna). As demais cirurgias possuem baixo risco de sangramento (**Quadro 54.3.**). O quadro resumo ajuda no entendimento da conduta (**Quadro 54.4.**).

O retorno da anticoagulação não deve acontecer antes do procedimento, com a necessidade de uma tomografia de crânio controle mostrando ausência de sangramento no leito cirúrgico. Nos casos de uso de varfarina, iniciar primeiro a heparina em infusão em bomba ou enoxaparina em dose plena antes de seu reinício.

CONSIDERAÇÕES FINAIS

Como foi possível ver durante a discussão do capítulo, a necessidade de intervenção neurocirúrgica de

Quadro 54.2. Estratificação de risco trombótico em paciente em uso de anticoagulantes orais

	Alto risco de tromboembolismo	Moderado risco de tromboembolismo	Baixo risco de tromboembolismo
Prótese cardíaca mecânica	■ Qualquer prótese mitral. ■ Próteses aórticas em "caixa de bola" ou "disco flutuante". ■ Episódio recente de AIT (<6 meses)	Prótese aórtica bilvalvar e ao menos 1 fator de risco: ■ FA. ■ HAS. ■ DM. ■ IC. ■ Idade > 75 anos. ■ Antecedente de AVCi.	■ Válvula aórtica bivalve sem FA. ■ Ou outros fatores de risco para Ictus.
Fibrilação atrial	■ CHADS2 ≥ 3. ■ CHA2DS2VASc ≥ 6. ■ Episódio recente de AIT (<3 meses). ■ Valvopatia reumática.	■ CHADS2 = 1-2. ■ CHA2DS2VASc = 2-5.	■ CHADS2 = 0 e sem antecedentes. ■ Acidente vascular cerebral ou AIT. ■ CHA2DS2-VASC = 0-1.
Tromboembolismo Venoso	8. Episódio de evento tromboembólico venoso recente (<3 meses). 9. Trombofilia severa (deficiência de PC, OS ou AT; síndrome do anticorpo antifosfolípede ou anomalias múltiplas.	1. Episódio de evento tromboembólico venoso prévio (3-12 meses). 2. Trombofilia severa (fator v) Leiden heterozigoto, protrombina 20210 A, estados heterozigotos ou outros (idade avançada, alto índice de massa corporal, doenças crônicas ou presença de anticorpos antifosfolípides) 3. Episódios recorrentes de acidentes. 4. Tromboembólico venoso, bem como a história de um episódio após a cirurgia. 5. Câncer ativo (em tratamento nos últimos 6 meses ou em cuidados paliativos).	1. Um único episódio de acidente tromboembólico. 2. > Há 12 meses e sem outros fatores de risco.

Quadro 54.3. Estratificação do Risco Hemorrágico de Procedimentos Neurocirúrgicos

Risco hemorrágico	Definição	Cirurgias
Baixo	7. Hemostasia adequada. 8. Possível sangramento não é um risco de vida para o paciente ou compromete o resultado da cirurgia. 9. Não é necessária transfusão.	Cirurgia menor sob anestesia local: ■ Biópsia muscular. ■ Biópsia do nervo periférico. ■ Revisão de ferida cirúrgica. ■ Angiografia cerebral ■ Procedimentos espinhais percutâneos: faceta e rizólise.
Moderado	6. Hemostasia cirúrgica difícil. 7. Possível sangramento não é um risco de vida para o paciente ou compromete o resultado da cirurgia. 8. O sangramento aumenta a necessidade de transfusão ou reoperação.	Procedimentos minimamente invasivos: 5. Stent carotídeo. 6. Descompressão dos nervos periféricos. 7. Acesso trigeminal percutâneo. 8. Cifoplastia/vertebroplastia. 9. Punção lombar. 10. Procedimentos espinhais percutâneos: epidurais, taxas transforaminais e de fluxo.
Alto	3. Sangramento perioperatório pode comprometer a vida do paciente ou o resultado da cirurgia.	Procedimentos invasivos: 2. Craniotomia/Craniectomia. 3. Biópsias cerebrais ou da coluna vertebral. 4. Complexo cirúrgico da coluna vertebral ou com acesso ao canal vertebral (laminectomia, discectomia, correção de deformidade, etc.). 5. Endarterectomia carotídea. 6. Embolizações (intracraniana/medular). 7. Embolectomia mecânica. 8. Estimulação cerebral profunda, eletrodos cerebrais profundos. 9. Derivações do LCR (derivação ventriculoperitoneal, drenagem ventriculoauricular, lomboperitoneal, lombar contínua e drenagem ventricular externa) 10. Cirurgia transesfenoidal e cirurgia endoscópica com base em crânio.

Quadro 54.4. Conduta de suspensão em paciente com uso crônico de ACO

				Conduta
Anticoagulação	Alto risco de trombose	Alto risco de sangramento	Pacientes em uso de heparina ou fondaparinux.	Suspender 24h antes da cirurgia. Se não for possível aguardar, utilizar protamina.
			Pacientes em uso de varfarina.	Suspender 5 dias antes, iniciando heparina em infusão contínua (controlar R) ou enoxaparina plena. Suspender 12h antes da cirurgia. Checar INR na véspera da cirurgia. Caso não seja possível esperar, administrar plasma fresco congelado ou complexo protrombínico.
			Pacientes em uso de outros anticoagulantes orais.	Ver tabela de suspensão baseada na clearance de creatinina. (**Quadro 54.5.**) Em caso de cirurgias de urgência, reverter anticoagulação com plasma fresco congelado ou complexo protrombínico.
		Baixo risco de sangramento	Manter anticoagulação até o dia da cirurgia.	
	Baixo risco de trombose	Alto risco de sangramento	Orientação semelhante aos pacientes com alto risco trombótico.	
		Baixo risco de sangramento	Manter anticoagulação até o dia da cirurgia.	

Quadro 54.5. Dias de suspensão dos novos anticoagulantes orais antes da cirurgia baseada na clearance de creatinina

	Dabigatran		**Rivaroxaban**		**Apixaban**		**Edoxaban**	
CrCl (mL/min)	Dias de suspensão		Dias de suspensão		Dias de suspensão		Dias de suspensão	
	Risco moderado ou baixo de sangramento	Risco alto de sangramento	Risco moderado ou baixo de sangramento	Risco alto de sangramento	Risco moderado ou baixo de sangramento	Risco alto de sangramento	Risco moderado ou baixo de sangramento	Risco alto de sangramento
>80	1	2	1	2	1	2	1	2
50-79	2	3	1	2	1	3	1	3
30-49	2	4	1	3	2	3	2	3
<30	3	5	2	3	2	4	2	4

urgência em pós-operatório de cirurgia cardiotorácica é gradativamente menor em virtude da modernização da monitorização e da evolução das técnicas. Quando ela acontece, devemos usar os conceitos de indicação de neurocirurgia e reversão de anticoagulação que possuímos de outras situações mais frequentes na prática neurocirúrgica. Nos casos eletivos, a discussão entre as equipes analisando a relação de risco trombótico × risco de sangramento cirúrgico pode nortear a conduta de forma mais apropriada. A estratégia que sugerimos é baseada na literatura e na vivência de casos que temos em nosso serviço.

Pontos-chave

- A necessidade de intervenção neurocirúrgica de urgência em pós-operatório recente de cirurgia cardiotorácica tem diminuído ao longo dos anos com a melhora das técnicas cirúrgicas.
- Uma grande dificuldade de manejo encontra-se no uso dos anticoagulantes e antiagregantes que ainda esbarram em baixa evidência na literatura e individualização grande de cada caso considerando o risco de sangramento da intervenção neurocirúrgica e o risco de trombose do paciente.
- Os principais mecanismos de lesão são a micro/macroembolização, a coagulopatia e a infecção valvar. A maior complicação são os infartos cerebrais. Entretanto, em sua maioria, elas costumam ser pequenas e não geram repercussão clínica. As coagulopatias e infecções valvares podem gerar sangramentos intracranianos, em especial intraparenquimatosos.

- São casos cirúrgicos, os infartos da artéria cerebral média com mais de 1/3 de seu território de irrigação ou com hipertensão intracraniana. Infartos da fossa posterior com compressão do tronco ou hidrocefalia. Hematomas volumosos (≥30mL) e/ou com sinais de hipertensão intracraniana.
- Os pacientes em uso de anticoagulantes ou antiagregantes devem ser avaliados quanto a seu risco de trombose e ao risco de sangramento da Neurocirurgia. Em geral, a suspensão deve ser feita de acordo com o tempo de meia-vida dos anticoagulantes (para os novos anticoagulantes) e para a varfarina deve-se fazer a ponte com heparina.
- Os antiagregantes devem ser suspensos entre 5 (clopidogrel) a 7 dias (ácido acetilsalicílico) antes do procedimento, em casos eletivos e com alto risco de sangramento. Nas urgências e emergências deve-se reverter a antiagregação com uso da aférese de plaquetas.

REFERÊNCIAS BIBLIOGRÁFICAS

1. Sotaniemi KA. Brain damage and neurological outcome after open--heart surgery. Journal of Neurology, Neurosurgery, and Psychiatry, 1980, 43, 127-135.
2. GILMAN S. CEREBRAL DISORDERS AFTER OPEN-HEART OPERATIONS. N Engl J Med. 1965 Mar 11; 272():489-98.
3. Gottesman RF, McKhann GM, Hogue CW. Neurological complications of cardiac surgery. Semin Neurol. 2008;28(5):703-715. doi: https://doi.org/10.1055/s-0028-1105973
4. Davidson, S. (2014). State of the Art - How I manage coagulopathy in cardiac surgery patients. British Journal of Haematology, 164(6), 779–789. doi: https://doi.org/10.1111/bjh.12746
5. Shi-Min Yuan, Jia-Qiang Guo. Subsequent intracranial haemorrhage following open heart surgery. Ann. Coll. Surg. H.K. (2001) 5, 66–73.
6. Siordia JA, Golden TR, Garlish A, Subramanian S. Inter-Operative Time between Neurosurgery and Cardiac Surgery for Native Valve Endocarditis. J Cardiothorac Med. 2016; 4(4): 522-526.
7. Bullock RM, Chesnut, R, Ghajar J, Gordon D, Hartl R et al. Guidelines for the Surgical Management of Traumatic Brain Injury Author Group. 58
8. Fiaschi, P., Iaccarino, C., Stefini, R. et al. Clinical practice for antiplatelet and anticoagulant therapy in neurosurgery: data from an Italian survey and summary of current recommendations – part I, antiplatelet therapy. Neurosurg Rev (2020). https://doi.org/10.1007/s10143-019-01229-7
9. Fiaschi, P., Iaccarino, C., Stefini, R. et al. Clinical practice for antiplatelet and anticoagulant therapy in neurosurgery: data from an Italian survey and summary of current recommendations – part II, antiplatelet therapy. Neurosurg Rev (2020). https://doi.org/10.1007/s10143-019-01229-7
10. Douketis J, Spyropoulos A, Spencer F, Mayr M, Jaffe A, et al. Perioperative management of antithrombotic therapy: Antithrombotic therapy and prevention of thrombosis, 9th ed: American College of Chest Physicians Evidence-Based Clinical Practice Guidelines, Chest, 2012. 141(2), e326S–e350S. doi: https://doi.org/10.1378/chest.11-2298

Bibliografia sugerida

Vahedi K, Vicaut E, Mateo J, Kurtz A, Orabi M, Guichard JP, Boutron C, Couvreur G, Rouanet F, Touzé E, Guillon B, Carpentier A, Yelnik A, George B, Payen D, Bousser MG; DECIMAL Investigators.

Stroke. 2007 Sep;38(9):2506-17. doi: https://doi.org/10.1161/STROKEAHA.107.485235

Neurosurgery 58(suppl_3):S2-vi-S2-vi, 2006. DOI: https://doi.org/10.1093/neurosurgery/58.suppl_3.S2-vi

55

Morte encefálica

Rafael Tomio Vicentini Otani • Marcelo Calderaro

QUESTIONAMENTOS NORTEADORES

- Qual a importância de entender o conceito de morte encefálica?
- Quem é candidato ao protocolo de morte encefálica?
- Quais as etapas do protocolo de morte encefálica? Como elas são feitas?

INTRODUÇÃO

A morte encefálica, apesar de pouco mais de meio século desde sua primeira definição, continua como tema gerador de grandes controvérsias e discussões, seja no ambiente leigo, com atenção da grande mídia, grupos religiosos e segmentos da sociedade civil, seja dentro da própria prática médica, com dúvidas frequentes em relação à elegibilidade de pacientes para seu protocolo, bem como questões operacionais de sua execução.

O capítulo pretende expor as principais definições que abrangem a morte encefálica, suas implicações legais e jurídicas, assim como as principais atualizações operacionais relativas à resolução n.º 2.173/2017, do Conselho Federal de Medicina, de 15 de dezembro de 2017 (CFM n.º 2.173/2017).

POR QUE ENTENDER O CONCEITO DE MORTE ENCEFÁLICA É TÃO IMPORTANTE?

O conceito de morte encefálica, frequentemente, é compreendido de forma distorcida, tanto no ambiente leigo como pela própria comunidade médica. A determinação da morte encefálica está além de uma situação de definição prognóstica, em que há maior ou menor probabilidade de um desfecho clínico desfavorável conforme seu resultado, mas consiste na própria confirmação do óbito, isto é, corresponde ao traçado da linha que delimita, do ponto de vista técnico e legal, o encerramento da vida. Embora o processo de morte neuronal ocorra de forma gradual, em que nem todas as células morrem simultaneamente, é necessário traçar uma linha arbitrária, sob um limite seguro, a partir da qual o óbito está confirmado de modo irreversível.

Entretanto, para um indivíduo leigo, um paciente vivo, em coma, e um paciente em morte encefálica podem parecer idênticos, o que pode gerar confusão, dúvida e questionamentos sobre o óbito. Ademais, não é raro a mídia publicar reportagens sobre o tema com o uso de termos técnicos de forma imprecisa, distorcida e até mesmo sensacionalista e irresponsável, tornando a situação ainda mais frágil.

CONTEXTO HISTÓRICO

Em 1959, Mollaret e Goulon, na França, publicaram *"Le Coma Dépassé"*, em que retrataram uma série de vinte e três pacientes internados por insultos neurológicos graves e mantidos sob ventilação mecânica, no hospital Claude Bernard, em Paris.[1,2] Apesar de não utilizarem o termo "Morte Encefálica", os autores descreveram pacientes arresponsivos a estímulo motores, com reflexos de tronco ausentes e silêncio elétrico ao traçado eletroencefalográfico, situação a que nomearam *"Le Coma Dépassé"*, que poderia ser traduzida como "além do coma", sugerindo a gravidade e irreversibilidade do quadro.[1,2]

Em 1968, foi realizado um comitê em Harvard para a proposição de um novo modelo de morte, calcado no princípio de que alguns pacientes, apesar de terapêuticas instituídas que permitissem a manutenção dos batimentos cardíacos, possuíam quadros neurológicos graves e irreversíveis com a consequente cessação de suas funções encefálicas.[2,3] Nesse contexto, a definição de morte como parada cardiorrespiratória, soberana até então, revelava-se como insuficiente, levando à alcunha do termo **morte encefálica** como uma nova definição de morte para tais pacientes em coma irreversível sem possibilidade de recuperação.[2,3]

Ao contrário do que dita o senso comum, embora tenha coincidido temporalmente com o surgimento das primeiras técnicas de extração e doação de órgãos, a demanda da definição de morte encefálica emergiu, sobretudo, do avanço das unidades de terapia intensiva, dos protocolos de reanimação cardiopulmonar, maior conhecimento sobre a fisiologia da consciência e proteção dos pacientes da distanásia e de tratamentos fúteis.[2] Portanto, limitar a importância da compreensão da morte encefálica à doação de órgãos seria visão reducionista e parcial sobre o tema, cuja profundidade envolve a dignidade do indivíduo morto, bem como de seus familiares e próximos, além das implicações jurídicas e legais relacionados ao traçado do encerramento da vida de forma irreversível.

Morte encefálica no mundo e o cenário brasileiro

Há uma enorme heterogeneidade de práticas e protocolos voltadas para o diagnóstico de morte encefálica em diferentes países. Tal heterogeneidade se exprime em diversos pontos: existência de legislação específica sobre o assunto, presença de protocolos institucionais, exames complementares aprovados e profissionais habilitados para confirmação diagnóstica, entre outros, tais como o número de exames clínicos exigidos e intervalo de tempo entre eles.[4]

Em estudo de 2015, publicado na *Neurology*, cerca de 77%, de 91 países analisados apresentavam protocolos institucionais específicos para morte encefálica, com maior tendência a tais protocolos em países com maior grau de desenvolvimento e naqueles com rede de transplante de órgãos estruturada (22% dos países de baixa renda em oposição a 97% dos países de renda elevada).[4]

A partir destes dados, podemos concluir que os critérios de morte encefálica são, de certo modo, arbitrários, variando conforme a estrutura jurídica, os valores culturais e os recursos médicos de cada país, com a premissa de que todos visam sempre à elevada especificidade, isto é, a ausência de diagnósticos falso-positivos de morte encefálica. Ademais, tal heterogeneidade reflete que o processo de morte ocorre, do ponto de vista biológico, sob forma espectral, com o traçado da linha em que se encerra a vida do ponto de vista técnico e legal de modo arbitrário conforme cada legislação.

Em 26 de maio de 1968, no Hospital das Clínicas da Faculdade de Medicina da Universidade de São Paulo, Euryclides de Jesus Zerbini realizou a primeira cirurgia de transplante cardíaco no Brasil. A confirmação de óbito no indivíduo doador, por sua vez, foi obtida por métodos eletroencefalográficos.[5]

Contudo, a primeira legislação brasileira relativa à morte encefálica ocorreria poucos meses depois, em 10 de agosto de 1968, através da Lei n.º 5.479/68, relativa à retirada e transplante de tecidos e órgãos de cadáveres com fins terapêuticos e científicos, regulamentando que a retirada *post mortem* deveria ocorrer após "prova incontestável de morte" e "por médico de capacidade comprovada, em instituições públicas ou particulares, reconhecidamente idôneas". Desta forma, em razão de tamanha inespecificidade, cada serviço definiu seus próprios critérios de morte encefálica.[5]

A questão seria regulamentada, em todo território nacional, apenas em 1991, com a resolução n.º 1396/91, do Conselho Federal de Medicina (CFM n.º 1396/91), com critérios diagnósticos para morte encefálica semelhantes, ainda que menos detalhados, aos atuais: coma aperceptivo de causa definida e irreversível, com ausência de reflexos de tronco encefálico, exclusão de fatores de confusão, tais como intoxicações por drogas e hipotermia, positividade em prova da apneia, ausência de atividade elétrica, metabólica ou de perfusão confirmada por exames complementares.[5]

Em 1997, a Lei n.º 9434/97, além de reconhecer legalmente a ME no Brasil, elegeu o CFM como órgão responsável para definir seus critérios e vedou a participação de médicos envolvidos com equipes de transplante de órgãos no processo de determinação de morte encefálica.[6]

No contexto de tal determinação legal, o CFM publicou em 1997 a resolução n.º 1480/97, reafirmando os critérios de morte encefálica, em substituição à resolução n.º 1396/91.[7]

Em 2007, o CFM publicou a resolução n.º 1826/2007, afirmando a legalidade e o caráter ético da suspensão dos procedimentos de suporte terapêutico em indivíduos com morte encefálica confirmada e não doadores de órgãos.[8]

Por fim, o CFM editou, em 15 de dezembro de 2017, a resolução n.º 2173/2017, em substituição à resolução n.º 1480/97 e em vigência atual.[9] As informações contidas neste capítulo estão atualizadas conforme a resolução mais recente.

QUEM É CANDIDATO AO PROTOCOLO DE MORTE ENCEFÁLICA?

O protocolo de morte encefálica deve ser realizado em todos os pacientes que apresentam coma não perceptivo, ausência de reatividade supraespinhal e apneia persistente, independentemente da elegibilidade à doação de órgãos. É necessário a presença documentada, mediante exame de neuroimagem, de lesão encefálica de causa conhecida, irreversível e cuja gravidade seja compatível com o diagnóstico de morte encefálica, ausência de fatores que possam confundir o quadro clínico, tais como hipotermia, distúrbios hidroeletrolíticos, uso de drogas depressoras do sistema nervoso central ou bloqueadores neuromusculares, hipóxia grave ou instabilidade hemodinâmica.[9] Nesse contexto, determina-se temperatura corporal acima de 35 graus, saturação arterial de oxigênio acima de 94%, pressão arterial sistólica (PAS) maior ou igual a 100mmHg, ou pressão arterial média (PAM) maior ou igual a 65mmhg.[9] Para os pacientes menores de 16 anos, tais parâmetros pressóricos diferem, conforme a tabela abaixo:

Tabela 55.1. Parâmetros pressóricos mínimos para a determinação de morte encefálica

Idade	Pressão arterial sistólica (mmHg)	Pressão arterial média (mmHg)
Até 5 meses incompletos	50	43
De 5 meses a 2 anos incompletos	80	60
De 2 anos a 7 anos incompletos	85	62
De 7 anos a 15 anos incompletos	90	65
De 7 a 15 anos	90	65

É comum na prática médica a dúvida sobre quais distúrbios hidroeletrolíticos, do equilíbrio ácido-básico ou endócrinos contraindicam a realização do protocolo de morte encefálica. Nesse contexto, conforme a nova resolução do CFM, cabe à equipe responsável pela determinação da Morte Encefálica definir, na presença ou suspeita dessas condições, se essas anormalidades são capazes de causar ou agravar o quadro clínico, ou se são consequências do processo de morte encefálica.9[10]. Frequente no contexto de lesões neurológicas graves, como resultado de falência hipofisária e *diabetes insipidus* central, a hipernatremia grave refratária ao tratamento não inviabiliza a determinação da Morte Encefálica, exceto quando esta for a única causa para o coma.[9]

Por fim, a nova resolução de 2017 traz uma exigência quanto ao tempo mínimo de observação intra-hospitalar para a abertura do protocolo de morte encefálica, com tratamento e observação em hospital por período mínimo de seis horas para início do protocolo. Quando a causa primária do quadro neurológico for encefalopatia hipóxico-isquêmica, esse período de tratamento e observação deverá ser maior, com o mínimo exigido de 24 horas. Embora a nova resolução brasileira não mencione esta situação, há discussão na literatura sobre o momento ideal de abertura do protocolo para os pacientes submetidos à hipotermia, com valores que variam entre 24 e 72 horas após o reaquecimento.

Uma vez preenchidos os pré-requisitos de elegibilidade para abertura do protocolo, a determinação da morte encefálica envolve os seguintes procedimentos: dois exames clínicos, com intervalo de pelo menos uma hora, que confirmem coma não perceptivo e ausência de função do tronco encefálico, teste de apneia que confirme ausência de movimentos respiratórios após estimulação máxima dos centros respiratórios, exame complementar que comprove a ausência de atividade encefálica.[1] Os tópicos a seguir abordarão cada uma dessas etapas.

O EXAME CLÍNICO

O exame clínico, no protocolo de morte encefálica, envolve a avaliação do nível de consciência, o padrão de resposta motora e de reflexos de tronco encefálico: reflexo fotomotor, reflexo córneo-palpebral, reflexo oculocefálico, reflexo vestíbulo-calórico e reflexo de tosse. O exame clínico compatível com morte encefálica caracteriza-se por coma não perceptivo e ausência de reflexos de tronco encefálico.[9]

Na ausência de disfunção hepática ou renal, se utilizados nas doses usuais de sedação e analgesia e em pacientes que não foram submetidos à hipotermia terapêutica, deve-se aguardar intervalo mínimo de quatro a cinco meias-vidas após suspensão dos fármacos depressores do SNC e bloqueadores neuromusculares, para início do protocolo.[9] Em situações que contrariam as condições mencionadas acima, isto é, presença de disfunção renal ou hepática, pacientes submetidos a hipotermia terapêutica, uso dos fármacos em doses maiores que as terapêuticas usuais, deve-se aguardar tempo maior que cinco meias-vidas, a ser definido individualmente, conforme o julgamento clínico. A **Tabela 55.2.** abaixo contempla os principais fármacos depressores do sistema nervoso central e bloqueadores neuromusculares utilizados em ambiente hospitalar.

Quem deve realizar o exame clínico?

É considerado apto a realizar o exame clínico o médico com a experiência mínima de um ano no atendimento de pacientes em coma e que, além disso, tenha realizado ou acompanhado dez determinações de morte encefálica, ou tenha realizado curso de capacitação para determinação de morte encefálica.[9]

Os dois exames clínicos devem ser realizados por médicos diferentes. Ao menos um dos médicos deverá ser especialista em uma das seguintes áreas: Neurologia, Neurologia pediátrica, Neurocirurgia, Medicina Intensiva, Medicina Intensiva Pediátrica ou Medicina de Emergência.[9]

Nenhum dos médicos poderá fazer parte da equipe de remoção de órgãos e transplante.[9,10]

Como se realiza o exame clínico?

No exame clínico compatível com morte encefálica, espera-se coma aperceptivo, com ausência de resposta motora supraespinhal a qualquer estimulação dolorosa. Para evitar falsas conclusões contaminadas por déficits motores ou de sensibilidade, é necessário realizar estímulos dolorosos em pontos diferentes, tais como o leito ungueal nos quatro membros, região supraorbitária, trapézio e ângulo de mandíbula. Respostas motoras supraespinhais, tais como decorticação ou descerebração invalidam o diagnóstico de morte encefálica.[9]

Em alguns indivíduos, submetidos ao protocolo de morte encefálica, podem ser observadas algumas respostas, como presença de reflexos tendinosos profundos, sudorese, rubor e taquicardia reflexas, além de movimentos complexos como adução/elevação de ombros, atitude em opistótono ou flexão de tronco. A presença de tais sinais indica apenas a persistência de atividade da medula espinhal, e seu reconhecimento é de grande importância no sentido de que tais sinais não invalidam o diagnóstico de morte encefálica.

No exame clínico compatível com morte encefálica, espera-se, ainda, a ausência de reflexos de tronco encefálico, descritos a seguir em sentido craniocaudal para fins didáticos:

1. **Reflexo fotomotor:** o reflexo fotomotor possui sua aferência pelo II nervo craniano (nervo óptico) e eferência pelo III nervo craniano (nervo oculomotor), com integração no núcleo de Edinger-Westphal, no mesencéfalo, pertinente, por sua vez, ao complexo nuclear oculomotor. Fisiologicamente, a estimulação luminosa de qualquer uma das pupilas resulta em constrição de ambas, através da ação do músculo esfíncter da pupila ipsilateral (reflexo fotomotor direto) e contralateral (reflexo fotomotor consensual). Ambos os lados devem ser estimulados. A ausência do reflexo resulta em pupilas médias e fixas, sem reatividade aos estímulos luminosos.[9,11]
2. **Reflexo córneo-palpebral:** o reflexo córneo-palpebral ou reflexo corneano é obtido através do estímulo mecânico com soro fisiológico, ou algodão, na porção lateral da córnea. Deve-se estimular a córnea, não a esclera. O reflexo possui sua aferência pelo V nervo craniano (nervo trigêmeo) e sua eferência pelo VII nervo craniano (nervo facial), com sua integração ao nível pontino. Em indivíduos normais, espera-se resposta de piscamento, através da contração do músculo orbicular dos olhos. Assim como o reflexo fotomotor, há uma resposta ipsilateral (reflexo córneo-palpebral direto) e contralateral (reflexo córneo-palpebral consensual). Ambos os lados devem ser estimulados. A ausência de reflexo consiste na ausência da resposta de piscamento aos estímulos sobre a córnea.[9,11]
3. **Reflexo oculocefálico:** o reflexo oculocefálico é obtido por meio da movimentação rápida da

Tabela 55.2. Principais medicamentos depressores do sistema nervoso central e intervalo de tempo da suspensão do uso até o início da determinação da morte encefálica

Medicamento	Meia-vida	Intervalo (se dose única ou intermitente)	Intervalo (se infusão contínua)	Intervalo (insuficiência hepática/renal)
Midazolam	2 horas	6 horas	10 horas	Individualizada
Fentanil	2 horas	6 horas	10 horas	Individualizada
Tionembutal	12 horas	36 horas	60 horas	Individualizada
Halotano	15 minutos	45 minutos	1 hora e 15 minutos	Individualizada
Isoflurano	10 minutos	30 minutos	50 minutos	Individualizada
Sevoflurano	12 minutos	36 minutos	1 hora	Individualizada
Succinilcolina	10 minutos	30 minutos	50 minutos	Individualizada
Pancurônio	2 horas	6 horas	10 horas	Individualizada
Atracúrio	20 minutos	1 hora	1 hora e 40 minutos	Individualizada
Cisatracúrio	22 minutos	1 hora e 6 minutos	1 hora e 50 minutos	Individualizada
Vecurônio	1 hora e 5 minutos	3 horas e 15 minutos	5 horas e 25 minutos	Individualizada
Rocurônio	1 hora	3 horas	5 horas	Individualizada
Etomidato	3 horas	9 horas	15 horas	Individualizada
Propofol	2 horas	6 horas	10 horas	Individualizada

cabeça no sentido lateral e vertical, com sua aferência pela porção vestibular do VIII nervo craniano (nervo vestibulococlear) e eferência pelos III e VI nervos cranianos (nervos oculomotor e abducente, respectivamente), com nível de integração pontino. Fisiologicamente, ocorre o desvio dos olhos em sentido contrário ao da movimentação cefálica. Alguns autores denominam este reflexo de "manobra dos olhos de boneca".[11] Não se deve realizar em pacientes com lesão de coluna cervical suspeitada ou confirmada, pela possibilidade de se agravar tal lesão.[9]

4. **Reflexo vestíbulo-calórico:** também denominado prova calórica. Assim como o reflexo oculocefálico, possui sua aferência pela porção vestibular do VIII nervo craniano (nervo vestibulococlear) e eferência pelos III e VI nervos, com nível de integração pontino. Deve-se estimular o conduto auditivo externo com 50mL a 100mL de água fria (± 5° Celsius), com a cabeça em posição supina e a 30°, para verticalização do canal horizontal.[9,12] Em indivíduos conscientes, há nistagmo batendo para o lado contrário ao estimulado. Em indivíduos em coma, com a via deste reflexo íntegra, ocorre desvio tônico do olhar para o lado estimulado ("*eyes like ice*"). Em exame clínico compatível com morte encefálica, espera-se a ausência de qualquer resposta. Recomenda-se um minuto de observação, após a irrigação do soro, além de intervalo mínimo de três minutos para se realizar a prova no lado contralateral. É obrigatória a realização de otoscopia antes da realização da prova calórica, para constatar a ausência de perfuração timpânica, evitando-se lesões iatrogênicas, e oclusão do conduto auditivo externo por cerume.[9,11]
5. **Reflexo de tosse:** reflexo mediado por nervos cranianos bulbares (nervos cranianos IX e X, nervos glossofaríngeo e vago, respectivamente), com nível de integração também bulbar. No exame clínico compatível com morte encefálica, há ausência de tosse, ou bradicardia reflexa, à estimulação traqueal com cânula de aspiração.[9,11]

Qual o intervalo de tempo mínimo entre os dois exames clínicos?

Comparativamente à resolução de 1997, a nova resolução em vigor de 2017 do CFM reduziu o intervalo de tempo mínimo exigido entre os dois exames clínicos. Nos indivíduos acima dos dois anos de idade, tal intervalo de tempo é de uma hora, em substituição ao intervalo de seis horas exigido na resolução anterior. Em crianças com menos de dois anos, o intervalo de tempo mínimo entre os dois exames clínicos varia conforme a faixa etária: de 24 horas para faixa etária entre sete dias completos e dois meses incompletos, de 12 horas para faixa etária entre dois meses completos e dois anos incompletos.[7,9]

PROVA DA APNEIA

A prova da apneia ou teste da apneia deverá ser realizado uma única vez por um dos médicos responsáveis pelo exame clínico e deverá comprovar a ausência de movimentos respiratórios na presença de hipercapnia ($PaCO_2$ superior a 55mmHg).[9] A prova da apneia também possui como fundamento avaliar a ausência de atividade do tronco encefálico, uma vez que a hipercapnia age como gatilho para aumento do estímulo sobre a formação reticular bulbar que por sua vez estimula os movimentos respiratórios.

Como fazer a prova da apneia?

Reiterando os pré-requisitos para realização do protocolo de morte encefálica, para realização de prova de apneia, determina-se temperatura corporal acima de 35 graus, saturação arterial de oxigênio acima de 94%, pressão arterial sistólica (PAS) maior ou igual a 100mmHg, ou pressão arterial média (PAM) maior ou igual a 65mmHg. Para os pacientes menores de 16 anos, os parâmetros pressóricos determinados estão ilustrados na **Tabela 55.1.**, ilustrada anteriormente. Vale ressaltar, ainda, que em situações clínicas que cursam com ausência de movimentos respiratórios de causas extracranianas (por exemplo, síndrome de Guillain-Barré) ou causas farmacológicas (por exemplo, uso de bloqueadores neuromusculares) é vedada a realização de prova de apneia, até a reversão da situação.[9]

Para realização adequada da prova da apneia, podemos estabelecer a seguinte sequência:

1. Ventilar o paciente com FiO_2 a 100%, pelo período mínimo de dez minutos, com o objetivo de atingir PO_2 preferencialmente igual ou superior a 200mmHg e $PaCO_2$ entre 35 e 45mmHg.
2. Colher gasometria arterial inicial.
3. Desconectar a ventilação mecânica.
4. Garantir um fluxo contínuo de O_2 por um cateter intratraqueal acima do nível da carina (6L/min), tubo T (12L/min) ou CPAP (até12L/min + até 10cm$H_2$0)
5. Observar a presença de qualquer movimento respiratório pelo período de oito a dez minutos. Para estimar o tempo de desconexão necessário, pode-se utilizar a regra prática de elevação

da $PaCO_2$ de 3mmHg/min em adultos e de 5mmHg/min em crianças.

6. Colher gasometria arterial final.
7. Reconectar a ventilação mecânica.

Caso, durante a prova da apneia, ocorra hipotensão refratária, hipoxemia significativa (alguns protocolos internacionais contemplam saturação de O_2 menor que 80% por pelo menos 30 segundos) ou arritmia cardíaca potencialmente grave, deverá ser colhida uma gasometria arterial imediatamente, interrompendo-se o teste após e reconectando o paciente ao ventilador mecânico. Se não tiver sido atingido $PaCo_2$ mínima de 56mmHg, o teste deverá ser repetido após a resolução da intercorrência.[9]

Como interpretar a prova da apneia?

1. Teste Positivo (apneia presente): $PaCO_2$ final superior a 55mmHg, isto é, com valor mínimo de 56mmHg, sem movimentos respiratórios, ainda que o teste tenha sido interrompido antes dos dez minutos previstos.[9]
2. Teste Inconclusivo: $PaCO_2$ final menor ou igual a 55mmHg, sem movimentos respiratórios.[9]
3. Teste Negativo (ausência de apneia): movimentos respiratórios presentes, mesmo que débeis, com qualquer valor de $PaCO_2$. Atentar para que em pacientes magros ou crianças, os batimentos cardíacos podem mimetizar movimentos respiratórios débeis.[9]

EXAMES COMPLEMENTARES

Além de dois exames clínicos e prova da apneia compatíveis, para a confirmação de morte encefálica, é obrigatória a realização de exame complementar confirmando a ausência de atividade encefálica, seja através da documentação da ausência de atividade elétrica, ausência de atividade metabólica ou ausência de fluxo sanguíneo cerebral.

Embora haja heterogeneidade importante entre os protocolos adotados em diferentes países, no protocolo brasileiro os exames regulamentados para tal documentação são os seguintes:

1. **Eletroencefalograma:** no exame de EEG compatível com morte encefálica, espera-se obter como resultado o silêncio elétrico ou inatividade elétrica cerebral, que pode ser definido como ausência de atividade eletroencefalográfica maior do que 2uV em amplitude, conforme as normas técnicas e operacionais da Sociedade Brasileira de Neurofisiologia Clínica para tal finalidade. Possui como principais vantagens o fato de ser um exame não invasivo, realizável à beira do leito e amplamente disponível. Possui como desvantagens sua susceptibilidade a fatores de confusão, tais como distúrbios metabólicos ou uso de drogas sedativas, além de possíveis artefatos no traçado em razão de demais equipamentos elétricos no ambiente de terapia intensiva.[13]
2. **Doppler Transcraniano:** no exame de Doppler Transcraniano compatível com o diagnóstico de morte encefálica, observa-se a ausência de fluxo sanguíneo intracraniano através de fluxo diastólico reverberante e pequenos picos sistólicos na fase inicial, conforme o Departamento Científico de Neurossonologia da Academia Brasileira de Neurologia. O Doppler Transcraniano possui como principais vantagens seu relativo baixo custo, o fato de ser um exame não invasivo e sofrer pouca interferência de variáveis de confusão, tais como distúrbios metabólicos e uso de drogas depressoras do SNC. Possui como principais limitações o fato de ser um exame operador-dependente e a dificuldade técnica de que nem todos os pacientes possuem janela óssea adequada para sua realização. Além disso, em algumas situações clínicas, tais como crianças lactentes, especialmente naquelas com as suturas ainda patentes ou fontanelas ainda abertas, pacientes submetidos a craniectomia descompressiva ou pacientes com encefalopatia hipóxico-isquêmica, pode ocorrer a presença de fluxo sanguíneo intracraniano, mesmo na presença de morte encefálica corroborada por exame clínico, prova da apneia e outros exames complementares.[13]
3. **Angiografia cerebral:** o exame de angiografia cerebral, no contexto da morte encefálica, deverá demonstrar a ausência de fluxo sanguíneo cerebral, através da ausência de opacificação das artérias carótidas internas, no mínimo, acima da artéria oftálmica e da artéria basilar, conforme as normas técnicas do Colégio Brasileiro de Radiologia. Também pode ser observada a ausência de opacificação das artérias vertebrais acima do nível da junção atlanto-occipital. A opacificação do seio sagital superior pode ocorrer, em razão da comunicação com a artéria carótida externa. Possui como principal vantagem o fato de ser considerado o exame padrão-ouro para documentar a ausência de fluxo sanguíneo intracraniano. Contudo, possui como desvantagens a impossibilidade de ser realizado à beira do leito, o fato de ser invasivo, demandando punção arterial e injeção de contraste iodado, expondo, portanto, o paciente às

possíveis complicações de tais procedimentos. Ademais, seu custo é maior em relação aos exames anteriormente descritos. Por esse conjunto de fatores, é pouco empregado na prática para o diagnóstico de morte encefálica.[13]

4. **Cintilografia, SPECT cerebral:** indica, no contexto de morte encefálica, a ausência de metabolismo e de perfusão encefálica, conforme as normas técnicas da Sociedade Brasileira de Medicina Nuclear. Em razão de seu maior custo, impossibilidade de realização à beira leito e menor disponibilidade, sobretudo em centros menores, é pouco utilizado para este fim.[13]

Embora outras metodologias, além das citadas, sejam permitidas em alguns protocolos de outros países, elas não devem ser utilizadas para esta finalidade no Brasil, conforme o protocolo nacional. O protocolo brasileiro objetiva uma elevada especificidade e visa a reduzir ao máximo o número de resultados falso-positivos. Nesse contexto, outras metodologias além das citadas, por exemplo, angiotomografia e angioressonância, não têm comprovação absoluta de sua especificidade na determinação de morte encefálica e não devem ser usadas como exame subsidiário para esta finalidade.[9]

Um exame complementar compatível com morte encefálica realizado na presença de coma não perceptivo, previamente ao exame clínico e prova da apneia para determinação de morte encefálica, poderá ser utilizado como único exame complementar para esta determinação,[9] desde que os pré-requisitos para a realização de protocolo de morte encefálica preenchidos no momento da realização do exame.

CONSIDERAÇÕES FINAIS

O avanço das unidades de terapia intensiva, dos protocolos de reanimação cardiopulmonar e da ventilação mecânica proporcionaram o surgimento de indivíduos com lesões neurológicas graves, irreversíveis, que, apesar da ausência de sinais de atividade encefálica, possuíam suas funções cardiorrespiratórias prolongadas artificialmente. Tal demanda levou à definição de morte encefálica, como nova forma de se definir o óbito.

É necessário reconhecer os pacientes candidatos ao protocolo de morte encefálica, visto que a importância de seu reconhecimento ultrapassa a potencial doação de órgãos, mas objetiva, sobretudo, a proteção contra a distanásia, a proteção da dignidade do indivíduo morto e o uso racional dos recursos de saúde disponíveis.

REFERÊNCIAS BIBLIOGRÁFICAS

1. Mollaret P, Goulon M. The depassed coma (preliminary memoir). Rev Neurol (Paris) 1959;101:3–15.
2. A. De Georgia, Michael. History of Brain Death as Death: 1968 to the Present. Journal of Critical Care. 2014; Aug;29(4):673-8
3. Definition of irreversible coma. Report of the Ad Hoc Committee of the Harvard Medical School to Examine the Definition of Brain Death. JAMA. 1968 Aug;205(6):337-40.
4. Wahlster, Sarah & F M Wijdicks, Eelco & V Patel, Pratik & M Greer, David & Claude Hemphill, J & Carone, Marco & Mateen, Farrah. Brain death declaration: Practices and perceptions worldwide. Neurology. 2015;May 5;84(18):1870-9
5. Correa Neto, Ylmar. Morte encefálica: cinquenta anos além do coma profundo. Rev. Bras.Saude Mater. Infantil. [online]. 2010. Vol. 10, suppl. 2, pp. S355-s361
6. Brasil. Lei nº 9.434, de 4 de fevereiro de 1997.Diário Oficial da União. 5 fev 1997.
7. Conselho Federal de Medicina (Brasil). Resolução nº 1.480, de 8 de agosto de 1997. Diário Oficial da União. 21 ago 1997
8. Conselho Federal de Medicina (Brasil). Resolução nº 1.826, de 24 de outubro de 2007. Diário Oficial da União. 24 out 2007.
9. Conselho Federal de Medicina (Brasil). Resolução nº 2.173, de 23 de novembro de 2017. Diário Oficial da União. 15 dez 2017
10. Brasil. Lei nº 9.434, de 4 de fevereiro de 1997.Diário Oficial da União. 5 fev 1997.
11. Campbell WW. DeJong – O Exame Neurológico. 7ª. Edição, Editora Guanabara Koogan, 2014.
12. H Kramer, Andreas. Ancillary Testing in Brain Death Semin Neurol. 2015 Apr;35(2):125-38
13. Scaglioni Tessmer, Chiara & Rodrigues da Silva, André & Barcellos, Franklin & Araújo, Cora & Dias da Costa, Juvenal & Bohlke, Maristela. (2007). Do people accept brain death as death? A study in Brazil. Progress in transplantation 2007 Mar;17(1):63-7

Bibliografia sugerida

Dibo FHA, Gravena ÂAF, Freitas RA De, Agnolo CMD, Benguella EDA, Pelloso SM, et al. Brain Death: Knowledge of Future Brazilian Physicians. Elsevier Inc.; 2017;49(4):750–5

Westphal Glauco Adrieno, Garcia Valter Duro, Souza Rafael Lisboa de, Franke Cristiano Augusto, Vieira Kalinca Daberkow, Birckholz Viviane Renata Zaclikevis et al . Diretrizes para avaliação e validação do potencial doador de órgãos em morte encefálica. Rev. bras. ter. intensiva [Internet]. 2016 Sep [cited 2019 Aug 15] ; 28(3): 220-255

Seção **15**

Exames de Imagem

56

Radiografia de tórax

Lucas de Pádua Gomes de Farias • Roberto Vitor Almeida Torres • José de Arimateia Batista Araujo-Filho • Cesar Higar Nomura

INTRODUÇÃO

A radiografia simples de tórax tem sido o método de imagem mais frequentemente solicitado na propedêutica das afecções cardiopulmonares, quer seja na sua avaliação inicial ou seguimento, sobretudo devido à sua ampla disponibilidade e baixo custo. Desde a sala de emergência até os aparelhos portáteis nas unidades de terapia intensiva, são inúmeras as informações proporcionadas por este método de rápida e fácil execução.

Os recentes avanços tecnológicos permitem uma maior reprodutibilidade das radiografias de tórax, sobremaneira mediante correlação com dados clínicos e cirúrgicos e por meio de análises comparativas por meio de ferramentas que possibilitam armazenar imagens por longos períodos, como o PACS (*Picture Archiving and Communication System*).

Sabemos que a avaliação de uma radiografia de tórax requer uma análise cuidadosa e sistematizada, haja vista que múltiplos são os fatores potencialmente complicadores de sua interpretação. Neste capítulo, iremos revisar alguns conceitos fundamentais para a interpretação da radiografia simples do tórax em distintos cenários clínicos, incluindo aspectos centrais na avaliação de pacientes submetidos a cirurgias cardiovasculares.

ANATOMIA RADIOGRÁFICA DO TÓRAX

O arcabouço torácico ósseo é constituído por 12 paredes de arcos costais, o esterno, as clavículas e o segmento torácico da coluna vertebral. Os arcos costais são denominados "verdadeiros" quando se articulam diretamente ao esterno, "falsos" quando se articulam indiretamente ao esterno por meio da cartilagem costal adjacente superiormente, e "flutuantes" quando não há articulação costal anterior, terminando juntamente à parede abdominal.[1,2] Normalmente, os 11º e 12º arcos costais não são visíveis por estarem obscurecidos por partes moles abdominais.[2] Estas estruturas delimitam a caixa torácica, juntamente com os planos musculares, porém as partes moles externas apresentam caracterização limitada ao método radiográfico.

Superiormente, a cavidade torácica é limitada pelos primeiros arcos costais e o corpo da 1ª vértebra torácica; inferiormente pelo diafragma, estruturas osteocartilaginosas dos arcos costais inferiores e pelo corpo da 12ª vértebra torácica; anteriormente pelo esterno; posteriormente pela coluna torácica; e lateralmente pelos arcos costais (**Figura 56.1.**). O espaço compreendido entre estes limites pode ser dividido em um compartimento mediano (mediastino) e dois compartimentos laterais (pulmões e pleuras). O espaço pleural é considerado virtual e mantido sob pressão negativa (aproximadamente -5cmH_2O), devido às diferenças hidrostáticas entre os folhetos pleurais visceral e parietal, o que mantém o pulmão insuflado com ar. Os folhetos pleurais são contíguos nos hilos pulmonares, sendo o parietal um pouco mais espesso. O folheto visceral reveste a superfície pulmonar, enquanto o parietal reveste internamente a cavidade de ambos os hemitórax, não sendo visível à radiografia na maioria dos casos, dando a impressão de que o pulmão toca a margem interna das costelas lateralmente.[1] (**Figura 56.2.**).

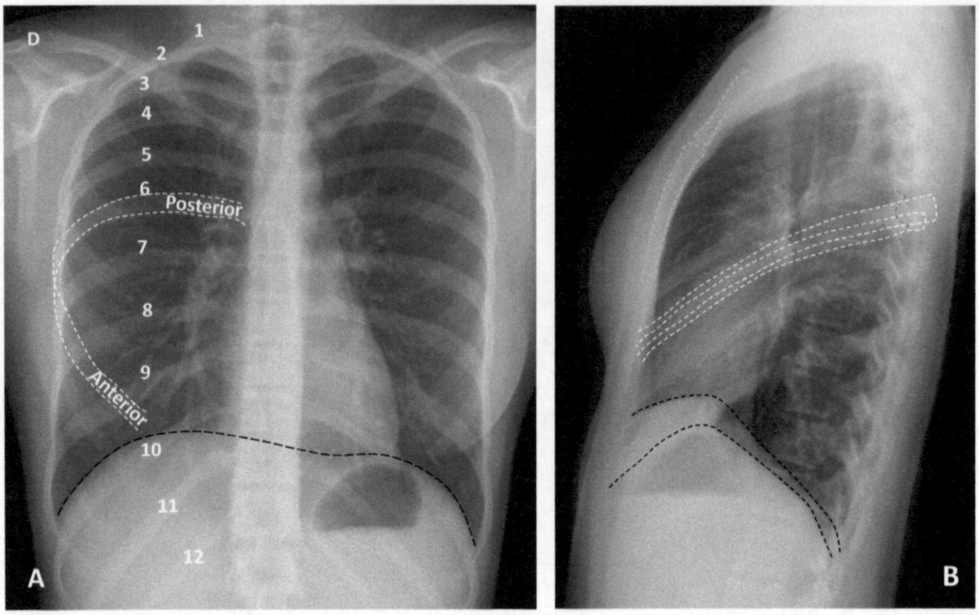

Figura 56.1. Radiografia de tórax nas incidências póstero-anterior (A) e perfil (B) evidenciam os limites da caixa torácica caracterizados pelos doze arcos costais (linha pontilhada branca) articulados ao esterno (linha pontilhada amarela) e às respectivas vértebras (linha pontilhada vermelha), e pelo diafragma (linha pontilhada preta). A porção posterior do arco costal apresenta trajeto horizontal em relação ao trajeto oblíquo da sua porção anterior. Note que as projeções dos arcos costais apresentam espessuras diferentes devido ao efeito de magnificação do arco costal que estão mais distantes do filme.

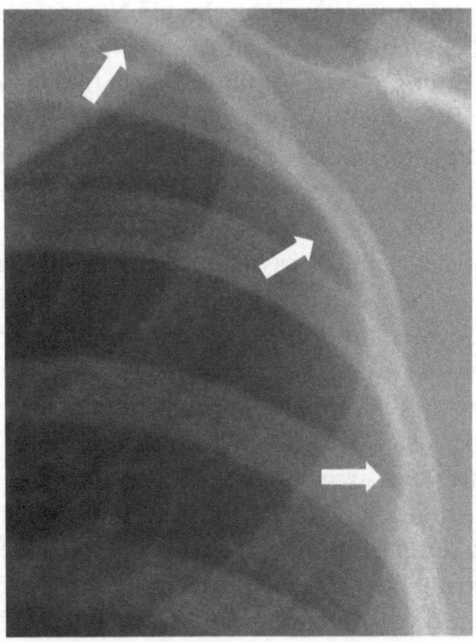

Figura 56.2. O folheto pleural parietal reveste internamente a cavidade de ambos os hemitórax e não é visível à radiografia na maioria dos casos, dando a impressão de que o pulmão toca a margem interna das costelas lateralmente (setas).

O parênquima pulmonar normal, por ter conteúdo aéreo, apresenta-se radiotransparente (preto), homogêneo e relativamente simétrico, com exceção para as diferenças provenientes dos contornos do mediastino, estruturas vasculares intrapulmonares (mais evidentes nas bases) e sobreposição de partes moles, especialmente as mamas, dobras axilares e demais sombras musculares. O pulmão direito possui duas cissuras (oblíqua e horizontal) que o dividem em lobos superior, médio e inferior; enquanto o pulmão esquerdo possui somente uma (oblíqua) que o divide em lobos superior (incluindo a língula) e inferior (**Figura 56.3.**).

Quanto à vascularização dos pulmões, os hilos pulmonares contêm as estruturas condutoras de ar para os pulmões (brônquios principais) e os ramos vasculares arteriais e venosos pulmonares. A ramificação dos hilos é composta principalmente por estes ramos vasculares arteriais, pois os brônquios intrapulmonares normais que as acompanham são pouco visíveis na radiografia simples (**Figura 56.4.**), exceto quando radiografados de forma longitudinal. As artérias apresentam distribuição grosseiramente radial, divergindo a partir dos hilos pulmonares, enquanto as veias pulmonares (pouco visualizadas no indivíduo normal) apresentam orientação verticalizada nos campos superiores e horizontalizada nos campos inferiores, convergindo para o átrio esquerdo que se localiza na região central do tórax. Enquanto os vasos se distanciam das regiões centrais para a periferia do pulmão, eles apresentam redução no seu calibre, de forma que não devemos observar vasos nas regiões mais periféricas do tórax de indivíduos normais.

O mediastino (**Figura 56.5.**), por sua vez, é classicamente dividido em pré-vascular (anterior), visceral (médio) e paravertebral (posterior). O compartimento pré-vascular é composto predominantemente pelo

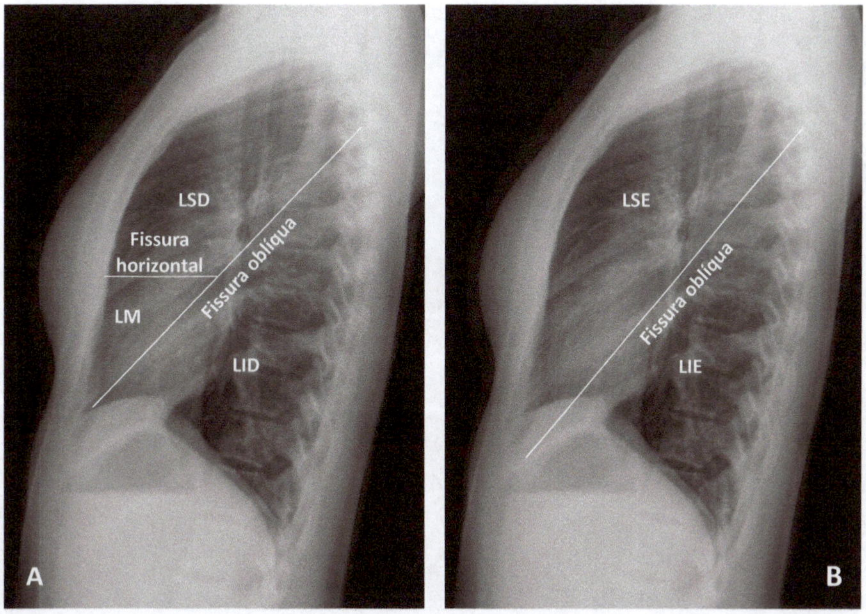

Figura 56.3. Radiografias de tórax em perfil (B) evidenciam as fissuras horizontal e oblíqua no pulmão direito (A), que individualizam os lobos superior direito (LSD), médio (LM) e inferior direito (LID), e a fissura oblíqua no pulmão esquerdo (B), que individualiza os lobos superior esquerdo (LSE) e inferior esquerdo (LIE). Em algumas radiografias, fissuras normais podem ser visualizadas como estruturas lineares de fina espessura.

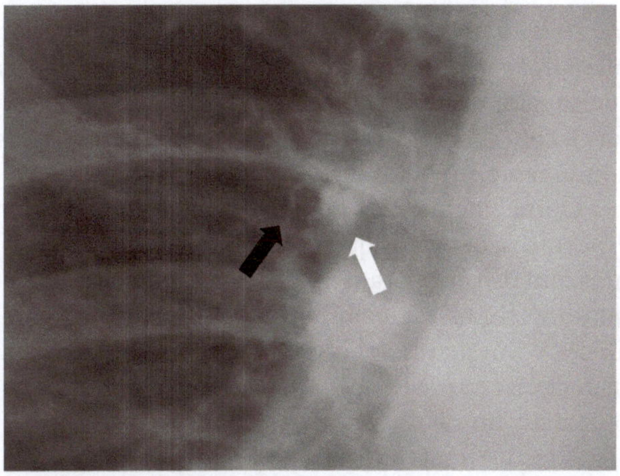

Figura 56.4. No hilo pulmonar direito, observa-se o ramo da artéria pulmonar (seta branca) adjacente ao respectivo brônquio (seta preta).

timo e veia braquicefálica. O compartimento visceral é composto por estruturas vasculares (coração, aorta, veia cava superior, porção intrapericárdica das veias pulmonares e ducto torácico) e não-vasculares (traqueia e esôfago). O compartimento paravertebral é composto predominantemente pela coluna torácica e partes moles adjacentes, incluindo as estruturas neurais. Tecido adiposo, linfonodos e estruturas neurais podem ser encontrados em quaisquer compartimentos, sendo os planos adiposos mais evidentes no pré-vascular, os linfonodos no visceral e as estruturas neurais no paravertebral[3].

Na radiografia simples de tórax, não é possível individualizar as câmaras cardíacas, porém é importante reconhecer a projeção de cada uma delas e determinar

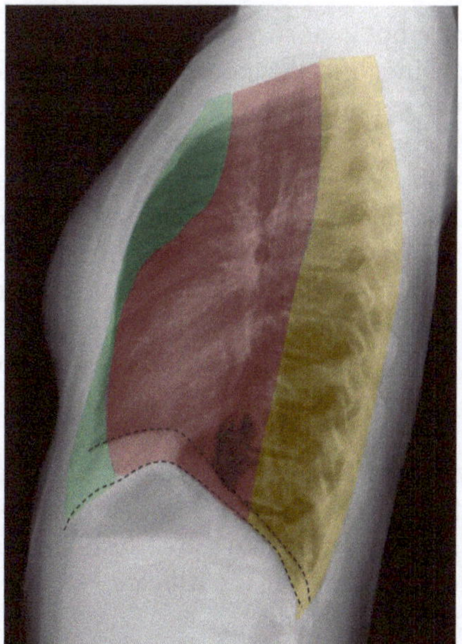

Figura 56.5. O mediastino é dividido em pré-vascular ou anterior (verde), visceral ou médio (vermelho) e paravertebral ou posterior (amarelo).

se o tamanho e a disposição espacial estão dentro da faixa de normalidade (**Figura 56.6.**). Na incidência póstero-anterior (PA), o contorno direito do mediastino é determinado de forma ascendente pelo átrio direito, veia cava superior e aorta ascendente, podendo, em alguns casos, ser identificada a projeção da veia cava inferior. A margem esquerda, por sua vez, é determinada pelo ventrículo esquerdo (ápice cardíaco) e pela aurícula esquerda logo acima, seguida pelo hilo

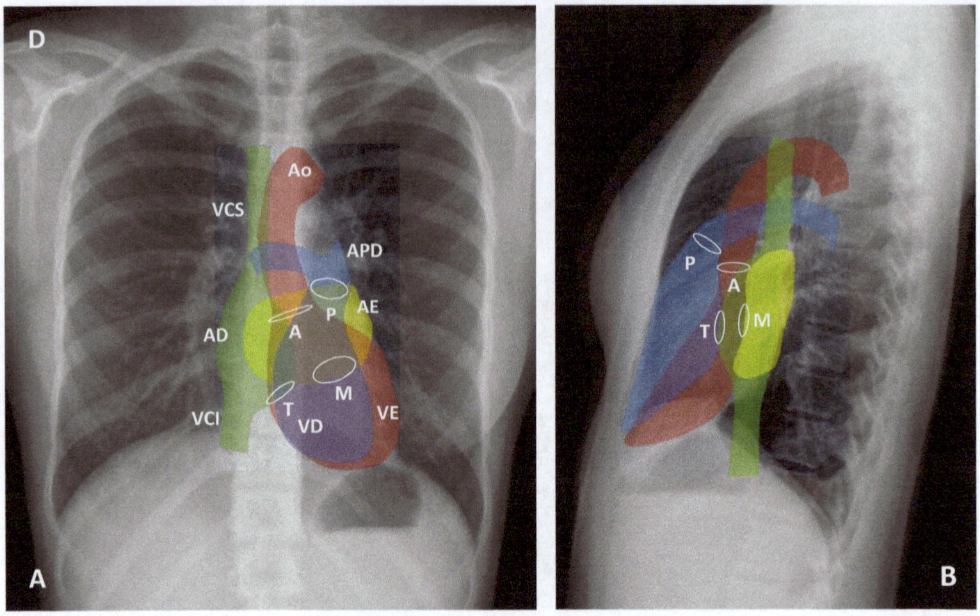

Figura 56.6. Radiografia de tórax nas incidências póstero-anterior (A) e perfil evidenciam as projeções das câmaras cardíacas e vasos de base. AD: átrio direito (verde). VD: ventrículo direito (azul). AE: átrio esquerdo (amarelo). VE: ventrículo esquerdo (vermelho). Note o posicionamento das valvas cardíacas (círculos brancos). A: aórtica. P: pulmonar. APD: artéria pulmonar direita. T: tricúspide. M: mitral.

pulmonar e botão aórtico. Na incidência PA, o átrio esquerdo é identificado apenas nos casos em que haja aumento de suas dimensões. Na incidência em perfil, o átrio esquerdo constitui a porção superior do contorno posterior do coração, porém não pode ser separado do ventrículo esquerdo, que completa esta margem inferiormente. Ainda na incidência em perfil, a margem anterior do coração (face esternocostal) é determinada pelo ventrículo direito e átrio direito, seguidos da veia cava superior[1]. A face diafragmática é formada pelos ventrículos direito e esquerdo e face inferior do átrio direito.

A avaliação da aorta ascendente no PA ou perfil é limitada, pois essa porção é encoberta pelos átrios e artéria pulmonar, enquanto o arco aórtico e sua porção descendente podem ser identificados por toda a sua extensão até o diafragma.

ASPECTOS TÉCNICOS E ANÁLISE SISTEMÁTICA

A incidência considerada padrão para o estudo do tórax é a PA em apneia inspiratória por retirar a escápula da projeção dos campos pulmonares e manter o coração mais próximo do filme/placa detectora, reduzindo o efeito de magnificação da imagem do coração. Várias outras incidências podem ser empregadas, e a incidência em perfil deve, sempre que possível, complementar a PA.

A incidência anteroposterior (AP), quando os raios-x incidem primeiramente na parede torácica anterior, é geralmente indicada quando não há possibilidade da aquisição PA, por exemplo, em pacientes graves, restritos ao leito, inconscientes ou politraumatizados. Formam imagens com magnificação da silhueta cardíaca (pela maior distância do coração ao filme/placa detectora), com sobreposição de algumas estruturas ósseas, comumente em graus insuficientes de inspiração.

Outras incidências podem ser aplicadas para fins específicos, dentre as quais: decúbito lateral com raios horizontais (útil para demonstrar mobilização de líquidos pleurais), apicolordótica (melhor avaliação dos ápices pulmonares, lobo médio e língula) e oblíquas (caracterização de lesões parcialmente sobrepostas por outras estruturas).

A técnica mais utilizada para a realização da radiografia de tórax é a de alta quilovoltagem (95 a 125 KV) e baixa miliamperagem (mA), que permite maior espectro de tons de cinzas e identificação das variações de densidade das várias estruturas torácicas, com distância entre tubo e filme em torno de 180 centímetros. Devem ser evitadas no tórax as radiografias com baixo KV e alto mA (úteis para identificar calcificações mamárias e cálculos renais), nas quais o marcado contraste branco/preto determina uma menor escala de cinza.

A radiografia digital oferece algumas vantagens sobre as técnicas convencionais que empregam filmes convencionais e telas, com destaque para a ampla latitude de fatores de exposição e para as facilidades no pós-processamento, armazenamento e transmissão de imagens.

Portando uma radiografia de qualidade para análise satisfatória, os autores recomendam que cada médico tenha sua própria sequência de avaliação da imagem

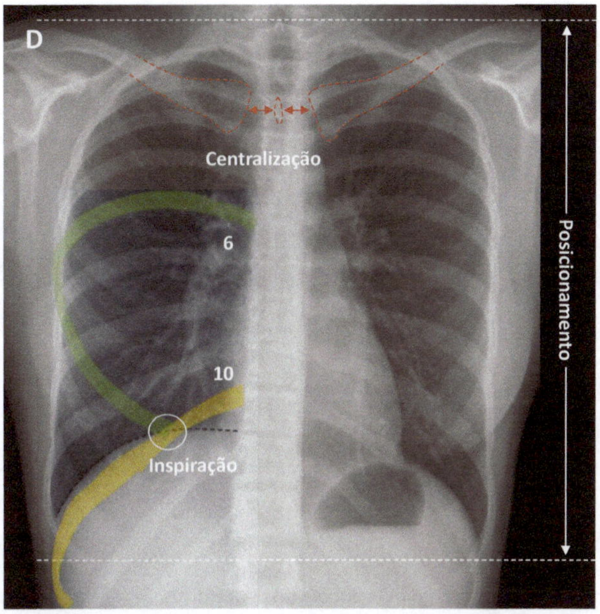

Figura 56.7. Na avaliação da qualidade da radiografia de tórax, deve-se avaliar o posicionamento, centralização, inspiração, exposição e se há artefatos de movimentação que possam prejudicar a análise.

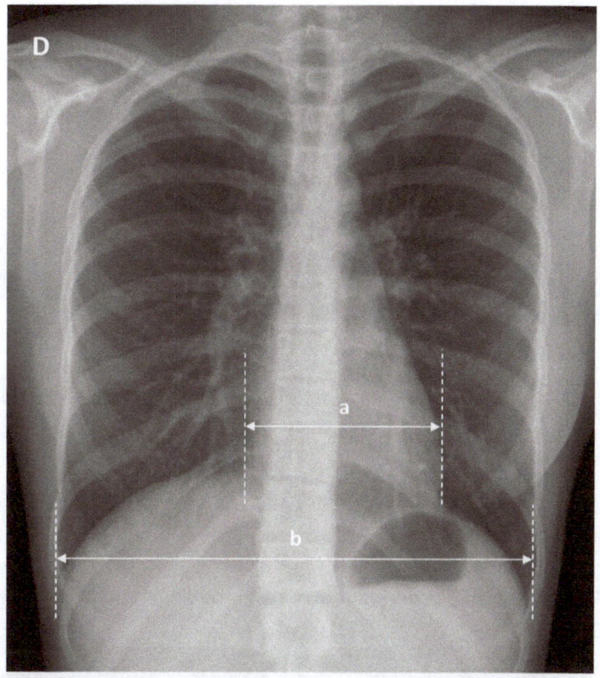

Figura 56.8. Relação entre o maior diâmetro transverso do coração (a) e o maior diâmetro do tórax (b).

projetada, contanto que todas as estruturas torácicas sejam contempladas. As metodologias mais comuns, praticadas por médicos radiologistas, iniciam a avaliação de "fora para dentro", ao começar pelas partes moles superficiais da parede torácica e finalizar no mediastino (partes moles superficiais, arcabouço ósseo torácico, diafragma, pleural, pulmão, mediastino), ou de "dentro para fora", ao iniciar no mediastino e finalizar a análise nas partes moles superficiais. Não se deve esquecer de avaliar demais partes corporais inclusas, como pescoço, região superior do abdome e membros superiores.

Como apenas os contornos externos do coração e dos vasos da base são caracterizados pela radiografia simples, a radiografia limita-se geralmente a descrever o aumento volumétrico das câmaras cardíacas, o aspecto e a disposição dos vasos da base e da circulação pulmonar, que quando suspeitos ou alterados podem subsidiar a complementação propedêutica específica por meio de outros métodos: sobretudo ecocardiografia, mas também tomografia computadorizada, ressonância magnética ou medicina nuclear em casos selecionados. O índice cardiotorácico (relação entre o maior diâmetro transverso do coração e o maior diâmetro do tórax) é ainda a medida mais utilizada para a avaliação cardíaca pela radiografia. Medimos o comprimento horizontal do coração e o dividimos pelo comprimento interno da base do hemitórax ao nível das cúpulas diafragmáticas (**Figura 56.8.**), sendo classicamente alterado quando superior a 0,5 na incidência em PA e 0,55 em AP nos adultos[4]. O índice cardiotorácico pode variar com o aumento da idade (o coração é proporcionalmente maior nas crianças) e nos diferentes tipos constitucionais.

O pericárdio normalmente não é identificável nas radiografias simples, embora o acúmulo de líquido pericárdico resulte em aumento da silhueta cardíaca, o que pode ser bastante difícil de ser diferenciado do aumento volumétrico das câmaras cardíacas pela radiografia simples. De forma não infrequente, também podemos ver formações arredondadas junto aos ângulos cardiofrênicos, principalmente à direita, que podem estar relacionadas a cistos pericárdicos, lipomas ou aumento dos coxins endocárdicos (**Figura 56.9.**) de fácil confirmação pelos métodos axiais.

PADRÕES RADIOLÓGICOS PULMONARES FUNDAMENTAIS E OUTRAS ALTERAÇÕES

As alterações pulmonares parenquimatosas na radiografia de tórax são didaticamente classificadas em:

- Consolidação (**Figura 56.10.**): definida como a substituição do ar alveolar por qualquer material sólido ou líquido (inclusive exsudatos inflamatórios, sangue e tumores) e expressa radiologicamente como opacidades mal definidas, por vezes confluentes, que não estão associadas à perda do volume pulmonar.
- Atelectasia (**Figura 56.11.**): opacidade pulmonar associada à perda do volume pulmonar (redução volumétrica), descrita adiante.

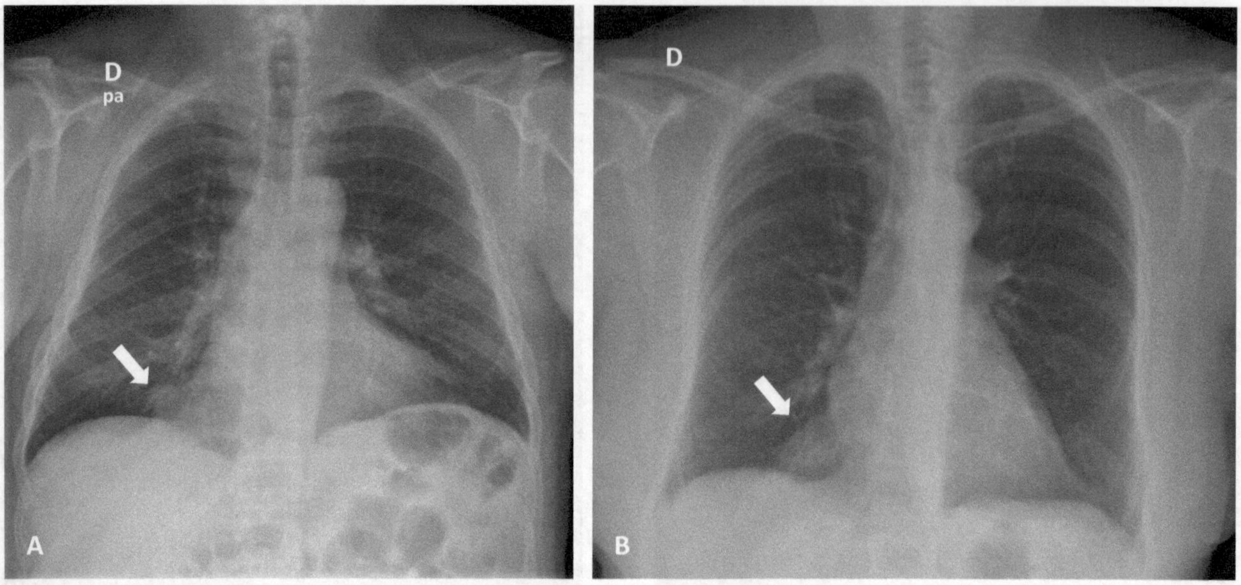

Figura 56.9. Opacidades junto aos recessos cardiofrênicos à direita (setas) e que representam cisto (A) e lipoma (B) pericárdicos.

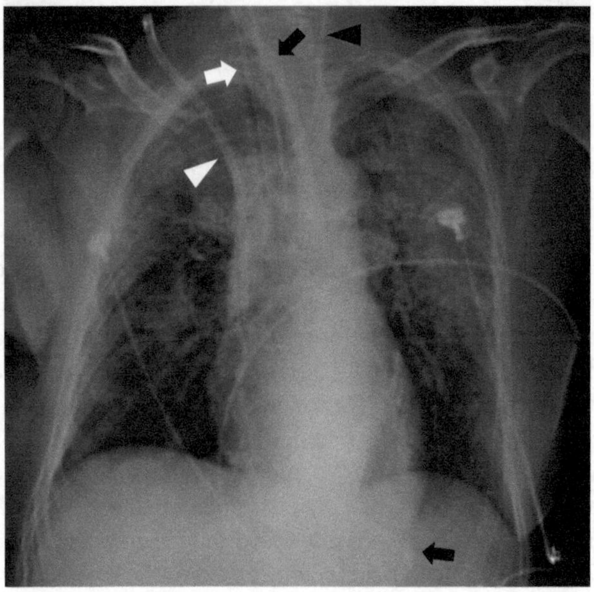

Figura 56.10. Consolidações difusas em ambos os pulmões, em paciente com broncopneumonia. Note os dispositivos de suporte à vida: tubo traqueal (seta branca), sonda digestiva (seta preta), acesso venoso subclávio à direita (cabeça de seta branca) com extremidade na veia cava superior, acesso venoso jugular interno à esquerda (cabeça da seta preta); além de outros dispositivos de monitorização.

- Nódulos ou massas (**Figura 56.12.**): englobando desde o nódulo pulmonar solitário, até as massas pulmonares (opacidades maiores que 3,0 cm), metástases e processos granulomatosos.
- Alterações parenquimatosas intersticiais (**Figura 56.13.**): referem-se às alterações do tecido conectivo que dá suporte aos pulmões, compreendendo as paredes de brônquios e alvéolos, geralmente não caracterizadas na radiografia simples de tórax. São ainda subdivididas em

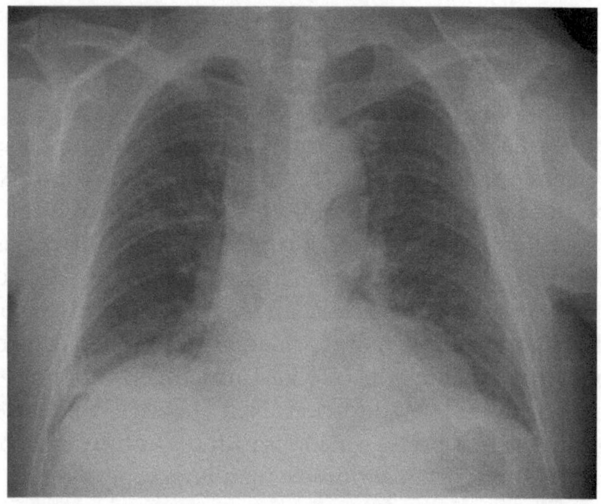

Figura 56.11. Atelectasias laminares basais típicas de hipoventilação das bases.

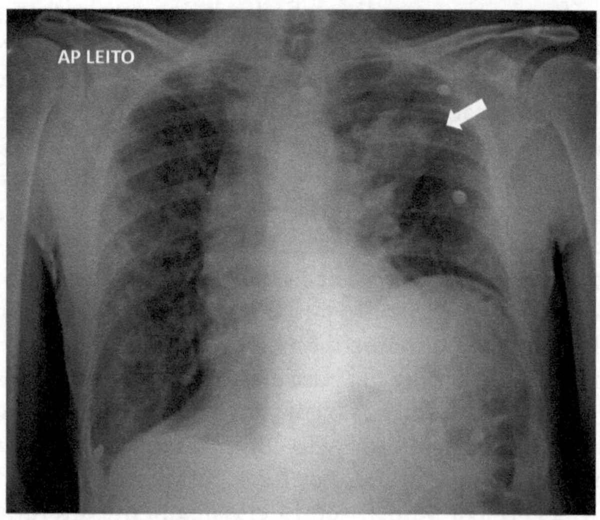

Figura 56.12. Opacidade arredondada peri-hilar no lobo superior esquerdo (seta). Observa-se a paralisia diafragmática com elevação da hemicúpula ipsilateral, além de consolidações em ambos os pulmões, mais evidente à direita.

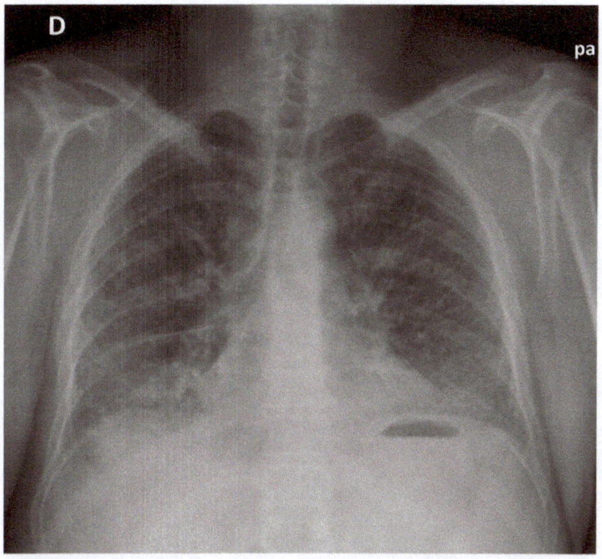

Figura 56.13. Padrão intersticial reticular por ambos os pulmões em paciente com pneumoconiose, além de alguns focos de consolidação, o mais evidente no lobo médio que oblitera a silhueta cardíaca à direita. Note o espessamento da fissura horizontal à direita (seta).

padrão micronodular (múltiplos nódulos menores que 3 mm, como na sarcoidose, pneumoconioses, tuberculose e metástases miliares), padrão reticular (imagens lineares entrelaçadas como na linfangite carcinomatosa e no edema pulmonar) e reticulonodular (uma mistura dos dois padrões anteriores, descrita em algumas infecções, neoplasias e pneumoconioses).

Existem ainda as alterações parenquimatosas que cursam com redução da atenuação do parênquima, como na hiperinsuflação secundária à asma ou enfisema (**Figura 56.14.**).

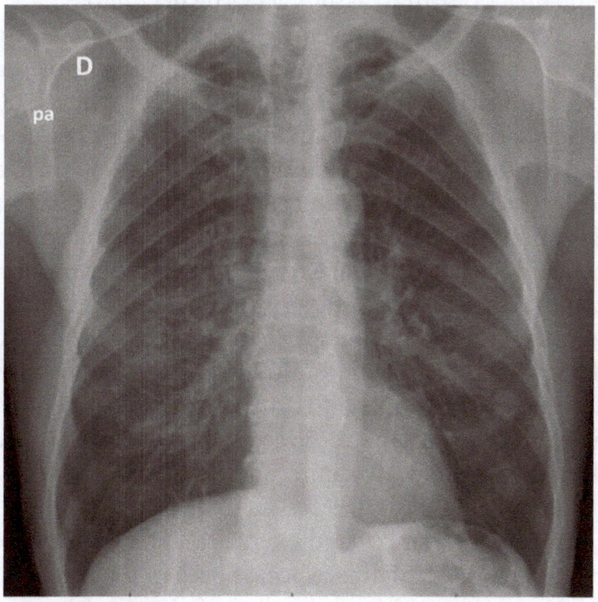

Figura 56.14. Hiperinsuflação pulmonar bilateral com doença pulmonar obstrutiva crônica.

As alterações pleurais serão também discutidas em tópicos específicos mais adiante.

ACHADOS RADIOLÓGICOS FREQUENTES NO PÓS-OPERATÓRIO EM CIRURGIA CARDÍACA

Alterações pulmonares

- **Atelectasia** (**Figura 56.11**). É uma causa frequente de opacidade pulmonar em pacientes internados, principalmente nas unidades de terapia intensiva. A incidência é aumentada em pacientes com fatores associados como doença pulmonar prévia, tabagismo, obesidade e idosos. A maior incidência no lobo inferior esquerdo (66%) é atribuída à compressão da árvore brônquica pelo coração durante o decúbito dorsal.[5-7] Sua apresentação mais frequentemente é caracterizada por uma opacidade linear ou banda, embora possa variar de acordo com a localização e extensão, com forma triangular ou mal definida, sendo muitas vezes difícil de ser diferenciada da consolidação parenquimatosa. Algumas características que favorecem o diagnóstico de atelectasia incluem: redução volumétrica (elevação do diafragma), forma triangular ou em cunha, surgimento ou resolução rápidos (em horas), mudança de localização e resposta à hiperventilação.[8] A ausência de broncogramas aéreos em meio a atelectasias lobares sinaliza obstrução brônquica por impactação mucoide, podendo a broncoscopia terapêutica ser benéfica nestes pacientes, enquanto a ausência infere o colapso alveolar e de pequenas vias aéreas.
- **Edema pulmonar** (**Figura 56.15.**). Pode ser classificado como hidrostático (quanto há insuficiência cardíaca), renal ou por hiper-hidratação e por aumento da permeabilidade capilar (associada a trauma grave, sepse, infecção pulmonar, aspiração, choque e toxicidade medicamentosa, por exemplo). Outras causas de edema pulmonar incluem a injúria pulmonar aguda relacionada à transfusão (TRALI, do inglês *Transfusion-Related Acute Lung Injury*) e o edema de reexpansão após drenagem torácica.

O acometimento cardiogênico se apresenta inicialmente por redistribuição com cefalização do fluxo pulmonar, que torna a trama vascular dos campos superiores com calibre igual ou maior se comparado aos inferiores, no mesmo raio de distância em relação ao hilo pulmonar. Este achado também pode ser observado em imagens obtidas de pacientes em posição supina devido à mudança do efeito gravitacional sobre os vasos pulmonares, limitando esta avaliação.[5,7-9] Com

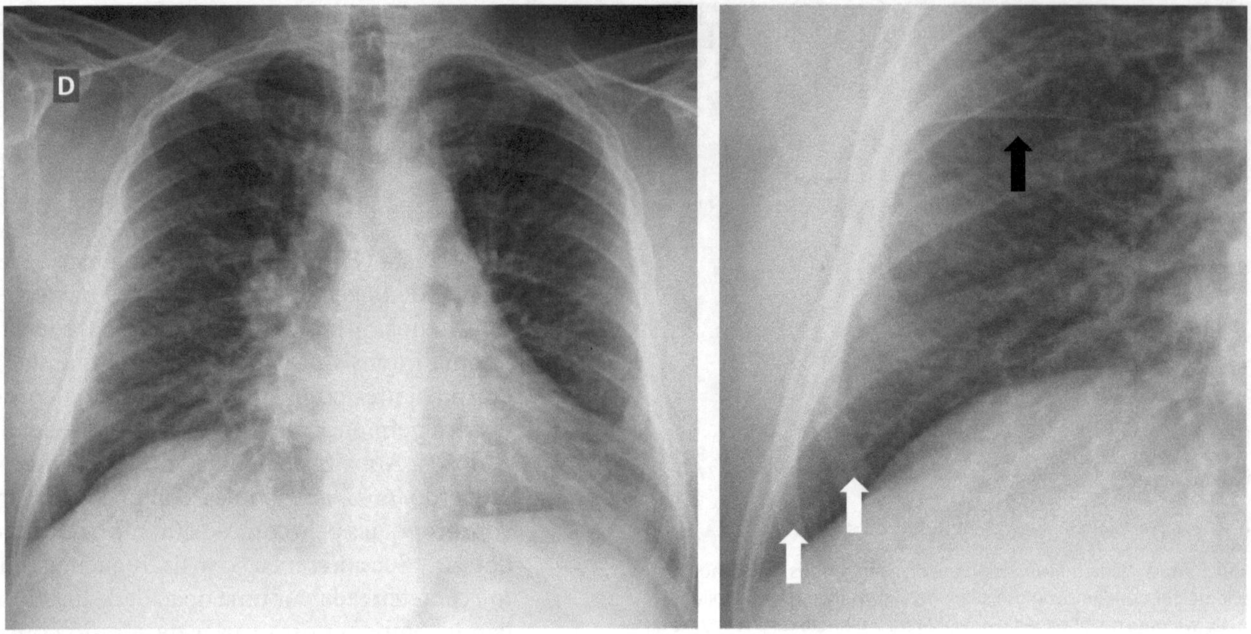

Figura 56.15. Sinais de congestão pulmonar caracterizados por espessamento hilar e linhas B de Kerley (setas brancas). Note a fissura horizontal (seta preta).

o aumento da pressão venosa pulmonar, tornam-se evidentes sinais de edema intersticial caracterizados por espessamento do feixe peribroncovascular e perda da definição de seus contornos, além do surgimento de linhas A, B e C de Kerley representando líquido em septos interlobulares e linfáticos. As linhas A de Kerley representam espessamento de septos profundos e linfáticos, observados como longas linhas (5 a 10cm) direcionadas do hilo para a periferia, mais evidentes nos lobos superiores. As linhas B de Kerley são as mais frequentemente observadas e representam espessamento de septos interlobulares periféricos, caracterizados como curtas linhas (até 2cm) perpendiculares à superfície pleural, com predomínio nos campos inferiores. As linhas C de Kerley, menos frequentes, representam linhas B não perpendiculares à superfície pleural, sendo caracterizadas como opacidades reticulares finas em ambos os campos pulmonares inferiores.[5]

Na fase seguinte ocorre a transudação alveolar, preenchendo os espaços antes aerados, com surgimento de infiltrado parenquimatoso. Essas opacidades inicialmente se apresentam com distribuição peri-hilar simetricamente (aspecto em "asa de morcego" ou "asa de borboleta") e aumentam o acometimento pulmonar paralelamente ao incremento da pressão venosa até se tornarem difusas. Apesar de classicamente simétrico, o edema cardiogênico pode se apresentar de forma assimétrica em casos como insuficiência mitral, quando o jato de refluxo é direcionado ao óstio de uma veia pulmonar (mais frequente da superior direita), ou associado a doença pulmonar crônica subjacente havendo redistribuição do fluxo para as regiões menos acometidas, onde ocorre troca gasosa com maior eficiência. Menos frequentemente, o edema hidrostático pode se apresentar de forma lobar, miliar ou nos campos inferiores, dificultando ainda mais o diagnóstico.[5] Outras características que corroboram esse diagnóstico incluem cardiomegalia ou sinais de aumento do átrio esquerdo (duplo contorno cardíaco, aumento do ângulo subcarinal, elevação do brônquio fonte esquerdo e compressão anterior do esôfago observada na incidência em perfil) (**Figura 56.16.**), além de derrame pleural usualmente bilateral.[5,9] O infiltrado alveolar pode ainda apresentar broncogramas aéreos de permeio e rápida mudança do padrão às alterações de decúbito.[6,10]

A forma não cardiogênica de edema pulmonar, em sua forma mais severa conhecida como Síndrome do Desconforto Respiratória Aguda (SDRA), pode estar relacionada a diferentes causas. Possui três fases de evolução (exudativa, proliferativa e fibrótica) e embora não seja clara a distinção por imagem das primeiras duas, na fase fibrótica é notada transição das opacidades alveolares para um aspecto reticular e retrátil que pode permanecer como sequela. A apresentação inicial comumente é caracterizada pelas opacidades periféricas esparsas evoluindo de forma a confluir em infiltrados maiores que então acometem os pulmões difusamente. O grau de alteração fibrótica residual tem relação com a gravidade do quadro durante sua evolução, a duração e extensão.[5-9]

Apesar de muitas vezes ser impossível a diferenciação entre natureza cardiogênica ou por aumento de permeabilidade, alguns aspectos podem pesar a favor de um ou outro. Cardiomegalia, cefalização da vascularização pulmonar, linhas de Kerley, derrame pleural

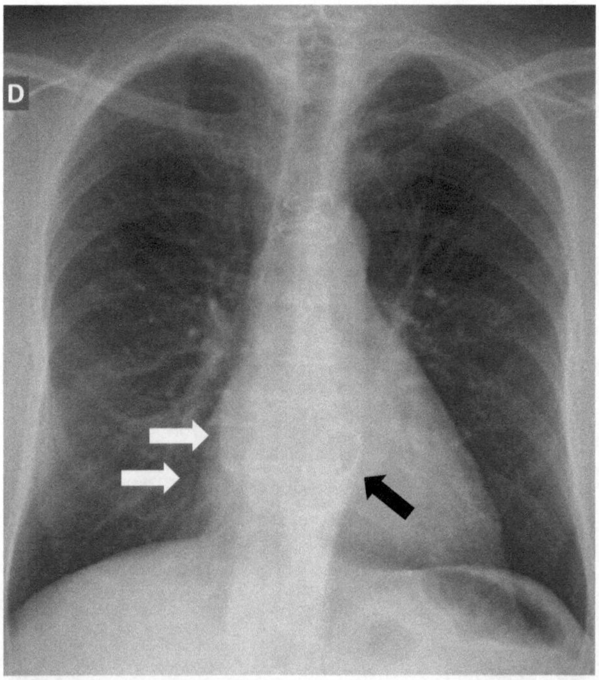

Figura 56.16. Duplo contorno atrial (seta branca) indicando aumento atrial esquerdo com prótese mitral (seta preta) com disfunção. Note a esternorrafia metálica.

bilateral, início com distribuição peri-hilar e clareamento rápido da imagem radiológica com instituição da terapêutica adequada favorecem a possibilidade da etiologia hidrostática.[5-10]

- **Aspiração.** Anestesia geral, rebaixamento do nível de consciência, distúrbios neuromusculares e manipulação dos tratos digestivo e respiratório por tubos e cateteres constituem grandes fatores de risco para pneumonite aspirativa,[5] sendo os microorganismos aeróbios gram-negativos e os anaeróbios os principais agentes etiológicos envolvidos. Os achados variam segundo a quantidade e conteúdo do material aspirado e, diferentemente do que ocorre no paciente em ortostase (quando o infiltrado é mais frequentemente observado na base pulmonar direita), o paciente em decúbito dorsal tem o conteúdo aspirado preferencialmente para os segmentos posteriores dos lobos superiores e segmentos superiores dos lobos inferiores.[6-8] Radiograficamente, estas imagens tendem a ser assimétricas e podem ter extensão variada. Seu acometimento pode ainda variar desde bronquiolite até extensas consolidações com áreas de pneumonia necrotizante e formação de abscessos. Atelectasias são comumente associadas a quadros aspirativos devido à inflamação brônquica com acúmulo de secreção e aspirado, formando plugs luminais que ocluem a via aérea.[5,8]
- **Pneumonia.** Opacidades parenquimatosas com aspecto alveolar esparsos (**Figura 56.10.**) ou com distribuição segmentar periférica devem levantar a suspeita de infecção pulmonar, principalmente quando em contato com superfícies pleurais ou fissurais e associadas a broncograma aéreo único.[7] Quando avaliados infiltrados mais extensos, lobares ou bilaterais, atenção deve ser tomada para a presença ou não de redução volumétrica, distribuição dos broncogramas aéreos (se divergentes ou agrupados) e o tempo de evolução para o surgimento, modificação ou resolução das opacidades. O exsudato alveolar de natureza infecciosa não cursa com redução volumétrica significativa (podendo até, ao contrário, determinar abaulamento de fissuras) e tem evolução relativamente lenta tanto para o surgimento quanto para resolução, sem alterações relacionadas à posição de decúbito. A presença de abscesso ou escavação em meio à consolidação aumenta a especificidade para etiologia infecciosa.[6,7]
- **Embolia pulmonar.** Pacientes graves comumente apresentam múltiplos fatores de risco para trombose venosa profunda e eventos tromboembólicos pulmonares, além da possibilidade de formar trombos no próprio leito vascular pulmonar relacionados ao cateter de Swan-Ganz. Mesmo assim, continua a ser uma complicação subdiagnosticada nos pacientes em terapia intensiva devido à baixa sensibilidade e especificidade dos achados de exame físico e radiografias do tórax.[5,8]
- Na maior parte dos pacientes com tromboembolismo pulmonar, a radiografia de tórax não evidencia alterações, sendo achados usuais e inespecíficos a presença de opacidades atelectásicas e pequeno derrame pleural ipsilaterais. Alterações menos frequentes, porém mais indicativas de um evento tromboembólico incluem o sinal de Westermark, que representa oligoemia distal ao ponto de oclusão vascular observada como região de menor atenuação e vascularização do parênquima pulmonar; a corcova de Hampton (**Figura 56.17.**), nos casos em que há evolução para infarto pulmonar e pode-se identificar esta área como uma opacidade em cunha periférica, com base voltada para a pleura; e o sinal de Palla, caracterizado como aumento do calibre da artéria pulmonar direita devido à impactação tromboembólica.[5,8]

O método de escolha para confirmação do diagnóstico é a angiotomografia computadorizada de artérias

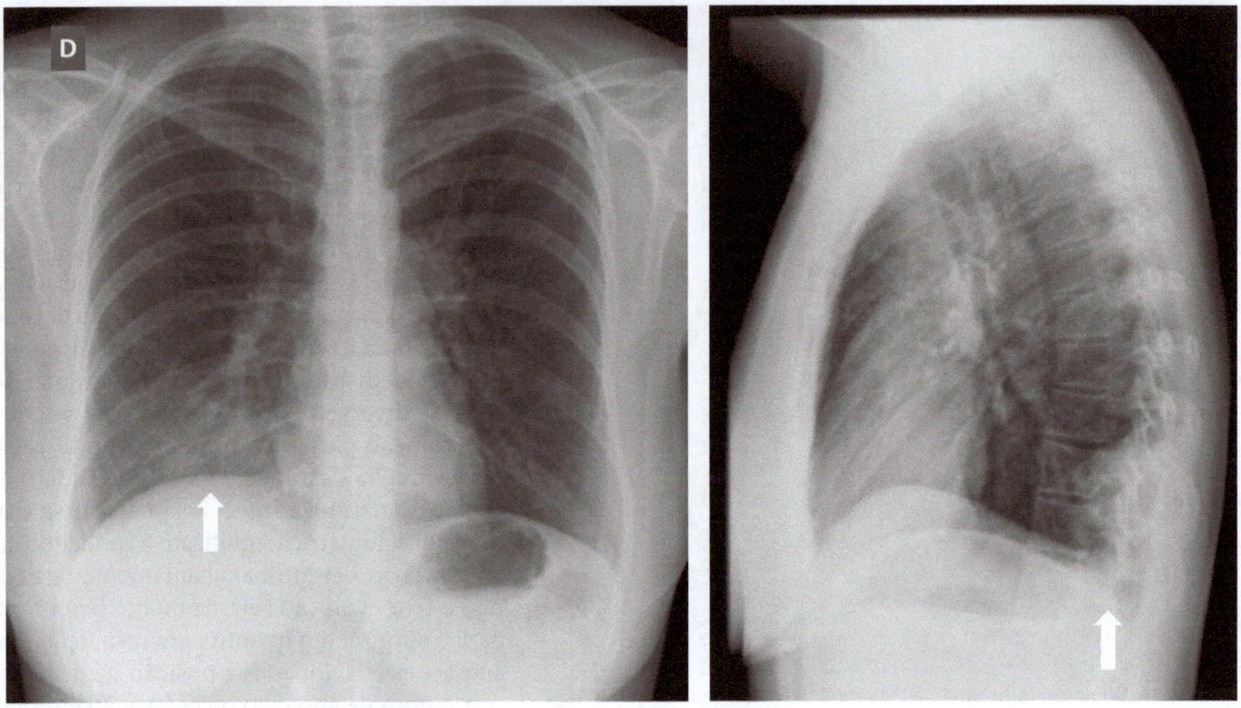

Figura 56.17. Opacidade pulmonar subpleural com aspecto em cunha no campo inferior direito, sem borrar os contornos cardíacos, correspondente a infarto pulmonar confirmado pela angiotomografia.

pulmonares, que deve ser realizada em pacientes com as condições clínicas suficientes para o transporte. Nos demais pacientes, um exame de ultrassonografia com Doppler do sistema venoso profundo dos membros inferiores pode justificar o início da terapia anticoagulante se positivo, embora não seja possível descartar tromboembolismo pulmonar se a ultrassonografia não evidenciar alterações sugestivas.

Alterações pleurais

- **Derrame pleural.** Pequenas efusões pleurais são esperadas no pós-operatório cardiotorácico e habitualmente têm resolução nos primeiros três dias. A monitorização e comparação com exames anteriores é útil no sentido de evidenciar evolução satisfatória ou piora do quadro.[5,10] Apesar de inespecífico na imagem radiográfica, a correlação com dados clínicos pode ajudar a suspeitar sobre a natureza do líquido pleural (hemática, quilosa, exsudato ou transudato).[6]

É necessário um volume considerável de líquido (cerca de 500mL) no espaço pleural para que se torne evidente em radiografias anteroposteriores realizadas em decúbito,[5] podendo as incidências em decúbito lateral (sobre o lado acometido) aumentar a sensibilidade. O líquido pleural, quando livre, é espalhado pela região posterior do hemitórax e com maior espessura no campo inferior em pacientes em posição supina. Sinais que sugerem derrame pleural nestes pacientes incluem aumento homogêneo da atenuação ou de forma progressiva em direção à base, sem obscurecer a trama broncovascular. Com o aumento da quantidade de líquido, observa-se obliteração do seio costofrênico lateral e indefinição da cúpula diafragmática.[5,6,8] (**Figura 56.18.**).

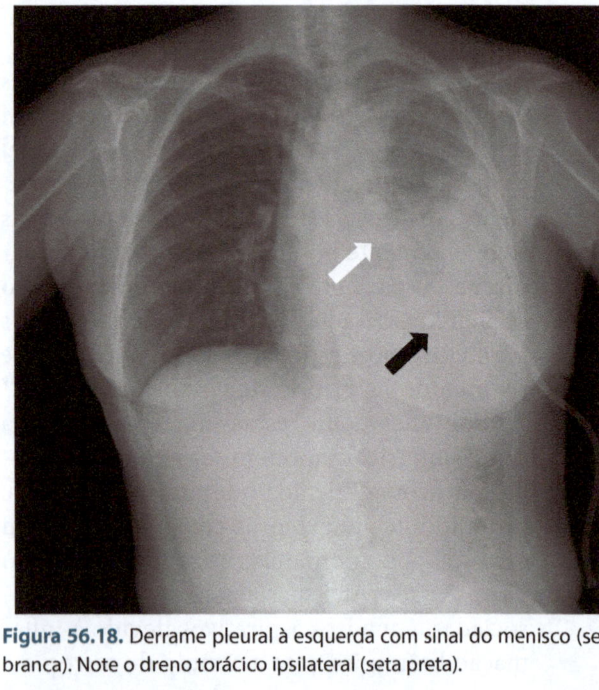

Figura 56.18. Derrame pleural à esquerda com sinal do menisco (seta branca). Note o dreno torácico ipsilateral (seta preta).

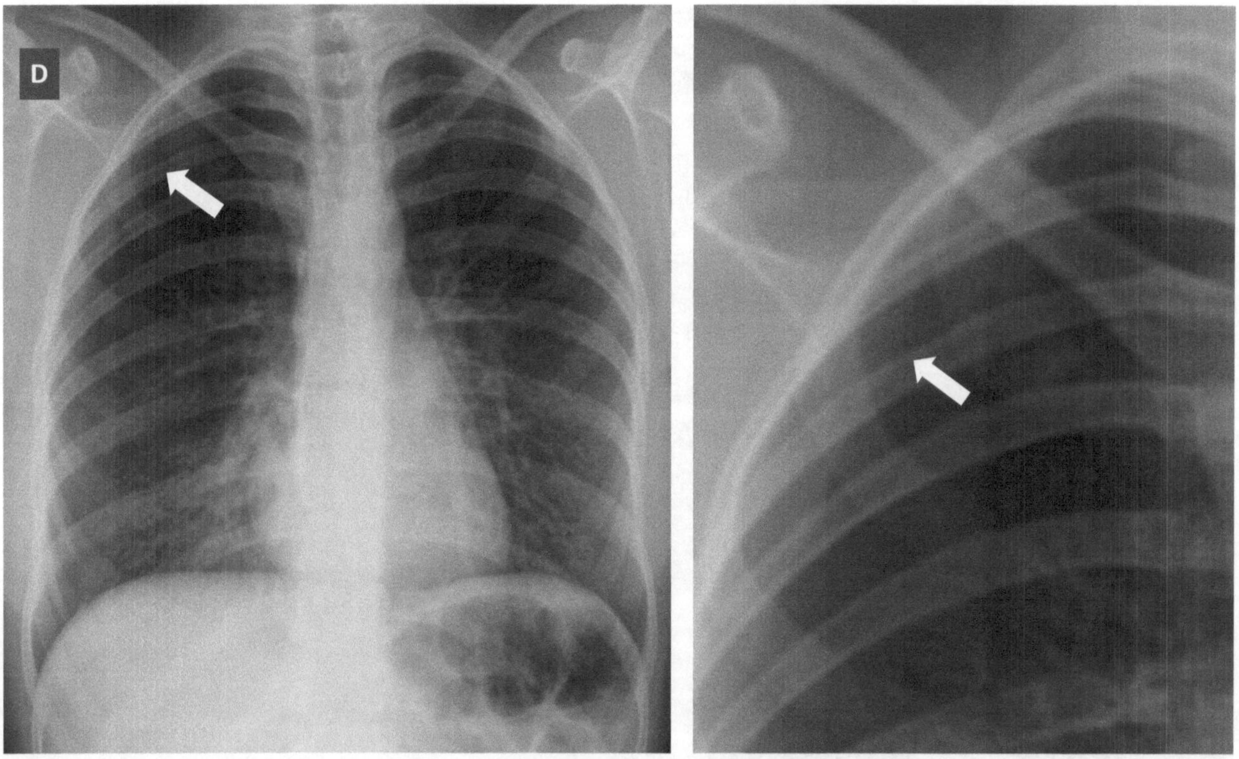

Figura 56.19. Observe a linha pleural (seta) no ápice pulmonar direito sem a caracterização das estruturas vasculares na periferia.

- **Pneumotórax.** É uma complicação frequente relacionada aos procedimentos invasivos e ventilação mecânica (barotrauma). Além disso, o gás pode chegar ao espaço pleural por meio de ruptura de bolhas subpleurais e blebs, ou por extensão do mediastino, ou da parede torácica quando há manipulação cirúrgica.[5,10] A presença de gás entre os folhetos pleurais pode ser caracterizada como uma fina linha periférica, sem trama vasobrônquica observada além desse limite nos pacientes em posição ortostática (**Figura 56.19.**). Em pacientes em decúbito dorsal, entretanto, pode ser difícil a observação desses sinais, pois quando em pequena quantidade, o gás tende a se acumular na região anteromedial da caixa torácica e nas regiões subpulmonares, sendo a linha pleural apicolateral um sinal da presença de pneumotórax volumoso.[6]

São sinais de pneumotórax anteromedial e anterolateral, o aumento da transparência e profundidade dos seios cardiofrênicos e costofrênicos laterais, chamados de sinal do sulco profundo. O acúmulo gasoso subpulmonar, por sua vez, determina hiperlucência do respectivo hipocôndio com melhor delineação da superfície superior do diafragma e contornos cardíacos.[6,10]

O pneumotórax hipertensivo ocorre com maior incidência em pacientes em ventilação mecânica e, embora seu diagnóstico seja feito baseado no exame físico, a radiografia de tórax pode ser sugestiva, observando-se retificação da borda cardíaca direita e da veia cava inferior como os sinais mais específicos de restrição ao retorno venoso, corroborados por rebaixamento da cúpula frênica, aumento do espaço intercostal e deslocamento contralateral do recesso azigoesofágico.[10]

O principal fator de confusão para o diagnóstico de pneumotórax são dobras cutâneas no paciente em decúbito, formando imagens lineares que simulam a linha pleural do pneumotórax quando em locais específicos. Sua extensão além dos limites pleurais pode facilitar a diferenciação.[5]

- **Alargamento mediastinal** (**Figura 56.20.**). Pacientes submetidos à toracotomia e manipulação do mediastino frequentemente apresentam edema e formação de hematomas que levam ao alargamento dos contornos, tornando-os pouco definidos. Nestes casos, a avaliação seriada nos primeiros três dias do pós-operatório, mostrando estabilidade ou resolução progressiva dos achados, pode ser útil no sentido de reduzir a suspeita de sangramento significativo no pós-operatório.[5] Cirurgias para revascularização do miocárdio com utilização de artéria mamária interna também podem causar discreto alargamento do contorno mediastinal ipsilateral à artéria interposta devido à soma do pedículo vascular à imagem mediastinal, embora sejam

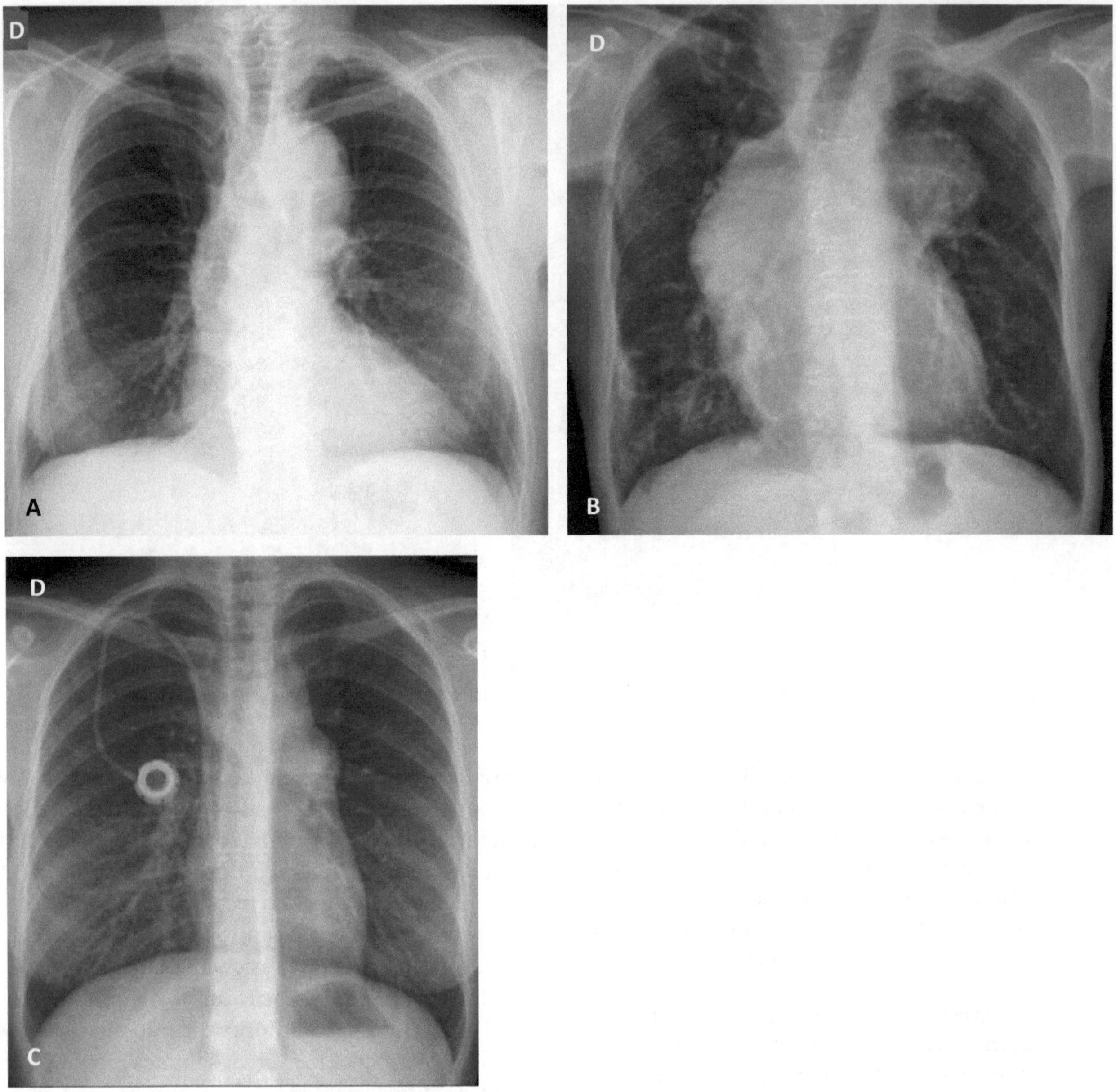

Figura 56.20. A: aneurisma de aorta ascendente em idoso. B: hilos aumentados em paciente com hipertensão pulmonar. C: alargamento mediastinal em paciente jovem com linfoma. Note o dispositivo de infusão medicamentosa, em C, com extremidade na transição cavoatrial superior.

facilmente detectados os clipes metálicos para sua fixação no novo trajeto.[5]

- **Pneumomediastino (Figura 56.21.)**. Sua principal causa em pacientes na UTI é o barotrauma secundário à ventilação mecânica. O gás que ganha o interstício pulmonar se estende pelo feixe broncovascular (enfisema intersticial) passando pelo hilo e então chegando ao mediastino.[5,8] Lesões da traqueia e brônquios fonte durante o ato cirúrgico ou trauma secundário à intubação também são causas de pneumomediastino e devem ser suspeitadas quando identificadas na radiografia. Sinais patognomônicos de gás no mediastino incluem hipertransparências circundando os grandes vasos, a borda medial da veia cava inferior e a veia ázigos. Podem também ser caracterizadas imagens gasosas ao redor do arco ou segmento descendente da aorta torácica, ou ainda das artérias pulmonares.[5] Deve-se estar ciente também do efeito Mach (**Figura 56.22.**) presente na transição entre os contornos mediastinais e pulmonares que pode simular coleção lâminar de gás. Trata-se de uma ilusão de ótica observada na interface entre diferentes tons de cinza, levando à impressão de um gradiente que realça as bordas das estruturas justapostas, embora inexistente.
- **Derrame pericárdico.** Radiograficamente, se apresenta como aumento e alteração de forma da silhueta cardíaca tornando-se com aspecto globoso ou "em moringa"[5] (**Figura 56.23**), que

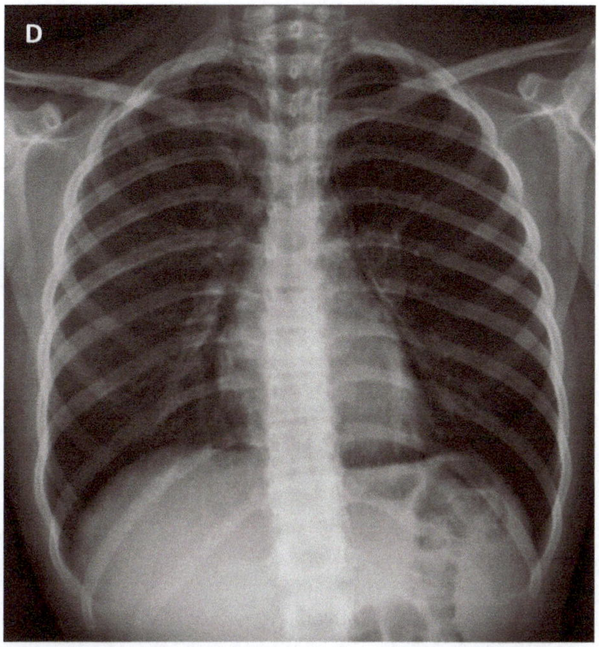

Figura 56.21. Conteúdo gasoso visível nas bordas mediastinais e no aspecto superior do mediastino, bem como o enfisema de partes moles nas regiões cervicais inferiores e porção superior da parede torácica. Note o sinal do diafragma contínuo caracterizado pela visualização da cúpula diafragmática em toda sua extensão, cruzando a linha média.

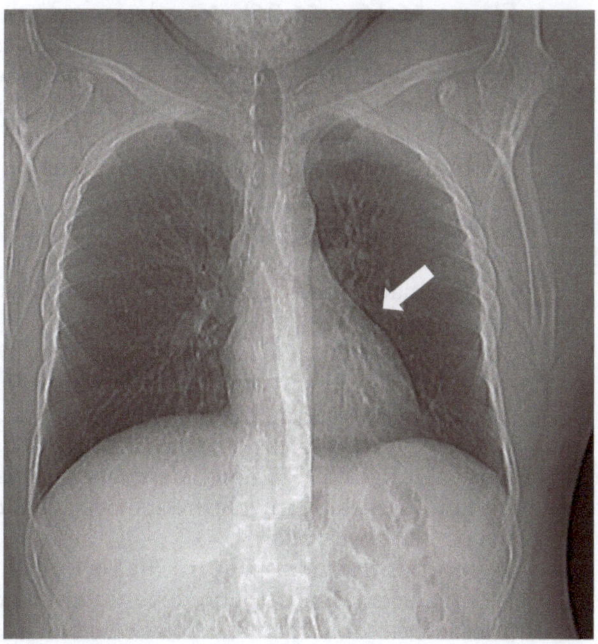

Figura 56.22. Sinal Mach no contorno cardíaco, linha radiolucente mediastinal esqueda (seta), simulando pneumomediastino.

também pode alargar o ângulo subcarinal. O aumento abrupto do índice cardiotorácico no pós-operatório de uma cirurgia cardíaca ou alterações da silhueta cardíaca devem levar à suspeita de derrame pericárdico ou indicar outra patologia pericárdica subjacente.

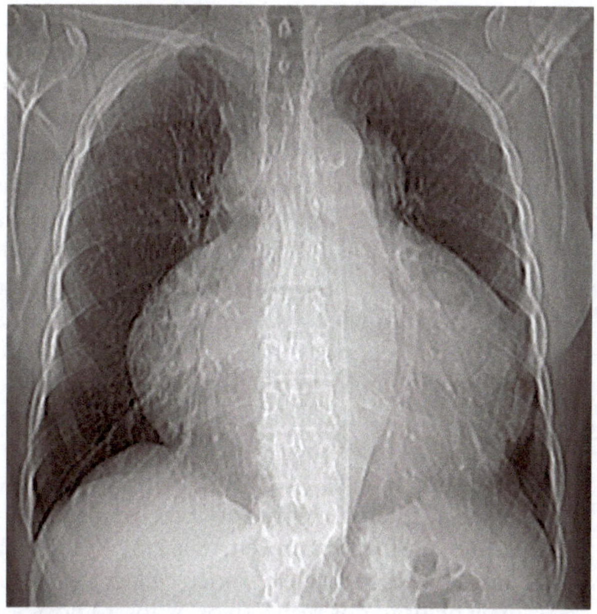

Figura 56.23. Coração em "moringa" caracterizando um volumoso derrame percárdico.

- **Pneumopericárdio.** Mais comumente caracterizado na UTI em pacientes com cirurgia cardíaca recente, se apresenta radiograficamente como áreas lucentes ao redor da imagem cardíaca, podendo se estender até às artérias pulmonares principais. Algumas vezes, o gás acumulado pode afastar a borda cardíaca inferior do pericárdio parietal, formando um espaço hipertransparente, formando o sinal do diafragma contínuo (**Figura 56.21.**), quando é observada a cúpula frênica em toda a sua extensão cruzando a linha média.[5]

DISPOSITIVOS DE SUPORTE À VIDA E MONITORIZAÇÃO

A avaliação de tais dispositivos requer, no mínimo, as duas incidências básicas (PA, ou AP, e lateral) para que seja possível localizá-los em relação às estruturas torácicas. Recomenda-se que seja feita uma radiografia imediatamente após a instalação desses instrumentos, a fim de avaliar sua posição e detectar eventuais complicações.[4,7] O posicionamento adequado dos dispositivos utilizados é de suma importância para seu adequado funcionamento, e, quando em posição insatisfatória, além de não desempenharem sua função esperada, podem contribuir para a deterioração da condição clínica do paciente ou ainda cursar com complicações potencialmente letais.[5,7] A avaliação destes dispositivos invasivos tem limitada acurácia pelo exame físico e pode ser mais claramente realizada pelos métodos de imagem.

- **Acesso venoso central e dispositivos de infusão medicamentosa (Figura 56.10.** e **Figura**

56.20C.). A extremidade distal de um cateter venoso central pode ser considerada adequada quando em qualquer posição entre o átrio direito e as válvulas venosas mais proximais localizadas nas veias jugulares internas e subclávias, pois o maior fluxo sanguíneo nestas veias centrais reduz o risco de trombose relacionada ao cateter. O primeiro arco costal direito pode ser usado como referência da confluência dos troncos venosos braquiocefálicos para a veia cava superior e consequente avaliação do posicionamento do cateter. O posicionamento intracardíaco no átrio ou ventrículo pode desencadear arritmias.[5,7,8]

- **Balão intra-aórtico.** A posição ideal do balão intra-aórtico é no istmo aórtico, sendo importante sua localização entre a emergência da subclávia esquerda e o tronco celíaco, sem que haja oclusão dos respectivos óstios. O posicionamento no nível do brônquio fonte esquerdo infere sua adequada localização. Dependendo da fase do ciclo em que a radiografia é adquirida, pode-se observar o balão repleto por gás como uma radiolucência de aspecto fusiforme.[5]
- **Cateter de Swan-Ganz.** Idealmente o cateter arterial pulmonar deve ser posicionado a cerca de 2 cm do ponto mais proximal do hilo pulmonar, não mais distante que as ramificações interlobares. Pode-se utilizar os contornos mediastinais como ponto de referência, objetivando manter a extremidade do cateter medial a estes limites.[5,7]
- **Dreno torácico (Figura 56.18.).** É importante certificar-se de que todos os orifícios do dreno estão no interior da cavidade pleural, sendo o último deles identificado como uma descontinuidade na linha radiopaca do dreno. Quando localizados entre as fissuras, o dispositivo pode funcionar por tempo limitado, até que os lobos pulmonares se aproximem novamente, ocluindo os orifícios de drenagem. A inserção incompleta do dreno na cavidade pleural pode promover a passagem de bolhas gasosas para a parede torácica, formando enfisema do subcutâneo.
- **Dispositivos de assistência ventricular.** Quando posicionado no ventrículo esquerdo, uma cânula de entrada é conectada ao ápice ventricular e uma cânula de saída é conectada à aorta ascendente, enquanto a bomba é posicionada na parede abdominal (**Figura 56.24.**).
- **Marcapasso.** Os cabos devem ser cuidadosamente observados em toda a sua extensão para que sejam detectadas dobras ou fraturas (**Figura 56.25.**). Eletrodos endocárdicos devem estar localizados cerca de 3 a 4mm abaixo da gordura epicárdica, sinalizando sua posição adequada no interior do trabeculado cardíaco. A caracterização da extremidade do eletrodo além do plano adiposo epicárdico indica perfuração da parede miocárdica.[5]

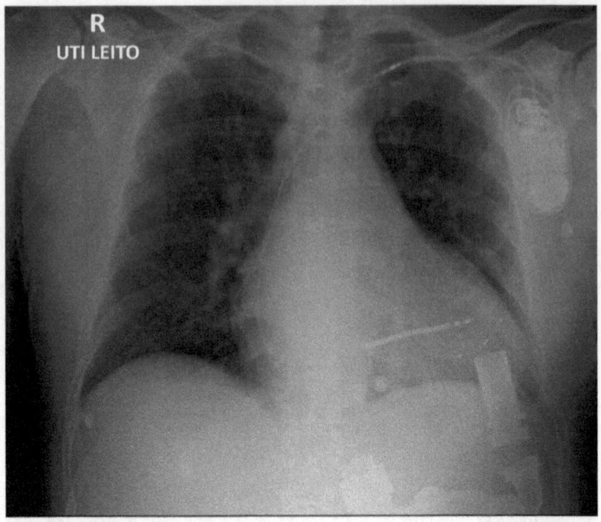

Figura 56.24. Dispositivo de assistência ventricular normoposicionado conectado ao ventrículo esquerdo.

- **Próteses valvares cardíacas (Figura 56.6., Figura 56.16. e 56.26).** As valvas cardíacas (mecânicas ou biológicas), bem como alguns modelos de dispositivos de oclusão (sobretudo no septo atrial), podem ser vistos na radiografia convencional, embora sua avaliação topográfica e funcional seja idealmente realizada por ecocardiografia.
- **Sonda digestiva (Figura 56.10.).** Recomenda-se documentar sua localização a fim de evitar infusão inadvertida de dieta no pulmão ou espaço pleural.[5,7]
- **Stent intra-aórtico.** Os *stents* metálicos intra-aórticos podem ser facilmente identificados por sua densidade metálica. Afastamento assimétrico entre partes da trama metálica pode significar fratura da prótese. Além disso, outras complicações como migração e acotovelamento podem ser observadas.
- **Tubo endotraqueal (Figura 56.10.).** A extremidade inferior do tubo deve situar-se no terço médio da traqueia, cerca de 5cm acima da carina, com a cabeça em posição neutra. A extremidade do tubo pode variar entre 2 e 4 cm superior ou inferiormente de acordo com o grau de extensão, ou flexão cervical. Quando posicionado mais inferiormente, há maior risco de lesão da carina ou intubação seletiva. Se posicionada mais superiormente, há um maior risco de extubação acidental e lesão das cordas vocais.[5,7,8] Caracterização do balão abaulando discretamente as paredes traqueais pode representar sua hiperinsuflação.

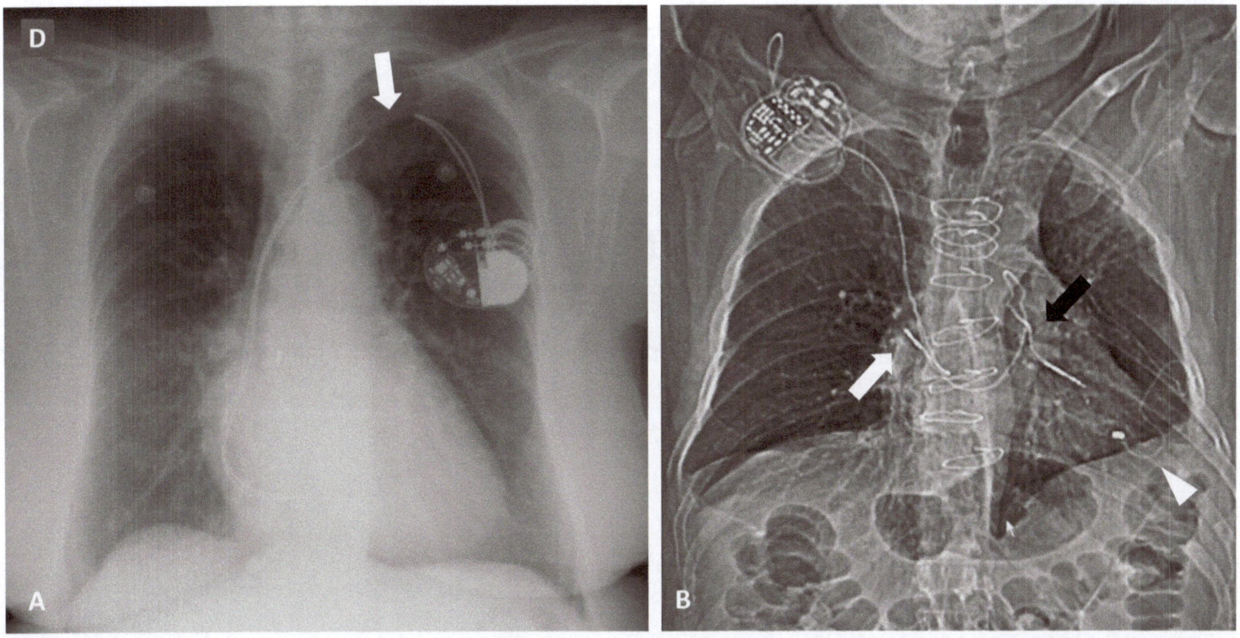

Figura 56.25. A: eletrodos de marcapasso com sinais de descontinuidade/fratura (seta branca). B: eletrodos com extremidades no átrio direito (seta branca) e com trajeto curvo na via de saída do ventrículo e tronco da artéria pulmonar (seta preta). Observe o eletrodo de marcapasso transcutâneo (cabeça da seta branca).

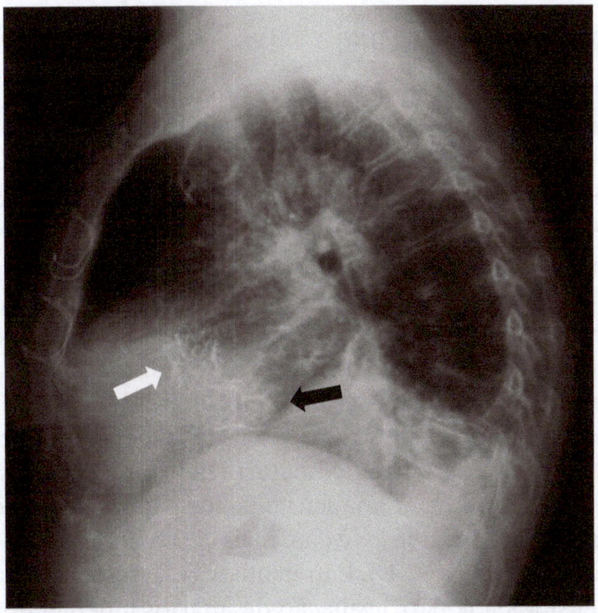

Figura 56.26. Radiografia na incidência em perfil evidencia próteses valvares aórtica (seta branca) e mitral (seta preta). Note a esternorrafia metálica relacionada a evento cirúrgico pregresso.

PONTOS-CHAVE

- A avaliação de uma radiografia de tórax requer uma análise cuidadosa e sistematizada, incluindo a pesquisa de alterações pulmonares, pleurais e cardíacas.
- Especial atenção deve ser dada às condições relacionadas ao pós-operatório de cirurgias cardíacas, como edema ou embolia pulmonar, derrame pleural ou pericárdico, pneumotórax e pneumomediastino.
- A avaliação de dispositivos cardiovasculares requer, no mínimo, duas incidências radiográficas, geralmente realizadas imediatamente após sua instalação, a fim de avaliar seu posicionamento e detectar precocemente eventuais complicações.

REFERÊNCIAS BIBLIOGRÁFICAS

1. Funari MBG et al. Diagnóstico por Imagem das Doenças Torácicas; editor da série Giovanni Guido Cerri. Rio de Janeiro: Guanabara Koogan, 2012.
2. Talbot BS, Gange CP Jr, Chaturvedi A, et al. Traumatic rib injury: patterns, imaging pitfalls, complications, and treatment-erratum. Radiographics. 2017; 37(3):628-51.
3. Carter BW, Benveniste MF, Madan R, et al. ITMIG Classification of Mediastinal Compartments and Multidisciplinary Approach to Mediastinal Masses. RadioGraphics. 2017; 37(2): 413-36.
4. Silva CIS et al. Tórax - Série Colégio Brasileiro de Radiologia e Diagnóstico por Imagem, 1ª. ed. Rio de Janeiro, Elsevier: 4-5, 2010.
5. Fernandez JD, Gay SB, Dee PM, Rubner RC, Jackson JM. Interpretation of the ICU Chest Film. Disponível na internet: http://www.med-ed.virginia.edu/courses/rad/chest/ (13 jan 2013).
6. Horner PE, Primack SL. Chest Radiology in the Intensive Care Unit. In: Imaging of the Chest, 1a ed. Philadelphia, Muller: 1288-1308. 2008.
7. Trotman-Dickenson B. Radiology in the intensive care unit (part I). J Intensive Care Med. 2003;18:198-210.
8. Rubinowitz AN, Smitaman E, Mathur M, Siegel MD. Thoracic Radiology in the ICU. PCCSU Volume 24. Lesson 15. 2010. Disponível na internet: http://www.chestnet.org/accp/pccsu/thoracic-radiology-icu?page=0,3 (20 jan 2013).
9. Aberle DR, Wiener-Kronish JP, Webb WR. Hydrostatic versus increased permeability pulmonary edema: Diagnosis based on radiographic criteria in critically ill patients. Radiology. 1988;168:73-79.
10. Trotman-Dickenson B. Radiology in the intensive care unit (part 2). J Intensive Care Med. 2003;18:239-252.

57

Tomografia de tórax, abdome e crânio

Roberto Vitor Almeida Torres • Lucas de Pádua Gomes de Farias • José de Arimateia Batista Araujo-Filho • Cesar Higar Nomura

INTRODUÇÃO

A avaliação radiológica é parte importante no cuidado dos pacientes submetidos às cirurgias cardiovasculares, desde o planejamento pre-cirúrgico até a detecção das eventuais complicações pós-cirúrgicas. Os métodos seccionais de imagem, incluindo a tomografia computadorizada (TC), são especialmente importantes para detecção precoce de complicações insuspeitas e na confirmação e caracterização dos casos clinicamente suspeitos. Além disso, o planejamento de eventuais tratamentos adicionais e a avaliação da resposta terapêutica são estratégias importantes na redução da morbidade e mortalidade desses pacientes.

Das muitas vantagens oferecidas pela TC nessa abordagem, destacam-se sua relativa disponibilidade e rápida realização (alguns segundos a poucos minutos, a depender do protocolo utilizado), seu amplo campo de visão e a ótima resolução espacial, com avaliação tridimensional e possibilidade de reconstruções em múltiplos planos (axial, coronal e sagital). Suas principais limitações relacionam-se ao uso de radiação ionizante e à potencial necessidade do uso endovenoso de contraste iodado, que apresenta potencial de nefrotoxicidade. No entanto, a varredura pode ser realizada com mecanismos de redução da exposição à radiação, com uso de modulação de dose, voltagem reduzida do tubo e técnicas de reconstrução iterativa.

O conhecimento do espectro de achados de imagem no âmbito do pós-operatório cardiovascular, assim como sua correta interpretação, são fundamentais para um adequado manejo clínico desses pacientes, sobretudo objetivando-se a investigação e tratamento precoces das complicações potenciais. Por tais motivos, as principais aplicações da TC de crânio, tórax e abdome nesse contexto serão o foco deste capítulo.

TOMOGRAFIA DE CRÂNIO

Complicações neurológicas consistem em importante causa de morbidade e mortalidade no pós-operatório precoce de cirurgias cardíacas e sua ocorrência está associada a aumento do tempo de hospitalização e da mortalidade hospitalar.[1,2] Na abordagem diagnóstica e na avaliação prognóstica das complicações neurológicas potenciais, os exames de neuroimagem configuram papel de destaque, principalmente TC e ressonância magnética (RM). A TC sem contraste é a principal modalidade de imagem utilizada no pós-operatório precoce, apresentando sensibilidade comparável à RM para detecção de hemorragias intracranianas, além de apresentar boa sensibilidade para detecção de infartos mais extensos e com mais de 3-6 horas de evolução.[3] (**Figura 57.1.**). Entretanto, a TC apresenta baixa sensibilidade para avaliação de infartos hiperagudos (<6h) e microinfartos, quando se recomenda a RM para detecção precoce destas lesões. Saliente-se ainda que a tomografia é um exame mais rápido, barato e mais disponível que a RM.

Insultos vasculares cerebrais

Diversos estudos apontam incidência entre 2% e 6% de insultos vasculares isquêmicos com déficit motor novo entre os pacientes submetidos à revascularização miocárdica, com maiores taxas nos casos em que há extensa calcificação parietal da porção ascendente e do arco aórtico.[1,2,4] Entre os mecanismos etiológicos e

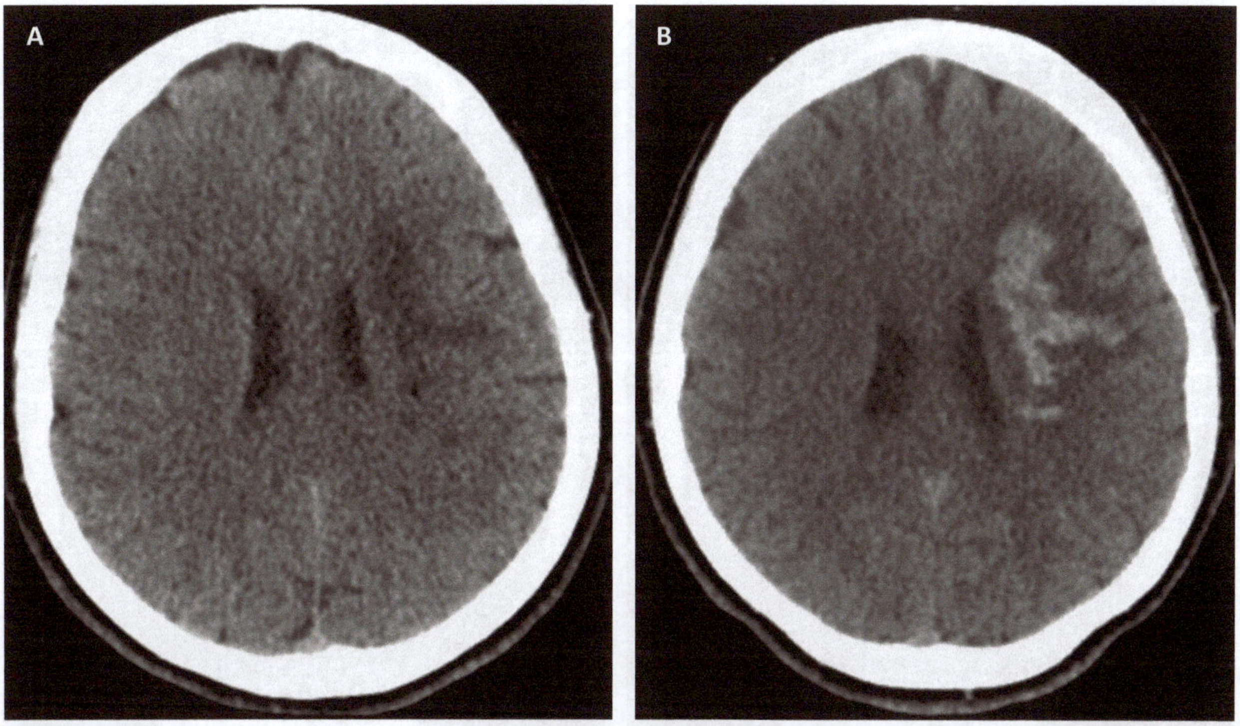

Figura 57.1. TC de crânio sem contraste, em planos axiais, demonstrando hipoatenuação em coroa radiada à esquerda (A), relacionada a infarto agudo. Em exame de controle, após 5 dias (B), houve surgimento de hematoma sobreposto ao território do infarto (seta), relacionado à transformação hemorrágica.

patogênicos estão incluídos a embolia perioperatória cardiogênica oriunda da aorta e do sistema de circulação extracorpórea (CEC), a hipotensão e a hipoperfusão sistêmica perioperatória. Diversos fatores de risco são amplamente descritos na literatura, como idade acima de 75 anos, hipertensão, diabetes, infarto miocárdico recente, fração de ejeção reduzida, história de doença cerebrovascular ou carotídea bilateral prévia, doença renal crônica e arritmias cardíacas, sobretudo fibrilação atrial.[2] O desenvolvimento de encefalopatia e *delirium* no pós-operatório de cirurgias cardíacas estão associados a diversos fatores, como hipotensão, efeitos colaterais de drogas anestésicas, alterações metabólicas, sepse, além de infarto cerebral e hemorragias intracranianas.

A TC de crânio sem contraste permite a rápida pesquisa de hemorragias intracranianas (**Figura 57.2.**), além de destacar a presença de eventuais sinais de infarto, sobretudo a perda do contraste entre as substâncias branca e cinzenta ocasionadas pela presença de edema citotóxico, quando se observam áreas de hipoatenuação em território vascular que comumente se estendem até a cortical. Sinais precoces de infarto incluem ainda o apagamento dos núcleos lentiforme e o sinal da fita insular, ambos causados também por perda da diferença de contraste entre substâncias branca e cinzenta (**Figura 57.3.**). Outro sinal precoce de infarto é o "sinal da artéria hiperdensa", cuja hiperdensidade representa o

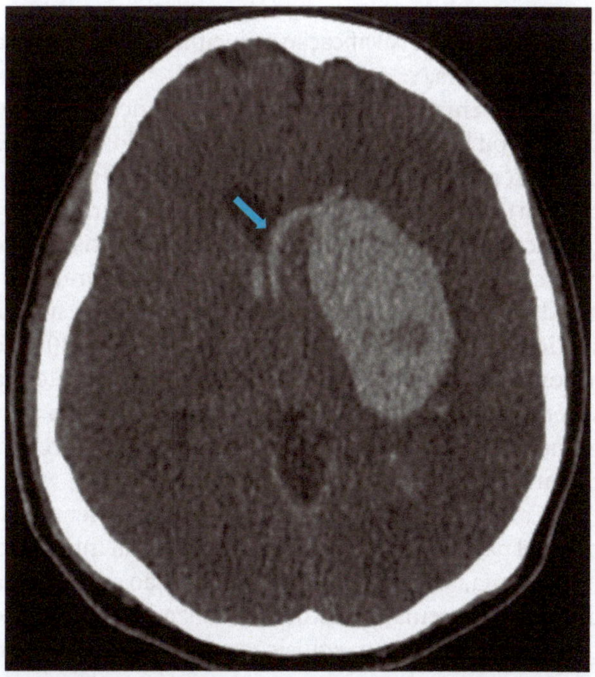

Figura 57.2. TC de crânio sem contraste em plano axial, demonstrando hematoma intraparenquimatoso na região nucleocapsular à esquerda. Possui efeito tumefativo determinando apagamento dos sulcos corticais locorregionais, compressão do ventrículo lateral esquerdo e desvio da linha média para a direita ao nível do septo pelúcido. Associa-se hemoventrículo (seta).

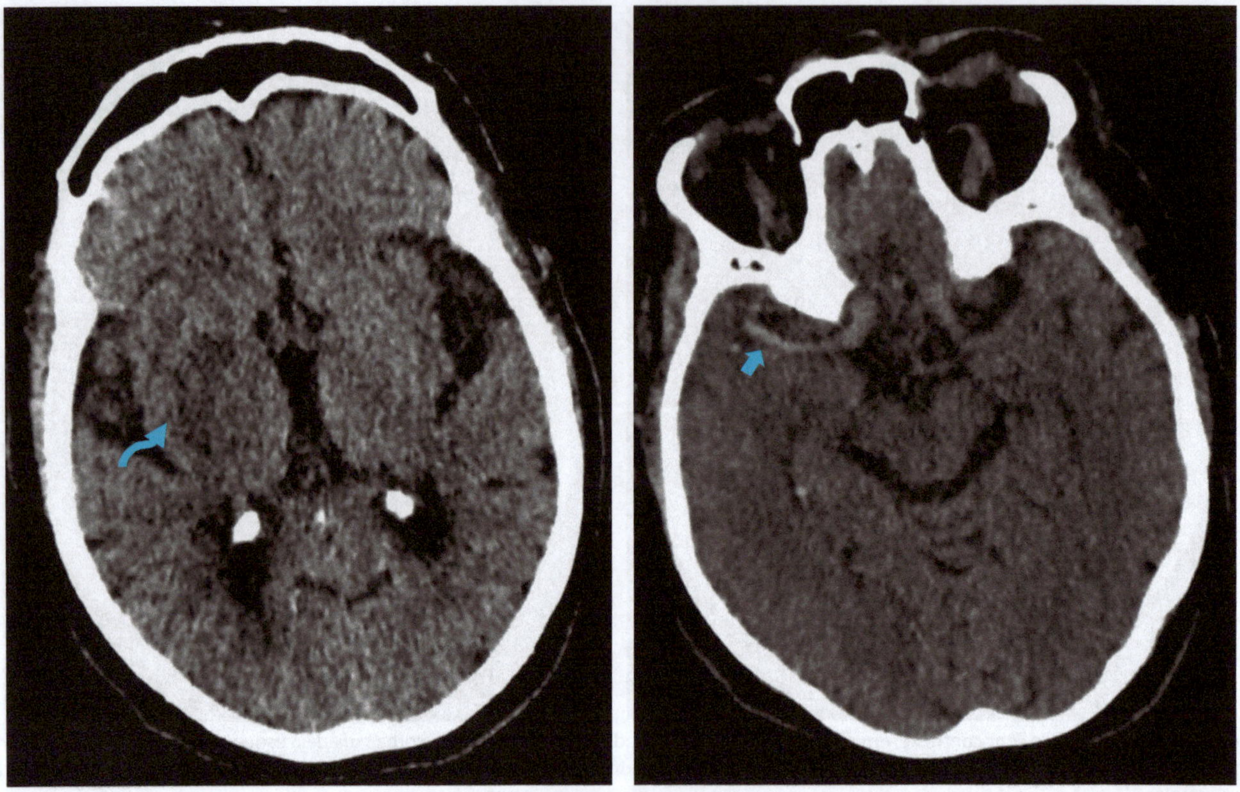

Figura 57.3. TC de crânio sem contraste em planos axiais, demonstrando apagamento do núcleo lentiforme direito (seta curva) (figura à esquerda) e sinal da artéria cerebral média direita hiperdensa (seta). Estes achados representam sinais tomográficos precoces de insulto isquêmico agudo.

trombo agudo ou calcificação, principalmente na artéria cerebral média.[5]

A TC sem contraste confirma a presença de infarto cerebral ou hemorragia em torno de 33% dos pacientes com alterações neurológicas pós-operatórias, sendo boa parte dos demais casos atribuída a distúrbios metabólicos e hidroeletrolíticos e causas potencialmente reversíveis.[4] Acidente vascular encefálico é definido como dano ao sistema nervoso central de início súbito, sendo a isquemia aguda relacionada a cerca de 80% de todos os insultos vasculares cerebrais.[5] A depender da severidade e da duração da interrupção do fluxo sanguíneo cerebral, a lesão poderá ser reversível (área de penumbra) ou irreversível (área de infarto).

A angiotomografia é um método amplamente disponível para avaliação da circulação arterial intra e extracraniana, fazendo parte da investigação da etiologia do insulto vascular. O estudo é realizado com uso de contraste venoso, com aquisição angiográfica do volume de imagens desde o arco aórtico até o polígono de Willis, tendo como alguns dos objetivos a avaliação das artérias carótidas e vertebrais e a pesquisa de trombos nas artérias cerebrais intracranianas. As imagens são avaliadas em estação de trabalho dedicada, onde ferramentas de reconstruções multiplanares (MPR), em 3 dimensões e a chamada projeção com intensidade máxima (MIP) são de grande utilidade. A adequada caracterização angiográfica do insulto vascular é crucial para o planejamento pré-tratamento, por exemplo, com trombectomia mecânica ou uso de trombolíticos, e para a avaliação da resposta terapêutica.

TOMOGRAFIA DE TÓRAX

As tomografias de tórax no contexto pós-operatório das cirurgias cardiovasculares são comumente realizadas sem o uso do meio de contraste iodado. A injeção intravenosa dessa substância é considerada em contextos clínicos específicos, como na pesquisa de tromboembolismo pulmonar, na avaliação de coleções, para estudo dirigido da pleura ou pericárdio e na adequada avaliação de complicações vasculares, respeitando-se sempre as suas clássicas contra-indicações clínicas. É recomendável o uso de aquisição com sincronização eletrocardiográfica (ECG-*gated*) quando há necessidade de avaliação precisa do coração, da raiz da aorta e do seu segmento ascendente, eliminando-se assim significativa parte dos artefatos de movimentação cardíaca.

Edema pulmonar

O edema pulmonar no pós-operatório costuma apresentar etiologia multifatorial, incluindo componente não cardiogênico, causado por aumento da permeabilidade vascular e pela hipertensão microvascular pulmonar transitória. A anestesia, as alterações pressóricas pulmonares relacionadas à extubação pós-operatória, a resposta inflamatória sistêmica peri e pós-operatória, a administração excessiva de fluidos no intra e no pós-operatório, o uso de circulação extracorpórea e os parâmetros da ventilação mecânica costumam contribuir para o dano microvascular e para a consequente congestão. A TC de tórax costuma demonstrar opacidades em vidro fosco associadas a espessamento liso de septos interlobulares, com acometimento predominando nas porções medulares de ambos os pulmões, por vezes associados a derrame pleural (geralmente bilateral).

Pneumonia

A ocorrência de pneumonia nosocomial no pós-operatório de revascularização miocárdica é um importante fator de morbidade e mortalidade desses pacientes.[6] As atelectasias prolongadas com colonização bacteriana e a aspiração são importantes fatores relacionados à sua patogenia. A radiografia de tórax tem sua importância incontestável no seguimento desses casos, sendo um exame simples, de baixo custo, bastante disponível e com baixa exposição à radiação, dirigido para pesquisa de novas áreas de consolidação. No entanto, o achado de infiltrado pulmonar pela radiografia costuma ser tardio, podendo ser obscurecido por atelectasias e derrame pleural concomitantes, dificultando sua avaliação. A TC de tórax (geralmente sem contraste endovenoso) costuma ser reservada para pesquisa de foco infeccioso em casos indefinidos, apresentando maior acurácia na avaliação de opacidades pulmonares em relação à radiografia, sendo também importante em casos com ausência ou mínima melhora a despeito de antibioticoterapia apropriada e na pesquisa de complicações como pneumonia necrosante, abscesso ou empiema (quando o contraste endovenoso pode ser recomendado) (**Figura 57.4.**).

Aspiração

A ocorrência de algum grau de aspiração é comum no contexto de pós-operatórios em geral, inclusive após cirurgias cardiovasculares, sendo de causa multifatorial, relacionada à anestesia e aos procedimentos anestésicos (como passagem e retirada do tubo endotraqueal), alteração do nível de consciência, efeito anestésico das medicações, distúrbios da deglutição ou prejuízo do reflexo de tosse secundário a eventuais lesões do nervo laríngeo recorrente. O dano às vias aéreas e ao parênquima pulmonar depende da quantidade e do tipo de material aspirado, podendo causar insuficiência respiratória, síndrome da angústia respiratória do adulto (SARA) e processos infecciosos, incluindo abscesso pulmonar e empiema. A TC geralmente demonstra secreção nas vias aéreas e opacidades em vidro fosco, focos de consolidação e nódulos centrolobulares e acinares dispersos pelas porções pendentes nas bases pulmonares posteriormente. Por vezes, encontra-se dilatação do esôfago com conteúdo de estase como achado associado.

Síndrome da angústia respiratória do adulto (SARA)

A SARA representa um processo inflamatório importante nos pulmões associado a edema pulmonar não hidrostático, com conseguinte dano alveolar difuso, injúria severa à barreira alvéolo-capilar, depleção do surfactante e perda de tecido pulmonar aerado. Segundo os critérios de Berlin revisados,[7] a definição mais atual de SARA corresponde à insuficiência respiratória progressiva desenvolvida dentro de 7 dias de um insulto clinicamente conhecido, com FiO_2 menor que 300mmHg e pressão expiratória final positiva (PEEP) mínima de 5mmHg entre os parâmetros de ventilação mecânica, associado a opacidades pulmonares bilaterais relacionadas a edema pulmonar visibilizadas na radiografia ou TC de tórax.[7,8] Entre os fatores de ris-

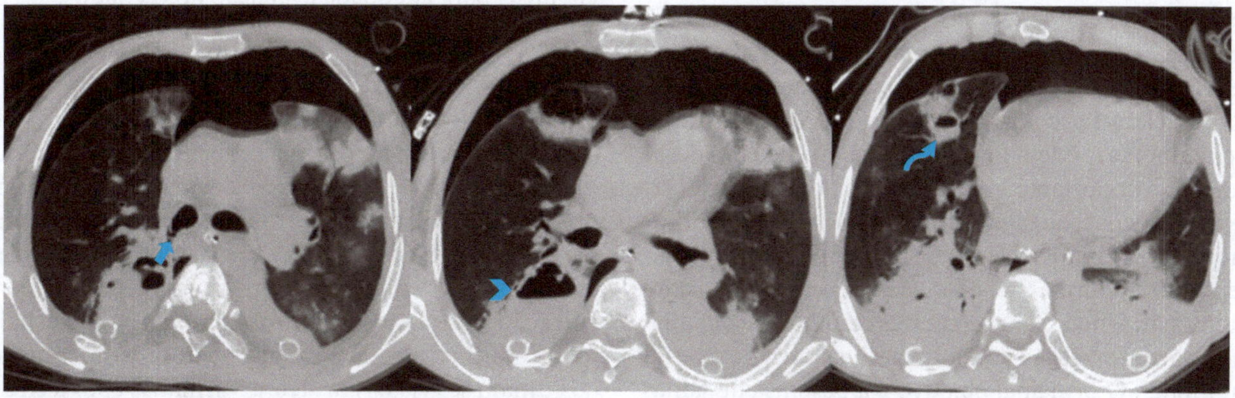

Figura 57.4. TC de Tórax sem contraste em cortes axiais, demonstrando algumas complicações pós-operatórias de transplante pulmonar bilateral. Sinais de deiscência (seta) com extravasamento de gás na anastomose brônquica à direita. Extenso pneumotórax bilateral e pneumomediastino anteriormente. No parênquima pulmonar, observar a presença de consolidações escavadas na periferia de ambos os pulmões, relacionadas à pneumonia bilateral complicada, com formação de abscesso pulmonar no lobo inferior direito (cabeça de seta) e focos de embolia séptica (seta curva).

co pós-operatórios, encontram-se aspiração, infecção pulmonar, sepse e ventilação mecânica. A TC de tórax costuma demonstrar opacidades pulmonares em vidro fosco e/ou consolidação difusas e bilaterais, que podem poupar alguns lóbulos pulmonares adjacentes às opacidades, além de poder poupar as porções subpleurais dos pulmões. Tipicamente não se associa a derrame pleural, embora derrames laminares ou em pequena quantidade sejam possíveis.

Hemorragia pós-operatória

Sangramentos podem estar presentes em diferentes fases do pós-operatório de diversos tipos de cirurgias cardiovasculares. As hemorragias significativas são consideradas quando há perda sanguínea detectada nos drenos cirúrgicos, hemoptise, tamponamento, queda excessiva da hemoglobina e hipovolemia. Em casos de hemorragia persistente e/ou de grande volume, pode ser necessária a realização de reexploração cirúrgica ou embolização endovascular. Os hematomas são encontrados na TC como coleções líquidas bem delimitadas, comumente em topografia retroesternal, com densidade variando segundo o tempo de sangramento (hiperatenuante na fase aguda/ subaguda). A suspeita de hematoma é levantada diante das altas densidades das coleções, pela presença de loculações ou por suas rápidas expansões. É fundamental a comparação com exames seriados, para acompanhamento do volume e do aspecto do hematoma, sendo necessário uso de contraste venoso com aquisição em fases arterial e venosa caso haja suspeita de sangramento ativo. Os hematomas podem ser encontrados ainda no subcutâneo e nos planos musculares, na região extrapleural, no espaço pleural (hemotórax), no mediastino ou no espaço pericárdico (hemopericárdio).

Tromboembolismo pulmonar

A prevalência de tromboembolismo pulmonar é estimada em 0,4 – 9,5% dos casos no pós-operatório precoce de revascularização miocárdica.[9] A alta ocorrência de outras causas de hipoxemia neste período, como atelectasia, congestão, derrame pleural, aspiração e pneumonia, podem tornar esse diagnóstico um desafio, sendo importante a sua suspeição precoce devido às relevantes consequências clínicas possíveis. A angiotomografia computadorizada de tórax é o exame de imagem padrão-ouro para a pesquisa de tromboembolismo pulmonar, sendo realizado nestes casos protocolo dirigido para otimização da contrastação da árvore arterial pulmonar. O principal objetivo é a pesquisa de falhas de enchimento arteriais compatíveis com trombos hemáticos de aspecto agudo, avaliando-se a distribuição das artérias comprometidas e a presença de eventuais oclusões arteriais. Outro fator de alta relevância é a avaliação de sinais de regime hipertensivo pulmonar, destacando-se a presença de dilatação do ventrículo direito, com aumento da relação entre os diâmetros do ventrículo direito e do ventrículo esquerdo (valor de referência de normalidade < 0,9), como um achado relacionado ao aumento da mortalidade em 30 dias.[10]

Complicações relacionadas à manipulação da aorta ascendente

A complicação mais comum após a manipulação cirúrgica da aorta ascendente, como na cirurgia de correção de aneurisma ou dissecção, é o acúmulo de material de baixa atenuação ao redor do enxerto. Na TC de tórax, a densificação da gordura ao redor do enxerto vascular é algo comum nos primeiros 14-21 dias, relacionado principalmente a seroma e/ou hematoma infiltrativo.[7,10,11] Em exame de controle tardio, após meses ou anos, a presença de pequena quantidade de material hipoatenuante costuma estar relacionada ao tecido de granulação ao redor do enxerto, podendo também estar relacionado a hematoma não absorvido. Um dos principais objetivos nesses casos é tentar afastar ou confirmar a possibilidade de processo infeccioso peri-enxerto, sendo fundamental a correlação com exames anteriores e dos sintomas clínicos e dados laboratoriais para adequada valorização dos achados tomográficos e para conduta mais apropriada. A presença de conteúdo gasoso persistente no interior da coleção na ausência de outro fator claramente relacionado, como trajeto fistuloso cutâneo, é o achado tomográfico mais específico para a suspeita de infecção, causada por bactéria produtora de gás.

Outras complicações vasculares como pseudoaneurisma, disseções, *leak* paravalvar, trombo, sangramento ativo mediastinal, entre outros, necessitam de avaliação com estudo angiotomográfico com uso de contraste intravenoso e sincronização eletrocardiográfica (ECG-*gated*) para adequada avaliação dos achados.

Complicações relacionadas à esternotomia

A avaliação radiológica das esternotomias no pós-operatório precoce costuma ser um desafio na prática diária do radiologista torácico, devido à sobreposição dos achados de imagem entre as alterações aguardadas para o contexto pós-cirúrgico e eventuais complicações torácicas que requerem tratamento específico. A densificação dos planos gordurosos pré e retroesternais, que traduzem edema e sangramento pós-operatório, costumam ser vistos em até 2 a 3 semanas após a cirurgia, enquanto o pneumomediastino em graus variados costuma se resolver em até 1 semana, mas pode estar presente em até 2 semanas em alguns casos.[11] Além disso, um pequeno afastamento das bordas ósseas, usualmente menor que 4mm, pode ser encontrado em alguns pacientes, devendo-se aguardar o diagnóstico de não união das bordas esternais quando persistente por pelo menos 1 ano.

Entre as principais complicações ósseas, podemos listar as fraturas e migração de fios cirúrgicos, deiscência esternal, as fraturas ósseas e condrais, a não união esternal e a osteomielite. A TC é um excelente método para avaliação da integridade dos fios cirúrgicos, na pesquisa de integridade e afastamento dos fragmentos ósseos e na pesquisa de fraturas ou deiscência esternal. A boa resolução espacial e a capacidade de reconstrução multiplanar permite a avaliação anatômica dos achados com grande precisão.

Os hematomas pós-esternotomia mais comumente são encontrados na borda interna do esterno, sendo responsáveis por reabordagem cirúrgica em cerca de 3 a 6% dos casos,[11,12] sendo as hemorragias melhor discutidas em tópico específico anterior.

A mediastinite é uma temida complicação infecciosa, com importante impacto na morbidade e mortalidade dos pacientes. A sintomatologia é bastante variável, sendo febre e dor torácica os principais sintomas. Alguns casos são oligossintomáticos, sendo primordial a adequada valorização dos achados tomográficos em conjunto com dados clínicos e laboratoriais para definição da conduta mais apropriada. As alterações observadas na tomografia são usualmente inespecíficas, tipicamente mais valorizadas quando surgem após 3 semanas do pós-operatório. Antes disso (primeiros 14-21 dias), o diagnóstico de mediastinite é bastante desafiador.[8,13] Os principais achados são o borramento da gordura mediastinal profunda, as coleções líquidas heterogêneas novas ou persistentes, eventualmente com bolhas de gás no seu interior. Outros achados secundários são derrames pleural e pericárdico, linfadenopatia e consolidações pulmonares (pneumonia).[13] Além disso, na suspeita de osteomielite, a TC pode contribuir na investigação e na pesquisa de irregularidade e erosão da cortical óssea, além de destruição da matriz óssea e presença de sequestro e invólucro (**Figura 57.5.**). Em casos específicos, a ressonância magnética pode acrescentar informações adicionais relevantes, sobretudo devido à sua alta acurácia na detecção de edema ósseo.

Paralisia diafragmática

A incidência de paralisia diafragmática secundária à lesão do nervo frênico após cirurgias cardiovasculares é bastante variável. O achado de imagem mais frequente é a elevação persistente do diafragma no mesmo lado da lesão do nervo frênico, associada à consequente atelectasia restritiva do pulmão adjacente. A sintomatologia também é variável, podendo ocorrer desde ausência de sintomas até dispneia em graus variáveis. Em casos suspeitos, o estudo de fluoroscopia pode ser útil na avaliação dinâmica do diafragma, demonstrando sua movimentação ausente ou paradoxal após inspiração profunda. Outro método bastante utilizado na prática clínica é o ultrassom, que além de avaliar a presença e as características de eventuais derrames pleurais, também avalia adequadamente a movimentação do diafragma durante a inspiração profunda, inclusive quantificando-

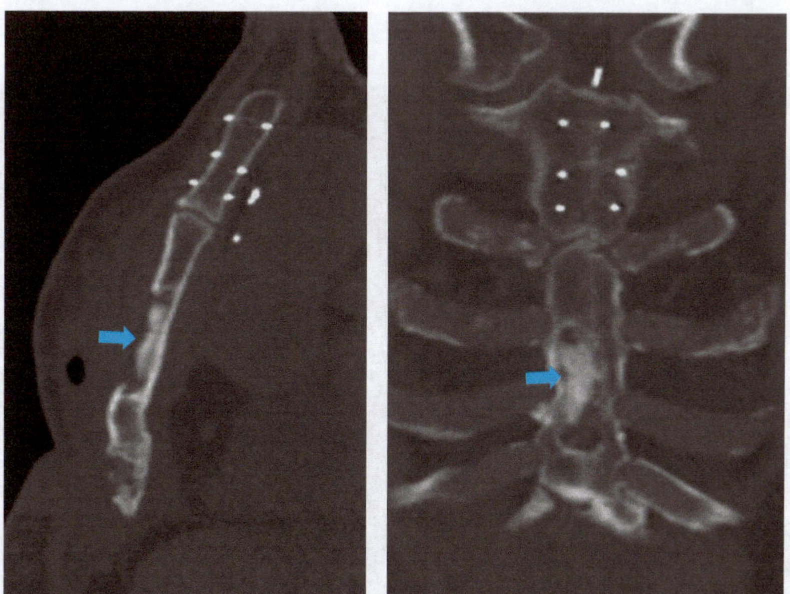

Figura 57.5. TC de Tórax sem contraste com demonstração do esterno em reformatações em sagital (A) e coronal (B), caracterizando lesão lítica no corpo do esterno, com focos de sequestro ósseo no seu interior (setas), associado densificação e foco gasoso nos tecidos moles circunjacentes, achados sugestivos de osteomielite.

-a, além de avaliar a espessura muscular diafragmática no contexto de atrofia muscular associada.

Achados cardíacos e pericárdicos

O derrame pericárdico é outra complicação bastante comum no pós-operatório cardíaco, principalmente após revascularização miocárdica, porém raramente progride a ponto de causar repercussão hemodinâmica significativa. As principais causas são relacionadas ao uso de anticoagulantes, anormalidades da coagulação relacionadas à circulação extracorpórea, congestão e síndrome pós-pericardiotomia. A presença de tamponamento cardíaco, principalmente nas primeiras 24h, costuma necessitar reabordagem cirúrgica para pesquisa e resolução de sangramento ativo.[9] Embora a RM seja superior para avaliação de pericardite, tal diagnóstico pode ser sugerido na TC quanto a espessura pericárdica ultrapassa 3-4 mm.

Achados cardíacos como déficit perfusional ventricular sugestivo de infarto, trombos intracavitários e pseudoaneurisma ventricular podem ser encontrados em até 9% dos pacientes submetidos à revascularização miocárdica.[14] (**Figura 57.6.**). Por conseguinte, em casos selecionados, a realização complementar de angiotomografia de coração com sincronização com ECG pode contribuir com uma melhor caracterização das estruturas cardíacas.

Retenção de corpo estranho

Outra complicação rara é a retenção de corpo estranho (CE) ou gossipiboma, mais comumente relacionado às compressas cirúrgicas, geralmente encontradas no espaço pleural, que costumam ser observadas em contato com a silhueta cardíaca, podendo estar deslocadas posteriormente em alguns casos. Apesar da radiografia de tórax ajudar em diversos casos, a TC é o exame de escolha, sendo o CE caracterizado como uma formação com aspecto de massa com densidade de padrão "espongiforme" associado à estrutura linear hiperatenuante (marcador metálico) (**Figura 57.7.**).

TOMOGRAFIA DE ABDOME

As complicações abdominais após cirurgias cardíacas apresentam incidência reportada na literatura em torno de 0,41 – 3.7% e mortalidade de 13,9 – 63% dos pacientes, gerando, além de aumento de morbidade e mortalidade, elevação do tempo de internação e dos custos hospitalares.15 Por apresentarem alto risco de morbimortalidade, a detecção e intervenção precoces dessas complicações é imprescindível no cuidado desses pacientes.

A hipoperfusão visceral durante e após as cirurgias cardiovasculares é reconhecida como a principal causa das complicações abdominais após cirurgias cardiovasculares na prática clínica. Danos isquêmicos à mucosa do trato gastrointestinal (TGI) e disfunção de múltiplos órgãos podem ocorrer. A resposta inflamatória peri-operatória, o uso de circulação extracorpórea, hemorragia, a redução da fração de ejeção, a doença vascular esplâncnica difusa, o uso de drogas vasoconstrictoras e relacionadas à hipomotilidade intestinal, além da hipotensão perioperatória e da consequente redistribuição do fluxo sanguíneo para os órgãos nobres (cérebro e coração), costumam ocasionar distensão intestinal, formação de edema

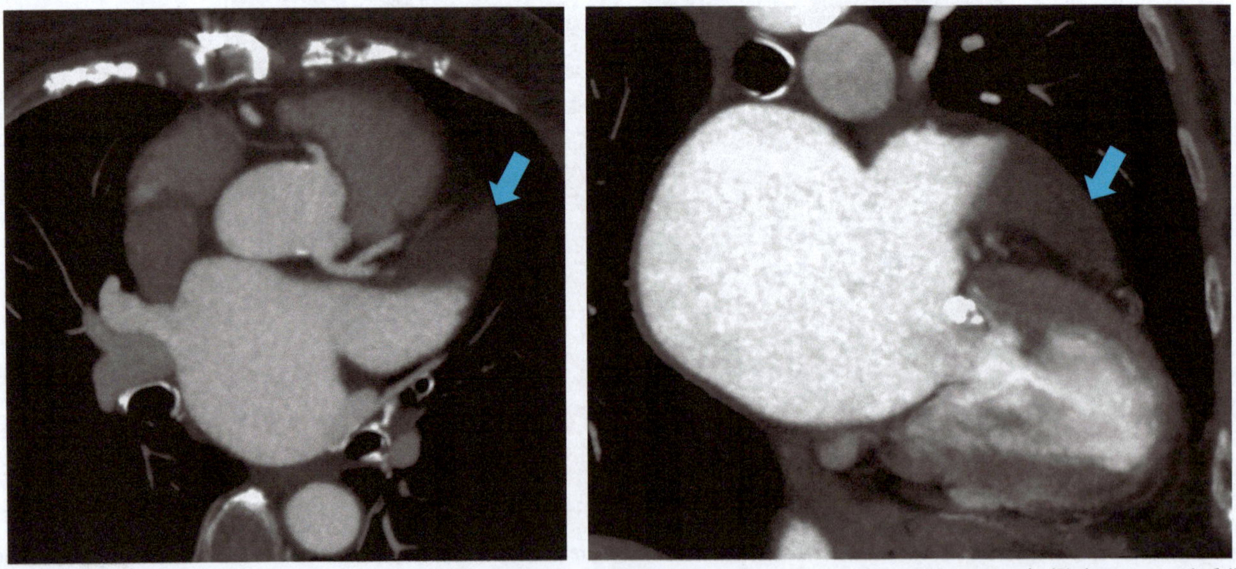

Figura 57.6. TC de Tórax com contraste no plano axial (A) e em reconstrução no plano duas câmaras do coração esquerdo (B) demonstrando falha de enchimento na aurícula esquerda (setas), com stop do contraste compatível com trombo.

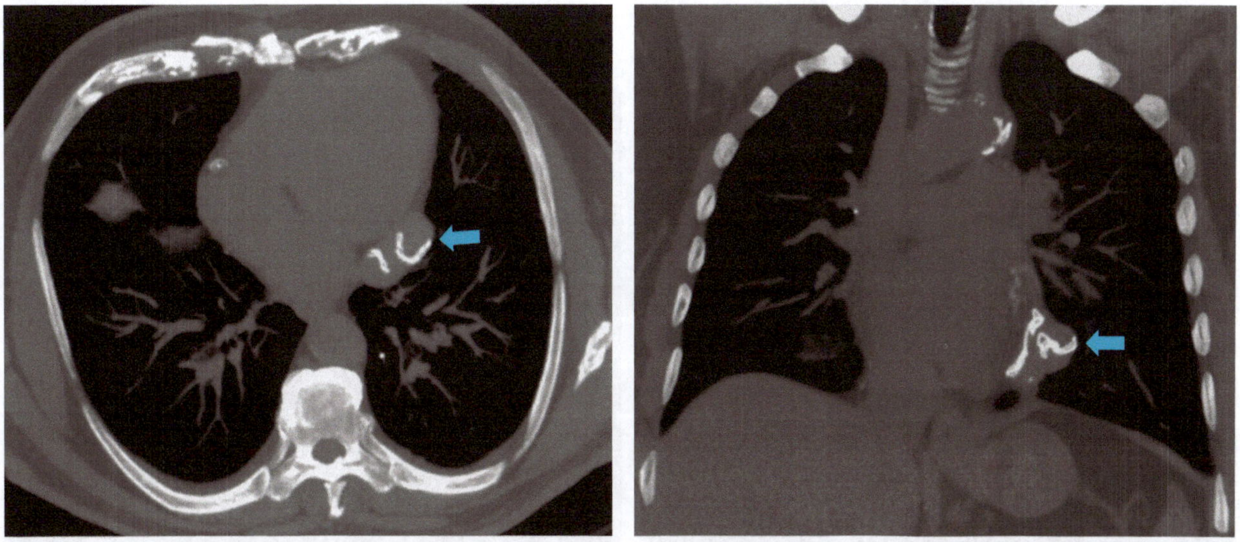

Figura 57.7. TC de Tórax sem contraste em reformatações em MIP nos planos axiais (à esquerda) e coronal (à direita), demonstrando massa ovalada paracardíaca à esquerda (setas), apresentando componente linear hiperatenuante (marcador metálico), com confirmação histopatológica de corpo estranho.

esplâncnico e aumento de translocação bacteriana (**Figura 57.8.**).

Entre as principais complicações registradas nesse contexto estão o sangramento do TGI, principalmente relacionado à úlcera gastroduodenal, íleo paralítico, síndrome de Ogilve (SG), perfuração do TGI (relacionado a úlcera péptica perfurada ou infarto mesentérico, ou secundário à SG), colelitíase aguda calculosa ou alitiática, pancreatite aguda e insuficiência hepática.16 A TC de abdome é o método mais amplamente utilizado para pesquisa de complicações abdominais nesse contexto, devendo-se optar por protocolo mais adequado para as principais suspeitas clínicas (**Figura 57.9.**). O uso de contraste iodado intravenoso costuma ser reservado para a suspeita de sangramento ativo, isquemia mesentérica venosa ou arterial, pancreatite e para pesquisa de coleções (**Figura 57.10.**). Em casos de suspeita de sangramento gastroduodenal e colecistopatia, a complementação com endoscopia digestiva alta e com ultrassom de abdome é necessária para avaliação mais apropriada.

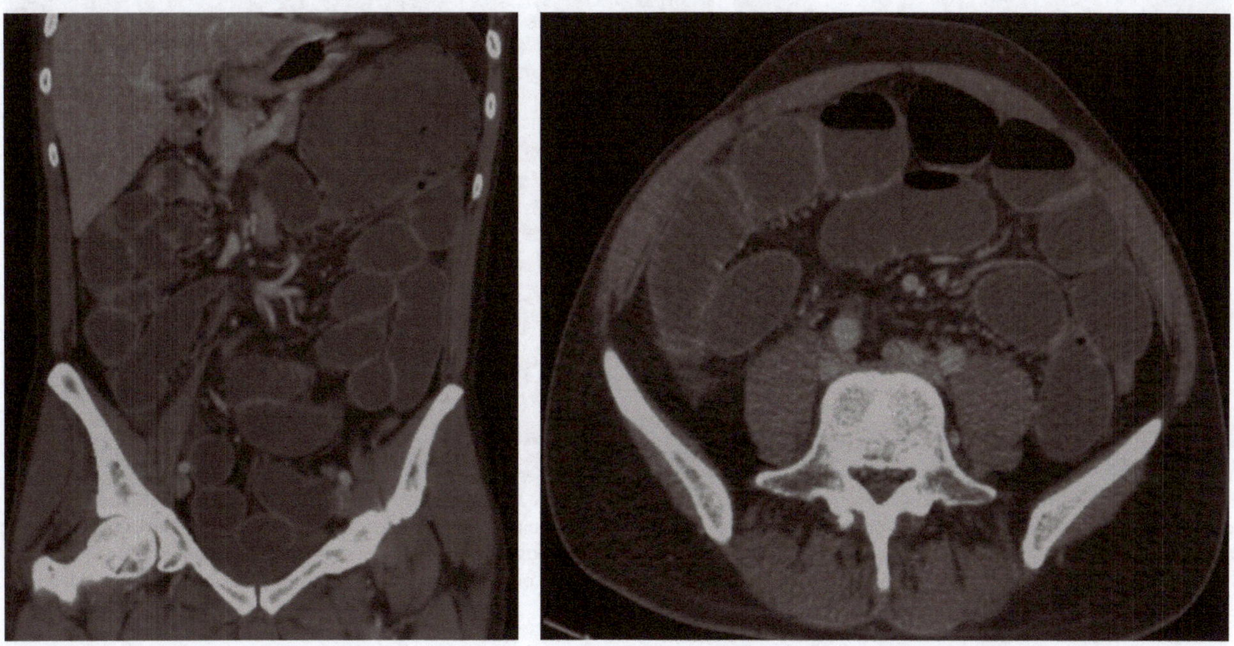

Figura 57.8. Íleo paralítico no pós-operatório de revascularização miocárdica TC de abdome com contraste em reformatações coronal (à esquerda) e axial (à direita), demonstrando significativa dilatação líquida difusa de alças intestinais delgadas, com nível hidroaéreo, sem sinais de obstrução mecânica.

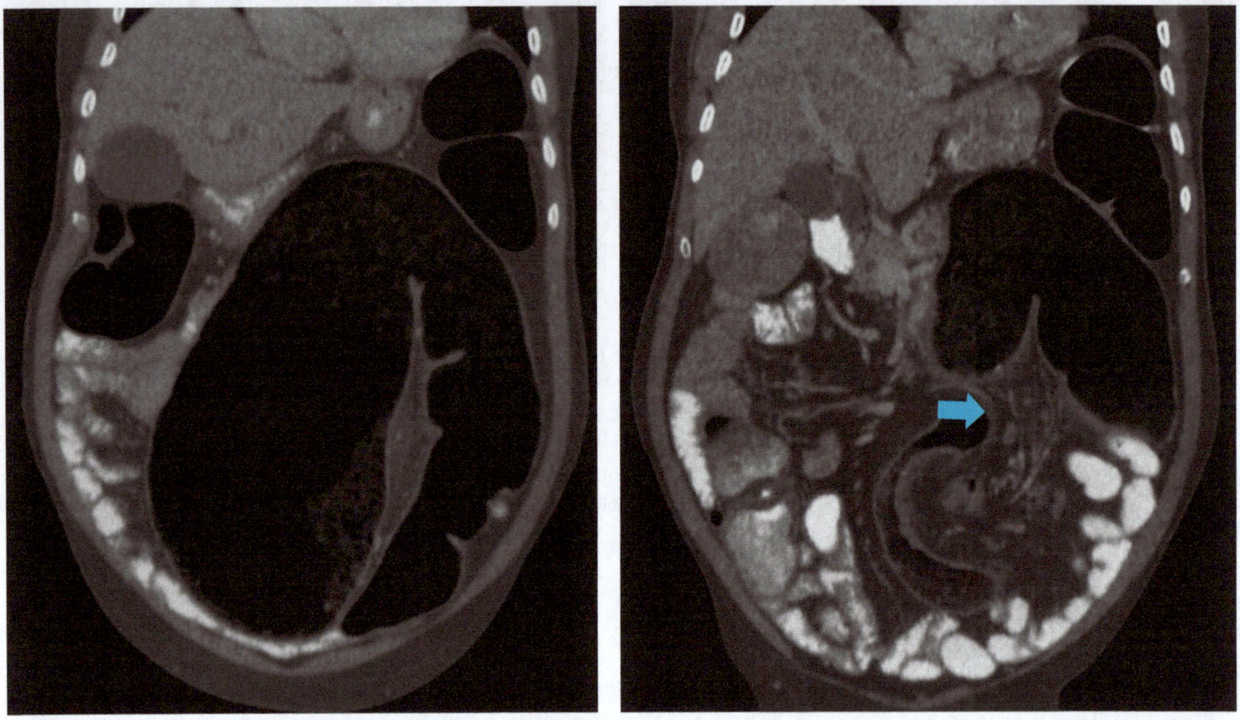

Figura 57.9. Volvo de ceco no pós-operatório de troca valvar aórtica TC de abdome com contraste oral e intravenoso em reformatações coronais, demonstrando dilatação acentuada e localização ectópica do ceco no quadrante superior esquerdo do abdome, associado a twist do mesentério.

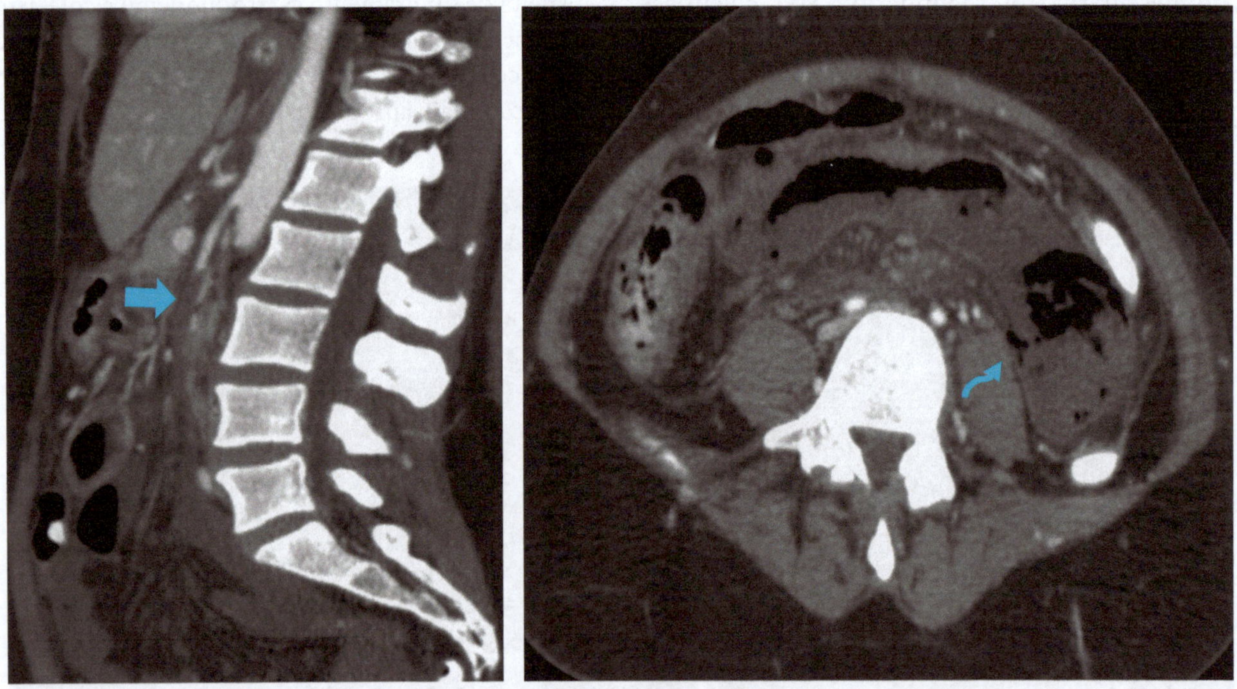

Figura 57.10. Trombose de artéria mesentérica superior e isquemia mesentérica no pós-operatório de revascularização miocárdica TC de Abdome com contraste em reformatações em sagital (à esquerda) e axial (à direita) demonstrando falha de enchimento da artéria mesentérica superior compatível com oclusão (seta), associado a distensão de alças intestinais jejunais, com focos de pneumatose intestinal (cabeça de seta) e ausência de contrastação na mucosa intestinal.

REFERÊNCIAS BIBLIOGRÁFICAS

1. Pérez-Vela JL, Ramos-González A, López-Almodóvar LF, Renes-Carreño E, Escribá-Bárcena A. Neurologic complications after cardiac surgery. Role of brain magnetic resonance imaging. Rev Esp Cardiol. 2005;58(9):1014–21.
2. Raffa G, Agnello F, Occhipinti G, Visocchi M, Vinci SL, Germanò A. Neurological complications after cardiac surgery: a retrospective case-control study of risk factors and outcome. J Cardiothorac Surg. 2019;14:23.
3. Romanova AL, Nemeth AJ, Berman MD, Guth JC, Liotta EM, Naidech AM, et al. Magnetic resonance imaging versus computed tomography for identification and quantification of intraventricular hemorrhage. J Stroke Cerebrovasc Dis. 2014 Sep;23(8):2036–40. doi:10.1016/j.jstrokecerebrovasdis.2014.03.005.
4. Beaty CA, Arnaoutakis GJ, Grega MA, Robinson CW, George TJ, Alejo DE, et al. The role of head computed tomography imaging in the evaluation of postoperative neurologic deficits in cardiac surgery patients. Ann Thorac Surg. 2013 Feb;95(2):548–54.
5. Srinivasan A, Goyal M, Al Azri F, Lum C. State-of-the-art imaging of acute stroke. Radiographics. 2006 Oct;26 Suppl 1:S75–95.
6. Szelkowski LA, Puri NK, Singh R, Massimiano OS. Current trends in preoperative, intraoperative, and postoperative care of the adult cardiac surgery patient. Curr Probl Surg. 2015;52(1):531–69.
7. Papazian L, Aubron C, Brochard L, Chiche JD, Combes A, Constantin JM, et al. Formal guidelines: management of acute respiratory distress syndrome. Ann Intensive Care. 2019;9:69.
8. Cossu A, Martin R, Kusmirek JE, Meyer CA, Kanne JP. Imaging early postoperative complications of cardiothoracic surgery. Radiol Clin North Am. 2019;58(1):133–50.
9. Frazier AA, Qureshi F, Read KM, Gilkeson RC, Poston RS, White CS. Coronary artery bypass grafts: assessment with multidetector CT in the early and late postoperative settings. Radiographics. 2005;25(4):881–96.
10. Sista AK, Kuo WT, Schiebler M, Madoff DC. Stratification, imaging, and management of acute massive and submassive pulmonary embolism. Radiology. 2017;284(1):5–24. doi:10.1148/radiol.2017151978.
11. Hota P, Dass C, Erkmen C, Donuru A, Kumaran M. Poststernotomy complications: a multimodal review of normal and abnormal postoperative imaging findings. Am J Roentgenol. 2018;211(6):1194–205.
12. Karthik S, Grayson AD, McCarron EE, Pullan DM, Desmond MJ. Reexploration for bleeding after coronary artery bypass surgery: risk factors, outcomes, and the effect of time delay. Ann Thorac Surg. 2004;78:527–34.
13. Macedo CA, Baena ME, Uezumi KK, Castro CC, Lucarelli CL, Lemos FB, et al. Acute mediastinitis: multidetector computed tomography findings following cardiac surgery. Radiol Bras. 2008;41(4):241–6.
14. Mueller J, Jeudy J, Poston R, White CS. Cardiac CT angiography after coronary bypass surgery: prevalence of incidental findings. AJR Am J Roentgenol. 2007;189:414–9.
15. Dong G, Liu C, Xu B. Postoperative abdominal complications after cardiopulmonary bypass. J Cardiothorac Surg. 2012;7:108.
16. Khan JH, Lambert AM, Habib JH, Broce M, Emmett MS, Abel MD, et al. Abdominal complications after heart surgery. Ann Thorac Surg. 2006;82:1796–801.

Bibliografia sugerida

Sundaram B, Quint LE, Patel S, Patel HJ, Deeb GM. CT Appearance of Thoracic Aortic Graft Complications. 2007. American Journal of Roentgenology 188:5, 1273-1277.

Prescott-Focht JA, Jimenez SM, Hurwitz LM, Hoang JK, Christensen JD, et al. Ascending Thoracic Aorta: Postoperative Imaging Evaluation. 2013. Radiographics. Vol. 33, No. 1.

58

Ultrassonografia do tórax, abdome e vascular

Emanoel Ribeiro Melo

INTRODUÇÃO

A cirurgia cardíaca é considerada cirurgia de grande porte, muitas vezes sendo necessário uso de Circulação Extracorpórea (CEC), associado ao uso de múltiplos cateteres para monitoração e introdução de medicamentos. Por estes motivos, complicações podem surgir durante a evolução pós-operatória destes pacientes. É um método de baixo custo, não invasivo e portátil, podendo, então, ser realizada à beira do leito do paciente, facilitando o diagnóstico de diversas complicações. Este capítulo tem o objetivo de abordar o uso da Ultrassonografia, como contribuição no diagnóstico de complicações pós-operatórias. As principais complicações pós-operatórias, identificadas na prática clínica, são:

1. **Vasculares periféricas**
   a. Embolia vascular periférica.
   b. Trombose venosa.
   c. Pseudoaneurisma.
   d. Fístulas arteriovenosas.
2. **Torácicas**
   a. Derrame pleural.
   b. Atelectasia e consolidação pulmonar.
   c. Paralisia frênica.
3. **Abdominais**
   a. Ascite.
   b. Lesões isquêmicas parenquimatosas.
   c. Isquemia mesentérica e estenose/oclusão do tronco celíaco.
   d. Hepatopatia na insuficiência cardíaca.
   e. Nefropatia parenquimatosa.
   f. Sangramento retroperitoneal.
   g. Hematoma de parede abdominal.

VASCULARES PERIFÉRICAS

Embolia vascular periférica

Embolia é o deslocamento de um trombo de um sítio específico, como, por exemplo, trombo em câmaras cardíacas esquerdas ou trombos originados de um aneurisma aórtico, e fixação do mesmo em uma artéria periférica. A ultrassonografia tem boa sensibilidade (90%) e especificidade (99%) para avaliação da oclusão arterial aguda, ficando pouco abaixo da tomografia (97% e 99,6% respectivamente) e ressonância magnética (94% e 99,2% respectivamente). A embolia é uma complicação, muitas vezes, encontrada em pacientes de pós-operatório de cirurgia cardíaca, sobretudo, cirurgias com circulação extracorpórea (CEC), pois o circuito utilizado é trombogênico. A ultrassonografia, com uso do Doppler colorido e pulsado (duplex), é um excelente método diagnóstico, na detecção de tromboses arteriais periféricas decorrentes de processos embólicos. Na oclusão aguda, determinada pelo deslocamento do trombo, obstruindo um segmento arterial periférico, será identificado como uma imagem anecogênica/hipoecogênica, com ausência de fluxo demonstrada pelo uso do Doppler colorido e ausência do espectro de onda no Doppler pulsado, confirmando, assim, o diagnóstico de oclusão (**Figura 58.1.**).

Utilizando-se o tratamento adequado, esta oclusão será desfeita, observando-se retorno do padrão de fluxo arterial característico das artérias periféricas, padrão trifásico, demonstrado ao Doppler. A embolia pode, também, determinar estenose de um segmento arterial, que será caracterizado ao Doppler colorido, como imagem em fita, compatível com redução da luz do vaso, e ao Doppler pulsado, com aumento da velocidade de

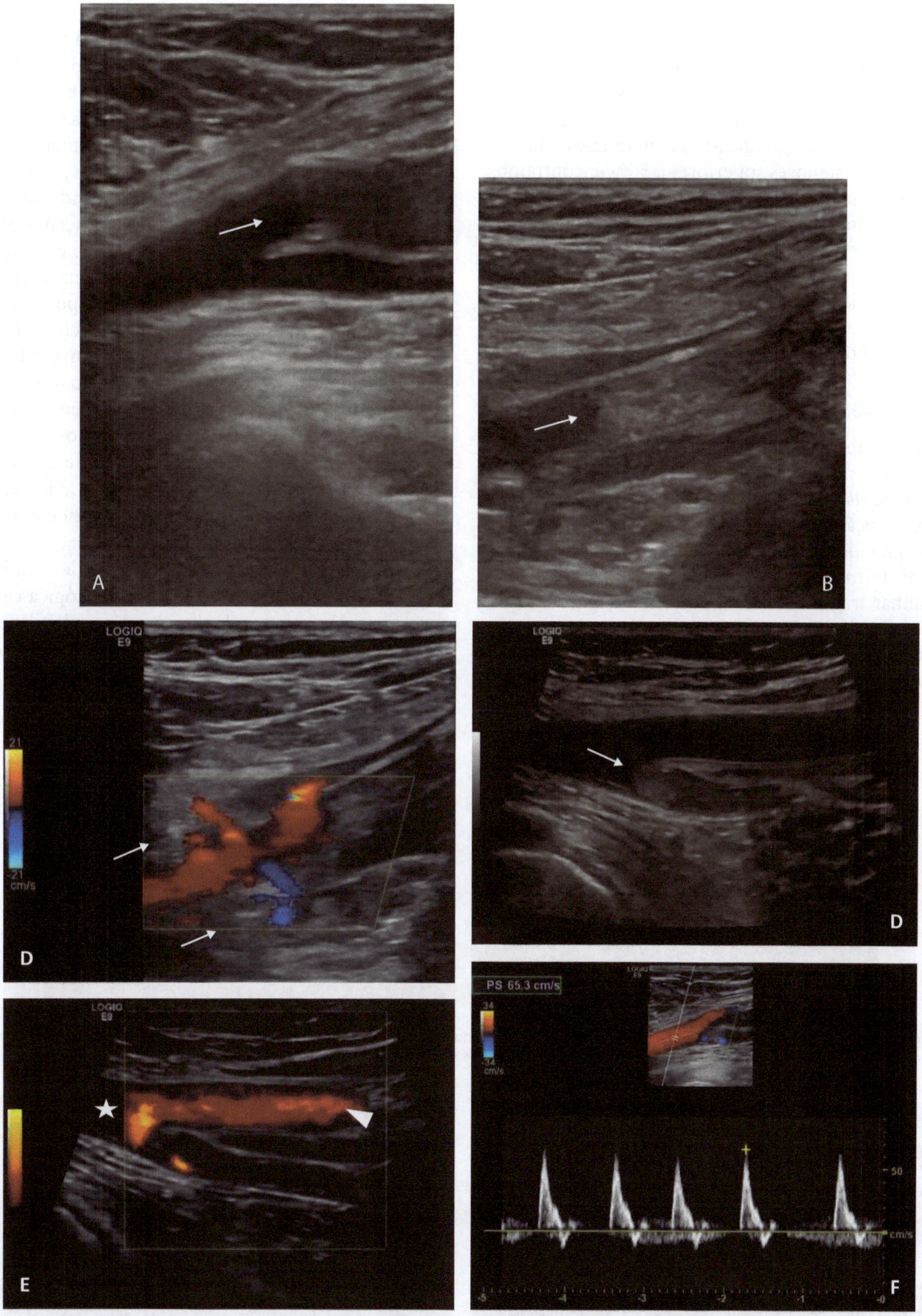

Figura 58.1. Oclusão arterial: A: Trombo na artéria femoral superficial (seta). B: Trombo na artéria poplítea (seta). C: Trombo na artéria poplítea. Observe presença de colaterais imediatamente antes da oclusão (setas). D: Trombo na artéria femoral profunda (seta). E: Trombo na artéria femoral profunda. Doppler colorido, mostrando artérias femorais, comum (*) e femoral superficial (cabeça de seta), pérvias. F: Trombo na artéria femoral profunda. Doppler espectral mostrando padrão normal na artéria femoral comum.

fluxo arterial, em relação ao segmento a montante da estenose. Quando observamos aumento maior ou igual a 100% da velocidade de fluxo arterial normal, no segmento estenosado, classifica-se como estenose superior a 50%. Se o aumento da velocidade de fluxo arterial for menor que 100%, classifica-se como estenose inferior a 50%. Nas estenoses superiores a 50% encontramos, muitas vezes, alteração do padrão espectral da onda, de trifásico para monofásico, corroborando com o diagnóstico de estenose significativa deste segmento. Nas estenoses significativas e oclusões, o paciente costuma estar sintomático, com dor isquêmica do membro comprometido, associado à extremidade fria e até alteração de coloração da pele, que se torna cianótica.

Trombose venosa

A trombose venosa é caracterizada pela presença de trombo no interior de uma veia profunda. Como fatores de risco para trombose venosa profunda temos: predisposição genética, idade acima de 40 anos, obesidade, gravidez e pós-parto, câncer, uso de anticoncepcionais hormonais, hormonoterapia, dificuldade para caminhar, traumas, veias varicosas, tabagismo, cirurgias de longa duração; insuficiência cardíaca e/ou respiratória, viagens aéreas ou terrestres longas, desidratação, trombofilias e punções venosas. Na Ultrassonografia com Doppler Colorido e pulsado são identificados os seguintes sinais: aumento do calibre da veia comprometida, ausência de fluxo ao Doppler colorido e pulsado e não compressibilidade da veia (**Figura 58.2.**). Com a evolução clínica para cronicidade, podemos ter reabsorção completa ou parcial do trombo, ou permanência da oclusão. Na reabsorção parcial, os achados por US são: redução do calibre da veia e fluxo entremeado ao trombo residual, como tentativa de recanalização, e ainda espessamento parietal, trombo excêntrico e compressibilidade parcial da veia. Caso a veia permaneça ocluída, teremos uma veia afilada preenchida por material hiperecogênico de permeio, compatível com fibrose. Nesta situação, o processo é irreversível, com perda total deste segmento venoso. Outra complicação importante da trombose venosa profunda é a insuficiência venosa adquirida, determinando varicosidades nos membros afetados. O paciente com TVP aguda pode apresentar como sinais e sintomas: embolia pulmonar, edema, dor, calor, rubor (vermelhidão), rigidez da musculatura na região em que se formou o trombo.

A tromboflebite, também chamada de trombose venosa superficial, é uma condição patológica caracterizada pela presença de um trombo na luz de uma veia superficial, acompanhada pela reação inflamatória da sua parede e dos tecidos adjacentes (**Figura 58.3.**).

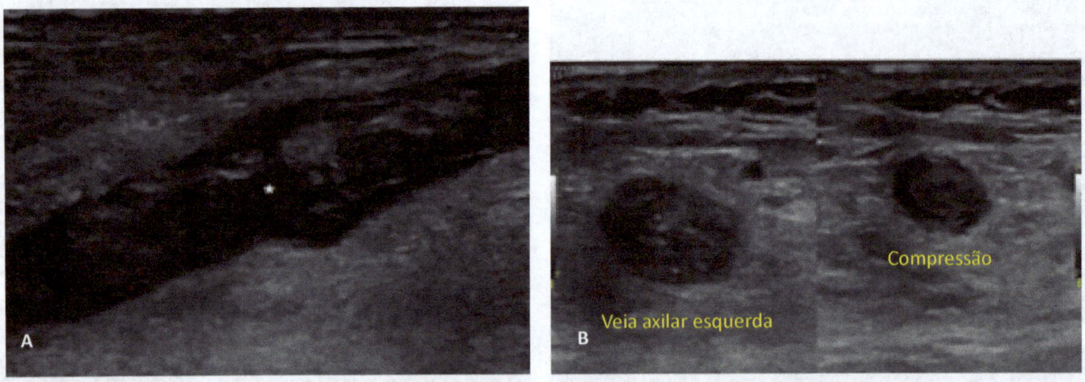

Figura 58.2. Trombose venosa profunda: A: Plano longitudinal mostrando veia axilar dilatada com material hipoatenuante e heterogêneo em seu interior (*), compatível com TVP aguda. B: Plano axial mostrando ausência de compressão.

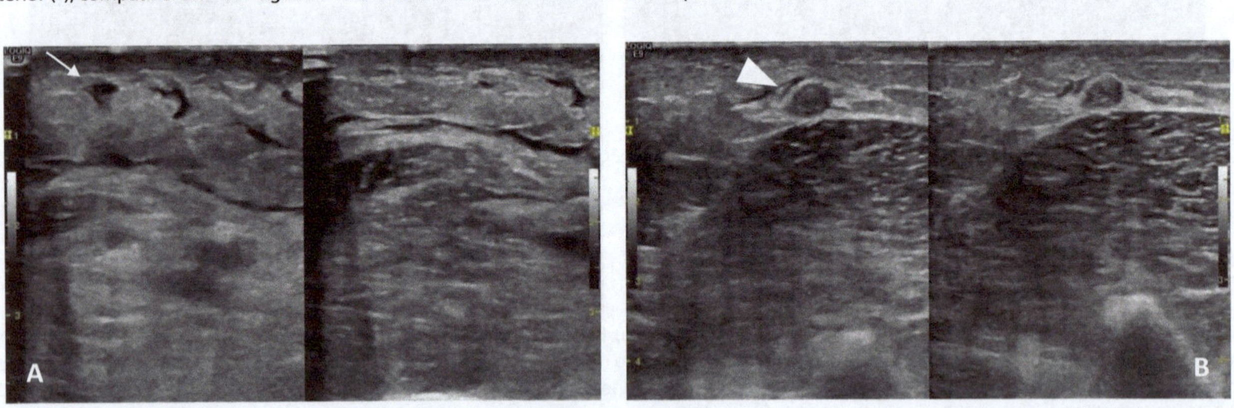

Figura 58.3. Tromboflebite: A: Plano axial da veia basílica (seta) com compressibilidade preservada. B: Plano axial da veia cefálica (cabeça de seta) mostrando material hipoatenuante e heterogêneo em seu interior incompressível.

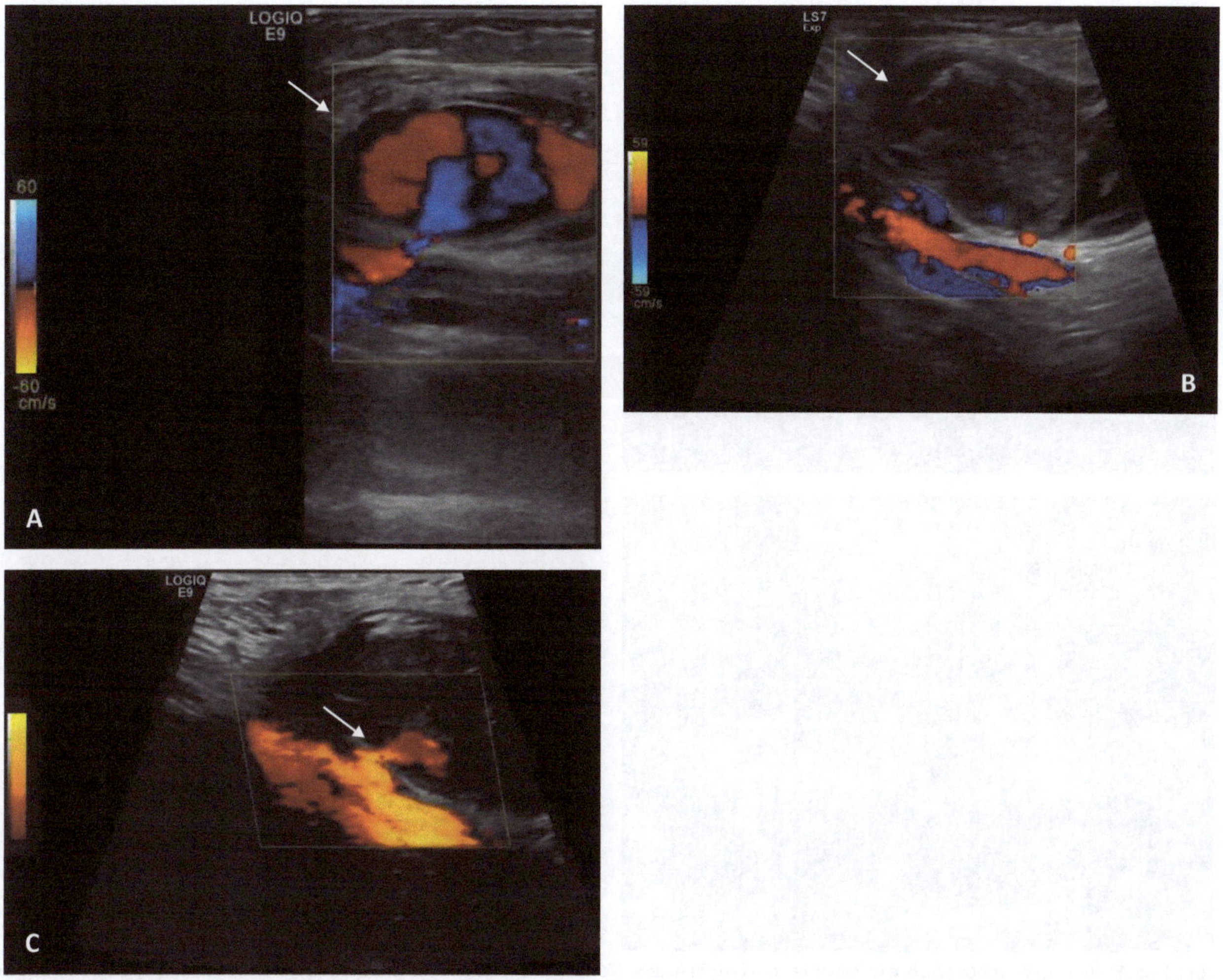

Figura 58.4. A: Pseudoaneurisma (seta). B: Pseudoaneurisma trombosado (seta). C: Pseudoaneurisma trombosado. Observe o colo ainda pérvio (seta).

Apresenta-se como um cordão palpável, quente, doloroso e hiperemiado no curso de uma veia superficial. Os fatores de risco são os mesmos da TVP. Facilmente diagnosticada pela ultrassonografia, caracterizada, por este método, por dilatação de uma veia superficial, associada à presença de trombo em seu interior, ausência de fluxo e de compressibilidade.

Pseudoaneurisma

Caracterizado por dilatação vascular, séssil ou pediculada, por ruptura de uma das camadas da parede vascular. Pode ser arterial ou venoso (**Figura 58.4.**). Os arteriais, muito mais frequentes, devido à tensão elevada na parede vascular arterial, geralmente são consequências de traumas e punções vasculares. São identificados pela US, como dilatações saculares vasculares ou massas perivasculares. Estas massas são compostas por coleções trombosadas perifericamente associadas a uma luz patente e ao Doppler colorido, observa-se imagem característica com o sinal de Yin Yang. Esta complicação vascular encontra-se cada vez mais frequente devido ao aumento de procedimentos intervencionistas, utilizados hoje em dia. A frequência de pseudoaneurismas é de até 1,5% após angiografias e até 6% após procedimentos terapêuticos.[1] Seu tratamento depende da sua localização e dimensões, podendo ser cirúrgico, por compressão ou por injeção de trombina em seu interior. O controle pós-tratamento é feito por US, em que se observa oclusão da luz do pseudoaneurisma e ausência de fluxo ao Doppler colorido e pulsado.

Fístula arteriovenosa (FAV)

As FAVs assim como os pseudoaneurismas, estão diretamente relacionadas a punções vasculares, sobretudo, arteriais e também a traumas. São identificadas pela US, como área de turbulência identificada entre uma artéria e uma veia, com padrão de fluxo arterial caracterizado por padrões espectrais ao Doppler pulsado, por altas velocidades com diástoles elevadas (**Figura 58.5**), associado a padrão pulsátil na veia, geralmente não responsiva a manobra de valsalva, em que se esperaria, interrupção do fluxo venoso e dependendo de suas dimensões, mudança do padrão de fluxo arterial de trifásico para bi/monofásico na região da FAV.

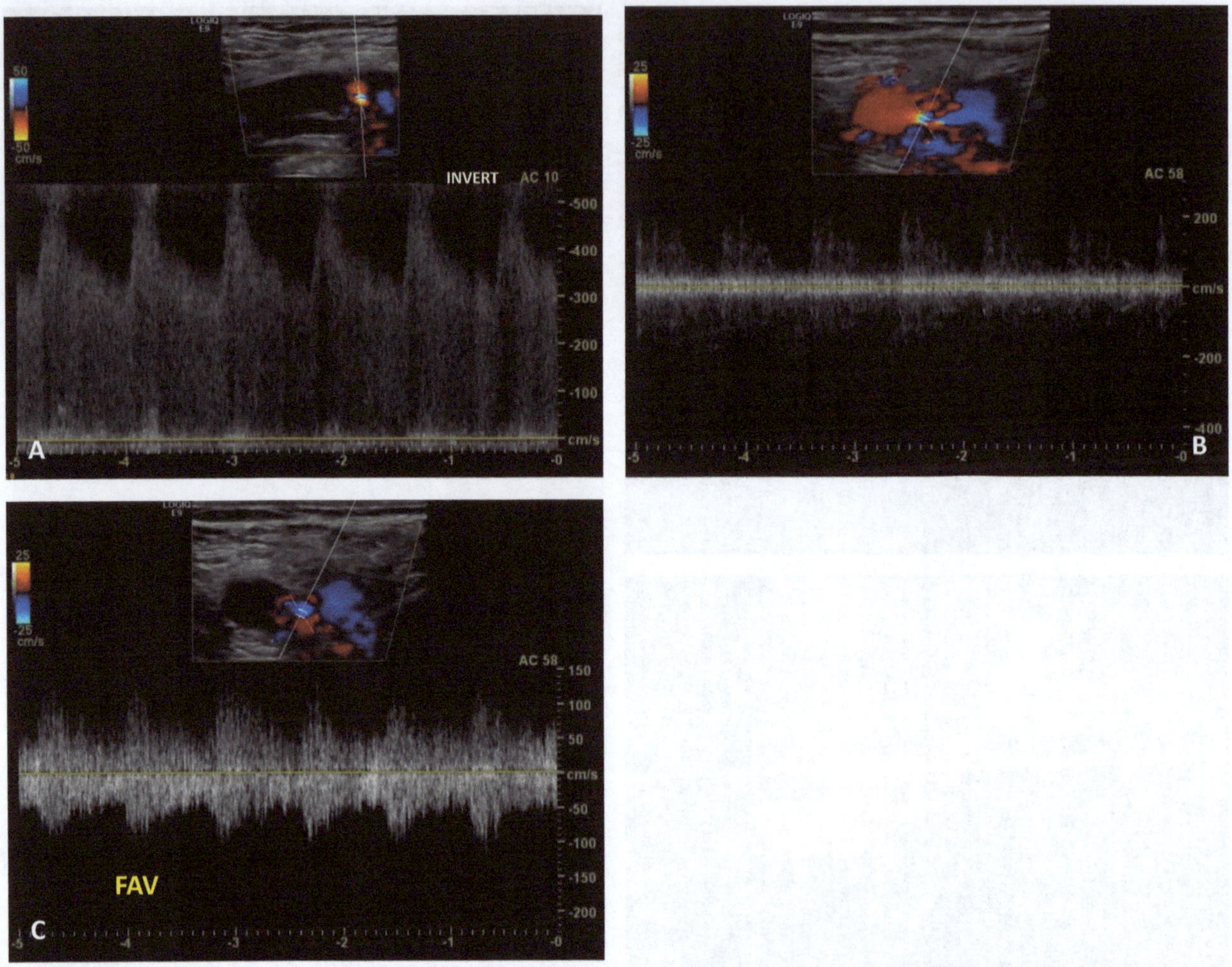

Figura 58.5. Fístula arteriovenosa A:, B: e C: Paciente com Fístula Artério-Venosa (FAV) fêmoro-femoral, pós-cateterismo. Nota-se padrão de onda de baixa resistividade e alta velocidade de fluxo, numa comunicação entre a artéria femoral comum e veia femoral comum.

TORÁCICAS

Derrame pleural

Derrame pleural é definido como presença de líquido no espaço pleural. O espaço pleural é virtual, porém pequenas quantidades de líquido são facilmente detectáveis pela US (**Figura 58.6.**).

- **Transudato:** são essencialmente ultrafiltrados do plasma, sendo causados por desequilíbrio das forças homeostáticas que controlam o deslocamento de líquido, através das pleuras. Exatamente por este motivo, é muitas vezes encontrado, como complicação pós-operatória, como consequência de hiper hidratação, que pode estar ou não, associada a disfunção de câmaras esquerdas cardíacas, insuficiência renal em algum grau, e ainda hipoalbuminemia. Menos frequentemente, pode continuar presente como consequência de processos inflamatórios pleurais. A US, os transudatos são caracterizados como imagem anecogênica, ocupando espaço pleural, que representa líquido, frequentemente livre, em que se observa deslocamento com a mudança de decúbito do paciente.
- **Exsudato:** líquido rico em proteína e outros constituintes do sangue, indicando doença da membrana pleural, com acometimento dos vasos sanguíneos pleurais. Muito frequente em processos pneumônicos e neoplásicos. Pode se apresentar como coleção líquida livre ou loculada/encistada. Essas coleções costumam se apresentar como coleções hipoecogênicas e/ou heterogêneas, com septações ou não, no seu interior, e a mudança de decúbito do paciente pode não se deslocar. Algumas vezes, estas coleções são tão heterogêneas que podem simular conteúdo sólido. Como complicação dos exsudatos, podemos encontrar espessamento pleural, que se apresentará à US como uma imagem hipoecogênica, acompanhando a superfície pleural e algumas vezes dificultando o diagnóstico de um exsudato, caso o mesmo tenha ecogenicidade semelhante a este espessa-

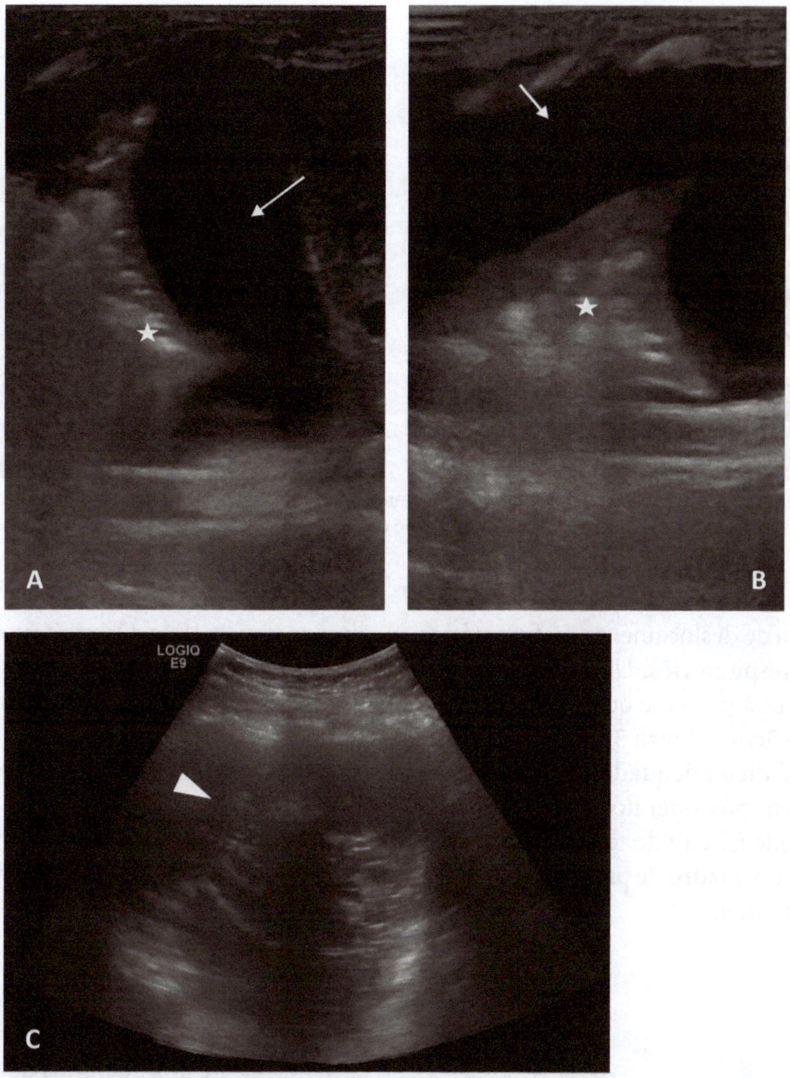

Figura 58.6. Derrame pleural A e B: Derrame pleural anecogênico (seta). Nota-se atelectasia do parênquima pulmonar adjacente com ar no interior dos brônquios (*). Em C: Derrame pleural com múltiplos septos finos (cabeça de seta).

mento. Nestes casos, manobras com a tentativa de causar algum deslocamento do líquido, como pedir para o paciente inspirar e expirar, como também mudar de decúbito, podem ajudar. Em algumas situações, apenas a punção pode dar o diagnóstico, da presença de líquido pleural.

Atelectasia e Consolidação Pulmonar

A atelectasia é definida como ausência de ar no pulmão ou em parte dele, associado a colapso alveolar. Está frequentemente associada à obstrução brônquica ou compressão extrínseca do pulmão, como, por exemplo, pela presença de derrame pleural ou de massas pleurais. A consolidação, assim designada, pela presença de processo inflamatório pulmonar, com acúmulo de líquido no interior da árvore brônquica, sobretudo dos alvéolos. À US, a consolidação e a atelectasia se apresentarão como imagens sólidas hipoecogênicas, em relação ao fígado e ao baço, geralmente em formato de cunha. O sinal do broncograma aéreo ultrassonográfico pode ser encontrado, em ambas as situações. Fazer diferença entre atelectasia e consolidação, por US, muitas vezes não será possível. Os brônquios repletos de líquido, que podem ser vistos, como imagens tubulares com conteúdo anecogênico, são mais frequentemente encontrados nas consolidações. A US não é o método diagnóstico de escolha para avaliar consolidações ou atelectasias, reservando a essas entidades patológicas o raio-x e a tomografia computadorizada, sobretudo esta última.

Paralisia frênica

A paralisia frênica pode estar presente, como complicações de cirurgias torácicas, sobretudo cirurgias cardíacas sendo decorrente de lesão do nervo frênico ou por resfriamento torácico, utilizado em algumas cirurgias cardíacas. À US, a paralisia diafragmática é

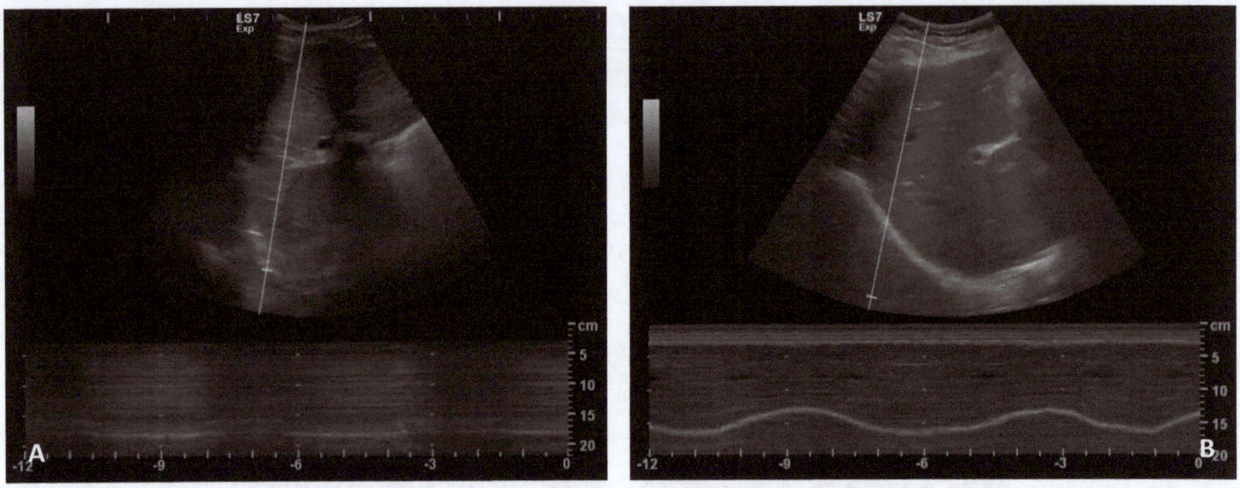

Figura 58.7. Paralisia frênica em paciente em pós-operatório de cirurgia cardíaca. A: Importante redução da mobilidade da cúpula frênica à esquerda, demonstrada pelo modo M, em que se observa quase nenhuma oscilação das ondas. B: Mobilidade da cúpula frênica preservada à direita.

identificada como falta de deslocamento diafragmático com os movimentos respiratórios. Uma incursão diafragmática adequada está presente quando este deslocamento é superior a 3cm (**Figura 58.7.**) O US serve como método diagnóstico adequado, para evolução clínica de pacientes em pós-operatório, por se tratar de método portátil, indo à beira do leito do paciente e por mostrar evolução do quadro de paralisia, que pode ser temporária ou definitiva.

ABDOMINAIS

Ascite

Definida como presença de excesso de líquido no interior da cavidade abdominal. A cavidade abdominal tem em média 50 a 75mL de líquido livre, com a finalidade de lubrificação. Pode ser transudato ou exsudato, dependendo da presença de proteína em sua composição. Pode ser constituída de sangue, quilo, urina, bile ou suco pancreático. Os processos cirúrgicos podem se complicar com ascite, por hiper-hidratação e/ou associação de algum grau de insuficiência hepática, cardíaca ou renal, hipoalbuminemia e processos inflamatórios e neoplásicos (**Figura 58.8.**). No transudato, apresenta-se como imagem anecogênica, livre. No exsudato é comum apresentar-se como líquido hipoecogênico associado a partículas em suspensão e septos, formando loculações. O US tem importante papel no diagnóstico da presença de pequenas quantidades de líquido e na orientação para possível punção diagnóstica da maior loja, evitando assim, algum acidente, como perfuração de alças intestinais, que pode complicar com contaminação da ascite por bactérias da flora intestinal.

Lesões isquêmicas parenquimatosas

Infartos Renal, Hepático e Esplênico, no pós-operatório, são geralmente consequências de fenômenos embólicos, originados de procedimentos cirúrgicos,

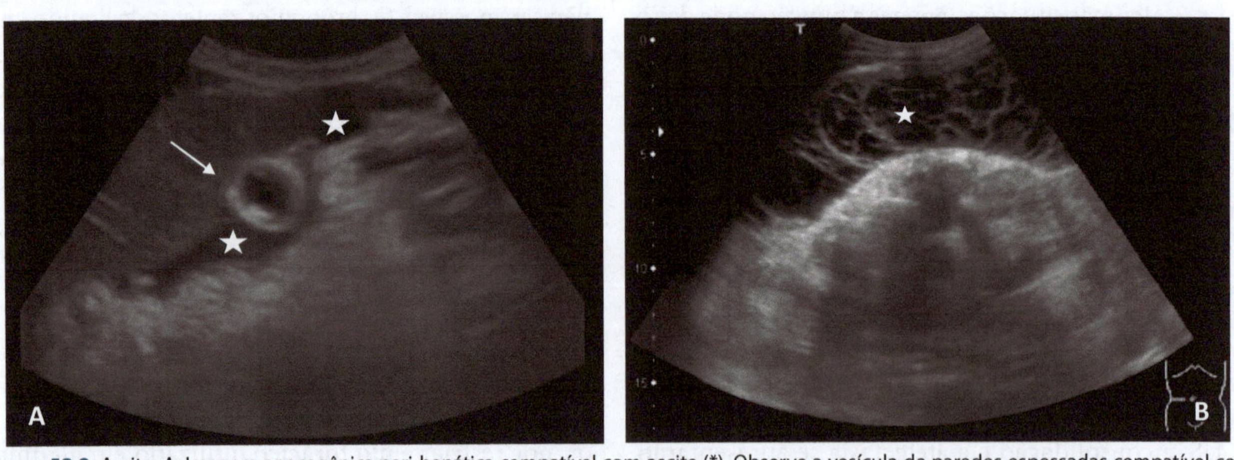

Figura 58.8. Ascite. A: Imagem anecogênica peri-hepática compatível com ascite (*). Observe a vesícula de paredes espessadas compatível com alteração reacional/edema da parede vesicular (seta). B: Imagem anecogênica multisseptada compatível com ascite loculada (*).

sobretudo de cirurgia cardíaca com CEC e cirurgia para correção de valvulopatias. As imagens isquêmicas viscerais dependerão da extensão do comprometimento arterial envolvido. A imagem isquêmica segmentar, nestas vísceras, apresenta-se como uma imagem em cunha hipoecogênica que se torna hiperecogênica com sua cronicidade. A oclusão total da artéria, no baço e no rim, levará à isquemia completa destes órgãos. Observa-se hipoecogenicidade difusa destes órgãos e ausência de fluxo ao Doppler. Com a evolução do quadro isquêmico, caso não haja revascularização destas vísceras, teremos redução volumétrica de suas dimensões. No fígado, o fluxo arterial é responsável pela irrigação das vias biliares e a ausência de fluxo por trombose da artéria hepática, levará a isquemia e necrose dos canalículos biliares e da vesícula biliar, que nos estágios iniciais, pode ser difícil o diagnóstico diferencial com abscesso hepático (**Figura 58.9.**). A veia porta é responsável por irrigação de 50 a 70% do fígado, o que torna menos frequente a visualização dos infartos hepáticos.

Isquemia mesentérica e Estenose/Oclusão do tronco celíaco

Estenose e oclusão arterial da mesentérica superior, por fenômenos embólicos, são melhor estudadas por angiografia digital, tomografia e por ressonância magnética, porém o US pode avaliar o comprometimento da artéria mesentérica superior (AMS) proximal. Os estudos de Alcântara *et al.*[2] Referem que, em ateromatose, as velocidades de pico sistólico (VPS) ≥ 295cm/s representam estenoses superiores a 50% e VPS ≥ 400 representam estenoses superiores a 70%. A ausência de fluxo ao Doppler colorido pode representar suboclusão/oclusão da AMS. Outro achado por US, que pode ser encontrado, na evidência de estenose significativa ou oclusão da AMS, inclui espessamento da parede de alças intestinais. Este sinal, no entanto, é melhor avaliado por tomografia computadorizada (TC). Estenose do tronco celíaco, pelo estudo de Alcântara *et al.*,[2] é considerada maior que 50% quando a VPS for ≥ 240cm/s, maior que 70%, quando a VPS ≥ 320 cm/s e oclusão/suboclusão na ausência de fluxo ao Doppler. Devido a inúmeras colaterais, estenoses e oclusões do tronco celíaco, assim como da AMS, não observamos, frequentemente, infarto significativo dos órgãos nutridos. No entanto, algia intestinal pode ser encontrada como alterações decorrentes de fenômenos isquêmicos, sobretudo pós-prandial.[3]

Hepatopatia na insuficiência cardíaca

Pode ser dividida em duas entidades patológicas:

- Hepatite Hipóxica (HH) e Hepatopatia Congestiva (HC)

  A Hepatite Hipóxica (HH) é definida como alteração hepática secundária ao choque cardiogênico e/ou falência respiratória. No entanto, Seeto *et al.*, concluíram que 94% dos pacientes com HH, tinham previamente insuficiência cardíaca congestiva (ICC) crônica. Henrion *et al.*, relataram que 70% de todos os pacientes com HH tinham ICC crônica. O diagnóstico de HH, pode ser definido por três critérios:

  1. Diagnóstico apropriado de falência circulatória, cardíaca ou respiratória.
  2. Aumento severo e transitório no nível sérico de aminotransferases.
  3. Exclusão de outras causas de dano hepático

  A Hepatopatia Congestiva (HC) é definida por manifestações hepáticas devido à congestão passiva, como consequência de insuficiência cardíaca direita crônica. O aumento da pressão venosa, decorrente da ICC de câmaras direitas, é transmitido para a veia cava inferior e consequentemente para as veias hepáticas e sinusoi-

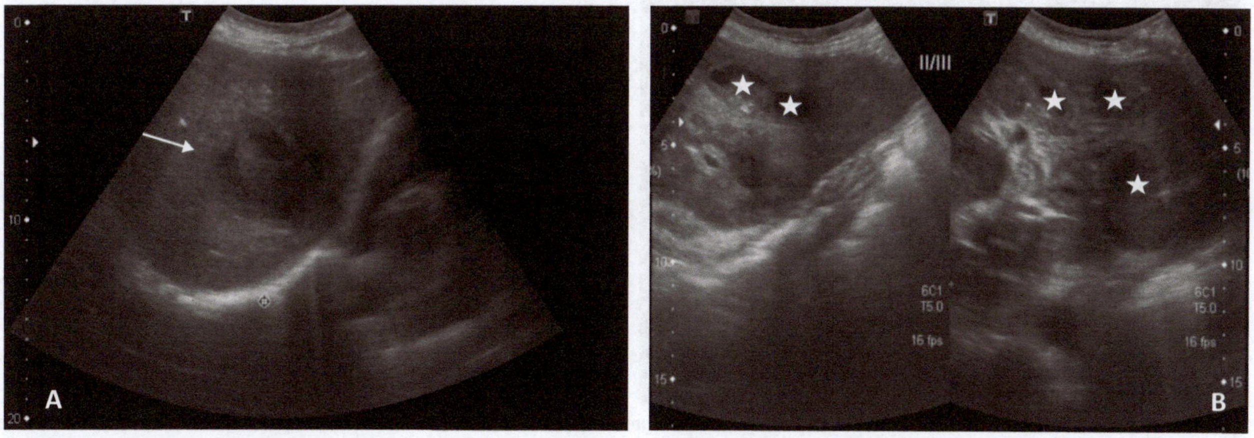

Figura 58.9. A: Imagem ovalada hipoecogênica no fígado compatível com abscesso hepático (seta). B: Múltiplos abscessos hepáticos (*).

des hepáticos, seguido de edema perisinusoidal, trombose e hemorragia.[4] Ao longo dos anos, há evolução para fibrose com o desenvolvimento de septos fibrosos, que interligam as veias hepáticas centrais.[5] O diagnóstico pode ser definido pelos seguintes critérios:

1. Doenças cardíacas que determinam ICC de câmaras direitas.
2. Sinais e sintomas de ICC direita como, por exemplo, estase de jugular, hepatomegalia, edema dos membros inferiores e anasarca e ascite.
3. Elevação dos marcadores de colestase: aumento da bilirrubina direta e total, aumento da fosfatase alcalina e de gama-glutamil transferase (GGT).
4. Exclusão de outras causas de lesão hepática. Por US, não é possível fazer o diagnóstico diferencial entre essas duas apresentações clínicas de hepatopatias secundárias à falência cardíaca.

Cabe ao médico clínico realizar este diagnóstico, correlacionando os achados por US com os dados clínico-laboratoriais. Inicialmente à ultrassonografia observa-se hepatomegalia, ecogenicidade levemente reduzida e aumento do calibre das veias hepáticas e da veia cava inferior (**Figura 58.10.**).

Ao Doppler, se observa fasicidade aumentada das veias hepáticas e também da veia porta devido à transmissão da pressão venosa central através dos sinusóides hepáticos (**Figura 58.11.**).

Se o estado congestivo do paciente não for tratado, e o processo permanecer cronicamente, a hipóxia crônica no nível dos sinusóides hepáticos, decorrentes da estase e do aumento da pressão venosa, determinará atrofia dos hepatócitos, formação de fibrose centrolobular e cirrose cardiogênica (**Figura 58.12.**). A presença de cirrose aumenta o risco de nódulos semelhantes à hiperplasia nodular focal e carcinoma hepatocelular. A cirrose cardiogênica difere das cirroses hepáticas de outras etiologias, por não determinar, frequentemente, esplenomegalias, varizes esofágicas e colaterais. Porém, em pacientes com insuficiência cardíaca congestiva grave, a pressão elevada nas veias hepáticas pode ser transmitida através dos sinusóides dilatados para as veias portas. No US, o resultado é uma variação anormal na velocidade portal ou até mesmo a

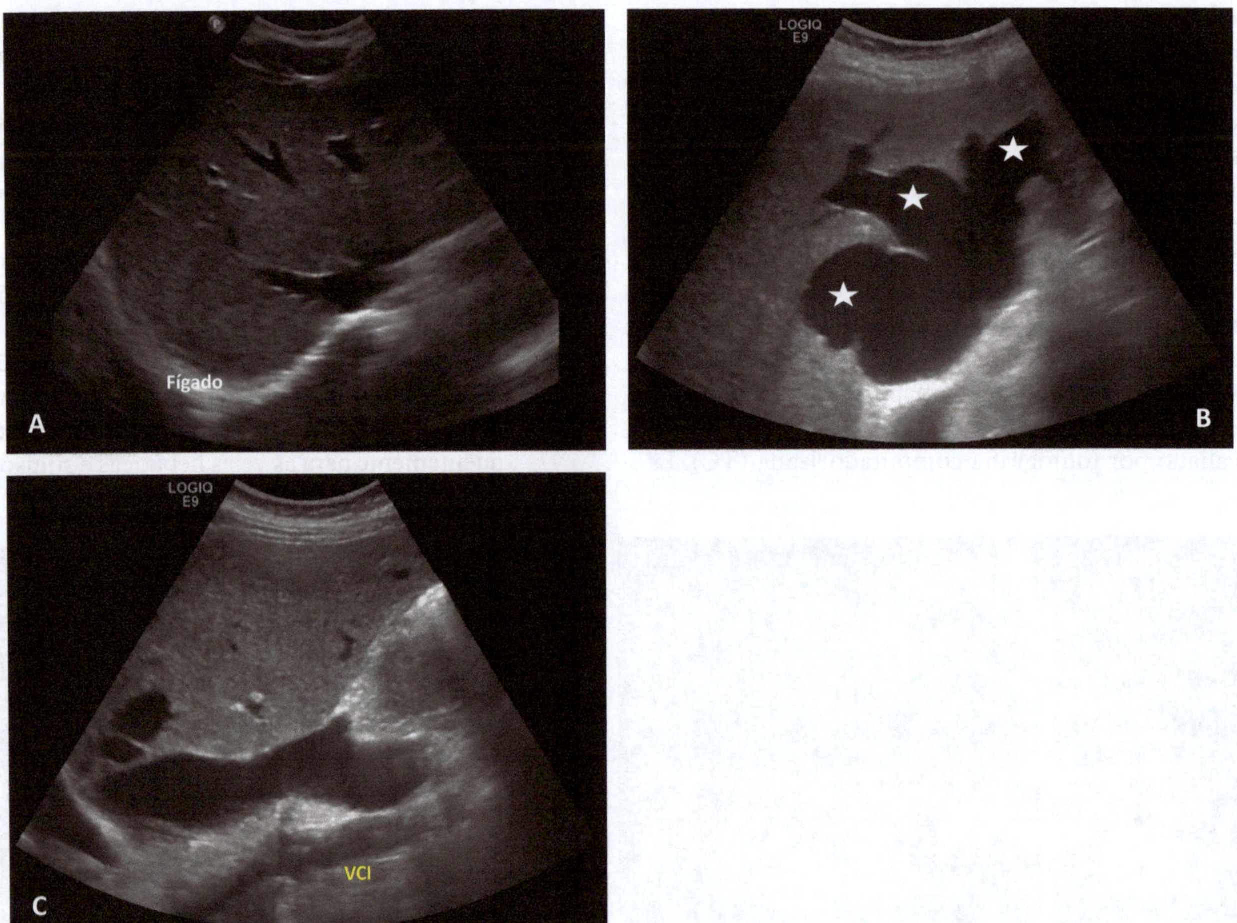

Figura 58.10. A: Calibre normal das veias hepáticas. B: Hepatopatia congestiva. Observe ectasia das veias hepáticas (*). C: Ectasia da veia cava inferior (seta). Paciente com insuficiência de câmaras direitas cardíacas.

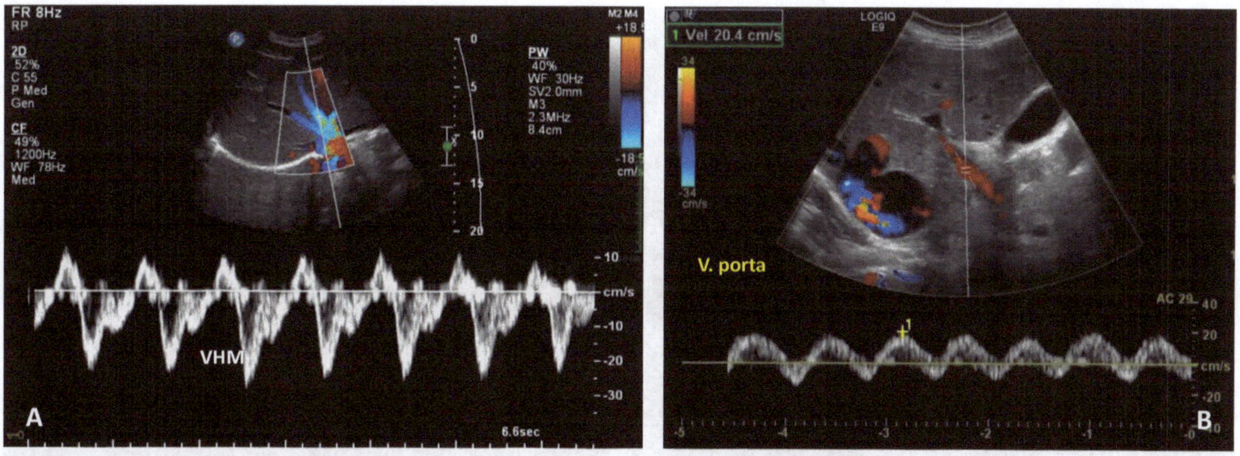

Figura 58.11. A: Veia hepática média com fasicidade aumentada. B: Veia porta com padrão pulsátil.

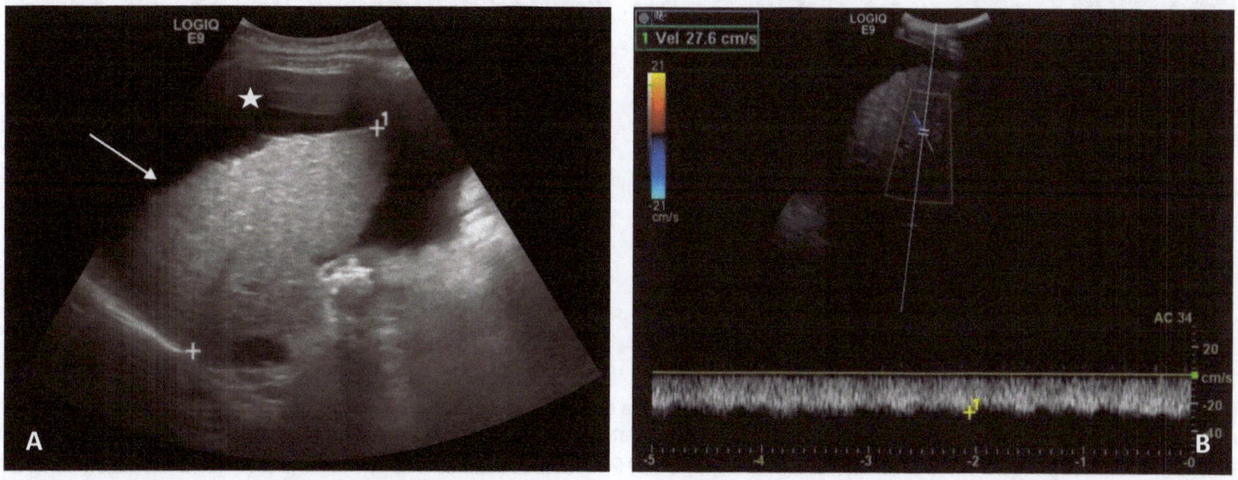

Figura 58.12. A: Fígado de dimensões reduzidas, com contornos serrilhados e parênquima heterogêneo (seta). Ascite (*). B: Análise espectral da veia hepática média com padrão monofásico e perda da fascidade.

inversão periódica da onda, resultando em um "para frente e para trás" ou padrão pulsátil. A congestão crônica pode determinar rigidez do parênquima hepático, reduzindo a amplitude da fasicidade característica das veias hepáticas, modificando-as de multifásico para redução da amplitude desta fasicidade até fluxo monofásico. O maior desafio no tratamento de pacientes com doença hepática congestiva é a diferenciação da congestão hepática reversível da fibrose irreversível. Até o momento, nenhum método de imagem é validado para prever de forma reprodutível o estágio da fibrose, conforme determinado pela biópsia, e até mesmo biópsias hepáticas isoladas podem não fornecer uma imagem precisa da carga total de fibrose no fígado. A elastografia por ultrassonografia, por ser um método barato e não invasivo, tem avançado de forma promissora.[6,7,8]

Nefropatia parenquimatosa

A insuficiência renal aguda (IRA) no pós-operatório, sobretudo de cirurgia cardíaca, pode ser causada pelo baixo débito cardíaco, comum no pós-operatório imediato. Como consequência, teremos lesão tubular aguda nos mais variados graus, que se instala concomitantemente com os fatores desencadeantes. Outra causa importante de lesão renal aguda é o uso de drogas nefrotóxicas, como uso de antibióticos, anti-inflamatórios não hormonais e diuréticos, entre outros.

A US tem pouca colaboração no diagnóstico de lesões agudas renais, no entanto, podemos encontrar aumento nas dimensões renais, aumento da ecogenicidade do parênquima renal, associado ou não a aumento dos índices de resistividade (IR) ao Doppler, que pode se encontrar acima de 0,7. Estes achados são inespecíficos quanto aos fatores determinantes da IRA, não sendo assim possível estimar sua causa por US. Com a cronicidade do quadro clínico, insuficiência renal crônica (IRC) pode se instalar e os achados por US incluem redução das dimensões renais, perda da diferenciação córtico sinusal, com rins hiperecogênicos, redução da espessura do parênquima renal e aumento dos índices de resistividade (**Figura 58.13.**).

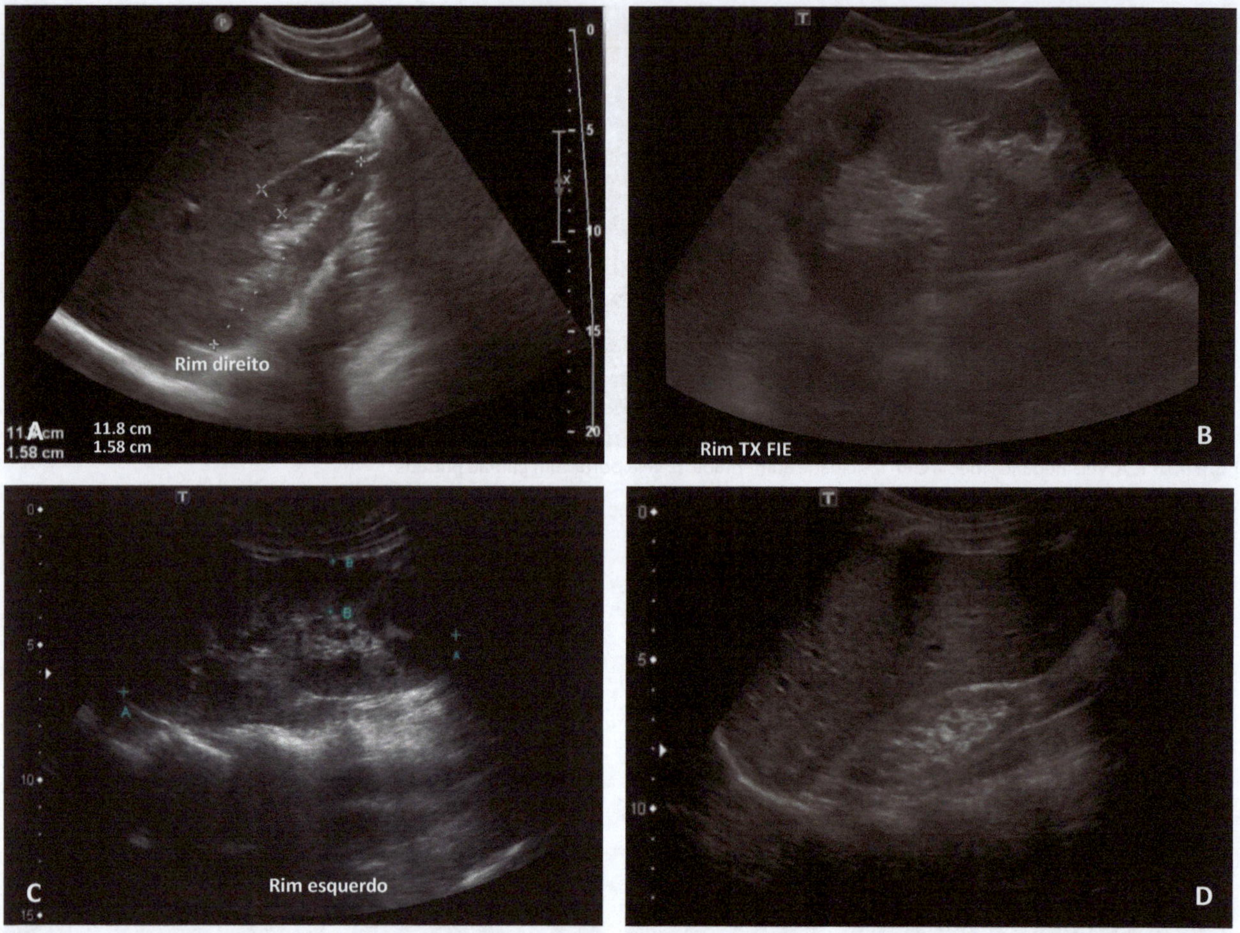

Figura 58.13. A: Rim normal. B: Rim normal transplantado na fossa ilíaca esquerda. C: nefropatia aguda por Lupus Eritematoso Sistêmico. Nota-se aumento das dimensões renais, aumento da ecogenicidade parenquimatosa, alteração da relação corticomedular caracterizada por aumento da medular renal (seta); D: Nefropatia parenquimatosa crônica caracterizada por redução das dimensões renais e aumento da ecogenicidade do parênquima renal. Rim mede cerca de 6,0cm no maior eixo.

O comprimento renal médio direito é de 10,74 ± 1,35cm e o comprimento renal médio esquerdo é de 11,10 ± 1,15cm, com um limite inferior da normalidade de 9,0cm. O comprimento renal abaixo de 8cm, em geral, é atribuído à insuficiência renal crônica (IRC), enquanto um comprimento entre 8 e 9cm deve sempre ser correlacionado ao fenótipo do paciente, particularmente à estatura.

A espessura do parênquima normal varia de 1,5 a 2,0cm.

A ecogenicidade parenquimatosa é o marcador mais utilizado para avaliar a presença de nefropatia, sendo avaliada comparando com a ecogenicidade do fígado e baço. É importante salientar que uma ecogenicidade varia com a idade do paciente (aumenta em recém-nascidos devido à elevada celularidade e em pacientes idosos por fibrose) e ecogenicidade renal normal não exclui doença renal.

De forma resumida, na doença renal crônica em estágio avançado, encontramos rins de dimensões reduzidas, com parênquima afilado e com aumento difuso da ecogenicidade.[9]

Sangramento retroperitoneal

A hemorragia retroperitoneal é uma entidade clínica de causas variáveis, incluindo intervenção percutânea, neoplasias, trauma, doenças císticas renais e patologias adrenais. Também foi demonstrado em pacientes com anticoagulação sistêmica.[10,11] Em relação à hemorragia retroperitoneal pós-cateterismo cardíaco realizado por via transfemoral é complicação infrequente com incidência variando 0,15-6%, porém potencialmente fatal.[12] O quadro clínico é pouco específico, com os pacientes apresentando plenitude do abdome inferior, dor nas costas ou no flanco e, em função disso, o diagnóstico pode ser tardio.[13] O aspecto ultrassonográfico do hematoma retroperitoneal vai depender do estágio evolutivo do mesmo. Hematomas agudos são caracterizados por coleções anecogênicas ou hipoecogênicas, já hematomas de evolução subaguda a crônica se apresentam como coleções heterogêneas, por vezes com formação de septos e sem vascularização ao Doppler. Sinais indiretos de hemorragias retroperitoneais incluem o deslocamento das vísceras como rim e pâncreas, além de má definição do músculo psoas.

Hematoma de parede abdominal

Os hematomas de parede abdominal anterior, em geral, são decorrentes do sangramento dos vasos epigástricos ou de seus ramos perfurantes na bainha do músculo reto abdominal. As principais etiologias são trauma cirúrgico, anticoagulação e laceração muscular durante atividades físicas.[14] Os hematomas de paredes se apresentam na fase aguda como coleções anecogênicas e com a evolução se tornam hipoecogênicos, podendo formar loculações e traves, sendo impossível fazer diagnóstico diferencial, apenas pela imagem, com abscessos. No entanto, a ausência de sinais flogísticos durante o exame nos leva a pensar no diagnóstico de hematoma.

A linha arqueada é uma particularidade anatômica importante a ser lembrada na avaliação ultrassonográfica da parede abdominal. Acima da linha arqueada, o músculo reto abdominal é envolvido anteriormente e posteriormente pelas aponeuroses dos músculos transversos, oblíquos externo e interno e, nesses casos, o hematoma fica restrito a esse compartimento, assumindo formato fusiforme. Abaixo da linha arqueada, a mesma aponeurose encobre apenas anteriormente o músculo reto e hematomas nessa topografia passam a se insinuar para a cavidade abdominal comprimindo a bexiga e podendo ser confundido com coleções intracavitárias.[15]

REFERÊNCIAS BIBLIOGRÁFICAS

1. Nogueira AC, Salgado CG, Nogueira FB, Amaral SI, Rabischoffsky A. Pseudoaneurismas: quando e como tratá-los/ Pseudoaneurysms: when and how to treat them. ABC: imagem cardiovasc 2013 out-dez;26(4): 289-307.
2. Alcântara ML, Santos SN, Freire CM, Cantisano AL, Teodoro JÁ, Porto CL, et al. Recomendações para Avaliação Ultrassonográfica da Aorta Abdominal e Ramos. Grupo de Trabalho do Departamento de Imagem Cardiovascular da Sociedade Brasileira de Cardiologia (DIC/ SBC). Arq Bras Cardiol: Imagem cardiovasc 2016 Abril;29(nº especial):e1-e68.
3. Moneta GL, Yeager RA, Dalman R, Antonovic R, Hall LD, Porter JM. Duplex ultrasound criteria for diagnosis of splanchnic artery stenosis or occlusion. J Vasc Surg 1991;14(4):511-8. 223.
4. *Ford RM, Book W, Spivey JR. Liver disease related to the heart. Transplant Rev (Orlando) 2015 Jan;29(1):33-37*
5. *Schiff ER, Maddrey WC, Sorrel MF. Schiff's Disease of the Liver. 11 ed. Oxford, England: Wiley-Blackwell; 2011.*
6. Kavoliuniene A, Vaitiekiene A, Cesnaite G. Congestive hepatopathy and hypoxic hepatitis in heart failure: A cardiologist's point of view. Int J Cardiol 2013 Jul 1;166(3):554-8.
7. Seeto RK, Fenn B, Rockey DC. Ischemic hepatitis: clinical presentation and pathogenesis. Am J Med 2000;109(2):109–13.
8. Henrion J, Schapira M, Luwaert R, Colin L, Delannoy A, Heller FR. Hypoxic hepatitis clinical and hemodynamic study in 142 consecutive cases. Medicine (Baltimore) 2003;82(6):392–406.
9. Fiorini F, Barozzi L. The role of ultrasonography in the study of medical nephropathy. J ultrasound 2007 Dec;10(4):161-7.
10. Sunga KL, Bellolio MF, Gilmore RM, Cabrera D. Spontaneous retroperitoneal hematoma: etiology, characteristics, management, and outcome. J Emerg Med 2012; 43:e157-e161.
11. Chan YC, Morales JP, Reidy JF, Taylor PR. Management of spontaneous and iatrogenic retroperitoneal haemorrhage: conservative management, endovascular intervention or open surgery? Int J Clin Pract 2008 Oct;62(10):1604-13.
12. Sajnani N, Bogart DB. Retroperitoneal Hemorrhage as a Complication of Percutaneous Intervention: Report of 2 Cases and Review of the Literature. Open Cardiovasc Med J 2013;7:16–22.
13. Farouque HMO, Tremmel JA, Raissi Shabari F, et al. Risk factors for the development of retroperitoneal hematoma after percutaneous coronary intervention in the era of glycoprotein IIb/IIIa inhibitors and vascular closure devices. J Am Coll Cardiol 2005 Feb 1;45(3):363-8.
14. Shikhman A, Tuma F. Abdominal Hematoma; Treasure Island (FL): StatPearls Publishing 2020 Jan.
15. Matalon SA , Askari R, Gates JD, Patel K, Sodickson AD, Khurana B. Don't Forget the Abdominal Wall: Imaging Spectrum of Abdominal Wall Injuries after Nonpenetrating Trauma. RadioGraphics 2017 Jul; 37(4): 1218-1235.

59

Doppler transcraniano e ultrassonografia transfontanelar

Emanoel Ribeiro Melo

DOPPLER TRANSCRANIANO

Introdução

O **Doppler transcraniano** foi inicialmente descrito em 1982 por Aslid *et al.* Considerado um método não invasivo, em que se utiliza um equipamento de Ultrassonografia (com imagem bidimensional ou não) com transdutor de baixa frequência, de 1 a 2MHz, com utilização do Doppler espectral e colorido para estudo dos vasos da base do crânio que formam o polígono de Willis (artérias cerebrais anteriores, posteriores, comunicantes posteriores e anterior e artérias carótidas internas intracranianas), artérias cerebrais médias, basilar e vertebrais intracranianas (**Figura 59.1.**). O acesso se faz através das janelas transtemporais, transforaminal, transorbitárias e submandibulares. As janelas transtemporais identificam as artérias cerebrais médias, comunicantes posteriores e anteriores e artérias cerebrais posteriores. As janelas transorbitárias identificam artérias carótidas internas na região do sifão carotídeo e artéria oftálmica e, através do forâmen Magno, se avaliam as artérias basilar e vertebrais intracranianas. As janelas submandibulares avaliam as artérias carótidas internas imediatamente antes do Sifão carotídeo. O método tem a vantagem de ser portátil, podendo ser utilizado à beira do leito do paciente, sobretudo de Unidade de Terapia Intensiva (UTI). Aproximadamente 10% dos pacientes não têm janelas acústicas adequadas para realização do exame. Durante o estudo, são adquiridas as velocidades de fluxo e índices de pulsatilidade e resistividade, para avaliação de diversas condições clínicas: avaliação de anemia falciforme, diagnóstico de oclusão arterial, morte encefálica, aumento da pressão intracraniana, avaliação de reserva funcional, cefaleia, insuficiência

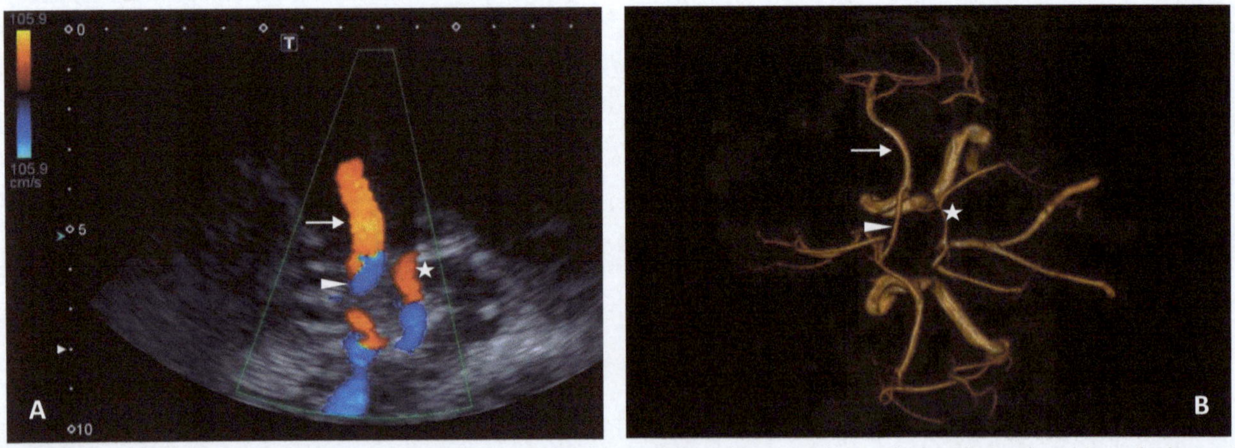

Figura 59.1. A: Doppler colorido do polígono de Willis. Artéria cerebral anterior (cabeça da seta); artéria cerebral média (seta); artéria cerebral posterior (*). B: Angioressonância do polígono de Willis.

vertebrobasilar, forâmen oval patente com shunt direito - esquerda, monitorização intra operatória, microembolismo cerebral, trauma encefálico, hidrocefalia, vasculite, trombose de seio venoso e má-formação da veia de Galeno. Ainda assim, o método é pouco utilizado, pois ainda são necessários estudos para utilização em outras aplicações (**Figura 59.2.**).

Os valores normais de referência encontram-se na **Tabela 59.1.**

Neste capítulo são abordados temas relacionados ao paciente de pós-operatório e o DTC pode ser útil na avaliação de diagnóstico de oclusão arterial, morte encefálica, paciente em uso de ECMO, aumento da pressão intracraniana, forâmen oval patente com shunt direito - esquerda, microembolismo cerebral e vasoespasmo.

Oclusão arterial

As oclusões arteriais, se ocorridas nas artérias que formam o polígono de Willis ou nas artérias proximais ao polígono de Willis, podem ser identificadas pela ausência de fluxo ao Doppler colorido e pulsado. Pode haver, ainda redistribuição do fluxo, com inversão do sentido do fluxo, em algumas oclusões. Por exemplo, para compensar uma oclusão da artéria carótida interna, podemos ter inversão compensatória de fluxo do segmento A1 da cerebral anterior ipsilateral ou inversão de fluxo compensatória da comunicante posterior ipsilateral, para permitir presença de fluxo na artéria cerebral média ipsilateral. O DTC tem mostrado boa correlação angiográfica, caso a oclusão ocorra em região proximal das artérias, com polígono de Willis. Se na região proximal das artérias cerebrais anteriores há sensibilidade de 94%, e na cerebral média de 93%. Significativamente menor sensibilidade na artéria vertebral distal (56%) e basilar (60%).[2] No seguimento destes pacientes, se faz necessário realizar o teste de reatividade vasomotora, na tentativa de identificar comprometimento da reserva funcional.

Teste de Reatividade Vasomotora

Também chamado de teste de reserva funcional, pode ser realizado por três técnicas: teste de apneia, teste com uso de acetazolamida e teste com uso de CO_2. O teste de apneia demonstrou forte correlação com o teste com uso de CO_2[3] e o teste com uso de CO_2, acarretando, muitas vezes, desconforto para o paciente e se faz

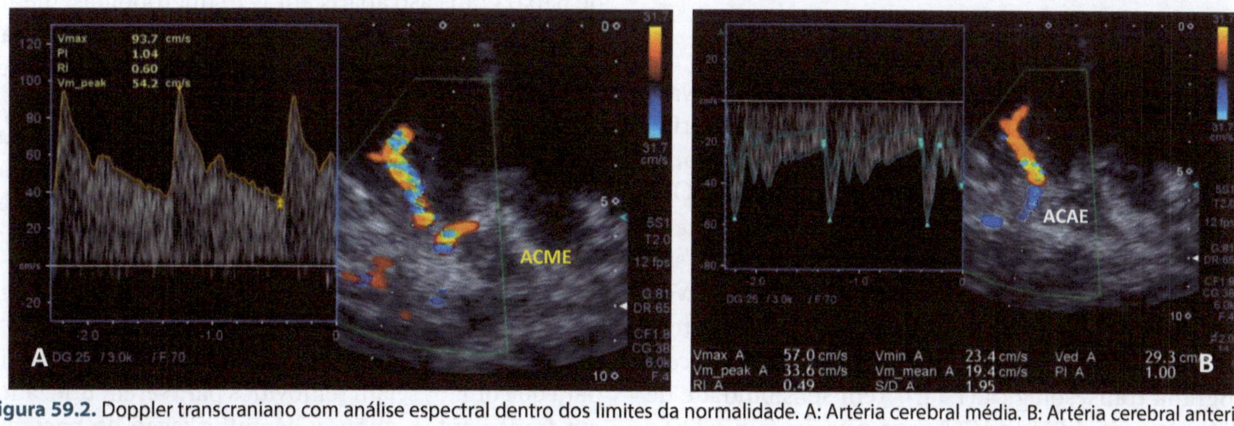

Figura 59.2. Doppler transcraniano com análise espectral dentro dos limites da normalidade. A: Artéria cerebral média. B: Artéria cerebral anterior. C: Artéria cerebral posterior. D: Artéria basilar.

Tabela 79.1. (Andrea Rigamonti et al.1)

Artéria	Velocidade de fluxo (cm/s)					
	VPS	**Vm**	**Vd**	**IP**	**IR**	**Diâmetro (mm)**
ACA	80-90	50-60	30-40	0,76-0,92	0,53-0,59	1,6-2,1
ACM	90-110	55-75	35-55	0,81-0,97	0,54-0,62	2,0-4,0
ACP (P1)	66-81	42-53	26-33	0,78-0,97	0,53-0,60	2,0-3,0
ACP (P2)	68-71	4253	26-32	0,77-0,97	053-0,60	2,0-3,0
BASILAR	54-74	35-50	23-34	0,77-0,95	0,51-0,60	3,2-4,0
VERTEBRAL	52-66	33-44	22-31	0,78-0,94	0,53-0,59	3,0-4,2*

ACA: Artéria Cerebral Anterior. ACM: Artéria Cerebral Média. ACP: Artéria Cerebral Posterior, segmento P1. ACP Artéria Cerebral Posterior, segmento P2. VPS: Velocidade de Pico Sistólico. VD: Velocidade Diastólica. VM: Velocidade Média. IP: Índice de Pulsatilidade. IR: Índice de Resistividade. *Artérias vertebrais, direita e esquerda, têm, geralmente, diferentes diâmetros.

necessário uso de cilindro de CO_2. Por este motivo, será descrito apenas o teste de apneia no presente estudo.

Teste de apneia: baseia-se no princípio fisiológico onde a apneia aumenta a PCO_2 e este aumento estimula a vasodilatação, favorecendo o fluxo sanguíneo cerebral. O resultado será um aumento da velocidade de fluxo nas artérias. Mantém-se o paciente em decúbito dorsal, repouso, e pede para o mesmo fazer apneia, sem realizar valsalva. A valsalva determina redução da velocidade de fluxo, nos segundos iniciais do teste, interferindo no resultado. Sendo assim, pede-se que o paciente faça apneia, durante a respiração normal, por 30 segundos. O teste de apneia é realizado apenas na artéria cerebral média, pois estudos prévios demonstraram que os índices encontrados nas artérias cerebrais anteriores e médias são equivalentes, assim como das artérias cerebrais posteriores, basilar e vertebrais, em indivíduos sadios, são semelhantes.[4] Estudos de H.S. Markus *et al.*[3] *demonstraram que os valores normais dos índices variam entre 1,30 ± 0,60 e para Iris Zavoreo*[4] *variam entre 1,03 a 1,65*. Achados alterados inferem risco aumentado de evento isquêmico encefálico. Para o cálculo, são obtidos os resultados da velocidade média em repouso (VMr), velocidade média no final do tempo de apneia (VMa) e o tempo de apneia (Ta). O cálculo é feito pela fórmula: ((VMa-VMr)/ VMr) x 100/Ta. (**Figura 59.3.**).

Comunicação Átrio-Ventricular com Shunt Direita-Esquerda

Nos pacientes, sobretudo jovens, com acidente vascular cerebral (AVC), avaliação de comunicação átrio-ventricular, com sentido de fluxo direito-esquerda, se faz necessário. A presença de forame oval patente (FOP) com *shunt* direita-esquerda pode ser responsabilizada pela passagem de êmbolo, para circulação arterial sistêmica, tendo como consequência, sobretudo, o AVC. O Doppler transcraniano, com uso de contraste, tem boa sensibilidade e especificidade em relação à ecocardiografia transesofágica (ETE). Tem sensibilidade de 95% e especificidade de 75% comparado com ETE[5] e FOP pode ser encontrado em 17-32% dos indivíduos sadios.[6] Como contraste, deve-se utilizar uma solução salina, assim constituída: Soro fisiológico 0,9%-8,0mL; 1,0mL de ar; 1,0mL de sangue do próprio paciente. Esta solução deve ser agitada para que microbolhas se formem. Alguns estudos não utilizam o sangue do paciente na composição desta solução, no entanto, a adição do sangue do paciente forma com mais facilidade as microbolhas desejadas. A pesquisa de FOP se faz da seguinte maneira: paciente em decúbito dorsal, realiza-se o estudo de Doppler transcraniano, com aquisição das velocidades médias das artérias cerebrais e seus respectivos índices de pulsatilidade e resistividade. Através de punção periférica, se injetam os 10mL da solução salina, e após 5 segundos da injeção, solicita-se que o paciente realize manobra de valsalva. Existem vários estudos na literatura para determinar o melhor tempo para realizar o início da apneia, assim como existem estudos sem apneia. Outros avaliaram a quantidade da solução salina (contraste) utilizada. Os estudos demonstram que houve maior sensibilidade na detecção dos microêmbolos/Hits *(high intensity transient signals)*, utilizando-se 10mL de solução salina e manobra de Valsalva 5 seg. depois da injeção do contraste. A presença dos Hits aparece num tempo inferior a 20 seg. Para quantificação do *shunt* direita-esquerda, teremos teste negativo caso não apareça nenhuma microbolha, shunt de baixo grau caso apareçam 1-10 microbolhas, médio grau > 10 microbolhas sem efeito cortina e alto grau quando há efeito cortina, ou seja, aparecem numerosas microbolhas, que impossibilita fazer uma contagem.[5] A ausência de comunicação átrio-ventricular faz com que a solução salina de microbolhas passe pelo pulmão, que as eliminará do sistema circulatório, impedindo que as mesmas sejam detectadas pelo Doppler transcraniano.

Morte encefálica

O diagnóstico de morte encefálica se faz necessário para que órgãos sejam removidos para serem utilizados em transplantes, quando há autorização do paciente para doação dos mesmos. Outra situação que deve ser

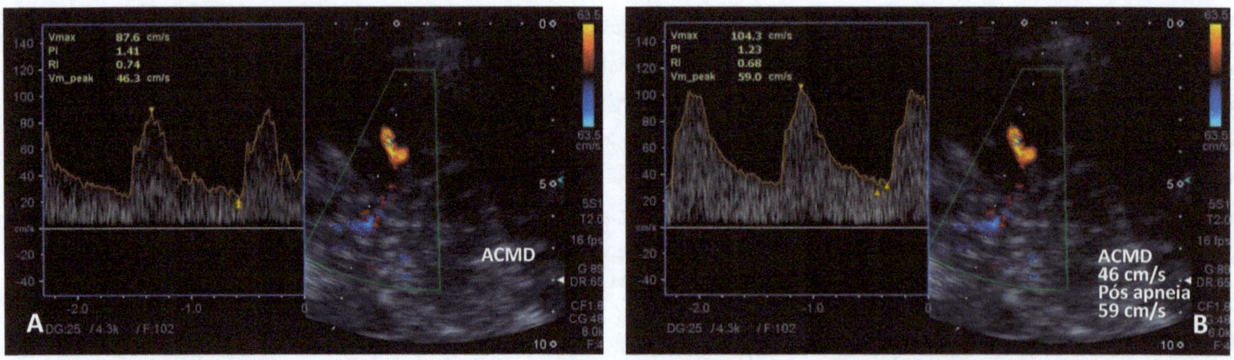

Figura 59.3. Doppler transcraniano em paciente com reserva reduzida A: Análise espectral da artéria cerebral média direita em repouso. B: Análise após apneia demonstra aumento insuficiente da velocidade.

considerada é o desinvestimento dos cuidados intensivos para este paciente, já que não há mais vitalidade a ser considerada e custos devem ser poupados, assim como a liberação do leito para outro enfermo, que necessita dos cuidados em unidade de terapia intensiva (UTI). O Doppler transcraniano aparece como método portátil, de fácil utilização nas mãos de profissionais bem treinados, é capaz de avaliar a circulação de fluxo cerebral, através de padrões específicos, que caracterizam morte encefálica. No entanto, este diagnóstico não deve ficar somente sobre responsabilidade deste método diagnóstico. O diagnóstico de morte encefálica deve obedecer aos critérios da legislação do país, seguindo os critérios da resolução n.º 2.173/17 que atende o que determina a lei n.º 9.434/97 e o decreto presidencial n.º 9.175/17 que regulamentam o transplante de órgãos no Brasil. Os exames que podem ser utilizados para avaliação de morte encefálica devem demonstrar, de forma inequívoca, ausência de perfusão sanguínea ou de atividade elétrica, ou metabólica encefálica. O Doppler transcraniano demonstra ausência de fluxo, e padrões de fluxo que caracterizam o diagnóstico de morte encefálica. Marco Feri *et al.*,[7] estudaram 37 pacientes na UTI com Glasgow < 7, e classificaram seis padrões de ondas encontrados nos exames de Doppler transcraniano:

1. Fluxo de padrão anterógrado contínuo.
2. Baixa velocidade de fluxo diastólico.
3. Fluxo diastólico reverso seguido de fluxo diastólico anterógrado.
4. Fluxo diastólico reverso sem fluxo diastólico anterógrado.
5. Pequena sístole de fluxo anterógrado.
6. Fluxo indetectável (**Figura 59.4.**).

Concluiu-se que todos os pacientes com padrão tipo 4, 5 e 6 tiveram diagnóstico de morte encefálica, corroborando com os resultados dos exames clínicos e do eletroencefalograma. A ausência de fluxo, classificação tipo 6 do referido estudo, deve, no entanto, ser interpretada com cautela, pois até 10% dos pacientes podem não ter janela acústica adequada para avaliação das artérias cranianas. Exame das carótidas internas e das vertebrais na região cervical pode ser esclarecedora, nestes casos, já que ausência de fluxo pode ser detectada

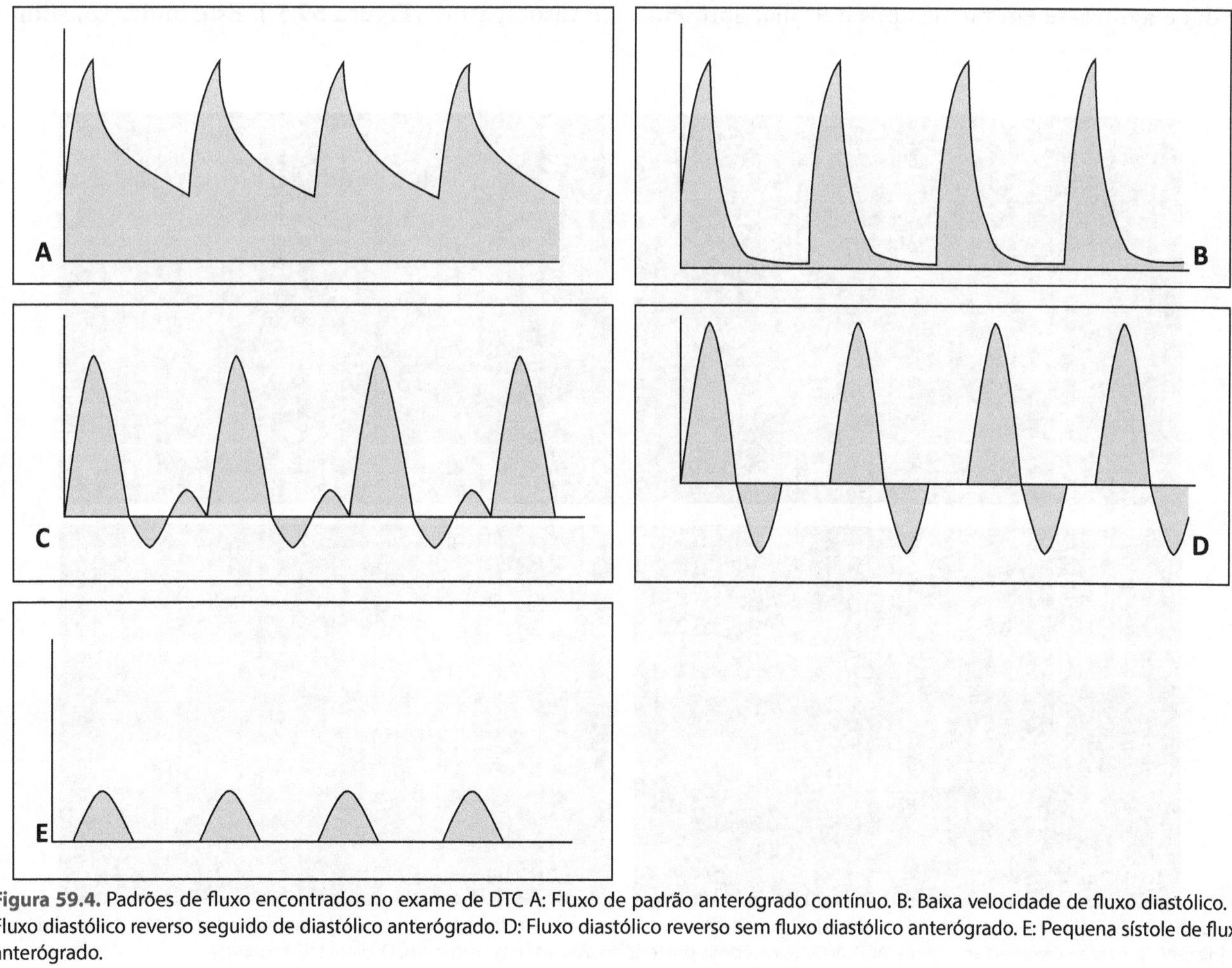

Figura 59.4. Padrões de fluxo encontrados no exame de DTC A: Fluxo de padrão anterógrado contínuo. B: Baixa velocidade de fluxo diastólico. C: Fluxo diastólico reverso seguido de diastólico anterógrado. D: Fluxo diastólico reverso sem fluxo diastólico anterógrado. E: Pequena sístole de fluxo anterógrado.

ao Doppler, nestes segmentos arteriais, confirmando o diagnóstico de morte encefálica. Muitos outros estudos existem na literatura, confirmando os mesmos achados, do referido estudo, logo, os achados de padrões de onda desta classificação, tipo 4 e 5 e ausência fluxo, são achados determinantes de morte encefálica, se os critérios de avaliação clínica, também confirmarem o mesmo diagnóstico. Algumas considerações ainda devem ser feitas, como, por exemplo, uso em doses altas de drogas vasoativas, com importante efeito vasoconstrictor, e, segundo Eelco F.M. Wijdicks,[8] mudanças relevantes na Pco_2, débito cardíaco e hematócrito.

Vasoespasmo

O vasoespasmo intracraniano é frequentemente consequência de hemorragia intracraniana, sobretudo hemorragia subaracnoide (HSA). A principal causa da HSA, é a ruptura de aneurisma intracraniano. Vasoespasmo sintomático ocorre em até 20-30% dos pacientes afetados por HSA e é responsável por 15-20% de risco de AVC e morte. De fato, a progressão para AVC ocorre em aproximadamente 50% dos casos sintomáticos. Sinais de vasoespasmo aparecem a partir do 3° dia pós-sangramento, se torna moderado por volta do 6° dia e agrava-se em média após o 9° dia, apresentando melhora após o 12° dia. Este fenômeno ocorre inicialmente junto ao sítio da hemorragia, ou pode acontecer em várias regiões do encéfalo. Não se sabe ao certo a fisiopatologia do vasoespasmo, porém existem hipóteses de que o sangramento dispara mecanismos celulares secundários, determinando o vasoespasmo. Admite-se que o sangramento leva à lesão endotelial do vaso, reduzindo a produção de óxido nítrico, com aumento relativo de seus metabólitos, no fluido cérebro espinhal, que determina modificação da contratilidade celular, por aumento da concentração de cálcio intracelular. Este processo complexo culmina em contração da musculatura lisa vascular. O Doppler transcraniano pode detectar a presença de vasoespasmo, na artéria cerebral média, utilizando-se os seguintes critérios, segundo McGirt *et al.*:[9] discreto se velocidade média ≥ 120cm/s e < 140cm/s (<25% de estenose); moderado se velocidade média ≥ 140cm/s e < 200cm/s (25-50% de estenose) e severa se velocidade média ≥ 200cm/s (estenose > 50%). Para a artéria basilar se utiliza a velocidade de 90cm/s, como critério de vasoespasmo.[10] Como estados hiperdinâmicos elevam a velocidade de fluxo das artérias, como, por exemplo, paciente com febre e anemia, o índice de Lindegaard pode ser utilizado para o diagnóstico diferencial entre estados hiperdinâmicos e vasoespasmo (**Figura 59.5.**). Este índice constitui a

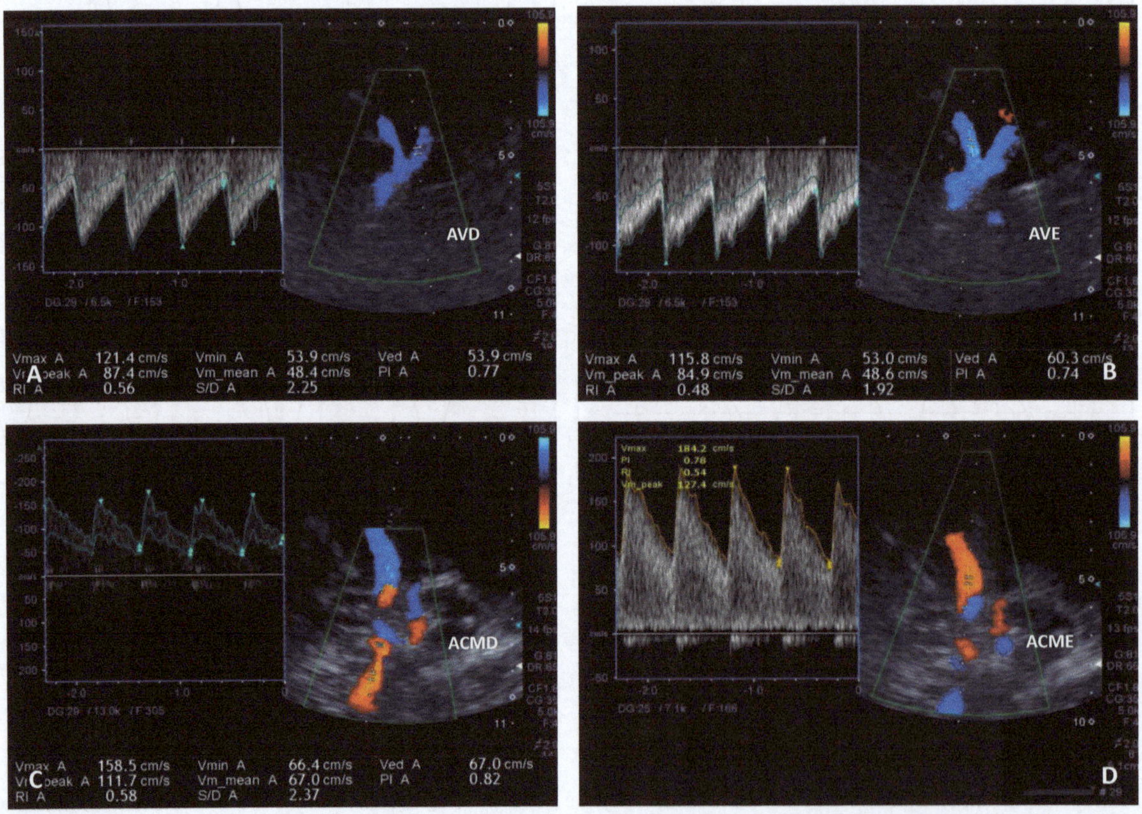

Figura 59.5. Paciente anêmica e febril. Nota-se velocidade de fluxo aumentada em todos os segmentos arteriais avaliados. ACM: artérias cerebrais médias. ACA: artérias cerebrais anteriores. ACP: artérias cerebrais posteriores. AV: artérias vertebrais. D: direita. E: esquerda.

relação entre as velocidades médias da artéria cerebral média (ACM) e artéria carótida interna (ACI) cervical e é assim classificado: Se a ACM/ACI < 3 elevação não específica, vasoespasmo leve; se ACM/ACI ≥ 3 e < 6 é igual a vasoespasmo moderado se ACM/ACI ≥ 6 vaso espasmo severo, em geral, sintomático (**Figura 59.6.**). O Vasoespasmo para artéria cerebral anterior (ACA) proximal é mais difícil de ser definido, por haver maior dificuldade técnica de registro do sinal e pela maior variedade anatômica individual, levando a maior alteração do padrão de fluxo com maior frequência. Segundo M. Radanovic *et al.*[11] é mais importante considerar a variação de velocidade de fluxo num determinado período de tempo (quando esta velocidade ultrapassa 50% do valor inicial em 24 horas) do que considerar um valor absoluto. Para artéria basilar , quando a velocidade ultrapassa 85cm/s, uma significativa quantidade de pacientes tem lesão cerebral.[1] Estudo de McGirt[9] mostrou que em até 64% dos pacientes apresentam alteração de vasoespasmos ao DTC antes do déficit neurológico. A importância de determinar o vasoespasmo quando ainda precoce, é evitar lesão isquêmica com tratamento adequado com terapia de hipertensão/hipervolemia, o uso de bloqueadores de canais de cálcio e a realização de angioplastia transluminal. O método padrão ouro para diagnóstico de vasoespasmo é a arteriografia, porém, esta é invasiva e é inadequada para monitorização dinâmica, mas tem a vantagem de a utilizar para efetuar tratamento, como angioplastia.

Microembolismo cerebral

Acidente Vascular Cerebral (AVC) é uma das principais causas de morbidade e mortalidade no mundo. Nos países desenvolvidos, os AVCs, são a segunda ou terceira causa de morte e a embolização é a causa de AVC isquêmico em 40%-80% dos casos.[12] O DTC é um método a ser considerado na avaliação de microembolismo cerebral (MeC), pois se trata de um método seguro, não invasivo, portátil e que pode estratificar o risco de acidente vascular cerebral (AVC). O microembolismo cerebral está associado à fibrilação, estenose carotídea aterosclerótica, placas no arco aórtico, infarto do miocárdio, próteses de valvas cardíacas, forâmen oval patente, dissecção não traumática, cirurgias, angioplastias e colocação de Stent e angiografias diagnósticas.[12,13] Segundo a *American Academy of Neurology*, está indicado avaliação de microembolismo nas seguintes situações:[2]

1. Doenças Cerebrovasculares Isquêmicas:
   a. Anemia falciforme.
   b. Shunt cardíaco direito-esquerda.
   c. Doença arterial estenosante.
   d. Fístula arteriovenosa (FAV) e má-formação arteriovenosa.
2. Cirurgias e procedimentos médicos:
   a. Trombólise cerebral em AVC agudo.
   b. Endarterectomia carotídea.
   c. Angioplastia e colocação de Stent carotídeo.
   d. Revascularização miocárdica.
   e. Próteses de valvas cardíacas.
3. UTI neurológica:
   a. Vasoespasmo depois de HSA.
   b. Aumento de pressão intracraniana.
   c. Lesão cerebral.
   d. Suspeita de morte encefálica.
   e. Aneurisma cerebral e hemorragia intraparenquimatosa.
4. Outras:
   a. Teste vasomotor farmacológico.

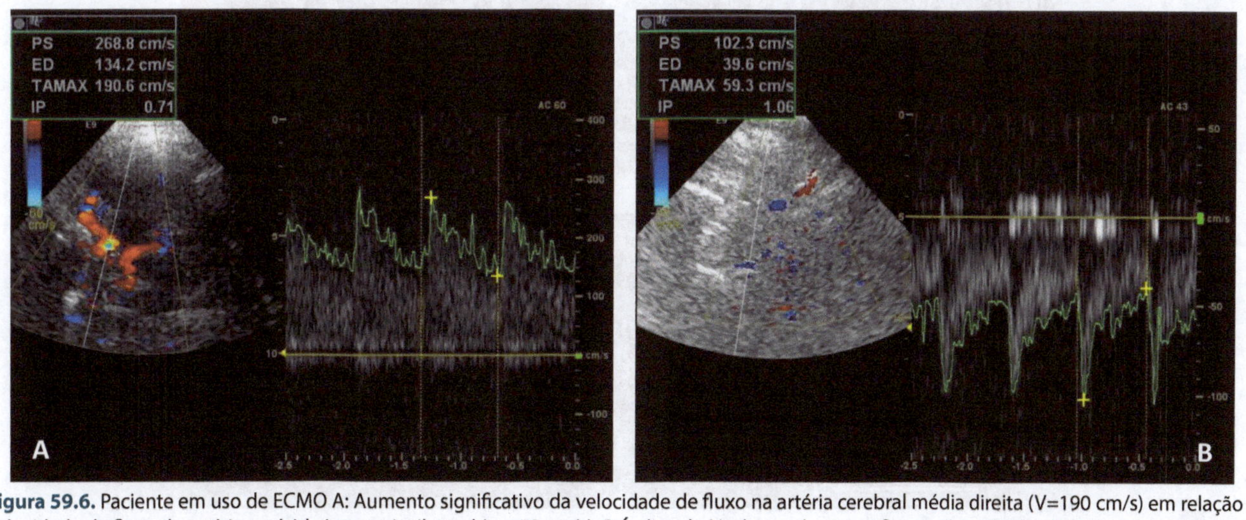

Figura 59.6. Paciente em uso de ECMO A: Aumento significativo da velocidade de fluxo na artéria cerebral média direita (V=190 cm/s) em relação à velocidade de fluxo da artéria carótida interna ipsilateral (v = 59 cm/s). B: Índice de Lindegaard > 3, configurando redução da luz vascular, inferindo vasoespasmo ou redução da luz por êmbolo.

b. Autorregulação cerebral.
c. Insuficiência hepática e encefalopatia hepática.
d. Pré-eclâmpsia.

MeC é detectado em estenose carotídea em até 43% dos pacientes sintomáticos e em até 10% dos pacientes assintomáticos. É também detectado em até 20% dos pacientes com severa ateromatose do arco aórtico, em até 25% dos pacientes sintomáticos com estenose de artérias intracranianas, em até 20% dos pacientes com doenças cardíacas, em 15-30% dos pacientes com fibrilação atrial, em 5,6% dos pacientes com FOP isoladamente, em até 50%-90% dos pacientes com valva cardíaca protética, em até 21% dos pacientes com infarto do miocárdio de parede anterior, em 15-20% dos pacientes com miocardite infecciosa e em até ⅓ dos pacientes com miocardiopatia dilatada.[12]

Uma vez detectado o microembolismo, a procura da fonte emboligênica se faz necessária, para que se possa instituir o tratamento necessário. Foi estabelecido que o micro êmbolo, é identificado com duração curta (< 0,01-0,03 seg.), aumento unidirecional de sinal (> 3dB), dentro da frequência espectral do Doppler. Aparece de forma randômica como um sinal agudo que passa pela amostra do volume selecionado. A quantificação é feita em êmbolos por hora, logo, se o exame durou 15 minutos e apareceram 2 êmbolos, o resultado constará 8 êmbolos/hora. MeC pode ser demonstrado após injeção de 10 mL de solução salina agitada em pacientes com forame oval patente e shunt direita-esquerda[14]. (**Figura 59.7.**)

A prevalência de forâmen oval patente na população em geral é de 22-34%.[12] Em pacientes com AVC criptogênico, especialmente em jovens, tem sido encontrada prevalência aumentada de forâmen oval patente (FOP).

O êmbolo pode ser constituído por partículas de gordura, agregados plaquetários e partículas de ateroma, porém é impossível poder identificar sua composição por este método. Diferenciar se o êmbolo pode ser sólido ou gasoso é possível, utilizando-se aparelho multifrequencial, onde o vaso é ensonado simultaneamente com frequências de 2,5MHz e 2,0MHz. A diferença entre o êmbolo sólido e o gasoso é que o êmbolo sólido reflete mais se utilizando frequências altas, diferentemente do êmbolo gasoso. É importante enfatizar que a maioria dos pacientes com microembolismo, não produz sintomas imediatos, porém a presença de MeC indica que pacientes assintomáticos têm risco aumentado de ter AVC. Vários estudos demonstram que existe boa correlação entre presença de MeC e pacientes sintomáticos. Pacientes com MeC, demonstram maior déficit cognitivo e exames como ressonância magnética (RM) e tomografia computadorizada podem demonstrar pequenas áreas de infarto silencioso.

ECMO (*Extracorporeal Membrane Oxygenation*)

Insuficiência respiratória aguda e choque cardiogênico são situações difíceis e frequentes nas unidades de terapia intensiva (UTI). Síndrome da angústia respira-

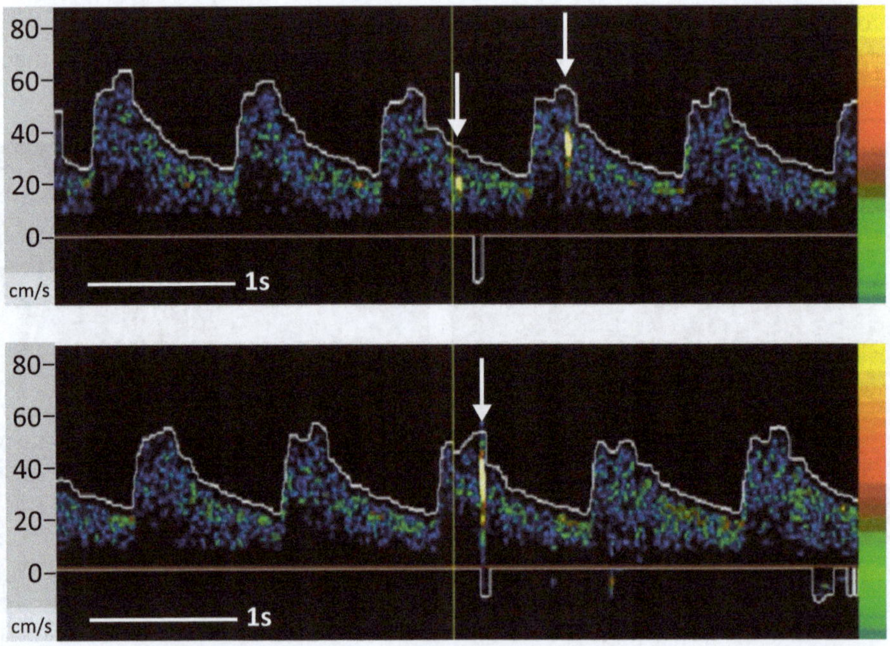

Figura 59.7. Êmbolos (Hits) demonstrados na artéria cerebral média direita Referência: Purkayastha, Sushmita & Sorond, Farzaneh. (2012). Transcranial Doppler Ultrasound: Technique and Application. Seminars in neurology.32.411-20.10.1055/s-0032-1331812.

tória aguda (SARA) tem uma frequência de 140.000 casos/ano nos EUA e representa uma mortalidade de 22% a 41% nas UTIs.[15] Já o choque cardiogênico pode ser encontrado como complicação do infarto do miocárdio em até 5% a 10% dos casos, sendo uma das principais causas de morte.[16] A ECMO é uma agressiva estratégia de resgate na insuficiência respiratória aguda grave e também promove suporte adequado para pacientes com choque cardiovascular. Logo, a ECMO pode ser utilizada nas diversas situações clínicas ou cirúrgicas que possam promover complicações graves, como o choque cardiogênico e insuficiência respiratória aguda grave. A depender da técnica de canulação, ECMO pode fornecer somente suporte respiratório, suporte respiratório associado a suporte do ventrículo direito e suporte cardiopulmonar completo. As principais complicações do uso de ECMO são sangramentos, infecção, insuficiência renal aguda, alteração de enzimas hepáticas, acidente vascular cerebral, convulsões e úlceras dérmicas.

O DTC associado ou não à ultrassonografia transfontanelar (quando em crianças), pode trazer algumas informações importantes no segmento dos pacientes em uso de ECMO. O padrão de fluxo, num paciente sem ECMO é pulsátil, logo, encontra-se na morfologia de onda, velocidade de pico sistólico e o platô diastólico. Quando em uso de ECMO, em situações em que o equipamento é ajustado para substituir completamente a função cardíaca, a morfologia de onda deixa de ser pulsátil, se tornando contínua, muitas vezes observando-se apenas um padrão monofásico com discreta oscilação. A medida que há redução dos parâmetros dos ajustes do aparelho, são observados picos sistólicos, decorrentes dos batimentos cardíacos, associados a diástole elevada pela presença de fluxo basal determinado pela ECMO. O DTC informa a viabilidade das artérias intracranianas que compõem o polígono de Willis e a viabilidade proximal das artérias cerebrais médias e basilar. Também se estudam as velocidades e os índices de Pulsatilidade e resistividade das artérias intracranianas. Para os cálculos desses índices, se consideram as velocidades sistólica, diastólica e média (**Figura 59.8.**).

Como a velocidade diastólica tende a ficar elevada, por causa do fluxo contínuo determinado pela ECMO, podemos encontrar valores de IP e IR abaixo dos valores de referência. Sabe-se que, durante o processo de perda da autorregulação, o fluxo sanguíneo é redirecionado para outros órgãos, reduzindo o aporte de fluxo cerebral. Este processo se dá pela vasoconstrição arterial intracraniana, que aumenta o índice de resistência e de pulsatilidade, caracterizada por ondas com velocidades diastólicas baixas. Nesta situação específica, as alterações de fluxo arterial determinadas pela ECMO tendem a não interferir na avaliação do doente. No entanto, estudos, ainda, devem ser realizados para melhor entender o quanto, exatamente, a ECMO interfere na avaliação vascular utilizando-se o Doppler transcraniano (**Figura 59.8**).

Aumento da pressão intracraniana

Para o melhor entendimento sobre as alterações relacionadas ao aumento da pressão intracraniana, se faz necessário entender o conceito de autorregulação:

- **Autorregulação**
  Uma grande variedade de mecanismos fisiológicos contribui para manter o fluxo sanguíneo cerebral. Para manter estável a perfusão do tecido neural, arteríolas dilatam na redução de pressão de perfusão e contraem, no aumento da pressão de perfusão cerebral. O fluxo sanguíneo cerebral também se adapta às necessidades de atividade cerebral. Como resultado do aumento metabólico das células nervosas, há ativação deste sistema de regulação, aumentando o fluxo sanguíneo cerebral através da dilatação vascular e vice-versa.[17] O fluxo sanguíneo cerebral consegue se manter estável em uma grande variação de pressão arterial (60-150mmHg),[18] ao menos em situações não patológicas. Se a autorregulação falhar, o cérebro corre risco de isquemia, em baixa pressão de perfusão, e hemorragia em alta pressão de perfusão. Está claro que a autorregulação mantém níveis de oxigênio cerebral e nutrientes em uma margem estreita. O padrão de morfologia de onda arterial cerebral é considerado um padrão de baixa resistividade, com índices de resistividade normais abaixo de 0,8 e índices de pulsatilidades entre 0,5 e 1,2.
- **Hipertensão Intracraniana (HIC)**
  Lesão cerebral leva à hipoperfusão (1º dia), hiperemia (1º a 3º dia), vasoespasmo (4º ao 15º dia) com consequente aumento da pressão intracraniana. A medida da pressão intracraniana é uma importante modalidade de mo-

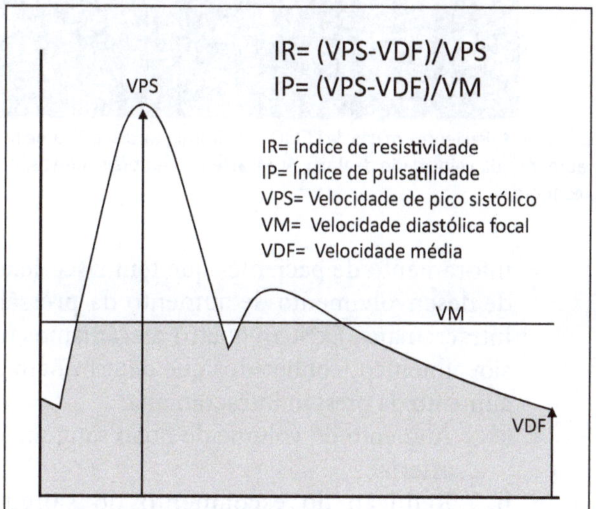

Gráfico 59.1. Gráfico para cálculo dos IR e IP

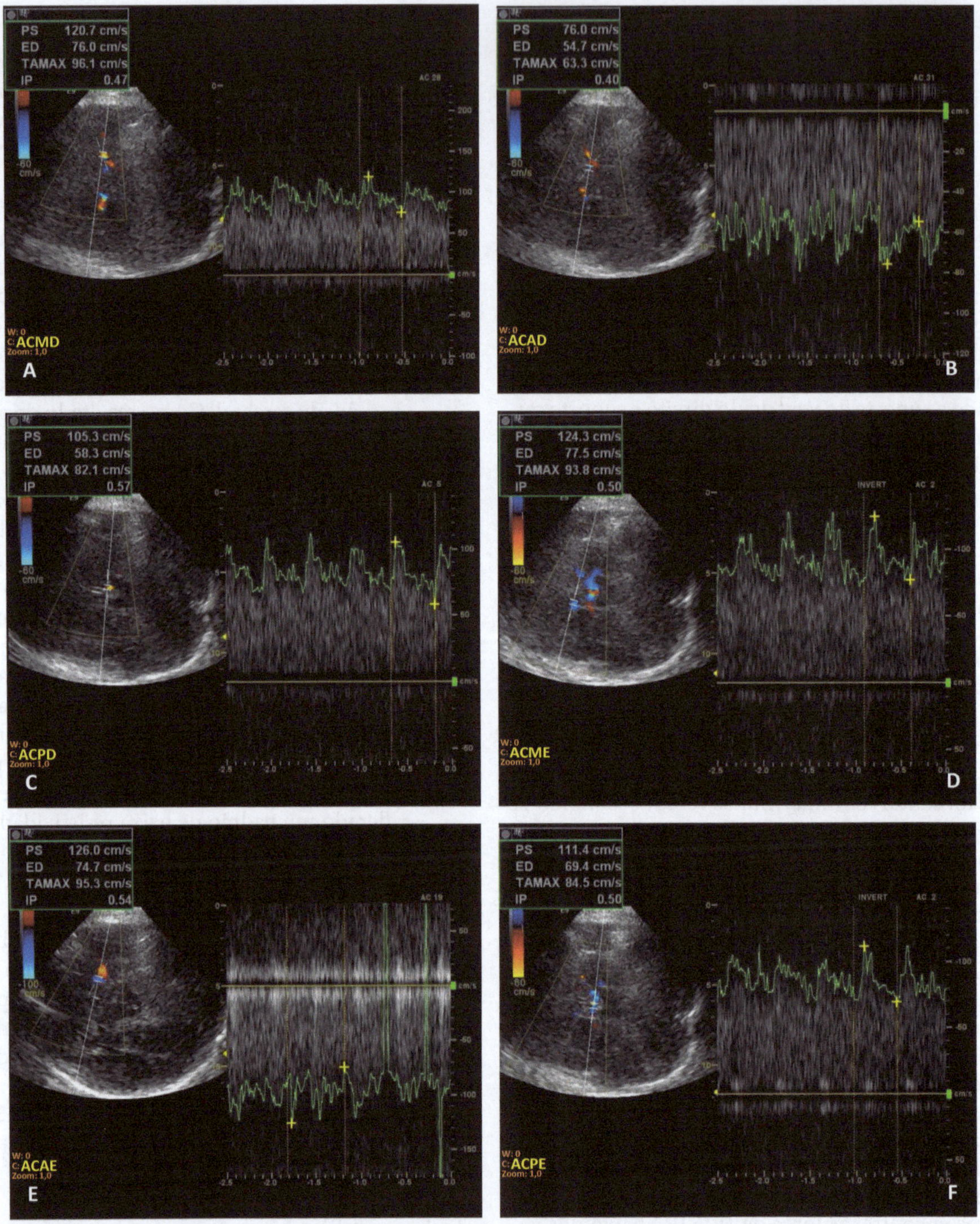

Figura 59.8. Paciente em uso de ECMO por cirurgia cardíaca. Exame mostrando baixos índices de pulsatilidade (IP) nos diversos segmentos avaliados e aumento da velocidade de fluxo. ACM: artérias cerebrais médias. ACA: artérias cerebrais anteriores. ACP: artérias cerebrais posteriores. D: direita. E: esquerda.

nitoramento de pacientes que têm risco letal de desenvolvimento de aumento da pressão intracraniana. Existem quatro mecanismos fisiopatológicos conhecidos que determinam o aumento da pressão intracraniana:

a. Aumento do volume de fluxo sanguíneo arterial.
b. Redução do escoamento do sangue venoso.
c. Aumento da quantidade do líquido cefalorraquidiano.
d. Aumento do volume cerebral.

Estes componentes são responsáveis por diferentes padrões de **Hipertensão intracraniana** (HIC). Infelizmente a monitorização da pressão intracraniana não se faz corriqueiramente, pelo método padrão por vários motivos: é invasivo e depende da monitorização epidural, subdural, intraparenquimatosa e intraventricular, levando risco aos pacientes de desenvolverem infecção, lesão cerebral e hemorragia. Deve-se ainda, levar em conta o custo para uso deste equipamento, em que se envolve a compra de micro transdutores e uso do monitor para registro dos achados. O DTC é um método não invasivo e que pode nos informar o aumento da pressão intracraniana, dependendo da complacência dos vasos e da pressão exercida sobre eles, externa e internamente, elevando a velocidade de fluxo sistólico ou reduzindo a velocidade diastólica, tendo como consequência aumento dos índices de pulsatilidade e resistividade, que dependem destas variáveis. No entanto, alterações como hipotensão e hipocapnia podem também elevar esses índices sem evidência de aumento da pressão intracraniana. Os estudos apontam que a utilização do IP não deve ser utilizada para estimar a medida da pressão intracraniana, porém, estudo de Asil *et al.*,[19] relatou índice de correlação de 0,66, demonstrando que ainda assim, o método pode ser utilizado como avaliação qualitativa, inferindo a tendência de aumento ou não da PIC, em um determinado paciente durante um intervalo de tempo. O estudo de revisão de Danilo Cardim *et al.*,[20] em que foram revistos estudos entre 1985 a 2015 demonstrou que medidas de pressão intracraniana não invasiva, com o uso do DTC, tem um grau de concordância aceitável quando se utiliza no cálculo da pressão intracraniana a medida da pressão de perfusão cerebral. No entanto, ainda não existe consenso onde o DTC pode estimar exatamente a medida da pressão intracraniana comparada com o método invasivo.

ULTRASSONOGRAFIA TRANSFONTANELAR

É o método de escolha para avaliação inicial encefálica em pacientes neonatais, por ser feito sem sedação, é portátil, tem boa resolução espacial, baixo custo, e não tem efeitos colaterais, como, por exemplo, radiação

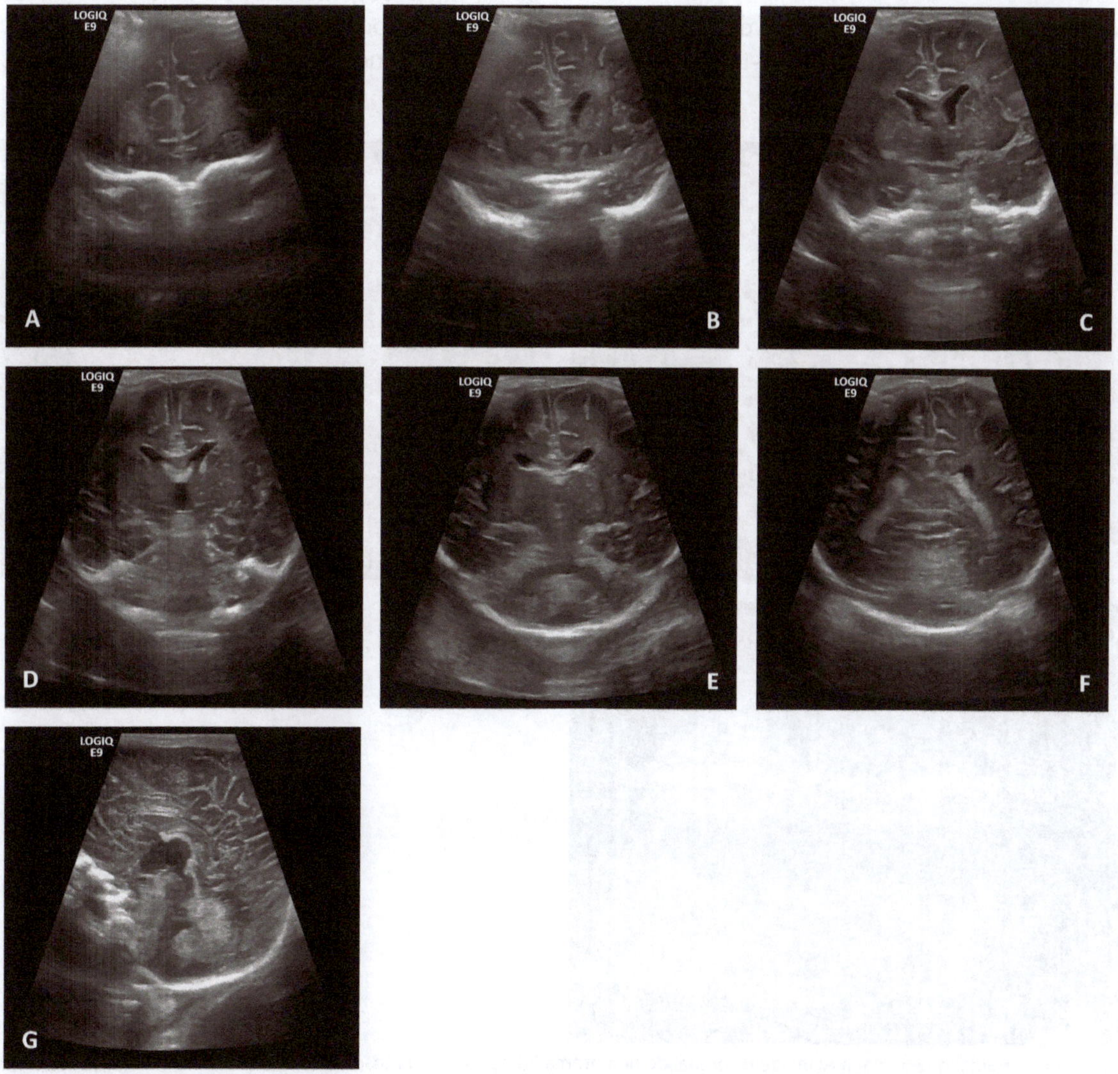

Figura 59.9. A a F: Imagens coronais sequenciais do encéfalo de anterior para posterior. G: Imagem sagital na linha média.

ionizante, dos estudos por tomografia. Existem várias indicações para uso de US transfontanelar, no entanto, as principais indicações do método, são: Detecção e seguimento de hemorragias intracranianas, hidrocefalia e leucomalácia periventricular.[21] Outras indicações, como seguimento e diagnóstico de algumas más-formações, infecções, massas intracranianas, lesões císticas, lesões vasculares e coleções extra-axiais, devem ser consideradas. Transdutores de alta resolução devem ser utilizados (7-12MHz) na avaliação de estruturas superficiais e próximo à linha média, assim como também devem ser utilizados transdutores setoriais com frequência de 5-7,5MHz, que mostram maior campo de visão lateral e de profundidade.[22] As janelas transfontanelares, estão geralmente acessíveis até 12-14 meses. Como complicações relacionadas ao pós-operatória de neonatos, serão abordados hemorragia perinatal, leucomalácia, geralmente relacionadas à prematuridade extrema e coleções extra durais, sobretudo hemorragia subdural. (**Figura 59.9.**)

Hipóxia e Hemorragias Cerebrais

Estas lesões devem ser classificadas de acordo com o período neonatal, como lesões no pré-termo, e lesões de crianças que nasceram a termo. Os achados encontrados nos pacientes pré-termo são: hemorragia da matriz germinativa, hemorragia intraventricular e leucomalácia periventricular. Nos pacientes a termo, são encontrados: encefalopatia hipóxico-isquêmica e hemorragia intracraniana. Os achados ultrassonográficos relacionados à leucoencefalopatia são inicialmente áreas hiperecogênicas, relativamente bem delimitadas, e com a cronicidade das lesões, observam-se áreas císticas na substância branca periventricular. Associado a essas lesões, observam- se, ainda, ventriculomegalia e alargamento dos sulcos cerebrais com redução volumétrica da substância branca encefálica. Lesões difusas isquêmicas resultam em edema cerebral, e nesta situação, os achados ultrassonográficos são, afilamento dos ventrículos laterais, ausência ou dificuldade de visualização dos sulcos cerebrais e aumento difuso da ecogenicidade do parênquima encefálico. Em pacientes a termo as áreas de maior probabilidade de lesões são as regiões dos gânglios da base e tálamos. Na criança pré-termo, a região mais frequente de sangramento é na matriz germinativa, identificada pela US como hiperecogenicidade no sulco caudotalâmico. A hemorragia pode se estender para o ventrículo e para o parênquima encefálico. (**Figura 59.10.**)

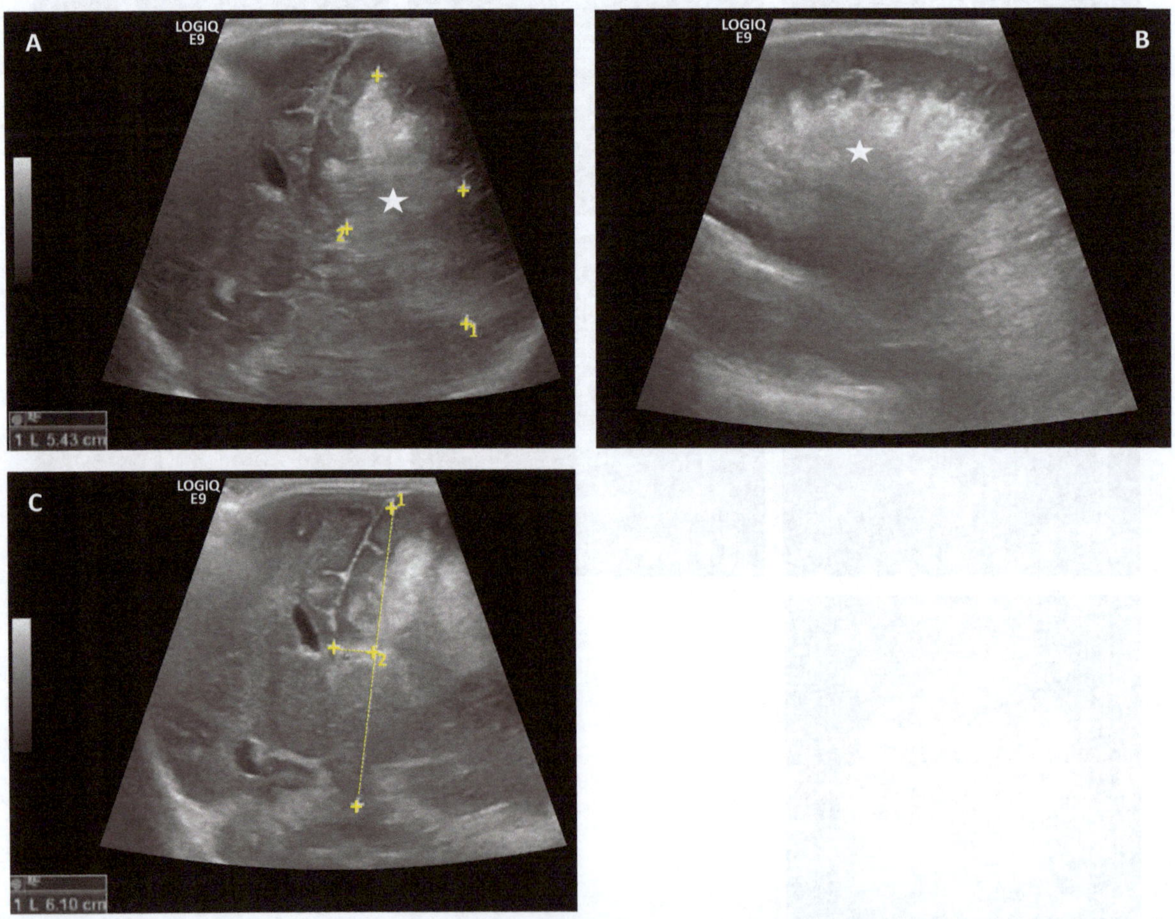

Figura 59.10. Hemorragia intracraniana A: Imagem coronal de hematoma intraparenquimatoso de aspecto hiperecogênico, determinando efeito expansivo local (*). B: Corte sagital. C: Hematoma determinando desvio da linha média para o lado contralateral.

Classificação de sangramento cerebral do recém--nascido (Classificação de Papile):

- **Hemorragia pequena: Graus I e II:**
  - o Grau I: Hemorragia localizada apenas na matriz germinativa.
  - o Grau II: Hemorragia intraventricular sem dilatação ventricular.
- **Hemorragia moderada: grau III:**
  - o Grau III: hemorragia intraventricular com dilatação ventricular aguda.
- **Hemorragia grau IV:**
  - o Grau IV: hemorragia intraparenquimatosa.

As lesões hemorrágicas nas crianças pré-termo são mais frequentes em idade inferior a 28 semanas. Aproximadamente 26% dos recém-nascidos de muito baixo peso, entre 501g a 750g e 12% daqueles entre 751g a 1000g desenvolvem formas graves de hemorragia. A leucoencefalomalácia ocorre em 7 a 26% dos prematuros com peso de nascimento inferior a 1.500g, determinando paralisia cerebral como sequela.[23]

Hemorragia Extra-Axial

A US tem baixa sensibilidade e especificidade na detecção de hemorragia subaracnoide (HSA). Fazer diagnóstico diferencial entre hemorragia subdural (HSD) e hemorragia epidural (HED), por US, também não é possível, no entanto, coleção extra-axial pode ser facilmente identificada em neonatos. O hematoma subdural, na sua fase aguda, é identificado como coleção anecogênica, extra-axial e o diagnóstico diferencial com higroma subaracnoidea, pode ser realizado através da visualização de vasos no interior da coleção, visto no higroma e não encontrado nas HSDs. No entanto, a identificação de estruturas vasculares no interior da coleção, por US, não é fácil. Este diagnóstico diferencial é mais bem realizado por tomografia computadorizada com contraste e por ressonância magnética com contraste. Coleção extra axial, identificada no pós-operatório de cirurgia cardíaca, quando paciente estiver em uso de anticoagulante, tem como primeira hipótese diagnóstica HSD. A hemorragia subdural, com a cronicidade, torna-se hipoecogênica, tornando seu diagnóstico mais difícil, devido à semelhança de ecotextura com parênquima cerebral, sobretudo se for pequeno. Grandes coleções são diagnosticadas pela facilidade de identificação da mesma, assim como pelos efeitos compressivos secundários, determinados pela coleção, apagando sulcos cerebrais, desviando a linha média, e determinando assimetria ventricular.

REFERÊNCIAS BIBLIOGRÁFICAS

1. Rigamonti A, Alun A, Baker AJ. Transcranial Doppler monitoring in subarachnoid hemorrhage: a critical tool in critical care. Can J Anaesth 2008 Feb;55(2):112-23.
2. Naqvi J, Yap KH, Ahmad G, Ghosh J. Transcranial Doppler Ultrasound: A Review of the Physical Principles and Major Applications in Critical Care. Int J Vasc Med 2013;2013:629378.
3. Markus HS, Harrison MJ. Estimation of Cerebrovascular Reactivity Using Transcranial Doppler, Including the Use of Breath-Holding as the Vasodilatory Stimulus. Stroke1992 May;23(5):668-73.
4. Zavoreo I, Demarin V. Breath Holding Index in the Evaluation of Cerebral Vasoreactivity. Acta Clin Croat 2004 Mar; 43(1):15-19.
5. Sarkar S, Ghosh S, Ghosh SK, Collier A. Role of transcranial Doppler ultrasonography in stroke. Postgrad Med J 2007 Nov;83(985):683-9.
6. Schwarze JJ, Sander D, Kukla C, Wittich I, Babikian VL, Klingelhöfer J. Methodological Parameters Influence the Detection of Right-to-Left Shunts by Contrast Transcranial Doppler Ultrasonography. Stroke 1990 Jun; 30(6):1234-9.
7. Feri M, Ralli L, Felici M, Vanni D, Capria V. Transcranial Doppler and brain death diagnosis. Italy. Crit Care Med 1994 Jul;22(7):1120-1126.
8. Wijdicks EFM. Determining brain death in adults. Neurology 1995 May;45:1003-1011.
9. McGirt MJ, Blessing RP, Goldstein RB. Transcranial Doppler monitoring and clinical decision-making after subarachnoid hemorrhage. J Stroke Cerebrovas Dis Mar-Apr 2003 ;12(2):88-92.
10. Westermaier T, Pham M, Stetter C, Willner N, Solymosi L, Ernestus R, Vince GH, Ekkehard Kunze E. Value of transcranial Doppler, perfusion--CT and neurological evaluation to forecast secondary ischemia after aneurysmal SAH. Neurocrit Care 2014 Jun;20(3):406-12.
11. Radanovic M., Scaff M. Uso do Doppler transcraniano para monitorização do vasoespasmo cerebral secundário à hemorragia subaracnóide. Rev Assoc Med Bras 2001 Mar;7(1):59-64.
12. Vukovic-Cvetkovic V. Microembolus detection by transcranial Doppler sonography: review of the literature. Stroke Res Treat 2012 nov;2012:382361.
13. Bonow RH, Witt CE, Mosher BP, Mossa-Basja M, Vavilala MS, Rivara FP, et al. Transcranial Doppler microemboli monitoring for stroke risk stratification in blunt cerebrovascular injury. Crit Care Med 2017 Oct;45(10):e1011-e1017
14. Moehring MA,Spencer MP. Power M-Mode Doppler for Observing Cerebral Blood Flow and Tracking Emboli. Ultrassound Med Biol 2002 Jan;28(1):49-57.
15. Ratnani I, Tuazon D, Zainab A, Uddin F. The role and impact of extracorporeal membrane oxygenation in critical care. Methodist Debakey Cardiovasc J 2018 apr-jun;14(2):110–119.
16. Vahdatpour C, Collins D, Goldberg S. Cardiogenic Shock. JAHA 2019;8:e011991.
17. Duschek S, Schuepbach D, Doll A, Werner NS, del Paso GA. Self-regulation of cerebral blood flow by means of transcranial Doppler sonography biofeedback. Ann Behav Med 2011 Apr; 41(2):235-42.
18. Willie CK, Colino FL, Bailey DM, Tzeng YC, Binsted G, Jones LW, et al. Utility of transcranial Doppler ultrasound for the integrative assessment of cerebrovascular function. J Neurosci Methods 2011 Mar;196(2):221-37.
19. Asil T, Uzunca I, Utku U, Berberoglu U. Monitoring of increased intracranial pressure resulting from cerebral edema with transcranial Doppler sonography in patients with middle cerebral artery infarction. J Ultrasound Med 2003 Oct; 22(10):1049-53.
20. Cardim D, Robba C, Bohdanowicz M, Donnelly J, Cabella B, Liu X, et al. Non-invasive monitoring of intracranial pressure using transcranial Doppler ultrasonography: Is It Possible? Neurocrit Care 2016;25(3):473–491.
21. Rumack C, Wilson S, Charboneau W, editors. Neonatal and infant brain imaging. Diagnostic Ultrasound 1997;2(2)1443-502.
22. Gupta P, Sodhi KS, Saxena AK, Khandelwal N, Singhi P. Neonatal cranial sonography: a concise review for clinicians. J Pediatr Neurosci 2016 Jan-Mar;11(1):7-13.
23. Silveira RC, Procianoy RS. Ischemic brain damage in very low birth weight preterm newborn infants. J Pediatr (Rio J.) 2005 Mar;81(1):S-23-S32.

60

Colonoscopia

Robson Kiyoshi Ishida • Sérgio Shiguetoshi Ueda • Edson Eidi Ide

ILEOCOLONOSCOPIA

Introdução

Remonta aos tempos de Hipócrates o interesse pela avaliação das cavidades corpóreas. Já no século passado, Dèsormeaux (1853) referiu-se a um instrumento rígido e com iluminação própria para examinar o reto, devendo-se a Kelly (1895) e a Baltimore os avanços na utilização e no desenho dos retossigmoidoscópios. Anteriormente ao advento dos aparelhos flexíveis, o exame do cólon era limitado basicamente ao sigmoide. Foram Hopkins e Hapany, em 1954, que primeiramente utilizaram um fibroscópio flexível na avaliação do cólon. A partir dos gastroscópios de fibras ópticas flexíveis, com ponta móvel e controlável pelo examinador, foram desenvolvidos aparelhos para a colonoscopia nos Estados Unidos (1963) e no Japão (1966). Em 1970, Nakasaga realizou a primeira colonoscopia. A aceitação do método ocorreu quando foi demonstrado que ele era eficaz em revelar alterações não detectadas pelo sistema-padrão do enema opaco. Permitiu-se pela colonoscopia a visualização direta e total do intestino grosso e, muitas vezes, do íleo terminal, sendo então utilizada para diagnóstico, biópsias e terapêutica; publicada oficialmente em revista indexada por Oi *et al.*, em 1971, no Japão, onde as principais indústrias responsáveis pela fabricação e desenvolvimento de aparelhos de endoscopia digestiva e respiratória nas últimas décadas.

Indicação do exame

- **Colonoscopia**
  Este exame permite observar todo o **cólon e o reto** e, frequentemente, o íleo terminal. Suas funções **diagnósticas** incluem inspeção, biópsia, documentação por foto e vídeo, com observação de lesões focais com sinais de benignidade ou malignidade, alterações de mucosa, obstruções, motilidade e compressões extrínsecas.

Avaliação de anormalidades diagnosticadas em enema opaco ou outros exames de imagem, em pacientes com:

a. Sangramento digestivo.
   - Hematoquezia.
   - Melena (após endoscopia digestiva alta normal).
   - Pesquisa de sangue oculto nas fezes positiva, esclarecimento de anemia.

b. Doença inflamatória intestinal.
c. Diarreia crônica de origem indeterminada.
d. Rastreamento e acompanhamento das neoplasias do cólon.
e. Colonoscopia intraoperatória para auxílio na identificação de lesões agudas.

Procedimentos **terapêuticos**: polipectomia, dilatação de estenoses, colocação de próteses, tratamento de sangramento, dentre outros.

f. Tratamento da hemorragia digestiva baixa.
g. Retirada de corpos estranhos.
h. Excisão de pólipos colorretais.
i. de Urgência: Descompressão de dilatação colônica (megacólon, volvo de sigmoide, pseudo-obstrução aguda ou síndrome de Ogilvie).
j. Dilatação de estenoses.

k. Tratamento paliativo de estenoses ou sangramento de neoplasias.
l. Localização e marcação de neoplasias.

A colonoscopia permite a avaliação da mucosa e do padrão vascular submucoso do intestino e evidencia irregularidades do relevo e da cor, lesões subepiteliais e compressões extrínsecas, sendo o método de escolha em diversas indicações clínicas. Nos pacientes que foram submetidos a cirurgias de ressecção e *pouch*, a colonoscopia serve para inspeção detalhada e coleta de biópsia. Os principais motivos para a realização de ressecção intestinal são a presença de neoplasias, isquemia intestinal, traumas, doenças inflamatórias intestinais e doença diverticular complicada (**Tabela 60.1.**). A colonoscopia contribui na identificação dos tipos de ressecções e suas reconstruções, além de descrever as mudanças que ocorrem do ponto de vista do endoscopista diante de um paciente operado.

Tabela 60.1. Obrigações legais em relação aos procedimentos

Oxigênio	Sistema para fornecimento de oxigênio a 100%.
Aspirador	Sistema para aspirar secreções. Sondas para aspiração.
Manutenção das vias aéreas	Máscaras faciais. Máscaras faríngeas. Cânulas naso e orofaríngeas. Tubos endotraqueais. Laringoscópio com lâminas.
Monitores	Oxímetro de pulso com alarmes. Monitor cardíaco. Aparelho para aferir pressão arterial.
Equipamentos para reanimação e medicamentos	Balão autoinflável (Ambu). Desfibrilador. Drogas para reanimação. Antagonistas: naloxone, flumazenil. Impressos com protocolos para reanimação (tipo ACLS).

Contraindicações

Relativas: Pacientes estáveis com queixas crônicas compatíveis com síndrome do intestino irritável. Diarreia aguda limitada, quando a fonte da hemorragia é prontamente identificada (fissura, hemorroidas, úlcera péptica). Quando o tratamento do paciente não será alterado pelos achados (carcinoma metastático na ausência de sinais intestinais). Triagem de rotina em pacientes sem risco de malignidades. Segundo e terceiro trimestre gestacional. Esplenomegalia acentuada. Aneurisma de aorta abdominal.

Absolutas: Cardiovasculopatias agudas (infarto do miocárdico). Pacientes em mau estado de saúde. Risco do procedimento maior do que seus benefícios. Ausência de consentimento ou cooperação adequada por parte do paciente. Processo inflamatório abdominal agudo (diverticulite aguda, peritonite, colite fulminante, perfuração intestinal e megacólon tóxico). Pós-operatório recente de anastomose colorretal. Pacientes com anemia secundária a discrasias sanguíneas devem fazer coagulogramas antes da colonoscopia, e aqueles em uso de varfarina devem trocar a medicação para heparina5.

CONSIDERAÇÕES PRÉ-ENDOSCÓPICAS

Introdução

Para haver sucesso em uma endoscopia, o procedimento deve ser confortável ao paciente, feito de maneira completamente segura, atendendo aos princípios legais, permitindo ao endoscopista a adequada avaliação do segmento estudado, e sem dificuldades às ações em cada caso. Para tanto, aos **endoscopistas** são necessários, e fundamentais, o conhecimento e o desenvolvimento de habilidades no manuseio do endoscópio e acessórios, também, na administração de sedativos e agentes analgésicos para facilitar sua prática endoscópica, garantindo o conforto do paciente e a confiança do método. Para procedimentos de longa duração, pacientes com riscos aumentados de complicações durante a sedação ou anestesias, deve-se solicitar a presença de um **anestesiologista** durante todo o procedimento. O uso de sedação intravenosa para procedimentos endoscópicos de rotina varia amplamente em todo o mundo, dependendo da disponibilidade e da qualificação dos profissionais disponíveis para sedação, nos diversos locais onde o serviço endoscópico é prestado.

As **considerações pré-operatórias** podem ser avaliadas considerando-se três parâmetros principais: o local do exame, a avaliação do paciente e o procedimento proposto, com suas implicações durante e após o ato diagnóstico ou terapêutico.

Local do procedimento

As localizações mais comuns dos procedimentos endoscópicos são: ambulatório especializado em ambiente hospitalar ou laboratórios; local específico: em sala operatória ou salas de emergências clínicas, ou salas de emergências clínicas, ou salas de emergências clínicas, ou cirúrgicas (salas de traumas). Locais onde haja condições apropriadas em termos de:

- material específico para a endoscopia em questão;
- higiene do local;
- sedativos;
- um *troller* da anestesiologia;
- espaço para posterior recuperação do paciente (recuperação pós-anestésica e pós-sedação);
- monitorização cardíaca;
- equipamentos e drogas para ressuscitação e manutenção da permeabilidade das vias aéreas;

- pessoal qualificado no auxílio ao paciente; e
- material para documentação completa da endoscopia e anestesia.

Em todas as modalidades, exigem a disponibilidade do kit para parada cardiorrespiratória ao alcance dos profissionais (*troller* de ressuscitação cardiopulmonar em sala).

Sala de endoscopia digestiva:

As dependências onde o exame é realizado devem incluir uma área de trabalho e outra de circulação dos doentes, havendo um local específico para a limpeza e a desinfecção do aparelho. A sala de endoscopia deve conter:

a. Maca ou cama.
b. Oxímetro de pulso.
c. Aspirador.
d. Equipamento de videocolonoscopia.
e. Um auxiliar ou técnico em enfermagem devidamente treinado deve estar disponível durante todo o procedimento.
f. Equipamentos e drogas de primeiros socorros, material para intubação orotraqueal, ambu e desfibrilador cardíaco.
g. Monitor cardíaco e eletrodos; componentes obrigatórios no carrinho de parada. Materiais e acessórios da rotina endoscópica, tal como, pinças para biópsias, material para hemostasia, eletrocoagulador (bisturi mono e bipolar, *heater probe*, coagulação por plasma de argônio e radiofrequência) e outros materiais de trabalho (por exemplo, overtubos e dispositivos descartáveis com ligaduras elásticas) também devem estar facilmente acessíveis.

Avaliação do paciente

Segundo o *guideline* da *American Gastroenterology Association* (AGA), todo paciente que será submetido a um exame endoscópico deverá ser avaliado com uma anamnese e exame físico adequados, antes da sedação, para identificar fatores que aumentem o risco de reações adversas.

A **anamnese** deve ser direcionada para determinar a presença de doença cardiopulmonar significativa, apneia do sono, ronco, antecedente de intubação difícil, convulsões e outros distúrbios neurológicos, alergias a alimentos e a drogas, uso abusivo de álcool ou de outras substâncias, medicações em uso, reações prévias a sedação ou anestesia, horário da última ingesta alimentar.

Pacientes grávidas devem ser aconselhadas sobre os riscos da sedação, e procedimentos eletivos devem ser postergados sempre que possível. O **exame físico** deve incluir a avaliação do nível de consciência, sinais vitais e peso, avaliação de vias aéreas, ausculta cardíaca e pulmonar, presença de obesidade, ascite, íleo ou distensão abdominal (que podem aumentar o risco de aspiração).

INDICAÇÃO DE EXAMES PRÉ-COLONOSCOPIA

Testes laboratoriais não são indicados rotineiramente para pacientes submetidos a procedimentos endoscópicos eletivos. No entanto, em casos particulares, alguns exames são adequados quando se acredita que os resultados podem alterar a conduta, especialmente em exames que envolvem procedimentos terapêuticos, com maior duração e chance de complicações. (adaptado da recomendação do *Johns Hopkins Hospital*) :

1. **Exames de rotina**:
   a. Eletrocardiograma: pacientes > 50 anos; e em diabéticos > 40 anos; doença cardiovascular importante; doença renal ou metabólica; procedimentos que possam ter perdas sanguíneas importantes, radiografia de tórax (doença pulmonar obstrutiva crônica – DPOC ou asma), hemograma e coagulograma completos (por exemplo, anemias, procedimento suscetível à grande perda sanguínea ou vascular); quimioterapia, terapia anticoagulante e procedimento vascular, bioquímica sanguínea: nefropatia, transtornos suprarrenais ou tireoidianos; terapia diurética e quimioterapia, e outros exames laboratoriais, não são rotineiramente recomendados antes dos procedimentos endoscópicos.
2. **Testes de gravidez**:
   a. mulheres na idade fértil devem ser questionadas sobre a possibilidade de gestação e, na suspeita, devem realizar testes de gravidez. Previamente a procedimentos mais complexos, avaliar individualmente a necessidade dos exames na **Tabela 60.2**.

A avaliação pré-anestésica visa classificar **o risco anestésico**, segundo a *American Society of Anesthesiologists* (ASA) (**Tabela 60.3.**).

Pacientes classificados como:

- ASA I-II são candidatos apropriados para administração da sedação por um endoscopista, bem como os pacientes.
- ASA III que estiverem devidamente compensados.

A assistência de um anestesista deve ser considerada para pacientes com ASA classes IV e V que necessitam de procedimentos endoscópicos de emergência,

Tabela 60.2. Exames necessários para procedimentos mais complexos

Hemograma completo	■ Suspeita de anemia grave ou infecções, por causa de repercussões sistêmicas e hemodinâmicas. ■ Em pacientes hepatopatas ou com doenças hematológicas, em programação de procedimento terapêutico, é necessário avaliar presença de plaquetopenia.
Estudos de coagulação	■ Presença de sangramento ativo conhecido ou suspeito. ■ Distúrbios de coagulação. ■ Uso de medicações (anticoagulantes, antibioticoterapia prolongada). ■ Obstrução biliar prolongada. ■ História de sangramento anormal (após procedimentos odontológicos, epistaxe). ■ Doença hepática, má absorção, desnutrição ou outras condições associadas à coagulopatia.
Testes laboratoriais específicos	■ Disfunções endócrinas, renais e hepáticas significativas. ■ Uso de medicações associadas ao prejuízo dessas funções.
Eletrocardiograma	■ Comorbidades com repercussões cardiovasculares (isquemia prévia, arritmias, diabetes, hipertensão arterial, distúrbios eletrolíticos), especialmente em pacientes sintomáticos que serão submetidos a procedimentos invasivos e mais prolongados.
Radiografia de tórax	■ História de tabagismo significativo. ■ Infecção do trato respiratório superior recente. ■ Doença cardiopulmonar grave ou descompensada.

procedimentos endoscópicos complexos (como colangiopancreatografia retrógrada endoscópica – CPRE, ultrassonografia endoscópica – UE), e para os pacientes com história de reação adversa à sedação, o álcool ou abuso de substâncias psicoativas, ou resposta inadequada à sedação intravenosa.

Tabela 60.3. Classificação de estado físico da American Society of Anesthesiologists

Classe I	Normal. Paciente saudável.
Classe II	Doença sistêmica moderada (por exemplo, diabetes).
Classe III	Doença sistêmica severa (por exemplo, falência renal e cirrose).
Classe IV	Doença sistêmica severa que é uma constante ameaça à vida (por exemplo, ICC severa).
Classe V	Paciente moribundo. Sem expectativa de sobreviver sem a operação.
Classe VI	Paciente com morte cerebral declarada, do qual órgãos serão removidos para doação.

Preparo do Paciente

1) **Sedação:** Avaliação pré-anestésica envolve:

a. História completa **de fatores negativos relacionados à sedação** (por exemplo, comorbidades e antecedentes de dificuldades e/ou intercorrências com sedações prévias, uso de narcóticos ou benzodiazepínicos, capacidade mental diminuída, agitação ou ansiedade importantes).

b. Escolha do **nível de analgesia e hipnose** para o procedimento **dependem dos fatores de riscos cardíacos, respiratórios e endoscópicos.** Segundo a American Society of Anesthesiologists para realização de exames endoscópicos com sedação, o jejum para sólidos e leite e derivados, de 6 a 8 horas e de até 2 horas de líquidos claros, favorecem a visualização adequada da mucosa, bem como proteção das vias aéreas. Mas, alguns pacientes com diabetes e distúrbios motores ou mecânicos podem apresentar retardo de esvaziamento gástrico de tal maneira, que se prescreve dieta líquida, sem resíduos, por 48 a 72 horas, e jejum absoluto por 8 a 12 horas. Caso insuficiente, recomenda-se o uso de Sonda Nasogástrica (SNG) de maior calibre (16Fr, 18Fr, etc.) para aspirar resíduos gástricos pastosos e gasosos.

c. **Avaliar os riscos:** de broncoaspiração e hipoxia (ex. ascite, estase alimentar e sangramentos esôfagogastroduodenais), no manejo das vias aéreas (por exemplo, obesidade, pontuação elevada nos critérios de Malapate, intubação orotraqueal ou via aérea difícil) e de complicações cardiopulmonares (por exemplo, idade avançada, obesidade, apresentam disfunção pulmonar obstrutiva crônica DPOC, cardiovascular, renal, hepática, metabólica, neurológica, deformidades importantes de face ou cervicais, comorbidades). Tais pacientes têm riscos aumentados de depressão cardíaca e/ou respiratória durante a sedação intravenosa e merecem monitorização e cuidados mais completos e intensivos durante o procedimento endoscópico complexo e terapêutico, sendo considerada a presença de um anestesiologista nos casos mais suscetíveis a complicações.

Técnicas de Monitorização

Devido às infrequentes, mas potenciais, complicações cardiopulmonares da sedação, todo paciente deve ser cuidadosamente monitorado e aporte de oxigênio através de cateter de O_2: 2 a 3L/minuto. Também, fácil acesso a oxigênio e Ventilação não invasiva (VNI), materiais de proteção de vias aéreas, drogas antagonistas e equipamentos de ressuscitação.

a. **Monitoração do paciente** deve incluir:
   A1) **Monitoramento hemodinâmico: batimentos cardíacos e pressão sanguínea** devem ser monitorados em pacientes que recebem sedação intravenosa e a pressão deve ser checada a cada 3-5 minutos.
   A2) **Eletrocardiografia**: a ASA recomenda eletrocardiografia contínua em pacientes com doenças cardiovasculares ou arritmias. Eletrocardiografia não é necessária em pacientes de baixo risco (ASA classe I ou II).
   A3) **Oximetria de pulso**: oximetria de pulso contínua é recomendada para todos os pacientes. É relativamente insensível para detectar hipoventilação precoce e não substitui a avaliação direta do paciente.
   A4) **Capnografia**: a capnografia (monitoramento de dióxido de carbono no ar exalado) é uma técnica não invasiva que é mais sensível do que a detecção visual na identificação da hipoventilação. Não é recomendada para endoscopia de rotina. A ASA recomenda para pacientes que recebem sedação profunda e para aqueles onde a ventilação não pode ser observada diretamente durante a sedação moderada.
   A5) **Suplementação nasal de oxigênio**: é recomendada para todos os pacientes que recebem sedação segundo a ASA e a *American Society of Gastrointestinal Endoscopy*. A prevenção de dessaturação é particularmente importante em pacientes com história de coronariopatia.

Preparo e cuidados para o procedimento

O preparo do paciente para colonoscopia inicia-se por meio do contato prévio para informá-lo e orientá-lo sobre todas as etapas que envolvem o procedimento. Alguns passos são importantes no processo, como informar o paciente sobre:

a. Indicação do exame.
b. Confirmação da indicação do exame e breve histórico.
c. Detalhes a serem examinados.
d. Possíveis dificuldades técnicas, como aderências de cirurgias prévias, alterações anatômicas do cólon, mau preparo do cólon, dentre outras, que possam impedir uma colonoscopia completa.
e. Tempo de permanência no hospital.
f. Duração do exame.
g. Uso de sedação e analgesia.
h. Riscos e possíveis complicações.
i. Eventuais procedimentos complementares.
j. Necessidade da assinatura do termo de consentimento informado.

Recomenda-se, também, orientar o paciente sobre: as condições clínicas e as doenças preexistentes do paciente, importantes para decisão do tipo de preparo e o ambiente onde deve ser realizado; a diminuição da dose ou interrupção das medicações em uso pelo paciente, como: – Anticoagulantes, ácido acetilsalicílico (AAS) ou anti-inflamatórios não hormonais (AINH), antiagregantes plaquetários, heparinas não fracionadas (HNF), heparinas de baixo peso molecular (HBPM) e antagonistas da vitamina K (varfarina) (**Tabela 60.4.**).

Medicações: A maioria das medicações pode ser mantida, mas algumas podem necessitar de **ajustes ou suspensão**, pelos riscos de hipoglicemias e consequências.

Tabela 60.4. Interrupção dos medicamentos que agem na coagulação quando programado procedimento invasivo

Medicamentos	Sim/não	Horas/dias antes	Reversão do efeito
AAS	Não*	–	–
AINH	Não**	–	–
Dipiridamol	Não	–	–
Ticlopidina	Sim	7 a 10 dias	Transfusão de plaquetas ou plasma fresco
Clopidogrel	Sim	7 a 10 dias	Transfusão de plaquetas ou plasma fresco
HNF	Sim	8 a 12 h	Sulfato de protamina
HPBM	Sim 8 a 12 h	Sulfato de protamina	
Varfarina	Sim	3 a 5 dias	Transfusão de plaquetas ou plasma fresco

*AAS: até 2g/dia. **AINH: dose de acordo com cada fabricante. Observação: caso o AAS e o AINH sejam utilizados como analgésicos, devem ser trocados para paracetamol ou opioides conforme escala de dor.

- **Hipoglicemiantes Orais:** diminuir a dose ou suspender em razão da restrição calórica do preparo e reintroduzir após o início da dieta habitual.
- **Insulina:** utilizar somente um terço da dose habitual durante a restrição alimentar no dia anterior ao exame. Na data do exame, suspendê-la. Reintrodução após iniciada a dieta.
- **Análogos do GLP1 e GLP2 (por exemplo, semaglutida):** intervalo de 21 dias entre a última aplicação e a data da colonoscopia.
- **Agentes antiplaquetários e anticoagulantes** devem considerar o risco de sangramento do procedimento programado e o risco de evento tromboembólico se a medicação for suspensa.

Nos pacientes cuja **anticoagulação não pode ser interrompida**, deve-se utilizar um esquema alternativo de anticoagulação (chamado de "**ponte**"), como proposto na **Tabela 60.5**. Caso haja algum procedimento endoscópico terapêutico que possa causar sangramento tardio, deve-se manter a heparina escolhida até esse risco passar, voltando-se então a se reintroduzir o anticoagulante oral.

- **Antibioticoprofilaxia:** na maioria dos procedimentos endoscópicos não é exigida, mas sim, nos terapêuticos (por exemplo, hemostasias nos sangramentos varicoso e não varicoso, também em gastrostomias, gastrojejunostomias, jejunostomias endoscópicas percutâneas, tanto naquelas por maturação precoce, como tardia).

Profilaxia da endocardite bacteriana: segundo o último consenso da *American Heart Association* (AHA), de 2007, a profilaxia deixou de ser indicada para procedimentos endoscópicos do aparelho digestivo.

Risco de sangramento nos procedimentos endoscópicos eletivos nos pacientes sob terapia antitrombótica

São classificados **procedimentos endoscópicos de alto risco de sangramento**: Polipectomia, Mucosectomias, Ressecção submucosa endoscópica, Esfincterotomia biliar ou pancreática. Gastrostomia endoscópica percutânea (GTT). Dilatações endoscópicas, em geral. Colocação de próteses e *stents* digestivos. Tratamento de varizes esofágicas e gástricas. Ultrassonografia endoscópica com biópsia por punção. Enteroscopia terapêutica.

A conduta clínica a ser tomada para a execução dos procedimentos endoscópicos em paciente com alto risco de sangramento deve ser: Interromper a anticoagulação com varfarina de 3 a 5 dias antes do procedimento e, se necessário, administrar vitamina K. INR < 1,6. Suspender heparina de baixo peso molecular 12 horas antes do procedimento; se necessário, administrar cloridrato de protamina. Suspender aspirina e clopidogrel de 3 a 7 dias antes do procedimento; se necessário, transfundir plaquetas. Portadores de hemofilia A devem receber previamente o fator VIII. Portadores de hemofilia B devem receber previamente o fator IX.

São considerados **procedimentos endoscópicos de baixo risco de sangramento**: Endoscopia digestiva alta diagnóstica (inclusive com biópsias). Colonoscopia diagnóstica (inclusive com biópsias). Ultrassonografia endoscópica sem biópsia por punção. Enteroscopia diagnóstica. Cápsula endoscópica.

Riscos da suspensão da terapia antitrombótica antes da colonoscopia eletiva:

O risco absoluto de um evento embólico em pacientes após suspensão da anticoagulação por 4 a 7 dias é de 1%. Quando a terapia antitrombótica é temporária, os procedimentos eletivos devem ser adiados, se possível, até que a medicação seja suspensa.

As condições consideradas de **alto risco para eventos tromboembólicos** são: Fibrilação atrial associada à doença valvar, com idade > 75 anos, hipertensão arterial sistêmica e diabetes mellitus. Válvula mecânica mitral. Evento tromboembólico prévio. Stent coronariano recente (< 1 ano). Síndrome coronariana aguda.

As condições consideradas de **baixo risco para eventos tromboembólicos** são: Fibrilação atrial não complicada. Válvula biológica. Válvula mecânica aórtica. Trombose venosa profunda.

A administração da vitamina K antes de procedimentos eletivos deve ser evitada, por haver prejuízo no momento de retomar o estado de anticoagulabilidade. A substituição por heparinas de baixo peso molecular e efeito farmacológico menos duradouro (por exemplo, enoxieparina), conhecida por "terapia de ponte". Mas,

Tabela 60.6. Utilização de "ponte" com HNF ou HBPM em substituição dos medicamentos por via oral que atuam na coagulaçã

Medicamento	Interrupção	Substituir por	Parar
	(dias antes)	(durante este período)	(antes do procedimento)
Ticlopidina	7 a 10 dias	HNF ou HBPM	8 a 12 h antes
Clopidogrel	7 a 10 dias	HNF ou HBPM	8 a 12 h antes
Varfarina	3 a 5 dias	HNF ou HBPM	8 a 12 h antes

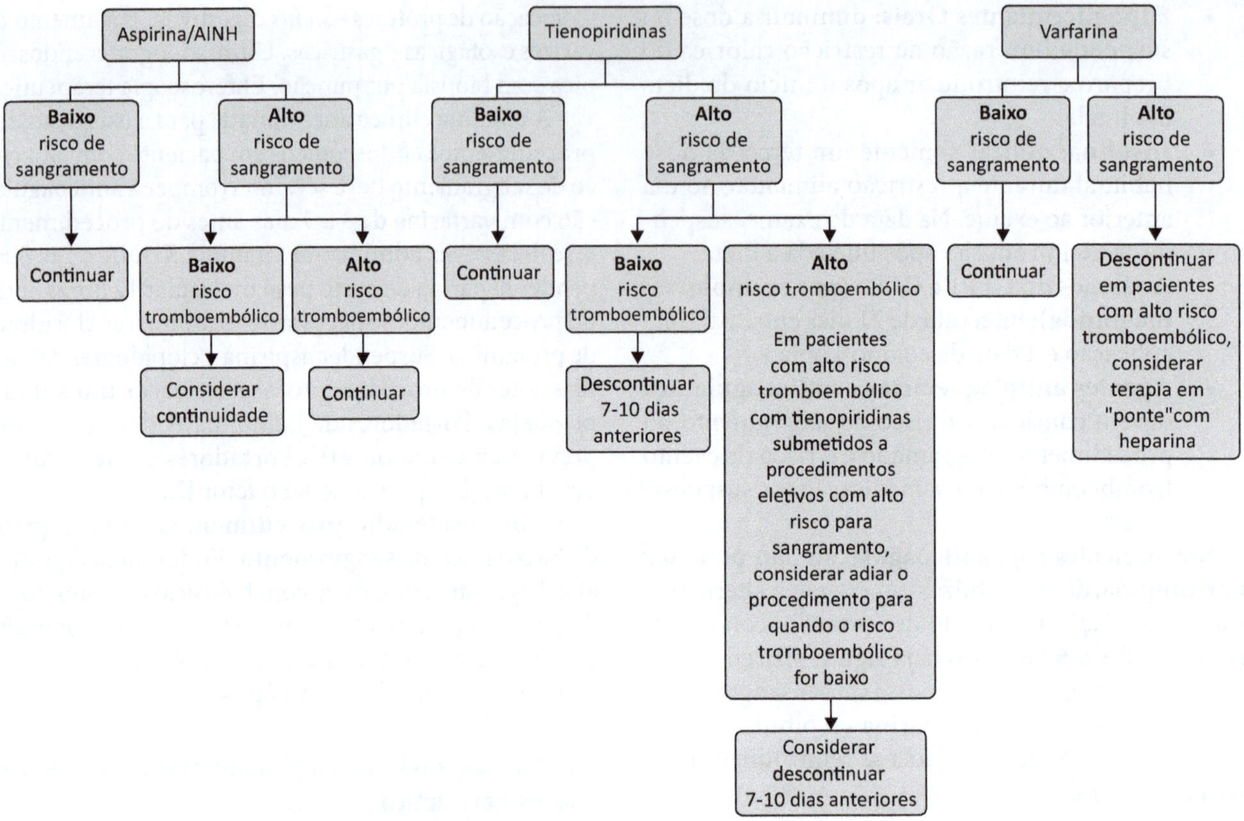

Figura 60.1. Risco de sangramento com o uso de anticoagulantes e antiplaquetários.

Aspirina e outros anti-inflamatórios não esteroidais (AINE)
Os procedimentos endoscópicos podem ser realizados em pacientes em use AAS e AINES na ausência de outras condições hemorrágicas pré-existentes.

*Drogas antitrombóticas	
Drogas anti-plaquetárias	**Duração de ação**
Tienopiridinas	
Dipiridamol (Persantin®) Clopidogrel (Plavix®) Ticagrelor (Brilinta®) Prasurgel (Effient®) Tictopidina (Ticlid®)	2 - 3 dias 5 - 7 dias 3 - 5 dias 5 - 7 dias 10 - 24 dias
Inibidores da GPIIbIIIa	
Tirofiban (Aggrastat®) Abciximab(ReoPro®) Eptifibatide (Integrilin®)	1 - 2 segundos 24 horas 4 horas
Drogas anticoagulantes	
Warfarin (Coumadin®, Marevan®) Heparina não fracionada	5 dias EV: 2 - 6 horas SC: 12 - 24 hs
Heparina de baixo peso molecular	
Enoxaparina Dalteparina (Fragmin®) Fondaparinux (Arixta®)	24 horas 24 horas 36 - 48 horas
Inibidores diretos do Fator Xa	
Rivaroxaban (Xaretto®)	≥ 1 dia 3 - 4 dias se função renal alterada
Apixaban (Ellquis®)	1 - 2 dias 3 - 4 dias se função renal alterada
Inibidores diretos da trombina	
Dagigatran (Pradaxa®)	2 - 3 dias

A warfarina pode ser reiniciada no mesmo dia do procedimento em todos os pacientes que não apresentem sangramento ativo contínuo.
A reintrodução dos anticoagulantes orais, após procedimentos endoscópicos de alto risco, pode ser adiada até que a hemostasia adequada seja assegurada, dada o seu rápido início de ação e a ausência de agentes de reversão. Se as doses terapêuticas de anticoagulantes orais não puderem ser reiniciadas dentro de 12 a 24 horas após um procedimento endoscópico de alto risco, a ponte com heparina de baixo peso molecular deve ser considerada. A heparina não fracionada pode ser reiniciada 2 a 6 horas após o procedimento terapêutico. O período ideal para reintrodução da heparina de baixo peso molecular não está determinado.

Adaptado de ASCE Standards of Prractice Committee GIE 2016: 83(3) 678

Risco do procedimento	Risco de tromboembolismo	
	Alto	**Baixo**
Alto	Anticoagulantes orais devem ser suspensos*	Anticoagulantes orais devem ser suspensos*
	Terapia de ponte (heparina) deve ser considrada	Reiniciar após o procedimento
Baixo	Não há necessidade de suspender anticoagulação	

Risco do procedimento	
Procedimentos do alto risco	**Procedimentos do baixo risco**
Polipectomia Esfincterotomia biliar ou pancreática Tratamento de varizes Gastrostomia endoscópica percutânea Jejunostomia endoscópica percutânea Enteroscopia terapêutica Ecoendoscopia com punção Hemostasia endoscópica Ablação tumoral Cistoenterostomia Ressecção ampular Mucosectomia endoscópica Dissecção submucosa Dilatação endoscópica Diverticulotomia de Zencker	Exames endoscópicos diagnósticos ± biópsia CPRE com dilatação da papila (sem esfincterotomia) CPRE com colocação de prótese (sem esfincterotomia) Colocação de prótese enteral (controverso) Enteroscopia diagnóstica Ecoendoscopia sem punção Coagulação complasma de argônio Ablação de esôfago de Barrett

Risco de evento tromboembólico		
Risco anual	**Válvula cardiacamecânica**	**TVP**
Alto	Prótese mitral Prótese aórtica (tipo bola na cesta ou disco basculante) AVC ou AIT recente (< 6 meses)	TVP recente < 3 meses trombofilia grave (deficiência de proteína C, proteína S ou anti-trombina, síndrome antifosfolípedes)
Médio	Prótese metálica de duplo folheto+ uma das seguintes condições: FA, AVC ou AIT prévio. Hipertensão arterial, diabetes mellitus, insuficiência cardíaca congestiva, idade > 75 anos	TVP 3-12 meses Trombofilias não graves (deficiência de fator V de Linden) TVP recorrente Câncer (tratado há < 6 meses) Câncer tratamento paliativo
Baixo	Prótese metálica de duplo folheto sem nenhuma outra condição	TVP > 12 meses sem outros Fatores de risco

TVP: Trombose venosa profunda

Figura 60.1. (continuação): ASGE Standards of Practice Committee GIE 2016; 83(3):678 e seguidos pela SOBED (Sociedade Brasileira de Endoscopia Digestiva), Instituto do Coração de São Paulo (InCor SP) e Hospital das Clínicas da Faculdade de Medicina da Universidade de São Paulo (HC-FMUSP).

não há consenso a respeito do momento ideal para retomar a terapia antitrombótica após os procedimentos endoscópicos, devendo-se pesar os riscos e os benefícios para o paciente.

Colonoscopia no sangramento digestivo em pacientes anticoagulados

A endoscopia diagnóstica é, a princípio, segura para pacientes anticoagulados que estão com quadro de hemorragia do trato gastrointestinal, independentemente do INR que apresentam, já que o benefício da identificação e contenção do foco de sangramento supera o risco de piora do quadro por conta do exame. Não há evidências acerca do benefício do uso de clipes após polipectomias em pacientes anticoagulados. Não há consenso sobre o momento ideal para reintrodução dos agentes antitrombóticos. Nas gestantes com válvulas mecânicas, adiar o procedimento ou considerar terapia de ponte.

Procedimentos de urgência ou emergência

Pacientes com sangramento do trato gastrointestinal recebendo agentes antiplaquetários devem ter a medicação suspensa até que se alcance a hemostasia. Considerar a administração de plaquetas para pacientes com sangramentos importantes. Se houve evento cardíaco há menos de 1 ano, consultar um cardiologista antes de suspender a medicação. Suspender os agentes anticoagulantes (por exemplo, varfarina) até alcançar a hemostasia. Considerar de maneira individualizada a utilização de vitamina K, plasma fresco ou protrombina. Sugere-se que pacientes em uso de varfarina com INR alargado sejam submetidos a ajuste, ainda que não haja comprovação da efetividade da conduta na segurança do procedimento endoscópico. O risco absoluto de ressangramento depois de hemostasia endoscópica em pacientes que necessitam retornar à anticoagulação é desconhecido, bem como o momento ideal para retorno da medicação. Nos pacientes com alto risco para tromboembolismo, sugere-se o uso de ponte com heparina.

Modalidades de preparo intestinal

A qualidade do preparo intestinal interfere diretamente na precisão diagnóstica e terapêutica da colonoscopia, pois a visualização inadequada da mucosa pode levar a exame incompleto, não detecção de lesões, aumento no tempo de exame e de complicações. O método de preparo ideal deve associar eficácia, segurança, boa aceitação, fácil administração e baixo custo. Existem algumas opções de soluções para preparo intestinal.

Preparo do intestino do paciente

O preparo intestinal para colonoscopia é um empreendimento complexo, envolvendo modificações de dieta e uso laxante segundo as necessidades do paciente. Um nível adequado de limpeza é o ponto crítico para a eficácia da colonoscopia, ao interferir na qualidade, na dificuldade e na duração do procedimento.

Dois **principais indicadores de qualidade da colonoscopia**, a taxa de intubação cecal e a taxa de detecção de lesões, estão associados com a qualidade do preparo colônico. O preparo inadequado aumenta a possibilidade de falha diagnóstica e o custo do procedimento, necessitando a realização de um segundo exame, muitas vezes em intervalo precocemente arriscado e relacionado a complicações cardiorrespiratórias e endoscópicas. Atenção especial deve ser dada às crianças e aos idosos, na presença de obstipação ou diarreia, na intolerância a alguns medicamentos, e ainda a indivíduos com comorbidades significativas, que possam descompensar durante o preparo. Nesses pacientes, preferencialmente, o preparo intestinal deve ser hospitalar.

No serviço **de Endoscopia Digestiva e Terapêutica do HC-FMUSP**, é utilizada classificação de Boston para qualidade do preparo colônico através de pontuação entre 3-9 pontos, este define o preparo ideal e 3-6 pontos definem preparo colônico insuficiente para colonoscopia e reduzem as possibilidades de intubação cecal e no diagnóstico de lesões vasculares. O **preparo retrógrado** por meio de lavagem intestinal ou enteroclisma com solução glicerinada a 12% em volume não superior à 30mL/kg/hora, são indicados para recém-nascidos, lactentes, pacientes com quadros obstrutivos intestinais (fecalomas e neoplasias), pacientes com dificuldade de preparo anterógrado (rebaixamento do nível de consciência e de tolerância ao manitol) e na limpeza de segmentos do cólon desfuncionalizados. Raras são as indicações de colonoscopia **na gravidez**. Caso haja real necessidade de realizá-la, deve-se preferencialmente postergá-la para o segundo trimestre de gestação. Durante o procedimento, é imperativa a presença do anestesiologista e de monitorização materno-fetal. Polipectomias devem ser postergadas para depois do período gestacional, porém, caso seja necessário o uso de eletrocautério, ele deve ser preferencialmente bipolar. **Pacientes amamentando** devem respeitar o tempo de circulação das drogas para voltar ao aleitamento. Os principais esquemas de laxativos para o preparo anterógrado do cólon estão na **Tabela 60.7**.

COLONOSCOPIA E ENTEROSCOPIA RETRÓGRADA

1) **Dieta leve ou líquida de fácil absorção** e pobre em fibras, que se **inicia 3 dias antes do exame**, que consiste em: arroz branco, peito de

Tabela 60.7. Principais esquemas de laxativos para o preparo anterógrado do cólon

Medicamento	Posologia	Dieta restritiva/ tempo	Laxantes véspera	Complicações
Manitol a 10%*	750 a 1.500 mL	Sim/24 h	Sim	Desidratação, distúrbio HE, náusea e vômitos
PEG**	4 mL	Não	Não	Náusea e vômitos
PEG ou similares	2 mL	Sim/12 a 24 h	Sim	Náusea e vômitos
Fosfato de sódio	90 mL (2 tomadas)	Sim/12 h	Não	Desidratação, hipovolemia, hiperfosfatemia, hipocalcemia, alterações endoscópicas

*Oferecidos 150mL a cada 15 ou 20 minutos associados a isotônicos. **Pode ser dividido: 2L na noite da véspera e 2L por volta de 3 horas antes do exame. ***Pode ser dividido: 45mL na véspera e 45mL por volta de 3 horas antes do exame. Deve-se estimular grande ingestão de líquidos durante seu uso.

frango grelhado, batatas cozidas, macarrão a alho e óleo, gelatina, pão branco com azeite de oliva, torradas, bolacha água e sal e isenta de leite de vaca e derivados. O paciente deve ingerir líquidos (água, chás, refrigerantes, sucos coados, Gatorade sabor limão e água de coco) à vontade. Essa dieta é mantida até a **véspera do exame**, dia em que é orientada à ingestão de cerca de **1/3 do cardápio do primeiro dia**. Inicia-se jejum para sólidos, sendo **permitidos** apenas **líquidos**, seguido **de jejum absoluto por 6 a 8 horas antes do exame.**

2) Agentes laxativos, para o **preparo anterógrado**

a. **Carboidratos não absorvíveis** (por exemplo, lactulona e manitol). **Manitol a 20%:** laxativo osmótico derivado da manose que, quando administrado via oral como solução hipertônica, não é absorvido no trato gastrointestinal. O volume recomendado é de 500mL a 1L, associado a 250mL a 500mL de suco de frutas cítricas coadas e dois frascos de simeticona gotas, ingerido até 4 horas antes do exame. O paciente pode apresentar náuseas, vômitos e até mesmo intolerância, dado o sabor extremamente doce, além do grande volume ingerido em curto espaço de tempo (até 2 horas). É possível administrar antieméticos 30 minutos antes da ingestão. Também é recomendada a associação com laxativos para potencializar seu efeito catártico. Em virtude do risco de explosão durante a eletrocauterização, resultante da fermentação de manitol por bactérias intestinais, seu uso tem sido criticado e restrito nos Estados Unidos e na Europa, porém essa é uma complicação extremamente rara, e vários estudos já demonstraram sua eficácia e segurança, além de apresentar baixo custo. Porém, não são recomendados pela ASGE, pois há relatos de explosões do cólon com o uso de bisturi elétrico em procedimentos terapêuticos, decorrentes da ativação do hidrogênio liberado pela fermentação bacteriana cólica. Entretanto, no Brasil, o manitol a 20% (sorbitol) é o agente seguramente mais usado, e seus adeptos, no qual nos incluímos, advogam que para a realização do exame colonoscópico são necessárias várias insuflações e aspirações do ar cólico durante o exame, havendo uma troca eficaz dos gases cólicos, que seria suficiente para tornar sua realização segura, anulando o risco de explosão cólica.

b. **Solução de polietilenoglicol (PEG):** por ser osmoticamente neutro, reduz risco de distúrbios hidreletrolíticos, tornando-o mais seguro, sendo o mais utilizado em centros norte-americanos e europeus. Porém, o volume necessário para limpeza adequada do cólon é cerca de 4L, o que dificulta seu uso em alguns pacientes, como idosos, crianças e indivíduos com sequelas ou distúrbios neurológicos. Vantajoso em comparação com a solução de manitol a 10%, pois não é metabolizada por bactérias intestinais, não há produção de gases tóxicos e inflamáveis, não foi liberada para uso médico de rotina pela ANVISA.

c. **Osmóticos salinos (Fosfato de sódio ou fosfossoda):** tem melhor tolerância dado seu menor volume necessário para preparo adequado (cerca de 200mL), apresentando ótimos resultados. Contraindicado em pacientes com doenças renais, pois as alterações hidreletrolíticas mais associadas são hiperfosfatemia e hipocalcemia assintomáticas. Também levam à hipernatremia e hipopotassemia, devem ser evitados nos cardiopatas e cirróticos com ascite.

d. **Medidas associadas**, como o uso de laxativos orais na véspera do exame para a "pré-limpeza" do cólon (por exemplo, bisacodil, picossulfato de sódio e outros), ou antieméticos (antes da administração do laxativo no dia do exame) e soluções isotônicas durante o preparo (para reidratar e repor eletrólitos), podem ser utilizadas.

Conceituação

Sedação é um ato médico realizado mediante a utilização de medicamentos visando proporcionar conforto ao paciente para realização de procedimentos médicos (Resolução CFM n.º 1.670/2003). A analgesia e a sedação devem ser parte integrante do procedimento para redução da dor e da ansiedade do paciente. Estudos demonstram que a maioria dos pacientes e dos médicos prefere realizar o exame sob algum regime de analgesia ou sedação. O paciente que não tem desconforto durante o exame aceita mais facilmente a sua repetição em tempo futuro. E são classificadas: sedação mínima (ansiólise), sedação moderada (consciente), sedação profunda e anestesia geral. Exames endoscópicos de rotina podem ser realizados com sucesso através da sedação moderada ou profunda, no entanto, a sedação moderada fornece ansiólise adequada, controle da dor e amnésia para a maioria dos pacientes e é mais utilizada por ser mais segura que a sedação profunda.

Opções para sedação em colonoscopia incluem sedação leve, sedação moderada e sedação profunda. Decidir sobre a abordagem adequada requer a avaliação das necessidades e dos riscos de sedação do paciente antes do exame. As drogas mais utilizadas para a sedação são os benzodiazepínicos (diazepam e midazolam), os opioides (meperidina e fentanil) e, para hipnose, o propofol. O propofol tem algumas vantagens por ter rápido início de ação e metabolização, sedação e amnésia adequadas e despertar mais rápido. Porém, tem risco de depressão respiratória semelhante ao midazolam. O Conselho Federal de Medicina recomenda, segundo Resolução n.º 1.670/2003, que o uso do propofol seja feito por um segundo médico, além do que esteja realizando o exame colonoscópico. São habitualmente indicações para presença do anestesiologista em exame de regime hospitalar: procedimentos demorados, necessidade de proteção de vias aéreas, idosos, crianças, gestantes, comprometimento sistêmico não compensado, anemia, obesos, alterações anatômicas ou funcionais da ventilação, saturação de oxigênio basal menor que 95% e pacientes com patologias psiquiátricas graves. A oximetria de pulso e a suplementação de oxigênio são sugeridas como rotina nos exames endoscópicos.

Gravidez e lactação: Quanto à segurança e à eficácia dos procedimentos endoscópicos na gravidez, ainda não foram extensivamente estudados. A orientação é seguir as recomendações do *guideline* 2012 da *American Society for Gastrointestinal Endoscopy*: A endoscopia durante a gravidez só deve ser realizada se houver indicação forte e, quando possível, deve ser postergada até o segundo trimestre. Acompanhamento conjunto com obstetra é recomendado. A monitorização fetal e materna deve ser realizada individualmente. Para sedação durante a gravidez, meperidina (categoria B) sozinha é preferível, seguindo-se de pequena dose de midazolam (categoria D), se necessário. Caso uma sedação profunda com propofol (categoria B) seja necessária, ela deverá ser realizada por uma anestesista.

Na lactante: Prefere-se o uso do fentanil à meperidina, pois as concentrações de fentanil no leite materno são muito baixas para ser farmacologicamente significante, ao contrário da meperidina. O aleitamento materno poderá ser continuado depois da administração de fentanil. Após a administração de midazolam, o aleitamento deverá ser postergado por ao menos 4 horas. O leite deverá ser bombeado e descartado antes de reiniciar a amamentação. O aleitamento materno poderá ser continuado após o uso de propofol, pois a quantidade excretada no leite materno é muito baixa (0,015% da dose recebida pela mãe).

Consentimento informado

Com o advento da Constituição da República de 1988 e do Código de Defesa do Consumidor (Lei n.º 8.078 de 1990), o médico não pode submeter o paciente a tratamento ou procedimento terapêutico sem antes obter seu consentimento. Por meio da assinatura do consentimento informado (CI), o paciente declara estar ciente da natureza da intervenção médica e dos correspondentes riscos, assumindo-os livremente. O CI deve conter linguagem mais simples possível, e seu conteúdo deve reafirmar o que foi dito ao paciente no momento do agendamento, com informações sobre o procedimento a ser realizado, suas principais finalidades, expectativa de recuperação da sedação ou anestesia, desconfortos e riscos mais comuns. Como os atos terapêuticos endoscópicos derivam, via de regra, dos achados diagnósticos, e durante o procedimento o paciente não se encontra em condições de exercer seu direito de concordância ou não, é conveniente que ele seja informado, antes do exame, que a possibilidade existe e tem finalidade de evitar nova intervenção. Por meio do CI, o médico cumpre sua obrigação ética e moral de informar tudo o que se passa com seu paciente, além de proteger-se de eventual responsabilização civil, em caso de insucesso no tratamento e complicações relacionadas ao procedimento.

CONSIDERAÇÕES PÓS-ENDOSCÓPICAS

No pós-procedimento ambulatorial, é imprescindível a presença de um acompanhante do examinado, e que ele seja capaz de levá-lo embora e tenha consciência das possíveis complicações e alterações implicadas no pós-exame imediato.

As obrigações legais em relação aos procedimentos, ao local do exame e aos profissionais envolvidos são estabelecidas na Resolução n.º 1670/2003 do Conselho Federal de Medicina (CFM), que é de conhecimento obrigatório e define o local (**Tabela 60.1.**) e o tipo de anestesia que pode ser feita pelos profissionais envolvidos, visando à segurança prioritária do paciente.

Monitorização após o procedimento

Após ser realizado o procedimento endoscópico, os pacientes devem ser observados devido aos efeitos residuais adversos provenientes da sedação, bem como da instrumentação do ato terapêutico endoscópico. O tempo de observação depende do grau de risco estimado ao paciente, da duração do procedimento endoscópico e da dose e do tipo de fármacos usados durante a sedação. Mas, em relação ao tempo médio dos efeitos das medicações utilizadas:

- **a. Propofol:** paciente com função renal preservada em torno de 5 minutos.
- **b. Midazolan:** paciente com função hepática normal, entre 4-6 horas.
- **c. Fentanila:** paciente com função hepática normal, entre 4-6 horas.
- **d. Anestesia geral:** de acordo com as modalidades utilizadas, mas com a introdução de anestésicos modernos, são eliminados mais rapidamente.

Liberação do paciente do setor da endoscopia

Os pacientes devem ter alta quando os sinais vitais se encontrarem estáveis e atingirem uma recuperação adequada do nível de consciência. Apesar da aparência de recuperação apropriada, é bem reconhecido que os pacientes que recebem benzodiazepínicos podem ter longo período de amnésia, alteração da capacidade de julgamento e de reflexos diminuídos, após a administração intravenosa dos fármacos usados na sedação e devem estar acompanhados por um adulto responsável e apto. Também, são orientados para não dirigir automóveis ou veículos motorizados, não manusear máquinas pesadas, armas de fogo, objetos perfurocortantes ou mesmo tomar decisões legais importantes. As instruções por escrito na alta são entregues para o acompanhante. Informações sobre sintomas ou sinais adversos e como proceder após o exame são orientações importantes. Instruções escritas de como proceder em eventos adversos devem incluir um número do telefone de contato disponível, com cobertura de 24 horas para um evento emergencial. As medicações antagônicas de Naloxone para o uso de Fentanila e Flumazenil para os benzodiazepínicos e basicamente reduzem o tempo de recuperação na sala de recuperação endoscópica ou anestésica e seus efeitos; mas não dispensam o período de observação pós-procedimento e reavaliações periódicas antes da alta.

COMPLICAÇÕES NA SEDAÇÃO EM ENDOSCOPIA

O endoscopista deve previamente decidir o grau de sedação de que necessitará para o exame, a equipe deve ser capaz de reconhecer os vários graus de sedação e analgesia, bem como saber reverter, caso o paciente demonstre grau de aprofundamento excessivo que leve à perda da responsividade, da proteção de vias aéreas, da respiração espontânea ou que leve à alteração cardiovascular. A endoscopia digestiva é um procedimento seguro, porém eventos adversos significativos podem ocorrer, como sangramento, perfuração e infecção, vômitos e broncoaspiração. Na sua larga maioria, as complicações decorrem de eventos adversos cardiorrespiratórios e não endoscópicos em si, secundários à broncoaspiração, sedação excessiva, hipoventilação e obstrução de vias aéreas, estímulo vagal e bradicardia e hipotensão arterial. Ultimamente, há importância à conveniência do paciente em ter seu procedimento realizado rapidamente, de maneira menos invasiva, recebendo alta o mais rápido possível, com mínimos efeitos residuais das drogas e, se possível, assintomático no pós-exame imediato. Portanto, em relação à anestesia, foi necessário o desenvolvimento de agentes anestésicos de duração curta e ultracurta, com menores efeitos colaterais ou residuais e mais seguros em sua aplicação.

COLONOSCOPIA EM PACIENTES SUBMETIDOS A CIRURGIAS DE RESSECÇÃO E POUCH

- **Colectomias**
  As ressecções de cólon podem seguir um padrão anatômico ou ser de quaisquer segmentos. São classificadas de acordo com a extensão do cólon ressecado (**Quadro 60.1.**).

Quadro 60.1. Classificação das colectomias de acordo com a extensão do cólon ressecado

- Hemicolectomia direita.
- Hemicolectomia direita ampliada.
- Transcersectomia.
- Colectomia esquerda.
- Sigmoidectomia.
- Ressecção segmentar.

- **Colectomia direita** Trata-se da ressecção do hemicólon direito. A reconstrução do trânsito é realizada por anastomose do íleo distal com o cólon transverso, podendo ser terminoterminal, terminolateral ou laterolateral.

- **Colectomia direita ampliada** é a ressecção do hemicólon direito e de parte do cólon transverso esquerdo. A reconstrução do trânsito é realizada por anastomose do íleo distal com o cólon transverso, podendo ser terminoterminal, terminolateral ou laterolateral.
- **Transversectomia** diz respeito à ressecção do cólon transverso. A reconstrução do trânsito é realizada por anastomose do cólon direito com o cólon transverso distal.
- **Colectomia esquerda** É a ressecção do hemicólon segmentar ou total do cólon esquerdo. E, as reconstruções mais realizadas são em anastomose término-terminal ou exteriorização por colostomias.

COLOSTOMIA E ILEOSTOMIA

Trata-se da exteriorização do cólon ou do íleo para o meio externo através da parede abdominal por tempo indeterminado, podendo ser temporária (transitória) ou definitiva (permanente).

São classificadas quanto ao modo de exteriorização na parede abdominal (**Tabela 60.8.**). Existem várias indicações para a realização de colostomia e ileostomia (**Quadro 60.2.**). Sigmoidectomia Trata-se da ressecção do cólon sigmoide. A reconstrução do trânsito é realizada por anastomoses entre o cólon descendente ou cólon transverso com a transição retos sigmoide, ou segmento remanescente.

Colectomia total é definida por ressecção de todo o cólon. A reconstrução do trânsito é realizada por anastomose do íleo distal e transição retossigmoide ou reto.

Tabela 60.8. Classificação das ostomias quanto ao modo de exteriorização na parede abdominal

Em alça (duas bocas)	Há exteriorização de toda a alça e abertura apenas de sua parede anterior ficando duas bocas unidas pela parede posterior
Terminal (uma boca)	Exterioriza-se a alça já seccionada com apenas uma boca

Quadro 60.2. Causas de ostomias

Obstruções intestinais
Perfurações do cólon
Traumas
Fístulas
Proteção de anastomoses de alto risco

Anastomoses Intestinais são suturas realizadas entre dois segmentos intestinais para reconstrução do trânsito intestinal. Harris et al. descreveram as características colonoscópicas das anastomoses em 117 pacientes submetidos às enterectomias e os achados: neovascularização (89,7%), borda anastomótica branca ou fibroses (54,7%), interrupção do padrão das haustrações (54,7%), suturas radiais (38%), fios de suturas expostos (11,9% das suturas), grampos metálicos expostos (24%), retrações cicatriciais ou cicatrizes adjacentes às anastomoses (6,8%), distensibilidade reduzida ou ausente (4,3%), bolsas colônicas ou intestinais cegas (8,5%) e anastomoses não identificadas em 5,5%. As anastomoses intestinais são classificadas segundo os dois segmentos remanescentes, primeiro o segmento proximal e depois o distal conforme a **Tabela 60.9**. As reconstruções podem ser feitas através das suturas entre as bocas terminais ou laterais.

Tabela 60.9. Classificação das anastomoses intestinais

Anastomose terminoterminal	Sutura feita entre as duas bocas terminais do segmento ressecado
Anastomose laterolateral	Sutura feita entre as bordas laterais dessas extremidades
Anastomose terminolateral	Sutura feita com a boca terminal do lado proximal e a borda lateral do lado distal

Bolsas intestinais

A reconstrução da proctocolectomia pode ser feita através de anastomose ileoanal ou bolsa ileal *(ileal pouch)*, mas quando o remanescente distal do reto é menor que 1,5cm a ileostomia definitiva são tratamentos considerados padrão-ouro tanto para o tratamento da polipose adenomatosa familiar (PAF) quanto para as complicações das doenças inflamatórias intestinais (Retocolite Ulcerativa Idiopática e doença de Crohn). Apesar do procedimento permitir a manutenção da evacuação por via anal com continência, a bolsa ileal pode apresentar, em até 50% dos casos operados, complicações inflamatórias denominadas bolsites ou pouchites. Dessa forma, avaliações periódicas dos reservatórios ileais através de colonoscopias com biópsias e análises histológicas das amostras são recomendáveis.

Preparo intestinal em pacientes com ostomias

Pacientes com **ostomias** apresentam preparos difíceis e podem requisitar repetição do preparo tanto quanto os pacientes não operados, portanto, os medicamentos e etapas não devem ser reduzidos ou dispensados.

Estomas, bolsas e anastomose ileocecal

Ileostomias: esvaziam por conta própria, sendo necessários, apenas, o jejum e a ingestão de líquidos claros.

Bolsas ileoanais pélvicas: enema de soro fisiológico ou lavagem de pequeno volume. Anastomoses ileorretais: preparo completo.

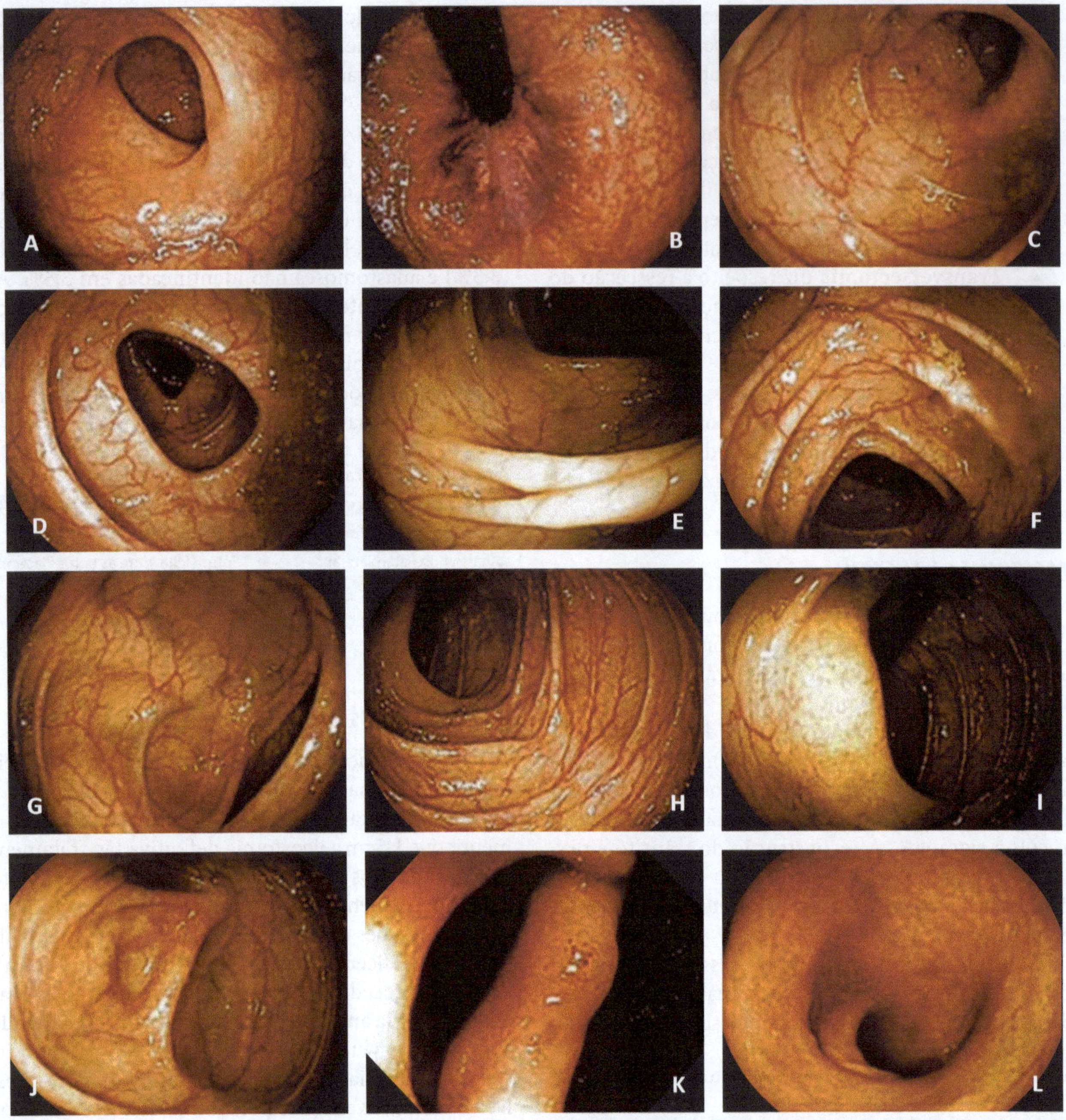

Figura 60.2. Sequência de imagens do exame de ileocolonoscopia normal A: reto. B: retrovisão do canal anal. C: cólon sigmoide. D: cólon descendente. E: ângulo esplênico. F: cólon transverso. G: ângulo hepático. H: cólon ascendente. I: ceco. J: óstio apendicular. K: válvula ileocecal. L: íleo terminal.

Segmentos excluídos do trânsito intestinal: podem ser usados enemas e enteroclismas com soluções cristaloides ou glicerinadas a 12% por sondas retais calibrosas pelo orifício distal da ostomia, ou pelo reto quando o coto distal remanescente é em fundo cego.

Realizando o exame com o paciente já sedado, inicia-se o exame com a inspeção do ânus e o toque retal. As alterações encontradas durante a inspeção e o toque retal devem ser descritas no laudo do exame, mesmo que a colonoscopia não substitua o exame proctológico para avaliação do canal anal. Os critérios que confirmam um **exame completo** são a visualização do orifício apendicular, da papila ileocecal e a ultrapassagem de uma linha imaginária perpendicular à papila ileocecal, garantindo, assim, a intubação cecal. Sempre que possível, o aparelho deve penetrar o íleo terminal, pois o exame desse segmento tem especial importância nos quadros de suspeita de doença inflamatória intestinal, diarreias crônicas, tuberculose intestinal e nos sangramentos de origem desconhecida. A mucosa do íleo terminal é mais granular e tem as pregas mais proeminentes. Frequentemente, são observados folículos linfoides espalhados que podem ter aspecto de pequenos pólipos. O exame detalhado da mucosa geralmente é realizado durante a retirada do aparelho, que deve ser lenta, gradual e com a preocupação de manter o aparelho no centro do lúmen do cólon. O tempo de retirada tem relação com a taxa de reconhecimento de adenomas e é outro importante critério de qualidade. É possível fazer a manobra de retroflexão no reto para examinar com mais detalhe a margem anal e a linha pectínea, preenchem parcialmente os quesitos da anuscopia.

HEMORRAGIA DIGESTIVA BAIXA

Definição

A hemorragia digestiva baixa (HDB) é definida como qualquer sangramento abaixo do ângulo de Treitz. Com o surgimento da cápsula endoscópica e da enteroscopia na última década, a definição de HDB, limita-se a sangramentos oriundos da válvula ileocecal até o canal anal, deixando os sangramentos do delgado para a categoria de sangramentos do meio. Normalmente, manifesta-se como enterorragia, evacuação volumosa de sangue vermelho rutilante; hematoquezia, eliminação de sangue, reconhecível como tal, nas evacuações; fezes marrons escuras (*maroon stools*); ou, ainda, melena, evacuações enegrecidas, de consistência líquida e fétidas. As características da evacuação são consequência do volume, da velocidade e da localização do sangramento e da velocidade do trânsito intestinal.

Incidência

A incidência anual de HDB é de aproximadamente 0,03% da população adulta, sendo responsável por 1 a 2% das admissões hospitalares de urgência. Apesar de a maioria dos sangramentos ser autolimitada, sua taxa de mortalidade não é desprezível, cerca de 2 a 4%.

Etiologia

As principais causas de HDB podem ser subdivididas da seguinte forma: Anatômica (por exemplo, doença diverticular). Vascular (por exemplo, ectasias vasculares). Inflamatória (por exemplo, retocolite ulcerativa). Neoplásica (por exemplo, adenocarcinoma). A doença diverticular e as angiectasias respondem pela imensa maioria dos sangramentos moderados e graves, principalmente em pacientes acima de 65 anos (**Tabela 60.10.**).

Tabela 60.10. Causas de hemorragia digestiva baixa grave

Doença diverticular	42-47%
Ectasia vascular	3-12%
Colite isquêmica	9%
Doenças orificiais	3-5%
Neoplasia	9-10%
Pós-polipectomia	4-6%
Doença inflamatória intestinal	2-4%
Colite actínica	2%

Avaliação inicial da HDB

Exibe um espectro amplo de gravidade, podendo se tratar desde sangramentos de pequeno volume (por vezes, a percepção suspeita do paciente é de um sangramento de grande volume que nem sempre se confirma, podendo, inclusive, ser de origem orificial, por exemplo), até hemorragias catastróficas. Usualmente, a avaliação subjetiva do paciente, familiares e até da equipe médica superestima o volume do sangramento, sendo essencial objetivar a estimativa do sangramento por meio de parâmetros simples e de fácil aplicação, como os expostos na **Tabela 60.11**. A prioridade nos casos de HDB deve ser sempre atingir e/ou manter a estabilidade hemodinâmica antes que as medidas diagnósticas sejam iniciadas. É importante ressaltar que pacientes jovens podem perder grande quantidade de sangue e não apresentar sinais precoces de instabilidade, fato que se inverte na população idosa, grupo em que há maior incidência de hemorragias. Felizmente, a maioria das hemorragias - cerca de 85% cessam sem que qualquer medida terapêutica seja necessária, porém esses pacientes apresentam taxas de ressangramento de aproximadamente 15% durante a mesma internação. A primeira medida a ser realizada consiste em uma anamnese objetiva associada à avaliação clínica criteriosa. Algumas perguntas devem ser necessariamente respondidas na avaliação inicial.

Tabela 60.11. Estimativa do sangramento

Qual foi o início, duração e o volume do sangramento? Agudo ou crônico?
Qual a cor do sangramento? Cólon esquerdo? Cólon direito?
Há sangue no papel higiênico? Orificial?
Há sangue suficiente para corar a água do vaso sanitário? (ajuda a estimar o volume do sangramento)
Qual a consistência das fezes que acompanham o sangramento? (ajuda na identificação da etiologia)
Existem sintomas associados (p. ex., dor abdominal, febre, diarreia, perda de peso e fadiga)? Colite infecciosa? DIll?
Há história de sangramento anormal em outros sítios? Coagulopatia?
Fez uso recente de agentes anti-inlamatórios não esteroides ou quaisquer outros medicamentos?
Úlcera e erosões gástricas?
Foi submetido a algum procedimento cirúrgico ou endoscópico? Polipectomia recente?

A partir da história clínica, a provável etiologia do sangramento torna-se suspeita (**Tabela 60.12.**).

Tabela 60.12. História clínica e causa provável de HDB*

História clínica	Provável etiologia
Uso de anti-inflamatório não esteroidal ou varfarina	
Doença vascular	Colite isquêmica
Enxerto aortofemoral	Fístula aortoentérica
Hepatopatia crônica	HDA por varizes esofagogástrica ou cólon
Uso de ATB	Colite pseudomembranosa
Radioterapia prévia	Colite actínica
Constipação crônica	Doença diverticular, hemorroidas
Perda de peso, suboclusão ou alteração de hábito intestinal	Câncer de cólon
Polipectomia prévia	HDB pós-polipectomia
Fístula perineal	Crohn, câncer e diverticulite
Dor anal ou retal	Fissura, hemorroida, úlcera retal
Diarreia e febre	Colite infecciosa
Idade avanãda	Doença idverticular, ectasias vasculares e neoplasias
Crianças	Meckel e pólipos juvenis
Adolescentes	Meckel e doença inflamatória intestinal
Adultos	Doença diverticular, neoplasias e doença inflamatória intestinal
Ausência de dor abdominal	Angiodisplasia, divertículos
Púrpuras, petéquias	Henoch-Schonlein, plaquetopenias, vasculites
Aids	Kaposi, citomegalovírus, fungos e micobactérias

Medidas iniciais

Medidas como monitorização cardíaca, acessos venosos calibrosos para infusão de cristaloides e cateterismo vesical não devem ser retardadas em casos de HDB vultuosas. A estimativa do volume de sangue perdido (**Tabela 60.13.**) norteará o tratamento inicial e o algoritmo diagnóstico.

Tabela 60.13. Classificação de HDB quanto ao volume de sangramento

	Branda	Moderada
Hemoglobina (g/dL)	> 11	8-11
Eritrócitos ($3\text{-}10^6/mm^3$)	> 3,5	2,5-3,5
Pressão arterial sistólica (mmHg)	> 100	80-110
Frequência cardíaca (bpm)	< 100	100-110

Na admissão, amostras de sangue para tipagem, hemograma completo e coagulograma, exames que ajudam na orientação das terapias. Outros exames laboratoriais serão solicitados em função de cada paciente, como creatinina, eletrólitos e glicemia. Idealmente, todo paciente com HDB deve ser submetido ao exame proctológico, que inclui a inspeção anal, o toque retal, a anuscopia. Na rotina dos prontos socorros, a disponibilidade de um anuscópio é rara. Mas através do toque retal confirma-se a presença de sangue no reto e até 40% dos carcinomas retais são diagnosticados.

Diagnóstico

Após a realização de exame físico e proctológico completos e afastada a origem do sangramento às doenças orificiais, é necessário que se prossiga na investigação diagnóstica. Todas as HDB moderadas ou graves iniciam sua investigação com uma endoscopia digestiva alta (EDA), pois atualmente é um método bastante disponível que pode descartar prontamente uma HDA simulando uma HDB.

Na maioria dos pacientes com HDB, a colonoscopia é o método diagnóstico inicial de escolha. É utilizado com sucesso para identificar a origem de hemorragia grave em aproximadamente 74 a 82% dos pacientes. Além da sua utilidade no diagnóstico, a colonoscopia oferece a oportunidade para intervenção endoscópica no tratamento de ectasias vasculares, hemorragia diverticular, lesões neoplásicas e processos ulcerativos. O preparo de cólon deve ser sempre realizado nos casos de HDB antes da colonoscopia, pois, na maioria das vezes, permite um ambiente adequado para a visão da mucosa intestinal aumentando a sensibilidade do diagnóstico de lesões, principalmente nas lesões vasculares. A opção de preparo adotada seria o que usualmente é chamado de "preparo expresso", que consiste na oferta da solução de manitol 10% (1.000mL) administrada no menor tempo possível e que seja tolerada pelo paciente (um tempo estimado entre 15 e 20 minutos parece adequado.) O preparo retrógrado (enteroclismas) deve ser evitado, pois pode transportar sangue dos segmentos colônicos mais distais para os mais proximais e a passagem da sonda retal pode causar lesões traumáticas, dificultando a localização do sangramento. No **Serviço de Endoscopia Gastrointestinal do HCFMUSP** o preparo anterógrado rápido é rotineiramente utilizado, por se mostrar bastante eficaz na preparação desses pacientes. Se o paciente não se encontra em condições clínicas para realização do preparo intestinal (insuficiência renal ou distúrbios hidroeletrolíticos), mesmo após medidas de estabilização hemodinâmica, outro método diagnóstico, como a arteriografia ou estudo com radioisótopos, deve ser considerado. A diretriz SIGN *(Scottish Intercollegiate Guideline Network*), 2008 não recomenda postergar a realização da colonoscopia. Esta deve ser realizada precocemente, idealmente dentro das primeiras 8 horas. A realização do exame em tempo menor que esse período não tem impacto no prognóstico, porém aumenta a sensibilidade em relação ao diagnóstico. Os pacientes iniciam o preparo para a colonoscopia após a estabilização hemodinâmica, mesmo quando há sinais de interrupção do sangramento.

Lesões candidatas ao tratamento colonoscópico são aquelas nas quais três achados são identificados: coto vascular visível, coágulo sentinela e sangramento ativo. E, através de injeção de epinefrina, fotocoagulação, aplicação de clipe, ou uma combinação desses métodos diversos. Pólipos ou lesões polipoides pequenas e com sangramentos ativos podem ser tratados com polipectomia.

Vantagens e desvantagens

As vantagens são: Uma lesão com sangramento ativo pode ser localizada em até 80% dos pacientes. Tratamentos definitivos, como a cauterização de lesões com plasma de argônio, injeção de adrenalina, aplicação de clipes ou fotocoagulação por laser e polipectomia, são possíveis durante o procedimento. Lesões que sangraram massivamente e que pararam de sangrar podem ser identificadas com mais frequência com a colonoscopia do que com angiografia. As desvantagens são: A colonoscopia deve ser realizada por endoscopistas qualificados e experientes. Requer um preparo de cólon que dura 3 a 8 horas. Complicações como lipotímia/síncope (durante o preparo), vômitos/broncoaspiração/hipóxia (relacionadas à sedação) e perfurações/síndrome pós-polipectomia (relacionadas ao exame).

Colonoscopia intraoperatória

É indicada nos casos em que não há tempo hábil para realização da colonoscopia antes da cirurgia de urgência. Sua principal utilidade consiste na tentativa de localização da topografia do sangramento e orientar o cirurgião durante a cirurgia. O aparelho deve ser introduzido até o íleo terminal com auxílio manual do cirurgião e todo trajeto colônico deve ser cuidadosamente avaliado, afim de se evitar a colectomia total. Os **métodos de tratamento endoscópico** das hemorragias digestivas com origem no cólon consistem em: **Termocoagulação**: *heater probe*, laser (Nd:YAG), coagulação com plasma de argônio, eletrocoagulação (bipolar, monopolar com ou sem probe de irrigação – EHT). **Terapia com injeção**: solução de adrenalina, solução salina e agentes esclerosantes.

Métodos mecânicos

Endoclips metálicos ou *loops*. Nos casos de sangramento de origem diverticular, estão indicadas a injeção de adrenalina e a utilização de clipes metálicos. O tratamento convencional de angiodisplasia do cólon é realizado com o uso de **plasma de argônio** e como alternativa, a injeção de agentes esclerosantes (Ethamolin) em baixa concentração. O sangramento pós-polipectomia (síndrome pós-polipctomia), precoce ou tardio, pode ser controlado por diversas técnicas: injeção de adrenalina, eletrocoagulação (polipectomia hemostática ou estratégica), plasma de argônio e apreensão com clipes.

Enteroscopia e cápsula endoscópica

São métodos diagnósticos que devem ser utilizados na avaliação do intestino delgado. Têm valor limitado nas emergências e são raramente utilizados nessas situações, já que o intestino delgado é responsável por apenas 0,7 a 9% das enterorragias graves. Suas principais indicações são nos casos em que a endoscopia digestiva alta e a colonoscopia foram negativas na identificação da fonte de sangramento (hemorragia de origem obscura). É importante ressaltar que só devem ser indicados após a realização de nova endoscopia e colonoscopia, já que em diversas vezes a fonte hemorrágica pode ser identificada em uma segunda abordagem diagnóstica. Esses dois métodos diagnósticos serão abordados mais detalhadamente em capítulos específicos.

Cirurgia de urgência

O tratamento cirúrgico é necessário em aproximadamente 10 a 25% dos pacientes com HDB. É fundamental a procura exaustiva para tentar localizar com precisão o local de sangramento, pois as ressecções segmentares apresentam menor risco, alta taxa de sucesso e baixa taxa de ressangramento quando comparadas com a colectomia total com ileorretoanastomose ou ileostomia. Se a fonte de sangramento não puder ter sido localizada no pré-operatório, deve-se lançar mão do exame endoscópico no intraoperatório.

SÍNDROME DE HEYDE: ANGIODISPLASIAS NO CECO + ESTENOSE AÓRTICA

O ensino clássico refere-se à Síndrome de Heyde como "a associação entre estenose aórtica e angiodisplasia no ceco". De qualquer forma, esta afirmação está correta, pois Síndrome de Heyde é um tipo de hemofilia (na doença de Von Willebrand adquirida), em se tratando de sangramentos gastrointestinais de vários tipos de angiodisplasias gastrointestinais.

Conforme as imagens abaixo (**Figura 60.3.**), as angiodisplasias na Síndrome de Heyde podem ocorrer em qualquer lugar do trato gastrointestinal, e não somente no ceco, como se acredita.

Sem dúvidas, Dr. Heyde nunca mencionou, especificamente, o ceco como fonte isolada de sangramentos. Ele observou que pacientes com estenose aórtica apresentavam sangramentos criptogênicos, especulando que provavelmente se originariam em "vasos escleróticos". Suas astutas observações, manifestadas através de uma simples carta a um jornal médico (**Figura 60.4.**), abriram a caixa de Pandora na tentativa de elucidar a associação da estenose aórtica e sangramentos gastrointestinais.

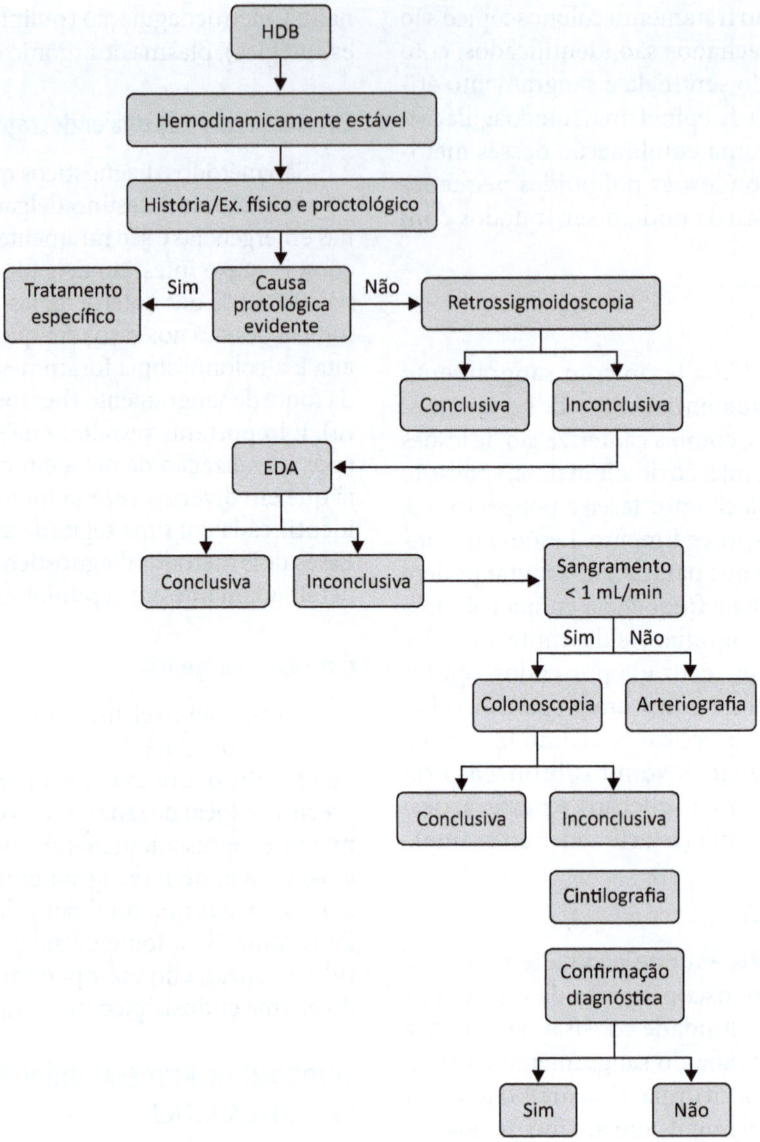

Fluxograma 60.1. Hemorragia digestiva baixa

Fisiopatologia

Muito se aprendeu desde então, e atualmente sabemos que primariamente é uma hemofilia, denominada uma forma adquirida da Síndrome de Von Willebrand. Há mau funcionamento do fator de Von Willebrand, levando a hemorragias gastrointestinais. Além do que, a perturbada atividade deste fator leva à angiogênese e à ocorrência de angiodisplasias no trato gastrointestinal (**Figura 60.5.**).

Como o mau funcionamento do fator de V Willebrand se manifesta na Síndrome de Heyde?

- O mau funcionamento do fator de V Willebrand é sem dúvidas iniciado pelo fluxo sanguíneo anormal vindo da estenose aórtica.
- Este fluxo sanguíneo anormal resulta em separação progressiva de forças, as quais levam à destruição do fator de V Willebrand normalmente circulante (para guardado, glandular), a qual é liberada, expondo seu centro às destrutivas ou catalíticas enzimas. A inativação do fator de Von Willebrand leva à condição de sangramentos.
- Outro aspecto importante é que várias doenças cardiovasculares, somadas à estenose calcificante da aorta, podem levar à Síndrome de Heyde. Dentre elas, doença obstrutiva coronariana, ventrículo único ou dispositivos de assistência ventricular esquerda (LVAD).
- Fator de V Willebrand é uma grande glicoproteína, presente no plasma sanguíneo, células endoteliais, megacariócitos e plaquetas.
- É produzido nas células endoteliais e armazenado na porção granular daquelas células, denominados corpos de Weibel-Palade.

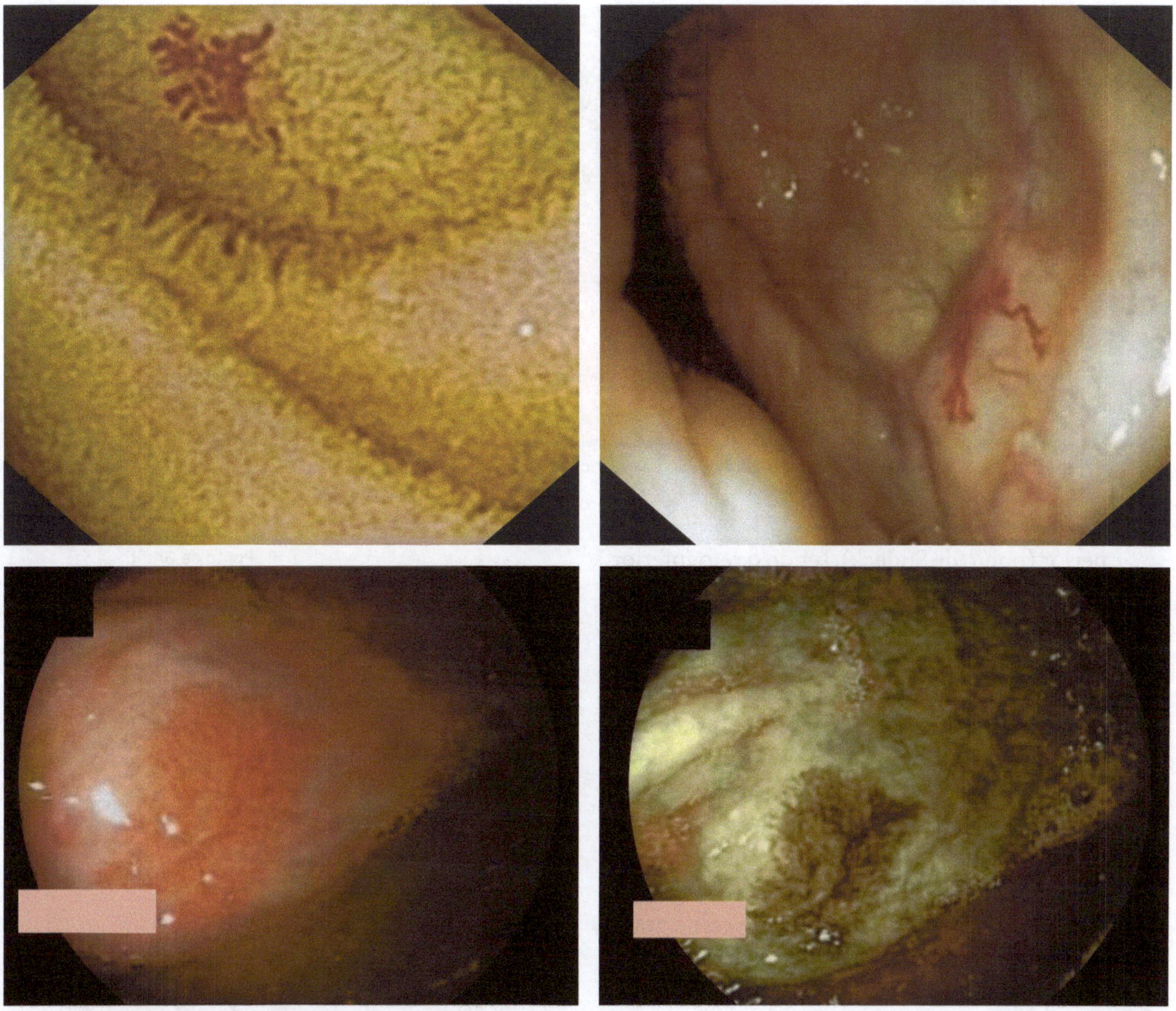

Figura 60.6. Síndrome de Heyde: Angiodisplasias no ceco.

- O fator atua num papel maior na hemostasia, mediando a adesão plaquetária para os locais de lesão vascular.
- O fator de V Willebrand também carrega o fator VIII, o qual se liga e a protege da degradação.
- É liberado como armazenado ou heterodímero globular na circulação.
- Tanto a aceleração como a desaceleração do fluxo sanguíneo na estenose aórtica e outras condições cardiovasculares com estado de cisalhamento do fluxo (ex. ECMO, DPOC), resultam em liberação do fator, a qual perde sua atividade trombótica.
- Na ausência do fator de V Willebrand, o fator VIII fica instável e exposto à rápida degradação.
- A forma não ativada do fator induz a angiogênese através da angiotensina 2 e ao fator de crescimento endotelial.
- O desenvolvimento de angiodisplasias (assim como a neoangiogênese) são, também, induzidos através da hipóxia e estados de fluxo sanguíneo lento.

Tratamento

- Correção do estado de fluxo sanguíneo lento e ao alto cisalhamento de forças na aorta (ex. substituição cirúrgica do órgão, endopróteses).

COLITE ISQUÊMICA E DE REPERFUSÃO

- O espectro endoscópico da colite isquêmica é amplo. Os elementos-chave, porém, são a preservação do reto e a distribuição segmentar, principalmente no cólon esquerdo (na área da bacia hidrográfica, arco de Riolan).
- A isquemia colônica ocorre devido a alterações na circulação sistêmica e/ou alterações na vasculatura mesentérica local.
- As áreas mais frequentemente afetadas são o cólon esquerdo (ponto de Griffith) e o reto su-

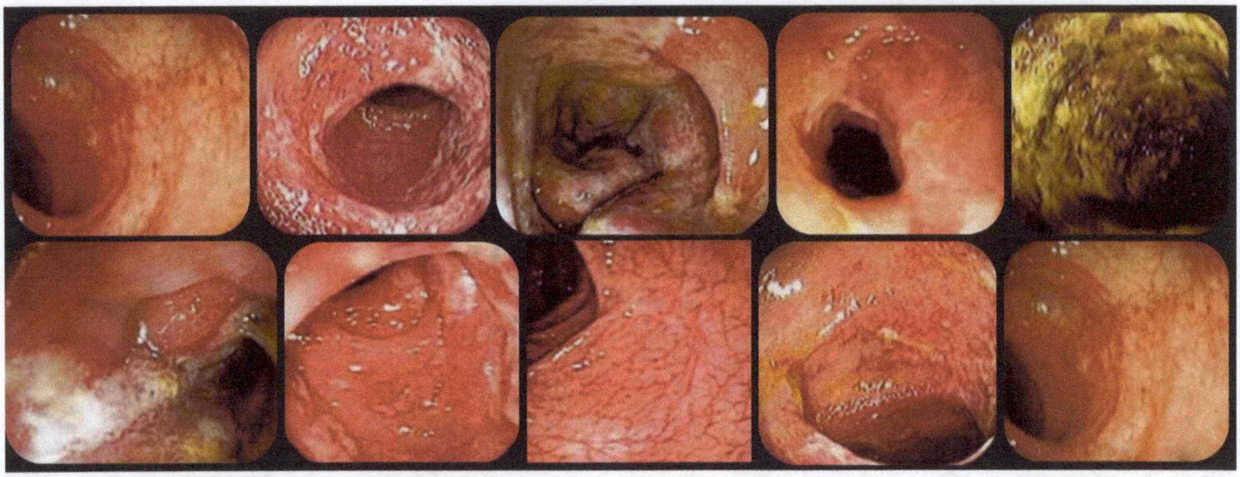

Figura 60.7. Espectro Endoscópico da Colite Isquêmica do Lado "Esquerdo"

perior (ponto de Sudeck), sendo o reto inferior geralmente poupado devido ao seu duplo suprimento sanguíneo.

- Na colite isquêmica leve, geralmente há eritema irregular distribuído segmentarmente, edema e hemorragias subepiteliais. Na colite moderada, além das alterações observadas na doença leve, há erosões e úlceras localizadas, que podem ser confluentes. Muitas vezes, uma úlcera linear na borda mesentérica do cólon é vista. Isso é conhecido como sinal de tira única de dois pontos (CSSS) ou sinal de Zuckerman. Na colite grave há úlceras profundas, estreitamento luminal e estenoses e necrose franca.

COLITE PSEUDOMEMBRANOSA OU COLITE POR C. DIFFICILE

Infecção por *Clostridioides difficile* (CDI)

Patogênico:

- Bactéria anaeróbia, gram-positiva, em forma de bastonete, com formação de esporos.
- Os esporos têm tolerância ao calor, dessecação e muitos desinfetantes.
- Duas exotoxinas: toxina A ("enterotoxina") e toxina B ("citotoxina").
- Cuidado: a cepa hipervirulenta: NAP-1, ribotipo 027, III tem expressão aumentada das toxinas A e B.

Fatores de Risco:

- Principais fatores de risco: antibioticoterapia prévia, hospitalização, idade > 65 anos.
- Outros fatores de risco: multimorbidade, sexo feminino, terapia H2 e IBP, imunossupressão.
- Definição de infecção: sintomas mais evidência de toxinas A e B.

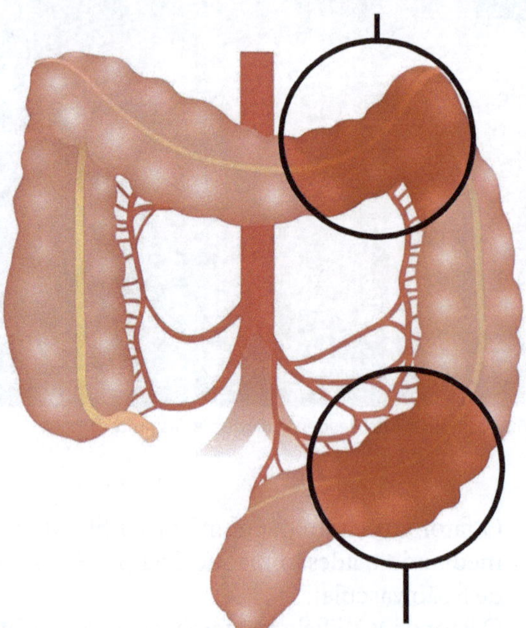

Figura 60.8. Ponto de Sudeck.
Ponto de Griffith (Flexura esplênica: irrigação a. mesentérica superior e inferior). Ponto de Sudeck (Transição Retossigmoide: irrigação a. mesentérica inferior e hipogástrica).

- Diarreia aquosa ou megacólon tóxico (ocasionalmente sem diarreia no íleo paralítico!).
- Sangue nas fezes (raro), dor abdominal (22%), febre (28%), peritonite/ascite.

Achados laboratoriais:

- Leucocitose (>15.000/µL (50%), hipoalbuminemia, aumento da creatinina ≥1,5 vezes, aumento do lactato.

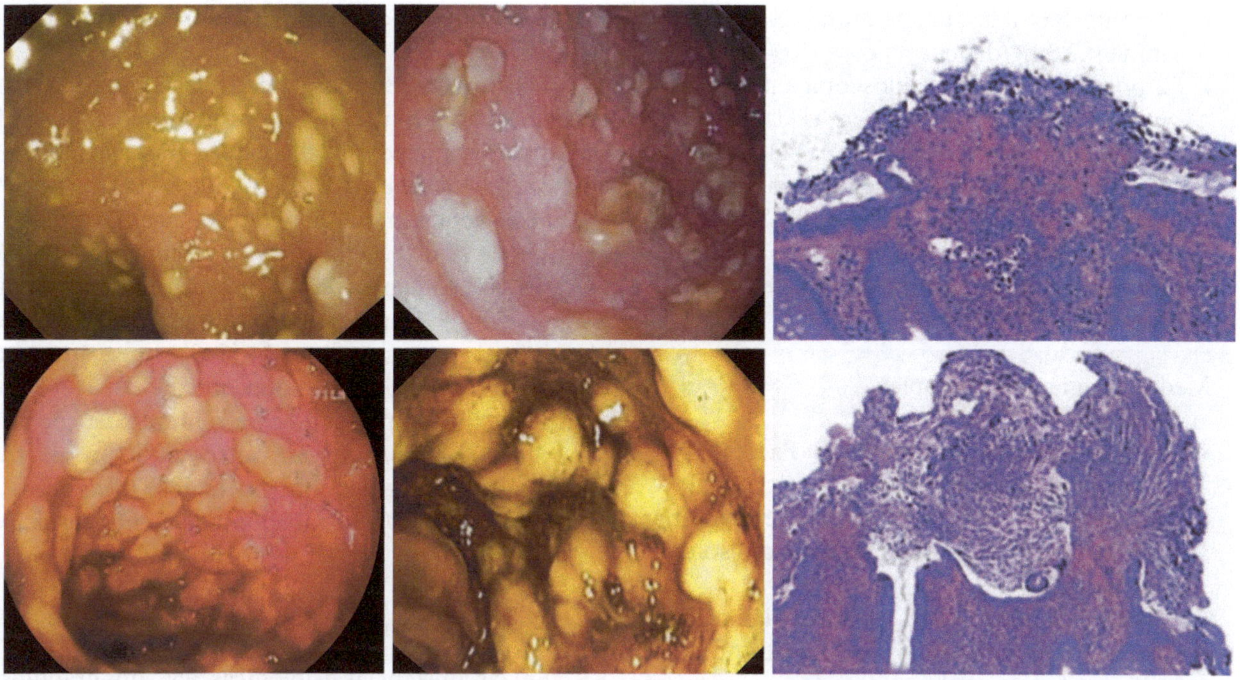

Figura 60.9

Diagnósticos: (Atenção: só realizar diagnósticos em pacientes com sintomas clínicos de CDI!).

- Antibióticos nos últimos 60 dias; grupos de risco, independentemente de estarem hospitalizados, e qualquer diarreia com duração superior a três dias sem outros patógenos conhecidos.
- Amostras de fezes.
- Teste de EIA (rápido, mas apenas 80% sensível).
- GDH, se positivo, então toxina, então PCR.
- Importante: fezes frescas, tempo máximo de transporte de 2 horas (a toxina se decompõe à temperatura ambiente, sem cotonetes retais!). Cultura raramente útil (TAT muito alto, tempo de resposta).
- Teste de citotoxicidade (método baseado em cultura de células): altamente sensível e específico para a toxina B.
- Na ausência de detecção de toxina, FAÇA uma sigmoidoscopia: pseudomembranas = patognomônica.
- Check-ups: somente se os sintomas reaparecerem após o sucesso da terapia, não se não houver sintomas após a terapia.

Infecção por *Clostridioides difficile* (CDI): aspectos endoscópico e histológico.

Classificação de gravidade (estratificação de risco de acordo com Zar, *Clin Infect Dis*, 2007) (curso grave > 2 pontos!)

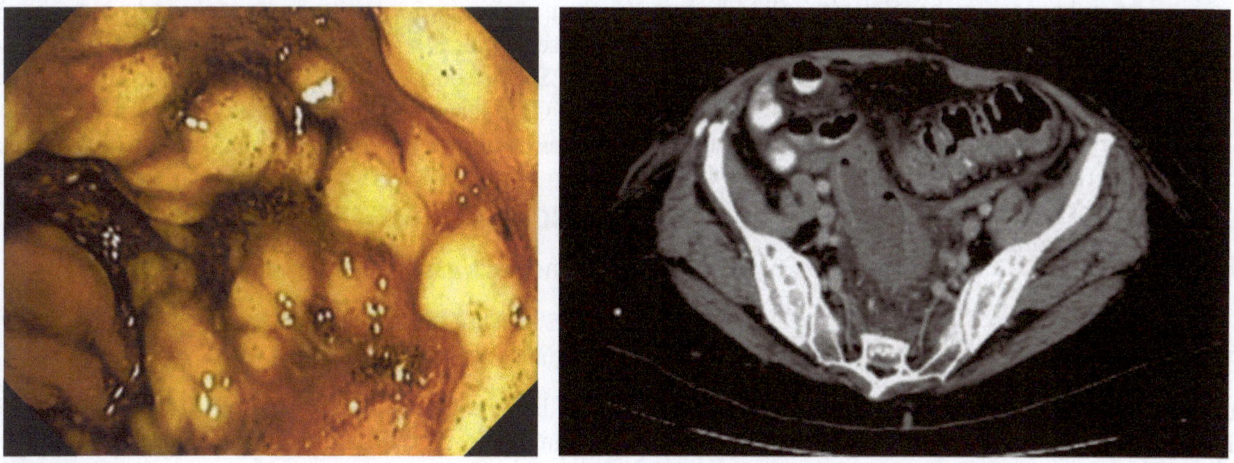

Figura 60.10

- 1 ponto: > 60 anos, temperatura > 38,5 C, albumina < 2,5mg/dl, leucócitos > 15.000/µl.
- 2 pontos: evidência endoscópica de pseudomembranas, permanência em UTI.
- Colite por *C. difficile* classificada pelos critérios de Zar > 2 pontos (ex. presença da síndrome de resposta inflamatória sistêmica (SRIS) com leucocitose > 20.000, pseudomembranas, falência renal e/ou hipoalbuminemia. Idade > 65 anos também é fator de risco (1 ponto).

Medidas higiênicas e terapia:

- Isolamento (quarto individual): Paciente com diarreia grave, baixa adesão.
- As medidas de isolamento devem ser mantidas por um período de 48 horas após a resolução da diarreia.
- Avental de proteção descartável e higienização das mãos: lavar as mãos, depois desinfetar se as luvas foram usadas: a desinfecção por si só é suficiente, a proteção da boca e do nariz só se houver formação de aerossóis e respingos.
- Reposição adequada de fluidos e eletrólitos.
- Antibióticos quando: a) sintomas graves ou persistentes (ou seja, todos os pacientes hospitalizados), b) idosos e/ou pacientes com condições médicas subjacentes, ou c) tratamento concomitante com antibióticos.
- Curso não grave (ou seja, ambulatorial): metronidazol (3 x 400mg por via oral ou 3 x 500mg i.v.) x 10 a 14 dias.
- No hospital, ou curso grave, ou grávida: vancomicina por via oral ou sonda nasogástrica (4 x 125-500mg) x 10 dias, e como um enema (4 x 500mg em 100mL NaCL; em distúrbio de trânsito: metronidazol 3 x 500mg IV vancomicina.
- Intolerância: Dificlir (Fidaxomicina) (2 x 250mg).
- Quadro clínico com risco de vida (colite pseudomembranosa, megacólon tóxico TMC): terapia combinada com vancomicina (oral ou por sonda enteral) e metronidazol (i.v.).
- Primeira recidiva: igual à primeira terapia. A partir da segunda recorrência: vancomicina em doses reduzidas: 4 x 125mg x 14 dias, 2 x 125mg x 7 dias, 1 x 125mg x 7 dias, 1 x 125mg/2-3 dias x 2-8 semanas.

Consulta cirúrgica: > 65 anos, leucócitos > 20.000µl, sepse, TMC, íleo paralítico grave, peritonite, perfuração.

Na prática clínica, todos os endoscopistas em exercício atendem e tratam pacientes com infecção por *C. difficile* (CDI). Um dos critérios para a gravidade da CDI é a leucocitose. De fato, a leucocitose no CDI pode ser tão ruim, que ocasionalmente é chamada de "reação leucemoide".

Vejamos dois estudos clínicos clássicos que avaliam essa questão. Em um estudo prospectivo analisando condições associadas à leucocitose em pacientes hospitalizados, Wanahita *et al.,* encontraram que de 53% de 400 pacientes internados com contagem leucocitária de mais de 15.000 células/mm³ apresentaram infecção. Desses 207 pacientes, 97 (47%) apresentaram pneumonia, 60 (29%) infecção do trato urinário, 34 (16%) infecção de partes moles e 34 (16%) infecção por *C. difficile.* É importante ressaltar que o CDI esteve presente em 25% dos pacientes com contagem leucocitária de >30.000 células/mm³. Em outro estudo prospectivo que analisou pacientes com leucocitose inexplicada, a infecção por *C. difficile* foi apontada como a principal culpada.

Como o *C. difficile* causa leucocitose?

Em circunstâncias fisiológicas, 95% dos granulócitos residem na medula óssea. Dos neutrófilos no sangue, metade está circulante e metade está marginada. O estresse induz granulócitos marinados a entrar na circulação principal. Logo após a exposição à toxina no cólon, muitos neutrófilos migram para lá. Embora um número significativo venha da desmarginalização, a maioria tem origem na medula óssea. Como? Sabemos que em condições basais o fator estimulador de colônias de granulócitos (G-CSF) é um regulador essencial da liberação de neutrófilos da medula óssea. Em um elegante estudo que analisou pacientes hospitalizados com CDI, carreamento assintomático ou diarreia não-CDI, os pesquisadores descobriram que o CDI levou a um aumento significativamente maior de citocinas (IL-1, IL-6, TNF-alfa) e G-CSF (fator estimulador de colônias de granulócitos), em comparação com pacientes sem CDI.

Então, é essa secreção extra de G-CSF que estimula a medula óssea a liberar granulócitos e movê-los para a circulação, muitas vezes causando uma reação leucemoide.

Se você encontrar pacientes com leucocitose, pense em CDI, e se eles têm CDI, vamos ficar atentos, pois esses pacientes têm um risco maior de complicações.

SANGRAMENTO GASTROINTESTINAL E AMILOIDOSE

Hemorragia gastrointestinal devido à amiloidose

Investigando a intersecção de artrite reumatoide, sangramento gastrointestinal e amiloidose

Paciente idosa, do sexo feminino, com longa história de artrite reumatoide, apresentou hematoquezia há 3 dias. Tanto a EDA quanto a colonoscopia não fo-

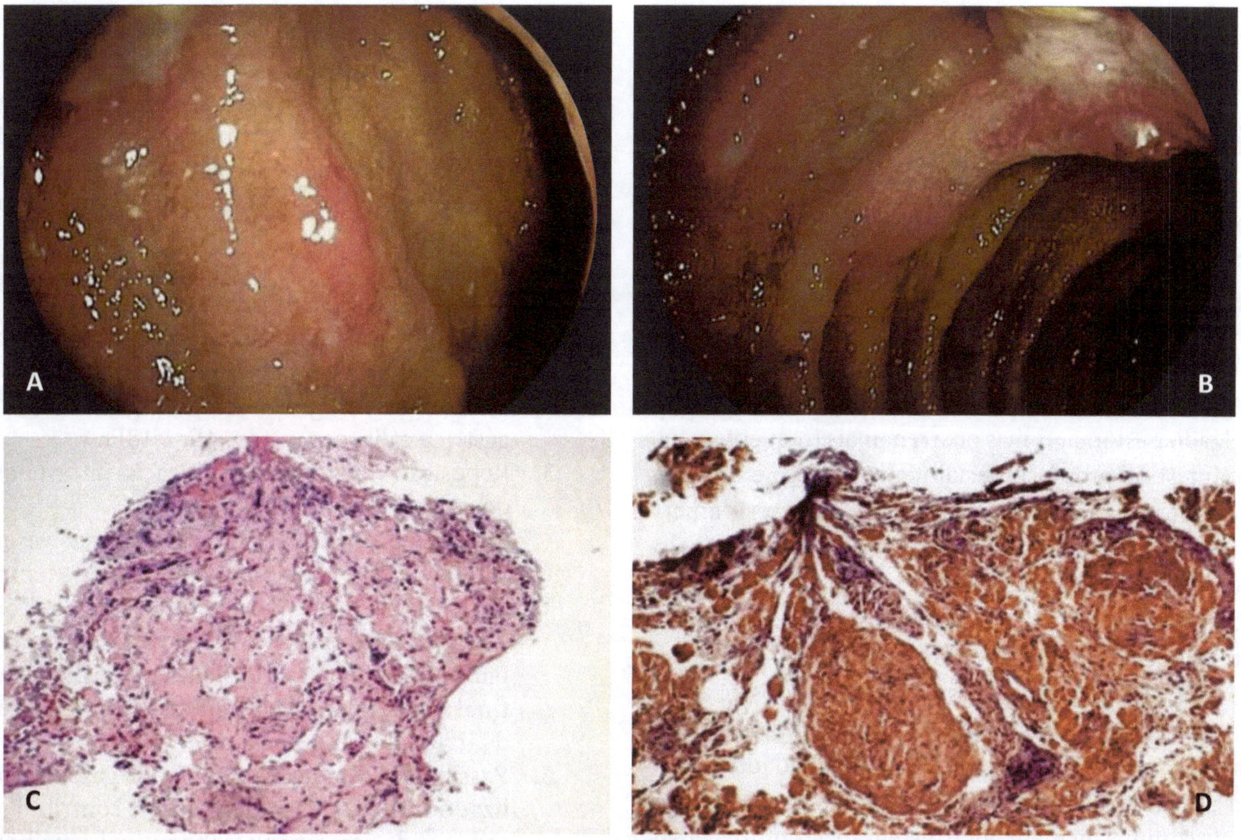

Figura 60.11.

ram reveladoras. À enteroscopia profunda, observou-se grande segmento de mucosa edematosa e ulcerada com múltiplas áreas de descoloração róseo-violácea, hemorragias submucosas e friabilidade no jejuno proximal (Painéis A e B). A histologia revelou deposições submucosas de amiloide (Painel C) A coloração vermelho Congo em luz polarizada confirmou deposições amiloides (Painel D). Uma distribuição sistêmica da amiloidose foi confirmada pelo achado de depósitos amiloides em biópsias profundas adicionais obtidas do estômago e duodeno.

A amiloidose é o processo de deposição de fibrilas proteicas no espaço extracelular dos tecidos e sistemas orgânicos. Mais de 20 proteínas diferentes são conhecidas por formar fibrilas amiloides, mas nem todas causam doença. A maioria das amiloidoses pode ser categorizada em dois subtipos principais, a cadeia leve amiloide (AL) e a proteína amiloide A (AA). A amiloide AL é uma manifestação de uma discrasia primária de células plasmáticas que abrange o espectro do mieloma múltiplo (MM), mieloma múltiplo fumegante (MME), gamopatia monocolonal de significado indeterminado (MGUS) e amiloidose primária. Quinze por cento dos pacientes com amiloide AL apresentam mieloma múltiplo. A amiloide AA ocorre como resposta secundária à inflamação sistêmica, como distúrbios reumatológicos, doença inflamatória intestinal e tuberculose. As manifestações da amiloidose variam dependendo do local e da extensão da deposição proteica. Dos tipos conhecidos de amiloidose que causam doença, incluindo amiloidose AA sistêmica, amiloidose por β2-microglobulina, amiloidose sistêmica hereditária e amiloidose sistêmica senil, observa-se que a amiloidose AL é a que incorre no maior envolvimento gastrointestinal.

Este caso ressalta a importância da realização de enteroscopia profunda em pacientes com sangramento gastrintestinal obscuro e sempre se pensa na amiloidose como potencial etiologia de doenças ulcerativas do intestino delgado, principalmente em pacientes com condições inflamatórias crônicas, ou discracias sanguíneas como o mieloma múltiplo.

COLONOSCOPIA NA PSEUDO-OBSTRUÇÃO AGUDA DO CÓLON E NO VOLVO DE SIGMOIDE

As obstruções intestinais agudas são patologias abdominais que necessitam da avaliação e, por vezes, da intervenção cirúrgica de urgência. Por outro lado, algumas causas de distensão colônica aguda são tratadas com sucesso por meio de colonoscopia, como o volvo de sigmoide e a síndrome de pseudo-obstrução aguda colônica (POAC), também conhecida com síndrome de Ogilvie. Neste capítulo, serão abordados alguns detalhes dessas patologias e o papel da colonoscopia em seu tratamento.

VOLVO DE CÓLON SIGMOIDE

O termo volvo se refere a uma torção de um segmento do trato alimentar, que leva, primariamente, a uma obstrução do trato gastrointestinal. Essa torção do intestino grosso mobiliza também seu mesentério, levando à congestão venosa e obstrução arterial e determinando risco de isquemia e de perfuração do órgão. Há relatos de volvo em vesícula biliar, intestino delgado e estômago, mas ocorrem mais frequentemente no intestino grosso, especialmente no ceco e no cólon sigmoide. A análise de resultados em uma série americana de volvos do intestino grosso avaliados por colonoscopia, identificou 52% dos casos onde a volvulação ocorre no ceco e 43% no cólon sigmoide. No Brasil, a prevalência do volvo do cólon sigmoide gira em torno de 70% dos casos de volvos de intestino grosso.

Dentre os fatores de risco estão: constipação crônica, megacólon (Chagásico ou Idiopático), idade avançada e dismotilidade colônica. As manifestações clínicas mais comuns incluem dor e distensão abdominal associadas à parada de eliminação de gases e fezes. Náuseas e vômitos são sintomas menos comuns.

O exame físico característico é identificado: distensão e timpanismo abdominal. Quando associado à peritonite, também febre e sinais de resposta inflamatória sistêmica ou sepse sugerem comprometimento vascular do cólon e isquemia, condições que potencializam riscos de perfuração colônica e necessidade de tratamento cirúrgico. Por este motivo, o exame físico minucioso e periódico no paciente grave se faz mandatório. Dentre os achados radiológicos de abdome compatíveis com volvo cólon sigmoide, incluem: cólon sigmoide distendido e sem haustrações, ocupando o hemiabdome esquerdo e formando o clássico sinal de "U invertido" ou de "grão de café". Os exames radiológicos, que incluem a Tomografia Computadorizada do abdome contrastado e a enterotomografia, podem ainda evidenciar complicações como perfuração e isquemia. Naquela, encontra-se ar fora do estômago, denominado pneumoperitônio, condição grave e o acompanhamento da equipe cirúrgica se faz necessário.

O enema contrastado deve ser evitado neste momento devido ao aumento dos riscos de perfuração e contaminação da cavidade abdominal, levando ao quadro de peritonite química, condição também grave. A substituição do contraste baritado pode seguramente ocorrer pelo contraste iodado hidrossolúvel.

Tratamento

O objetivo do tratamento endoscópico de urgência do volvo do cólon sigmoide é evitar a necrose do segmento e suas complicações. Perfuração e contaminação fecal da cavidade abdominal são as mais temidas. Medidas imediatas quando é definido quadro de oclusão colônica, dentre elas:

1. Suspender a dieta prescrita: tanto por via oral, quanto enterais administradas, tanto por Sonda Nasoenteral, gastrostomias e jejunostomias.
2. Descompressão gástrica: a passagem de sonda gástrica calibrosa, entre 14Fr e 18Fr.
3. Reposição volêmica: administração intravenosa de cristaloides.
4. Solicitação de colonoscopia descompressiva: em caráter de urgência, pois quanto maior o tempo de isquemia, maiores os riscos de complicações de tratamento cirúrgico. Através da colonoscopia, a torção da alça é desfeita, o trânsito intestinal é corrigido, permitindo a normalização da irrigação sanguínea.
5. Possibilita a aspiração do conteúdo gasoso localizado a montante da obstrução e contribui na redução da pressão intra-abdominal e melhora no padrão respiratório do paciente.
6. A presença de fezes no reto: podem dificultar e retardar a realização do exame: o preparo colônico pode ser facilitado através da administração de enemas e clisteres de solução glicerinada via retal.
7. O aparelho deve ser introduzido lentamente e com mínima aspiração até o ponto de torção e obstrução, onde uma angulação do cólon ou, por vezes, um segmento com diminuição da luz são achados endoscópicos frequentes. Após ultrapassada a obstrução, visualiza-se o segmento colônico a montante distendido, por conteúdo principalmente gasoso e aspirar todo o conteúdo gasoso possível., a fim de possibilitar a correção do posicionamento colônico e visualizar as paredes colônicas, a fim de afastar sinais de isquemia ou perfuração.
8. Nos casos em que a abordagem endoscópica não obtiver sucesso ou em que houver sinais de gravidade, faz-se necessária a avaliação de urgência pela equipe cirúrgica.

As taxas de sucesso com a retossigmoidoscopia variam de 78 a 95%, mas as taxas de recorrência do volvo chegam a 60%.

9. O posicionamento de sondas retais calibrosas (28Fr-32Fr) após a descompressão diminui a

chance de recorrência, mas são pouco toleradas e de difícil manipulação pela equipe de saúde, são medidas temporárias.

10. A resolução cirúrgica definitiva, com ressecção ou fixação do sigmoide, é mandatória.

A colonoscopia cria uma janela de tempo e permite a programação de abordagem eletiva, com os devidos cuidados e avaliações pré-operatórias, que incluem o preparo colônico.

PSEUDO-OBSTRUÇÃO COLÔNICA AGUDA OU SÍNDROME DE OGILVIE

A pseudo-obstrução aguda do cólon (POAC) se refere aos quadros de distensão aérea agudos do cólon, sem fator mecânico obstrutivo. É geralmente relacionada a quadros pós-operatórios, mesmo quando não abdominais. Há relatos de síndrome de Ogilvie relacionados a distúrbios eletrolíticos, insuficiência renal, distúrbios cardiorrespiratórios, infecções virais, sepse e distúrbios neurológicos. Algumas medicações também são implicadas, especialmente opioides, antidepressivos tricíclicos, anticolinérgicos, antiparkinsonianos e anestésicos. As teorias fisiopatológicas sobre o quadro tratam de um desequilíbrio multifatorial na inervação autonômica do cólon, especialmente uma deficiência do parassimpático, causando uma atonia do cólon distal e, consequentemente, uma obstrução funcional a montante. Deve-se ter em mente que mesmo pacientes com vários fatores de risco para a POAC podem ter distensão abdominal às custas de obstruções mecânicas, devendo-se sempre tentar excluir essas causas.

Os achados clínicos mais frequentes são distensão abdominal progressiva e dor abdominal leve, associados, em menor número, a náuseas e vômitos. Até 40% dos pacientes mantêm a eliminação de gases. Febre e peritonismo sugerem complicações como isquemia e perfuração.

O raio-x simples de abdome observa-se acentuada dilatação de cólon, especialmente no cólon direito e no ceco. Pode haver distensão de delgado se a válvula ileocecal for incompetente e dificulta o diagnóstico.

A tomografia de abdome e a enterotomografia com contrastes via oral/retal e intravenoso ajudam no diagnóstico diferencial e desfavorecem complicações.

Há relatos de taxas de isquemia de até 10% e de perfuração de 3 a 15%.

Os principais sinais de alarme para essas complicações são:

1. Distensão do ceco: diâmetro superior à 12cm, do cólon transverso 9cm ou início dos sintomas acima de 6 dias.

Tratamento

As medidas iniciais são semelhantes aos demais quadros obstrutivos abdominais e incluem jejum, descompressão gástrica e hidratação.

Medidas adicionais como descompressão retal; correção de distúrbios hidroeletrolíticos; limitação do uso de narcóticos, anticolinérgicos e outras medicações possivelmente implicadas; medidas de posicionamento do paciente; e, se possível, deambulação.

Se essas medidas forem ineficazes, o próximo passo terapêutico é a neostigmina, um agente colinérgico que mimetiza a ação parassimpática. Há relatos de pronta resolução do quadro com a neostigmina em até 87% dos casos. Por outro lado, uma série de efeitos colaterais foram presenciados, como bradicardia e até assistolia, mas também broncoespasmos, convulsões e sudorese. Portanto, sua prescrição sempre sob monitorização e supervisão médica. Tem como antidoto a atropina. Quando há contraindicação à neostigmina, faz-se necessária a descompressão endoscópica do cólon. Mas os resultados do tratamento endoscópico não foram confirmados em estudos randomizados.

Discussão

A descompressão endoscópica colônica é a opção terapêutica invasiva preferida diante das outras opções (passagem de sondas retais guiadas por radioscopia e cirurgia).

Atualmente, a recomendação da Sociedade Americana de Gastroenterologia recomenda que a colonoscopia deve ser realizada no centro cirúrgico ou à beira do leito de unidade de terapia intensiva (UTI), desde que em condições adequadas de monitorização cardíaca, de atendimento e suporte ventilatório, suplementar através de cateteres de O_2, 2-3L/minutos ou Ventilação Não Invasiva (VNI) apropriada sob sedação consciente intravenosa até sob anestesia geral sob Intubação orotraqueal, ventilação controlada e anestesia geral realizada pela equipe de anestesia

O preparo colônico anterógrado, com soluções osmóticas, está proscrito. Enemas de pequeno volume e injetados lentamente são permitidos e podem facilitar o exame.

O aparelho deve ser introduzido evitando a insuflação de ar, aspirando o máximo de ar possível. O objetivo é chegar até, pelo menos, o ângulo esplênico, preferencialmente até o ângulo hepático, com o posicionamento de uma sonda nasogástrica calibrosa, diminuindo as chances de recidiva.

Recomenda-se ao endoscopista que a qualquer dificuldade na progressão do aparelho e a visualização de sinais de necrose ou isquemia, o procedimento deve ser interrompido, sob pena de perfuração do cólon. E a solicitação de avaliação da equipe cirúrgica.

O tratamento endoscópico da síndrome de Ogilvie tem taxas de sucesso que variam entre 61 e 95%, com taxas de recorrência de até 40%.

As taxas de complicações relacionadas à colonoscopia chega a 3% e as de mortalidade, a 1%.

Complicações

- Relacionadas ao preparo: distúrbios hidreletrolíticos, náuseas e vômitos.
- Relacionadas à sedação: bradicardia, hipotensão, depressão respiratória, tromboflebite, náuseas e vômitos.
- Hemorragia (biópsias e traumas do aparelho).
- Perfuração (divertículo, área de estenose, área sadia).
- Laceração da serosa.
- Distensão abdominal e intestinal.
- Bacteremia (antibioticoprofilaxia).
- Reflexo vasovagal (bradicardia, hipotensão e sudorese fria).
- Colite por glutaraldeído.
- Síndrome pós-polipectomia (dor, leucocitose, febre, peritonismo 6 a 12 horas pósprocedimento).

CONDUTA NAS COMPLICAÇÕES DA ENDOSCOPIA DIGESTIVA

Complicações gerais

Uma **complicação pouco frequente** no exame endoscópico é o sangramento após biópsia, que tende a parar espontaneamente na maioria dos casos. Caso não haja parada espontânea do sangramento, pode-se utilizar qualquer uma das terapêuticas hemostáticas, como injeção de solução salina hipertônica, hemoclipe, ligadura elástica ou térmica. Bacteremia é muito rara nos exames diagnósticos. Nos procedimentos terapêuticos da endoscopia digestiva alta, a incidência aumenta, principalmente após dilatação de esôfago (22,8%) e escleroterapia de varizes esofágicas (15,4%). Nas retossigmoidoscopias e nas colonoscopias pode chegar a 2,2%. A bacteremia, na maior parte das vezes, é de curta duração (< 30 minutos) e assintomática, não necessitando de tratamento específico. Se não houver melhora do quadro, é necessária a antibioticoterapia.

Colonoscopia

A colonoscopia é o exame padrão-ouro para avaliação da mucosa colônica. Tem maior risco de complicações se comparada com a endoscopia digestiva alta. A complicação mais temível durante a colonoscopia diagnóstica é a perfuração, que geralmente ocorre com colonoscopistas inexperientes, uso indevido da força, hiperinsuflação e cólons doentes (radioterapia prévia, doenças inflamatórias ou infecciosas) ou com divertículos espásticos. Na suspeita de perfuração, a equipe de cirurgia deve ser avisada de prontidão e realizar um exame de imagem (radiografia ou TC de abdome) para confirmar e avaliar a extensão do pneumoperitônio. A conduta nesses casos depende da possibilidade da correção do defeito e das condições clínicas do paciente. As perfurações diagnosticadas no decorrer de uma colonoscopia podem ser tratadas por endoscopia, pela colocação de clipes, jejum e antibioticoterapia intrave-

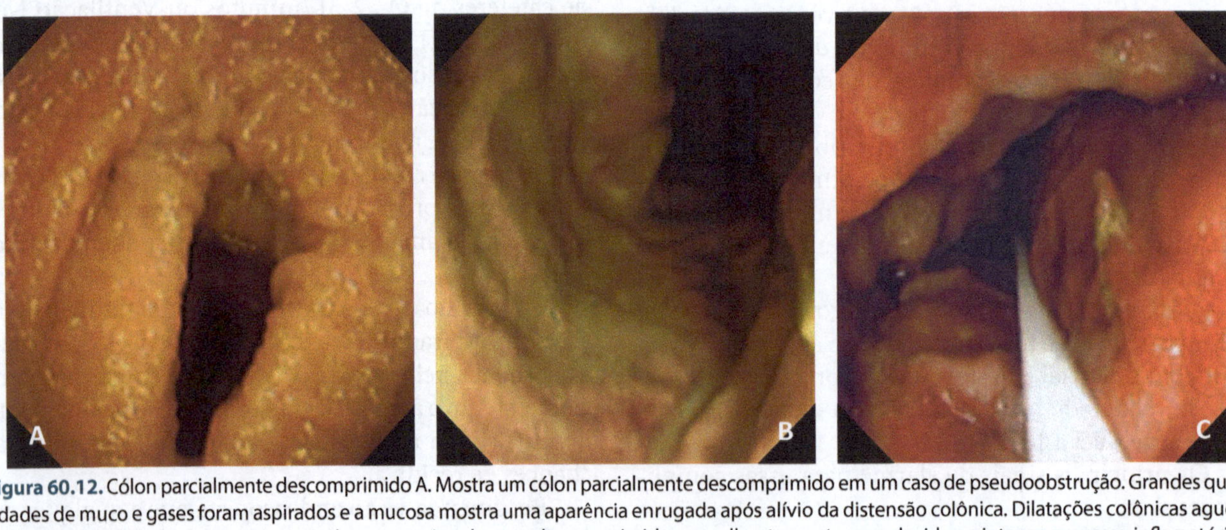

Figura 60.12. Cólon parcialmente descomprimido A. Mostra um cólon parcialmente descomprimido em um caso de pseudoobstrução. Grandes quantidades de muco e gases foram aspirados e a mucosa mostra uma aparência enrugada após alívio da distensão colônica. Dilatações colônicas agudas nas doenças inflamatórias intestinais podem excepcionalmente descomprimidas semelhantemente, mas devido ao intenso processo inflamatório e riscos de perfurações, o tratamento cirúrgico é preferido. Entretanto, nas colites induzidas por antibióticos (pseudomembranosa) a descompressão colonoscópica pode prevenir a progressão da doença e talvez esvaziamento colonoscópico pré-cirúrgico. **Figura 60.12B.** Mostra colite ativa após descompressão e Figura 60.12C. Guia um catéter para antes e depois da dilatação colônica através da colonoscopia. Através de um fino catéter um tubo calibroso pode ser posicionado permitindo a desinsuflação contínua do cólon até o episódio agudo seja resolvido ou uma terapia alternativa aplicável.

nosa. A cirurgia fica reservada para os pacientes com peritonite difusa, piora do quadro clínico durante o tratamento não cirúrgico, paciente com necessidade de cirurgia por outro motivo (por exemplo, neoplasia). Vale lembrar que o pneumoperitônio em si não justifica a cirurgia. O sangramento na colonoscopia diagnóstica ou terapêutica deve ser de mesmo manejo que o citado anteriormente neste capítulo. A retossigmoidoscopia tem praticamente os mesmos tipos de complicação que a colonoscopia, porém em menor frequência, já que há a necessidade de apenas avaliar até o cólon sigmoide.

CONSIDERAÇÕES FINAIS

Com o reconhecimento da colonoscopia como padrão ouro para o rastreamento do câncer colorretal, cada vez são maiores as preocupações com a realização de um exame completo e de boa qualidade.

A intubação cecal já é um reconhecido critério de qualidade. A utilização da técnica correta, a habilidade, o treinamento adequado e a experiência do endoscopista contribuem de maneira fundamental para o sucesso do procedimento. Biópsias devem ser realizadas em toda lesão suspeita. Pólipos devem ser retirados e, caso haja suspeita de malignidade, o local pode ser tatuado com azul de metileno ou tinta da índia injetado na submucosa, facilitando a localização da área na ocasião do tratamento cirúrgico ou mesmo no acompanhamento colonoscópico.

REFERÊNCIAS BIBLIOGRÁFICAS

1. ASGE Standards of Practice Committee, Anderson MA,Ben-Menachem T, Gan SI, et al. Management of antithrombotic agentes for endoscopic procedures. Gastrointest Endosc. 2009;70:1060.
2. Kamath PS. Management of anticoagulants in patients undergoing endoscopic procedures. UpToDate. 2012. Disponível em: http://www.uptodate.com/contents/management-of-anticoagulants-in-patient-sundergoing-endoscopic-procedures.
3. American Society for Gastrointestinal Endoscopy. American Society for Gastrointestinal Endoscopy guideline: appropriate use of GI endoscopy. 2012.
4. Greenwald DA, Cohen J, Howell DA, et al. Overview of upper gastrointestinal endoscopy. Uptodate; 2013.
5. Melo VHAF. Consentimento informado na assistência médica e o contrato de adesão. Endoscopia digestiva: diagnóstico e tratamento. Rio de Janeiro: Sobed/Revinter; 2013.
6. Pessoa RRP, Martins FS, Ferreira DPP, et al. Orientações pré e pós-exame endoscópico. Endoscopia digestiva: diagnóstico e tratamento. Rio de Janeiro: Sobed/Revinter; 2013.
7. Rex DK, Khalfan HK. Sedation and the technical performance of colonoscopy. Gastrointest Endoscopy Clin North Am. 2005;15:661-72.
8. Resolução do Conselho Federal de Medicina n. 1.670/03. Diário Oficial da União, 14 de julho de 2003, seção I, p78.Disponível:http://www.portalmedico.org.br/resolucoes/cfm/2003/1670_2003.htm. Acesso em 15 jun 2013.
9. Cohen LB, Delegge MH, Aisenberg J, et al. AGA Institute review of endoscopic sedation. Gastroenterology. 2007;133:675.
10. ASGE Standard of Practice Committee, Shergill AK, Ben-Menachem T, et al. Guidelines for endoscopy in pregnant and lactating women. Gastrointest Endosc. 2012;76:18.
11. American Society of Anesthesiologists Task Force. Practice guidelines for sedation and analgesia by non-anesthesiologists: an updated report by the American Society of Anesthesiologists Task Force on Sedation and Analgesia by Non-Anesthesiologists. Anesthesiology. 2002;96:1004-17.
12. Waring JP, Baron TH, Hirota WK, et al. Guidelines for conscious sedation and monitoring during gastrointestinal endoscopy. Gastrointest Endosc. 2003;58:31722.
13. Cohen LB, Delegge MH, Aisenberg J, et al. AGA Institute review of endoscopic sedation. Gastroenterology. 2007;133:675.
14. Beitz A, Riphaus A, Meining A, et al. Capnographic monitoring reduces the incidence of arterial oxygen desaturation and hypoxemia during propofol sedation for colonoscopy: a randomized, controlled study (ColoCap Study). Am J Gastroenterol. 2012;107:1205.
15. Gross JB, Long WB. Nasal oxygen alleviates hypoxemia in colonoscopy patients sedated with midazolam and meperidine. Gastrointest Endosc. 1990;36:26.
16. Waring JP, Baron TH, Hirota WK, et al. Guidelines for conscious sedation and monitoring during gastrointestinal endoscopy. Gastrointest Endosc. 2003;58:317.
17. Cotton PB, Williams CB. Endoscopia gastrointestinal prática. São Paulo: Santos; 2013.
18. Rocha JJR. Estomias intestinais (ileostomias e colostomias) e anastomoses intestinais. Medicina (Ribeirão Preto). 2011;44(1):51-6.
19. Utiyama EM, Rasslan S, Birolini D. Procedimentos básicos em cirurgia. Barueri: Manole; 2008. p.223-40.
20. Arashiro RTG, et al. Histopathological evaluation and risk factors related to the development of pouchitis in patients with ileal pouches for ulcerative colitis. Clinics. 2012;67(7):705-10.
21. Alves PRA, Sakai P, Vargas C, et al. Consenso Brasileiro em Endoscopia Digestiva da Sociedade Brasileira de Endoscopia Digestiva (SOBED). Hemorragia digestiva não-varicosa e varicosa, hemorragia digestiva baixa e doença inflamatória intestinal. GED. 2002;21:33-42.
22. Martins HS, Damasceno MCT, Awada SB. Pronto-socorro: condutas do Hospital das Clínicas da Faculdade de Medicina da Universidade de São Paulo. 2007;169:1348.
23. Scottish Intercollegiate Guidelines Network. Management of acute upper and lower gastrointestinal bleeding: a national clinical guideline. SIGN publication n. 105. Edinburgh: Scottish Intercollegiate Guidelines Network; 2008.
24. Green BT, Rockey DC, Portwood G, et al. Urgent colonoscopy for evaluation and management of acute lower gastrointestinal hemorrhage: a randomized controlled trial. Am J Gastroenterol. 2005;100(11):2395-402.
25. Heyde, E.C. Gastrointestinal Bleeding in Aortic Stenosis. N. Engl. J. Med. 1958, 259, 196.
26. Warkentin, T.; Morgan, D.G.; Moore, J.C. Aortic stenosis and bleeding gastrointestinal angiodysplasia: Is acquired von Willebrand's disease the link? Lancet 1992, 340, 35–37.
27. Warkentin, T.E.; Moore, J.C.; Morgan, D.G. Gastrointestinal Angiodysplasia and Aortic Stenosis. N. Engl. J. Med. 2002, 347, 858–859.
28. Vincentelli A et al. Acquired von Willebrand in Aortic Stenosis. New Engl J Med. 2003
29. Zar FA, Bakkanagari SR, Moorthi KM, Davis MB. Comparação entre vancomicina e metronidazol no tratamento da diarreia associada ao Clostridium difficile, estratificada pela gravidade da doença. 2007 Agosto 1;45(3):302-7. DOI: 10.1086/519265. EPub 2007 19 de junho. PMID: 17599306.
30. Wanahita A, Goldsmith EA, Musher DM. Condições associadas à leucocitose em um hospital terciário, com especial atenção ao papel da infecção causada por clostridium difficile. 2002 Jun 15;34(12):1585-92. DOI: 10.1086/340536. EPub 2002 23 de maio. PMID: 12032893.
31. Kelly CP, Chen X, Williams D, Xu H, Cuddemi CA, Daugherty K, Barrett C, Miller M, Foussadier A, Lantz A, Banz A, Pollock NR. Os marcadores imunes do hospedeiro distinguem a infecção por Clostridioides difficile de carreador assintomático e não-C. Diarreia difficile. 2020 Mar 3;70(6):1083-1093. DOI: 10.1093/cid/ciz330. PMID: 31211839; PMCID: PMC82044.
32. Ebert EC, Nagar M. Manifestações gastrointestinais da amiloidose. Sou J Gastroenterol 2008;103:776-787.
33. Tada S, Iida M, Yao T, Kawakubo K, Yao T, Okada M, Fujishima M.Características endoscópicas na amiloidose do intestino delgado: Diferenças clínicas e morfológicas entre tipos químicos de proteína amiloide. Gastrointest Endosc 1994;40;45-50.

34. Camileri M. Acute colonic pseudo-obstruction (Ogilvie's syndrome); 2013. Disponível em: http://www.uptodate.com.
35. ASGE. The role of endoscopy in the management of patients with known and suspected colonic obstruction and pseudo-obstruction. Gastrointest Endosc. 2010;71:669-79.
36. Hodin RA. Sigmoid volvulus; 2013. Disponível em: http://www.uptodate.com.
37. Ide E, Matuguma SE, Chiba EK. Volvo de cólon e pseudo-obstrução. In: Sakai P, Maluf F, Ishioka S. Tratado de endoscopia digestiva diagnóstica e a e terapêutica. São Paulo: Atheneu; 2008. p. 221-7.
38. Peter B. Cotton. Therapeutic procedures, of Lower Gastrointestinal Tract 227, Klaus F.R. Schiller Roy Cockel Richard H. Hunt Bryan F. Warren WITH THE COLLABORATION OF Martin G. Lombard Anthony I. Morris A. John Morris Thomas Rösch , Atlas of Gastrointestinal Endoscopy and Related Pathology, segunda edição.USA: Blackwell Science, 2002. p. 327-340.
39. Leão Filho GC, Machado EAR, Novais SRL; Sociedade Brasileira de Endoscopia Digestiva.Projeto Diretrizes SOBED: Hipertensão portal: seguimento de varizes de esôfago sem sangramento. SOBED; 2009.
40. Parra-Blanco A, Kaminaga N, Kojima T, et al. Hemoclipping for postpolypectomy and postbiopsy colonic bleeding. Gastrointest Endosc. 2000;51(1):37-41.
41. Ker TS, Wasserberg N, Beart RWJr. Colonoscopic perforation and bleeding of the colon can be treated safely without surgery. Am Surg. 2004;70(10):922-4.
42. Nahas SC, Marques CFS, Araújo SA, et al. Tratado de endoscopia digestiva diagnóstica e Terapêutica: intestino delgado, cólon e reto. v.4. São Paulo: Atheneu; 2008. p.13-28.
43. Wilson W, Taubert KA, Gewitz M, et al. Prevention of infective endocarditis. Guidelines from American Heart Association. A guideline from the American Heart Association Rheumatic Fever, Endocarditis, and Kawasaki Disease Committee. Concil on Cardiovascular Disease in the Young and the council on Clinical Cardiology. Concil on Cardiovascular Surgery and Anesthesia, and the Quality of Case and Outcomes Research Interdiciplinary Working Group Circulation.2007;116:1796-54.
44. Lee L, Saltzman JR. Overview of colonoscopy in adults.Disponível:http://www.uptodate.com/contents/overview-of-colonoscopy-in-adults.
45. Wexner SD. A consensus document on bowel preparation before colonoscopy: Prepared by a Task Force from the American Society of Colon and Rectal Surgeons (ASCRS), the American Society for Gastrointestinal Endoscopy (ASGE), and the Society of American Gastrointestinal and Endoscopic Surgeons (SAGES). Gastrointest Endosc. 2006;63:894-909.
46. Connor A, Tolan D, Hughes S, et al. Consensus guidelines for the safe prescription and administration of oral bowel-cleanning agents. Gut. 2012;61(11):1525-32.
47. Campos FGCM, Regada FSP, Pinho MSL, et al. Tratado de coloproctologia. São Paulo: Atheneu; 2012.
48. Qureshi WA. ASGE Guidelines: Guideline for endoscopy in pregnant and lactating women. Gastrointest Endosc. 2005;61:357-62.
49. Lichenstein DR, Jagannath S, Baron TH, et al. Standards of Practice Committee of the American Society for Gastrointestinal Endoscopy. Sedation and anesthesia in GI endoscopy. Gastrointest Endosc. 2008; 68:815.
50. Cohen LB, Delegge MH, Aisenberg J, et al. AGA Institute review of endoscopic sedation. Gastroenterology. 2007;133:675.

61

Broncoscopia pós-cirurgia cardíaca em UTI

Bianca Fidelix Espindula • Viviane Rossi Figueiredo

DESTAQUES

- A broncoscopia desempenha um papel importante em pacientes críticos. É amplamente utilizada para avaliação das vias aéreas, coleta de material diagnóstico, localização de sangramento em hemoptises, tratamento de obstruções traqueobrônquicas e no manejo da via aérea (intubação orotraqueal e traqueostomia percutânea).
- É uma ferramenta segura desde que respeitadas as indicações, contraindicações e preparo adequado.

INTRODUÇÃO

Na Unidade de Terapia Intensiva (UTI), os distúrbios respiratórios assumem um papel de destaque, tanto ao contribuírem para um número significativo de admissões de pacientes, como por serem as complicações mais recorrentes durante a permanência nesse ambiente. Nesse contexto, a broncoscopia flexível (BF) desempenha um papel diagnóstico e terapêutico fundamental em pacientes pós-cirurgia cardíaca em UTI, com várias comorbidades, sobretudo naqueles que não podem ser transportados para unidades de endoscopia ou diagnóstico remotas. Estudo recente com dados de hospitais dos Estados Unidos mostrou que 10,8% dos pacientes internados em UTI sob ventilação mecânica foram submetidos à broncoscopia.[1]

Com a vantagem de poder ser realizada a qualquer momento à beira do leito, a broncoscopia é uma ferramenta valiosa para pacientes sob cuidados intensivos, que permite avaliação detalhada das vias respiratórias (**Figura 61.1.**). Trata-se de um procedimento seguro, desde que sejam consideradas as indicações, contraindicações e que haja um preparo adequado com cuidados especiais, sobretudo nos pacientes sob ventilação mecânica.

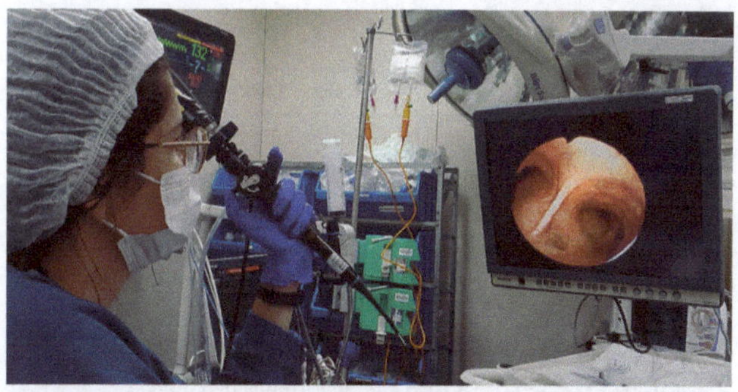

Figura 61.1. Broncoscopia na inspeção da via aérea à beira leito - Dra. Bianca Fidelix Espíndula – InCor-HCFMUSP.

A endoscopia respiratória pode ser realizada em uma ampla gama de pacientes, abrangendo desde aqueles que estão respirando em ar ambiente, os que estão sob suporte adicional de oxigênio por meio de cateter nasal ou ventilação não invasiva, até os que recebem ventilação mecânica invasiva (VM).

A aplicação da BF na UTI é específica, uma vez que pacientes gravemente enfermos enfrentam um risco consideravelmente maior de complicações. Eles estão mais propensos à hipoxemia, instabilidade hemodinâmica e sangramentos, devido a fatores como insuficiência renal, trombocitopenia, e a utilização de medicamentos anticoagulantes e/ou antitrombóticos. A decisão de realizar a BF nesses pacientes de alto risco depende do equilíbrio entre os riscos e benefícios em potencial.

Neste capítulo, exploraremos o papel crucial da broncoscopia na UTI, destacando sua aplicação tanto no diagnóstico quanto na terapêutica de patologias respiratórias agudas e crônicas. Em muitos casos, o procedimento tem papel tanto diagnóstico quanto terapêutico.

INDICAÇÕES DE BRONCOSCOPIA EM UTI

A broncoscopia é uma ferramenta de extrema importância na UTI e são várias as indicações diagnósticas e terapêuticas (**Tabela 61.1.** e **Tabela 61.2.**).

Tabela 61.1. Indicações de Broncoscopia Diagnóstica em Pós-cirurgia Cardíaca

Indicações Diagnósticas
Investigação endoluminal de atelectasias pulmonares e colapsos lobares
Avaliação da via aérea pós-lesões iatrogênicas
Coleta de material diagnóstico: ■ Investigação de infiltrado pulmonar. ■ Investigação microbiológica da PAV na falha terapêutica. ■ Investigação de infecções oportunistas em imunossuprimidos. ■ Investigação histo ou citopatológica de tumores benignos ou malignos.
Investigação localizatória da hemoptise e identificação de hemorragia alveolar

* PAV = Pneumonia associada à ventilação mecânica.

Tabela 61.2. Indicações de Broncoscopia Terapêutica em UTI

Indicações Terapêuticas
Retirada de secreções, "plugs" mucosos e coágulos na desobstrução brônquica.
Auxílio na intubação em via aérea difícil.
Locação de cânula de duplo lúmen.
Avaliação de via aérea para extubação.
Avaliação da via aérea no auxílio à Traqueostomia percutânea.
Hemostasia com intubação seletiva ou colocação de bloqueadores brônquicos.

Entre as indicações mais frequentes com objetivo diagnóstico estão os procedimentos com inspeção endoluminal à procura de obstruções traqueobrônquicas como secreções espessas ou coágulos, que impactem na ventilação do paciente, além de outras alterações em vias aéreas como tumores, abaulamentos, processos infecciosos e inflamatórios, que alterem a função respiratória.

Outra indicação diagnóstica bastante frequente é a coleta de material diagnóstico, como o lavado broncoalveolar (LBA), o lavado brônquico (LB), a biópsia endobrônquica (BE) e a biópsia transbrônquica (BTB), tanto na investigação microbiológica de doenças de vias aéreas e pulmonares como na investigação histológica em lesões tumorais benignas e malignas.

As indicações mais frequentes com objetivo terapêutico são a retirada de rolhas de secreção e coágulos obstrutivos, o auxílio à intubação orotraqueal, a locação de cânulas de duplo lúmen, o auxílio à traqueostomia percutânea e a terapia hemostática com intubação seletiva de um dos pulmões ou a colocação de bloqueadores brônquicos em posição segmentar, ou de bloqueadores brônquicos em posição segmentar, ou brônquica, prevenindo inundação da via aérea entre outras (**Tabela 61.2.**)

Olopade *et al.*, avaliaram 198 procedimentos de broncoscopia em pacientes criticamente enfermos sob ventilação mecânica e relataram que a indicação mais comum foi a remoção de secreções brônquicas, em quase metade dos casos[2]. Outras indicações foram coleta de amostras (35%), avaliação da via aérea (7%) e abordagem na hemoptise (2%). No entanto, os percentuais de indicações podem variar entre as UTIs, segundo as especificações da própria unidade e diferenças nas estratégias de manejo do paciente.

ABORDAGEM NAS ATELECTASIAS PULMONARES E COLAPSOS LOBARES

A broncoscopia tem um papel valioso na inspeção e manutenção da permeabilidade das vias aéreas, sendo especialmente útil na avaliação de atelectasias pulmonares refratárias e/ou colapsos lobares. O reconhecimento de obstruções endobrônquicas e a retirada precoce de tampões mucóides, rolhas de secreção espessa e/ou coágulos e a subsequente desobstrução adequada resultam no reestabelecimento do fluxo aéreo. Nesse cenário, há melhora na ventilação e da oxigenação de pacientes submetidos à ventilação mecânica, além de reduzir o risco de infecções. Em casos de aspiração de grande quantidade de conteúdo gástrico, a broncoscopia precoce auxilia na remoção do material broncoaspirado das vias aéreas centrais, diminuindo a inflamação local, evitando a atelectasia e reduzindo o risco de infecções.

Manejo da hemoptise

Uma indicação amplamente reconhecida da BF em UTI é o manejo da hemoptise, onde o procedimento desempenha um papel crucial para determinar a origem do sangramento e auxiliar no diagnóstico da hemorragia alveolar (identificação de aspecto característico progressivamente hemorrágico durante a coleta do lavado broncoalveolar). Além do seu papel fundamental no auxílio à identificação do sítio de sangramento, a BF permite a aplicação de medidas hemostáticas locais, como retirada de coágulos obstrutivos (**Figura 61.2.**), instilação de soro gelado, solução de adrenalina em sangramentos mais leves. Em hemoptise maciça, podemos realizar intubação seletiva para o pulmão não sangrante

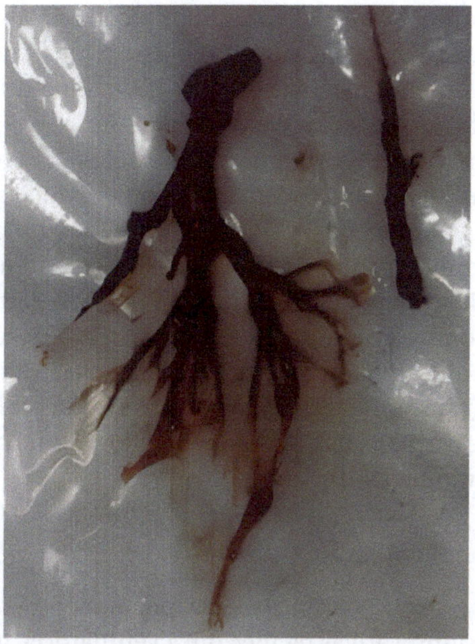

Figura 61.2. Grande coágulo coraliforme que obstruia toda a via aérea do pulmão direito – InCor-HCFMUSP.

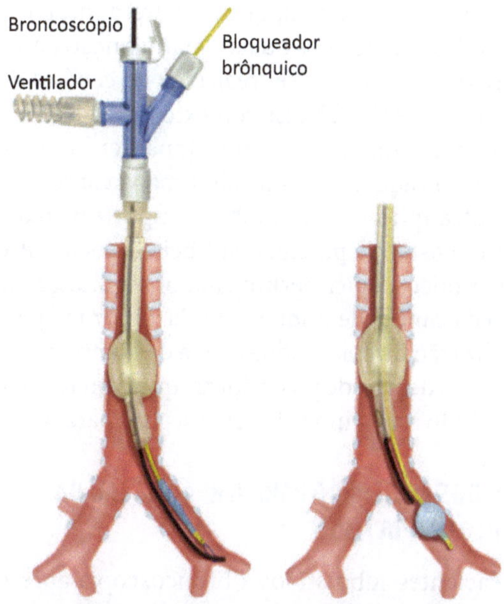

Figura 61.3. Utilização do bloqueador brônquico para isolamento da via aérea do pulmão esquerdo sangrante. Imagem cedida pela empresa E Tamussino representante brasileira da COOK Group Incorporated.

e locação de cateter bloqueador brônquico, impedindo a inundação da via aérea e consequente impactação de coágulos em brônquios segmentares e subsegmentares, obstruindo o fluxo aéreo (**Figura 61.3.**). Nesse cenário de hemoptise maciça, essas medidas hemostáticas por broncoscopia podem ser medidas provisórias, até que procedimentos definitivos, como arteriografia e embolização de artérias brônquicas, possam ser realizados.

Avaliação de lesões iatrogênicas na intubação

A broncoscopia permite uma avaliação anatômica detalhada das vias aéreas, sendo fundamental para identificar lacerações na árvore traqueobrônquica oriundas de traumas, intubação traumática, lesões resultantes da hiperinsuflação do cuff em paciente com pneumomediastino ou enfisema subcutâneo, entre outras alterações. A identificação precoce dessas complicações potencialmente graves permite intervenções imediatas para mitigar seus efeitos. Além da identificação das lesões, outro benefício crucial da broncoscopia é a capacidade de auxiliar no posicionamento adequado do tubo orotraqueal sempre que possível com balonete insuflado distal à área de lesão, estratégia fundamental para garantir a ventilação pulmonar adequada e evitar danos adicionais que poderiam agravar as lesões pré-existentes.

Amostragem tecidual pulmonar e de secreções respiratórias

A broncoscopia é uma ferramenta que permite a coleta de amostras do trato respiratório inferior através do lavado broncoalveolar (LBA), lavado brônquico (LB), biópsias transbrônquicas (BTB) e endobrônquicas (BE), sendo métodos essenciais para fins diagnósticos. O LBA e o LB são fundamentais na investigação de causas infecciosas e não infecciosas em pacientes com insuficiência respiratória, sendo especialmente importante na detecção de infecções bacterianas, virais e fúngicas. Da mesma forma, são importantes na identificação de germes oportunistas em pacientes imunossuprimidos, portadores de HIV, malignidade hematológica e neoplasias de órgãos sólidos, fornecendo informações valiosas para o tratamento adequado. Em situações de pneumonia associada à ventilação (PAV) com falha terapêutica, a coleta de LBA com análise de culturas e técnicas de PCR pode desempenhar um papel crucial na identificação do agente causador, através da diferenciação entre colonização e infecção, permitindo assim o uso racional de antibióticos e diminuindo a seleção de patógenos multirresistentes. Além disso, o LBA também pode auxiliar na identificação de diagnósticos diferenciais através da análise citológica diferencial, sendo útil em certas condições como proteinose alveolar, hemorragia alveolar, pneumonia eosinofílica aguda, pneumonite por hipersensibilidade além de outras doenças intersticiais. A amostragem de tecido pulmonar BTB ou BE, por outro lado, é geralmente utilizada em doenças pulmonares difusas sem etiologia conhecida, pneumonias não resolvidas ou tumores obstrutivos de via aérea.[3]

Assistência durante procedimentos em via aérea

A broncoscopia desempenha um papel importante nas intubações orotraqueais de pacientes com preditores de via aérea difícil, que requerem intubação por técnica "acordado", nos quais a manutenção da ventilação e oxigenação pode ser realizada no cenário de "não intubo, mas ventilo". Nesse contexto, a BF fornece orientação adequada para um posicionamento preciso do tubo endotraqueal, garantindo uma via aérea segura.[4]

Outra aplicação relevante é o suporte na realização de traqueostomia percutânea à beira do leito. A orientação broncoscópica permite maior segurança na colocação da cânula de traqueostomia na luz traqueal, sob visualização direta, e reduz a taxa de complicações, como lesões de parede posterior traqueal ou falso trajeto, garantindo assim uma via aérea segura para o paciente.

CUIDADOS E PREPARO PARA A REALIZAÇÃO DA BRONCOSCOPIA NA UTI

Pacientes submetidos à broncoscopia apresentam maior risco de hipoxemia grave e alterações nas trocas gasosas, a depender de alguns fatores como a função pulmonar, saturação basal de oxigênio e comorbidades. Ao realizar uma broncoscopia em pacientes sob ventilação mecânica na UTI, é crucial adotar algumas medidas para reduzir os riscos e garantir a segurança do procedimento (**Tabela 61.3.**).

Tabela 61.3. Cuidados e preparo para a realização da broncoscopia na UTI

Monitorização (cardioscopia, pressão arterial, saturação de oxigênio)
Ajuste da ventilação mecânica: ■ Pré-oxigenação com FiO_2 100% por 15 minutos. ■ Manter FiO_2 entre 50 e 100% durante o procedimento para SpO_2 > 90%. ■ Preferir modos ventilatórios controlados. ■ Elevar alarme de pico de pressão. ■ Zerar ou reduzir a PEEP.
Diâmetro do broncoscópio 1,5 a 2mm menor que o tubo orotraqueal.
Utilizar aspiração por curtos períodos (não aspirar oxigênio em demasia).
Utilizar conector brônquico (cateter Mount) em pacientes em VM. Utilizar protetor de mordedura (em pacientes com cânula de IOT).

Monitorização

Todos os pacientes que serão submetidos à broncoscopia devem ser monitorizados de forma completa com cardioscopia, pressão arterial invasiva ou não invasiva e oximetria de pulso. Equipamentos para ressuscitação cardiopulmonar e manejo de via aérea devem estar disponíveis e de fácil acesso.

Pré-oxigenação

A simples inserção do broncoscópio nas vias aéreas pode levar a uma diminuição de 10 a 30% na pressão parcial de oxigênio arterial (PaO_2), apesar da administração de oxigênio complementar.[5] Hipoxemia transitória durante o exame pode ocorrer devido a uma combinação de fatores, como colapso alveolar e depleção do oxigênio intra-alveolar, devido à sucção ou preenchimento alveolar por solução salina durante o lavado broncoalveolar. Vale ressaltar que a PaO_2 em indivíduos saudáveis pode levar até 2 horas para retornar aos níveis pré-broncoscopia. É recomendado realizar a pré-oxigenação com FiO_2 a 100% durante um período de 15 minutos antes do procedimento, mantendo essa fração inspirada de oxigênio durante todo o processo, assim como durante o período de recuperação, a fim de diminuir os impactos sobre a troca gasosa. Além disso, é importante minimizar períodos de sucção prolongada durante o exame, que podem reduzir o volume corrente e oxigênio na via aérea.

Ajustes na ventilação mecânica

Sabe-se que a broncoscopia, por si só, provoca alterações significativas na mecânica ventilatória, gerando impacto na troca gasosa. Os procedimentos associados, como o LBA, se somam a esses efeitos, gerando consequências ainda maiores. A solução salina não recuperada causa uma queda no volume corrente e aumento da resistência das vias aéreas, piorando a troca gasosa.[6] Ademais, provoca a lavagem do surfactante alveolar, contribuindo ainda mais para a redução da complacência pulmonar.

Recomenda-se utilizar modos de VM assisto-controlada, como a Pressão Controlada (PC) ou a Controlada por Volume (VCV), a fim de assegurar um controle adequado do ciclo respiratório durante a broncoscopia. Os modos de ventilação controlados por pressão resultam em uma redução mais acentuada do volume corrente, sendo os modos controlados a volume preferíveis, segundo alguns autores. É recomendável também elevar o alarme de pico de pressão, para garantir a entrega de um volume corrente mais adequado, além de zerar ou reduzir a PEEP, para evitar barotrauma.

Escolha adequada do broncoscópio

O diâmetro externo do broncoscópio, utilizado em uma UTI, deve ser cuidadosamente selecionado segundo o tamanho do dispositivo de suporte das vias aéreas (tubo orotraqueal, ou máscara laríngea, ou cânula de traqueostomia). É importante considerar que o broncoscópio causa obstrução parcial das vias aéreas, levando a um aumento de resistência, resultando em limitação ao fluxo aéreo expiratório. Esse cenário gera aprisionamento de ar e queda no volume corrente, que pode aumentar a hipoxemia e o risco de barotrauma.[7]

Em pacientes não intubados, um broncoscópio de 5,7mm ocupa 10 a 15% da área da traqueia, aumentando para 40% no caso de intubação com tubo orotraqueal de 9mm, 51% em tubo de 8 mm e 70% em tubo de 7mm.[8] Com isso, recomenda-se que o diâmetro externo do equipamento seja pelo menos 1,5 a 2,0mm menor que o tubo orotraqueal, para evitar obstrução significativa da via aérea pelo aparelho. Ao considerar essas informações, é crucial selecionar adequadamente o diâmetro externo do broncoscópio em relação ao tamanho do dispositivo de suporte das vias aéreas, a fim de minimizar os riscos de obstrução das vias aéreas com consequentes repercussões na ventilação/oxigenação e danos ao equipamento durante o procedimento de broncoscopia na UTI.

Uso do conector brônquico (cateter Mount) em "T" – Swivel

Durante a broncoscopia, é fundamental utilizar um conector brônquico com tampa específica (para inserção do broncoscópio), para evitar a interrupção da VM. Isso permite a manutenção mais adequada da PEEP (Pressão Positiva ao Final da Expiração). Recomenda-se a utilização do conector brônquico durante todo o procedimento, pois diminui o vazamento no local da inserção do aparelho, mantendo a VM, sem queda do volume corrente e da oferta de oxigênio.

Uso do protetor de mordedura

Utilizar protetor de mordedura para pacientes com cânula orotraqueal, é imprescindível, a fim de evitar danos ao equipamento e garantir a estabilidade da via aérea durante a broncoscopia.

A utilização desses cuidados durante a realização de uma broncoscopia na UTI minimiza os riscos associados ao procedimento e garante a segurança e o bem-estar dos pacientes sob VM (**Figura 61.4.**). É fundamental que o profissional de saúde esteja ciente dessas medidas e as implemente adequadamente em sua prática clínica.

COMPLICAÇÕES RELACIONADAS À BRONCOSCOPIA NA UTI

A broncoscopia na UTI apresenta baixa incidência geral de complicações e mortalidade. Focciolongo *et al.*, realizaram estudo abrangente em 19 centros italianos, analisando 20.986 broncoscopias, resultando taxa de complicações em 1,1% e mortalidade de 0,02%.[9] As complicações podem surgir devido a variáveis do paciente, como a idade, presença de comorbidades, nível basal de oxigenação, anormalidades na coagulação, nível de sedação e fatores relacionados ao procedimento, como duração, tipo de procedimento e a experiência do operador.

Pacientes com idade avançada (acima de 70 anos), com comorbidades, especialmente doenças crônicas das vias aéreas, submetidos a broncoscopias enquanto hospitalizados e sob sedação profunda, têm um risco aumentado de complicações. As complicações mais comuns incluem broncoespasmo, hipoxemia, arritmias cardíacas, hipotensão, hemoptise, pneumotórax, infarto do miocárdio e, em casos extremos, óbito. É fundamental monitorar de perto essas complicações durante e após o procedimento para uma abordagem rápida e efetiva, garantindo a segurança e o bem-estar dos pacientes.

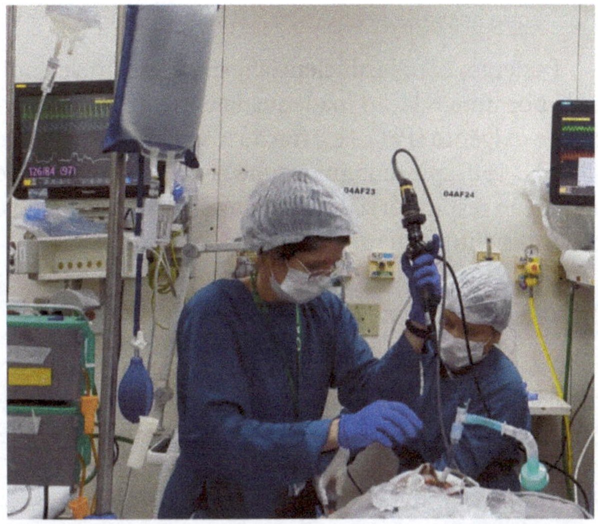

Figura 61.4. Cuidados e preparo para a Broncoscopia. Monitorização com cardioscopia, pressão arterial não invasiva e oximetria de pulso. Uso do conector brônquico (cateter Mount) em "T" (acessório de cor azul conectado à cânula de IOT e ao ventilador mecânico) e protetor de mordedura (acessório de cor branca locado na boca do paciente). Dra. Bianca Fidelix Espíndula – InCor-HCFMUSP.

RESTRIÇÕES E CONTRAINDICAÇÕES À BRONCOSCOPIA NA UTI

A realização da broncoscopia na UTI requer cautela e cuidados especiais. Certas restrições ou contraindicações devem ser consideradas, garantindo a segurança do paciente durante o procedimento. São fundamentais para evitar possíveis complicações ou agravamento do estado de saúde do indivíduo submetido ao exame. As principais contraindicações da broncoscopia na UTI encontram-se na **Tabela 61.4**.

Tabela 61.4. Restrições e Contraindicações da broncoscopia na UTI

Restrições e Contraindicações
Relação PaO_2/FiO_2 <150
Disfunção coronariana aguda, arritmias cardíacas instáveis, PAM < 65mmHg.
Hipertensão intracraniana não controlada.
Anormalidades hematológicas e uso de anticoagulantes. Plaquetas <20mil para LBA e <50mil para Biópsias. Uremia (ureia ≥ 120mg/Dl e creatinina ≥2,4mg/Dl para Biópsias. INR ≥ 1,5 para Biópsias.
Infarto agudo do miocárdio atual ou recente (4 a 6 semanas).
Hipertensão Pulmonar grave.

Hipoxemia grave

Pacientes com insuficiência respiratória grave, indicada por uma relação inadequada entre a pressão parcial de oxigênio (PaO_2) e a fração inspirada de oxigênio (FiO_2) < 150, apresentam um alto risco de deterioração da função respiratória durante a broncoscopia, sendo o procedimento fortemente desencorajado.

Disfunções cardíacas

Pacientes com disfunção coronariana aguda, arritmias cardíacas instáveis como taquiarritmias ou fibrilação ventricular, ou aqueles com hipotensão grave, representada por uma pressão arterial média (PAM) abaixo de 65mmHg, a despeito do uso de aminas vasopressoras são propensos a apresentar complicações cardiovasculares graves durante a broncoscopia. Por esse motivo, o procedimento deve ser considerado com cuidado e deve ser adiado se o paciente estiver clinicamente instável.

Hipertensão intracraniana

Casos de pacientes com hipertensão intracraniana não controlada não devem ser submetidos à broncoscopia, uma vez que a manipulação das vias aéreas pode aumentar a pressão intracraniana e levar a complicações neurológicas graves.[10]

Anormalidades hematológicas

Pacientes críticos são mais propensos a apresentar disfunções hematológicas como trombocitopenias e elevação no tempo de protrombina, sendo, portanto, mais vulneráveis a sangramentos durante a broncoscopia.[10] É necessária uma contagem de plaquetas de 20.000–50.000/μL para um LBA e > 50.000/μL em casos de biópsia pulmonar. Deve-se ter em mente que alguns fatores se somam no quadro clínico do paciente e os expõem a maior risco de sangramento, como a disfunção renal com uremia, insuficiência hepática e uso de medicamentos que inibem a função plaquetária ou da coagulação. A depender do risco × benefício em realizar a broncoscopia, recomenda-se suspensão por curto prazo dessas medicações discutidas individualmente para cada paciente.

O conhecimento e a consideração cuidadosa dessas restrições e contraindicações são essenciais para garantir a segurança do paciente durante a broncoscopia na UTI. Os profissionais de saúde envolvidos no procedimento devem avaliar criteriosamente cada caso e estar atentos a possíveis riscos e complicações, a fim de oferecer uma abordagem clínica adequada e personalizada para cada paciente.

CONSIDERAÇÕES FINAIS

Com o benefício da possibilidade de ser realizado à beira do leito, a broncoscopia é um método endoscópico versátil e tem um papel valioso no cuidado ao paciente crítico. Permite avaliação anatômica detalhada da árvore traqueobrônquica, auxiliando procedimentos de vias aéreas e possibilitando coleta de amostras do trato respiratório inferior, que auxilia no diagnóstico diferencial de uma ampla gama de distúrbios respiratórios.

Contudo, reconhecemos que o procedimento não está isento de desafios e restrições. É imperativo que a equipe médica e de enfermagem esteja adequadamente treinada e capacitada para a realização segura do procedimento, sempre considerando as indicações e contraindicações pertinentes e adotando medidas preventivas para minimizar os riscos de complicações. A compreensão de suas indicações, técnicas e limitações garantirá que essa abordagem continue a ser uma prática essencial, enriquecendo o cenário da terapia intensiva e proporcionando benefícios substanciais aos pacientes que necessitam de suporte respiratório avançado.

PONTOS-CHAVE

- A broncoscopia é uma ferramenta valiosa no manejo de pacientes críticos, desempenhando papel diagnóstico e terapêutico, desde a avaliação das vias aéreas, coleta de material diagnóstico, localização de sangramento em hemoptises até no tratamento de obstruções traqueobrônquicas e auxílio no manejo das vias aéreas (intubação orotraqueal e traqueostomia percutânea).
- Para garantir que o procedimento ocorra de forma segura, são necessários cuidados especiais sobretudo em pacientes com hipoxemia grave, disfunções cardíacas, hipertensão intracraniana e anormalidades hematológicas, devido ao alto risco de complicações que podem levar ao agravamento das condições de base.
- Em pacientes sob cuidados intensivos que estejam intubados, é essencial o ajuste adequado de parâmetros na ventilação mecânica, além da escolha correta do diâmetro do broncoscópio, que será utilizado a fim de reduzir as repercussões na troca gasosa.
- Respeitadas as orientações de segurança e as contraindicações, o método apresenta baixas taxas de complicações e mortalidade.

REFERÊNCIAS BIBLIOGRÁFICAS

1. Wayne MT, Valley TS, Arenberg AD et al. Temporal Trends and Variation in Bronchoscopy Use for Acute Respiratory Failure in the United States. CHEST 2023; 163(1):128-138
2. Olopade CO, Prakash UB. Bronchoscopy in the critical care unit. Mayo Clin Proc. 1989;64(10):1255–1263.

3. Martin-Loeches I, Chastre J, Wunderink RG. Bronchoscopy for diagnosis of ventilator-associated pneumonia Intensive Care Med. 2023; 49:79–82
4. Weiss YG, Deutschman CS. The role of fiberoptic bronchoscopy in airway management of the critically ill patient. Crit Care Clin. 2000;16(3):445–451.
5. Maitre B, Jaber S, Maggiore SM, et al. Continuous positive airway pressure during fiberoptic bronchoscopy in hypoxemic patients. A randomized double blind study using a new device. Am J Respir Crit Care Med. 2000;162:1063–1067.
6. Estella A. Effects on respiratory mechanics of bronchoalveolar lavage in mechanically ventilated patients. J Bronchol Intervent Pulmonol. 2010;17(3):228–231
7. Lawson RW, Peters JI, Shelledy DC. Effects of fiberoptic bronchoscopy during mechanical ventilation in a lung model. Chest.2000;118:824–831.
8. Lindholm CE, Ollman B, Snyder JV, et al. Cardiorespiratory effects of flexible fiberoptic bronchoscopy in critically ill patients. Chest. 1978;74(4):362–368.
9. Focciolongo N, Patelli M, Gasparini S, et al. Incidence of complications in bronchoscopy. Multicentre prospective study of 20,986 bronchoscopies. Monaldi Arch Chest Dis. 2009;71(1):8–14.
10. Du Rand IA, Blaikley J, Booton R, et al. British Thoracic Society guideline for the diagnostic flexible bronchoscopy in adults. Thorax. 2013;68: i1–i44.

62

Assistência de Enfermagem no pós-operatório de cirurgia cardíaca

Rodrigo Santana Tolentino • Marila Eduarda Fátima Marcusso

DESTAQUES

Ao ler e estudar este capítulo, você será capaz de:

- Compreender a importância da cirurgia cardíaca.
- Entender o cenário da terapia intensiva após a cirurgia cardíaca.
- Reconhecer as necessidades da assistência multiprofissional especializada no pós-operatório.
- Evidenciar a importância do papel do enfermeiro perante a cirurgia cardíaca e suas ações no manejo no pós-operatório.

INTRODUÇÃO

A evolução da cirurgia cardíaca é citada em novos e revolucionários estudos por sua incidência e seu alto nível de complexidade perante o mundo, gerando aumento da expectativa de vida e diminuição da mortalidade.

A cirurgia cardíaca é uma especialidade médica de grande magnitude, na qual é caracterizada pela abordagem cirúrgica do coração de forma total, como: válvulas, câmaras cardíacas, abordagem das coronárias, intervenção no pericárdio, aorta ascendente, torácica e até mesmo transplante cardíaco em casos de grave disfunção de bomba.

Quando analisamos a evolução de forma cronológica podemos enfatizar que a realização de diversas cirurgias no passado, nos possibilita almejar a excelência nos tempos atuais, como: controle do risco-benefício, redução dos eventos adversos, melhores resultados na recuperação no pós-operatório da cirurgia cardíaca, como também, na transição das intervenções de céu aberto para as abordagens de forma minimamente invasiva.[1]

Diante da análise estatística das doenças responsáveis pelo aumento da mortalidade no Brasil, finalizada em 2021 e correspondente aos anos anteriores, a doença cardiovascular permanece em primeiro lugar, ultrapassando doenças neoplásicas, do sistema respiratório, trato gastrointestinal e distúrbios mentais.[2]

Em diversos casos de moléstia cardíaca ou vascular, nas quais o tratamento clínico já não atende às necessidades do indivíduo, opta-se em realizar abordagem cirúrgica com intuito curativo, sendo em grande parte de sucesso. Todavia, permanece como a primeira causa de mortalidade no Brasil, uma vez que está diretamente relacionada ao estilo de vida que inclui sedentarismo, obesidade, etilismo, alimentação desbalanceada e tabagismo, e também com o aumento na expectativa de vida do brasileiro.[2]

Como ilustrado na **Tabela 62.1.** a seguir, que demonstra a tendência à cirurgia cardíaca nos últimos anos, observamos seu ganho de proporção no quesito número de internações para abordagem cirúrgica do ano de 2008 a 2019, como também ocorreu o aumento aproximado de 60% na margem que reflete a importância de uma assistência estruturada no pós-operatório.

Inicialmente, as primeiras 24 horas após chegada à unidade de terapia intensiva o cliente encontra-se no período conhecido como pós-operatório imediato, momento crítico, no qual algumas instabilidades podem ocorrer, como a instabilidade hemodinâmica, presença de alterações de ritmo cardíaco, sangramento ativo, necessidade do uso de drogas vasoativas, alterações no Ph sanguíneo, variabilidade glicêmica, entre outras.[3]

Tabela 62.1. Número de hospitalização para realização de procedimento cirúrgico cardíaco no Brasil, dos anos 2008 a 2019

	2008	2009	2010	2011	2012	2013	2014	2015	2016	2017	2018	2019	Total
Ablação de fibrilação atrial	68	72	90	85	123	139	143	161	124	120	125	163	1.413
Angioplastia coronariana	38.635	45.648	49.492	55.931	60.959	63.838	66.492	86.550	69.802	73.791	78.575	85.518	755.411
Cirurgia de revascularização miocárdica	20.515	22.077	21.225	23.187	23.900	23.249	22.997	22.559	22.248	21.474	20.674	21.018	265.123
Cirurgia valvar	12.201	12.664	12.169	13.181	13.435	13.067	12.993	12.624	12.432	12.277	12.088	12.771	151.902
Infarto-angioplastia	7.648	6.362	6.262	6.033	5.865	6.055	7.135	8.524	10.195	10.774	10.811	11.099	96.763
Miocardiopatias	15	43	13	21	28	23	20	18	32	29	26	24	292
Outras valvoplastias	451	477	445	486	456	527	515	513	399	427	391	450	5.537
Valvoplastia mitral	477	551	478	473	403	431	408	341	206	236	200	195	4.399
Total	80.010	87.894	90.174	99.397	105.169	107.329	110.703	111.290	115.438	119.308	122.890	1.280.840	

Fonte: Sistema de informações sobre mortalidade - SIM/DATASUS.[43]

Pacientes com perfil clínico de alta complexidade necessitam de assistência de enfermagem baseada em evidências, tornando imprescindível que o profissional enfermeiro detenha conhecimento científico, habilidades e tomada de decisão relacionada ao manejo do paciente crítico.[3]

Pensando no período do pós-operatório de cirurgia cardíaca, sendo esta uma etapa crucial e determinante do sucesso do procedimento realizado, momento este que se inicia na unidade de terapia intensiva (UTI), e que demanda cuidados de uma equipe multiprofissional e especializada.[4]

Avistando esse cenário de atenção ao paciente no pós-operatório de cirurgia cardíaca, a enfermagem deve se preparar para sistematização da assistência, produzindo intervenções concomitantemente com o conhecimento científico, com as necessidades individuais do paciente e com as metas e protocolos da instituição hospitalar, consequentemente, almejando um cuidado seguro ao paciente.

CENÁRIO DA UNIDADE DE TERAPIA INTENSIVA E RECEPÇÃO DO PACIENTE NA UNIDADE

A Unidade de Terapia Intensiva tem como objetivo maior promover um ambiente seguro e controlado aos pacientes de alta complexidade, para contemplar uma assistência multiprofissional especializada. No tocante ao pós-operatório de cirurgia cardíaca, estabelecer a recuperação de forma mais breve possível, conforme a individualidade de cada paciente, é a meta ouro para todos os profissionais envolvidos na assistência, tornando presente a humanização nesse processo.[5]

Ao término da cirurgia cardíaca, se dá início ao processo de transferência do paciente do centro cirúrgico para a UTI, para isto é realizada a passagem de plantão pela enfermeira responsável do Centro Cirúrgico para a enfermeira responsável pelo leito destinado ao processo de recuperação do pós-operatório na UTI. Após montagem e preparo do leito, é liberado o transporte e o direcionamento do paciente ao setor. O transporte do paciente é um momento de muita atenção aos envolvidos, além necessitar de dispositivos avançados para manter estabilidade hemodinâmica do paciente durante o percurso, como também, pacientes deve estar monitorizado em monitor paramétrico, mantendo via aérea avançada e/ou controlada, cateter venoso central pérvio, se necessário, o uso de droga vasoativa e imprescindivelmente, acompanhado pelo médico-anestesista, médico-cirurgião e equipe de enfermagem, ambos responsáveis pelo caso.[4]

A monitorização do paciente ao chegar à UTI se torna um dos passos fundamentais para o controle hemodinâmico do mesmo, sendo realizado normalmente pelo enfermeiro com o suporte do técnico de enfermagem, tornando indispensável a utilização: ECG contínuo, pressão arterial invasiva, oximetria, monitorização do retorno venoso, via PVC e, em casos de maior complexidade como transplante cardíaco ou utilização otimizada de drogas vasoativas indica-se a utilização do monitor de débito cardíaco.[6]

Posteriormente à monitorização hemodinâmica, realiza-se a coleta dos exames laboratoriais conforme prescrição médica, que em caso de alterações não assistidas podem se tornar preditor de piora clínica e possíveis intercorrências. Como exemplos de exames prescritos e solicitados, temos: hemograma completo com contagem de plaquetas, gasometria arterial e venosa com eletrólitos, lactato venoso e arterial, enzimas cardíacas, função hepática, função renal, leucograma e proteína C reativa.[7]

Recomenda-se, se prescrito pelo médico, a contenção mecânica na chegada do paciente no leito de UTI após a cirurgia cardíaca, até o mesmo se encontrar fora do efeito residual da sedação utilizada no centro cirúrgico e apresentando padrões clínicos e laboratoriais para extubação, uma vez que há presença de diversos dispositivos médicos necessários para o manejo clínico no pós-operatório imediato, que momentaneamente promove o suporte para a estabilidade do cliente. A ação de contenção mecânica está direcionada à segurança do paciente no momento em que o próprio não se encontra apto a decisões racionais para o seu próprio cuidado. Estes dispositivos presentes serão retirados de forma breve, porém quando o estado clínico permitir a ação de forma segura.[8]

A drenagem do tórax após a cirurgia cardíaca é primordial para a retirada de fluidos corporais como: sangue, secreções e ar indesejável presentes na cavidade, os quais quando presentes evidenciam o possível sangramento ativo, gerando a possibilidade de intervenção rápida para situações de urgência como choque hemorrágico, tamponamento cardíaco e hemotórax, tornando essencial a utilização e manejo adequado do dreno mediastinal e pleural.

No que se refere ao recebimento do paciente, a utilização correta do dreno de tórax corresponde ao mesmo estar ao nível abaixo do tórax, em um sistema de drenagem em forma vertical, com a presença de selo d'água no coletor para evitar a entrada de ar na cavidade torácica, o que também inviabiliza a formação de pneumotórax. Como cuidados e ações de enfermagem temos: a fixação da extensão para não que ocorra a desconexão do coletor; avaliá-los e identificá-los, pois podem variar em quantidade e local; observar o volume drenado rigorosamente nas primeiras horas, a cada 1 hora nas primeiras 12 horas, retirada de coágulos da extensão para adequada mensuração do débito sanguíneo e, consequentemente, evitar tamponamento cardíaco.[9]

Durante a acomodação do paciente ao leito da UTI, efetua-se a passagem do histórico do paciente entre o anestesista responsável pela cirurgia e o médico intensivista da unidade, com o objetivo de facilitar o manejo hemodinâmico e prevenir intercorrências. Informações como: alergias, medicações de uso contínuo, comorbidades, intervenções no período intra-operatório, acesso de vias aéreas, hemocomponentes utilizados na cirurgia, reversão dos anticoagulantes, sangramento e drogas utilizadas no momento.[10]

OFERTA DE OXIGÊNIO NO PÓS-OPERATÓRIO

Em diversas situações de instabilidade hemodinâmica independente da causa, o intuito da equipe multiprofissional é manter adequada oferta de oxigênio e nutrientes aos tecidos, viabilizando um débito cardíaco adequado individualizadamente, lembrando que, o que determina a qualidade do débito cardíaco é a DO^2 = oferta de oxigênio.[11] Sendo calculada na seguinte fórmula:

DO_2 = Débito Cardíaco (DC) x Concentração Arterial de Oxigênio (CaO_2)

A disponibilidade de oxigênio nos níveis celular e metabólico conhecido como DO_2 é de responsabilidade dos sistemas circulatório e respiratório, processo este que necessita de adequadas variações para o sucesso no modo de homeostase, razão pela qual esse processo é conhecido como **"oferta direcionado a demanda"**. Demanda essa que se torna variável do ponto de vista clíni-

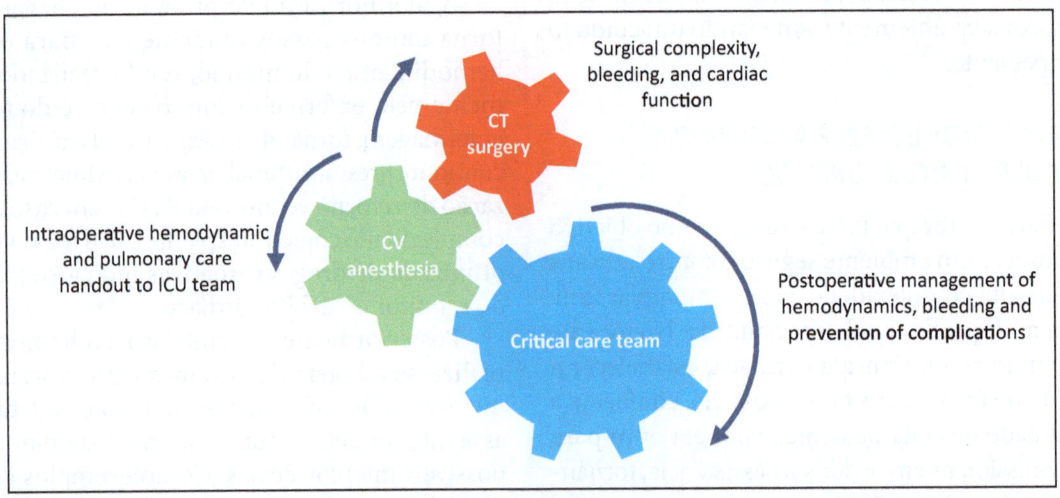

Figura 62.1. Trabalho em equipe para o melhor resultado da assistência. Fonte: Postoperative Management of Cardiac Surgery Patients.10

co, tornando maior a necessidade, segundo a gravidade do cliente, sendo evidenciada pela relação DO_2/VO_2. O consumo de oxigênio pelas células e metabolismo é conhecido como VO_2, sendo assim, diversas situações de descompensação grave do paciente, o processo final estará relacionado à má perfusão tecidual, consequentemente gerando uma disfunção sistêmica.[11]

O processo de captação de oxigênio normalmente inicia-se pelo direcionamento do oxigênio presente a região alveolar, onde se difunde entre os capilares pulmonares, proporcionando o processo de hematose gerando fornecimento de oxigênio e retirada do excesso de gás carbônico sistêmico, tornando o oxigênio disponível na corrente sanguínea para atender as necessidades fisiológicas. Tal processo depende de: função adequada da bomba cardíaca, resposta vascular presente, volumetria corrigida e um estado de qualidade do conteúdo intravascular, caracterizando o apropriado débito cardíaco.[12]

PONTOS DE ATENÇÃO NO PÓS-OPERATÓRIO DE CIRURGIA CARDÍACA

Sangramento

A cirurgia cardíaca demanda a utilização de equipamentos de suporte hemodinâmico de alta qualidade, como a circulação extracorpórea (CEC), citada como preditor de possíveis sangramentos e complicações no pós-operatório, devido à propriedade do seu material não ser idêntico ao epitélio vascular, sendo assim, faz-se necessário o uso de fármacos, como anticoagulantes para sua utilização, concomitantemente a hemodiluição no intra-operatório. Estima-se a perda transitória de 50% do número de plaquetas, quando comparado ao nível pré-operatório e o baixo nível de fibrinogênio, instalando-se o perfil de distúrbio no processo de coagulação, mesmo com diversas ações para a reversão do distúrbio no próprio centro cirúrgico, inúmeras vezes a correção de hemostasia é finalizada na unidade de terapia intensiva.[13]

O sangramento excessivo interfere na qualidade do DC tanto em questão volumétrica quanto no transporte de oxigênio pela perda maciça de hemoglobina, caracterizando o estado de choque hemorrágico. Na UTI, a avaliação do sangramento é fundamental, analisar a característica e volume de débito a cada 1 hora, sendo critério de reabordagem cirúrgica se débito sanguinolento > 300mL nas primeiras 2 horas ou 200mL por hora nas 4 horas consecutivas, sem presença de distúrbios no coagulograma.[13]

Hipotermia

A hipotermia é definida como temperatura corporal abaixo de 36°C, sendo recorrente no pós-operatório de cirurgias de grande porte, uma vez que o ambiente cirúrgico tende a apresentar temperatura mais baixa, para diminuir a proliferação bacteriana e/ou viral, e também a exposição do corporal de forma geral para o procedimento, antissepsia da pele e utilização de medicamentos, como sedativos que interferem na termorregulação corporal. Tais exposições geram diversos riscos na recuperação do paciente, como: infecção da ferida operatória, uso de drogas vasoativas devido à vasoconstrição periférica intensa, resposta prolongada da sedação devido a lenta metabolização do fármaco, consequentemente aumentando o tempo de internação e suporte ventilatório, como também, elevando o risco de sedação pela diminuição no tempo de coagulação e função plaquetária.[14,15]

Hipovolemia

O estado de hipovolemia é caracterizado pela perda do volume intravascular correspondente à parte sanguínea ou líquida, gerando diminuição do débito cardíaco e consequentemente hipoperfusão sistêmica. O estado clínico é constantemente observado no pós-operatório devido à grande perda sanguínea no intraoperatório, e/ou por possível ajuste volêmico inadequado no término cirúrgico, não utilização de *cell saver*, perdas insensíveis não mensuradas, balanço hídrico desequilibrado entre outras causas, tornando rotineiro o ajuste volêmico no período de pós-operatório.[16,17]

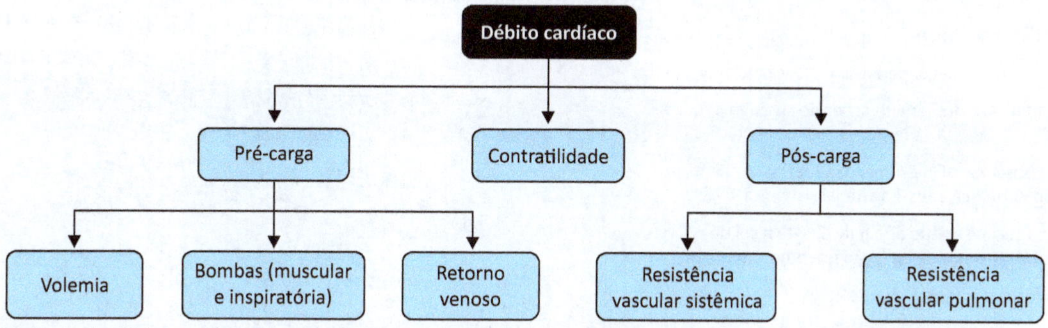

Figura 62.2. Variáveis do débito cardíaco. Fonte: PROENF Programa de Atualização em Enfermagem: Urgência e Emergência: Ciclo 10. Porto Alegre: Artmed Panamericana; 2023.12

A fluidoterapia no pós-operatório da cirurgia cardíaca é clinicamente mais complexa do que parece, sendo necessária a avaliação de diversos aspectos, tais como: padrão neurológico, pressão arterial com grande labilidade com necessidade do uso de droga vasoativa, débito de diurese diminuído, sendo < que 0,5mL/kg, pressão venosa central (PVC) baixa, o intervalo aumentado da pressão parcial do dióxido de carbono (CO_2), diferença entre o PCO_2 arterial e venoso com diferença > 6mmHg, sendo justificado pelo fluxo intravascular diminuído pela hipovolemia, causando aumento na entrega de oxigênio e maior retirada do CO_2, aumento do lactato sérico, avaliação do raio-x de tórax sem presença de infiltração de líquidos e função cardíaca sem grandes disfunções.[16,17]

Síndrome Vasoplégica

A síndrome vasoplégica, no contexto de pós-operatório de cirurgia cardíaca, foi descrita em 1977 por Arkin, o qual caracterizou por um conjunto de eventos como hipotensão, débito cardíaco normal ou aumentado e uma resistência vascular sistêmica refratária ao uso de aminas vasoativas.[18] Da totalidade de cirurgias cardíacas, em torno de 5 a 25% podem apresentar síndrome vasoplégica, aumentando consequentemente o risco de morbimortalidade no pós-operatório.[19]

Sabemos que a etiologia da síndrome vasoplégica é multifatorial, uma vez que durante o processo cirúrgico com circulação extracorpórea há uma reatividade do organismo ao trauma, ativando diversas cascatas

Tabela 62.2. Diagnósticos e intervenções de enfermagem

Diagnósticos	Intervenções de Enfermagem
Risco de desequilíbrio do volume de líquidos	Objetivo: manter o equilíbrio hidroeletrolítico e controle de glicemia capilar.
	1) Monitorar os ganhos e perdas hídricas e sanguíneas a cada hora;
	2) Efetuar o balanço hídrico e sanguíneo a cada 6 horas.
Risco de sangramento	Objetivo: prevenir e/ou controlar o sangramento.
	1) Controle rigoroso de débito cardíaco;
	2) Observar integridade dos curativos;
	3) Monitorar exames de coagulação.
Troca de gases prejudicada	Objetivo: manter ventilação e oxigenação alveolar adequada para atender às necessidades do organismo.
	1) Monitorar os parâmetros ventilatórios a cada hora;
	2) Avaliar, anotar e comunicar se alterações de saturação e frequência respiratória.
Ventilação espontânea prejudicada	Objetivo: manter as vias aéreas pérveas.
	1) Avaliar padrão respiratório;
	2) Assegurar o posicionamento correto do tubo orotraqueal;
	3) Controle rigoroso da oximetria de pulso;
	4) Executar aspiração endotraqueal de acordo com técnica padronizada;
	5) Observar sinais de desconforto respiratório, como taquidispneia, dessaturação, ateração de exames laboratoriais (gasometria).

Diagnósticos	Característica definidora	Fatores relacionados
Débito cardíaco diminuído	Arritmias, pele fria e pegajosa, pulsos periféricos diminuídos, PVC aumentada ou reduzida, dispneia, perfusão capilar prolongada	Contratilidade, frequência cardíaca, pré e pós-carga e volume de ejeção alterados
Risco de perfusão tissular cardíaca diminuída	Cirurgia cardíaca, hipovolemia, hipoxemia, hipertensão, tamponamento cardíaco	Diminuição do débito cardíaco
Intervenções de Enfermagem		
Objetivo: Manter/estabelecer perfusão cardíaca tecidual		
1) Avaliar, comunicar e anotar alterações de ausculta cardíaca;		
2) Controlar e observar a FC e ritmo, parâmetros ventilatórios, saturação periférica, pressão arterial sistêmica, PVC;		
3) Avaliar, comunicar e anotar as alterações no nível de consciência e se presença de agitação psicomotora;		
4) Avaliar perfusão periférica;		
5) Monitorar exames laboratoriais conforme protocolo institucional.		

em resposta, como plaquetária, de coagulação e consequentemente, inflamatória, gerando um estresse oxidativo.[19,20] A identificação dos sinais de vasoplegia na UTI deve ser identificada rapidamente durante o pós-operatório para que medidas trativas sejam realizadas, minimizando os seus riscos.

PRINCIPAIS DIAGNÓSTICOS DE ENFERMAGEM NO PÓS-OPERATÓRIO DE CIRURGIA CARDÍACA

A assistência de enfermagem ao paciente no pós-operatório de cirurgia cardíaca requer um roteiro sistematizado de ações para nortear a equipe de enfermagem, contribuindo para identificação de necessidades específicas do cuidado. A realização da sistematização de enfermagem requer um olhar e raciocínio clínico dos enfermeiros.

Para realização do processo de enfermagem, utiliza-se uma linguagem padronizada para realização da sistematização de enfermagem, na identificação diagnóstica a classificação NANDA I (*North American Diagnosis Association*) e para as intervenções a classificação NIC (*Nursing Interventions Classification*).

Nas tabelas acima, estão alguns exemplos de diagnósticos de enfermagem e principais intervenções prescritas no pós-operatório de cirurgia cardíaca.

CONSIDERAÇÕES FINAIS

A atuação da equipe de enfermagem no cuidado do pós-operatório de cirurgia cardíaca desempenha papel essencial neste momento crítico, como também influencia na recuperação destes pacientes, impactando diretamente em melhores resultados e uma assistência de qualidade e segura. Neste sentido, cada vez mais temos que estimular o desenvolvimento de competências e habilidades dos enfermeiros por meio da capacitação técnico-científica.

REFERÊNCIAS BIBLIOGRÁFICAS

1. Senst B, Kumar A, Diaz RR. Cardiac Surgery. 2022 Sep 12. In: StatPearls [Internet]. Treasure Island (FL): StatPearls Publishing; 2023 Jan–. PMID: 30422530.
2. Oliveira GMM, Brant LCC, Polanczyk CA, Malta DC, Biolo A, Nascimento BR, Souza MFM, Lorenzo AR, Fagundes Júnior AAP, Schaan BD, Castilho FM, Cesena FHY, Soares GP, Xavier Junior GF, Barreto Filho JAS, Passaglia LG, Pinto Filho MM, Machline-Carrion MJ, Bittencourt MS, Pontes Neto OM, Villela PB, Teixeira RA, Sampaio RO, Gaziano TA, Perel P, Roth GA, Ribeiro ALP. Cardiovascular Statistics - Brazil 2021. Arq Bras Cardiol. 2022 Jan;118(1):115-373. English, Portuguese. doi: 10.36660/abc.20211012. PMID: 35195219; PMCID: PMC8959063.
3. Reisdorfer AP, Leal SMC, Mancia JR. Nursing care for patient in postoperatory heart surgery in the Intensive Care Unit. Rev Bras Enferm. 2021;74(2):e20200163. doi: http://dx.doi.org/10.1590/0034-7167-2020-0163.
4. Silva LLT, Mata LRF, Silva AF, Daniel JC, Andrade AFL, Santos ETM. Cuidados de enfermagem nas complicações no pós-operatório de cirurgia de revascularização do miocárdio. Rev baiana enferm. 2017;31(3):e20181.
5. Sili EM, Nascimento ERP, Malfussi LBH, Hermida PMV, Souza AIJ, Lazzari DD, et al. Humanized care in the Intensive Care Unit: discourse of Angolan nursing professionals. Rev Bras Enferm. 2023;76(2):e20220474. https://doi.org/10.1590/0034-7167-2022-0474pt.
6. Santos, MG dos. (2022). Atualizações da avaliação hemodinâmica do doente crítico em UTI: Atualizações na avaliação hemodinâmica do paciente crítico na UTI. Revista Brasileira de Revisão de Saúde , 5 (6), 23363–23370. https://doi.org/10.34119/bjhrv5n6-123.
7. Leontina Graube S, Okaseski KR, Felipin Ludvig B, Agnolleto Bewanger S, Lemes Lobo Bittencourt V, Colet C de F, Roseli Winkelmann E. Associação de exames hematológicos e bioquímicos e complicações pós-cirurgia cardiovascular: 10.15343/0104-7809.202246209220. Mundo Saude [Internet]. 3º de agosto de 2022 [citado 25º de setembro de 2023];46:209-20. Disponível em: https://revistamundodasaude.emnuvens.com.br/mundodasaude/article/view/1379.
8. Souza LMS, Santana RF, Capeletto CSG, Menezes AK, Delvalle R. Factors associated with mechanical restraint in the hospital environment: a crosssectional study. Rev Esc Enferm USP. 2019;53:e03473. DOI: http://dx.doi.org/10.1590/S1980-220X2018007303473.
9. Hasselmann BNO, Rançāo CS, Tavares GS, Almeida LF, Camerini FG, Paula VG. Boas práticas de enfermagem na utilização de dreno de tórax: revisão integrativa. Glob Acad Nurs. 2021;2(Sup.2):e173. https://dx.doi.org/10.5935/2675- 5602.20200173
10. Keeling-Johnson K, Baker D, Want T, Tuazon DM. Immediate Postoperative Management of Cardiac Surgery Patients. Metodista Debakey Cardiovasc J. 2023 Ago 1;19(4):97-99. DOI: 10.14797/mdcvj.1274. PMID: 37547891; PMCID: PMC10402809.
11. Mourao-Junior CA, de Souza LS. Fisiopatologia do choque. hu rev [Internet]. 20º de agosto de 2015 [citado 19º de setembro de 2023];40(1 e 2). Disponível em: https://periodicos.ufjf.br/index.php/hurevista/article/view/2403.
12. Fava YR, Tolentino RS. Dispositivos de assistência circulatória mecânica de curta permanência. In: Associação Brasileira de Enfermagem; Unicovsky MAR, Waldman BF, Spezani RS, organizadores. PROENF Programa de Atualização em Enfermagem: Urgência e Emergência: Ciclo 10. Porto Alegre: Artmed Panamericana; 2023. p. 9–50. (Sistema de Educação Continuada a Distância, v. 3). https:// doi.org/10.5935/978-65-5848-861-3.C0003.
13. Choi YJ, Yoon SZ, Joo BJ, Lee JM, Jeon Y-S, Lim YJ, et al.. Postoperative excessive blood loss after cardiac surgery can be predicted with International Society on Thrombosis and Hemostasis scoring system. Rev Bras Anestesiol [Internet]. 2017Sep;67(5):508–15. Available from: https://doi.org/10.1016/j.bjane.2016.12.001.
14. Ribeiro E, Ferreira RC, Montanari FL, Botelho MTSL, Correia MDL, Duran ECM. Conceptual and operational definition of the components of the nursing diagnosis hypothermia (00006) in the perioperative period. Rev Bras Enferm. 2021;74(2):e20190684. doi: http://dx.doi.org/10.1590/0034-7167-2019-0684.
15. Pereira Nathália Haib Costa, Mattia Ana Lúcia De. Complicações pós-operatórias relacionadas à hipotermia intraoperatória. Enferm. glob. [Internet]. 2019 [citado 2023 Sep 30] ; 18(55): 270-313. Disponible en: http://scielo.isciii.es/scielo.php?script=sci_arttext&pid=S1695-61412019000300009&lng=es. Epub 21-Oct-2019. https://dx.doi.org/10.6018/eglobal.18.3.328791.
16. Kashani K, Omer T, Shaw AD. The Intensivist's Perspective of Shock, Volume Management, and Hemodynamic Monitoring. Clin J Am Soc Nephrol. 2022 May;17(5):706-716. doi: 10.2215/CJN.14191021. Epub 2022 Apr 4. PMID: 35379765; PMCID: PMC9269574.
17. Furtado S, Reis L. Avaliação da veia cava inferior na decisão de fluidoterapia em cuidados intensivos: implicações práticas. Rev bras ter intensiva [Internet]. 2019 Apr;31(2):240–7. Available from: https://doi.org/10.5935/0103-507X.20190039.
18. Arkin DB, Saidman LJ, Benumof JL. Hypotension following cardiopulmary bypass. Anesth Analg 1977;56:720- 4.
19. Fischer, G. W., & Levin, M. A. (2010). Vasoplegia during cardiac surgery: current concepts and management. Seminars in thoracic and cardiovascular surgery, 22(2), 140–144. https://doi.org/10.1053/j.semtcvs.2010.09.007
20. Farber MA, Ford PF. Hybrid procedures for thoracoabdominal aortic aneurysms. Semin Vasc Surg. 2009 Sep;22(3):140-4.

Seção **16**

Cuidados Multiprofissionais

63

Cuidados de enfermagem na terapia de substituição renal

Claudia Regina Ribeiro Ferreira • Danielle Imamura Trondoli Tanaka

DESTAQUES

- Descrever os principais cuidados de enfermagem na instalação, manutenção e finalização das terapias de substituição renal.
- Descrever os principais cuidados de enfermagem no preparo dos equipamentos, acesso vascular e métodos de anticoagulação.
- Embasar a elaboração de plano de cuidados de enfermagem nas diferentes modalidades de terapias de substituição renal.

INTRODUÇÃO

A **Injúria Renal Aguda** (IRA) é um problema comum em pacientes hospitalizados e um fator de risco independente para a mortalidade; permanece como uma complicação frequente durante a internação, sendo que 30 a 40% dos casos são observados em pacientes cirúrgicos.[1] A incidência de IRA no pós-operatório de cirurgia cardíaca varia de 1% a 55%, a depender do critério diagnóstico adotado e o tipo de cirurgia, seu desenvolvimento tem um impacto importante no prognóstico destes pacientes, com mortalidade estimada de 15% a 30%.[2]

Dos pacientes que desenvolvem IRA no pós-operatório de cirurgia cardíaca, até 5% necessitam de terapia de substituição renal.[3] Temos que considerar também, o número de pacientes dialíticos que são submetidos à cirurgia cardíaca, e que também necessitarão de TSR no pós-operatório.

Diante dessa realidade, necessitamos de uma equipe de enfermagem preparada para dar assistência de qualidade a esses pacientes de alta complexidade. A atuação dos profissionais de saúde é caracterizada por constantes mudanças, especialmente relacionadas a novas tecnologias, fazendo-se necessário a busca frequente por atualização, com o intuito de cumprir preceitos éticos, legais e de segurança.

O conhecimento científico e de melhores práticas na área da saúde traz embasamento para a elaboração do plano de cuidados de enfermagem, proporcionando a recuperação da saúde e minimizando danos permanentes aos pacientes.

Conforme a lei n.º 7.498/86, de 25 de junho de 1986, cabe, privativamente ao enfermeiro os cuidados de enfermagem de maior complexidade técnica e que exijam conhecimentos de base científica e capacidade de tomar decisões imediatas.[4] Baseado nesta determinação, sugerimos que os cuidados com instalação, manutenção e finalização das terapias de substituição renal (TSR) no pós-operatório de cirurgia cardíaca devem ser assistidos pelo enfermeiro.

O treinamento da equipe quanto à operacionalização do equipamento deve ser sempre considerado.[5] Os enfermeiros nefrologistas, com domínio no manejo das tecnologias, poderão treinar os demais enfermeiros periodicamente, segundo as necessidades do serviço.

É recomendado que o enfermeiro participe de treinamento teórico e prático em ambiente clínico, antes de manipular os equipamentos em uso, com referência aos manuais de instrução do fabricante, que propiciam diretrizes para uma operação segura do equipamento.[6]

Para melhor aproveitamento do conteúdo, iremos direcionar os cuidados de enfermagem por modalidade, sendo separados em cuidados de enfermagem para hemodiálise e para diálise peritoneal.

A realização da Sistematização da Assistência de Enfermagem - SAE -, requer o conhecimento das diferentes modalidades dialíticas, indicações e peculiaridades. (Ver também Capítulo sobre **Injúria Renal Aguda** - Terapias de Substituição Renal).

Cuidados de Enfermagem Relacionados à Hemodiálise Convencional e Continua

Lavar as mãos sempre antes de preparar equipamentos, sistemas, soluções e ao prestar cuidados ao paciente.

PREPARO DO EQUIPAMENTO E SOLUÇÕES DIALÍTICAS

Os equipamentos utilizados para terapia de substituição renal (TSR), possuem recursos de segurança e autotestes, que permitem o adequado controle do ultrafiltrado, oferecendo à equipe multiprofissional ferramentas para se antecipar a complicações inerentes ao procedimento, através de monitoramento das pressões no circuito da hemodiálise e suas variações.

O preparo inadequado do equipamento e do circuito pode favorecer a ocorrência de complicações durante a terapia, como a coagulação precoce, perda sanguínea e embolia gasosa.[7]

CUIDADOS DE ENFERMAGEM

- Selecionar o equipamento segundo a modalidade de TSR e disponibilidade dos recursos materiais e tecnológicos do serviço.
- Selecionar o tipo e tamanho de dialisador/hemofiltro, segundo o paciente e a TSR prescrita.
- Assegurar a qualidade da água das máquinas de hemodiálise convencional, conforme preconizado pela agência nacional de vigilância sanitária.[8]
- Calibrar os sistemas do equipamento conforme orientação do fabricante.
- Realizar o *priming* do circuito com solução fisiológica 0,9% e heparina (quando não houver contraindicação). O *priming* consiste no preenchimento total das linhas e do dialisador/filtro para a remoção de ar antes da instalação da TSR.[7]
- Preparar a solução dialítica e/ou de reposição com técnica asséptica, após checar resultados dos últimos exames e prescrição médica.
- Comunicar ao nefrologista sobre as alterações eletrolíticas importantes, principalmente nas terapias contínuas, para ajustes na prescrição, sempre que necessário.
- Atentar para a necessidade de correção de cálcio do paciente por via endovenosa, sempre que esse eletrólito não estiver na composição da solução de diálise utilizada.

ACESSO VENOSO

Os cateteres utilizados para TSR podem ser temporários ou permanentes, conforme a condição de cada paciente, são veno-venosos, de dupla via e específicos para hemodiálise. Os cateteres de curta permanência contam também com modelos com via acessória para administração de medicamentos.

Pacientes dialíticos crônicos que irão para cirurgia geralmente já possuem acesso venoso permanente, sendo cateter do tipo semi-implantado (*permcath*), Fístula Arteriovenosa (FAV) ou Enxerto Arteriovenoso (EAV). No caso da FAV ou EAV, só poderão ser utilizados no pós-operatório de cirurgia cardíaca quando a indicação da TSR for intermitente.

A recomendação, segundo o KDIGO, é que pacientes em IRA utilizem cateter de curta permanência não tunelizado, que a inserção seja realizada com auxílio de ultrassom e que seja solicitada radiografia antes do primeiro uso, se acesso em veias jugular e subclávia, para confirmar correto posicionamento do acesso e ausência de possíveis complicações ocasionadas pela punção.[9]

Acessos com fluxo ruim comprometem a qualidade da terapia e corroboram para a coagulação do sistema, interferindo diretamente na eficiência da TSR.[7,9,10] Propiciam também uma série de problemas relacionados ao correto funcionamento do equipamento, devido a alterações nas pressões do circuito, com a ocorrência de alarmes constantes.

A conexão invertida (linha arterial no lúmen venoso e linha venosa no lúmen arterial) tende a aumentar a recirculação sanguínea, devido ao próprio desenho do cateter, minimizando a dose de diálise ofertada, porém, pode ser considerada antes de uma nova troca de acesso.[11] Ressaltamos aqui que o cateter é venoso, que usamos a nomenclatura lúmen e linha arterial (vermelha) apenas para identificar a via que puxa o sangue para a máquina, e o lúmen e linha venosa (azul) devolve o sangue para o paciente.

Não existe uma recomendação universal para troca de acesso relacionada ao seu tempo de uso, recomenda-se que a troca seja feita nas seguintes situações: sinais de infecção ou trombose,[11,12] ou ainda de acordo com protocolos institucionais.

CUIDADOS DE ENFERMAGEM COM CATETER

- Manipular o cateter com técnica asséptica tanto na instalação quanto na finalização da TSR.
- Priorizar o uso do cateter apenas para TSR.
- Solicitar radiografia após passagem do acesso em veias jugular e subclávia.[9]

- Usar máscara cirúrgica durante o procedimento de conexão e desconexão do cateter, inclusive no paciente que estiver em respiração espontânea.
- Proteger o cateter durante o banho.
- Trocar curativo da inserção do cateter conforme protocolo institucional.
- Observar e registrar as características da inserção do cateter quanto à presença de sinais flogísticos, sangramento ou qualquer outra anormalidade.
- Monitorar sinais e sintomas associados a infecções local e sistêmica.
- Manter o cateter alinhado, para evitar dobras e aumento nas pressões do sistema, quando o paciente estiver em hemodiálise.
- Remover o anticoagulante do lúmen do cateter e testar seu fluxo/refluxo antes da instalação da TSR.
- Ao término da TSR, realizar flush com SF 0.9% para remover vestígios de sangue e após preencher o lúmen do cateter com solução anticoagulante de acordo com protocolo institucional, mantendo as pinças sempre fechadas.
- No momento da retirada do cateter, alguns cuidados também devem ser observados:[11]
    - o Checar coagulograma e plaquetas antes da retirada, prevenindo complicações.
    - o Se cateter em veias jugular e subclávia, colocar o paciente em posição de trendelemburg.
    - o Manter curativo compressivo.

CUIDADOS DE ENFERMAGEM COM FAV OU EAV

- Verificar frêmito/fluxo da FAV ou EAV, palpando para sentir a vibração e/ou auscultando na busca por ruído.
- A punção arterial deve ser feita mais ou menos 3cm da anastomose, para evitar trombose, podendo apontar para a mão ou para o coração, e a punção venosa deverá ter uma distância de aproximadamente 5cm da agulha arterial, para evitar recirculação do sangue.[7]
- Manter o membro puncionado exposto para melhor monitorização do local da punção.
- Orientar a não verificar pressão arterial e não fazer punção venosa no membro da FAV ou do EAV, evitando risco de complicações como perda do acesso para hemodiálise.[11]
- Manter membro da FAV ou EAV identificado, para evitar uso inadequado desse membro.
- Controlar a pressão arterial dos pacientes com FAV rigorosamente, prevenindo episódios de hipotensão, uma vez que a redução do fluxo sanguíneo pode levar à perda do acesso.[11]

Anticoagulação

O objetivo da anticoagulação na TSR é prevenir a coagulação do filtro e/ou redução da permeabilidade da membrana, e assim oferecer uma TSR eficiente, minimizando também o risco de perda sanguínea relacionada ao volume de sangue que preenche todo o circuito. Esses benefícios devem ser considerados em relação ao risco de sangramento, recursos disponíveis e experiência da equipe.[9,11]

Em pacientes com IRA que necessitam de TSR, o contato do sangue com a superfície do circuito extracorpóreo resulta em ativação da via intrínseca e extrínseca de coagulação plasmática e ativação de plaquetas. A prevenção da coagulação do dialisador/hemofiltro geralmente requer alguma forma de anticoagulação, que pode representar um desafio em pacientes com IRA em pós-operatório de cirurgia cardíaca. A necessidade de contínua anticoagulação representa potencial desvantagem da **Terapia Substituição Renal Continua** (TSRC).[9]

O método de anticoagulação ideal para a manutenção na TSR é aquele que oferece maior tempo de utilização do filtro sem aumentar o risco de sangramentos e outras complicações, pode ser sistêmico ou regional. Os métodos de anticoagulação regional possibilitam anticoagular apenas o circuito da diálise, recomendado para pacientes com elevado risco ao uso da anticoagulação sistêmica, atendendo assim às necessidades dos pacientes no pós-operatório de cirurgia cardíaca.

Na TSR pode-se utilizar anticoagulação sistêmica com heparina, regional com heparina e protamina ou citrato de sódio e cálcio. (Ver Capítulo sobre **Injúria Renal Aguda** – Anticogulação nos métodos dialíticos).

Para pacientes sem risco de sangramento, o KDIGO recomenda o uso de heparina não fracionada na TSR intermitente, ao invés de outros anticoagulantes. Já na TSRC, por ser um método contínuo, a recomendação é de anticoagulação regional com citrato de sódio, se não houver contraindicação para seu uso.[9] O uso desse método exige reposição contínua de cálcio por via endovenosa.

O sucesso na anticoagulação depende do ajuste ideal da dose ofertada, através do controle rigoroso de cada modalidade, ou seja, controle adequado do coagulograma no uso da heparina e do cálcio iônico no circuito de diálise (pós-filtro) e do paciente (pré-filtro) no uso do citrato.[11] Os ajustes devem ser realizados de acordo com protocolo institucional e/ou prescrição médica.

Caso haja contraindicação para o uso de anticoagulante, recomenda-se a salinização do circuito, que consiste na lavagem do sistema de diálise, com solução fisiológica 0,9% no volume de 100 a 200mL em intervalos de 20 a 30 minutos.[7,10,11]

Paciente com histórico de múltiplas coagulações do circuito de hemodiálise poderá se beneficiar da associação dos métodos de anticoagulação e salinização do sistema, conduta que deverá ser avaliada pela equipe, observando riscos e benefícios.

CUIDADOS DE ENFERMAGEM NA ANTICOAGULAÇÃO SISTÊMICA COM HEPARINA

- Certificar-se de que a infusão do anticoagulante está na linha arterial do circuito da hemodiálise, se a infusão for contínua, deverá estar em bomba de infusão quando o equipamento não oferecer esse recurso.
- Administrar a dose em bolus se houver, conforme prescrição médica, sempre na linha arterial.
- Atentar para os cuidados no preparo e administração do anticoagulante.
- Controlar periodicamente a infusão contínua e os valores de TTPA (Tempo de Tromboplastina parcial ativada), promovendo os ajustes necessários para manter o mesmo alargado de uma e meia a duas vezes o valor normal.[10,11]
- Observar e comunicar qualquer sinal de sangramento ou coagulação.

CUIDADOS DE ENFERMAGEM NA ANTICOAGULAÇÃO REGIONAL COM CITRATO

- Instalar a solução de citrato de sódio na linha arterial do circuito, em bomba de infusão, quando o equipamento não oferecer esse recurso.
- Preparar e instalar solução contínua de cálcio, que não poderá ser em acesso venoso periférico pelo alto risco de flebite.[13] Instalar a infusão em acesso central ou na via/linha de retorno do circuito de diálise, na indisponibilidade de outro acesso.
- Encaminhar amostra de sangue para dosagem de cálcio iônico do paciente (pré-filtro) e do circuito (pós-filtro), para ajustes nas doses de cálcio e citrato, conforme protocolo institucional.
- Monitorar complicações pelo uso do citrato. (Ver Capítulo sobre **Injúria Renal Aguda** – Anticogulação nos métodos dialíticos).
- Adicionar o volume da solução anticoagulante e o volume do cálcio contínuo no ultrafiltrado (UF) total programado, para que a UF real seja alcançada, caso o equipamento não ofereça controle desse volume.

CUIDADOS DE ENFERMAGEM NO MÉTODO SEM ANTICOAGULAÇÃO

- Instalar solução fisiológica (SF) 0,9% na linha arterial.
- Administrar rigorosamente flush de SF 0,9% para lavar o circuito da diálise conforme prescrição médica.
- Adicionar esse volume de SF 0,9% administrado na UF total programada para que a UF efetiva seja alcançada, caso o equipamento não ofereça controle desse volume.

INSTALAÇÃO, MANUTENÇÃO E FINALIZAÇÃO DA TSR

O cuidado de enfermagem aos pacientes em TSR é direcionado no sentido de avaliar o estado hídrico, identificar e corrigir distúrbios eletrolíticos e acidobásicos, monitorar a hemodinâmica e outras complicações.[14]

A hemodiálise contínua realiza a depuração do sangue e a remoção do excesso de fluidos e líquidos de maneira contínua, provocando menos complicações e trazendo mais segurança ao paciente por ser mais próxima da função renal normal. Além disso, permite um controle ideal do balanço hídrico e auxilia outras medidas de suporte (nutricional, ventilatório e hemodinâmico), proporcionando impactos hemodinâmicos menores do que outros métodos de hemodiálise.[15]

A ocorrência de hipotensão durante a TSR é um evento muito comum, e constitui um reflexo primário da abundância de líquido removida do volume plasmático durante a terapia. O líquido acumulado é retirado diretamente do espaço intravascular pelo mecanismo de ultrafiltração. A perda do volume intravascular é compensada pela passagem da água do espaço extravascular para o intravascular. Se o ritmo de ultrafiltração ultrapassar a capacidade de reenchimento vascular, ocorrerão hipovolemia e hipotensão arterial.[12]

A hipotensão intradialítica ocorre em 15 a 20% dos pacientes, a maioria das definições existentes inclui um dos seguintes componentes: redução da pressão arterial sistólica ≥20mmHg, redução na pressão arterial média em 10mmHg, necessidades de intervenções para restaurar o volume arterial e sintomas relatados pelos pacientes que incluem mal-estar, tontura, náuseas entre outros. Alguns estudos apontam que o uso de dialisato frio pode reduzir a ocorrência dessas complicações, promovendo vasoconstrição periférica, porém o desconforto térmico do paciente aparece como um importante aspecto a ser considerado para o uso dessa técnica.[16]

O enfermeiro tem papel-chave na realização da hemodiálise, se responsabilizando pela assistência de enfermagem ao paciente e na operacionalização e monitorização do equipamento, e do circuito, contribuindo para a segurança do paciente e eficiência do tratamento.[17]

Infelizmente, ainda não existe protocolo padronizado para a gestão da hemodiálise contínua na UTI, cada serviço de saúde estabelece sua rotina institucional de acordo com seus recursos tecnológicos e experiência com o procedimento.[18] No Brasil, discussões entre a Sociedade Brasileira de Enfermagem em Nefrologia, Conselho de Enfermagem e o Ministério da Saúde estão acontecendo para regulamentar essa situação.

Cuidados de enfermagem

- Checar o correto preparo do equipamento e proceder à instalação da TSR.
- Utilizar EPI e técnica asséptica.
- Considerar administrar ou não o volume do priming para o paciente, avaliando sua condição hemodinâmica. Atentar-se que esse volume do circuito tem heparina e, se necessário, considerar lavar o circuito com solução fisiológica 0,9% para sua remoção.
- Verificar pressão arterial e frequência cardíaca periodicamente, visto que paciente pode apresentar instabilidade hemodinâmica por ultrafiltração excessiva e arritmias causadas por distúrbios eletrolíticos.[12]
- Atentar para a necessidade de ajuste de drogas vasoativas e volume de ultrafiltrado conforme as necessidades do paciente.
- Monitorar as pressões de acesso, retorno, filtro e efluente, com objetivo de identificar precocemente alterações relacionadas ao acesso venoso e ao circuito. (**Tabela 63.1.**)
- Inspecionar o aspecto do circuito para detectar precocemente a presença de coágulos e reduzir o risco de perda sanguínea.
- Programar, ajustar e monitorar o volume de infusão da solução anticoagulante conforme prescrição médica ou protocolo institucional.
- Realizar o balanço hídrico da terapia rigorosamente, registrando o volume da solução infundida de dialisato e/ou reposição e o volume de ultrafiltrado periodicamente ou conforme protocolo institucional.
- Verificar a temperatura do paciente e ajustar a temperatura do dialisato e/ou reposição, evitando hipotermia ou temperaturas muito elevadas pelo risco de hemólise e hipotensão.[18]
- Coletar amostra de sangue para exames laboratoriais, conforme prescrição médica.
- Atentar para infusão contínua do cálcio por via endovenosa na TRSC quando utilizar anticoagulação com citrato.
- Checar resultados de exames laboratoriais (gasometria venosa, lactato, sódio, potássio, cálcio, magnésio, fósforo, coagulograma, hemograma, plaquetas, entre outros) e proceder aos ajustes na terapia conforme protocolo da instituição ou prescrição médica. A checagem dos resultados

Tabela 63.1. Principais alarmes dos equipamentos de hemodiálise

Alarmes	Condutas
Alterações na pressão de acesso (relacionadas com fluxo de sangue inadequado)	■ Reposicionar linhas do circuito e cateter do paciente. ■ Reposicionar ou mudar o decúbito do paciente. ■ Checar a programação do fluxo de sangue. ■ Considerar inversão das linhas. ■ Reduzir o fluxo de sangue, conforme prescrição médica. ■ Testar a permeabilidade do acesso.
Alterações na pressão de filtro	■ Verificar se não há dobras nas linhas do circuito. ■ Averiguar se as bolsas de dialisato, reposição e efluente não estão clampeadas. ■ Checar se há coágulos no circuito. ■ Se necessário, lavar o circuito com 100 a 200mL de SF 0,9% para avaliar o aspecto do filtro e linhas.
Alterações na pressão de retorno	■ Reposicionar linhas do circuito e cateter. ■ Reposicionar ou mudar o decúbito do paciente. ■ Checar a programação do fluxo de sangue. ■ Checar se há coágulos no circuito. ■ Lavar o circuito com 100 a 200 ml de SF 0,9% para avaliar o aspecto do filtro.
Alterações no volume de ultrafiltrado programado	■ Verificar se as bolsas de dialisato, reposição e efluente não estão clampeadas e ou apoiadas/encostadas em algum objeto, ou superfície. ■ Certificar-se de que não há dobras nas linhas do circuito. ■ Checar se há coágulos no circuito.

Os equipamentos possuem valores de pressões pré-definidos que oferecem segurança para o paciente e facilitam a monitorização do circuito pelo enfermeiro.

dos exames pelo enfermeiro é fundamental para proceder aos ajustes necessários e evitar complicações relacionadas à coagulação, distúrbios eletrolíticos e acidobásico.

- Registrar no prontuário, balanço hídrico da hemodiálise, reposições eletrolíticas realizadas, ajustes feitos na dose da anticoagulação e na composição das soluções utilizadas e intercorrências com o paciente.
- Pesar o paciente pré e pós TSR se modalidade intermitente, sempre que possível.
- Devolver o sangue para o paciente ao término da terapia, instalando uma bolsa de soro fisiológico 0,9% na linha arterial do circuito. O volume de solução fisiológica utilizada na devolução do sangue para o paciente deve ser equivalente ao volume do circuito, isso dependerá do tamanho das linhas e filtro utilizado.
- Priorizar a devolução do sangue quando houver aumento significativo das pressões de retorno e de filtro, antes da coagulação e completa obstrução do circuito, acarretando perda sanguínea.
- Realizar o descarte adequado do circuito ao término da terapia.
- Higienizar equipamento rigorosamente conforme protocolo institucional.

Nunca negligencie um alarme. Alarmes disparados requerem intervenção imediata.

Cuidados de Enfermagem na diálise peritoneal (DP)

Existe controvérsia sobre qual é a modalidade ideal de TSR para pacientes com IRA. Na prática clínica atual, a escolha da modalidade inicial de TSR é baseada na disponibilidade de recursos, na experiência e no manejo hemodinâmico no paciente. A experiência com DP na IRA é limitada, exceto no ambiente pediátrico e em regiões com recursos limitados.[9]

Na grande maioria dos casos, a DP é o método dialítico de escolha na injúria renal aguda em crianças. Isso se deve à maior facilidade na obtenção de um acesso e seu manuseio, custo operacional reduzido e mínimo aparato, além de menor instabilidade hemodinâmica. A relação superfície do peritônio/superfície corpórea é muito maior nas crianças, proporcionando eficiência dialítica nessa faixa etária.[19]

A diálise peritoneal é menos eficiente do que a hemodiálise no tratamento de problemas agudos, devido à menor depuração de soluto, menor controle urêmico, risco de infecção peritoneal e prejuízo na mecânica pulmonar e cardiovascular Pacientes extremamente catabólicos, com edema pulmonar, hipercalemia e insuficiência respiratória, não se beneficiam desse método.[7]. Portanto no pós-operatório de cirurgia cardíaca no adulto, essa modalidade dialítica é pouco utilizada. (Ver capítulo sobre **Injúria Renal Aguda** - Terapias de Substituição Renal).

ACESSO PARA DIÁLISE PERITONEAL

Os cateteres para diálise peritoneal podem ser temporários ou permanentes, devem ser preferencialmente de silicone, estando disponíveis em vários tamanhos, com um ou dois cuffs.

CUIDADOS DE ENFERMAGEM COM CATETER DE DIÁLISE PERITONEAL[20]

- Manipular o cateter com técnica asséptica.
- Solicitar radiografia após passagem para confirmar posicionamento.
- Usar máscara cirúrgica durante o procedimento de conexão e desconexão da DP, inclusive no paciente que estiver em respiração espontânea.
- Proteger o cateter durante o banho.
- Trocar curativo da inserção do cateter conforme protocolo institucional.
- Observar e registrar as características da inserção do cateter quanto à presença de sinais flogísticos, sangramento ou qualquer outra anormalidade.
- Monitorar sinais e sintomas associados a infecções locais e sistêmicas.
- Manter fixado junto ao corpo, evitando a extrusão do CUFF.

CUIDADOS DE ENFERMAGEM NA MANUTENÇÃO DA DIÁLISE PERITONEAL[20]

- Observar e registrar o tempo de infusão, permanência, volume drenado e aspecto do efluente.
- Anotar o aspecto e frequência das evacuações.
- Pesar o paciente diariamente.
- Avaliar continuamente o padrão respiratório.
- Manter controle glicêmico.
- Monitorar a pressão intra-abdominal (PIA) a cada 6h, devendo estar abaixo de 13cmH_2O ou 10 mmHg.
- Atentar para a necessidade de correção de cálcio do paciente, sempre que esse eletrólito não estiver na composição da solução de diálise utilizada.
- Atentar para distúrbios eletrolíticos e acidobásicos.
- Seguir rotina institucional de coleta do líquido peritoneal para exames.

Tabela 63.2. Principais complicações e condutas na DP

Problemas	Condutas
Baixo volume de ultrafiltrado ou retenção de líquido na cavidade peritoneal	■ Rever posicionamento do cateter de Tenckhoff por meio do Raio-x. ■ Manter o circuito de drenagem abaixo do nível do paciente, permitindo drenagem por gravidade. ■ Se estiver em DP automatizada, checar linhas do equipo. ■ Checar pinças e dobras no sistema. ■ Corrigir hiperglicemia. ■ Observar presença de fibrina no efluente.
Dor e distensão abdominal	■ Monitorar valores de PIA e necessidade de reduzir volume de infusão. ■ Avaliar drenagem incompleta da solução de diálise por problema mecânico no cateter. ■ Instituir terapêutica medicamentosa, conforme prescrição médica. ■ Atentar para a frequência das evacuações. ■ Avaliar padrão respiratório.
Efluente turvo	■ Enviar material para culturas (sugestivo de infecção).
Ultrafiltrado com aspecto fecaloide	■ Pausar imediatamente a diálise e solicitar avaliação da equipe médica.
Desconforto respiratório ou queda de SpO_2	■ Checar PIA. ■ Abrir cateter para drenagem e solicitar avaliação da equipe médica.

TERAPIA DE SUBSTITUIÇÃO RENAL CONTINUA NA ECMO

O mecanismo fisiopatológico da IRA em pacientes em ECMO (oxigenação por membrana extracorpórea) permanece incerto. Acredita-se que a resposta inflamatória sistêmica, a depleção de volume intravascular, a hipotensão arterial, a hipoperfusão tecidual e a hemólise durante a ECMO estejam envolvidas na fisiopatologia da IRA nestes pacientes. A IRA desenvolvida durante o uso da ECMO está associada ao aumento da mortalidade e dos custos, sendo a oligúria e a hipervolemia as principais indicações de hemodiálise aguda em pacientes na ECMO.[21]

Conceitualmente, a ideia de conectar a TSR ao circuito da ECMO é uma maneira conveniente de iniciar a hemodiálise sem a necessidade de inserção adicional de um cateter venoso. Existem estudos que mostram que a introdução da TSRC com uma máquina externa conectada ao circuito da ECMO é uma técnica segura e eficaz que melhora o equilíbrio de fluidos, aumenta a vida útil do filtro e reduz complicações. Por esses motivos, essa pode ser uma boa escolha para a realização de TSRC nos pacientes em ECMO.[22,23]

Uma das principais desvantagens de incorporar TSR no circuito da ECMO é a diferença de pressão positiva ou negativa transmitida ao circuito da TSR, que oscila sempre que há mudanças no fluxo sanguíneo da ECMO. Os equipamentos de TSR possuem limites pressóricos pré-definidos para o circuito, isso para assegurar que a terapia seja realizada com segurança e sem oferecer riscos adicionais ao paciente. Alguns equipamentos já oferecem versões que se adequaram a essa prática, com segurança, permitindo sua empregabilidade. A zona de segurança do circuito da ECMO é o local ideal para conectar o circuito da TSRC, se as pressões assim permitirem.

CONSIDERAÇÕES FINAIS

O enfermeiro nefrologista aparece como um importante colaborador para capacitação e educação continuada dos demais enfermeiros, otimizando a assistência de enfermagem na instalação, manutenção e finalização das TSR.

Além de preparar os equipamentos e instalar a TSR, o enfermeiro nefrologista fornece suporte aos enfermeiros intensivistas na manutenção da terapia, atendendo intercorrências, auxiliando nos ajustes de anticoagulação e distúrbios eletrolíticos, colaborando para uma terapia eficiente e segura.

O uso de impresso próprio para a manutenção da TSR é um facilitador para assistência de enfermagem nos pacientes em pós-operatório de cirurgia cardíaca em TSR, pois fornece informações relevantes durante todo o tempo da terapia, permitindo a identificação de situações que interferem na sua eficiência e antecipando ações que visam otimizar toda a assistência prestada a esses pacientes.

PONTOS-CHAVE

- Cuidados de enfermagem TSR.
- Cuidados de enfermagem ao acesso vascular para HD.
- Cuidados de Enfermagem no controle da anticoagulação na TSR.
- Cuidados de Enfermagem na DP.
- TSRC na ECMO.

REFERÊNCIAS BIBLIOGRÁFICAS

1. Pereira BJ, Badaoui M, Soeiro EMD, Gentil TMS, Alvares VRG, Scaranello KL. Lesão renal aguda no pós operatório de cirurgias não cardíacas em pacientes com recuperação na unidade de terapia intensiva. Rev Soc Bras Clin Med 2016 out-dez; 14(4): 190-4.
2. Sampaio MC, Máximo CA, Montenegro CM, Mota DM, Fernandes TR, Bianco AC, et al. Comparison of diagnostic criteria for acute kidney injury in cardiac surgery. Arq Bras Cardiol 2013; 101(1): 18-25.
3. Vendramini e Silva AB, Cavalcante AMRZ, Taniguchi FP. Análise da sobrevida de pacientes com lesão renal aguda no pós-operatório de cirurgia cardíaca: Revisão integrativa da literatura. Rev Soc Cardiol Estado de São Paulo 2018; 27(2): 79-89.
4. Conselho Federal de Enfermagem (Brasil). Lei N 7.498/86, de 25 de junho de 1986. Dispõe sobre a regulamentação do exercício da enfermagem e da outras providencias. Art 11.
5. Andrade BRP. O enfermeiro e o paciente em hemodiálise contínua na UTI: O manejo da tecnologia na perspectiva da segurança. Rio de Janeiro. Dissertação [Mestrado em enfermagem] – Universidade federal do Rio de Janeiro; 2016.
6. Souza, VJ. A importância dos cuidados de enfermagem prestados em terapia intensiva a pacientes em processos hemodialíticos veno-venosos contínuos: pesquisa bibliográfica. Rev. Eletrôn. Atualiza Saúde 2015 Jan/Jun;1(1):99-108.
7. Daugirdas JT, Blake PG, Ing TS. Manual de diálise. 3ª ed. Rio de Janeiro: Ed. Guanabara Koogan; 2003.
8. Agência Nacional de Vigilância Sanitária (Brasil). Portaria n.º11, 3 de março de 2014. Dispõe sobre os Requisitos de Boas Práticas de Funcionamento para os Serviços de Diálise e dá outras providências. Diário Oficial da União, 14 de março de 2014; Seção 1. Disponível em https://arquivos.sbn.org.br
9. KDIGO. Clinical Practice for Acute Kidney Injury. Kidney Int 2012; (Suppl) 2: 1-138. Disponível em: http://www.kidney-international.org
10. Fulan e Silva G, Watanabe M, Vattimo MFF. Métodos Dialíticos. In Padilha KG, Vattimo MFF, Silva SC, Kimura M. Enfermagem em UTI: cuidando do paciente crítico. São Paulo: Ed. Manole; 2010. p.770-81.
11. Andrade CM, Ferreira LM, Carvalho AO. Acessos para diálise, métodos de anticoagulação e soluções dialíticas. In: Palomo JSH. Enfermagem em cardiologia: cuidados avançados. São Paulo: Ed. Manole; 2007. p.347-376.
12. Fermi MRV. Diálise para enfermagem: Guia Prático. 2ªed. Rio de Janeiro: Ed.Guanabara Koogan; 2010. p.110-149
13. Disciplina de endocrinologia e metabologia [homepage na internet]. Hipocalcemia [acesso em Fevereiro de 2020]. Disponível em: http:www.endocrinologiausp.com.br
14. Lucena AF, Magro CZ, Proença MCC, Pires AUB, Moraes VM, Alitia GB. Validação de intervenções e atividades de enfermagem para pacientes em terapia hemodialitica. Rev. Gaúcha Enferm 2017;38(3)1-9.
15. Allegretti AS, Hundemer G, Chorgade R, Cosgrove K, Bajwa E, Bhan I. Perspectives of continuous renal replacement therapy in the intensive care unit: a paired survey study of patient, physician, and nurse views. BMC Nephrology 2015 Jul;16(105):1-8.
16. Bullen A, Rifkin D, TrzebinskaD. Individualized Cool Dialyzate as an Effective Therapy for Intradialytic Hypotension and Hemodialyses Patient´s Perception. Ther Apher Dial.2019 April;23(2):145-152
17. Baldwin I, Fealy N. Clinical nursing for the application of continuous renal replacement therapy in the intensive care unit. Semin. Dial.2009 mar/abr;22(32):189-93.
18. Ricci Z, Benelli S, Barbarigo F, Cocozza G, Pettinelli N, Di Luca E et al. Nursing procedures during continuous renal replacement therapies: a national survey. Heart, Lung and Vessels 2015;7(3):224-230.
19. Hothi DK, Designingtechnology to meet the therapeutic demands os acute renal injury in nenonates and small infantis. Pediatr Nephrol 2014:29:1869–187.
20. Andrade CM, Ferreira CRR, Silva SC. Assistência nas terapias de substituição renal. In: Palomo JSH. Enfermagem em cardiologia: cuidados avançados. São Paulo: Ed. Manole; 2007. p.319-346.
21. Chaves RCF, Rabello filho R, Timenetsky KT, Moreira FT, Vilanova LCS, Bravim BA et al. Oxigenação por membrana extracorpórea: revisão da literatura. Rev Bras Ter Intensiva 2019; 31 (3):410-24.
22. Santiago MJ, Sanchez A, López-Herce J, Perez R, del Castillo R, Urbano R, et al. The use of continuous renal replacement therapy in series with extracorporeal membrane oxygenation. Kidney International 2009; 76: 1289-92.
23. Seczynska B, Królikowski W, Nowak I, Jankowski M, Szuldrzynski K, Szczeklik W. Continuous renal replacement therapy during extracorporeal membrane oxygenation in patients treated in medical intensive care unit: Technical Considerations. Ther Apher Dial 2014 ; 18 (6): 523-534

64

Assistência de enfermagem em pacientes com assistência circulatória mecânica – ECMO

Yago Russo Fava de Aguiar • Jurema da Silva Herbas Palomo • Maria Aparecida Batistão Gonçalves • Adriano Rogério Baldacin Rodrigues

INTRODUÇÃO

A **Terapia de Membrana de Oxigenação Extracorpórea** (ECMO) está ligada aos quadros de insuficiência cardíaca refratária culminante em choque cardiogênico e aos quadros de falência pulmonar severa, em ambos os cenários não há promoção de uma demanda sanguínea eficiente, seja em questão de fluxo ou qualidade do sangue ofertado para a manutenção da função mais vital que tais sistemas possuem, a perfusão celular.[1-6]

Através de sua capacidade de promover qualidade ao sangue (função de membrana trocadora) e de gerar fluxo ao mesmo (função de bomba) a ECMO é capaz de auxiliar ou até mesmo substituir a função pulmonar e/ou cardíaca, por períodos de média e curta permanência, respectivamente, a depender da necessidade basal do paciente e promover uma entrega de oxigênio eficiente aos tecidos.

O profissional responsável (enfermeiro ou perfusionista) no cuidado direto ao paciente com suporte extracorpóreo de vida (ECLS) de alta tecnologia e complexidade, deve possuir conhecimento científico e técnico (treinamento teórico-prático) sobre o manejo do paciente-circuito ECLS, suas complicações e principais intercorrências que possam surgir durante a terapia.[7]

MEMBRANA DE OXIGENAÇÃO EXTRACORPÓREA (ECMO)

A ECMO foi desenvolvida inicialmente para pacientes neonatais e pediátricos com disfunção respiratória grave e consequente redução da troca gasosa e na oferta de oxigênio aos tecidos. Posteriormente, foi introduzida no cenário do paciente adulto com falha de bomba cardíaca. Sua utilização como terapia de suporte de vida extracorpóreo permite a realização da troca gasosa por meio de um circuito membrana-oxigenador e a geração de fluxo sanguíneo através de uma bomba centrífuga.[8]

Além das cânulas de drenagem e devolução, da membrana de oxigenação e da bomba centrifuga que constituem os elementos fundamentais da ECMO, o circuito do dispositivo permite a aferição das pressões de drenagem (venosa), resistência da membrana (pré-membrana) e resistência empregada pelo paciente ao dispositivo (pós-membrana), além de permitir a coleta de exames laboratoriais, em especial, gasometrias para avaliação da eficácia da troca gasosa.[8]

Existem três principais tipos de ECMO: Veno-Venosa (VV), Veno-arterial (VA) e Veno-arterial + Venosa (VAV). Os termos V e A referem-se aos vasos sanguíneos onde as cânulas são inseridas para a drenagem do sangue (sempre venosa) e o retorno do mesmo (venosa e/ou arterial).

ECMO VENO-VENOSA (ECMO VV)

A ECMO Veno-venosa (VV) configura a função primordial da assistência, que é a alteração da qualidade do sangue, através da hematose realizada na membrana e empregada nos casos de incapacidade pulmonar.[8]

Dois grandes momentos de crise sanitária mundial deram destaque a este suporte de vida, sendo eles a pandemia de H1N1 e mais recentemente de Covid-19. Em ambos os cenários, deparamos com um quadro de insuficiência respiratória grave, desencadeando aumento da morbimortalidade e colapso nos serviços de saúde, uma vez que se exige tempo para a recuperação pulmonar.[8]

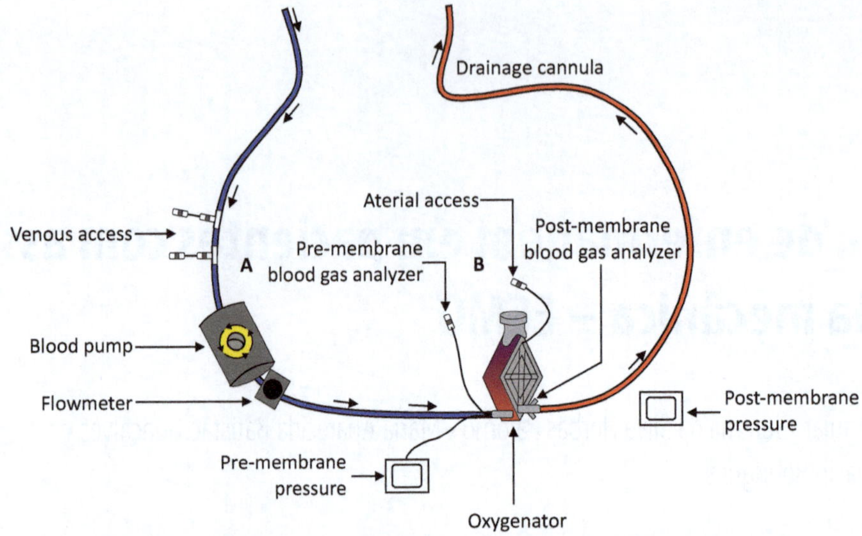

Figura 64.1. Componentes básicos do circuito de ECMO[8]. Como estrutura principal de funcionamento, a ECMO promove a drenagem de um sangue venoso por uma bomba centrífuga (A) que impulsiona o mesmo para uma membrana (B) onde acontece hematose e posterior devolução deste sangue seja no vaso venoso, configurando apenas uma assistência respiratória, ou seja, num vaso arterial, configurando uma assistência respiratória, cardíaca e hemodinâmica.[8]

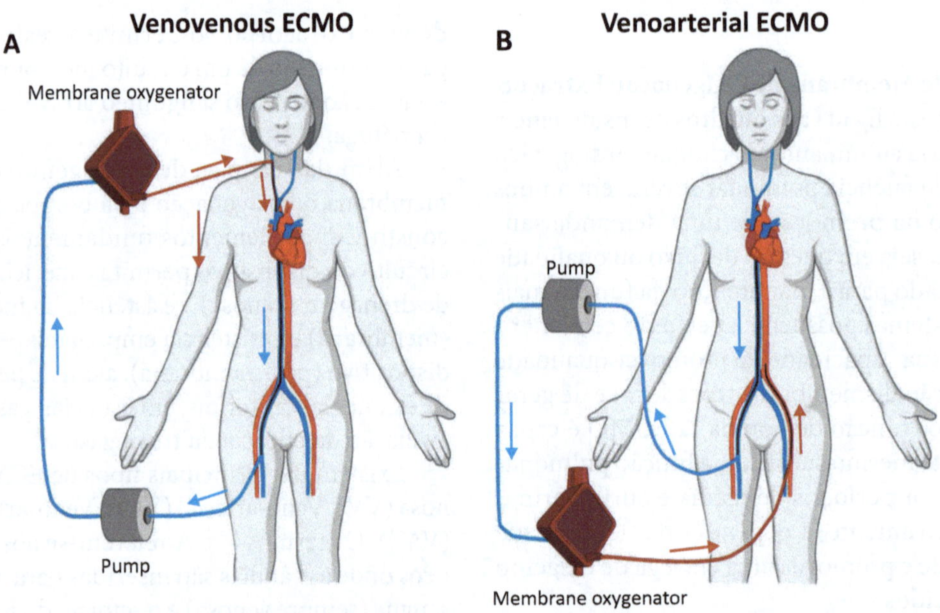

Figura 64.2. Assistência pulmonar através de ECMO Veno-Venosa (A) e Assistência Cardio-Pulmonar através de ECMO Veno-Arterial (B).[9]

Nesta modalidade de ECMO a drenagem do sangue pobre em oxigênio e/ou rico em gás carbônico ocorre por meio de uma cânula inserida em uma veia de grande calibre e, após sua oxigenação, o mesmo é devolvido também em um leito venoso. Assim, esta modalidade de assistência permite tolerar a falta de troca gasosa nos pulmões, devido ao comprometimento deste órgão, e promove concentração arterial de oxigênio suficiente para uma boa perfusão celular.[8]

Os sítios das cânulas de drenagem e devolução no adulto são, respectivamente e na maioria das vezes, através da veia cava inferior (com sítio de inserção na veia femoral) e na veia cava superior (com sítio de inserção na veia jugular), conforme[8] **Figura 64.3.**

ECMO VENO-ARTERIAL (ECMO VA)

Esta modalidade de ECMO, assim como na Veno-venosa, através da drenagem do sangue venoso, promove alteração na qualidade do sangue, enriquecendo o mesmo com oxigênio e equilibrando-o em níveis de gás carbônico. Porém, uma vez que a devolução do sangue se dá em um leito arterial, é também uma opção para a melhora do fluxo sanguíneo, da pressão

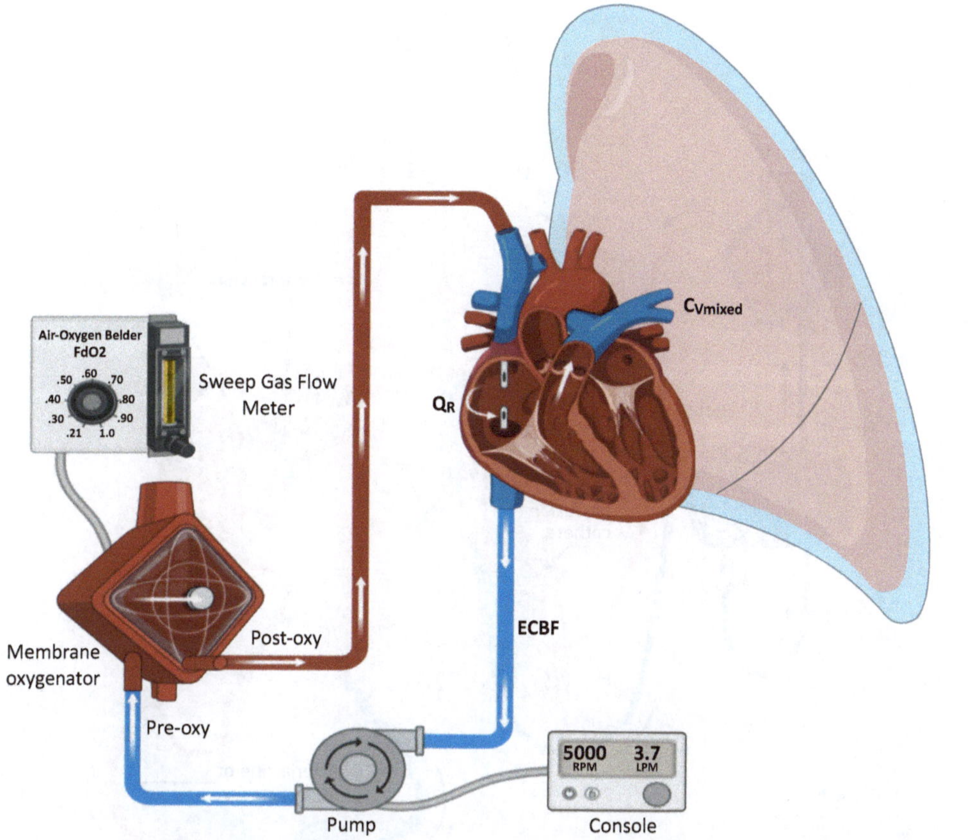

Figura 64.3. ECMO Veno-Venosa. Drenagem na veia cava inferior e devolução na veia cava superior.[10]

arterial e consequentemente da perfusão tecidual, substituindo ou auxiliando a função cardíaca.[5,8,11] **Figura 64.4.**

Devido ao fluxo ofertado diretamente no leito arterial, nesta modalidade há elevado risco de tromboembolismo, podendo gerar quadros de infarto agudo do miocárdio, acidente vascular encefálico ou obstrução arterial.[5]

Além disso, quando o sítio de inserção é por via periférica, existe um contrafluxo que leva ao aumento da pós-carga ao miocárdio com redução do esvaziamento das câmaras cardíacas, podendo desencadear um quadro de edema agudo de pulmão.[2,5,12]

ECMO Veno-Arterial + Venosa (ECMO VAV)

Nesta modalidade de suporte, chamada de terapia mista, a drenagem e oxigenação seguem os princípios das modalidades anteriores, todavia na devolução o sangue é dividido entre uma veia e uma artéria. Desta forma, há aumento no conteúdo arterial de oxigênio, formado pela junção do fluxo arterial gerado pela ECMO + o fluxo gerado pelo coração-pulmão nativo, permitindo um suporte hemodinâmico e respiratório.[14] **Figura 64.5.**

TIME DE ECMO

A *Extracorporeal Life Suporte Organization* (ELSO), entidade internacional que regula todos os protocolos e diretrizes sobre o manejo da ECMO, recomenda que os serviços de saúde que utilizam este suporte de vida possuam um time composto por profissionais de diversas especialidades e que possua como objetivo assistir o paciente-dispositivo com qualidade e segurança.[14]

Recomenda-se que tal time seja capacitado, de preferência por meio de cursos certificados pela ELSO, e composto pelos seguintes profissionais:[14]

- Cirurgião Cardiovascular.
- Cirurgião torácico.
- Cardiologista e pneumologista clínicos.
- Médico intensivista.
- Perfusionista.
- Enfermeiro intensivista.

SISTEMATIZAÇÃO DA ASSISTÊNCIA DE ENFERMAGEM (SAE)

No que tange à sistematização da assistência de enfermagem (SAE), esta é indispensável e visa um cuidado com qualidade e segurança no cenário do paciente em uso de ECLS.

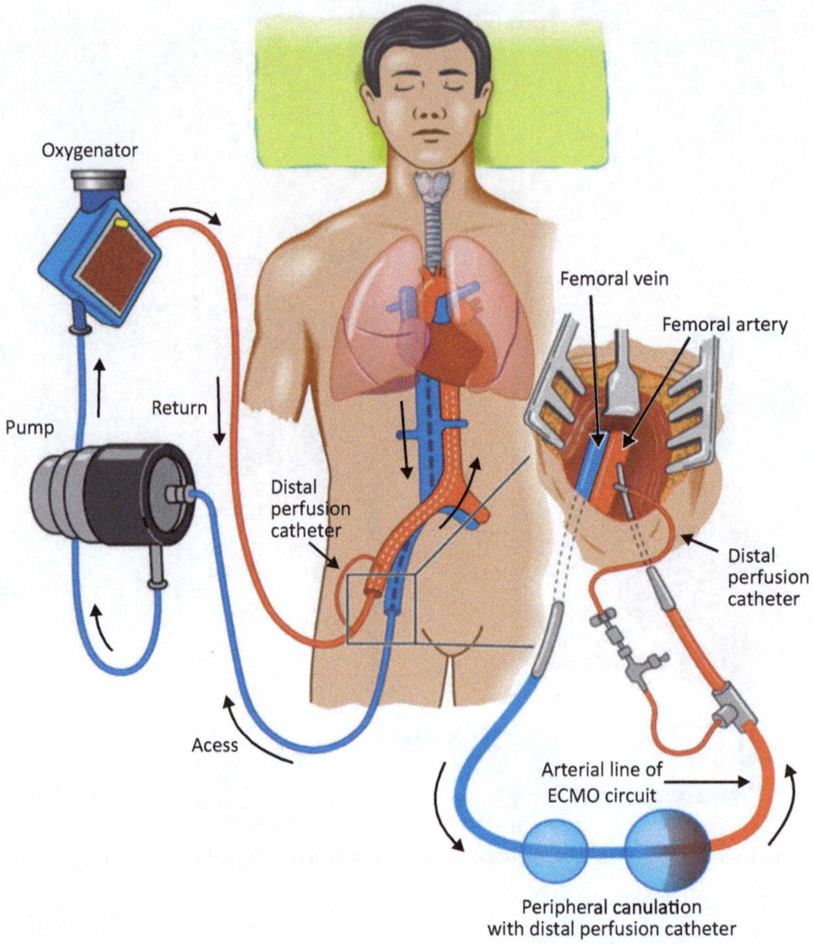

Figura 64.4. ECMO Veno-Arterial - Periférica. Drenagem na veia cava inferior e devolução na artéria femoral.[13]

Quadro 64.1. Diferenças entre ECMO VA e ECMO VV

ECMO VA	ECMO VV
Suporte pulmonar e cardíaco.	Somente suporte pulmonar
Aumenta a pós-carga do ventrículo esquerdo (VE). Pode causar atordoamento miocárdico. Reduz pré-carga do ventrículo direito (VD).	Efeitos cardíacos mínimos. Não altera pré e pós-carga de VD e VE.
Reduz o fluxo sanguíneo e a pressão pulmonar.	Mantém o fluxo sanguíneo pulmonar.
Requer punção venosa e arterial.	Requer apenas punção venosa.
Canulação periférica ou central.	Canulação Periférica.

O enfermeiro capacitado ou especialista deve realizar sistematicamente a checagem do circuito para identificar e intervir precocemente nas principais situações de emergência ou complicações relacionadas ao paciente, circuito-equipamentos. Além disso, deve coletar, interpretar e intervir frente aos resultados de exames laboratoriais (em especial as trocas gasosas) e avaliar os exames de imagem junto a equipe médica.

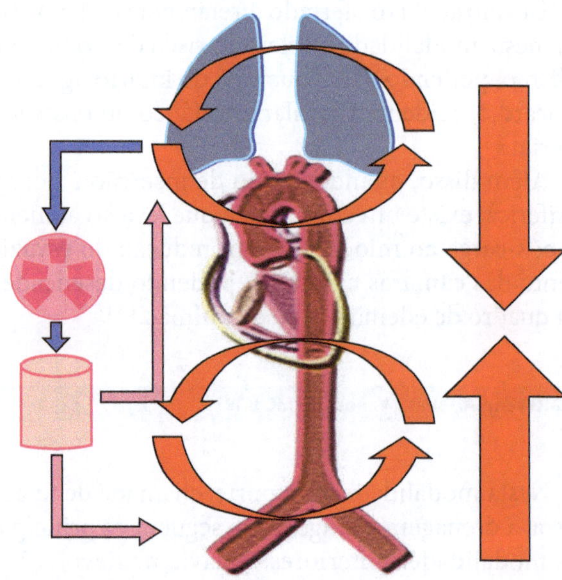

Figura 64.5. ECMO Veno-Arterial-Venosa. Drenagem na venosa e devolução arterial e venosa.[15]

ANAMNESE

A avaliação constante do paciente em uso desses dispositivos deve contemplar *a priori* a identificação de quadros de melhora, declive ou de estabilidade clínica.

Considerando que na sistematização da assistência de enfermagem uma etapa sustenta a próxima, o primeiro conhecimento necessário do enfermeiro para bem cuidar destes pacientes é o Saber-Saber,[7] através do qual, deve entender a mecânica de ação dos dispositivos, as situações de emergência e demais complicações que podem ocorrer.

Já o segundo conhecimento exigido neste cenário de uso deste dispositivo é o Saber-Fazer,[7] que dentro do processo de enfermagem engloba a anamnese e a aplicação de intervenções, tais como a avaliação:

- **Das inserções do dispositivo:**
  - Firme e segura fixação.
  - Ausência de sangramentos ou sinais flogísticos.
  - Presença de curativo limpo, seco, oclusivo.
  - Presença de adequada perfusão dos membros.
- **Das cânulas e circuito:**
  - Ausência de dobras, coágulos ou fibrina.
  - Conexões firmes e seguras.
  - Transdutores e extensões salinizados, sem coágulos ou bolhas de ar.
- **Do console e bomba manual:**
  - Rede elétrica funcionante.
  - Capacidade adequada da bateria.
  - Rotação, Fluxo, FiO2 e Sweep conforme o estabelecido e necessário ao paciente.
- **Do paciente:**
  - Sendo esta a principal checagem, verificando a oferta de oxigênio tecidual, seja em aspectos de fluxo (pressão, perfusão), seja em aspecto de qualidade (concentração de oxigênio e remoção de gás carbônico).

Partindo da coleta de informações, o enfermeiro identifica os principais diagnósticos, planeja as intervenções, aplica as mesmas e, continuamente, avalia seu impacto.[16]

O último conhecimento exigido, o Saber-Ser ou Saber-Estar,[7] fundamental neste cenário, é que cada profissional desempenhe seu trabalho em harmonia e dentro dos preceitos da ética.

A presença de instrumentos que facilitam o controle, checagem e acompanhamento do circuito e tudo que envolve o paciente com ECLS é fundamental para a promoção de uma assistência segura e de qualidade. **Figura 64.6.**

DIAGNÓSTICOS DE ENFERMAGEM

São os principais diagnósticos de enfermagem (NANDA)[17] encontrados na assistência ao paciente em uso de ECMO:

- **Troca gasosa prejudicada**
  Justificando-se pela incapacidade pulmonar em promover adequada qualidade ao sangue que irá banhar as células e necessidade de realização da mesma de maneira extracorpórea.
- **Débito Cardíaco diminuído**
  Nos casos de falência cardíaca, onde não há promoção de adequado fluxo de sangue aos tecidos, há necessidade de realizar o mesmo com auxílio da bomba da ECMO.
- **Risco de choque**
  Frente à necessidade e dependência que o paciente pode apresentar à ECMO, sendo o suporte medicamentoso e, às vezes, o suporte inotrópico mecânico com outros dispositivos já insuficientes para manutenção de valores pressóricos mínimos.
- **Risco de sangramento**
  Uma das complicações mais presentes, devido às cânulações de grande calibre e também à necessidade de anticoagulação que o paciente apresenta por ser um dispositivo extracorpóreo.
- **Risco de infecção**
  Justificado pela presença de um dispositivo extremamente invasivo, de curta a média permanência.
- **Mobilidade no leito prejudicada**
  Além da gravidade que justifica o uso do dispositivo e que limita a movimentação dos pacientes, o risco de tração ou dobras das cânulas, além da necessidade de muitos profissionais para a mobilização do paciente, justifica tal diagnóstico na maioria dos casos.

CONSIDERAÇÕES FINAIS

A queda na oferta de oxigênio aos tecidos, seja por falta de qualidade no sangue arterial (falha pulmonar) ou por falta de fluxo adequado aos tecidos (falha da bomba cardíaca), são situações extremamente complexas e desafiadoras, presentes no contexto do paciente crítico. O uso de membrana de oxigenação extracorpórea (ECMO) para suprimento desta função essencial à vida é uma opção viável, porém, de alta complexidade tecnológica para o serviço de saúde e aos profissionais, especialmente o enfermeiro, que promovem o cuidado direto ao paciente.

ETIQUETA

Data________.
Tempo de ECMO________.

FOLHA DE CUIDADOS EM ECMO

TIPO DE SUPORTE			
VENO-ARTERIAL ( )	VENO-VENOSA ( )	PERIFÉRICA ( )	CENTRAL ( )

BANCO DE SANGUE	
Amostra válida até:	Reservas (quantidade):
	Pool de Plaquetas ( ) PFC ( ) Concentrado de Hemácias ( ) Crio Precipitado ( )

EXAMES			
GASOMETRIA ARTERIAL	ANTICOAGULAÇÃO	FIBRINÓLISE	ECO
			RAIO X

CHECK-LIST de plantão	M	T	N
Pinças fortes (Mínimo 02)			
Seringa 60ml com Luer lock (Mínimo 02)			
Conector para Luer lock; Conector 3/8 para cânulas (Mínimo 01)			
Hand-Cranck posicionado corretamente			
Transdutores posicionados corretamente, totalmente ocluídos, sem coágulos ou ar			
Pig-tolls sem coágulos ou ar e bem fixados			
Cânulas bem fixadas ao paciente, sem dobras e fixas ao leito			
Curativos em inserção totalmente oclusivos e limpos			
ECMO funcionando em energia elétrica (Luz verde acesa)			
Fixadores de conexões firmes			
Tampa do respiro (aberto e sem exsudação – EXCETO DURANTE TRANSPORTE)			
Bateria para monitor de pressão			
Pig-toil reserva			
Lanterna e gel de contato			

OBSERVAÇÃO
Problemas ou pendências referentes à ECMO para serem resolvidos:

EMERGÊNCIAS QUE OBRIGAM A SAIR DE ECMO
A- Ar maciço no circuito B- Broke (quebra) de qualquer parte do circuito C- Console desligado - queda de energia (passar para manual) D- Decanulação acidental E- Embolia

CHECK-LIST DE TRANSPORTE
Checar adequado posicionamento do Hand-cranck caso haja uma emergência/Fechar o respiro da membrana
02 pessoas para o coma/02 para os torpedos/01 para o "ombu"/01 para o carro da ECMO/01 na Ponte
Testar tempo e velocidade de queda de bateria da ECMO (Aparelho desliga com 20Vw)
Pinças fortes/Torpedo de O2 cheio/Maleta e monitor de transporte
Uma pessoa para limpar/desobistruir o caminho/corredor
Uma pessoa para segurar o elevador antecipadamente

SAÍDA DE ECMO
1± Clampear linha arterial 2± Clampear linha venosa 3± Reduzir rotações 4± Chamar ajuda *Dividir equipe* Metade da cuida da ECMO e metade cuida do paciente

HORA	Rotações (RPM)	Fluxo (LPM)	FiO2	Sweep	Sweep Flush	Pressão Venosa	Pré Membr.	Pós Membr.	Delta	T± Trocador de calor	Perfusor funcionante
07											
08											
09											
10											
11											
12											
13											
14											
15											
16											
17											
18											
19											
20											
21											
22											
23											
24											
01											
02											
03											
04											
05											
06											

COÁGULOS NA MEMBRANA

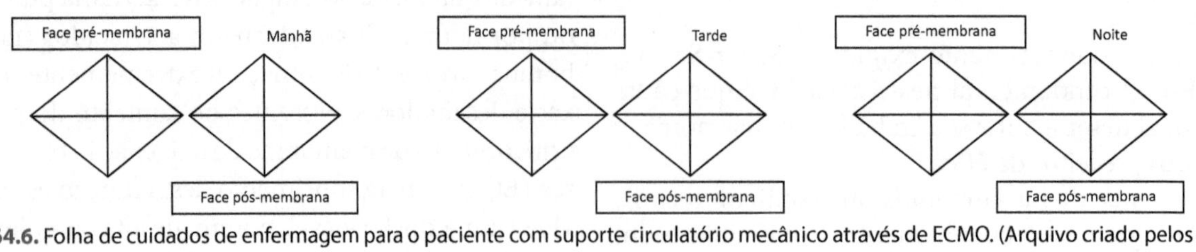

Figura 64.6. Folha de cuidados de enfermagem para o paciente com suporte circulatório mecânico através de ECMO. (Arquivo criado pelos autores).

PONTOS-CHAVE

- A ECMO é uma modalidade de dispositivo de assistência extracorpórea utilizada nos casos de choque cardiogênico e falência pulmonar severa.
- A ECMO Veno-venosa promove alteração na qualidade do sangue, auxiliando ou substituindo a função pulmonar nativa.
- A ECMO Veno-arterial, além de auxiliar ou substituir a função pulmonar, promove melhora do fluxo e pressão arterial, sendo suporte hemodinâmico e cardíaco.
- O enfermeiro é membro essencial no cuidado direto aos pacientes em ECMO, sendo especialista o capacitado neste cuidado.
- Os cuidados de enfermagem vão desde a contínua checagem do circuito, inserções e rastreio de complicações até a assistência direta aos cuidados básicos do paciente sob este suporte extracorpóreo.
- É primordial que o enfermeiro desenvolva o "saber-saber", "saber-fazer" e "saber-ser" como áreas do conhecimento para prestar uma assistência de enfermagem sistematizada, completa e segura ao paciente em ECMO.

REFERÊNCIAS BIBLIOGRÁFICAS

1. Ayub-Ferreira SM; et al. Diretriz de Assistência Circulatória Mecânica da Sociedade Brasileira de Cardiologia. Arq. Bras. Cardiol. 2016 Aug;107:1-33.
2. Mebazaa A; et al. Management of cardiogenic shock complicating myocardial infarction. Intensive Care Med. 2018 Jun;44(6):760-773.
3. Ponikowski P; et al. ESC Scientific Document Group. 2016 ESC Guidelines for the xdiagnosis and treatment of acute and chronic heart failure: The Task Force for the diagnosis and treatment of acute and chronic heart failure of the European Society of Cardiology (ESC) Developed with the special contribution of the Heart Failure Association (HFA) of the ESC. Eur Heart J. 2016 Jul;37(27):2129-2200.
4. Rohde LEP; et al. Diretriz Brasileira de Insuficiência Cardíaca Crônica e Aguda. Arq Bras Cardiol. 2018 Sep;111(3):436-539.
5. Schmidt M; et al. Predicting survival after ECMO for refractory cardiogenic shock: the survival after veno-arterial-ECMO (SAVE)-score. Eur Heart J. 2015 Sep 1;36(33):2246-56.
6. Mehta V, Venkateswaran RV. Outcome of CentriMag™ extracorporeal mechanical circulatory support use in critical cardiogenic shock (INTERMACS 1) patients. Indian J Thorac Cardiovasc Surg. 2020 Sep 30;36(Suppl 2):1-10.
7. Maria SF; et al. Reflexões sobre o saber, saber-fazer e saber-estar na formação de enfermeiros. Revista Mineira de Enfermagem. 2019;23:e-1207.
8. Chaves, RCF, et al. Oxigenação por membrana extracorpórea: revisão da literatura. Rev Bras Ter Intensiva. 2019;31(3):410-424.
9. Upchurch C, et al.: Extracorporeal membrane oxygenation use in poisoning: a narrative review with clinical recommendations, Clinical Toxicology. 2021 Aug.
10. Collins, P.D., Giosa, L., Camarda, V. et al. Physiological adaptations during weaning from veno-venous extracorporeal membrane oxygenation. ICMx 11, 7 (2023).
11. Pineton de Chambrun M, Bréchot N, Combes A. Venoarterial extracorporeal membrane oxygenation in cardiogenic shock: indications, mode of operation, and current evidence. Curr Opin Crit Care. 2019 Aug;25(4):397-402.
12. Dickstein ML. The Starling Relationship and Veno-Arterial ECMO: Ventricular Distension Explained. ASAIO J. 2018 Jul/Aug;64(4):497-501.
13. Dennis M, et al. Depth Extracorporeal Cardiopulmonary Resuscitation in Adult Out-of-Hospital Cardiac Arrest. Journal of the American Heart Association. May 18, 2020;9(10).
14. Saúde, Ministério da. Manual Teórico-prático de ECMO venoarteria. Brasília/DF, 2017.PROAD-SUS.
15. Choi JH, Kim SW, Kim YU, Kim SY, Kim KS, Joo SJ, Lee JS. Application of veno-arterial-venous extracorporeal membrane oxygenation in differential hypoxia. Multidiscip Respir Med. 2014 Nov 4;9(1):55. doi: 10.1186/2049-6958-9-55. PMID: 25389467; PMCID: PMC4226883
16. Oliveira, SRT; Oliveira, LC. Assistência de enfermagem na terapia intervencionista: balão intra-aórtico. Rev. Soc. Cardiol. Estado de São Paulo. 2019; 29(4):423-426.
17. Diagnóstico de enfermagem da NANDA: definições e classificação 2018-2020. Porto Alegre: Artmed; 2018.

65

Cuidados de Enfermagem no Transplante Cardíaco

Ana Maria Limeira de Godoi • Eliana da Silva Franco • Igor Chagas Unger • Renata Lúcia da Silva

INTRODUÇÃO

O transplante cardíaco torna-se uma alternativa de tratamento aos casos de insuficiência cardíaca em estágio avançado de diversas etiologias (idiopática, chagásica, valvar, isquêmica e hipertensiva), refratária a intervenções clínicas e cirúrgicas para otimizar a sobrevida e qualidade de vida destes indivíduos.[1,2]

O primeiro transplante cardíaco homólogo ortotópico em humanos foi realizado no dia 3 de dezembro de 1967, no Hospital Groote Schuur, na cidade do Cabo, na África do Sul, pelo cirurgião Christian Barnard. No Brasil, a técnica foi implementada em 26 de março de 1968, no Instituto do Coração em São Paulo, Brasil, pelo professor Euryclides de Jesus Zerbini, de forma pioneira, conjuntamente com os cirurgiões Geraldo Verginelli, Miguel Barbero Marcial, Sérgio Almeida de Oliveira e Euclides Marques.[3]

Segundo a Sociedade Internacional de Transplante Cardíaco e Pulmonar, são realizados entre 4000 a 5000 mil transplantes cardíacos com sucesso ao ano em todo o mundo. Este progresso substancial só foi possível devido à introdução dos inibidores de calcineurina e o melhor entendimento das complicações relacionadas à rejeição.[4]

O portador de insuficiência cardíaca avançada é avaliado de maneira rigorosa e periódica por uma equipe multiprofissional, realiza inúmeras avaliações prognósticas entre as quais, clínica, laboratorial, imunológica, hemodinâmica, psicológica e social para definição se será ou não candidato para a fila de transplante cardíaco e em qual momento deverá ser incluído.[5]

Durante o período de espera na fila de transplante por um órgão, o gesto anônimo e solidário de familiares que autorizam a doação tem significado idêntico ao da palavra esperança ao portador de insuficiência cardíaca avançada. Com este ato generoso, a perspectiva de várias vidas se renova.[6]

A realização do transplante cardíaco é um procedimento complexo e o pós-operatório exige uma equipe multiprofissional para o cuidado ao paciente. O enfermeiro é o profissional que está mais próximo do paciente em todas as etapas do procedimento de transplante. A equipe de enfermagem presta assistência nos primeiros cuidados do Pós-Operatório Imediato (POI) de forma direta e contínua e íntegra.[7] Dessa forma, o pós-operatório de cirurgia cardíaca exige da equipe de enfermagem observação contínua, tomada de decisão rápida e cuidado de alta complexidade.

Este capítulo visa apresentar as principais rotinas dos cuidados de enfermagem no pós-operatório de transplante cardíaco.

ADMISSÃO DO PÓS-OPERATÓRIO IMEDIATO

Após percorrer uma jornada de hospitalizações em decorrência da Insuficiência Cardíaca Avançada, o paciente POI de Transplante Cardíaco encontrará na Unidade Terapia Intensiva a monitorização, medidas de suporte e recursos humanos multiprofissionais especializados que estabilizarão a hemodinâmica do paciente, garantindo a adequação da perfusão tecidual de oxigênio.

A anamnese do paciente começa na análise de dados do período intraoperatório para a Sistematização da Assistência de Enfermagem (SAE). São importantes: o tempo cirúrgico total, o tempo de duração do procedimento de Circulação Extracorpórea (CEC), o tempo de isquemia do órgão e as medidas de suporte hemodinâmicas - medicamentosas ou dispositivos de assistência circulatória mecânica (DACM) - necessárias antes, durante, ou após o procedimento.

A equipe de Enfermagem deverá estar organizada para o procedimento de admissão. Sua responsabilidade é organizar a estrutura física do leito, assim como preparar e implementar a monitorização hemodinâmica. É fundamental que os monitores sejam programados e calibrados anteriormente. No momento da sua chegada, o paciente estará acompanhado pela equipe responsável pelo procedimento, será posicionado no leito e acoplado à Ventilação Mecânica (VM).

O paciente em POI de Transplante Cardíaco poderá vir monitorizado com um Cateter de Artéria Pulmonar (CAP), o Swan-Ganz. A monitorização hemodinâmica invasiva é fundamental para a avaliação clínica inicial. Serão monitorizados: a Frequência Cardíaca (FC), Pressão Arterial Invasiva (PAI), Pressão de Artéria Pulmonar (PAP), Pressão de Átrio Direito (PAD), Pressão de Oclusão da Artéria Pulmonar (POAP), a Saturação Arterial de Oxigênio (SO) e os parâmetros da VM. Os valores de normalidade dos parâmetros de Sinais Vitais (SSVV) devem ser personalizados para cada paciente e definidos pela equipe multiprofissional.[8] A tabela abaixo apresenta os parâmetros hemodinâmicos de normalidade para a maioria dos pacientes.

Caso não venha monitorizado com um CAP, é aconselhável que seja utilizada outra modalidade de monitorização hemodinâmica invasiva, como análise do contorno de pulso calibrada por termodiluição (FloTrac®, Volume View®). O aumento diastólico gerado pela ação do Balão Intra Aórtico contraindica a monitorização por contorno de pulso e a mesma não deve ser implementada em pacientes em uso desse dispositivo.

Após a aferição e registro dos SSVV, a equipe de enfermagem deverá proceder à conferência e fixação de todos os dispositivos de assistência médica utilizados no procedimento. Além da VM, o paciente será acoplado à oferta inalatória de Óxido Nítrico (NO), segundo a solicitação da equipe médica, com apoio da equipe de fisioterapia. Sua administração é importante para a redução da Resistência Vascular Pulmonar (RVP) e dos riscos de disfunção do ventrículo direito após o transplante. Seu mecanismo de ação consiste na redução da RVP, redução da pós-carga do ventrículo direito e consequente otimização do trabalho sistólico ventricular direito.[10]

As linhas venosas e arteriais devem ser conferidas, datadas e verificadas quanto às condições das inserções e curativos. As velocidades de infusão das drogas vasoativas devem ser anotadas e a dose em mcg/kg/min, calculadas. Também deverão ser conferidos e devidamente fixados os drenos de tórax, os fios de Marcapasso Epicárdico, o gerador do Marcapasso, o Cateter Vesical de Demora e demais dispositivos utilizados no paciente. Uma avaliação detalhada da pele da região dorsal do paciente deve ser realizada e utilizadas medidas de prevenção para Lesões por Pressão, se indicadas.

A aferição da temperatura sanguínea com a via do termômetro do CAP, ou da temperatura axilar, deve ser realizada e a normotermia do paciente deve ser atingida com mantas térmicas ou colchões para resfriamento. O paciente em pós-operatório de transplante cardíaco é

Tabela 65.1. Parâmetros hemodinâmicos aferidos com o CAP9

Parâmetro	Abreviação	Cálculo	Valor de referência
Saturação Venosa Mista de Oxigênio	SvO_2	N.A.	60-80%
Débito Cardíaco	DC	FC x VS/1000	4,0-8,0L/min^{-1}
Índice Cardíaco	IC	DC/ASC	2,5-4,0L/min^{-1} m^{-2}
Pressão Venosa Central	PVC	N.A.	2-6mmHg
Volume Sistólico	VS	DC/FC x 1000	60-100mL
Volume Sistólico Indexado	VSi	IC/FC x 1000	33-47mL/m^{-2}
Variação do Volume Sistólico	VVS	(VS máx-VS min) /VS médio x 100	10-15%
Resistência Vascular Sistêmica	RVS	80 x (PAM-PVC) /DC	800-1200dynes/sec/cm-^{2}
Pressão Sistólica Artéria Pulmonar	PSAP	N.A.	15-30mmHg
Pressão Diastólica Artéria Pulmonar	PDAP	N.A.	8-15mmHg
Pressão de Oclusão da Artéria Pulmonar	POAP	N.A.	6-12mmHg
Resistência Vascular Pulmonar	RVP	80x(PAPm-POAP) /DC	< 250dynes/sec/cm^{-5}
Trabalho Sistólico Indexado do Ventrículo Esquerdo	TSVEi	VSi x (PAM-POAP) x 0,0136	50-62mmHg/mL/m^{-2}
Trabalho Sistólico Indexado do Ventrículo Direito	TSVDi	VSi x (PAPm-PVC) x 0,0136	5-10mmHg/mL/m^{-2}

FC: frequência cardíaca; ASC: área de superfície corpórea; PAM: pressão arterial média; PAPm: pressão de artéria pulmonar média. Adaptado de: Edwards Clinical Education Quick Guide to Cardiopulmonary Care. 2018.

extremamente sensível à hiper ou hipotermia, e o enfermeiro deve monitorar cuidadosamente o controle da temperatura.[10]

Certificada dos cuidados iniciais, a equipe de enfermagem deverá proceder à coleta dos exames laboratoriais necessários para a avaliação laboratorial do paciente. Preferencialmente, os exames devem ser coletados do cateter de Pressão Arterial Invasiva, para evitar coletas inadequadas contaminadas com eletrólitos ou Heparina. A gasometria venosa deve ser coletada exclusivamente da via amarela do CAP, por refletir a Saturação Venosa Mista de Oxigênio ($SmvO_2$), importante para a mensuração da Taxa de Extração Tecidual de Oxigênio (TEO_2).

A análise laboratorial do paciente é etapa importante para o acompanhamento da estabilidade hemodinâmica e para a prevenção de agravos imediatos, como o controle de distúrbios hidroeletrolíticos e acidobásicos. A função hematológica, imunológica e da coagulação sanguínea também será necessária para a manutenção de um POI estável. A adequação da perfusão tecidual de oxigênio favorecerá o metabolismo aeróbio das células, manifestando-se em níveis de lactato menores. Caso ocorram distúrbios, os resultados ajudarão na implementação de medidas de suporte guiadas por metas.

A monitorização hemodinâmica do paciente e a adequação da perfusão tecidual de oxigênio devem ser acompanhadas pelo controle rigoroso do volume e do aspecto dos drenos de tórax.[10] É preconizado que o paciente não deva apresentar volumes maiores que 100 mililitros de sangramento por hora, somando-se os valores de todos os drenos.[11] Caso aconteça, será solicitada avaliação da equipe médica da Unidade de Terapia Intensiva (UTI), assim como da equipe de cirurgiões responsáveis pelo procedimento.

Todo o esforço implementado durante a fase inicial da internação na UTI garantirá a recuperação do paciente de seu estado de estresse fisiológico, nas melhores condições hemodinâmicas possíveis. Quando atingidas, as metas para o paciente no pós-operatório de transplante cardíaco também se refletirão em um Tempo de Enchimento Capilar (TEC) menor que 3 segundos, extremidades dos membros aquecidas e adequado volume de diurese, que deve ser aproximadamente 1mL/kg/peso a cada hora.

Volumes de Balanço Hídrico negativo podem prejudicar a perfusão tecidual e devem ser evitados nas primeiras 24 horas, ou enquanto a adequação da perfusão tecidual ainda não tiver sido alcançada. Provas de expansão volêmica com Ringer Lactato guiadas pela monitorização hemodinâmica invasiva ajudarão na avaliação da performance funcional do sistema cardiovascular. Deve-se evitar, por outro lado, balanços hídricos muito positivos, que poderão causar sobrecarga do ventrículo direito, Lesão Renal Aguda por sobrecarga volêmica e congestão venosa.[8]

Após a avaliação inicial e fornecimento de medidas de suporte hemodinâmico, será necessária a realização de um exame de raio-x de tórax à beira do leito e de um Eletrocardiograma (ECG). Na imagem radiológica, serão observadas ocorrências de opacidade pulmonar, sinais de congestão, atelectasias e permeabilidade dos dispositivos invasivos. Por ser submetido à isquemia total do órgão, a realização de um ECG beira leito é importante para acompanhamento da condução elétrica cardíaca e eventuais sinais de hipoperfusão tecidual coronariana.

Uma vez implementadas, essas medidas deverão ser registradas em prontuário, compartilhadas com toda a equipe multiprofissional e novas metas serão traçadas.

IMUNOSSUPRESSÃO

Um dos fatores que permitiu o aumento da expectativa de vida pós-transplante cardíaco foi o surgimento de medicamentos imunossupressores no combate à rejeição do órgão transplantado, que são amplamente utilizados no mundo. Para o aumento da sobrevida do paciente transplantado e do enxerto, é necessário fazer o uso das medicações imunossupressoras corretamente, já que o sucesso da qualidade do enxerto depende do controle da rejeição.[12]

A rejeição do transplante é responsável por cerca de 5% da mortalidade nos primeiros 30 dias de pós-operatório e 10% entre o 31° dia e 1 ano.[13] No contexto do transplante cardíaco, a rejeição pode ocorrer das seguintes formas: hiperaguda, aguda celular e aguda humoral. A forma aguda é quando se manifesta entre cinco e dez dias após a cirurgia, ela é mediada por uma nova resposta de linfócitos T e não pelos anticorpos preexistentes.[14]

Posto isto, é essencial iniciar a terapia de indução para prevenir a rejeição aguda, onde a imunossupressão de alta intensidade visa proporcionar no período pós-operatório. Junto à terapia de indução é iniciada a terapia de manutenção, em que, combinadas, tem por objetivo aumentar a sobrevida dos pacientes transplantados, desta forma diminuindo episódios de rejeição e infecções oportunistas.[15]

O que permite a esses pacientes que são submetidos ao transplante cardíaco um menor índice de rejeição é o uso dessa classe de medicamentos, que garante a eles um maior tempo de vida e a funcionalidade do enxerto. O regime de imunossupressores a serem utilizados depende do curso clínico individualizado do paciente, podendo este utilizar um, dois ou mais medicamentos ao longo da vida.

A terapia de manutenção, tem como a maioria dos esquemas de imunossupressão utilizar três fármacos:[1]

- Corticoides: prednisona ou metilprednisona.
- Inibidor de calcineurina: ciclosporina ou tacrolimus.
- Antiproliferativo: micofenolato ou azatioprina.

A ciclosporina é o principal inibidor de calcineurina classicamente utilizado como droga imunossupressora, sua ação consiste em inibir a produção de linfócitos T.[15] É iniciada no período pós-operatório, em geral, no primeiro ou segundo dia. Existem formas de administração via oral com apresentação em drágeas, ou solução oral, e formas de administração endovenosas, que podem ser infundidas continuamente ou a cada 12 horas. O nível sérico deve ser monitorado e os valores da normalidade giram em torno de 300ng/mL. A ciclosporina, no entanto, possui os seguintes efeitos adversos: nefrotoxicidade, hipertensão arterial sistêmica, tremores, convulsões, litíase biliar e tumores.

O tacrolimus também é inibidor de calcineurina e tem sido utilizado em substituição à ciclosporina por efeitos adversos, rejeição tardia ou refratária.[5] Os principais efeitos adversos são: insuficiência renal, diabetes, anemia, diarreia crônica e alergia. Por esse motivo, o nível sérico da droga também é monitorado e os valores da normalidade estão entre 8-12ng/mL.

A metilprednisolona é utilizada como terapia de indução da imunossupressão, sendo administrada no momento da indução anestésica na dose usual de 1000 mg (pulsoterapia). No POI, deve ser rigorosamente observada a continuidade da administração do corticoide prescrito pela equipe médica. Usualmente, o paciente realizará o seguinte esquema de corticoides na UTI de Cirurgia Cardíaca:

Tabela 65.2. Esquema de administração de corticoides no pós-operatório de transplante cardíaco.

Dia de Pós-Operatório	Apresentação	
1º PO	Metilprednisolona 500mg	
2º PO	Metilpredinisolona 125mg	
3º PO	Metilprednisolona 125mg	
4º PO	Metilprednisolona 125mg	
5º PO	Metilprednisolona 40mg	
A definir	Prednisolona 20mg	

Fonte: rotina utilizada no serviço de pós-operatório do Instituto do Coração.

1 No Instituto do Coração (InCor), do Hospital das Clínicas da Faculdade de Medicina da Universidade de São Paulo, o protocolo de imunossupressão abrange os três fármacos: indução terapêutica com pulsoterapia e micofenolato (ou azatioprina). No pós-operatório imediato, administração de corticóides e inibidores da calcineurina, e após a retirada do tubo endotraqueal o antiproliferativo, micofenolato (ou azatioprina).

O micofenolato atua como inibidor da síntese das purinas, bloqueia de modo seletivo a proliferação de linfócitos, sem causar supressão não especifica na medula óssea. A azatioprina também é um antiproliferativo, sendo utilizado somente em pacientes chagásicos.[5] Estudos brasileiros demonstraram a reativação da Doença de Chagas em pacientes que utilizaram Micofenolato. Os principais efeitos colaterais dos antiproliferativos estão relacionados a sintomas do trato gastrintestinal.

Os principais cuidados de enfermagem para não haver a rejeição do enxerto estão relacionadas a supervisão na administração correta dos imunossupressores. É importante que os enfermeiros que realizam os cuidados aos pacientes que realizaram o transplante cardíaco tenham o conhecimento sobre essa classe de medicamentos: indicação, mecanismo de ação, efeitos colaterais/ efeitos adversos e as vias de administração.

Tabela 65.3. Cuidados de enfermagem na administração dos imunossupressores16

Administrar os imunossupressores sempre no mesmo horário, conforme a prescrição médica.
Atentar a forma de administração mais adequada (drágeas, solução oral ou endovenosa), conforme a prescrição médica.
As formas de administração por via oral exigem 1 hora de jejum antes e 1 hora após a administração.
Verificar a necessidade de coleta de exames antes da administração dos medicamentos ou uma hora após a administração, conforme protocolo institucional. (Ex.: coleta de dosagem sérica dos níveis de Ciclosporina e Tacrolimus).

Tabela 65.4. Monitorização dos efeitos colaterais dos imunossupressores16

Avaliar volume de diurese, devido ao efeito nefrotóxico (atenção para a administração concomitante com outras drogas nefrotóxicas, por exemplo: Anfotericina B).
Monitorar a ocorrência de episódios de convulsão e tonturas, associados frequentemente a dose do imunossupressor.
Observar e avaliar alterações no padrão do sono, pela ocorrência de episódios de insônia.
Observar alterações comportamentais do paciente.
Monitorar episódios de cefaleia.
Avaliar hábitos intestinais devido à ocorrência de diarreia.
Monitorar episódios de náuseas e êmese.
Investigar sintomas de dor abdominal.
Investigar aceitação alimentar.
Observar episódios de alterações na Pressão Arterial e Frequência Cardíaca.
Realizar controle rigoroso de glicemia capilar, devido ao efeito hiperglicemiante dos corticoides.
Monitorar rigorosamente a temperatura axilar do paciente, tendo em vista o risco de infecções relacionados à imunossupressão.

COMPLICAÇÕES

A internação na UTI será importante para a prevenção e monitorização de complicações relacionadas ao procedimento. A equipe de enfermagem deve estar preparada para o reconhecimento precoce, evitando a ocorrência de agravos relacionados.[17]

O tamponamento cardíaco aparece como uma das principais complicações no período pós-operatório.[17] O acúmulo de sangramento no espaço pericárdico por sangramentos, ou pela obstrução do dreno de tórax, ocasiona restrição ao trabalho cardíaco, levando à redução do seu débito no monitor do CAP ou EV1000. Deve-se atentar para sinais de hipoperfusão tecidual, pressão arterial sistólica reduzida, diminuição das bulhas de ausculta cardíaca e ocorrência de pulso paradoxal. A realização do raio-x de tórax e/ou ecocardiograma transtorácico podem confirmar o quadro, que deverá ser resolvido através de uma drenagem pericárdica, no Centro Cirúrgico.

Outra complicação importante durante o pós-operatório de Transplante Cardíaco é a ocorrência de rejeição ou doença vascular do enxerto.[5,17] A rejeição ocorre pela resposta imunológica do receptor contra as células do doador, que são reconhecidas inicialmente como um corpo estranho. Para sua prevenção, serão indicados os esquemas de imunossupressão apresentados anteriormente. Rotineiramente, o exame de biópsia miocárdica é considerado padrão ouro para monitoramento da ocorrência da rejeição, que poderá ser classificada em celular, humoral, a depender dos critérios imunohistológicos definidos pela equipe médica.

A lesão renal também pode ocorrer no paciente em pós-operatório, em decorrência de fatores relacionados desde o período pré-operatório. A insuficiência cardíaca vivenciada pelo paciente pode acometer a função dos rins, e esse problema pode ser agravado pelo uso de drogas vasopressoras e dos medicamentos da imunossupressão, que são nefrotóxicos, assim como os antibióticos. A monitorização dos exames laboratoriais deve ser realizada diariamente, principalmente ureia a e creatinina, os marcadores da função renal. As diretrizes brasileiras têm como referência valores de creatinina maiores que 2mg/dL e clearance renal < 50mL/minuto como fatores independentes de risco.[5] O balanço hídrico também deve ser rigorosamente controlado e o paciente poderá necessitar de intervenções de Terapia Substitutiva Renal, quando indicado.

A monitorização neurológica é etapa imprescindível para os cuidados de enfermagem no pós-operatório de transplante. A ocorrência de cefaleias representa um sinal de alerta para a equipe e deve ser valorizada. Em segundo lugar, a ocorrência de crises convulsivas pode acontecer em decorrência de episódios de hipertensão e como resposta inflamatória em decorrência do tempo de Circulação Extracorpórea (CEC) prolongado. Crises convulsivas também podem ocorrer como efeito colateral dos imunossupressores e mudanças no esquema terapêutico podem ser necessárias.[17]

Pelo estado de imunossupressões, o paciente está mais vulnerável à ocorrência de infecções oportunistas ou Infecções Relacionadas à Assistência à Saúde (IRAS).[17] Medidas de prevenção de infecções devem ser rigorosamente instituídas e acompanhadas, para a prevenção dessa complicação que pode comprometer gravemente o estado de saúde do paciente e colocar em risco o sucesso do tratamento.

PROFILAXIAS

As diretrizes nacionais e internacionais de Transplante Cardíaco apresentam as profilaxias iniciadas durante período de alta imunossupressão.[5] Assim que estabelecida a estabilidade hemodinâmica ou posterior à fase inflamatória do POI, as profilaxias visa prevenir rejeições e infecções oportunistas e serão descritas abaixo:

Citomegalovírus

A infecção oportunista mais comum no período de pós-operatório é a por Citomegalovírus (CMV), podendo estar associada a infecções agudas e/ou crônicas e à disfunção do enxerto. A infecção por CMV é prevalente em todo o mundo e está relacionada ao nível socioeconômico e está presente em diferentes regiões brasileiras. Sua ocorrência também está descrita em doadores de sangue, grávidas e os principais grupos específicos de atenção são pacientes recém-nascidos, pacientes que vivem com o vírus HIV e receptores de transplante de órgãos sólidos.[5]

O medicamento de escolha para prevenção da Infecção é o Ganciclovir. Existem duas estratégias para a prevenção de CMV descritas nas Diretrizes Brasileiras de Transplante Cardíaco, a partir da administração profilática da droga (terapia primária, ou universal) ou a partir do monitoramento laboratorial da infecção pelo CMV (terapia de rastreio laboratorial, ou preemptiva). A primeira, consiste na administração profilática do medicamento nas fases iniciais do pós-operatório, tendo como pontos positivos a maior facilidade de implementação, devido à sua abrangência, e pontos negativos o alto curso hospitalar farmacêutico. A segunda, é realizada a partir da coleta semanal de antigenemia para CMV e de PCR para CMV, para que seja realizado rastreio da presença do vírus no sangue do paciente. Como pontos positivos, essa estratégia gera menos efeitos de toxicidade medicamentosa e está associada à menor ocorrência de infecções tardias para CMV. Por outro lado, apresenta um alto custo laboratorial. No Instituto do Coração, a estratégia utilizada é a terapia de rastreio laboratorial, quando o Ganciclovir será indicado somente na detecção laboratorial do vírus.[5]

Alguns sinais e sintomas devem ser monitorados com relação à infecção por CMV: febre, artralgia, fadiga, diminuição do apetite, dor abdominal, diarreias e, em sua fase mais grave, podem resultar em retinite e cegueira.

Toxoplasmose

É uma infecção grave com alta letalidade transmitida pelo parasita *Toxoplasma Gondii*, podendo se manifestar em diversos órgãos.

A profilaxia mais utilizada é a administração via oral do medicamento Sulfametoxazol 800 mg - trimetoprima 160 mg, uma vez ao dia, ou 3 vezes por semana. O tratamento profilático tem duração de 3 a 6 meses após transplante cardíaco.[5]

Sinais e sintomas observados são: Dores de cabeça, tonturas, visão turva até resultando em perda da visão, convulsões, confusão e dificuldades de coordenação. Quando afetado, o músculo cardíaco resulta em miocardite.

O paciente também deve ser educado para evitar o contato com animais de estimação e seus dejetos, especialmente gatos. Também é imprescindível o cuidado com a alimentação, sendo proibida a ingestão de carnes cruas e alimentos de procedência desconhecida.

Candida spp.

As infecções fúngicas mais prevalentes incluem as causadas por fungos do gênero *Candida spp.* A infecção está associada à ocorrência de candidíase, mucosite e esofagite. A equipe de enfermagem deve inspecionar a cavidade oral do paciente rigorosamente durante a higiene oral, e queixas de laringite ou dificuldade na deglutição devem ser valorizadas. Quando ocorrem, as lesões na cavidade oral são dolorosas e impedem a adequada alimentação do paciente.

Como profilaxia, é administrada solução oral de Nistatina para bochecho após a higienização oral comum, seguido da ingesta de 10mL da solução medicamentosa a cada 6 horas, conforme a prescrição médica.

Vacinação

O paciente transplantado poderá voltar a vacinar-se de 3 a 6 meses após o procedimento. A imunização é extremamente importante para o paciente, por isso seu esquema vacinal deve estar completo, preferencialmente, após o transplante cardíaco.[5]

Após o período em que a imunossupressão de base já estiver reduzida, o paciente poderá receber vacinas com vírus inativado, pois essas são seguras. Já as vacinas com vírus atenuado são contraindicadas.[5]

PONTOS-CHAVE

A realização do transplante cardíaco é um procedimento complexo e o pós-operatório exige uma equipe multiprofissional para o cuidado ao paciente.

A monitorização hemodinâmica é a principal ferramenta para a avaliação do paciente em pós-operatório de transplante cardíaco. Tem como objetivo garantir o transporte adequado de oxigênio para os tecidos e a equipe de enfermagem deve ser treinada para sua implementação, interpretação e comunicação de alterações.

O paciente em pós-operatório de transplante cardíaco tem o risco de infecção como um dos principais diagnósticos de enfermagem. Por esse motivo, serão implementadas profilaxias em acompanhamento da terapia imunossupressora. Também é fundamental o reconhecimento precoce das possíveis complicações.

REFERÊNCIAS BIBLIOGRÁFICAS

1. Daniel LCZ. Cuidados de enfermagem ao transplantado cardíaco: perspectiva do enfermeiro e do paciente [dissertação]. Universidade de São Paulo. 2012. doi: 10.11606/D.7.2012.tde-28082014-112958.
2. Freitas NCC, Cherchiglia ML, Simão Filho C, Teodoro JA, Acurcio FA, Guerra Júnior AA. Dezesseis anos de transplante cardíaco em coorte aberta no Brasil: análise de sobrevivência de pacientes em uso de imunossupressores. Arq. Bras. Cardiol. 2021; 116(4):744-753.
3. Silva PR. Transplante cardíaco e cardiopulmonar: 100 anos de história e 40 de existência. Braz. J. Cardiovasc. Surg. Mar 2008; 23(1):145-152.
4. Avila MS, Belfort DSP. Avanço do transplante cardíaco no brasil: é hora de se construir um banco de dados nacional? Arq. Bras. Cardiol. 2021; 116(4):754-755.
5. Bacal F, Marcondes-Braga FG, Rohde LEP, Xavier Júnior JL, Brito FS, Moura LAZ, et al. 3ª diretriz brasileira de transplante cardíaco. Arq. Bras. Cardiol. 2018; 111(2):230-289.
6. Doação de órgãos: sinônimo de esperança – Hospital Português da Bahia [Internet]. Bahia; c2017 [citado em 2023 Set 20]. Disponível em: https://www.hportugues.com.br/2017/09/doacao-de-orgaos-sinonimo-de-esperanca/.
7. Lohn VL, Flores FLK, Alves BGD. Cuidados de enfermagem ao paciente submetido a transplante cardíaco: revisão integrativa. Europub Journal of Health Research. Jan-Abr 2022; 3(1):55-64.
8. Rabin J, Kaczorowski. Perioperative management of the cardiac transplant recipient. Crit Care Clin. Jan 2019; 35(1):45-60. doi: 10.1016/j.ccc.2018.08.008.
9. McGee WT, Young C, Frazier JA, Quick guide to cardiopulmonary care. Edwards Clinical Education. 2018. ISBN 978-0-615-96605-2.
10. Freeman R, Koerner E, Clark C, Halabick K. Cardiac transplant postoperative management and care. Crit Care Nurs Q. Jul-Set 2016; 39(3):214-226. doi: 10.1097/CNQ.0000000000000116.
11. Wade CR. Reith KK, Sikora JH, Augustine SM. Postoperative nursing care of the cardiac transplant recipient. Crit Care Nurs Q. Jan-Mar 2004; 27(1):17-28. doi: 10.1097/00002727-200401000-00003.
12. Kirk R. Non-adherence: time for action-not evaluation. J Heart Lung Transplant. 2013; 32(9):871 -1. doi: https://doi.org/10.1016/j.healun.2013.05.007
13. Potena, L. et al. Complications of cardiac transplantation. Current Cardiology Reports, 2018; 20(9): 1-9.
14. Mangini, S. et al. Transplante cardíaco: revisão. Einstein, 2015; 13(2): 310-8.
15. Briasoulis A, et al. Induction immunosuppressive therapy in cardiac transplantation: a systematic review and meta-analysis. Heart failure reviews, 2018; 23(5):641-9
16. Pereira W.A. Manual de transplantes de órgãos e tecidos. 3ºed. Rio de Janeiro: Guanabara Koogan, 2004.
17. Moore-Gibbs A, Bither C. Cardiac transplantation considerations for the intensive care unit nurse. Crit Care Nurs Clin N Am. 2015. 565-575. doi: http://dx.doi.org/10.1016/j.cnc.2015.07.005.

66

Assistência de enfermagem no pós-operatório de transplante pulmonar

Adriano Rogério Baldacin Rodrigues • Dhieizom Rodrigo de Souza • Ismara Portela de Aguiar Russo • Liliane Saraiva de Mello

INTRODUÇÃO

O transplante pulmonar, a despeito de ser uma terapia estabelecida há mais de quatro décadas para pacientes com doença pulmonar em estágio terminal, está associado à alta morbidade intra-hospitalar e durante seguimento ambulatorial. Em geral, indica-se o transplante pulmonar quando a expectativa de vida do paciente é presumidamente menor que 50% sem o transplante em dois anos e expectativa de 50% de sobrevida em cinco anos após o transplante. A maioria dos pacientes selecionados para transplante é portadora de fibrose pulmonar, fibrose cística e hipertensão pulmonar.

Estes pacientes, quando submetidos ao transplante, frequentemente experimentam uma internação prolongada no pós-operatório, múltiplas complicações como infecções, rejeição, complicações das vias aéreas, eventos cardiovasculares, eventos trombóticos, injúria renal, culminando com frequentes reinternações.

Os profissionais de enfermagem têm papel fundamental na assistência do paciente transplantado pulmonar, tanto em ambiente hospitalar (destaca-se que é o profissional que permanece o maior tempo à beira-leito) quanto na avaliação ambulatorial, dando continuidade aos cuidados no processo de reintegração do paciente à comunidade. O reconhecimento de fatores de risco para complicações, assim como das complicações instaladas, deve ser multiprofissional, para acelerar o processo terapêutico e melhorar o prognóstico. As estratégias terapêuticas definidas pela equipe médica devem fazer parte da prática habitual também do corpo de enfermagem para efetiva realização. Portanto, o sucesso do programa, desde a captação de órgãos até os transplantes, depende do envolvimento e do trabalho da equipe multiprofissional, promovendo a integralidade da assistência prestada pela equipe a esse paciente no período perioperatório. Esse modelo de atuação multidisciplinar deixa claro a relação da enfermagem com o processo de doação e transplante de órgãos, evidenciando a atuação do enfermeiro tanto na função assistencial quanto na função de coordenador de transplante.

Publicações prévias demonstram que, em média, os cuidados de enfermagem relativos a pacientes transplantados se assemelham a cuidados de pacientes submetidos a outras cirurgias de grande porte. No entanto, as múltiplas particularidades do complexo transplante pulmonar necessitam de treinamento específico da enfermagem, idealmente centralizado num núcleo de cuidados específicos envolvendo demais membros da equipe assistencial.

O objetivo deste capítulo é reunir as principais ações da equipe de enfermagem no cuidado pós-transplante.

ATUAÇÃO INTRA-HOSPITALAR

O profissional de enfermagem deve estar habituado a estes cuidados, alinhados com o exercício profissional orientado pelo conselho profissional. Portanto, há necessidade de um time de profissionais de enfermagem de cuidados agudos que permaneçam posicionados de forma única na instituição para atender com excelência a complexa demanda da população internada.

Estes profissionais também devem ter sua atuação expandida para coordenação de transplante de pulmão, foco educacional e gerenciamento ambulatorial básico. Essa combinação cria uma situação na qual o profissional de enfermagem especializado em transplante pode administrar confortavelmente uma população aguda no hospital, mas dando continuidade aos cuidados em regime domiciliar.

Cuidados de Pós-operatório Imediato e admissão na Unidade de Terapia Intensiva

O enfermeiro, profissional de referência no cuidado direto e intensivo ao paciente em pós-operatório de transplante pulmonar, e como membro fundamental da equipe multidisciplinar, possui atribuições e responsabilidades no que tange ao desafiador cenário do entendimento tanto da fisiologia cardiopulmonar e vascular e as possíveis complicações advindas do processo cirúrgico para propiciar uma assistência de qualidade ao paciente neste momento singular de seu novo ciclo de vida.

Após o término da cirurgia dá-se início o período chamado de **Pós-operatório Imediato** (POI), que culminará com a transferência do paciente à Unidade de Terapia Intensiva, para o manejo das possíveis complicações secundárias ao processo inflamatório, próprio da Síndrome da Resposta Inflamatória Sistêmica (SIRS), e também para o manejo do paciente nos primeiros dias de transplante.

Dentre as principais complicações que podem ocorrer no POI, encontram-se distúrbios acontecendo de maneira isolada ou em associação, sendo um secundário ao outro:

- Instabilidade hemodinâmica.
- Sangramento.
- Disfunção primária do enxerto.
- Disfunção respiratória e/ou ácido-básica.
- Dor.

A instabilidade hemodinâmica, quando presente de maneira isolada, está relacionada à resposta inflamatória ao procedimento cirúrgico (SIRS), que culmina com um processo de vasodilatação e consequente hipotensão arterial, podendo apresentar-se de maneira mais severa em um quadro de choque vasoplégico.

No que tange ao controle deste quadro, lança-se mão de expansão volêmica, com vistas a aumentar a pré-carga, com acréscimo no débito cardíaco e finalmente aumento da pressão arterial, além do uso de drogas vasoativas, em primeiro lugar de noradrenalina, e, se necessário, nos quadros mais severos, porém, considerando a possibilidade de isquemia nas anastomoses brônquicas, a associação de vasopressina. O uso de corticoides, que também faz parte do escopo de tratamento do choque vasoplégico, quando o mesmo se faz presente, já é contemplado quase que obrigatoriamente neste cenário, uma vez que constitui um elemento da tríade de imunossupressão no transplante: Inibidor da calcineurina + Antiproliferativo + Corticoide.

A conjuntura de labilidade pressórica e instabilidade hemodinâmica pode acontecer também como consequência de outros dois distúrbios próprios do período de pós-operatório imediato, que são o sangramento e a disfunção respiratória com desequilíbrio ácido-básico.

O sangramento, visto que constitui uma complicação de grande importância, deve ter sua resolução o mais precoce possível, não se tolerando níveis elevados de perda sanguínea enquanto o tratamento próprio é a transfusão, a mesma deve ser evitada ao máximo no contexto do paciente transplantado, em virtude do aumento na resposta inflamatória e o impacto que pode proporcionar sobre o painel imunológico do paciente e consequente aumento no risco de rejeição do enxerto. Além de comprovadamente sabermos que a transfusão sanguínea pode contribuir para o aumento da mortalidade no pós-operatório. Também, não se pode perder de vista, a importância de um nível adequado de hemoglobina, visto sua participação no conteúdo arterial de oxigênio (CaO_2) e na oferta do mesmo aos tecidos através da oferta de oxigênio (DO_2), considerando-se que pode já haver um prejuízo próprio neste cenário devido à adaptação pela qual passa o enxerto pulmonar, o que pode comprometer ainda mais a perfusão tecidual.

Para resolução deste panorama, deve-se em primeiro lugar considerar o tratamento da tríade de sangramento comum no POI que se traduz com hipotermia, ainda secundária ao procedimento cirúrgico, a hipocalcemia, relacionada à perda sanguínea na cirurgia e a acidose (visto o período de transição do centro cirúrgico à unidade de terapia intensiva, nem sempre feita em condições ideias de ventilação e também ao período de ajuste na mesma quando já na UTI). Após tais medidas torna-se necessário a coleta de exames de coagulação para a atenção focada em distúrbios específicos seja de via intrínseca (caso tenha se utilizado heparina na cirurgia, como na presença de CEC, raro, porém, presente no cenário de transplante pulmonar), seja de via extrínseca ou nos níveis de fibrinogênio (pensando na perda de fatores de coagulação). O uso de medicações, hemoderivados, em primeira escolha ou hemocomponentes, a depender da disponibilidade, nestes cenários, passa a ser considerado. Por fim, temos o sangramento cirúrgico, que exige retorno e revisão de hemostasia fora da UTI na sala cirúrgica.

A disfunção respiratória com hipoxemia e/ou desequilíbrio ácido-básico compreende uma complicação própria da cirurgia, uma vez que existe um período de adaptação do enxerto, o paciente se encontra sob sedação residual ou contínua e sob ventilação mecânica, além de processos próprios e secundários ao enxerto, como o tempo de isquemia do mesmo, a reperfusão, pode gerar congestão e déficit de troca gasosa e até mesmo o complexo processo de disfunção primária do enxerto ou até de rejeição.

As consequências deste processo de disfunção podem variar de pequena hipoxemia com necessidade de parâmetros mais agressivos na ventilação mecânica, até mesmo distúrbios graves, visto a queda na oferta de oxigênio ou incapacidade de regulação dos níveis de gás-carbônico e necessidade de membrana de oxigenação extracorpórea (ECMO).

Além destas complicações, que podem se desenvolver de maneira grave e se apresentarem como extremamente desafiadoras e complexas, o enfermeiro deve ter em mente o manejo da dor, própria e característica deste procedimento, o cuidado com alterações neurológicas, manejo do controle glicêmico pautado em protocolos, cuidados com lesões de pele e apoio e atenção à família.

Monitorização hemodinâmica, laboratorial e de imagem

Uma das abordagens mais necessárias e totalmente dependente de uma assistência de enfermagem de qualidade para realizá-la, interpretá-la e reagir à mesma é a monitorização hemodinâmica mais completa possível. A avaliação precisa e o monitoramento do estado hemodinâmico são fundamentais e definidores, na prática dos cuidados intensivos e ao paciente crítico, bem como o atendimento do paciente em POI de transplante pulmonar.

Sua especificidade torna-se evidente nestes cenários frente às mudanças no estado hemodinâmico a cada ciclo cardíaco ("*beat-to-beat*") e devido à dificuldade em se determinar a eficácia de determinadas estratégias habitualmente adotadas, como a expansão volêmica e o uso de vasopressores, além da limitada habilidade clínica dos profissionais para realizar tal avaliação.

Além da monitorização considerada básica, que compreende:

- Frequência Cardíaca e Ritmo.
- Pressão Arterial Invasiva.
- Pressão Venosa Central.
- Frequência e Parâmetros Ventilatórios.
- Saturação Arterial de Oxigênio.
- Temperatura.
- Glicemia.
- Diurese.
- Balanço Hídrico e Sanguíneo.

Pode-se, segundo a disponibilidade do serviço, recorrer a níveis mais avançados ou invasivos de monitorização, como:

- Débito Cardíaco.
- Pressões de Artéria Pulmonar.
- Índice Bispectral.
- Capnografia.

O enfermeiro deve saber realizar tais monitorizações, aplicando as tecnologias necessárias para as mesmas, analisando e interpretando seus resultados e consequências ao manejo do complexo período de pós-operatório, usando tais parâmetros para otimizar suas assistências e atuação, junto à equipe multidisciplinar, inclusive atentando-se para possíveis erros que não condizem com a clínica do paciente.

Já no que tange à monitorização laboratorial, o enfermeiro participa de todas as etapas envolvendo os exames laboratoriais, sendo elas:

- Necessidade da coleta (Diagnóstico, acompanhamento de intervenções e rotina).
- Coleta (Via de acesso, tubos de armazenagem, temperatura).
- Transporte (Tempo, Temperatura).
- Análise do resultado (Correlação com a clínica).
- Intervenção.

Assim, cabe ao enfermeiro, junto à equipe multidisciplinar, buscando abranger a dinâmica do paciente admitido na unidade de terapia intensiva:

- Conhecer os valores normais para identificar alterações (Valores de referência).
- Corroborar os resultados com os achados clínicos (Anamnese completa).
- Ponderar os possíveis riscos advindos de alterações nos resultados.
- Atentar à necessidade de tomada de decisão para intervenção imediata frente às alterações.

Atuação da enfermagem

Os principais diagnósticos de enfermagem (NANDA) encontrados na assistência aos pacientes em pós-operatório de transplante pulmonar são:

- Troca gasosa prejudicada:
  Justificando-se pela incapacidade pulmonar em promover adequada qualidade ao sangue que irá banhar as células.
- Risco de choque:
  Frente à necessidade e dependência que o paciente pode apresentar ao uso de drogas vasoativas, à expansão volêmica, à perda de sangue para manutenção de valores pressóricos aceitáveis.
- Risco de sangramento:
  Complicação presente devido ao procedimento cirúrgico e secundário a outros processos presentes no pós-operatório.
- Risco de infecção:
  Justificado pela presença de uma série de dispositivos invasivos e ao procedimento ci-

rúrgico longo e marcado por presença de imunossupressores.

Fármacos vasoativos

No POI de transplante pulmonar, assim como em outros POIs de grandes cirurgias, o paciente pode necessitar de fármacos vasoativos. Os fármacos vasoativos em uma UTI são muito utilizados para auxiliar na terapêutica a fim de corrigir eventos de instabilidades na hemodinâmica dos pacientes.[1] Com a indicação como suporte farmacológico de pacientes graves, a sua ação consiste no fortalecimento, a curto e médio prazos, do débito cardíaco e do tônus vascular, que estão severamente comprometidos por condições clínicas desfavoráveis. São fundamentais para a reversão de condições graves, melhorando o prognóstico dos pacientes em situações críticas. Destacamos na **Tabela 66.1.**, os principais fármacos vasoativos e seus efeitos no organismo dos pacientes.

Tabela 66.1. Relação dos Fármacos vasoativos e seus efeitos

Fármaco	Efeito
Dobutamina ; Milrinone	Inotrópico e Vasodilatador
Dopamina; Epinefrina; Norepinefrina	Inotrópico e Vasoconstritor
Nitroprusiato de sódio; Nitroglicerina	Vasodilatador
Fenilefrina; Vasopressina	Vasoconstritor, sem efeitos Inotrópicos

Fonte: Anzolin, Costa, Silva e Pereira – 2023.

A utilização destes fármacos deve seguir protocolos de diluição, instalação e ajustes, seguindo os critérios de garantia de segurança do paciente. Os enfermeiros devem se atentar quanto a diluição correta do fármaco; a infusão destes fármacos deve ser realizada apenas em bomba de infusão contínua (BIC), para um melhor controle de dosagem; a troca das soluções deve ser realizada em intervalo de no máximo 24 horas após sua diluição e Identificar a solução com rótulo contendo: nome do paciente; nome do medicamento, sua concentração e quantidade; solução diluidora, sua concentração e quantidade; via de administração; data e horário de início; vazão de início; e nome do profissional que a preparou.

Cuidados com drenos

Drenos torácicos são dispositivos tubulares multiperfurados utilizados para restabelecimento e manutenção da pressão negativa do espaço pleural, recuperando a função cardiopulmonar e estabilidade hemodinâmica. E a finalidade destes dispositivos é a de retirada de líquidos com características sanguinolento, purulento ou seroso, ou para a remoção de ar das cavidades torácicas dos pacientes, e sua utilização é muito comum após casos de pós-operatórios de grandes cirurgias, traumas de tórax de origens variadas, tais como, derrame pleural, empiema, hemotórax, pneumotórax, sangramento, falha mecânica, edema.

A inserção e manejo imediato dos drenos de tórax são de exclusiva competência médica, contudo o enfermeiro é o principal profissional responsável pelos cuidados pós-inserção. A manutenção de drenos torácicos é variada, afetando fatores como: o tempo de permanência dos drenos, o manejo da dor, o tempo de internação, a mobilização precoce dos pacientes, e o tipo de cuidados de enfermagem dispensados a este paciente. Entre os cuidados de enfermagem, podemos destacar: a realização das trocas do sistema de drenagem; aferição de débito drenado; curativos; ordenha, transporte do paciente e retirada do dreno, desde que prescrito por médico. Segundo parecer da Câmara Técnica n.° 001/2016/CTLN/COFEN o enfermeiro possui a capacidade técnica para o manuseio de drenos e prevê como prática avançada de enfermagem a manipulação e retirada de dreno pleural tubular.[2] É dever do enfermeiro, também, capacitar a equipe técnica no auxílio aos cuidados com drenos de tórax: troca de selo de água, aferição do débito e curativo, sobre base teórica da sistematização da assistência de enfermagem (SAE) com vistas à segurança do cliente.

A retirada do dreno é prevista para: drenagem sem débito ou com débito mínimo em 24 horas, com estabilização da coluna de água, melhora do quadro clínico e da ausculta pulmonar comprovada pela radiografia. O enfermeiro pode realizar a retirada do dispositivo, após avaliação e prescrição médica, desde que esteja devidamente capacitado, seguindo os cuidados:

- Retira-se o curativo.
- Realiza-se a antissepsia ao redor do dreno.
- Aplicar anestésico.
- Secciona-se o fio de fixação na pele.
- Pede-se para o paciente parar de respirar, se criança com capacidade, retirar no final da inspiração, durante a expiração forçada.
- Traciona-se o dreno com um único golpe para evitar a entrada de ar pelos vários orifícios e oclui-se rapidamente o ferimento da pele com gaze seca e estéril, aplicando-se esparadrapo sobre o ferimento. Esse curativo só deve ser trocado após 48 a 72 horas, para se evitar a entrada de ar na ausência de aderência nas bordas da ferida.

Manejo da dor no paciente transplantado pulmonar

O controle da dor é frequentemente delegado aos enfermeiros que estão em contato com o paciente à beira-leito. Sendo então recomendada a implementação de programas de melhoria da qualidade para o tratamento da dor, a fim de melhorar a analgesia pós-operatória, a incidência de dor aguda e até mesmo o controle da dor crônica. No pós-operatório, a dor aguda acomete mais de 80% dos pacientes, sendo descrita como moderada a intensa. O alívio efetivo da dor após a cirurgia de transplante pulmonar assumiu um papel importante com a introdução de protocolos de via rápida, necessitando de melhor monitoramento e com a inclusão do paciente para seu controle e efetividade através do uso de analgesia controlada pelo paciente (PCA). Porém, existem hoje em nosso país serviços de excelência trabalhando com a equipe multidisciplinar para o tratamento da dor, os denominados Grupo da Dor.

As bombas de PCA são equipamentos de infusão que possuem uma variação de modalidades de programação e administram o medicamento via venosa ou peridural, continuamente ou por meio de dispositivo, para solicitação de doses intermitentes (bolus) de demanda. O paciente aciona em caso de necessidade. Os planos de orientações traçados pela equipe de enfermagem devem incluir: informações e esclarecimentos voltados às causas, explicações das condutas de controle da dor e instruções para uso da bomba de PCA durante o pós-operatório, objetivando favorecer o processo de educação.

Segundo orientação fundamentada n.º 018/2016, do Conselho Regional de Enfermagem de São Paulo, Coren-SP, a indicação, a prescrição, a inserção e avaliação do cateter peridural são de responsabilidade e competência do médico anestesiologista, podendo ser compartilhada com o enfermeiro a retirada do cateter, o curativo e a manipulação e instalação da Bomba de PCA desde que prescrita pelo médico, e o profissional enfermeiro esteja treinado, habilitado e dotado de capacidade para o procedimento, sendo ainda importante que todo o processo encontra-se respaldado por meio de protocolo institucional.

As substâncias administradas nestes tratamentos para o bloqueio farmacológico da dor se dão pela escolha de fármacos das categorias de anestésicos locais e de opioides, como: procaína, lidocaína, prilocaína, bupivacaína, ropivacaína, fentanil e morfina. No bloqueio opioide, a analgesia obtida é prolongada e não interfere com a atividade motora; embora possa alterar o padrão respiratório e o controle urinário.

Além dos cuidados com a instalação e manutenção, cabe à enfermagem observar possíveis complicações relacionadas ao uso da analgesia por PCA que incluem: pruridos, náuseas, vômitos, retenção urinária, diminuição do trânsito intestinal e depressão respiratória.

Reconhecimento de complicações

A disfunção primária do enxerto está presente em cerca de 15 a 20% dos pacientes e está associada à ventilação mecânica prolongada, maior tempo de internação em UTI e hospitalar e maior mortalidade. Em geral, apresenta-se após 72h da cirurgia, com hipoxemia aguda, redução de complacência pulmonar, infiltrado pulmonar difuso. É a maior causa de mortalidade precoce após transplante. Importante o diagnóstico diferencial para edema cardíaco, infecção, obstrução venosa, aspiração, rejeição hiperaguda. É manifestação de injúria de isquemia-reperfusão. O tratamento é de suporte e com condutas extrapoladas dos cuidados de SARA. A enfermagem deve estar ciente da importância de evitar volutrauma e barotrauma e evitar toxicidade por oxigênio.

Outras complicações a serem reconhecidas:

- O uso da ECMO.
- Vasodilatadores pulmonares.
- Paralisia diafragmática.
- Correção distúrbios metabólicos.
- Mismatch tamanho pulmão e caixa torácica.
- TEP.
- Obstrução drenagem venosa.
- Controle de dor.
- *Delirium*.
- Gastroparesia de refluxo.
- Hiperamonemia.
- Trombocitopenia.

Previsão de reinternação

Tempo prolongado de tratamento na UTI e internação hospitalar são fatores associados à maior possibilidade de reinternação. A ocorrência de pelo menos 1 complicação pós-transplante também aumenta o risco de reinternação em 30 dias em pacientes submetidos a transplante de pulmão. No entanto, reinternações neste período não estão associadas a pior prognostico a longo prazo. Cerca de 2/3 dos pacientes que são reinternados após um ano do transplante, o prognóstico tende a ser pior em quem apresentou complicações da via aérea, e múltiplas reinternações estão associadas a pior prognóstico a longo prazo.

Reabilitação física

Apesar da carência de estudos randomizados, há uma sugestão de benefício de reabilitação física antes e depois do transplante, o que deve ser encorajado pela equipe de enfermagem. A importância da reabilitação após o transplante pulmonar é indiscutível e deve ser realizada sempre por equipe multidisciplinar especializada. Esta deve ser intensificada nos três primeiros meses e iniciada o mais precoce possível após a cirurgia, tanto ao nível de internação quanto deve ser continuada no pós-alta ós alta ao nível ambulatorial.

Profilaxias

As principais profilaxias usadas em pacientes submetidos ao transplante pulmonar são para citomegalovírus e para fungos pulmonares, principalmente o aspergillus. Utilizamos o medicamento ganciclovir intravenoso nos 3 primeiros meses em ambiente de hospital dia (mínimo 3x semana) após a alta hospitalar, onde a infusão é feita através do cateter de picc e manipulado pela equipe de enfermagem capacitada. A profilaxia para o aspergillus se dá com inalações de anfotericina e uso do medicamento itraconazol via oral por 3 meses.

É de extrema importância que, após o transplante, o paciente mantenha atualizado o calendário vacinal e que se certifique com a equipe de saúde as vacinas que são prescritas, como, por exemplo, vacinas de vírus vivo ou atenuado (febre amarela, sarampo, etc.).

As infecções virais como citomegalovírus e/ou herpes são as mais frequentes pós-transplante e devem ser prontamente reconhecidas e/ou suspeitadas pelo profissional de enfermagem que lida diariamente com imunossuprimidos que apresentam sintomas de diarreia, náusea, vômitos, cefaleia e mialgia inespecíficas.

Outras infecções pulmonares fúngicas também são comuns em pacientes transplantados de pulmão, principalmente relacionados a exposições à poeira, reforma, mofo, queimadas, fogão a lenha, entre outros. O principal agente é o fungo aspergillus e frequentemente o paciente apresenta sintomas de tosse e dispneia. A rejeição do enxerto também está associada à dispneia, dessaturação, febre, queda nos parâmetros da espirometria e frequentemente vidro fosco na tomografia de tórax.

Imunossupressão

No transplante pulmonar, usamos um compilado de medicamentos imunossupressores para evitarmos a rejeição do enxerto. As principais combinações são os inibidores de calcineurina (Ciclosporina ou Tacrolimus) associados aos antiproliferativos (Micofenolato ou Azatioprina) e aos corticosteroides, como a Prednisona. Podemos associar os inibidores da mTOR, como Everolimus ou Sirolimus quando é necessário otimizar a imunossupressão, seja porque não atingir o nível sérico adequado dos inibidores de calcineurina, ou seja, por questões absortivas ou disfunção renal do paciente.

Os inibidores de mTOR também são usados com esta finalidade em situações que não é possível manter os anti-proliferativos geralmente por aumento na incidência de infecções virais ou lesões de pele sugestivas a adenocarcinomas, somente após 6 meses de transplante pulmonar devido ao aumento do risco de deiscência da anastomose brônquica.

É importante que, durante a consulta de enfermagem, o profissional certifique-se de que o paciente tem dúvidas quando à dosagem das medicações e forma de utilizar. Deve-se atentar também quanto ao nível sérico dessas medicações nos exames laboratoriais e notificar sempre a equipe médica caso o nível esteja abaixo do limite esperado ou tóxico.

Transtorno do humor

A depressão e o transtorno de ansiedade estão associados ao aumento de mortalidade pós-transplante, motivando muitas vezes em falha na adesão ao tratamento, requerendo assim um seguimento com a equipe da psicologia específica. É de extrema importância que, durante a consulta de enfermagem, o profissional se certifique com o paciente e com seus cuidadores sobre as principais dificuldades e fragilidades do paciente com relação ao tratamento para promover a intervenção mais adequada.

CONSIDERAÇÕES FINAIS

A enfermagem se mostra de extrema importância durante o acompanhamento do paciente, em todas as fases que envolvem o transplante pulmonar, devido a ser a equipe de maior contato com o paciente, principalmente nos cuidados prestados imediatamente após a realização do transplante. Devendo estar capacitados para identificar alterações e promover melhores condições de recuperação ao paciente durante o processo de adaptação ao novo enxerto.

PONTOS-CHAVE

- Pacientes submetidos ao transplante pulmonar experimentam, no pós-operatório uma internação prolongada, múltiplas complicações como infecções, rejeição, complicações das vias aéreas, eventos cardiovasculares, eventos trombóticos, injúria renal, culminando com frequentes reinternações.
- Os profissionais de enfermagem têm papel fundamental na assistência do paciente transplantado pulmonar, tanto em ambiente hospitalar quanto na avaliação ambulatorial.
- As principais complicações que podem ocorrer no POI são: instabilidade hemodinâmica,

sangramento, disfunção primária do enxerto/respiratória e dor.

- A monitorização hemodinâmica básica e invasiva/avançada, laboratorial e de imagem são fundamentais no suporte intensivo ao paciente transplantado pulmonar.
- O uso da analgesia controlada pelo paciente (PCA) tem um importante papel na efetividade do controle da dor, pois permite a participação ativa do paciente no manejo do controle da dor no pós-operatório imediato.
- O manejo dos cuidados com os drenos e até a retirada dos dispositivos devem ser realizados por enfermeiros devidamente capacitados, seguindo protocolos internos das instituições com o respaldo do COFEN.

REFERÊNCIAS BIBLIOGRÁFICAS

1. Coleman B, Blumenthal N, Currey J, Dobbels F, Velleca A, Grady KL, Kugler C, Murks C, Ohler L, Sumbi C, Luu M, Dark J, Kobashigawa J, White-Williams C. Adult cardiothoracic transplant nursing: an ISHLT consensus document on the current adult nursing practice in heart and lung transplantation. J Heart Lung Transplant. 2015 Feb;34(2):139-48. doi: 10.1016/j.healun.2014.11.017. Epub 2014 Nov 25. PMID: 25680682.
2. Cavalcanti KS, Bachini LCO, Semczyzm PT, Soares SCL. Nursing care in the handling of chest drains in the prophylaxis of diseases. Brazilian Journal of Development, Curitiba, v.7, n.11, p.107730-107743nov.2021.
3. George EL, Guttendorf J. Lung transplant. Crit Care Nurs Clin North Am. 2011 Sep;23(3):481-503. doi: 10.1016/j.ccell.2011.06.002. PMID: 22054823.
4. Di Nardo M, Tikkanen J, Husain S, Singer LG, Cypel M, Ferguson ND, Keshavjee S, Del Sorbo L. Postoperative Management of Lung Transplant Recipients in the Intensive Care Unit. Anesthesiology. 2022 Mar 1;136(3):482-499. doi: 10.1097/ALN.0000000000004054. PMID: 34910811.
5. Pena JJ, Bottiger BA, Miltiades AN. Perioperative Management of Bleeding and Transfusion for Lung Transplantation. Semin Cardiothorac Vasc Anesth. 2020 Mar;24(1):74-83. doi: 10.1177/1089253219869030. Epub 2019 Aug 14. PMID: 31409203.
6. Anzolim APL, Costa DS, Silva LB, Pereira MTL. Guia de medicamentos. Edição 1, SINOP 2023.
7. Pereira LCMS, Yamaguti STF, Mota TG. Atuação da enfermagem no gerenciamento da dor relacionada ao uso da bomba de analgesia controlada pelo paciente durante o pós-operatório de cirurgia cardíaca. BrJP 05 (02), Apr-Jun 2022.
8. Simanovski J, Ralph J. Readmissions After Lung Transplantation. Prog Transplant. 2020 Dec;30(4):365-367. Epub 2020 Sep 10. PMID: 32912114.
9. Hume E, Ward L, Wilkinson M, Manifield J, Clark S, Vogiatzis I. Exercise training for lung transplant candidates and recipients: a systematic review. Eur Respir Rev. 2020 Oct 28;29(158):200053.
10. Montgomery E, Macdonald PS, Newton PJ, Chang S, Wilhelm K, Jha SR, Malouf M. Reversibility of Frailty after Lung Transplantation. J Transplant. 2020 Aug 7;2020:3239495.
11. Van Zanten R, van Dijk M, van Rosmalen J, Beck D, Zietse R, Van Hecke A, van Staa A, Massey EK; aanZET study group. Nurse-led self-management support after organ transplantation-protocol of a multicentre, stepped-wedge randomized controlled trial. Trials. 2022 Jan 6;23(1):14.

67A

Oxigenoterapia e ventilação mecânica não invasiva

Vera Regina de Moraes Coimbra • Weriton Abreu Bernadi

DESTAQUES

O período pós-operatório de cirurgia cardíaca envolve alterações na mecânica tóraco-pulmonar que podem levar à necessidade do uso de oxigenoterapia suplementar e ventilação mecânica não invasiva (VNI) em suas diferentes formas e titulação adequada.

O uso de oxigênio suplementar e sua adequada titulação devem considerar alvos específicos e valores adequados de oxigenação arterial (PaO_2 e SpO_2), bem como outras condições envolvidas no pós-operatório de cirurgia cardíaca.

Um criterioso uso da VNI tem papel importante na reversão de condições relacionadas ao *shunt* pulmonar no período pós-operatório de cirurgia cardíaca e pode favorecer a supressão e descontinuação do uso de oxigênio suplementar.

INTRODUÇÃO

No pós-operatório de cirurgia cardíaca ocorrem alterações das trocas gasosas e da mecânica respiratória. Situações como atelectasias, pneumonia e edema pulmonar podem, até mesmo, levar o paciente a um quadro de Insuficiência Respiratória Aguda (IRpA), e elevar taxas de morbidade e mortalidade. Algumas complicações específicas podem ser encontradas após cirurgias cardíacas. Derrames pleurais, fístulas broncopleurais, disfunções frênicas, infecções de ferida operatória e sepse são alguns exemplos.[1]

Algumas medidas devem ser tomadas no pós-operatório na tentativa de minimizar as complicações pulmonares, como a analgesia adequada, oxigenoterapia e fisioterapia. Algumas vezes, porém, essas medidas não se mostram suficientemente resolutivas, sendo então necessárias medidas adicionais como a utilização de VNI.[2]

Os objetivos do uso da VNI são:

- Melhorar a ventilação alveolar.
- Diminuir o trabalho ventilatório.
- Aumentar os volumes pulmonares.
- Melhorar a troca gasosa.

Reduzindo assim, o tempo de ventilação mecânica, evitando a intubação e, consequentemente, abreviar o tempo de internação na unidade de terapia intensiva (UTI).[3]

Em algumas situações, pode-se observar, ainda, alterações na hemodinâmica, como a redução da pré--carga por redução do retorno venoso e diminuição da pós-carga ventricular esquerda por redução de sua pressão transmural, levando a aumento do débito cardíaco e melhora do desempenho cardíaco.[3]

VENTILAÇÃO NÃO INVASIVA

A VNI é uma técnica que permite suporte ventilatório para os pacientes sem a necessidade de uma via aérea artificial, utilizando-se de interfaces. Existem, basicamente, dois modos de ventilação não invasiva:

- Ventilação com Pressão Positiva Contínua nas Vias Aéreas (CPAP).
- Ventilação com dois níveis pressórico (Bi-nível pressórico).

Ventilação com pressão positiva contínua nas vias aéreas (CPAP)

O CPAP é um modo em que o paciente respira espontaneamente através de um circuito pressurizado contra uma resistência que mantém uma pressão positiva constante na via aérea durante a inspiração e a expiração.[4] (**Figura 67A.1.**) Este modo aumenta a pressão intratorácica, prevenindo colapso de via aérea e alvéolo, mantém a capacidade residual funcional e diminui a carga ventricular esquerda, auxiliando o aumento do débito cardíaco.[5]

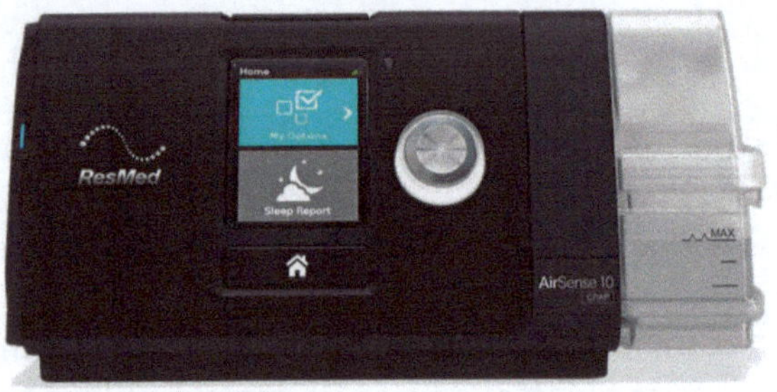

Figura 67A.1. Equipamento para uso de CPAP Air Sense 10 by Resmed®

Ventilação com dois níveis pressórico – Bi-nível pressórico

O Bi-nível gera dois níveis de pressão na via aérea (inspiratória e expiratória) (**Figura 67A.2.**), podendo ser uma associação entre a pressão de suporte (PS) e pressão positiva expiratória ao final da expiração (PEEP), em caso de utilização de VNI em um ventilador mecânico. O bi-nível envolve uma assistência inspiratória (IPAP), na qual uma pressão maior do que a pressão expiratória (EPAP) é aplicada a via aérea. Comparado com o CPAP, o bi-nível possui uma melhor resposta fisiológica em termos de redução do trabalho muscular respiratório e dispneia.[5]

CRITÉRIOS CLÍNICOS PARA INDICAÇÃO DO USO DA VNI

As principais indicações da VNI são as insuficiências respiratórias hipercápnicas e hipoxêmicas,[6] mas também pode ser utilizada de forma preventiva após a extubação. Devem ser avaliados os sinais e sintomas apresentados pelo paciente para se considerar o uso da ventilação não invasiva na insuficiência respiratória e ser reavaliada, a cada 3 horas, a necessidade ou não de manutenção da mesma.

Os critérios gerais para indicação do uso de VNI estão listados abaixo:

- Dispneia moderada ou grave.

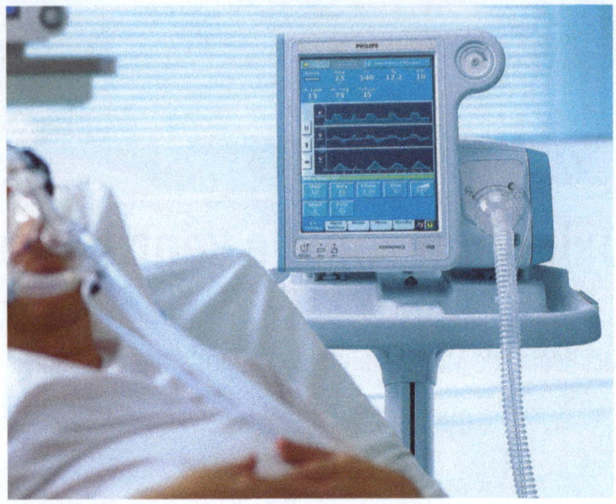

Figura 67A.2. Uso de equipamento de Binível Pressórico. Respironics V60 by Philips

- Sinais de aumento de trabalho respiratório (utilização de musculatura acessória e/ou movimento tóraco-abdominal paradoxal).
- Taquipneia com frequência respiratória (fr) > 25-30rpm.
- Falência respiratória aguda/crônica pH < 7,35 com $PaCO_2$ > $45cmH_2O$.

A utilização de VNI como forma preventiva após a extubação visa prevenir a ocorrência de insuficiência respiratória aguda e somente deve acontecer em pacientes de alto risco (VM > 48h, obesos, idade > 65 anos, difícil desmame ventilatório). Deve-se observar por no mínimo 1 hora e reavaliar a necessidade de continuação da VNI.[6]

No pós-operatório de cirurgia cardíaca, consideramos o uso de VNI nas seguintes situações:

- Hipoxemia ($SpO_2 \leq 92\%$ ou $PaO_2 \leq 60mmHg$) com CnO_2 5L/min.
- Redução da expansibilidade torácica.
- Redução significativa dos sons pulmonares a ausculta pulmonar.
- Radiografia de tórax apresentando alterações em 2 ou mais quadrantes pulmonares.

EFEITOS DA VNI

- Reduzir o trabalho/desconforto respiratório.
- Melhorar ou estabilizar as trocas gasosas.
- Minimizar riscos associados à via aérea artificial.
- Favorecer expansão pulmonar/ganho de volumes pulmonares.
- Evitar a intubação traqueal.

MONITORIZAÇÃO DURANTE A VNI

É de extrema importância a monitorização dos pacientes durante o uso de VNI em unidades de terapia intensiva para se determinar se os objetivos iniciais para sua instalação estão sendo alcançados.[7]

PARÂMETROS CLÍNICOS A SEREM MONITORIZADOS DURANTE A UTILIZAÇÃO DA VNI

Alguns pontos importantes devem ser observados durante a utilização da VNI em unidades de terapia intensiva no pós-operatório de cirurgias cardíacas:

Nível de consciência e conforto, movimentação tóraco-abdominal e utilização de musculatura acessória, possíveis assincronias e frequência respiratória total, volume corrente exalado e curvas de monitorização, se disponíveis, frequência cardíaca e pressão arterial, eletrocardiograma contínuo e oximetria, gasometria basal e comparar com as próximas horas.

INTERFACES

As interfaces de VNI disponíveis incluem máscara nasal, oronasal, máscara facial total, *helmet* e bucais, sendo observado no âmbito hospitalar, maior uso dos tipos nasal, oronasal e facial total.[6] (**Figuras 67A.3., 67A.4.** e **67A.5.**)

Para o sucesso no tratamento com VNI, a escolha de uma máscara que se adapte apropriadamente ao paciente é de extrema importância. Em casos de quadros agudos as máscaras oronasais são as de preferência, já que, em pacientes em franca dispneia, se observa predomínio de respiração oral, o que levaria ao vazamento excessivo no caso de ventilação com máscaras nasais, além de permitir maior volume corrente, e consequentemente correção mais rápida de alterações nas trocas gasosas (**Tabela 67A.1.**)

Tabela 67A.1. Comparativo entre máscaras

MÁSCARAS NASAIS	MÁSCARAS FACIAIS
Risco de aspiração	Permite respiração oral
Facilita expectoração	Início do tratamento da IRA
Permite fala, alimentação e maior conforto	Claustrofobia
Resistência das narinas ao fluxo de ar	Espaço morto

Comparativo entre máscaras nasais e faciais.

Na utilização da interface facial total, há uma maior área de contato entre a máscara e a face do paciente, melhorando a distribuição de pressão na face do paciente e podendo-se observar menor incidência de lesões relacionadas ao seu uso. Além disso, seu uso é mais confortável, diminui vazamentos e possibilita a utilização de pressões inspiratórias maiores.

DESCONTINUAÇÃO DA VNI

A duração da utilização da VNI varia conforme o quadro clinico apresentado. O tempo em que o paciente utiliza a VNI é diminuído progressivamente e a terapia ventilatória não invasiva é substituída por um suporte de oxigenoterapia, iniciando-se por um período curto de tempo e assim aumentando o tempo em respiração espontânea gradativamente até sua retirada completa. Sempre se considera a condição clínica e troca gasosa do paciente. Deve-se reavaliar a possibilidade de retirada a cada 3 horas de pacientes dependentes de VNI.[8]

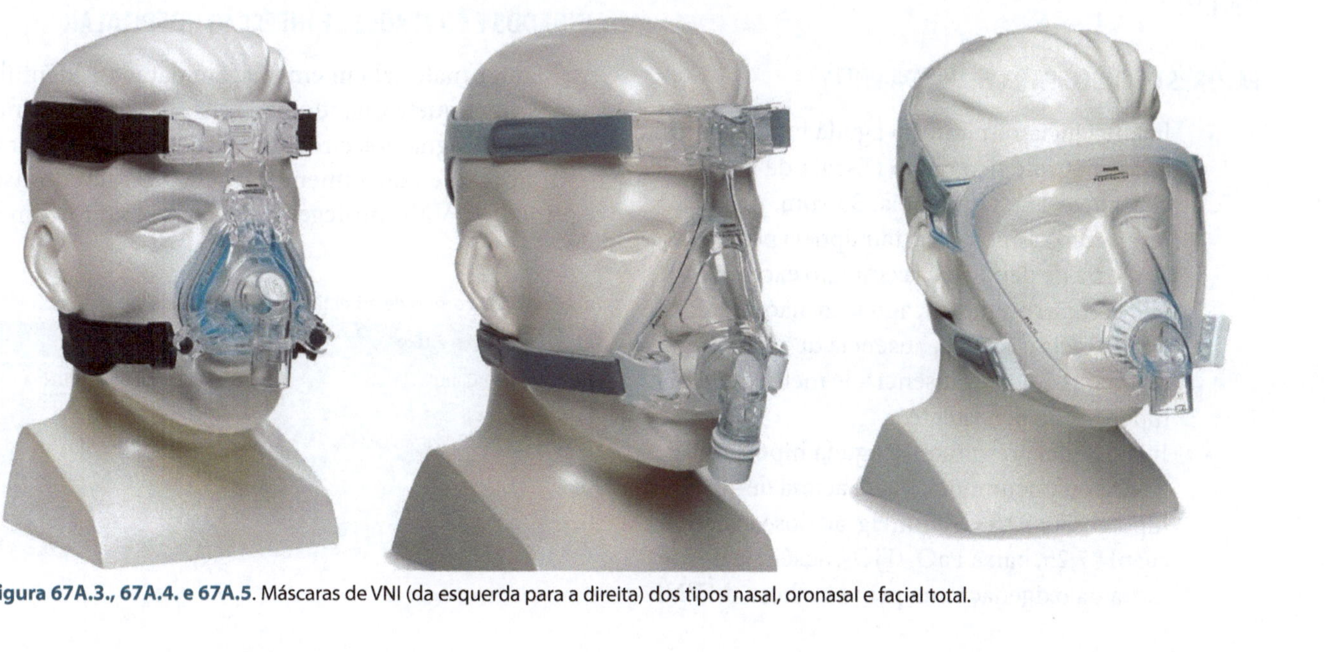

Figura 67A.3., 67A.4. e 67A.5. Máscaras de VNI (da esquerda para a direita) dos tipos nasal, oronasal e facial total.

CONTRAINDICAÇÕES AO USO DA VNI8

- Absolutas
  Necessidade de intubação de emergência, parada cardíaca ou respiratória.
- Relativas
  Incapacidade de cooperar, proteger as vias aéreas, ou secreções abundantes, rebaixamento de nível de consciência (exceto acidose hipercápnica em DPOC), falências orgânicas não respiratórias (encefalopatia, arritmias malignas ou hemorragia digestivas graves com instabilidade hemodinâmica), cirurgia facial ou neurológica, trauma ou deformidade facial, alto risco de broncoaspiração, obstrução de vias aéreas superiores e anastomose de esôfago recente.

SUCESSO E FALHA TERAPÊUTICA

O sucesso ou a falha do uso da VNI dependem de múltiplos fatores. Reconhecer a falha na utilização da VNI também é de extrema importância.

O momento escolhido para instalação da VNI é crucial. O uso precoce é recomendado, e é de extrema importância não retardar a decisão de intubação orotraqueal de um paciente que vem apresentado sinais de falha da VNI, uma vez que o risco de uma inesperada falência cardíaca e respiratória pode levar ao aumento da morbidade e mortalidade. A experiência e habilidades da equipe também influenciam muito no sucesso da VNI.[9]

A escolha do equipamento também é de extrema relevância em quadros agudos, uma vez que o uso de equipamentos inadequados pode levar a baixa tolerância, vazamento excessivo e insucesso na terapia com VNI.[10.]

FATORES DE RISCO PARA FALHA DA VNI11

- Insuficiência respiratória aguda hipercápnica: Score neurológico baixo (Escala de Coma de Glasgow <11), taquipneia: 35 rpm, pH <7,25, respiração assincrônica, taquipneia persistente, ausência de dentição, vazamento excessivo, hipersecreção pulmonar, agitação, não aderência e tolerância a terapia, ausência de melhora nas primeiras 2 horas, ausência de melhora de pH, hipercapnia persistente.
- Insuficiência respiratória aguda hipoxêmica: ARDS ou pneumonia, idade acima de 40 anos, hipotensão: PAS < 90mmHg, acidose metabólica: pH 7,25, baixa PaO_2/FiO_2, ausência de melhora da oxigenação na primeira hora de VNI.

FALÊNCIA DA VNI: CRITÉRIOS PARA AVANÇAR PARA IOT10

Intolerância à interface, assincronia paciente × ventilador, ausência de melhoria das trocas gasosas e/ou dispneia, instabilidade hemodinâmica, isquemia do miocárdio ou arritmias ventriculares, necessidade urgente de IOT (secreções abundantes, falha na proteção da via aérea), ausência de melhora do estado de consciência após 30 minutos de VNI em pacientes hipoxêmicos e agitados, parada cardiorrespiratória.

PONTOS DE ATENÇÃO QUANTO AO USO DA VNI

- Distensão gástrica (reavaliar necessidade momentânea e riscos envolvidos).
- Pneumotórax (rediscutir mecanismos de formação e riscos envolvidos).
- Passagem de cateter venoso central subclávio – aguardar radiografia torácica pós-procedimento (risco de pneumotórax iatrogênico), após retirada de drenos pleurais (aguardar radiografia torácica pós-procedimento, devido ao risco de formação de pneumotórax), barotrauma e presença de fístulas pulmonares.
- Problemas relacionados à baixa tolerância ou não colaboração com a terapia com VNI por parte do paciente.
- Náuseas e vômito (reconsiderar melhor momento).
- Crises convulsivas.
- Uso de VNI imediato após as refeições (o ideal é esperar pelo menos 1 hora para instalação da VNI).
- Epistaxe ou hemoptise.

CUIDADOS E CONTROLE DE INFECÇÃO HOSPITALAR

Manter material em embalagem datada e identificada com etiqueta quando não estiver em uso, retirar acúmulo de água nos circuitos ventilatórios, atentar à umidificação e aquecimento necessário quando uso contínuo de VNI, proteger a pele em contato com a

Tabela 67A.2. Formas de administração de oxigênio

Baixo Fluxo	Alto Fluxo
Catéter Nasal/Cânula Nasal	Máscara com reservatório/Reinalante
Máscara de Nebulização facial/ traqueostomia	Máscara com Sistema Venturi
	Cânula Nasal de alto fluxo (CNAF)
	Ventilação Não invasiva (VNI)

Formas de administração de Oxigênio.

máscara de VNI se necessário, observar o acoplamento perfeito para evitar escape de ar próximo aos olhos.

OXIGENOTERAPIA

Para tratar a hipoxemia, podemos utilizar alguns recursos para suplementação do aporte de oxigênio (O_2). As formas de administração do O_2 se dividem em: sistemas de baixo fluxo e sistemas de alto fluxo.

Costuma-se iniciar a suplementação de oxigênio por meio de cânula nasal em pacientes com quadro de hipoxemia aguda o ou quadro de hipoxemia crônica com alterações cardiopulmonares vigentes, ou sintomáticas. Caso o fluxo máximo nesta forma de administração de oxigênio não seja suficiente para corrigir a hipoxemia ou em outras indicações, deve-se alterar a forma de administração para aquelas que permitam maior aporte de O_2, como a máscara de nebulização, máscara com sistema Venturi ou máscara com reservatório.[12]

Cânula Nasal de Oxigênio

A cânula nasal é um dispositivo simples, de baixo fluxo, e o mais utilizado dentre as formas de administração de O_2 suplementar. Isso se deve aos fatores facilidade e disponibilidade. A cânula nasal permite administração de O_2 ao gerar um fluxo de até 5L/min, fornecendo uma fração inspirada de O_2 (FiO_2) de no máximo, 40%. (**Figuras 67A.6.** e **67A.7.**)

Máscara de Nebulização Facial e Máscara de Nebulização para Traqueostomia

Se o paciente necessitar de fluxos de O_2 superiores a 5L/min ou em pacientes com respiração oral predominante, devemos usar fluxos de O_2 de 5 a 15L/min. Em caso de uso de cânulas nasais de O_2 de forma prolongada com fluxos acima de 5L/min, o paciente pode apresentar desconforto, ressecamento e sangramento nasal. Nestas situações, substitui-se o O2 administrado por cânula nasal pela máscara de nebulização com fluxo de 5L/min a 15L/min.[12] (**Figuras 67A.8.** e **67A.9.**).

Máscara de Oxigênio com reservatório

A máscara de O_2 com reservatório tem como finalidade administrar altas concentrações de O_2. O sistema é composto por uma máscara ligada a uma bolsa reservatória que armazena O_2, permitindo concentrações mais altas (**Figuras 67A.10.** e **67A.11.**). É geralmente utilizada quando a hipoxemia é refratária à utilização dos demais sistemas de baixo fluxo. O fluxo utilizado deve ser de 8 a 15 L/min de O_2.[12]

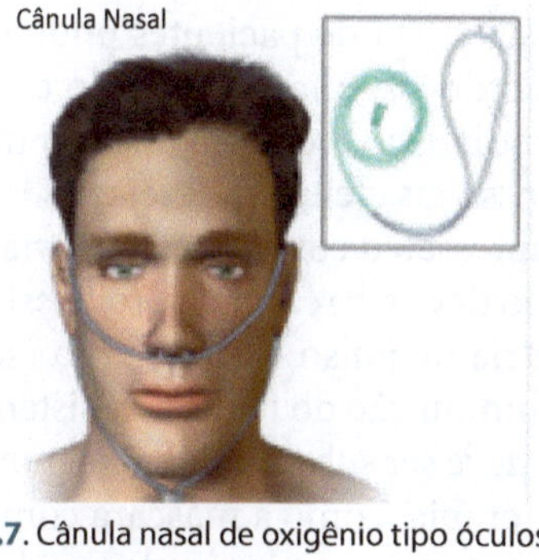

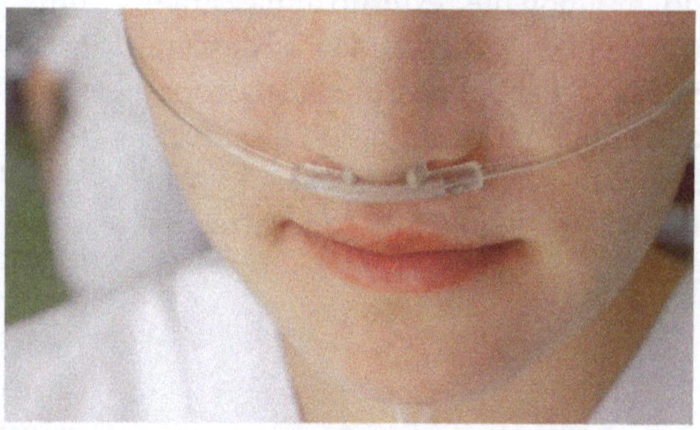

Figuras 67A.6. e 67A.7. Cânula nasal de oxigênio tipo óculos.

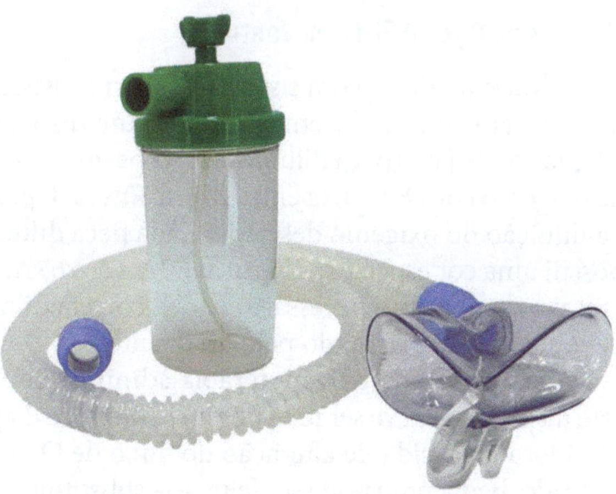

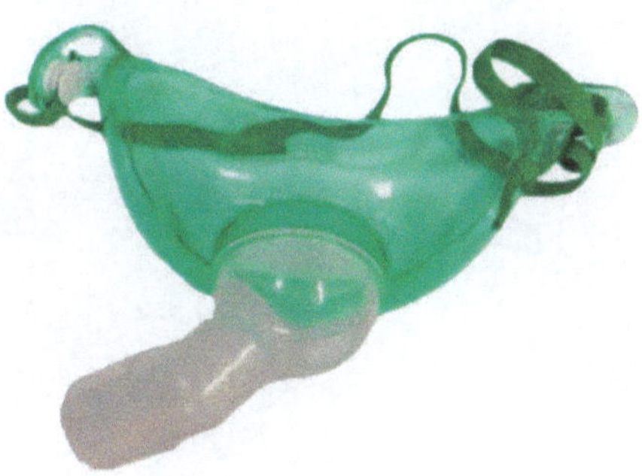

Figuras 67A.8. e 67A.9. Máscara de nebulização facial/traqueostomia.

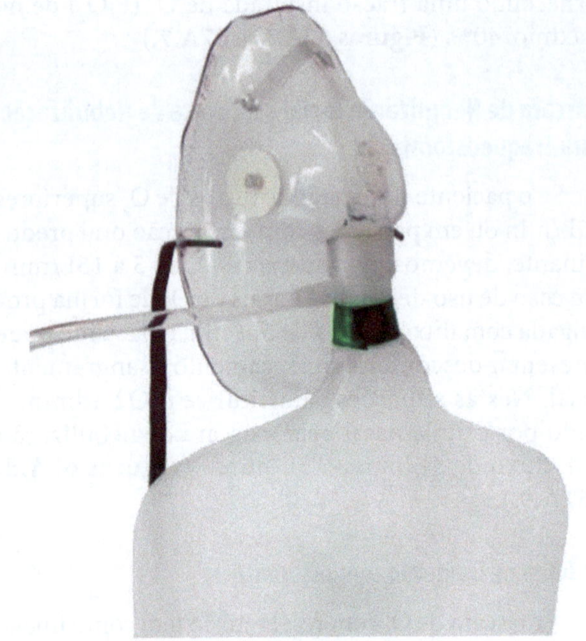

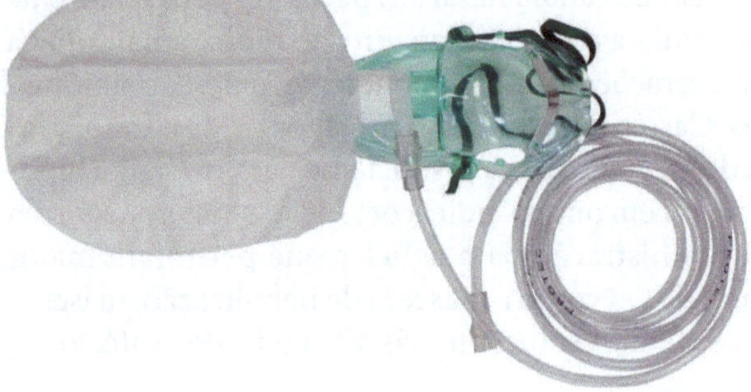

Figuras 67A.10. e 67A.11. Máscara de O_2 com reservatório

Uma variação da máscara de O_2 com reservatório é a chamada Máscara de O_2 de Não Reinalação Parcial (**Figura 67A.12.**). Quando comparada à máscara de O_2 simples que, por sua configuração, permite reinalação parcial de CO_2 e mistura do oxigênio administrado com gás proveniente do "ar ambiente" externo à máscara e consequente redução da FiO_2 administrada, a Máscara de O_2 de Não Reinalação Parcial possui em sua construção válvulas que limitam a mistura do O_2 oferecido com o ar externo à máscara ou ao ar exalado pelo paciente, permitindo assim, a oferta de concentrações ainda maiores de O_2.[12]

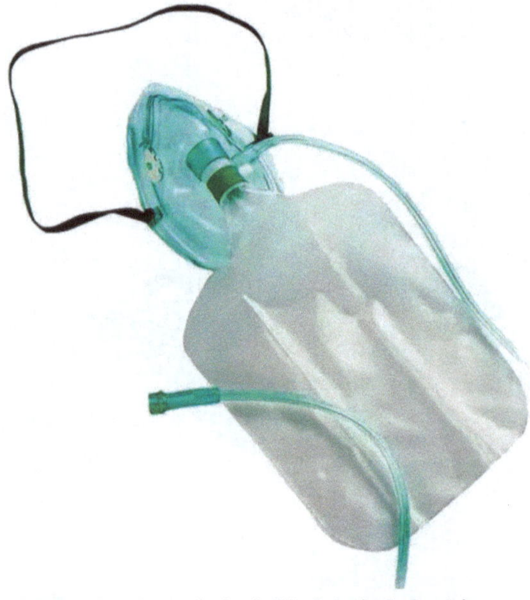

Figura 67A.12. Máscara de O2 de Não Reinalação Parcial.

Um ponto importante a ser lembrado neste momento relaciona-se aos pacientes portadores de DPOC (doença pulmonar obstrutiva crônica), retentores de CO_2. Nestes casos, deve-se considerar níveis mais baixos de SpO_2 (90-93%) ou de acordo com seu nível basal, uma vez que ofertas de oxigênio maiores que o necessário neste perfil de pacientes podem contribuir para depressão do sistema ventilatório central, redução do drive ventilatório, ocasionando em maior retenção de CO_2 e possíveis efeitos indesejados.[13]

A supressão da oxigenoterapia via máscara com reservatório deve ser realizada progressivamente segundo a oximetria de pulso e gasometria (se for necessária). Após a diminuição do fluxo, esse sistema de administração e O_2 deve ser substituído por alguma outra forma de oxigenoterapia, como a máscara com sistema Venturi, nebulização simples ou cânula nasal de O_2.[13]

Máscara de O_2 com Sistema Venturi

A Máscara de O_2 com sistema Venturi consiste numa máscara conectada, em sua base, a um dispositivo adaptador de jato (peça diluidora) que permite a oferta de oxigênio com FiO_2 fixa entre 24% a 50%, a depender da diluição do oxigênio desejada. Cada peça diluidora possui uma cor específica (**Figuras 67A.13.** e **67A.14.**). O fluxo de oxigênio necessário para a correta diluição deve ser aquele orientado pelo fabricante.[12]

A supressão da oxigenoterapia administrada por este dispositivo deve ser feita por meio da troca da peça diluidora acrescida de alteração do fluxo de O_2 administrado, bem como pode ser feita pela substituição por outra forma de administração de oxigênio.[12]

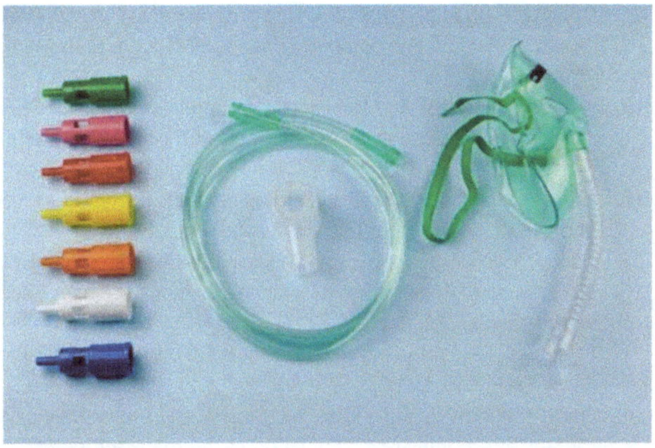

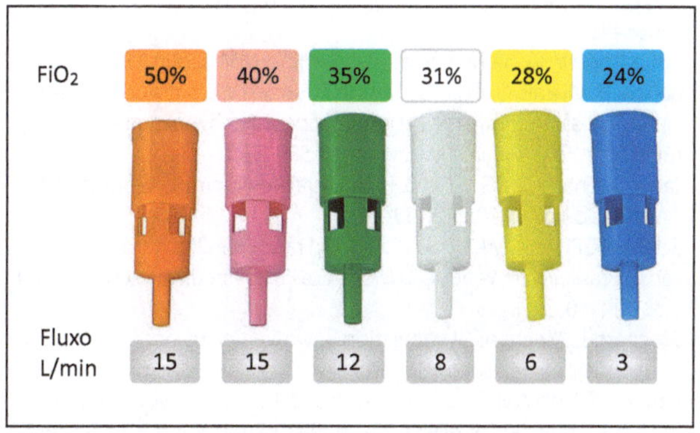

Figuras 67A.13. e 67A.14. Máscara de O2 com sistema Venturi e suas peças diluidoras (a serem determinadas pelo fabricante).

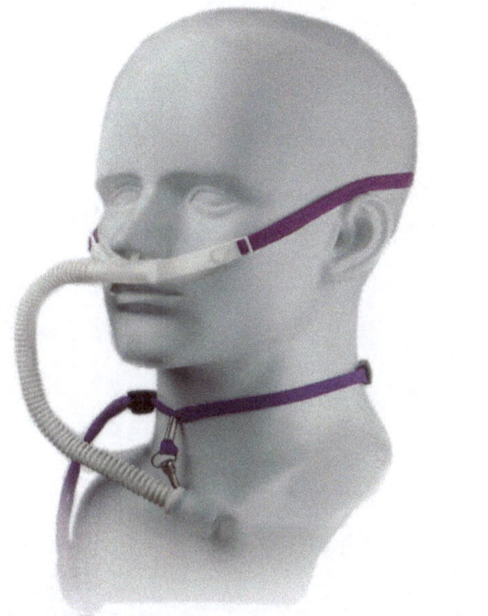

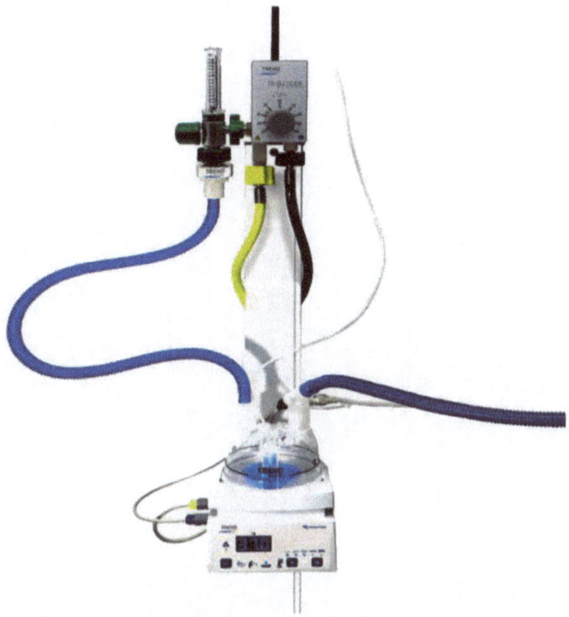

Figuras 67A.15. e 67A.16. Cânula Nasal de Alto Fluxo e seu equipamento para administração.

Cânula Nasal de Alto fluxo (CNAF)

A Cânula Nasal de Alto Fluxo (CNAF), é um dispositivo de suporte de oxigênio umidificado e aquecido a fluxos tão altos quanto 60L/min via uma cânula nasal larga (**Figuras 67A.15. e 67A.16.**). Este sistema tem sido visto como um importante avanço nas alternativas para o suporte ventilatório não-invasivo em doentes com insuficiência respiratória aguda.[14]

Seu uso foi extremamente difundido durante a pandemia da Covid-19. Tal detalhamento merece, com certeza, um capítulo à parte.

PONTOS-CHAVE

Atelectasias e derrames pleurais são causa comum de hipoxemia e IRpA no pós-operatório de cirurgia cardíaca. Oxigênio suplementar e uso adequado de VNI podem ser necessários nestas condições.

A titulação adequada de oxigênio suplementar e a escolha criteriosa da interface e do modo de VNI a ser instituído contribuem para minimização das complicações e sucesso no tratamento.

A recuperação de volumes pulmonares, a melhora na ventilação alveolar e troca gasosa, e a diminuição no trabalho ventilatório, como efeitos da VNI, podem reduzir o tempo de ventilação mecânica e tempo de internação na UTI.

REFERÊNCIAS BIBLIOGRÁFICAS

1. Chiumello D, Chevallard G, Gregorett C. Non-invasive ventilation in postoperative patients: a systematic review. Intensive Care Med .2011;37(6):918-29.
2. Pieczkoski SM, Margarites AGF, Sbruzzi G. Noninvasive ventilation during immediate postoperative period in cardiac surgery patients: systematic review and meta-analysis. Braz J Cardiovasc Surg. 2017; 32:301-311.
3. Coimbra VR, Lara Rde A, Flores EG, Nozawa E, Auler JO Jr, Feltrim MI. Application of noninvasive ventilation in acute respiratory failure after

cardiovascular surgery. Arq Bras Cardiol. 2007 Nov;89(5):270-6, 298-305. English, Portuguese. doi: 10.1590/s0066-782x2007001700004. PMID: 18066449.

4. Squadrone V, Coha M, Cerutti E, Schellino MM, Biolino P, Occella P, Belloni G, Vilianis G, Fiore G, Cavallo F, Ranieri V. Continuous positive airway pressure for treatment of postoperative hypoxemia. A randomized controlled trial. JAMA 2005; 293:589–595.
5. Jaber S, Chanques G, Jung B. Postoperative Noninvasive Ventilation. Anesthesiology. 2010; 112:453–61.
6. Schttino GPP, Reis, MAS, Galas F, Park M, Franca AS, Okamoto VN. III Consenso Brasileiro de Ventilação MecânicaJ Bras Pneumol. 2007;33(Supl 2): S 92-S 105.
7. Brochard L. Mechanical ventilation: invasive versus noninvasive. Eur Respir J 2003;22(47 suppl):31–37.
8. Barbas CS, Ísola AM, Farias AM, Cavalcanti AB, Gama AM, Duarte AC, et al. Recomendações brasileiras de ventilação mecânica 2013. Rev Bras Ter Intensiva. 2014;26(2):89-121.
9. Ozyilmaz E, Ugurlu AO, Nava S. Timing of noninvasive ventilation failure: causes, risk factors, and potential remedies, BMC Pulmonary Medicine 2014, 14:19.
10. Antonelli M, Pennisi MA, Montiniet L. Clinical review: Noninvasive ventilation in the clinical setting – experience from the past 10 years. Critical Care 2005; 9(1): 98 -103.
11. Hess DR. Noninvasive Ventilation for Acute Respiratory Failure. Respiratory care. 2013;58(6):950-969
12. Scalan CL, Heuer A, Gasoterapia Medicinal. In: Scanlan CL, Wilkins RL, Stoller JK, eds. Fundamentos da terapia respiratória de Egan. 7. ed. São Paulo: Manole; 2000.
13. Person DJ. Pathophysiology and Clinical Effects of Chronic Hipoxia. Respir Care 2000; 45(1): 39-51.
14. Frat JP, Coudroy R, Marjanovic N, Thille AW. High-flow nasal oxygen therapy and noninvasive ventilation in the management of acute hypoxemic respiratory failure. Ann Transl Med. 2017 Jul;5(14):297.

67B

Terapia de mobilização no pós-operatório de cirurgia cardíaca

Kelly Cristina de Oliveira Abud • Cristiane Gonçalves

DESTAQUES

- A mobilização como ferramenta de redução de tempo de internação.
- Efeitos do imobilismo: importância no paciente de cirurgia cardíaca.
- Funcionalidade do paciente crítico: critérios de avaliação.
- Eventos adversos e barreiras: a segurança da mobilização em pauta.

INTRODUÇÃO: MOBILIZAÇÃO

A terapia de mobilização tem sido defendida como condição *sine qua non* para otimização do tempo de permanência na unidade de cuidados intensivos e de internação hospitalar, além de importante recurso visando à qualidade de vida pós-alta, especialmente no tocante à independência funcional.[1,2] A fraqueza adquirida na UTI está associada não somente à restrição ao leito, mas a inúmeros fatores fisiopatológicos inerentes à doença de base, culminando com efeitos que incluem descondicionamento, miopatia e neuropatia. Há literatura recente que relaciona o desfecho da fraqueza muscular adquirida na internação a diversos desfechos desfavoráveis que vão desde piora da qualidade de vida a aumento da morbimortalidade hospitalar.[3,4] Ao promover a melhora da força muscular, a resistência e o desempenho de atividades funcionais, a mobilização do paciente, ainda em período crítico de evolução da doença, é hoje técnica essencial para mitigar o efeito deletério da fraqueza adquirida na UTI.[5,6] Apesar dos relatos em literatura que suportam a mobilização em pacientes de UTI, ainda há resistência por parte de muitos profissionais sobre o melhor momento para iniciar a mobilização e como evitar eventos adversos relacionados a ela.[7] Por outro lado, há fortes evidências que apontam para o repouso prolongado no leito como fator potencializador e com nexo causal para uma série de complicações como: infecções pulmonares, derrame pleural, comprometimento transporte de oxigênio, delirium, trombose venosa profunda e infecções nosocomiais afetando posteriormente a capacidade funcional, as atividades da vida diária, a qualidade de vida e até aumento da taxa de reinternações hospitalares.[8,9]

Nesse sentido, é importante a avaliação da condição funcional prévia à cirurgia, assim como a definição do plano terapêutico, constando de objetivos de funcionalidade e prazos esperados, segundo a doença de base. Estudo de revisão sistemática mostra que mobilização em pacientes submetidos à revascularização miocárdica, por exemplo, pode melhorar a função física avaliada pela distância percorrida durante o Teste de Caminhada de 6 minutos na alta hospitalar.[10] Esta mesma revisão sistemática mostrou efeito significativamente positivo da mobilização sem relato de evento adverso. Os protocolos de mobilização já publicados voltados para pacientes cirúrgicos ainda abordam o tema de forma generalista e não individualizada, portanto, há uma lacuna de conhecimento quanto ao tipo, intensidade, frequência, duração e progressão dos exercícios propostos.[11] Assim se faz valer a premissa de individualizar o atendimento a cada paciente, a cada tipo cirúrgico, suas particularidades e nível de complexidade para o sucesso de cada caso com excelentes resultados.

Muito se fala em tempo de internação hospitalar e principalmente em UTI, em cirurgia cardíaca, o cenário não é diferente. O tempo de internação pós-cirúrgico tem um impacto não apenas no que diz respeito aos riscos ao paciente, como é amplamente discutido, mas também tem reflexos diretos na fila de pacientes em lista para procedimentos. Isso pode ter um impacto direto na piora clínica e no escore de risco e gravidade, podendo, eventualmente, fazer com que um procedimento eletivo seja transferido para urgência, o que aumenta o risco operatório e, consequentemente, o prognóstico pós-operatório.[12] No sentido de modificar este cenário, protocolos de rápida recuperação vêm sendo amplamente discutidos na literatura e vêm ganhando espaço, principalmente após a pandemia de Covid-19, que também impactou em maior tempo de espera em filas para procedimentos cirúrgicos eletivos.[5,6] Os elementos-chave para a redução do tempo em terapia intensiva, premissa básica dos protocolos de rápida recuperação, incluem:

- Aconselhamento pré-operatório.
- Otimização da nutrição.
- Regimes analgésicos e anestésicos padronizados.
- Mobilização, sendo estes direcionados para cada tipo cirúrgico, com sinergia entre o serviço e todas as equipes envolvidas, com garantia de segurança para o paciente.[13,14]

AVALIAÇÃO

A elaboração de um programa de mobilização pós-operatória deve ser pautada na avaliação de gravidade e risco cirúrgico. Os instrumentos mais utilizados para esta estratificação são APACHE e EuroScore já discutidos em capítulos anteriores. Além dos escores preconizados pelas sociedades de referência em terapia intensiva, é importante a avaliação clínica da ventilação, macro e micro hemodinâmica, nível de consciência e estado mental.

A capacidade funcional é avaliada de forma global através do *ICU mobility score*, com tradução para a língua portuguesa,[15] importante ferramenta para traçar objetivos diários de funcionalidade como sentar e levantar (**Figura 67B.1**). Também a escala MRC, deve ser utilizada para avaliação da forca muscular em segmentos específicos. Outro ponto importante na avaliação é a identificação de barreiras para a mobilização, tais como drenos, tipo e tamanho da incisão, dispositivos de acesso venoso ou assistência hemodinâmica.[16,17]

Segundo a rotina da UTI cirúrgica do InCor, pacientes admitidos hemodinamicamente estáveis, sem drogas vasoativas e com baixos níveis de DVA, sem sangramento ativo pelos drenos torácicos (por exemplo, para pacientes acima de 50Kg, < 500mL na primeira hora com redução importante nas próximas horas), sem coagulopatia presente, adequada troca gasosa, responsivo e orientado, são candidatos a extubação e mobilização no leito logo nas primeiras horas de pós-operatório. A indicação de sedestação à beira do leito é feita após 6 horas de retirada do suporte ventilatório, desde que termodinamicamente estável. Pacientes que não preenchem nenhum dos critérios relacionados acima, serão candidatos a mobilização no mínimo após 6 horas da admissão e após revisão e ajuste de parâmetros com estabilidade hemodinâmica, mesmo em pacientes que cursam com necessidade de ventilação mecânica por mais de 6 horas, sendo o adequado posicionamento no leito utilizado desde a admissão.

Outrossim, pacientes que permanecem no leito em ventilação mecânica estão sujeitos a complicações inerentes ao imobilismo, como infecções respiratórias, atelectasias, aumento do risco de hipotensão postural e intolerância ortostática, trombose venosa profunda, úlcera de pressão, constipação gastrointestinal, *delirium*. Esses processos envolvem inflamação sistêmica, catabolismo muscular e disfunção microcirculatória, evoluindo com injúria neuronal induzida por disfunção mitocondrial e hiperglicemia que gera degeneração axonal e consequente perda de massa e força muscular,[5] que *per se* diminuem o desempenho para aquisição de sedestação e bipedestação. Esses pacientes necessitam de intervenção rápida, direcionada e personalizada, vez que o exercício de mobilizado, seja com ou sem resistência, pode mitigar os efeitos fisiológicos do imobilismo de forma eficiente.[18]

INTERVENÇÃO

A abordagem do paciente em pós-operatório de cirurgia cardíaca inicia-se desde a admissão na unidade de Terapia Intensiva, inicialmente com foco fisioterapêutico na avaliação ventilatória estabelecendo e ajustando parâmetros iniciais em ventilação mecânica, e, a seguir compondo a equipe para passagem de informações relevantes referentes ao período no centro cirúrgico. Nesse momento, se traçam metas de tempo de ventilação mecânica e progressão de mobilidade.

Na admissão do pós-operatório imediato, o posicionamento no leito permite adequada avaliação do padrão ventilatório e proporciona biomecânica favorável ao paciente quando iniciar ventilação espontânea. O posicionamento em elevação no leito a no mínimo 30° a 45°, em pacientes em ventilação mecânica, permite redução de eventos relacionados à broncoaspiração e pneumonias associadas à ventilação mecânica. Sugere-se melhor área de aposição diafragmática em relação a decúbitos mais baixos, com consequente melhora da mecânica ventilatória por redução da pressão intra-abdominal imposta contra o diafragma. Pode-se considerar, portanto, o posicionamento adequado no leito a primeira ação visando à recuperação funcional de mobilidade do paciente. Mais adiante, o outro

	Classificação	Definição
1	Nada (deitado no leito)	Rolado passivamente ou exercitado passivamente pela equipe, mas não se movimentando ativamente
2	Sentado no leito, exercícios no leito	Qualquer atividade no leito incluindo rolar, ponte, exercícios ativos, cicloergômetro e exercícios ativo assistidos; sem sair do leito ou sentado a beira do leito
	Transferido passivamente para a cadeira (sem ortostatismo)	Transferência para cadeira por meio de guincho, elevador ou passante, sem ortostatismo ou sem sentar à beira do leito
3	Sentado à beira do leito	Pode ser auxiliado pela equipe, mas envolve sentar ativamente a beira do leito e com algum controle de tronco
4	Ortostatismo	Sustentação do peso sabre os pés na posicao ortostática, com ou sem ajuda. Pode ser considerado o use do guincho ou prancha ortostática.
5	Transferência do leito para cadeira	Ser capaz de dar passos ou arrastar os pés na posição em pé até a cadeira. Isto envolve transferir ativamente o peso de uma perna para outra para it até a cadeira. Se o paciente já ficou em pé com auxílio de algum equipamento médico, ele deve andar até a cadeira (não aplicável se o paciente é levado por algum equipamento de elevação)
6	Marcha estacionária (à beira do leito)	Ser capaz de reatizar marcha estacionária erguendo os pés de forma alternada (deve ser capaz de dar no mínimo 4 passos, dois em cada pé), com ou sem auxílio
7	Deambular com auxílio de 2 ou mais pessoas	O paciente consegue se distanciar pelo menos 5 metros do leito/cadeira corn auxílio de 2 ou mais pessoas
8	Deambular com auxílio de 1 pessoa	O paciente consegue se distanciar pelo menos 5 metros do leito/cadeira com o auxílio de 1 pessoa
9	Deambutação independente com auxílio de um dispositivo de marcha	O paciente consegue se distanciar pelo menos 5 metros do leito/cadeira com o use de dispositivos de marcha, mas sem o auxílio de outra pessoa. Em indivíduos cadeirantes, este nível de atividade implica em se locomover corn a cadeira de rodas de forma independente por 5 metros para longe do leito/cadeira.
10	Deambulação independente sem auxílio de um dispositivo de marcha	O paciente consegue se distanciar pelo menos 5 metros do leito/cadeira sem o uso de dispositivos de marcha ou o auxílio de outra pessoa.

Figura 67B.1. ICU mobility score de Fogaça et al.[15]

aspecto da mobilização do paciente está diretamente relacionado à incidência de delirium em terapia intensiva. Pacientes restritos ao leito têm maior incidência de delirium, demandam maior necessidade de uso de sedativos e cursam com maior dependência ventilatória. Quebrar esse ciclo resulta em menor prejuízo neurocognitivo, ventilatório e motor.[8,19]

A **Figura 67B.2.** mostra a sequência e tipos de mobilização propostas em nossa rotina para o paciente em pós-operatório de cirurgia cardíaca.

A fim de facilitar a abordagem do paciente pós-cirúrgico, utilizamos critérios de progressão baseados em fases diferentes de evolução, desde a admissão até alcançar a retomada total da mobilidade. Cabe lembrar que alcançar a última fase, deambulação, depende diretamente da condição prévia do paciente; por isso, é de suma importância a avaliação pré-operatória para traçar metas adequadas e individualizadas.

A **Fase 1** acontece imediatamente após a admissão na UTI com adequado posicionamento. A mobilização passiva inicia-se poucas horas após a admissão, após verificação de exames de admissão, ajuste hemodinâmico e completa monitorização, e vai acontecer na dependência de incapacidade do sujeito colaborar com a terapia ativa.

Após o paciente retomar consciência, já é possível iniciar a **Fase 2**, podendo ser realizada mobilização ativa assistida no caso de restrição de membro, após safenectomia, por exemplo, ou totalmente ativa, dependendo do nível de força presente. A sedestação no leito é reali-

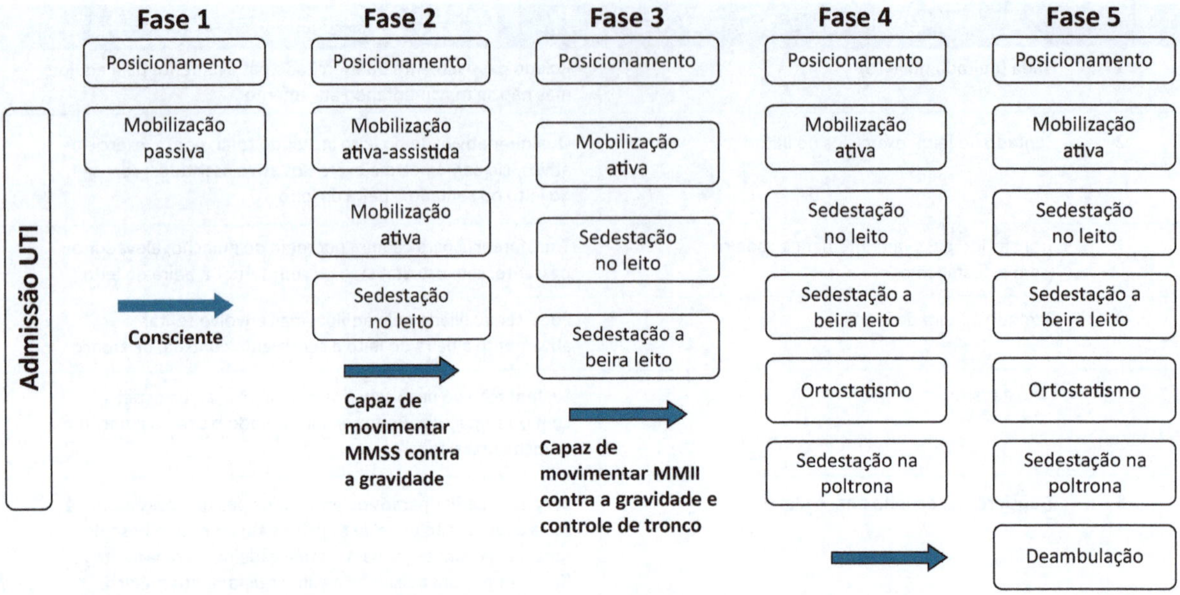

Figura 67B.2. Protocolo de intervenção do Instituto do Coração – InCor – HCFMUSP.

zada com elevação da cabeceira e ajuste da cama retrátil com flexão de quadril e joelhos, associada à inclinação anterior da cama, posição adotada para realização de exercícios respiratórios e mobilização de membros superiores com força capaz de vencer a gravidade.

A **Fase 3** acontece quando o paciente já pode realizar exercícios de membros inferiores, vencendo a ação da gravidade e controle de tronco sem apoio. Para realização de sedestação à beira leito é necessária a avaliação junto à equipe multiprofissional para evitar eventos adversos, com checagem de curativos e fixações de drenos e cateteres. A desconexão temporária dos acessos não funcionantes pode facilitar a manipulação do paciente e deve ser feita exclusivamente pela equipe de enfermagem. A fim de facilitar a abordagem, deve-se escolher virar o paciente para o mesmo lado dos acessos principais, como cateter central, que pode ser jugular, subclávio ou femoral. O acesso femural não impede a sedestação. Importante frisar que a fixação e viabilidade do acesso antes da mobilização devem ser verificadas. Drenos torácicos devem ser pinçados antes de elevar acima do nível torácico, procedimento necessário para trazer o dreno ao lado do paciente. É comum, pacientes usarem 2 drenos pleurais, um de cada lado e um dreno mediastinal e os mesmos serão direcionados para o lado que o paciente será virado. O mesmo acontece com sondas vesicais. Por isso, é de fundamental importância a ajuda de mais um profissional para transportar os drenos e a sonda. É importante salientar que a medida precisa da pressão arterial sistêmica de forma invasiva (cateter em artéria radial ou femoral) só é possível com alinhamento do equipamento ao nível torácico, o que não será possível durante a transferência para poltrona na lateral da cama. Sendo assim, a monitorização não invasiva deve ser instalada no membro sem acesso arterial. A medida deve ser feita com paciente deitado e imediatamente após sedestação. Um limite de segurança é iniciar transferências de pressão média arterial sistêmica acima de 70mmHg. Valores abaixo devem ser avaliados pela equipe médica e considerados limitantes da retirada do leito. Sintomas relacionados à hipotensão postural podem acontecer mesmo frente ao cenário ideal, como amplamente discutido anteriormente, e toda equipe multiprofissional deve estar alerta para eventuais intercorrências. Durante toda a transferência, o paciente deve ser orientado a comunicar seus sintomas, sendo ativo no seu processo de recuperação. Antes de começar a transferência, o nível do leito deve ser o mais próximo do chão possível, a seguir o tronco do paciente deve ser elevado até que os pés encostem no chão, a partir daí aguarda-se até que não seja relatada lipotimia. Com todos os dispositivos assegurados para transferência, o profissional deve apoiar uma das mãos no tronco do paciente e a outra nos membros inferiores e a transferência deve ocorrer em rotação. Na presença de dois profissionais, um faz o apoio de tronco e outro de membros inferiores e ambos devem fazer o movimento juntos de rotação de deitado para sentado. A qualquer sinal de hipotensão, o paciente deve retornar ao decúbito dorsal no mesmo movimento de rotação de deitado para sentado e colocar o paciente totalmente deitado no leito.

A **Fase 4** acontece quando o paciente não apresenta nenhuma limitação ou alteração hemodinâmica à beira do leito e a transferência para poltrona deve ser feita seguida de ortostatismo completo. Considerações sobre limitações avaliadas previamente devem ser feitas para cada caso e é possível oferecer apoio axilar ao paciente

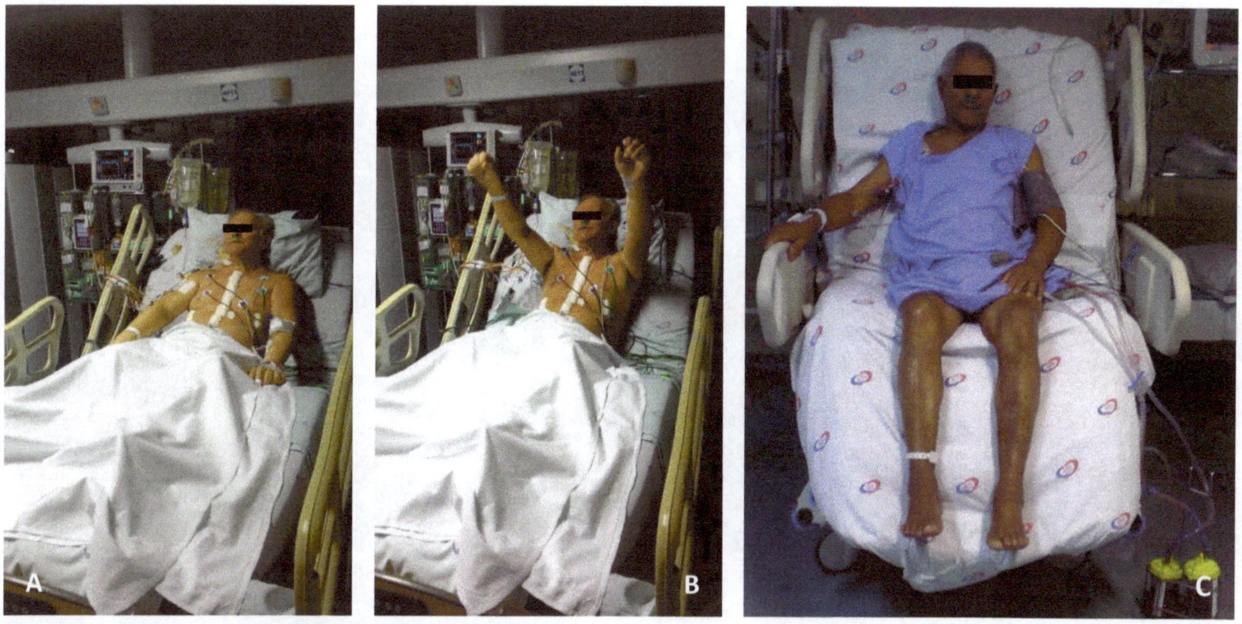

Figura 67B.6. Posicionamento para deambulação assistida.

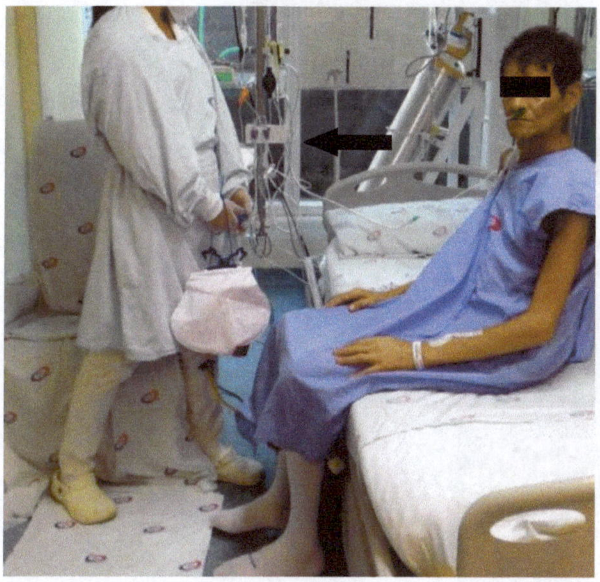

Figura 67B.4. Posicionamento do terapeuta, cama e paciente para bipedestação e ou sedestação.

segundo a necessidade de um ou dois profissionais. A sedestação em poltrona acontece com leve deslocamento lateral e rotação e deve se orientar ao paciente realizar a flexão de tronco e quadril previamente ao sentar. Alguns pacientes se demonstram inseguros para esse movimento pela primeira vez após cirurgia, mas é de suma importância para a segurança no sentar.

A **Fase 5** se inicia quando o paciente já consegue deambular, mesmo com apoio profissional e dispositivos conectados. Mais uma vez, deve-se chamar atenção para a garantia de fixação dos dispositivos, analisada durante a proposição do tipo de mobilizacao e antes de iniciar a terapia propriamente dita. Vale lembrar ainda que a deambulação do paciente com dispositivos conectados, sejam drenos ou equipos em acessos venosos, deve ser assistida por mais de um profissional da terapia intensiva.

BARREIRAS E CRITÉRIOS DE INTERRUPÇÃO

Eventos adversos devem ser considerados durante qualquer proposta de manipulação de pacientes críticos. Segundo a literatura, são descritos critérios para interrupção da mobilização, que estão ligados a condições clínicas especificas e podem se relacionar com a probabilidade de eventos adversos nos pacientes críticos. A **Tabela 67B.1.**, amplamente divulgada e utilizada em terapia intensiva, consta dos principais parâmetros a serem considerados para a contraindicação da mobilização.

Exercícios de sedação à beira do leito são, por exemplo, propensos a causar alterações na frequência cardíaca e na pressão arterial, porque a transição de posição gera um potencial para alterações cardiovasculares, e pode limitar a atividade durante a sessão de fisioterapia em pacientes de cirurgia cardíaca.[7,11] Ainda assim, a mobilização após cirurgia cardíaca é considerada um procedimento seguro na UTI, mesmo que possa estar associado a alterações hemodinâmicas de pequena monta, desde que seja realizada sob adequada monitorização e com a atenta observação da equipe multiprofissional. Os níveis de drogas vasoativas devem ser sempre cuidadosamente avaliados de acordo com todo o quadro clínico do paciente e manutenção da estabilidade hemodinâmica, e sempre devem ser dis-

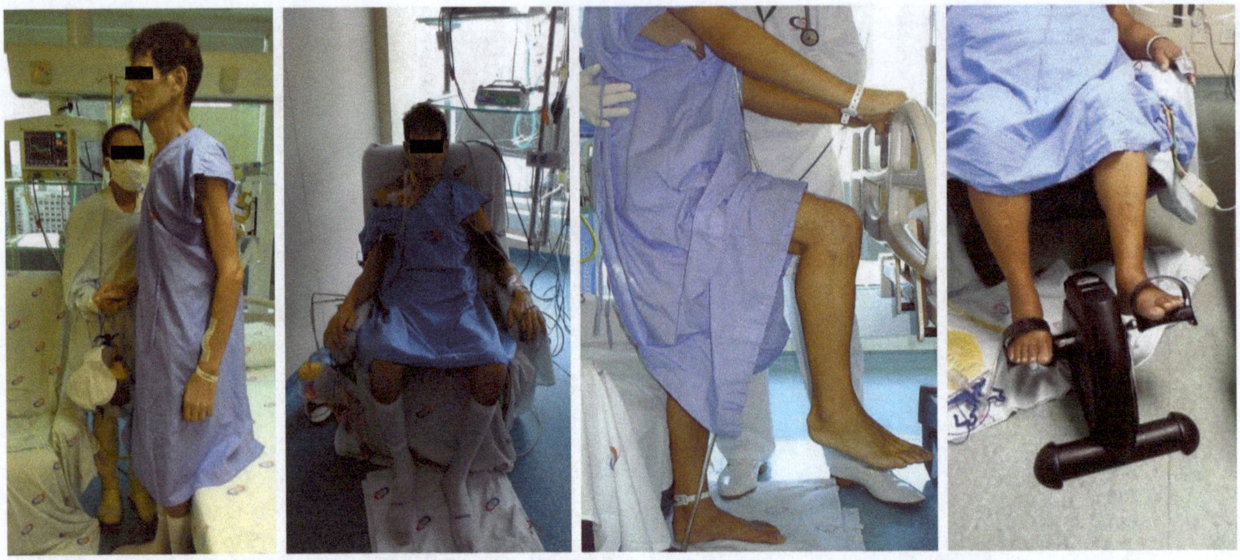

Figura 67B.5. Posicionamento do terapeuta, cama e paciente para bipedestação, sedestação, marcha estacionaria e cicloergometria.

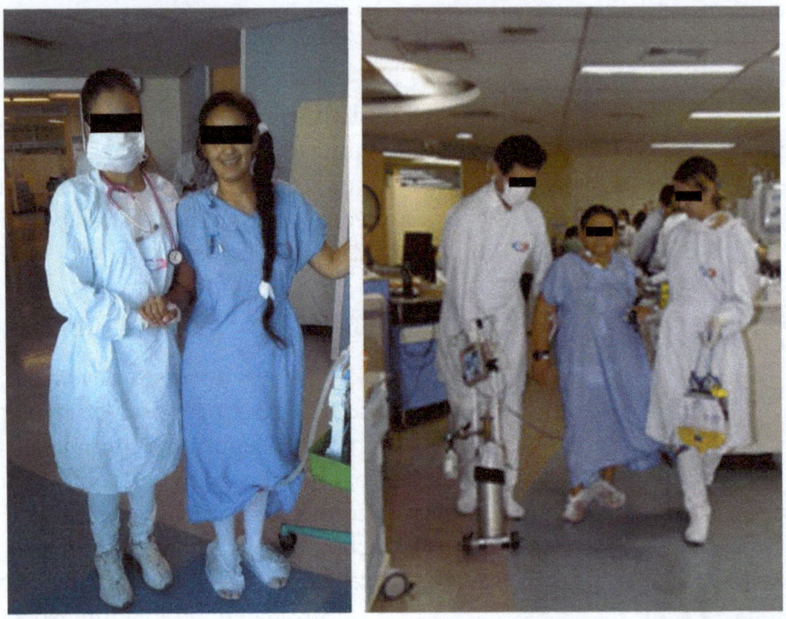

Figura 67B.6. Posicionamento para deambulação assistida.

cutidos com toda a equipe a fim de ponderar risco e benefício da manipulação.

Alguns dispositivos podem ser mais limitantes à manipulação, como o uso de Balão intra-aórtico (BIA). O dispositivo via femoral ainda é limitante ao ortostatismo e deambulação. A mobilização do membro só deve ser feita com a certeza da perfeita fixação e posicionamento adequado do dispositivo. O membro com BIA deve ser posicionado sempre com extensão de joelho e posição neutra de quadril com flexão máxima de 30 graus. A temperatura, perfusão e pulso do membro devem ser continuamente avaliados e a mobilização do membro só deve ser indicada quando todos os parâmetros avaliados estiverem adequados. Durante a manipulação, o BIA femural ainda deve limitar a flexão do membro a 45 graus, entretanto permite mobilização ativa e contração isométrica como forma de exercício quando acompanhado pela equipe responsável pelo dispositivo. O uso do BIA via subclávia ou axilar pode ser usado em alguns casos e permite deambulação, entretanto seu uso é mais comum em pacientes clínicos como fila de transplante cardíaco.

A mobilização deve ser pautada na avaliação e programação do paciente submetido à cirurgia cardíaca, visando à plena recuperação funcional e retorno às suas atividades de vida diária. Isso só é possível com a perfeita sincronia entre toda a equipe multiprofissional e treinamento adequado, individualizando o plano terapêutico e mitigando os efeitos adversos, de forma a promover a recuperação com qualidade e segurança.

Tabela 67B.1. Critérios de interrupção

Frequência cardíaca (FC): > 70% FC máxima predita para idade > 20% de queda da FC repouso < 40bpm ou > 130bpm Disritmia de início recente (incluindo extra-sístole frequente ou início de Fibrilação Atrial)* Início recente de antiarrítmico Novo infarto miocárdico por ECG ou enzimas cardíacas	Ventilação Mecânica FiO2 > 60%* PEEP > 10* Assincronia ventilatória Troca recente do modo ventilatório para Assisto controlada por desconforto* Via aérea difícil*
Pressão Arterial sistêmica (PA) PA sistólica > 180mmHg Queda > 20% na PA sistólica/PA diastólica; hipotensão ortostática PAM < 65mmHg ou > 110mmHg Uso de vasopressor sem ajuste hemodinâmico Inicio de novo vasopressor ou dose crescente	Estado de Alerta/Agitacão ou sintomas do paciente: RASS < -3* Agitação com necessidade de introdução ou aumento de sedativo - RASS > 2 Recusa do paciente Presença de dispneia ou intolerância ao exercício
Frequência respiratória (f): < 5rpm ou > 40rpm	Oximetria/ SpO_2: Diminuição > 4% < 88% sem shunt intracardíaco
Índices Metabólicos Glicemia < 70 ou > 200mg/dL	Índices Laboratoriais: Hematócrito < 25% Hemoglobina < 8,0g/dL (considerar hemodiluição)* Plaquetas < 20.000/mm^3 INR > 2,5-3,0

Critérios de interrupção segundo a Diretriz Brasileira de Mobilização.16. ECG: eletrocardiograma; bpm: batimentos por minuto; PAM: pressão arterial média sistemica; rpm: respirações por minuto; FiO2: fração inspirada de oxigênio; RASS: Richmond Agitation Sedation Scale. *Considerar mobilização passiva associada a adequado posicionamento e monitorização constante com interrupção da terapia frente ao aparecimento de qualquer outro sinal citado.[16]

REFERÊNCIAS BIBLIOGRÁFICAS

1. Schaller SJ, Anstey M, Blobner M, Edrich T, Grabitz SD, Gradwohl-Matis I, et al. Early, goal-directed mobilisation in the surgical intensive care unit: a randomised controlled trial. The Lancet. 1° de outubro de 2016;388(10052):1377–88.
2. Doiron KA, Hoffmann TC, Beller EM. Early intervention (mobilization or active exercise) for critically ill adults in the intensive care unit. Vol. 2018, Cochrane Database of Systematic Reviews. John Wiley and Sons Ltd; 2018.
3. Wang T hsien, Wu C pyng, Wang L ying, Hospital L, Hospital L, Hospital L. Chest Physiotherapy with Early Mobilization may Improve Extubation Outcome in Critically Ill Patients in the Intensive Care Units. :0-1.
4. Jacob P, Gupta P, Shiju S, Omar AS, Ansari S, Mathew G, et al. Multidisciplinary, early mobility approach to enhance functional independence in patients admitted to a cardiothoracic intensive care unit: A quality improvement programme. BMJ Open Qual. 17 de setembro de 2021;10(3).
5. Kress JP, Hall JB. ICU-Acquired Weakness and Recovery from Critical Illness. New England Journal of Medicine. 24 de abril de 2014;370(17):1626-35.
6. Latronico N, Gosselink R. A guided approach to diagnose severe muscle weakness in the intensive care unit. Vol. 27, Revista Brasileira de Terapia Intensiva. Associacao de Medicina Intensiva Brasileira - AMIB; 2015. p. 199-201.
7. Borges MGB, Borges DL, Ribeiro MO, Lima LSS, Macedo KCM, Nina VJ da S. Early Mobilization Prescription in Patients Undergoing Cardiac Surgery: Systematic Review. Vol. 37, Brazilian Journal of Cardiovascular Surgery. Sociedade Brasileira de Cirurgia Cardiovascular; 2022. p. 227-38.
8. Shirvani F, Naji SA, Davari E, Sedighi M. Early mobilization reduces delirium after coronary artery bypass graft surgery. Asian Cardiovasc Thorac Ann. 1° de novembro de 2020;28(9):566-71.
9. Cassina T, Putzu A, Santambrogio L, Villa M, Licker M. Hemodynamic challenge to early mobilization after cardiac surgery: A pilot study. Ann Card Anaesth. 1° de julho de 2016;19(3):425-32.
10. Kanejima Y, Shimogai T, Kitamura M, Ishihara K, Izawa KP. Effect of early mobilization on physical function in patients after cardiac surgery: A systematic review and meta-analysis. Int J Environ Res Public Health. 1° de outubro de 2020;17(19):1-11.
11. Yayla A, Özer N. Effects of early mobilization protocol performed after cardiac surgery on patient care outcomes. Int J Nurs Pract. 1° de dezembro de 2019;25(6).
12. Halfwerk FR, Wielens N, Hulskotte S, Brusse-Keizer M, Grandjean JG. A mobilization poster stimulates early in-hospital rehabilitation after cardiac surgery: a prospective sequential-group study. J Cardiothorac Surg. 1° de dezembro de 2023;18(1).
13. Nachiyunde B, Lam L. The efficacy of different modes of analgesia in postoperative pain management and early mobilization in postoperative cardiac surgical patients: A systematic review. Vol. 21, Annals of Cardiac Anaesthesia. Wolters Kluwer Medknow Publications; 2018. p. 371-5.
14. Gustafsson UO, Scott MJ, Hubner M, Nygren J, Demartines N, Francis N, et al. Guidelines for Perioperative Care in Elective Colorectal Surgery: Enhanced Recovery After Surgery (ERAS®) Society Recommendations: 2018. Vol. 43, World Journal of Surgery. Springer New York LLC; 2019. p. 659-95.
15. Fogaça Kawaguchi YM, Nawa RK, Figueiredo TB, Martins L, Pires-Neto RC. Perme intensive care unit mobility score and ICU mobility scale: Translation into Portuguese and cross-cultural adaptation for use in Brazil. Jornal Brasileiro de Pneumologia. 1° de novembro de 2016;42(6):429-34.
16. Aquim EE, Marques W, Azeredo SG De, Severo L, Alexandre R, Deucher DO, et al. Diretrizes Brasileiras de Mobilização Precoce em Unidade de Terapia Intensiva. 2019;31(4):434-43.
17. Early Active Mobilization during Mechanical Ventilation in the ICU. New England Journal of Medicine [Internet]. 10 de novembro de 2022;387(19):1747-58. Disponível em: http://www.nejm.org/doi/10.1056/NEJMoa2209083
18. Kenji Nawa R, Daros Dos Santos T, Albiero Real A, Corrêa Matheus S, Tatsch Ximenes M, Machado Cardoso D, et al. Relationship between Perme ICU Mobility Score and length of stay in patients after cardiac surgery. Colomb Med (Cali). 1° de julho de 2022;53(3):e2005179.
19. Pandharipande PP, Ely EW, Arora RC, Balas MC, Boustani MA, La Calle GH, et al. The intensive care delirium research agenda: a multinational, interprofessional perspective. Vol. 43, Intensive Care Medicine. Springer Verlag; 2017. p. 1329-39.

67C

Recrutamento alveolar no pós-operatório imediato de cirurgia cardíaca

Rafael de Moraes Ianotti • Iana Verena Santana Albuquerque

DESTAQUES

- A atelectasia do intraoperatório é a principal causa de alterações na mecânica pulmonar e de hipoxemia no pós-operatório (PO) de cirurgia cardíaca.
- Entender o efeito da pressão positiva intratorácica em cada variável envolvida na interação cardiopulmonar é essencial para se definir os riscos e benefícios da manobra de recrutamento alveolar (MRA).
- A estratégia de MRA que utiliza um valor fixo de delta de pressão inspiratória e aumento gradual da PEEP, bem como a estratégia de titulação decremental da PEEP deve ser preferencial em relação a outras estratégias.
- A evidência científica disponível nos mostra que a MRA é segura e pode melhorar a mecânica pulmonar e as trocas gasosas de forma eficaz no PO de cirurgia cardíaca.

INTRODUÇÃO

No cenário do pós-operatório imediato (POi) de cirurgia cardíaca, o suporte ventilatório mecânico invasivo é utilizado como ponte para a recuperação anestésica ou como suporte de vida em situações clínicas secundárias a complicações pulmonares ou hemodinâmicas.[1,2] A atelectasia do intraoperatório é a principal causa das alterações na mecânica pulmonar e de hipoxemia no POi.[3,4] Estratégias de ventilação mecânica (VM) protetoras, associadas a manobras de expansão pulmonar, como a manobra de recrutamento alveolar (MRA), têm sido relatadas como eficazes para esta população; no entanto, não isenta de causar alterações hemodinâmicas, como a hipotensão. A magnitude da hipotensão depende de uma complexa interação entre a mecânica do sistema respiratório, a função cardiovascular e o *status* volêmico e deve ser avaliado de forma individualizada.[1,5,6]

O objetivo deste capítulo é descrever os mecanismos da hipoxemia, a complexa interação cardiopulmonar e as evidências atuais da MRA no POi de cirurgia cardíaca.

ALTERAÇÕES DA FUNÇÃO PULMONAR NO POI

Muitos fatores são descritos na literatura como causadores diretos ou estão envolvidos na etiologia do mecanismo gerador da hipoxemia (**Figura 67C.1.**). Os principais conceitos serão descritos a seguir:

- **Trauma cirúrgico:** diminui a expansão pulmonar devido ao tempo cirúrgico prolongado, estratégias de VM utilizadas durante a circulação extracorpórea, a compressão dos pulmões por estruturas do mediastino durante o manuseio cirúrgico da cavidade pleural, o deslocamento cefálico do diafragma causado pelos anestésicos e bloqueadores neuromusculares e a dor secundária à esternotomia mediana e aos drenos torácicos.[7,8]
- **Circulação extracorpórea (CEC):** produz uma resposta inflamatória sistêmica que prejudica a coagulação, a resposta imune, altera a capilaridade vascular pulmonar e pode gerar disfunção e necrose celular miocárdica. Quanto maior o tempo de CEC, maior a incidência e gravidade das complicações geradas.[8,9]

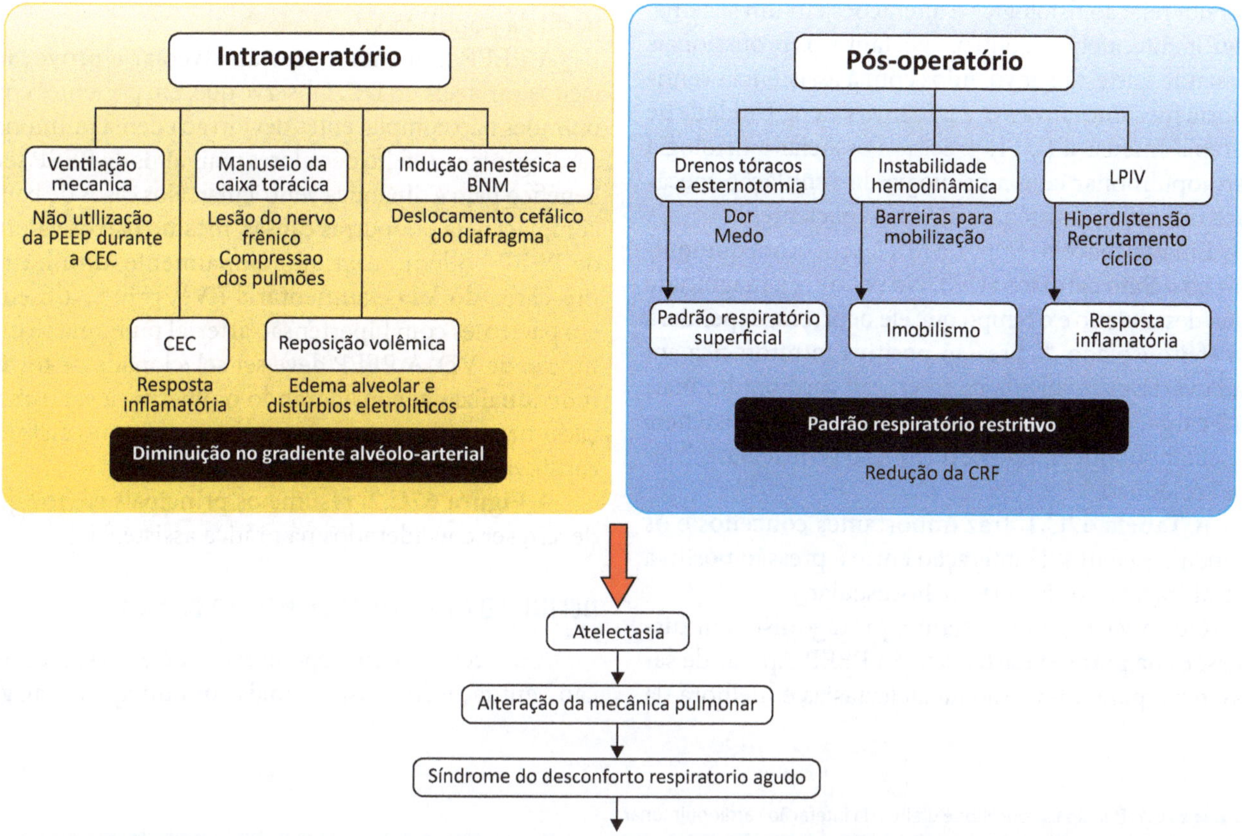

Figura 67C.1. Mecanismos envolvidos na fisiopatologia da hipoxemia no POi de cirurgia cardíaca. PEEP: pressão expiratória final positiva; CEC: circulação extracorpórea; BNM: bloqueador neuromuscular; LPIV: lesão pulmonar induzida pelo ventilador mecânico; CRF: capacidade residual funcional. Fonte: elaborado pelos autores.

- **Reposição volêmica:** a administração excessiva de fluidos pode alterar a função pulmonar pelo acúmulo de líquido intersticial que, somado ao aumento da capilaridade vascular pulmonar, contribui para o desenvolvimento de edema pulmonar, atelectasia, pneumonia ou insuficiência respiratória.[10]
- **Atelectasia:** é a causa mais comum de hipoxemia e comprometimento das trocas gasosas no POI de cirurgia cardíaca, sendo observada em 30 a 72% das radiografias de tórax.[11] A etiologia intraoperatória pode ser descrita pela indução anestésica, compressão manual do lobo inferior esquerdo (LIE) durante a manobra de exposição da superfície posterior cardíaca, compressão manual do pulmão direito durante a canulação da veia cava, dissecção das artérias torácicas internas ou até pela apneia, ou não utilização de pressão positiva expiratória final (PEEP) durante o período de CEC. No pós-operatório as etiologias são diversas, sendo as principais: dor, diminuição da expansibilidade torácica e padrão respiratório superficial; dificuldade para tossir e acúmulo de secreção pulmonar; edema intersticial e consequente diminuição da complacência pulmonar, derrame pleural e presença de drenos torácicos.[3,4]
- **Síndrome do Desconforto Respiratório Agudo (SDRA):** é caracterizada pelo início agudo (dentro de 1 semana), opacidades pulmonares bilaterais (não completamente explicadas por edema pulmonar hidrostático) e relação entre pressão parcial de oxigênio no sangue arterial e fração de oxigênio inspirado (PaO_2/FiO_2) ≤ 300mmHg durante a aplicação de pelo menos 5cmH_2O de PEEP, fornecida por ventilação não invasiva com pressão positiva (VNI) ou ventilação mecânica invasiva (VMI), ou com utilização de cânula nasal de alto fluxo (CNAF) > 30 L/min.[12] Até 20% dos pacientes submetidos à cirurgia cardíaca poderão apresentar SDRA durante o período peri-operatório, sendo que a mortalidade pode chegar a 80%.[1,2,13]

INTERAÇÃO CARDIOPULMONAR

Os sistemas cardiovascular e pulmonar possuem estreita relação fisiológica e alterações em um sistema, geralmente, afetam o outro.[14] Portanto, os profissionais de saúde que estão envolvidos com a assistência ventilatória mecânica invasiva e não invasiva na Unidade de Terapia Intensiva (UTI) precisam associar a fisiologia cardiopulmonar com a fisiologia da ventilação mecânica durante a assistência direta ao paciente.

Em um conceito amplo, a MRA provocará diminuição no débito cardíaco (DC). No entanto, a magnitude final desse efeito e o tempo que ele ocorrerá, dependerá do efeito isolado da pressão positiva intratorácica em cada variável envolvida na interação cardiopulmonar: pré-carga, pós-carga, pressão transmural, resistência vascular pulmonar, tipo de disfunção ventricular e *"status"* volêmico.[15,16]

A **Tabela 67C.1.** traz importantes conceitos e os principais efeitos da interação entre a pressão positiva intratorácica e o sistema cardiovascular.

Outra variável importante, protagonista em discussões na prática assistencial, é a PEEP. Apesar de ser essencial para a reversão de atelectasias e melhora da oxigenação, ainda existe muito receio, talvez mais cultural do que baseado em evidências científicas robustas, de que não se possa utilizar valores altos de PEEP neste perfil da população.[14]

A PEEP aumenta a pressão alveolar e provocará efeitos variáveis no DC. Observe que, em pacientes com pulmões não complacentes devido ao edema pulmonar cardiogênico, o efeito de valores mais altos de PEEP será benéfico para a dinâmica ventricular. Nos casos de baixa complacência por outras causas, mesmo baixos valores de PEEP podem, desproporcionalmente, diminuir a pré-carga do VD e aumentar a RVP, principalmente em pacientes com hipertensão arterial pulmonar e disfunção de VD. A PEEP deve ser selecionada de forma individualizada, considerando o objetivo a ser alcançado na ventilação mecânica e seu efeito no sistema cardiovascular.[14]

A **Figura 67C.2.** resume os principais efeitos que devem ser considerados na prática assistencial.

DEFINIÇÃO E EVIDÊNCIA CIENTÍFICA DA MRA

A atelectasia com repercussões deletérias na relação ventilação/perfusão é mais comum após cirurgia

Tabela 67C.1. Principais conceitos e efeitos da interação cardiopulmonar.

CONCEITOS IMPORTANTES	
Pré-carga	Carga imposta ao miocárdio em repouso antes da contração ventricular (volume sanguíneo)
Pós-carga	Carga imposta ao miocárdio durante a contração ventricular (resistência vascular)
Pressão Transmural (P_{TM})	Tensão desenvolvida entre as paredes ventriculares. P_{TM} = pressão gerada pelo ventrículo – pressão intratorácica
PRINCIPAIS EFEITOS DA PRESSÃO POSITIVA INTRATORÁCICA NO SISTEMA CARDIOVASCULAR	
■ Pré-carga do VD	Decorrente da diminuição da pressão de enchimento (retorno venoso) que ocorre devido à compressão das veias cavas, em sua porção intratorácica, somada ao aumento na pressão no átrio direito (AD). A resultante final é a diminuição do gradiente de pressão entre a circulação sistêmica e o AD.
■ P_{TM} do VD	Pressão positiva ao redor do VD aumenta sua P_{TM}, no entanto, a mesma dificulta o seu relaxamento durante a diástole (efeito mais preponderante)
■ Pós-carga do VD	O aumento da pressão alveolar (hiperdistensão) pode comprimir os capilares pulmonares, principalmente nas regiões pulmonares não dependentes. O colapso alveolar, nas regiões dependentes, pode provocar vasoconstrição hipóxica nos capilares adjacentes. A resultante é o aumento da resistência vascular pulmonar, sendo a hiperdistensão mais preponderante que o colapso.
■ Pré-carga do VE	Ambas as situações acima descritas diminuem o volume de sangue pulmonar e, consequentemente, a pressão de enchimento do VE.
■ Pós-carga do VE	Dois fatores estão envolvidos: o primeiro seria a facilitação da ejeção do sangue contido no VE; o segundo, pelo gradiente de pressão formado entre a aorta intratorácica e a extratorácica, facilitando o fluxo de sangue no sentido da circulação sistêmica.
■ P_{TM} do VE	A pressão positiva ao redor do VE aumenta sua P_{TM}, dificulta o relaxamento diastólico, no entanto, facilita o deslocamento concêntrico de suas paredes livres (efeito mais preponderante) e pode aumentar o DC.
Tipo de disfunção ventricular	A disfunção ventricular diastólica, principalmente do VD, sofre maior influência deletéria da pressão positiva intratorácica; enquanto a disfunção ventricular sistólica, principalmente do VE, sofre melhor efeito benéfico.
Relação entre a pré-carga e o volume sistólico	Pacientes onde o VS é depende da pré-carga (responsivos a fluido) são mais susceptíveis às alterações hemodinâmicas durante a utilização de pressão positiva intratorácica, com consequente instabilidade hemodinâmica e baixo débito cardíaco.

Tabela 67C.1. Abreviações: PTM: pressão transmural; VD: ventrículo direito; AD: átrio direito; VE: ventrículo esquerdo; DC: débito cardíaco. Fonte: adaptada de Alviar CL et al.14 J Am Coll Cardiol. 2018;72(13):1532-1553.

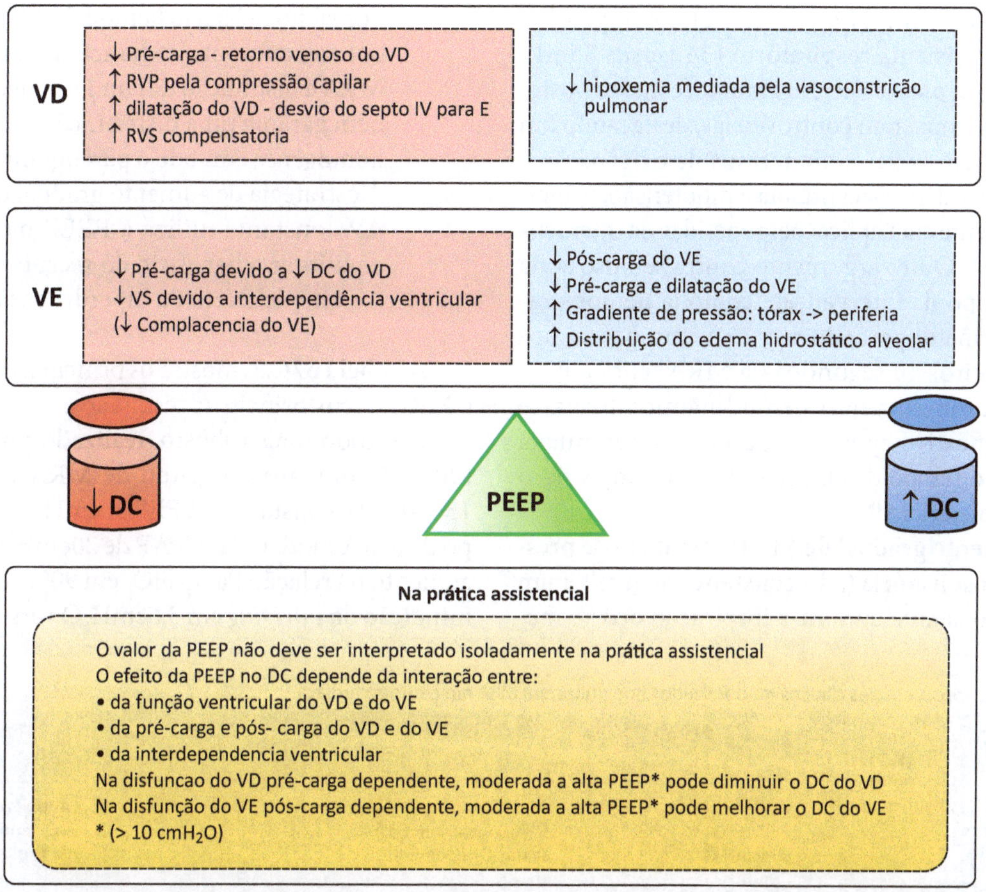

Figura 67C.2. Principais efeitos da PEEP no sistema cardiovascular. VD: ventrículo direito; RVP: resistência vascular pulmonar; IV: interventricular; E: esquerda; RVS: resistência vascular sistêmica; VE: ventrículo esquerdo; DC: débito cardíaco; VS: volume sistólico. Fonte: adaptada de Alviar CL *et al.*[17] J Am Coll Cardiol. 2018;72(13):1532-1553.

cardíaca com circulação extracorpórea (CEC) em comparação com cirurgia não cardíaca. Diferentemente da fisiopatologia da ARDS, a hipoxemia no PO de cirurgia cardíaca é maioritariamente secundária à atelectasia e, portanto, possivelmente reversível com a MRA.[18]

A MRA pode ser definida como um aumento dinâmico e transitório da pressão transpulmonar que visa reverter o colapso pulmonar, melhorar a complacência pulmonar, aumentar o volume pulmonar expiratório final e melhorar as trocas gasosas.[18] Até o momento, não há diretrizes concretas, sobre qual o melhor método ou cenário clínico ideal para se utilizar a MRA, devido aos diferentes desfechos encontrados nos principais ensaios clínicos randomizados. A controvérsia sobre a eficácia da MRA no contexto da hipoxemia refratária também reside na própria definição de respondedores e não respondedores à manobra, devido à multiplicidade de critérios de avaliação (trocas gasosas, mecânica pulmonar, hemodinâmica) e métodos de quantificação das respostas.[18-20]

Na literatura, encontramos formas de MRA que vão desde o aumento da pressão de insuflação (pressão de pico inspiratória, PPICO), aumento do volume corrente (VC) inspiratório e aumento dos valores de PEEP. Baseadas nas evidências sobre *stress* e *strain* pulmonar, atualmente, a estratégia mais segura é aquela baseada no delta de pressão (ΔP) fixo com aumento gradual da PEEP associada à titulação decremental da mesma baseada na pressão de distensão (*Pdriving*) ou complacência estática (Cstat). Ferramentas de monitorização à beira leito, como a TIE, devem ser utilizadas para a titulação da PEEP, pois esta fornece informações mais precisas sobre a relação entre o colapso e hiperdistensão.

Entre os principais métodos, destacam-se:

- **Insuflação sustentada**: método mais estudado que envolve o uso de pressão positiva contínua nas vias aéreas (*continuous positive airway pressure*, CPAP) entre 30 a 60cm$H_2$0 por até 60 segundos. Este método se mostrou promissor em ensaios clínicos iniciais, quando usado como parte de uma estratégia *"open lung"*, com diminuição da atelectasia e melhora nas variáveis funcionais pulmonares de oxigenação antes e após a MRA (PaO_2: 106 versus 193mmHg, $p = 0,001$ e relação PaO_2/FiO_2: 139

versus 251mmHg, $p < 0,001$) e complacência do sistema respiratório (34 *versus* 35mL/cmH_2O; $p = 0,03$).[21] No entanto, estudos posteriores trouxeram controvérsias, destacando um benefício variável em termos de oxigenação e uma tendência acentuada à hipotensão, principalmente com aplicações repetidas da intervenção.[21,22] Outro argumento contra seu uso seria o tempo da intervenção, como já demonstrado, a maior parte do recrutamento ocorre nos primeiros 10 segundos da MRA, enquanto o comprometimento hemodinâmico torna-se significativo após 10 segundos de seu início, logo o tempo de 60 segundos teria mais risco que benefício.[18,20]

- **Aumento gradual de PEEP com delta de pressão inspiratória (ΔP) constante**: ao manter um ΔP constante durante a inspiração ocorre menor efeito deletério hemodinâmico ou, quando ocorre, aumenta a chance de interrupção da MRA e instituição de conduta adequada e, também garante uma distribuição de pressão mais homogênea em todo o parênquima pulmonar.[23] A estratégia de aumento gradual da PEEP com ΔP constante utiliza a PEEP na tentativa de equilibrar o benefício do recrutamento contra o efeito deletério da hiperdistensão alveolar.

A **Tabela 67C.2.** mostra os principais estudos sobre a MRA e seus principais resultados.

O estudo mais robusto, realizado por Leme *et al.* (2017),[6] comparou o grupo de MRA intensiva (ΔP 15cmH_2O e constante + PEEP 30cmH_2O) *versus* o grupo de MRA moderada (CPAP de 20cmH_2O) e mostrou aumento na relação PaO_2/FiO_2 em 90% *versus* 29%, diminuição da P*driving* em 3,6cmH_2O *versus* 1,5cmH_2O,

Tabela 67C.2. Principais ensaios clínicos randomizados que utilizaram MRA em cirurgia cardíaca.

Autor, ano	Tipo de estudo	N	Grupo 1	Grupo 2	Grupo 3	Resultados
Dyhr *et al.*, 2002[25]	RCT	16	MRA: 2 insuflações (30s) PPICO de 45 e PEEP final 14cmH_2O; VC 6mL/Kg. (n=8)	MRA: 2 insuflações (30s) PPICO de 45 e PEEP final 0cmH_2O; VC 6mL/Kg. (n=8)		Grupo 1: aumento na PaO_2 e no volume pulmonar expiratório final
Dyhr *et al.*, 2003[26]	RCT	30	MRA: 4 insuflações (10s) PPICO de 45 e PEEP final 0cmH_2O; VC 5-7mL/Kg peso previsto. (n=10)	MRA: 4 insuflações (10s) PPICO de 45 e PEEP final 12cmH_2O; VC 5-7mL/Kg peso previsto. (n=10)	Aumento da PEEP para 12cmH_2O; VC 5-7mL/Kg peso previsto. (n=10)	Grupo 1: sem efeito sustentado; Grupo 2: aumento na PaO_2 e no volume pulmonar expiratório final sustentado; Grupo: 3 somente aumento na PaO_2
Reis Miranda *et al.*, 2005[27]	RCT	63	MRA: PPICO de 45 + PEEP 10cmH_2O + VC 4-6mL/kg (15s) na UTI. (n=23)	CV + MRA: PPICO de 45cmH_2O (15s) após a IOT na SO. (n=23)	Ventilação convencional na SO (CV): VC 6-8mL/kg + PEEP 5cmH_2O. (n=23)	Grupo 1 e 2: melhora na hipoxemia; Grupo 2: melhora na capacidade residual funcional
Celebi *et al.*, 2007[15]	RCT	60	MRA: PEEP 20cm$H_2$0 e aumento do VC até PPICO de 45cm$H_2$0 (2 min); após, a PEEP foi titulada pela melhor PaO_2 até 5cmH_2O. (n=20)	MRA: CPAP de 40 cm$H_2$0 (30s) e imediatamente ⊠ para PEEP 20cmH_2O e titulada pela melhor PaO_2 até 5cmH_2O. VC 7mL/Kg. (n=20)	VC 7mL/Kg e PEEP 5cmH_2O. (n=20)	Grupo 1 e 2: melhora na hipoxemia, complacência e escore de atelectasia. Grupo 1: menor instabilidade hemodinâmica. Sem diferença no tempo de VM e de internação na UTI.
Serita *et al.*, 2009[16]	RCT	28	MRA individualizada: Pressão de insuflação = 15 x (peso/complacência dinâmica) + PEEP utilizada (15s); VC 6-8 mL/Kg. (n=14)	Pressão de insuflação de 20cmH_2O (25s); VC 6-8mL/Kg. (n=14)		Grupo 1: pouca melhora na oxigenação e na complacência dinâmica; ausência de instabilidade hemodinâmica em comparação com o Grupo 2
Leme *et al.*, 2017[6]	RCT	320	3 MRA de 60 ciclos (intervalo de 60s): *Pdriving* de 15 + PEEP 30cmH_2O; PEEP final fixa em 13cmH_2O; VC 6mL/Kg. (n=157)	3 MRA de 30s (intervalo de 60s) em CPAP com PEEP 20cmH_2O; PEEP final fixa em 8cmH^2O; VC 6mL/Kg. (n=163)		Grupo 1: menor ocorrência de complicações pulmonares, tempo de internação na UTI e hospitalar. Sem diferença de mortalidade ou incidência de barotrauma.

Tabela 67C.2. Abreviações: MRA: manobra de recrutamento alveolar; PPICO: pressão de pico inspiratória; VC: volume corrente; PaO_2: pressão de oxigênio no sangue arterial; IOT: intubação orotraqueal; SO: sala operatória; Pdriving: pressão de distensão.

aumento na Cstat de 23 *versus* 7,7mL/cmH_2O e menor ocorrência de complicações pulmonares no grupo de MRA intensiva.

Uma metanálise, conduzida por Hu *et al.*,[24] apesar de não ter incluído o estudo de Leme *et al.*, mostrou um risco relativo na ocorrência de atelectasia de 0,20 (IC95% 0,07 a 0,57) quando utilizadas pressão de recrutamento maiores que 40cmH_2O e, um risco relativo de 0,54 (IC95% 0,33 a 0,89) quando utilizadas pressões de recrutamento menores que 40cmH2O; sem efeito clinicamente relevante na pressão arterial média (PAM) e no índice cardíaco (IC).

EVENTOS ADVERSOS DURANTE A MRA

Hipotensão arterial

A hipotensão arterial é esperada e ocorre com frequência durante a MRA e, normalmente, são autolimitadas com reversão espontânea após a descontinuação da manobra.[6] Considerando a relação risco (hemodinâmico) *versus* benefício (melhora na mecânica pulmonar e troca gasosa), o recrutamento alveolar bem-sucedido melhora a resistência vascular pulmonar, principalmente pela reversão da vasoconstrição hipóxica, melhorando a função ventricular direita e o desempenho cardíaco final.[18,20]

Dois pontos são essenciais para minimizar a hipotensão arterial: manter a pressão arterial média (PAM) inicial segura e avaliar o grau de dependência do volume sistólico em relação a pré-carga ventricular.[28,29] Para tanto, a monitorização da pressão arterial de forma invasiva se torna essencial e a monitorização do débito cardíaco de forma minimamente invasiva ou invasiva, desejável. Pacientes em uso de vasodilatadores em infusão contínua e fluido responsivos, se submetidos à MRA terão maior probabilidade de evoluir com instabilidade hemodinâmica. Atualmente, dois testes podem ser realizados à beira do leito, para avaliar a resposta ao fluido: o *passive leg raising (PLR)*,[30,31] onde deve ser considerada resposta positiva o aumento do DC em 13 a 15% após a manobra e, a variação do volume sistólico (VVS), onde valores ≥ 15%,[31,32] evidenciam grande influência da pressão positiva intratorácica no volume sistólico. Manter uma PAM ≥ 80mmHg na ausência de vasodilatadores, ajustes iniciais de vasopressores quando necessário, PLR e VVS negativos oferecem maior segurança para a realização da MRA.

Malbouisson *et al.* (2008),[5] utilizaram a MRA com CPAP de 40cmH_2O em 10 pacientes no POi de revascularização do miocárdio, relataram que o comportamento hemodinâmico permaneceu estável imediatamente e até 60 minutos após a realização da MRA, não observaram deterioração dos índices de contratilidade, aumento da resistência vascular pulmonar ou piora na oferta tecidual de oxigênio. Os autores atribuem a tolerância hemodinâmica a 2 fatores: o primeiro devido à menor complacência estática média do sistema respiratório (36 mL/cmH_2O) o que gera menor interação cardiopulmonar e, o segundo, a otimização da volemia, diminuindo a interferência da manobra no retorno venoso e, por consequência, no débito cardíaco.

No estudo de Leme *et al.* (2017),[6] também foi relatado maior diminuição da PAM no grupo de estratégia de recrutamento intensivo, embora essa diminuição não foi menor que 60mmHg sendo limitada à MRA; cinco minutos após, não houve diferenças significativas na PAM entre os grupos, apesar da maior PEEP no grupo intensivo (13cmH_2O) em relação ao grupo de estratégia moderada (8cmH_2O).

Barotrauma

O barotrauma é uma preocupação comum devido à alta pressão nas vias aéreas aplicada durante MRA. Em pacientes com SDRA moderada a grave, demonstram que as manobras de recrutamento não aumentaram significativamente o risco relativo (RR) de barotrauma em 3.133 pacientes [RR = 0,99 (IC 95% 0,60 a1,63, p = 0,96)].[33]

Realizar a MRA com ferramentas de monitorização à beira do leito, como, por exemplo, a tomografia de impedância elétrica (TIE), ajuda a quantificar a hiperdistensão alveolar, já que esta é altamente dependente do método utilizado, e pode minimizar a incidência de barotrauma.[18,34]

Hipoxemia transitória

Uma possível explicação mecanicista para a ocorrência de diminuição da saturação arterial, medida por oximetria de pulso (SpO_2), durante a MRA seria devido à diminuição da saturação venosa central de oxigênio (SVcO2) e aumento da diferença da saturação artério-venosa central de oxigênio, resultado da diminuição do débito cardíaco causado pela MRA.[35] Hodgson *et al.* (2011),[35] relataram que, embora em sua amostra de 20 pacientes com SDRA, 40% tiveram diminuição na SaO_2 (6,1% ± 2,8%) durante a aplicação da MRA, 5 deles melhoraram a SaO_2 em relação à linha de base ao final da manobra. Nesse estudo, houve melhora da fração de *shunt* pulmonar, de oxigenação e da complacência do sistema respiratório 60 minutos após a MRA seguida de titulação da PEEP.

MÉTODOS PARA AVALIAR A EFICÁCIA DA MRA

Pela mecânica pulmonar: melhor P*driving* e Cstat

Na prática assistencial, são observados dois fenótipos, os pacientes respondedores e não respondedores à MRA. Do ponto de vista mecanicista, os pacientes respondedores devem ter menores valores de P*driving* ou maiores valores de Cstat após a MRA quando comparados aos valores basais. Alguns autores sugerem que os respondedores podem ser identificados pelo aumento na oxigenação e na complacência pulmonar e/ou diminuição significativa na P*driving*,[20,36] mostraram que o aumento da P*driving* (> que 15cmH_2O) foi associado a uma maior mortalidade com RR de 1,41 (IC 95%; 1,31 a 1,51, p < 0,001) em pacientes com SDRA. Apesar de o estudo ART ter demonstrado aumento de mortalidade em 6 meses [(65,3% *vs.* 59,9%; *hazard ratio* (HR) de 1,18 (IC 95%, 1,01 a 1,38; p = 0,04)] no grupo de MRA, foi observada diminuição na P*driving* de 13,5cmH2O para 11,5cmH_2O.

Aoyama *et al.*, 2017,[24] em uma revisão sistemática com metanálise de quatro estudos, em pacientes com SDRA, demonstrou que a P*driving* mais elevada foi associada a maior mortalidade com RR de 1,44 (IC 95%; 1,11 a 1,88). Uma análise de sensibilidade restrita aos três estudos com pontos de corte de P*driving* semelhantes (13 a 15cmH_2O) demonstrou resultados semelhantes, com RR de 1,28 (IC 95%, 1,14 a 1,43).

Pelo mesmo racional mecanicista acima, a titulação da melhor PEEP pode ser realizada se baseando no menor valor de PEEP que gera a menor P*driving* ou a melhor Cstat.[20,33,37] Uma diretriz passo a passo referente ao método de titulação decremental da PEEP será descrita posteriormente.

Apesar dos métodos acima serem amplamente utilizados na prática clínica, cabe aqui ressaltar que estas medidas refletem uma condição mecânica global do sistema respiratório, onde regiões pulmonares de hiperdistensão e colapso alveolar podem ainda coexistir, principalmente entre as regiões pulmonares não dependentes e dependentes, mesmo com valores de P*driving* e Cstat adequados.

Pela Tomografia de impedância elétrica (TIE)

- **Titulação da PEEP pelo compromisso colapso *vs.* hiperdistensão**

Uma forma de minimizar as imprecisões que as medidas de mecânica estão sujeitas, seria por alguma ferramenta de imagem que possa, ao mesmo tempo, quantificar e fornecer medidas mais precisas, como a porcentagem de colapso e hiperdistensão de forma global e regional pulmonar. Embora a tomografia computadorizada continue sendo o padrão-ouro para esta avaliação, a avaliação funcional dos efeitos da MRA pode ser obtida a beira leito pela TIE, que possui a vantagem de permitir a avaliação contínua e longitudinal da ventilação regional.[39-42] A MRA bem-sucedida deve resultar em melhora da complacência e P*driving*, sendo que todos os estudos que utilizaram TIE demonstraram aumento da complacência regional e da ventilação pulmonar na região dorsal (dependente) após MRA.[20,39-42]

Leme *et al.*, (2017),[6] utilizaram a TIE para monitorar duas estratégias de MRA, já descritas anteriormente, e observaram que os pacientes do grupo da estratégia intensiva apresentaram maior reversão de atelectasia, sugerido por mapas de ventilação fornecidos pela TIE, com melhor complacência do sistema respiratório (68,4 *versus* 52,6 mL/cmH_2O) e menor P*driving* (6,1 *versus* 7,9cmH_2O).

A escolha do nível de PEEP que evite a abertura e o fechamento cíclico alveolar, também faz parte da complexa estratégia protetora da ventilação mecânica para se evitar a LPIV. A lógica por trás da titulação da PEEP guiada por EIT baseia-se em sua capacidade de estimar as alterações do volume pulmonar, estimar a porcentagem de colapso e hiperdistensão pulmonar, identificar os respondedores e, por fim, estimar a heterogeneidade da ventilação.[39-42] Muitos índices derivados da TIE têm sido utilizados para definir a melhor PEEP, o mais relatado na literatura é escolher o valor da PEEP pela intersecção da menor porcentagem de colapso com a menor porcentagem de hiperdistensão, ambas obtidas pela ferramenta de titulação da PEEP da TIE.[39,41-43]

A **Figura 67C.3.** mostra a monitorização da ventilação e titulação da PEEP guiada por TIE.

Devemos sempre considerar a relação risco *versus* benefício em cada situação clínica; algumas vezes, a reversão da hipoxemia, secundária à atelectasia, pode ser um fator importante na evolução do paciente.

Critérios para indicação da MRA

- Hipoxemia: definida pela $PaO_2/FiO_2 \leq$ 300mmHg, sendo a causa justificada por colapso alveolar ou edema pulmonar.
- Atelectasia e/ou congestão pulmonar evidenciada na radiográfica de tórax: desde que esta seja a causa da alteração na troca gasosa.
- PAM ≥ 80mmHg, após ajustes de vasopressores e ausência de vasodilatadores, PLR negativo e VVS ≤ 15%.
- Sedação e bloqueio neuromuscular adequados.

Critérios para contraindicação da MRA

a. PAM ≤ 80mmHg, mesmo após a avaliação e conduta para adequação volêmica, ajuste de vasopressores e ausência de vasodilatadores.
b. Arritmia aguda de qualquer etiologia: os casos de FA crônica sem instabilidade hemodinâmica não contraindicam, porém, a avaliação individual e discussão é necessária.
c. Aumento do volume abdominal: pacientes com distensão abdominal e/ou aumento da pressão intra-abdominal (PIA) evoluem com restrição mecânica à expansão pulmonar e diminuição

A

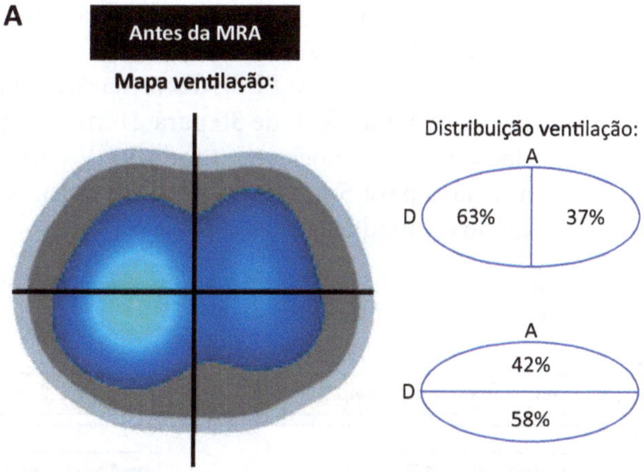

B

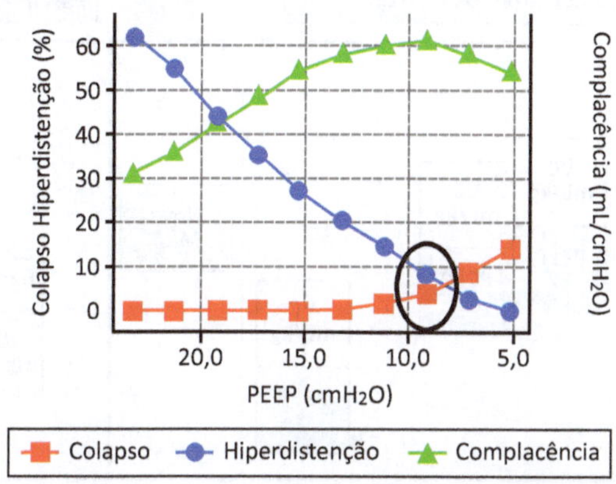

C

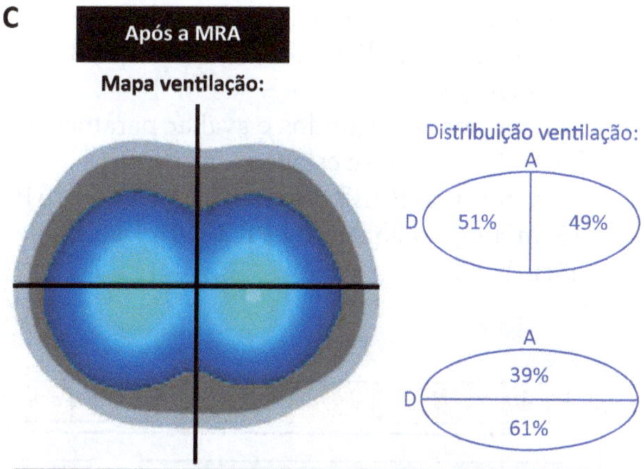

PEEP (cmH2O)	Complacência (mL/cmH2O)	Hiperdistenção (%)	Colapso (%)
23,3	35	62,1	0,0
21,3	41	54,8	0,0
19,3	49	44,2	0,0
17,3	57	35,5	0,1
15,3	64	27,1	0,1
13,2	69	20,6	0,4
11,2	71	14,8	1,7
9,2	72	8,4	3,8
7,2	69	2,6	9,0
5,1	64	0,0	14,1

Figura 67C.3. Exemplo de monitorização da ventilação regional e titulação da PEEP por TIE. A: mapa da ventilação mostrando menor ventilação no pulmão E (37%). B: Titulação decremental da PEEP, observe no gráfico que a melhor relação entre a curva de colapso (3,8%) e hiperdistenção (8,4%) ficou próxima ao valor de PEEP de 10cmH2O. C: Mapa da ventilação mostrando equilíbrio entre as porcentagens de ventilação entre ambos os pulmões após o recrutamento e manutenção da PEEP em 10cmH2O. Fonte: arquivo dos autores.

da complacência pulmonar. Este fator pode minimizar a eficácia da MRA e aumentar o risco de barotrauma.

d. Dreno mediastinal: escape de ar pelo dreno mediastinal é esperado devido ao ar residual que pode ficar no mediastino e não contraindica a MRA, porém, a avaliação individual e discussão é necessária.
e. Drenos pleurais com comunicação com o mediastino e com escape de ar: o escape de ar pode ser oriundo do mediastino, considerar item c).
f. Dreno Pleural sem comunicação com o mediastino: o escape de ar pode ser devido à lesão do parênquima pulmonar (fístulas pleuro-pulmonares).
g. Pneumotórax não drenado; no caso de drenado, avaliação individual e discussão é necessária.

Critérios para interrupção da MRA

- Diminuição da PAM ≤ 60mmHg: realizar nova avaliação, ajuste hemodinâmico e reconsiderar risco *versus* benefício.
- Aparecimento de escape aéreo pelos drenos pleurais.
- Aparecimento de arritmias de qualquer etiologia.

Descrição dos procedimentos

Como descrita abaixo, nós utilizamos a forma incremental de MRA, com o valor da pressão controlada fixo (ΔP) e o aumento gradativo da PEEP; a titulação da PEEP é realizada de forma decremental:

a. **Modo ventilatório e parâmetros:** modo PCV, ΔP de 15cmH_2O fixo durante todo o procedimento, f ≤ 20irpm, I:E 1:1, FiO_2 0,6 ou maior, quando necessário, para SpO_2 ≥ 94%.
b. **PEEP:** aumentar a PEEP do valor basal para 20cmH_2O (+ ΔP 15cmH_2O), totalizando PPICO inspiratória de 35cmH_2O.
c. Manter por 30 segundos e avaliar parâmetros hemodinâmicos, se estável.

d. Aumentar a PEEP para 25cmH_2O (+ ΔP 15cmH2O): totalizando PPICO inspiratória de 40cmH_2O.
e. Manter por 30 segundos e avaliar parâmetros hemodinâmicos, se estável.
f. Aumentar a PEEP para 30cmH_2O (+ ΔP 15cmH_2O): totalizando PPICO inspiratória de 45cmH_2O.
g. Manter por 30 segundos e avaliar parâmetros hemodinâmicos, se estável.
h. Realizar titulação da PEEP de forma decremental: retornar a PEEP de 30 para 21cmH_2O gradativamente, colocar em modo VCV com VC ajustado para 5mL/kg do peso previsto, onda de fluxo quadrada.

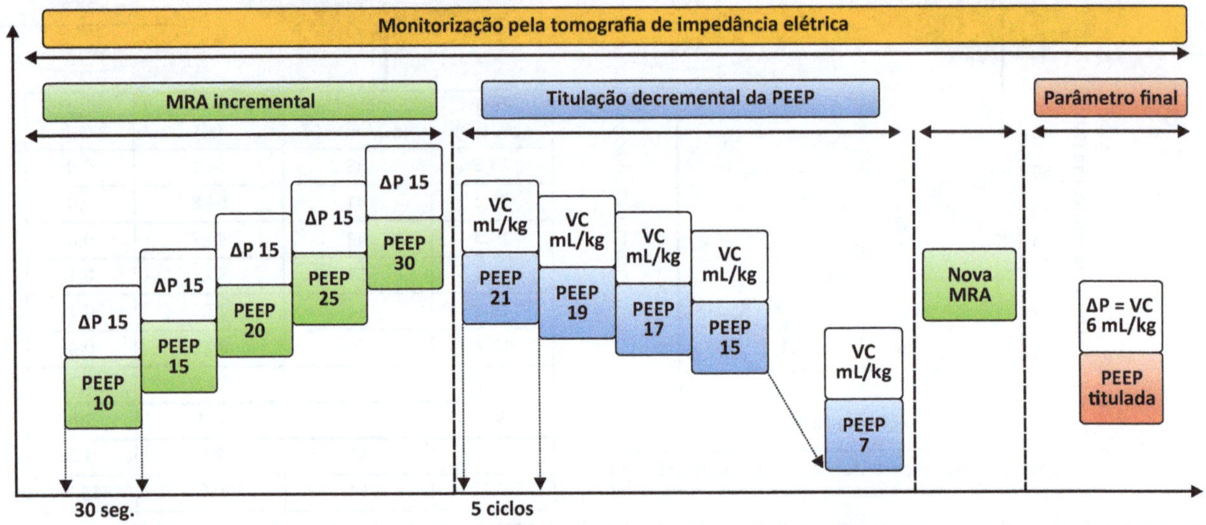

Figura 67C.4. Monitorização pela tomografia de impedância elétrica. Estratégia para realização da MRA incremental e titulação da PEEP decremental, quando possível, guiada por tomografia de impedância elétrica. MRA: manobra de recrutamento alveolar; ΔP: delta de pressão controlada; VC: volume corrente. Fonte: elaborada pelos autores.

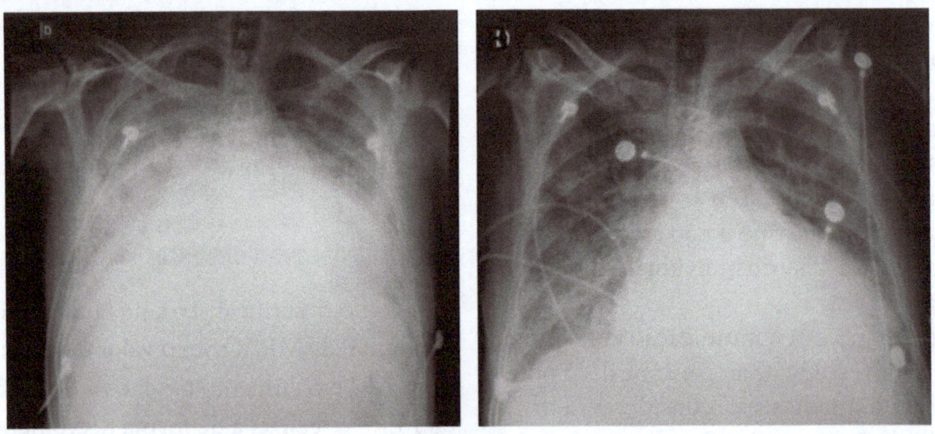

Gasometria arterial → MRA → **Gasometria arterial**

FiO2 0,6

Gasometria arterial (antes)	
pH	: 7,27
pCO2	: 49,3 mmHg
pO2	: 63,8 mmHg
Saturação O2	: 87,3%
Bicarbonato	: 21,8 mmol/L
BE	: -4,9 mmol/L

PaO2/FiO2 105

Gasometria arterial (após)	
pH	: 7,35
pCO2	: 39,3 mmHg
pO2	: 172 mmHg
Saturação O2	: 98,4%
Bicarbonato	: 20,9 mmol/L
BE	: -3,8 mmol/L

PaO2/FiO2 286

Figura 67C.5. Radiografia de tórax anteroposterior e o resultado da gasometria arterial (coletada com a mesma FiO_2) antes e após a MRA. Fonte: arquivo institucional.

i. Diminuir a PEEP em $2cmH_2O$, aguardar 5 ciclos ventilatórios e realizar a medição da Cstat e P*driving* (com pausa inspiratória).
j. Repetir o procedimento acima com diminuição de 2 em $2cmH_2O$ da PEEP até $5cmH_2O$. Estabelecer o valor de PEEP para a melhor complacência estática Cstat e P*driving*.
k. A PEEP ótima: será aquela $2cmH_2O$ acima da que gerou a melhor Cstat e P*driving*.
l. Realizar nova MRA: itens a) a g)).
m. Parâmetros finais: PCV com ΔP para 6mL/kg do peso previsto, PEEP ótima, FiO_2 mínima para manter $SpO_2 \geq 94\%$.
n. Manter estes parâmetros: até nova gasometria.
o. Se resolução da hipoxemia: prosseguir a supressão do suporte ventilatório normalmente, caso indicado.
p. Se não resolução: realizar nova MRA se houver desconexão do ventilador mecânico ou diminuição clinicamente relevante da Cstat e P*driving*.
q. Manter conduta até resolução da hipoxemia ou estabelecer nova meta, individualizada para cada paciente, de PaO_2/FiO_2.

A **Figura 67C.4.** abaixo representa, didaticamente, os passos descritos acima e, a **Figura 67C.5.**, a mudança radiológica e gasométrica de um paciente no POi de cirurgia cardíaca.

REFERÊNCIAS BIBLIOGRÁFICAS

1. Stephens RS, Shah AS, Whitman GJ. Lung injury and acute respiratory distress syndrome after cardiac surgery. Ann Thorac Surg. 2013;95(3):1122-9.
2. Sanfilippo F, Palumbo GJ, Bignami E, Pavesi M, Ranucci M, Scolletta S, et al. Acute Respiratory Distress Syndrome in the Perioperative Period of Cardiac Surgery: Predictors, Diagnosis, Prognosis, Management Options, and Future Directions. J Cardiothorac Vasc Anesth. 2022;36(4):1169-79.
3. Sengupta S. Post-operative pulmonary complications after thoracotomy. Indian J Anaesth. 2015;59(9):618-26.
4. Weissman C. Pulmonary complications after cardiac surgery. Semin Cardiothorac Vasc Anesth. 2004;8(3):185-211.
5. Malbouisson LM, Brito M, Carmona MJ, Auler JO. Hemodynamic impact of alveolar recruitment maneuver in patients evolving with cardiogenic shock in the immediate postoperative period of myocardial revascularization. Rev Bras Anestesiol. 2008;58(2):112-23.
6. Costa Leme A, Hajjar LA, Volpe MS, Fukushima JT, De Santis Santiago RR, Osawa EA, et al. Effect of Intensive vs Moderate Alveolar Recruitment Strategies Added to Lung-Protective Ventilation on Postoperative Pulmonary Complications: A Randomized Clinical Trial. JAMA. 2017;317(14):1422-32.
7. Auler Junior JO, Nozawa E, Toma EK, Degaki KL, Feltrim MI, Malbouisson LM. [Alveolar recruitment maneuver to reverse hypoxemia in the immediate postoperative period of cardiac surgery.]. Rev Bras Anestesiol. 2007;57(5):476-88.
8. Duggan M, Kavanagh BP. Pulmonary atelectasis: a pathogenic perioperative entity. Anesthesiology. 2005;102(4):838-54.
9. Christensen MC, Krapf S, Kempel A, von Heymann C. Costs of excessive postoperative hemorrhage in cardiac surgery. J Thorac Cardiovasc Surg. 2009;138(3):687-93.
10. Navarro LH, Bloomstone JA, Auler JO, Jr., Cannesson M, Rocca GD, Gan TJ, et al. Perioperative fluid therapy: a statement from the international Fluid Optimization Group. Perioper Med (Lond). 2015;4:3.
11. Tanner TG, Colvin MO. Pulmonary Complications of Cardiac Surgery. Lung. 2020;198(6):889-96.
12. Grasselli G, Calfee CS, Camporota L, Poole D, Amato MBP, Antonelli M, et al. ESICM guidelines on acute respiratory distress syndrome: definition, phenotyping and respiratory support strategies. Intensive Care Med. 2023.
13. Bellani G, Laffey JG, Pham T, Fan E, Brochard L, Esteban A, et al. Epidemiology, Patterns of Care, and Mortality for Patients With Acute Respiratory Distress Syndrome in Intensive Care Units in 50 Countries. JAMA. 2016;315(8):788-800.
14. Alviar CL, Miller PE, McAreavey D, Katz JN, Lee B, Moriyama B, et al. Positive Pressure Ventilation in the Cardiac Intensive Care Unit. J Am Coll Cardiol. 2018;72(13):1532-53.
15. Celebi S, Koner O, Menda F, Korkut K, Suzer K, Cakar N. The pulmonary and hemodynamic effects of two different recruitment maneuvers after cardiac surgery. Anesth Analg. 2007;104(2):384-90.
16. Serita R, Morisaki H, Takeda J. An individualized recruitment maneuver for mechanically ventilated patients after cardiac surgery. J Anesth. 2009;23(1):87-92.
17. Shahu A, Banna S, Applefeld W, Rampersad P, Alviar CL, Ali T, et al. Liberation From Mechanical Ventilation in the Cardiac Intensive Care Unit. JACC: Advances. 2023;2(1).
18. Santos RS, Silva PL, Pelosi P, Rocco PR. Recruitment maneuvers in acute respiratory distress syndrome: The safe way is the best way. World J Crit Care Med. 2015;4(4):278-86.
19. Hartland BL, Newell TJ, Damico N. Alveolar recruitment maneuvers under general anesthesia: a systematic review of the literature. Respir Care. 2015;60(4):609-20.
20. Bajon F, Gauthier V. Management of refractory hypoxemia using recruitment maneuvers and rescue therapies: A comprehensive review. Front Vet Sci. 2023;10:1157026.
21. Fan E, Wilcox ME, Brower RG, Stewart TE, Mehta S, Lapinsky SE, et al. Recruitment maneuvers for acute lung injury: a systematic review. Am J Respir Crit Care Med. 2008;178(11):1156-63.
22. Dellinger RP. Ventilation Strategy Using Low Tidal Volumes, Recruitment Maneuvers, and High Positive End-Expiratory Pressure for Acute Lung Injury and Acute Respiratory Distress Syndrome: A Randomized Controlled Trial. Yearbook of Critical Care Medicine. 2009;2009:17-8.
23. Silva PL, Moraes L, Santos RS, Samary C, Ornellas DS, Maron-Gutierrez T, et al. Impact of pressure profile and duration of recruitment maneuvers on morphofunctional and biochemical variables in experimental lung injury. Crit Care Med. 2011;39(5):1074-81.
24. Aoyama H, Pettenuzzo T, Aoyama K, Pinto R, Englesakis M, Fan E. Association of Driving Pressure With Mortality Among Ventilated Patients With Acute Respiratory Distress Syndrome: A Systematic Review and Meta-Analysis. Crit Care Med. 2018;46(2):300-6.
25. Dyhr T, Laursen N, Larsson A. Effects of lung recruitment maneuver and positive end-expiratory pressure on lung volume, respiratory mechanics and alveolar gas mixing in patients ventilated after cardiac surgery. Acta Anaesthesiol Scand. 2002;46(6):717-25.
26. Dyhr T, Bonde J, Larsson A. Lung recruitment manoeuvres are effective in regaining lung volume and oxygenation after open endotracheal suctioning in acute respiratory distress syndrome. Crit Care. 2003;7(1):55-62.
27. Reis Miranda D, Struijs A, Koetsier P, van Thiel R, Schepp R, Hop W, et al. Open lung ventilation improves functional residual capacity after extubation in cardiac surgery. Crit Care Med. 2005;33(10):2253-8.
28. Michard F, Teboul JL. Using heart-lung interactions to assess fluid responsiveness during mechanical ventilation. Crit Care. 2000;4(5):282-9.
29. Monnet X, Shi R, Teboul JL. Prediction of fluid responsiveness. What's new? Ann Intensive Care. 2022;12(1):46.
30. Monnet X, Teboul JL. Passive leg raising. Intensive Care Med. 2008;34(4):659-63.
31. Monnet X, Marik PE, Teboul JL. Prediction of fluid responsiveness: an update. Ann Intensive Care. 2016;6(1):111.
32. Hofer CK, Geisen M, Hartnack S, Dzemali O, Ganter MT, Zollinger A. Reliability of Passive Leg Raising, Stroke Volume Variation and Pulse Pressure Variation to Predict Fluid Responsiveness During Weaning

From Mechanical Ventilation After Cardiac Surgery: A Prospective, Observational Study. Turk J Anaesthesiol Reanim. 2018;46(2):108-15.

33. Pensier J, de Jong A, Hajjej Z, Molinari N, Carr J, Belafia F, et al. Effect of lung recruitment maneuver on oxygenation, physiological parameters and mortality in acute respiratory distress syndrome patients: a systematic review and meta-analysis. Intensive Care Med. 2019;45(12):1691-702.
34. Constantin JM, Godet T, Jabaudon M, Bazin JE, Futier E. Recruitment maneuvers in acute respiratory distress syndrome. Ann Transl Med. 2017;5(14):290.
35. Hodgson CL, Tuxen DV, Bailey MJ, Holland AE, Keating JL, Pilcher D, et al. A positive response to a recruitment maneuver with PEEP titration in patients with ARDS, regardless of transient oxygen desaturation during the maneuver. J Intensive Care Med. 2011;26(1):41-9.
36. Rama-Maceiras P. [Peri-operative atelectasis and alveolar recruitment manoeuvres]. Arch Bronconeumol. 2010;46(6):317-24.
37. Amato MB, Meade MO, Slutsky AS, Brochard L, Costa EL, Schoenfeld DA, et al. Driving pressure and survival in the acute respiratory distress syndrome. N Engl J Med. 2015;372(8):747-55.
38. Writing Group for the Alveolar Recruitment for Acute Respiratory Distress Syndrome Trial I, Cavalcanti AB, Suzumura EA, Laranjeira LN, Paisani DM, Damiani LP, et al. Effect of Lung Recruitment and Titrated Positive End-Expiratory Pressure (PEEP) vs Low PEEP on Mortality in Patients With Acute Respiratory Distress Syndrome: A Randomized Clinical Trial. JAMA. 2017;318(14):1335-45.
39. Sella N, Pettenuzzo T, Zarantonello F, Andreatta G, De Cassai A, Schiavolin C, et al. Electrical impedance tomography: A compass for the safe route to optimal PEEP. Respir Med. 2021;187:106555.
40. Shono A, Kotani T. Clinical implication of monitoring regional ventilation using electrical impedance tomography. J Intensive Care. 2019;7:4.
41. Bitker L, Talmor D, Richard JC. Imaging the acute respiratory distress syndrome: past, present and future. Intensive Care Med. 2022;48(8):995-1008.
42. Maciejewski D, Putowski Z, Czok M, Krzych LJ. Electrical impedance tomography as a tool for monitoring mechanical ventilation. An introduction to the technique. Adv Med Sci. 2021;66(2):388-95.
43. Bito K, Shono A, Kimura S, Maruta K, Omoto T, Aoki A, et al. Clinical Implications of Determining Individualized Positive End-Expiratory Pressure Using Electrical Impedance Tomography in Post-Cardiac Surgery Patients: A Prospective, Non-Randomized Interventional Study. J Clin Med. 2022;11(11).

68

Disfagia Orofaríngea em Pacientes Cardíacos Cirúrgicos Adultos – Atuação Fonoaudiológica

Fernanda Chiarion Sassi • Heloisa Regina Fernandes • Pamela Camila Pordeus Juvencio • Isabella Marques de Assis • Gisele Chagas de Medeiros • Claudia Regina Furquim de Andrade

DESTAQUES

A **Disfagia Orofaríngea** (DO) está associada à morbidade após cirurgias cardíacas e aumento do tempo de internação. É recomendada uma abordagem fonoaudiológica imediata para o diagnóstico e tratamento da DO. Uma abordagem multidisciplinar para o diagnóstico e tratamento da DO geralmente resulta em desfecho satisfatório. Os principais preditores da DO são as condições clínicas de fragilidade apresentadas no pré-operatório; ocorrências complexas durante a cirurgia e intubação prolongada no pós-operatório. A intervenção fonoaudiológica é baseada no índice de funcionalidade da deglutição e demais informes abrangentes da equipe multidisciplinar e da família. O tratamento fonoaudiológico visa recuperar a funcionalidade da deglutição, garantindo a nutrição e hidratação adequadas ao paciente e o retorno à ingestão oral segura e eficiente.

INTRODUÇÃO

Segundo a literatura, as doenças cardiovasculares (DCVs) são consideradas a causa mais prevalente de morte no mundo.[1] A Organização Mundial de Saúde aponta que as DCVs são responsáveis pela morte de aproximadamente 17,9 milhões de pessoas todos os anos.[1] As DCVs são um grupo de doenças que envolvem o coração e vasos sanguíneos e que incluem a doença coronária, doença cerebrovascular, doença reumática, entre outras. Quatro em cada cinco mortes causadas pelas DCVs são decorrentes de ataque cardíaco e acidente vascular cerebral (AVC), sendo que um terço dessas mortes ocorre prematuramente, em indivíduos com idade inferior a 70 anos.[1]

As DCVs podem ser tratadas clinicamente ou por meio cirúrgico, sendo que este último, normalmente, requer um período prolongado de internação. A disfagia orofaríngea está associada a várias patologias, em pacientes hospitalizados, principalmente aqueles submetidos à cirurgia cardíaca.[2] A incidência da disfagia orofaríngea em pacientes cardíacos, submetidos à cirurgia cardiovascular, pode variar entre 2,7% e 51% no período pós-operatório.[3] Além disso, sabe-se que a disfagia no período pós-operatório pode levar à aspiração broncopulmonar, deixando o paciente mais vulnerável às infecções, retardando o retorno para via oral de alimentação e prolongando o período de internação em até três vezes.[2]

Fatores associados à disfagia orofaríngea após a cirurgia cardíaca

A intubação orotraqueal prolongada (IOTp) é um dos principais fatores apontados pela literatura como causa da disfagia orofaríngea hospitalar.[4] Pacientes submetidos à cirurgia cardiovascular são frequentemente submetidos à IOTp, sendo a recuperação desses pacientes agravada pela presença de disfagia.[2]

A associação entre o tempo de intubação orotraqueal e a gravidade da disfagia é bem documentada na literatura.[5] Ainda segundo a literatura, a intubação orotraqueal por período superior a 48 horas aumenta significativamente o risco para disfagia, com uma prevalência que varia de 34% a 56%.[2] Diversas são as possíveis explicações para a associação entre a IOTp e a disfagia. Sabe-se que os quimiorreceptores, localizados nas mucosas da faringe e laringe e envolvidos no reflexo de deglutição, podem sofrer alterações devido à presença do tubo orotraqueal por tempo prolongado.[4] Essas alterações podem levar à inibição das habilidades sensoriais da laringe, identificada pela ausência de tosse ou qualquer outro sinal clínico sugestivo de aspiração.[4]

A maioria das lesões de mucosa causadas pelo tubo orotraqueal tende a apresentar melhora espontânea em até três dias após sua remoção. Entretanto, as alterações de deglutição podem persistir após esse período. A manutenção das alterações de deglutição após a extubação também pode ser decorrente da combinação entre o desuso da musculatura orofaríngea e a perda da propriocepção devido a lesões na mucosa dessa região.[4] Além da IOTp, a literatura também aponta o número de reintubações como um fator associado ao risco de disfagia e ao atraso na alta hospitalar.[2]

O uso do ecocardiograma transesofágico (ETE) intraoperatório também é apontado pela literatura como fator de risco para a disfagia no período pós-operatório.[6,7] Atualmente, a ETE é utilizada na grande maioria das cirurgias cardíacas. Segundo estudos, o uso da ETE aumenta o risco de disfagia em 7,8 vezes se comparado ao risco de disfagia para pacientes submetidos à cirurgia cardíaca sem o uso da ETE (risco de 1,8 vezes). Apesar de o uso da ETE aumentar o risco de disfagia, a explicação para essa associação ainda não está clara. Para alguns autores, o trauma causado pela inserção da sonda e/ou a compressão dos tecidos da faringe e esôfago contribuem para o risco aumentado de disfagia.[7] A duração do uso da ETE, no período intraoperatório, também apresenta risco da disfagia, principalmente para as cirurgias com mais de 4,5 horas de duração.[6]

A idade é outro fator associado à presença de disfagia em pacientes submetidos à cirurgia cardíaca.[3] Estudos diversos sugerem que a diferença entre pacientes mais jovens e idosos (idade acima de 60 anos) não está na presença da disfagia em si, mas na resolução da mesma. Pacientes idosos tendem a retornar para a alimentação por via oral mais tardiamente quando comparados aos pacientes mais jovens.[4]

O fator que apresenta associação mais forte com a disfagia é a presença do AVC (a disfagia é 27,7 vezes mais prevalente no pós-operatório de pacientes cardíacos na presença de AVC se comparado aos pacientes sem AVC).[7] A relação entre o AVC e a disfagia é bem estabelecida na literatura e tem como principal explicação a incoordenação dos eventos de deglutição.[6] A deglutição é um processo altamente coordenado entre eventos que ocorrem na boca, faringe e esôfago. A precisão na temporalização desses eventos e a força muscular são componentes críticos para a proteção adequada das vias aéreas.[6] Fatores que interferem no reflexo da deglutição, a diminuição da forma neuromuscular, ou a incoordenação entre os eventos sequenciais (incluindo a coordenação entre a respiração e a deglutição), podem resultar na penetração ou aspiração de alimento nas vias aéreas ou levar a retenção de alimento na região da faringe. Apesar de a aspiração traqueal ser a principal preocupação em pacientes com disfagia, a penetração e presença de resíduos alimentares também são de relevância clínica, já que colocam o paciente em risco para a aspiração traqueal.

Pneumonia aspirativa em pacientes cardíacos submetidos à cirurgia cardíaca

A aspiração de conteúdos gástricos no trato pulmonar é uma grave complicação prevalente em pacientes submetidos à cirurgia cardíaca.[8] Esses eventos de aspiração podem ser silentes, ou seja, sem a observação de qualquer sinal aparente. Em alguns casos, o conteúdo aspirado é pequeno, sendo eliminado pelo próprio sistema de defesa do parênquima pulmonar, em outros casos o conteúdo aspirado é grande, gerando complicações pulmonares graves. A aspiração de ácido gástrico estéril pode resultar em pneumonia química que, apesar de ser limitada ao local da aspiração, pode progredir para a Síndrome Respiratória Aguda (SRA) em um número significativo de pacientes.[8] Já a aspiração de conteúdo não estéril (conteúdo gástrico com alimento) pode resultar em pneumonia bacteriana aspirativa. As pneumonias aspirativas respondem por aproximadamente 15% das pneumonias adquiridas durante o período de internação, consideradas o segundo diagnóstico mais frequente em pacientes hospitalizados.[8]

Diversos fatores de risco para a aspiração deixam algumas populações, incluindo os pacientes cardíacos no período pós-operatório, mais vulneráveis às aspirações broncopulmonares. A presença de disfagia orofaríngea é um dos fatores de risco mais citados pela literatura.[8] Os distúrbios da motilidade esofágica podem interferir no clareamento do trato digestivo, aumentando o risco de aspiração. Outro fator é a presença da sonda para alimentação nasogástrica. Se por um lado a sonda de alimentação diminui o risco para aspiração durante a ingestão do alimento, a possibilidade de refluxo decorrente da presença da sonda coloca o paciente crítico em risco para eventos de aspiração.[8] Outros fatores de risco incluem a mudança no estado de consciência do paciente, o uso de determinadas medicações, e comorbidades como a diabetes.[8]

Pacientes submetidos à cirurgia cardíaca estão em risco para pneumonia aspirativa em decorrência de uma série de fatores. A cirurgia realizada na região do tórax envolve diversas mudanças na anatomia dessa região e a atelectasia pulmonar. Essas mudanças podem contribuir para a supressão do reflexo de tosse e déficits no clareamento do trato aéreo, deixando o paciente mais vulnerável à pneumonia após um evento de aspiração. É de conhecimento que o uso de circulação extracorpórea durante as cirurgias cardíacas pode acarretar complicações neurológicas. Essas complicações podem contribuir para a presença de disfagia neurogênica e, consequentemente, para a aspiração.[8] Além disso, a lesão do nervo laríngeo recorrente, vago e dos nervos frênicos podem contribuir para a presença de disfagia orofaríngea, alterações do reflexo de tosse e aspiração.

A pneumonia aspirativa é uma complicação no período pós-operatório de pacientes cardíacos. As cinco variáveis associadas ao risco de pneumonia aspirativa nessa população são: diálise no período pré-operatório o (disfunção renal pré-operatória); doença pulmonar crônica; histórico de Intervenção Coronária Percutânea (correlação com acidente vascular cerebral isquêmico); histórico de Insuficiência Cardíaca Congestiva e estado de urgência/emergência.[8]

Um fator apontado pela literatura como preditivo da pneumonia aspirativa no período pós-operatório é a presença de fragilidade.[9] A fragilidade é definida como uma síndrome multissistêmica que resulta em uma reserva fisiológica diminuída e, consequente, aumento da vulnerabilidade aos fatores estressores.[10] Os indivíduos frágeis apresentam maior risco de apresentar complicações no período pós-cirúrgico. Em pacientes com doenças cardiovasculares, os pacientes frágeis têm um prognóstico pior.[9] A literatura aponta que os índices de mortalidade são mais altos em pacientes frágeis tratados para síndrome coronária aguda; em pacientes submetidos à intervenção coronária percutânea e, em pacientes submetidos à cirurgia reparadora.[9] Existem diversos testes e escalas que determinam e quantificam a fragilidade. Segundo Bowles *et al.*,[9] o risco de aspiração, em pacientes frágeis, no pré-operatório operatório é de 36,4% contra apenas 5,1% em pacientes não frágeis. Por essa razão, é importante que esses pacientes possam ser identificados precocemente, ainda no período pré-operatório operatório, para que possam receber intervenção fonoaudiológica imediata no período pós-operatório, evitando o agravamento do caso.

Outros fatores clínicos associados à presença de disfagia em pacientes submetidos à cirurgia cardíaca

O estudo de Grimm *et al.*[6] identificou diversos fatores clínicos associados ao risco para disfagia em pacientes submetidos à cirurgia cardíaca. Esses fatores estão descritos abaixo:

1. Índices de massa corpórea mais baixos.
2. Presença de insuficiência cardíaca congestiva.
3. Presença de doença pulmonar crônica.
4. Presença de doença cerebrovascular.
5. Procedimentos cirúrgicos mais complexos, como implantação de dispositivo de assistência ventricular, transplante de coração, e procedimentos cardíacos combinados.
6. Pacientes submetidos a procedimentos que necessitaram de parada circulatória hipotérmica, procedimentos com tempo prolongado de uso de circulação extracorpórea e cirurgias com tempo de duração maior que 4,7 horas.

DIAGNÓSTICO

Em ambiente hospitalar, a avaliação fonoaudiológica da funcionalidade da deglutição é realizada por indicação médica, ou seja, para os casos que a equipe médica já considera haver indicativo de disfagia. Essa dinâmica interna do hospital faz com que os dados fonoaudiológicos disponíveis indiquem sinais de Disfagia Orofaríngea em 81% dos casos após as cirurgias cardíacas, em contraste com os dados da literatura, onde esse percentual está em torno de 56%.

Os dados fonoaudiológicos internos do InCor indicam que:

- 94% dos pacientes avaliados foram submetidos à IOT prolongada (acima de 48h). Ambas as taxas estão acima dos dados da literatura em decorrência do perfil da amostra.
- Dos casos em que o risco de Disfagia Orofaríngea é detectado na avaliação fonoaudiológica, para 55% dos pacientes não há nível funcional da deglutição, sendo indicada a via alternativa de alimentação, uma vez que o indivíduo não apresenta condições seguras de nutrição e hidratação por via oral.
- Em 26% dos casos, há a necessidade do uso de pistas e estratégias compensatórias para deglutir e restrições na dieta.
- Em 19% dos casos, a deglutição é segura, com restrições mínimas da dieta e/ou pistas para uso de estratégias compensatórias.

Em relação aos preditores pré e pós-cirúrgicos, temos, conforme **Quadro 68.1.**, em análise do perfil dos pacientes InCor (dados de 101 pacientes, com idade média de 64 anos, de ambos os gêneros), a comparação entre:

- O comprometimento funcional da deglutição (segundo os parâmetros da *American Speech-Language-Hearing Association National Outcome Measurement System* - ASHA NOMS).
- A Classificação Funcional da *New York Heart Association* (CF-NYHA), (grau de limitação que o sujeito apresenta para realizar atividades cotidianas).
- A Classificação da *American Society of Anaesthesiologists* (C-ASA), (estado físico dos pacientes por meio da avaliação do exame clínico e da presença de comorbidades).

Quadro 68.1. Comparação da funcionalidade da deglutição com dois escores relacionados à gravidade clínica

Escalas	ASHA 1-3 (ausência de nível funcional)	ASHA 4 (nível funcional mínimo)	ASHA 5-7 (nível funcional)
CF-NYHA	N	N	N
I	0	0	0
II - 45	25/55,5	14/31,1	6/13,3
III - 40	23/57,5	7/17,5	10/25
IV - 16	7/43,8	6/37,5	3/18,7
C-ASA	N	N	N
0	0	0	0
1	0	0	0
2 - 1	1/100	0	0
3 - 40	19/47,5	12/30	9/22,5
4 - 58	33/56,9	15/25,9	10/17,2
5 - 2	2/100	0	0
6	0	0	0

Os resultados indicam que os pacientes com CF--NYHA II e III apresentam, em sua maioria, ausência de nível funcional ou nível funcional mínimo de deglutição na avaliação pós-cirúrgica. O mesmo é encontrado para a C-ASA os pacientes com níveis 3 e 4 apresentam, em sua maioria, ausência de nível funcional ou nível funcional mínimo de deglutição na avaliação pós-cirúrgica.

TRATAMENTO

Ações pré-cirúrgicas para identificação de risco da disfagia

Os pacientes que apresentam quadros clínicos a seguir apresentam maior risco de disfagia:

1. Índices de massa corpórea baixos (menores que 20kg/m^2).
2. Doença pulmonar crônica.
3. Doença cerebrovascular.
4. Síndrome de fragilidade.
5. CF-NYHA II e III.
6. C-ASA os pacientes com níveis 3 e 4.

Conduta fonoaudiológica: realizar triagem de risco por protocolo específico ou ausculta cervical em deglutição de líquido. Havendo indicativo de risco para disfagia, é recomendado que o paciente seja encaminhado para avaliação fonoaudiológica completa assim que houver estabilidade clínica após a cirurgia.

Indicadores cirúrgicos

1. Pacientes submetidos a cirurgias complexas, como implantação de dispositivo de assistência ventricular, transplante cardíaco e procedimentos cardíacos combinados.
2. Pacientes que, durante o procedimento cirúrgico, necessitaram de parada circulatória hipotérmica; tempo prolongado de uso de circulação extracorpórea e cirurgias com tempo de duração maior que 4,7 horas.
3. Pacientes submetidos a Ecocardiograma Transesofágico (ETE) intraoperatório.

Conduta fonoaudiológica: é recomendado que o paciente seja encaminhado para avaliação fonoaudiológica completa assim que houver estabilidade clínica após a cirurgia. Sendo identificado o comprometimento na funcionalidade da deglutição, o paciente receberá terapia fonoaudiológica específica.

Indicadores pós-cirúrgicos

Os pacientes em UTI que:

1. Permaneceram sob intubação orotraqueal por tempo igual ou maior que 48h.
2. Apresentaram necessidade de reintubação.
3. Apresentam ocorrência de AVC.
4. Apresentam quadro de insuficiência renal.
5. Foram submetidos à traqueostomia.

Conduta fonoaudiológica: é recomendado que o paciente seja encaminhado para avaliação fonoaudiológica completa assim que houver estabilidade clínica após a cirurgia. Sendo identificado o comprometimento na funcionalidade da deglutição, o paciente receberá terapia fonoaudiológica específica.

A intervenção fonoaudiológica na disfagia visa recuperar a funcionalidade da deglutição, garantindo a nutrição e hidratação adequadas ao paciente e o retorno à ingestão oral segura e eficiente (incluindo incorporar as preferências alimentares do paciente e consultar os familiares/cuidadores para garantir que as atividades diárias de vida do paciente sejam consideradas). A intervenção fonoaudiológica visa minimizar o risco de complicações pulmonares, reduzir a carga do paciente e do cuidador e maximizar a qualidade de vida do paciente.

A intervenção fonoaudiológica é baseada no índice de funcionalidade da deglutição, pela classificação da ASHA e demais informes abrangentes da equipe multidisciplinar e da família. Um componente fundamental na seleção do melhor tratamento é a existência ou não de comprometimento neurofisiológico subjacente manifestado pelo paciente. Diferentes abordagens de manejo podem ser necessárias para os pacientes com disfagia resultante de um evento agudo, condição crônica/estável ou distúrbio neurológico progressivo.

O tratamento fonoaudiológico da disfagia pode incluir a restauração da função normal de deglutição; ajustes na consistência da dieta e comportamento do paciente (motricidade compensatória).

Os **Fluxogramas 68.1.**, **68.2.** e **68.3.** indicam o percurso de avaliação e intervenção fonoaudiológica para o paciente pós-cirúrgico adulto.

PONTOS-CHAVE

A intervenção fonoaudiológica na disfagia visa recuperar a funcionalidade da deglutição, garantindo a nutrição e hidratação adequadas ao paciente e o retorno à ingestão oral segura e eficiente (incluindo incorporar as preferências alimentares do paciente e consultar os familiares/cuidadores para garantir que as atividades diárias de vida do paciente sejam consideradas).

Os indicadores pré-cirúrgicos para a disfagia são:

1. Índices de massa corpórea baixos (menores que $20kg/m^2$).
2. Doença pulmonar crônica.
3. Doença cerebrovascular.
4. Síndrome de fragilidade.
5. CF-NYHA II e III.
6. C-ASA os pacientes com níveis 3 e 4.

Os indicadores cirúrgicos de risco para disfagia são:

1. Pacientes submetidos a cirurgias complexas, como implantação de dispositivo de assistência ventricular, transplante cardíaco e procedimentos cardíacos combinados.
2. Pacientes que, durante o procedimento cirúrgico, necessitaram de parada circulatória hipotérmica; tempo prolongado de uso de circulação extracorpórea e cirurgias com tempo de duração maior que 4,7 horas.
3. Pacientes submetidos a Ecocardiograma Transesofágico (ETE) intraoperatório.

Os indicadores pós-cirúrgicos de risco para a disfagia são:

1. Intubação orotraqueal por tempo igual ou maior que 48h.
2. Necessidade de reintubação.
3. Ocorrência de AVC.
4. Quadro de insuficiência renal.
5. Indicação de traqueostomia.

A intervenção fonoaudiológica é baseada no índice de funcionalidade da deglutição pela classificação da ASHA e demais informes abrangentes da equipe multidisciplinar e da família. Um componente fundamental na seleção do melhor tratamento é a existência ou não de comprometimento neurofisiológico subjacente manifestado pelo paciente. O tratamento fonoaudiológico da disfagia pode incluir a restauração da função normal de deglutição; ajustes na consistência da dieta e comportamento do paciente (motricidade compensatória).

CONSIDERAÇÕES FINAIS

As altas taxas de morbidade associadas à pneumonia aspirativa demandam que haja um plano de prevenção eficaz. O posicionamento dos pacientes em leito semi-reclinado e a elevação da cabeceira da cama são ações recomendadas para esses pacientes com o objetivo de reduzir a aspiração no período pós operatório. A avaliação e reabilitação da deglutição por um fonoaudiólogo é recomendada para a rápida resolução da disfagia. O retorno seguro para via oral de alimentação é um marco importante para a recuperação de pacientes submetidos às cirurgias cardíacas.

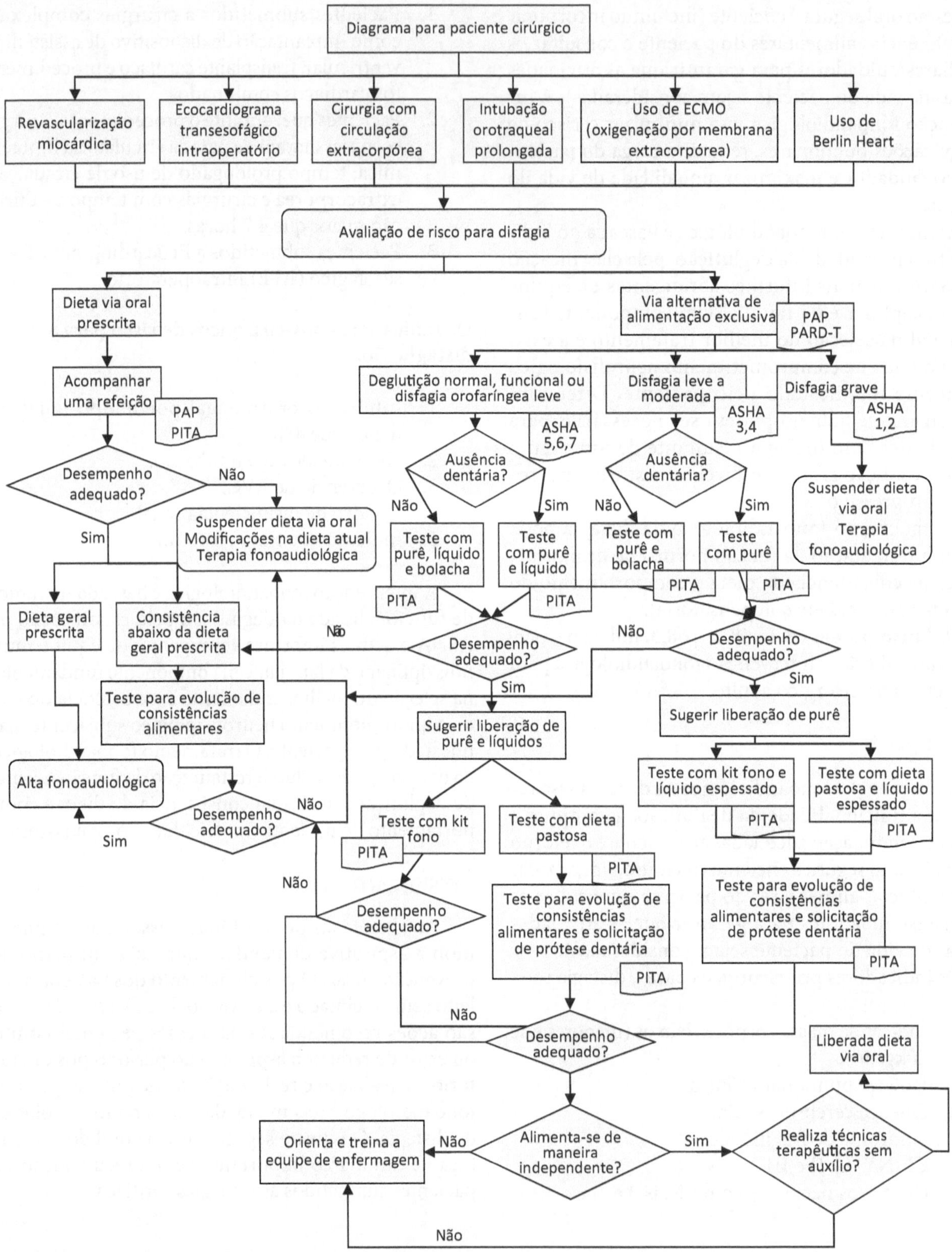

Fluxograma 68.1. Paciente cirúrgico. PAP: Protocolo de Avaliação Preliminar; PARD-T: Protocolo fonoaudiológico de avaliação do risco para disfagia – triagem; PITA: Protocolo de introdução e transição da alimentação por via oral.

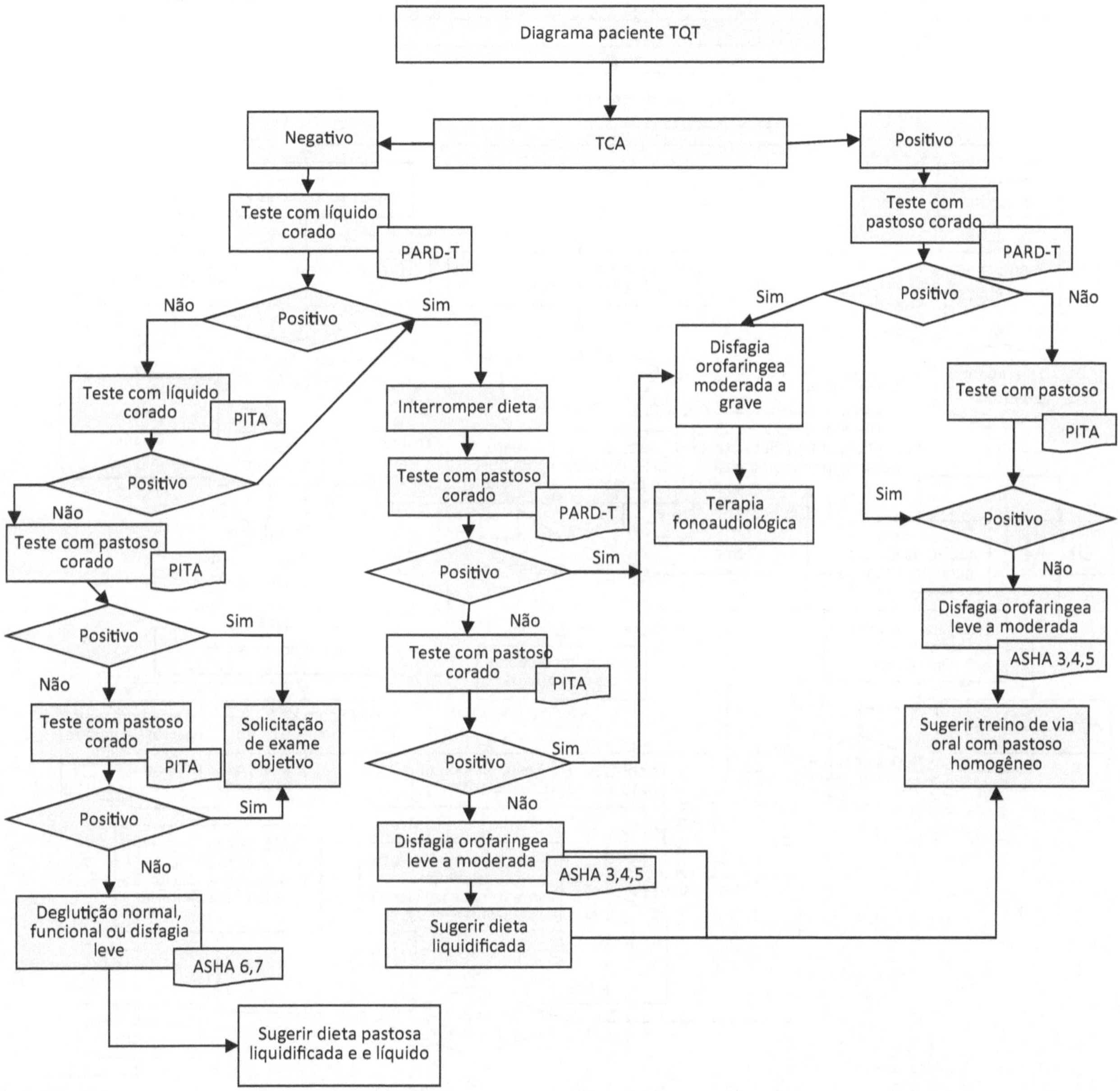

Fluxograma 68.2. Paciente TQT. PAP: Protocolo de Avaliação Preliminar; PARD-T: Protocolo fonoaudiológico de avaliação do risco para disfagia – triagem; PITA: Protocolo de introdução e transição da alimentação por via oral.

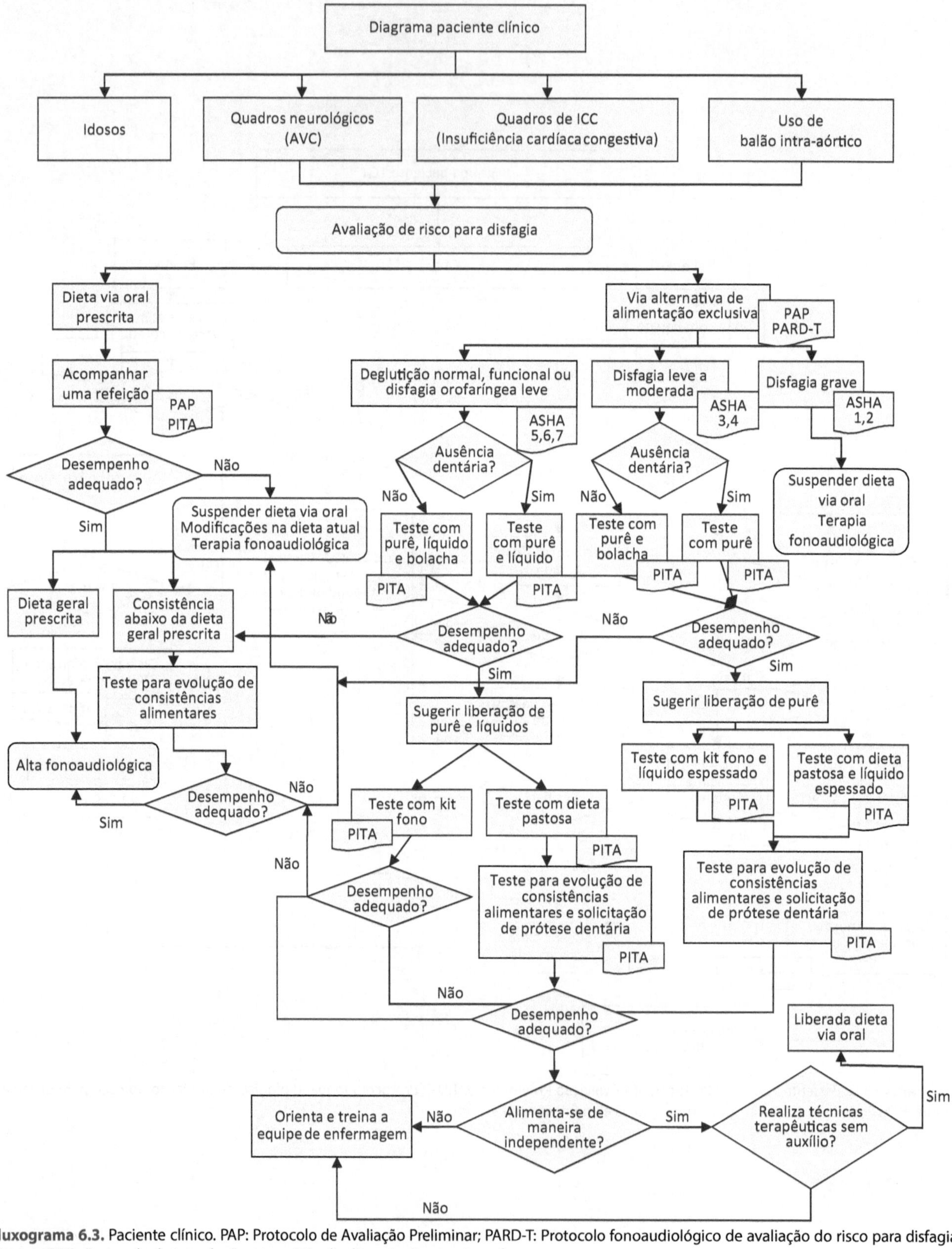

Fluxograma 6.3. Paciente clínico. PAP: Protocolo de Avaliação Preliminar; PARD-T: Protocolo fonoaudiológico de avaliação do risco para disfagia – triagem; PITA: Protocolo de introdução e transição da alimentação por via oral.

REFERÊNCIAS BIBLIOGRÁFICAS

1. World Health Organization – WHO. Global Status Report on non-communicable diseases 2014. Geneva, Switzerland: World Health Organization; 2014.
2. Barker J, Martino R, Reichardt B, Hickey E, Ralph-Edwards. Incidence and impact of dysphagia in patients receiving prolonged endotracheal intubation after cardiac surgery. Canadian Journal of Surgery. 2009;52(2):119-124.
3. Almeida TM, Gomes LMS, Afonso D, Magnoni D, Mota ICP, França JID, Silva RG. Risk factors for oropharyngeal dysphagia in cardiovascular diseases. Journal of Applied Oral Science. 2020. doi:10.1590/1678-7757-2019-0489
4. Medeiros GC, Sassi FC, Mangilli LD, Zilberstein B, Andrade CRF. Clinical dysphagia risk predictors after prolonged orotracheal intubation. Clinics. 2014;69(1):8-14.
5. Skoretz SA, Yau TM, Ivanov J, Granton JT, Martino R. Dysphagia and associated risk factors following extubation in cardiovascular surgical patients. Dysphagia. 2014;29:647-654.
6. Grimm JC, Magruder JT, Ohkuma R, Dungan SP, Hayes A, Vose AK, Orlando, M, Sussman MS, Cameron DE, Whitman GJR. A novel risk score to predict dysphagia after cardiac surgery procedures. Annals of Thoracic Surgery. 2015;100:568-574.
7. Rousou JA, Tighe DA, Garb JL, Krasner H, Engelman RM, Flack JE, Deaton DW. Risk of dysphagia after transesophageal echocardiography during cardiac operations. Annals of Thoracic Surgery. 2000;69:486-490.
8. Iyengar A, Kwon OJ, Gjertson D, Tamrat M, Satou N, Shemin RJ, Benharash P, Kwon M. Aspiration pneumonia in cardiac surgery: A predictive model. American Journal of Cardiovascular and Thoracic Surgery. 2017;3(1):1-9.
9. Bowles BJ, Puntil-Sheltman J, Mullins D, Craig KM, Benuzillo J. Preoperative predictors of postoperative aspiration risk after cardiac surgery. Research in Cardiovascular Medicine. 2017;6:24-28.
10. Fried LP, Ferrucci L, Darer J, Williamson JD, Anderson G. Untangling the concepts of disability, frailty, and comorbidity: Implications for improved targeting and care. The Journals of Gerontology Series A Biological Sciences and Medical Sciences. 2004;59:255-263.

Links consultados

https://pubs.asha.org/doi/10.1044/2018_AJSLP-18-0072?url_ver=Z39.88-2003&rfr_id=ori:rid:crossref.org&rfr_dat=cr_pub%20%200pubmed

https://www.msdmanuals.com/pt/profissional/multimedia/table/v936087_pt

https://www.asahq.org/standards-and-guidelines/asa-physical-status-classification-system